耳鼻咽喉科学用語解説集

Oto-Rhino-Laryngological Dictionary

日本耳鼻咽喉科学会 編

金芳堂

序

　日本耳鼻咽喉科学会が学術用語集を初めて出版したのは 1970 年 4 月とのことです．その後，内容をさらに充実させ「日本耳鼻咽喉科学会編　耳鼻咽喉科学用語解説集」として 1976 年 4 月に出版されました．

　ご存知のように，その後の 30 年の間に耳鼻咽喉科学は長足の進歩を遂げております．数年前より新しい用語集の出版が望まれるようになりました．

　日本耳鼻咽喉科学会の学術委員会は 2008 年 5 月に耳鼻咽喉科学会編の耳鼻咽喉科用語集を出版致しました．

　その後，用語集の解説を学術委員会が中心になって行ってまいりました．今回その努力が実り，日本耳鼻咽喉科学会編の用語解説集が出版されることになりました．各関連領域の最新の情報をも網羅し，内容の充実したものとなり喜んでおります．

　どうか日本耳鼻咽喉科学会の会員の皆様は座右の書とし，臨床・研究・教育にお役立て下さい．また医療各分野の皆様にもこの用語解説集をご活用頂きたく存じます．

　最後に，有意義な最新の用語解説集を作成頂いた日本耳鼻咽喉科学会学術委員会の皆様並びに出版にご協力賜りました方々に心より御礼申し上げます．

　2010 年 4 月

日本耳鼻咽喉科学会　理事長
市 川 銀 一 郎

■企画・編集関係者
・日本耳鼻咽喉科学会
　　学術委員会（平成 20・21 年度）
　　　担当理事：福田　　諭，古屋　信彦
　　　委　員　長：宇佐美真一
　　　委　　　員：池園　哲郎，井之口　昭，岡野　光博，小川　　洋，
　　　　　　　　　奥野　妙子，須納瀬　弘，馬場　　均

・用語解説集準備委員会（平成 20 年度）
・用語解説集委員会（平成 21 年度）
　　学術委員会：同上
　　関連学会・研究会：
　　　　　　　青柳　　優，飯野ゆき子，宇野　芳史，梅﨑　俊郎，
　　　　　　　工藤　典代，黒野　祐一，竹田　泰三，東野　哲也，
　　　　　　　長谷川泰久，平林　秀樹，藤枝　重治，古川　　仭，
　　　　　　　牧山　　清，松谷　幸子，室伏　利久

■企画・編集にご協力頂いた関連学会・研究会
　日本聴覚医学会，日本めまい平衡医学会，日本耳科学会，日本鼻科学会，日本気管食道科学会，日本頭頸部癌学会，日本音声言語医学会，日本顔面神経研究会，日本医用エアロゾル研究会，日本耳鼻咽喉科感染症研究会，日本小児耳鼻咽喉科学会，耳鼻咽喉科臨床学会，日本耳鼻咽喉科免疫アレルギー学会，日本口腔・咽頭科学会，日本喉頭科学会，日本頭頸部外科学会，日本嚥下医学会

■用語解説者〈50音順，敬称略〉

青柳　　優	沖津　卓二	志賀　清人	二藤　隆春	保富　宗城
赤木　博文	奥野　妙子	鳴原俊太郎	丹生　健一	増山　敬祐
麻生　　伸	鬼塚　哲郎	島田　　純	野中　　聡	松浦　一登
五十嵐文雄	片岡　真吾	清水　猛史	橋口　一弘	松崎　全成
生井　明浩	兼定　啓子	菅澤　　正	土師　知行	松田　圭二
池園　哲郎	上出　洋介	杉内　智子	橋本　　省	松谷　幸子
池田　勝久	香山智佳子	杉田　麟也	長谷川泰久	松根　彰志
池田　　稔	川内　秀之	洲崎　春海	羽藤　直人	松原　茂規
磯貝　　豊	川瀬　哲明	鈴木　賢二	林　　達哉	松平登志正
市村　恵一	川端　一嘉	鈴木　秀明	林　　隆一	丸山裕美子
伊藤　壽一	北野　博也	鈴木　　衞	原田　　保	三代　康雄
伊藤　　吏	北原　　糺	鈴木　幹男	原　　浩貴	峯田　周幸
伊藤　真人	暁　　清文	須納瀬　弘	原渕　保明	宮崎総一郎
井上　泰宏	工藤　典代	髙橋　克昌	春名　眞一	村上　信五
井之口　昭	國弘　幸伸	髙橋　晴雄	馬場　　均	室伏　利久
井口　郁雄	熊川　孝三	竹内　万彦	久　　育男	森　　浩一
岩井　　大	熊田　政信	竹田　泰三	比野平恭之	矢野　寿一
宇佐美真一	倉富勇一郎	武田　憲昭	氷見　徹夫	山口　宏也
梅﨑　俊郎	小池　靖夫	田山　二朗	兵頭　政光	山岨　達也
梅野　博仁	肥塚　　泉	東野　哲也	平川　勝洋	山田武千代
枝松　秀雄	小島　博己	渡嘉敷亮二	平野　　滋	山中　敏彰
大木　幹文	後藤友佳子	冨田　俊樹	平林　秀樹	山村　幸江
大越　俊夫	小林　俊光	冨山　道夫	福島　邦博	山本　昌彦
太田　　康	小宗　静男	友田　幸一	福田　　諭	山本　　裕
大前由紀雄	斉川　雅久	内藤　健晴	藤枝　重治	芳川　　洋
大森　孝一	齋藤康一郎	内藤　　泰	藤倉　輝道	吉崎　智一
岡野　光博	斎藤　　幹	中川　尚志	藤澤　利行	吉田　尚弘
小上　真史	阪上　雅史	中島　寅彦	古川　　仭	吉原　俊雄
岡本　牧人	桜井　一生	永渕　正昭	古田　　康	渡辺　知緒
岡本　美孝	佐藤　宏昭	西﨑　和則	古屋　信彦	
小川　　洋	塩谷　彰浩	西澤　典子	朴澤　孝治	

凡　例

　本用語解説集は，現在，日本の耳鼻咽喉科学で使用（常用）されている同領域の専門用語のうち，各関連学会および日本耳鼻咽喉科学会学術委員会，用語解説集作成委員会の委員が過去10年間の日耳鼻の会報誌（日本耳鼻咽喉科学会会報）と ANL（AURIS NASUS LARYNX）から使用頻度の高い用語を集め，解説を必要とする重要な用語，約3,000点を選定して解説をした．

■構成
　用語解説編（2,949語），略語編（549語）索引（日本語5,498語，外国語3,865語）を収録した．
　①用語解説編：日本語用語を五十音順に配列，ふりがな，対応する英文用語を併記した．また日本語の同義語，類語がある場合は記載，（　）内はそれぞれの英文用語である．
　②略語編：略語をアルファベット順に配列，英語の和訳（日本語）を記載した．
　③索引：日本語索引と外国語索引に分けた．日本語索引は50音順，外国語索引は ABC 順に配列した．数字，ローマ字，ギリシャ文字は慣用の表音に準じた．太字の頁は見出し語の単語である．

■記号の用法
　⑤：同義語，⑳：類義語，（ラ）：ラテン語をあらわす．

■用語の取り扱い
・収録用語は原則として英語としたが，よく使われるラテン語も記載した．
・生物の学名（ウイルス，細菌の単体など）はイタリック体とした．
・見出し語に英文が付いている場合，その英文の日本語発音に従って配列した．（例；IDL 検査⇒「あいでぃーえるけんさ」と読んで「あ」のグループへ置いた）
・症候群などについている外国人名の読み方はできるだけ現地発音に倣った．
・同義語からも検索できるよう見出し語として立て，解説のある見出し語と頁を☞マークで示した．

用語解説編

あ

アーノルド・キアリ奇形
あーのるど・きありきけい
Arnold-Chiari's malformation

小脳扁桃や小脳虫部，延髄が大後頭孔から脊椎管内に突出下降し，くも膜の肥厚と癒着から脳脊髄液の循環が妨げられる．脳幹圧迫症状から，失調，眼振，脳神経麻痺などを生じる．二分脊椎に合併し，出生早期から水頭症を呈するものと，思春期以降に発症するものとがある．

RSウイルス
あーるえすういるす
respiratory syncytial virus
圓呼吸器合胞体ウイルス

パラミクソウイルス科のニューモウイルス属に分類されるエンベロープをもつ1本鎖（−）RNAウイルスで，A型とB型の2つに分類される．母体からの移行抗体が存在するにもかかわらず2歳までにほぼ100％感染する．生後数週から数ヵ月の期間に重篤な症状を引き起こすことがある．冬場に流行し接触，飛沫感染，4〜5日の潜伏期後を経て発症する．軽症の感冒様症状から重症の細気管支炎，肺炎まで種々ある．中心像は細気管支炎であり，粘膜下組織の浮腫，粘液分泌亢進に伴う末梢側の閉塞，肺気腫を引き起こす．罹患後長期にわたって肺機能異常，喘鳴を繰り返す．気道分泌液からのウイルス分離や迅速検査で診断する．1歳以下では，中耳炎の合併がよくみられる．治療ではロイコトリエン受容体拮抗薬の予防的投与，ハイリスク患者に対しRSVの表面蛋白モノクローナル抗体製剤（パリビズマブ）筋注が予防的効果がある．

IgA腎症
あいじーえーじんしょう
IgA nephropathy

慢性糸球体腎炎のうち，メサンギウム細胞の増殖，メサンギウム基質の拡大，メサンギウム領域へのIgA沈着を認めるもの．検診で，血尿・蛋白尿で見つかることが多い．確定診断には腎生検が必要である．原因はいまだ不明であるが，最近では扁桃摘出術＋ステロイドパルス療法を早期の段階に行うことにより寛解・治癒が可能となってきている．

IDL検査
あいでぃーえるけんさ
intensity difference limen
圓強さの弁別閾値検査

内耳補充現象検査の一つ．バランステストでは一側耳が正常聴力でないと検査できないが，IDL検査では両側性の難聴の場合でも応用できる．2つの純音の強さの違いを認識できるか否かをみる2音比較法と，強さの変調を認知できるか否かをみる脈音認知法の2種類の検査法がある．

アイロス（IROS）形補聴器
あいろすがたほちょうき

高音強調型の補聴器で，出力音をオープン形イヤモールドやチューブで補聴器装用耳と同側の耳に音を導く形式の眼鏡形または耳かけ形補聴器．比較的軽度の難聴に対して用いられる．

ipsilateral routing of signals(type)hearing aid
同 IROS(type)hearing aid

アカラシア
achalasia

食道下端の噴門部の開大が機能的に障害され，それより口側の食道に異常拡大をきたした状態をいう．同部の神経機構や括約筋の機能障害による場合をさし，腫瘍性疾患などの器質的疾患によるものや外的要因による通過障害は除外する．症状としては食物の通過障害による嚥下困難で，食道内に食物が停滞し，ゲップ，胸のつかえ感，嘔吐，胸骨後部痛などをきたす．

亜急性壊死性リンパ節炎
あきゅうせいえしせいりんぱせつえん
subacute necrotizing lymphadenitis
同 組織球性壊死性リンパ節炎(histiocytic necrotizing lymphadenitis)，菊池病(Kikuchi disease)

10〜30歳代にみられる，高熱や感冒様症状を伴う原因不明の頸部リンパ節炎．ウイルス性疾患，自己免疫疾患などが疑われている．白血球減少，AST，ALT，LDHの上昇や，CRPの上昇をみることもある．鑑別診断として，伝染性単核球症，結核性リンパ節炎，トキソプラズマ感染症，サルコイドーシスなどがあげられる．確定診断のためにはリンパ節生検が必要になる．腫大リンパ節に壊死巣が存在し，組織球と大型のリンパ球が増殖しているが，好中球の浸潤はみられないという特異な組織学的所見がみられる．これらは最近組織性壊死性リンパ節炎と呼ばれる．特異的な治療法はなく，対症療法としてステロイド剤が用いられることもある．

亜急性甲状腺炎
あきゅうせいこうじょうせんえん
subacute thyroiditis

有痛性甲状腺疾患で痛みは通常1週間から2週間にわたって増悪し，その後2〜3週間かけて軽減する．原因はウイルス性といわれ，上気道炎に続発することがある．発熱と甲状腺の圧痛があり炎症の進展によって痛みは左右へ移動することがある．甲状腺組織が破壊されて甲状腺ホルモンの血中濃度が上昇する．病理的には炎症細胞浸潤と肉芽腫形成，濾胞の消失がみられる．CRP，血沈が異常値となる．中等症以上ではステロイド剤が著効する．

悪性外耳道炎
あくせいがいじどうえん
malignant external otitis
同 壊死性外耳道炎(necrotizing external otitis)

主に緑膿菌感染によって生じる難治性の外耳道炎．通常，耳痛，耳漏，耳閉感，難聴などの症状の典型的な外耳道炎で始まるが，炎症が周囲に波及し，皮下組織，軟骨，骨へと広がり悪性腫瘍のような症状を呈する．骨破壊を伴いながら進展する重症例では，顔面神経麻痺，S状静脈洞血栓症，髄膜炎などを合併し，死にいたるものも存在する．その主な要因として，高齢，糖尿病と緑膿菌感染があげられる．

悪性筋上皮腫
あくせいきんじょうひしゅ
myoepithelial carcinoma
圓 malignant myoepithelioma

乳腺，唾液腺，涙腺，そのほか上気道粘膜の腺，皮膚汗腺などの分泌腺に発生する．唾液腺では半数以上が耳下腺に発生するが口蓋の小唾液腺の発生も少なくない．全唾液腺腫瘍の0.2%程度と頻度は少ないが，中から高度の悪性度癌に分類される．被膜がなく，浸潤性に増殖する紡錘形で形質細胞様の策状増殖，あるいは上皮様で明細胞増殖がみられる．多型腺腫や筋上皮腫から発生した場合には良性部も存在し多様な形態を示す．

悪性黒色腫
あくせいこくしょくしゅ
malignant melanoma

メラニン色素産生細胞の癌化によって生じる悪性腫瘍．多くは黒褐色の病変を示すが，メラニン色素を含まないものも存在する．皮膚の発生が多いが粘膜に発生する粘膜メラノーマもみられ，国内では粘膜メラノーマの割合が白人に比較して高い．粘膜メラノーマの好発部位は口腔，鼻腔で30%以上を占める．リンパ節転移，遠隔転移しやすい．皮膚メラノーマでは病変の深さが予後と関連するが，粘膜メラノーマでは関連は明らかになっていない．

悪性混合腫瘍
あくせいこんごうしゅよう
malignant mixed tumor

既存の多形腺腫から発生する多形腺腫内癌（多形腺腫由来癌），癌腫と肉腫様両成分からなる癌肉腫（真性悪性混合腫瘍），および多形腺腫の良性にみえる組織像を示しながら転移が起こる転移性多形腺腫が存在する．多形腺腫内癌が大多数を占める．癌肉腫はきわめて悪性度が高く，主に高齢者に生じる．転移性多形腺腫は最もまれな亜型で多形腺腫が術後長期間を経て遠隔転移をきたし，転移腫瘍も多形腺腫の像を示す．

悪性持続性頭位めまい症
あくせいじぞくせいとういめまいしょう
malignant persistent positional vertigo

後頭蓋窩疾患（出血や梗塞，腫瘍など）に起因する中枢性めまいで，他の脳神経症状を伴うこともある．末梢性（内耳性）めまいである良性発作性頭位めまい症と異なり，症状が遷延し疲労現象がなく，眼振は垂直性や純水平性が多いことから鑑別される．

悪性線維性組織球腫
あくせいせんいせいそしききゅうしゅ
malignant fibrous histiocytoma

異型の強い線維芽様細胞と組織球様細胞からなり，巨細胞や炎症細胞が加わって多彩な病理組織所見を示す悪性度が高い疾患で，中高年にみられる．最も頻度が高く四肢，後腹膜腔に多い軟部肉腫と考えられてきた．しかし近年，疾患単位としての独立性が疑問視され，診断には免疫染色，電顕所見の検討が必要で，分化形成がない脱分化を示すものに限って本疾患の診断がつけられるようになり，頻度も成人軟部悪性腫瘍の5%以下と考えられている．

悪性肉芽腫
あくせいにくげしゅ
malignant granuloma
回鼻性 NK/T 細胞リンパ腫(nasal NK/T-cell lymphoma), 致死性正中肉芽腫(lethal midline granuloma)

☞鼻性 NK/T 細胞リンパ腫 (p.431)

悪性末梢神経鞘腫瘍
あくせいまっしょうしんけいしょうしゅよう
malignant peripheral nerve sheath tumor

末梢神経あるいは神経線維腫から発生するシュワン細胞由来の紡錘形肉腫である. 成人の近位, 体幹に好発する(通常の von Recklinghausen disease は頭頸部に好発). 肉眼的に末梢神経と密接な関係にあることが特徴である. von Recklinghausen disease では神経線維腫内に発生するが, 全悪性末梢神経鞘腫の半数以下の割合である.

悪性リンパ腫
あくせいりんぱしゅ
malignant lymphoma

リンパ組織にあるリンパ球や他の組織に散在性に分布するリンパ球が増殖して, 進行性の腫瘍形成をきたした悪性腫瘍である. リンパ組織からの発生が多いが, 皮膚, 鼻腔, 胃, 骨などあらゆる組織から発生する(節外性). ホジキン病と非ホジキンリンパ腫に大別される. 頭頸部は非ホジキンリンパ腫の好発部位で, 病理組織学的にはろ胞性リンパ腫とびまん性リンパ腫に大別され, リンパ球の分化過程, 免疫学的性状から B 細胞リンパ腫と T/NK 細胞リンパ腫に分けられる.

足踏み検査
あしぶみけんさ
stepping test

福田精教授(岐阜大学名誉教授)が考案した検査法. 内耳迷路障害時に足踏みをさせると患側に偏倚する現象を捉える. 偏倚の度合いを評価するが, 偏倚だけではなく, 足踏みの状態によって, 中枢病変の特徴(失調症状)なども評価することができる. この現象は, 迷路障害時に現れる, 左右の筋緊張の違いによってもたらされる.

アスピリン過敏症
あすぴりんかびんしょう
aspirin sensitivity
類アスピリン不耐症

アスピリン不耐症, 非ステロイド抗炎症薬(NSAIDs)不耐症または過敏症と同義である. アスピリンを代表とするシクロオキシゲナーゼ阻害作用(特に COX-1 阻害作用)をもつ鎮痛解熱薬に対する過敏症のことをさす. アラキドン酸カスケードのプロスタグランジン産生が阻害され, システィニルロイコトリエン産生が増加することによると考えられている. 喘息型(気道型)と蕁麻疹型(皮膚型)の2つの型がある. 喘息型はアスピリン喘息と呼ばれる. こういった患者は NSAIDs だけでなく, 食品・医薬品添加物(食用黄色4号:タートラジン), 安息香酸

ナトリウム，パラベン，サルファイト）などにも過敏性をもつことがあるので注意が必要．アスピリンなどに対するIgEを介するアレルギー反応ではないため，診断は病歴もしくは負荷試験による．

アスピリン喘息
あすぴりんぜんそく
aspirin-induced asthma
回 aspirin-intolerant asthma

成人喘息の約10%に認められ，女性の罹患率がやや多い．小児にはまれで，30〜40歳代に発症する．アスピリンに代表される酸性非ステロイド抗炎症薬（NSAIDs）を服用後，1時間位までに喘息発作を起こす．前駆症状として鼻汁，鼻閉，眼症状を伴うことがある．NSAIDsを含む貼付薬，湿布薬，点眼薬でも発作を誘発する．慢性副鼻腔炎，鼻茸，嗅覚低下の合併例が多い．通常のアレルギー検査では診断がつかないため病歴から診断するか，もしくは負荷試験が必要である．治療は通常の喘息とほぼ同じであるが，副腎皮質ステロイドの急速静注は喘息を増悪，誘発するので点滴にする．コハク酸エステル構造に過敏性を示すため，点滴に使用する副腎皮質ステロイドはコハク酸エステル型（コハク酸ヒドロコルチゾン〔サクシゾン®，ソル・コーテフ®〕，コハク酸プレドニゾロン〔水溶性プレドニン®〕）ではなく，リン酸エステル型（リン酸デキサメタゾン〔デカドロン®〕，リン酸ベタメタゾン〔リンデロン®〕）がよい．内服薬は非エステル構造であるため制限はない．

アスペルガー障害
あすぺるがーしょうがい
Asperger disorder
回 アスペルガー症候群
（Asperger syndrome）

☞アスペルガー症候群（同頁）

アスペルガー症候群
あすぺるがーしょうこうぐん
Asperger syndrome
回 アスペルガー障害
（Asperger disorder）

知的障害がないが対人間のコミュニケーションに際し他者の感情や認知の度合いを推測する心の理論に障害がある発達障害．特定の分野に強いこだわりを示したり軽度の運動機能障害を伴うこともある．言語障害は少ない．わが国では高機能自閉症（知的障害のない自閉症）や言語障害のない自閉症との区別に諸説あり．注意欠如・多動性障害や学習障害などを併発する場合もある．約75%が男性．アスペルガー障害（アメリカ精神医学会）．

アスペルギルス症
あすぺるぎるすしょう
aspergillosis

アスペルギルス属の真菌で自然界に普遍的に分布しており，コウジカビとして発酵産業に供用している．腐生性の糸状菌で，分生子（分生芽胞）を豊富に作り，容易に空中へ散布され，これ

をほとんどのヒトが吸入している．分生芽胞の色は菌種で異なる．一部はヒトに対する病原性をもち，アスペルギルス症はこの真菌によって引き起こされる感染症で人体の空洞部（肺，副鼻腔）や外耳道に起きる．副鼻腔では乾酪性副鼻腔炎に代表される．

頭振り眼振
あたまふりがんしん
head shaking nystagmus

　頭部を水平方向や垂直方向に反復回旋運動させて両側の半規管に刺激を加えた後に誘発される眼振である．自発眼振のない症例において，潜在する病態や病状の経過，治療効果などの評価に有用である．水平性の頭振り眼振は，座位前屈30°頭位を保ち，10秒間に10回ないし15秒間に30回の頻度，左右方向45°の振幅で往復させて観察する．同眼振の出現は前庭系の左右不均衡の存在を示唆する．片側性の前庭障害である場合には頭振り直後より健側向きに出現し，その後減衰して消失することが多い．しかし，眼振の向きや様態（単相性/2相性，潜時あり/なし）は病状経過により変化する．

圧外傷
あつがいしょう
barotrauma

　体内の空間が，周囲との圧格差によって損傷を受けること．通常は外気圧が急激に変化して体内の半閉鎖含気腔との間に圧格差ができることによって生じ，耳鼻咽喉科領域では中耳・鼓膜損傷が多い．そのほか，陽圧換気による気道損傷，不適切なバルサルバ手技などから生じた過大な中耳圧による内耳損傷などがある．☞気圧外傷（p.98）

アッシャー症候群
あっしゃーしょうこうぐん
Usher syndrome

　感音難聴と網膜色素変性症を伴う症候群．人口10万人あたり3〜4人とされる．臨床的には難聴の程度，前庭症状の有無，網膜色素変性症の発症年齢によりType I, II, IIIの3つのタイプに分類されている．いずれも常染色体劣性遺伝形式を取り，現在までに9の原因遺伝子（*MYO7A*, *USH1C*, *CDH23*, *PCDH15*, *SANS*, *USH2A*, *VLGR1*, *WHRN*, *USH3*）が同定されている．

アップルツリー様所見
あっぷるつりーようしょけん
apple tree appearance

　シェーグレン症候群における耳下腺の造影（シアログラフィー）所見で，りんごの木にりんごがなっている状態に似ていることから称される．耳下腺内導管の障害により造影剤が漏出している像を示しているが，病状の進行により点状陰影から順に顆粒状，囊胞状，破壊状の像を示す．小児にみられる反復性耳下腺炎でも同様の所見を示す．

アデノイド顔貌
あでのいどがんぼう
adenoid face

アデノイド（咽頭扁桃）の肥大により後鼻孔が閉塞・狭窄され，鼻呼吸が不能となり，口呼吸，口唇肥厚，鼻唇溝の消失，歯列不正，顔面筋の緊張低下により愚鈍な印象を与える特有な顔貌となる．睡眠時のいびき，睡眠時無呼吸，閉塞性鼻声，注意散漫，記憶力低下，頭重などの症状を併発する．幼児から小学生低学年に多い．滲出性中耳炎，副鼻腔炎，漏斗胸の合併に留意する必要がある．

アデノイド切除術
あでのいどせつじょじゅつ
adenoidectomy
回adenotomy

増殖したアデノイド（咽頭扁桃）の切除術．以前は局所麻酔下に行われたが，現在は，全身麻酔下に行われることが多い．懸垂頭位で開口器をかけ，軟口蓋を前方に牽引し上咽頭を鏡で明視しながら，ベックマン，ラフォース式などの咽頭扁桃切除刀，マイクロデブリッダーなどでアデノイドを切除する．アデノイドが後鼻孔を閉塞し，睡眠時無呼吸症候群，漏斗胸，肺性心，中耳炎，鼻副鼻腔炎を発症した場合，3歳以降で適応となる．

アデノイド増殖症
あでのいどぞうしょくしょう
adenoid vegetation
回adenoid hypertrophy

咽頭扁桃の肥大した状態であり，単にアデノイドということもある．咽頭扁桃は小児期に肥大し，思春期以降には通常退縮する．小児期の咽頭扁桃の肥大は，呼吸障害，滲出性中耳炎，鼻・副鼻腔炎などの誘因となる．

アデノウイルス
あでのういるす
Adenovirus

「かぜ症候群」を起こす主要病原ウイルス．二重鎖直鎖状DNAウイルスで，カプシドは直径約80 nmの正20面体の球形粒子でエンベロープはもたない．感染経路は便，唾液の飛沫，涙，鼻水の直接接触による．潜伏期は5〜7日で，3・4型による咽頭結膜熱（プール熱），主として8型による流行性角結膜炎のほかに出血性膀胱炎，急性濾胞性結膜炎，胃腸炎，肺炎を呈する．主要症状がなくなった後，2日間登校禁止となる．

アデノ随伴ウイルスベクター
あでのずいはんういるすべくたー
adeno-associated virus vector

遺伝子治療の中で治療用遺伝子を体内に送り込むベクターとしてアデノウイルスに寄生している極小のパルボウイルス（1本鎖DNA）の仲間に属する．これは①非病原性ウイルスであることから安全性が高いと考えられ，②標的細胞として神経細胞，筋細胞，肝細胞など非分裂細胞にも遺伝子導入でき，遺伝子発現が長期間持続する，③エピソームとして核内に留まると考えられている，などの利点を有しており注目されている．

アトピー咳嗽
あとぴーがいそう
atopic cough

慢性乾性咳嗽の原因疾患の一つ．臨床症状は咳喘息と類似する．診断基準として以下の4つがあげられている（日本咳嗽研究会による）．①3週間以上続く喘鳴や呼吸困難を伴わない乾性咳嗽，②気管支拡張薬が無効，③アトピー素因を示唆する所見または誘導喀痰中好酸球増加の1つ以上を認める，④抗ヒスタミン薬または副腎皮質ステロイドで咳嗽発作が消失する．気道過敏性が正常であり喘息への移行がないため，長期管理は必要ない．

アトピー性皮膚炎
あとぴーせいひふえん
atopic dermatitis

増悪・寛解を繰り返す，瘙痒のある湿疹を主病変とする疾患で，患者の多くはアトピー素因をもつ．（アトピー性皮膚炎治療ガイドラインを参照）一般的に乳幼児に発症し成長とともに自然治癒することが多いことが知られているが，思春期以降再発することもある．臨床症状は年齢別に多彩であるが，最も大切な症状に瘙痒がある．原因や増悪因子の除去・対策を行う．合併症として白内障や網膜剥離などの眼症状や伝染性膿痂疹などがある．

アトピー素因
あとぴーそいん
atopic background
回 atopic diathesis

家族歴・既往歴（気管支喘息，アレルギー性鼻炎・結膜炎，アトピー性皮膚炎のうちいずれか，あるいは複数の疾患），または環境アレルゲンに対してIgE抗体を産生しやすい体質のこと．

アドレナリン作動神経
あどれなりんさどうしんけい
adrenergic nerve

交感神経の節後線維のことをさす．アドレナリン，ノルアドレナリンが伝達物質である．

アドレナリン受容体
あどれなりんじゅようたい
adrenergic receptor
回 adrenoceptor

αおよびβ受容体がある．α受容体はアドレナリン，ノルアドレナリンの両方が作用し，興奮性効果がある．$\alpha1$受容体は後シナプスに存在し，血管平滑筋収縮などの作用がある．$\alpha2$受容体は，主にノルアドレナリン神経系のシナプス前膜に存在し，ノルアドレナリン遊離を調節する．β受容体はアドレナリンには反応するが，ノルアドレナリンには反応しない．$\beta1$受容体は心筋に存在し，興奮性の効果で心筋を収縮させる．$\beta2$受容体は気管支平滑筋を弛緩する．

アナフィラキシー
anaphylaxis

抗原抗体反応による血管の虚脱による血圧低下，蕁麻疹，呼吸困難などの即時型の全身反応．最も重篤な症状がショックである．原因としてIgEを介して発症するもの，IgGを介するもの，そのほかの原因がある．

アフタ

☞アフタ性口内炎（同頁）

アフタ性口内炎
あふたせいこうないえん
aphthous stomatitis
同 アフタ（aphtha）

形態は比較的小型で円形，境界明瞭，表面に白色偽膜を有し周囲に発赤を伴い，痛みを伴う炎症性病変である．口唇粘膜，頬粘膜，舌など口腔粘膜に出現する．原因には物理的刺激，細菌・ウイルスの感染，原因不明のものなどがある．反復性の場合や難治の場合はベーチェット病や難治性口腔咽頭潰瘍に注意する．口腔用副腎皮質ステロイドの軟膏やその貼付薬が有効である．

アブミ骨
あぶみこつ
stapes

最も内側に位置する耳小骨で，アブミ骨頭，前・後脚，底板からなり，「鐙」の形状を呈する．アブミ骨頭がキヌタ骨の豆状突起と関節を形成し，庭板が前庭窓にはまり込んで，蝸牛内への振動伝達を担う．

アブミ骨可動術
あぶみこつかどうじゅつ
stapes mobilization

耳硬化症や鼓室硬化症などの疾患でアブミ骨が固着または可動性が低下している場合，術後の気骨導差の改善のためにアブミ骨の可動性を回復させる方法．アブミ骨周囲の石灰化や瘢痕組織を除去する方法，アブミ骨上部構造を揺さぶる（rocking）方法，アブミ骨底板の固着が部分的である場合に底板を骨折させて固着のない部分のみを利用する方法（部分的アブミ骨可動術）などがある．比較的，再固着をきたしやすい．

アブミ骨強直
あぶみこつきょうちょく
stapedial ankylosis
同 アブミ骨固着症
（stapedial ankylosis）

☞アブミ骨固着症（p.11）

アブミ骨筋
あぶみこつきん
stapedius muscle

耳小骨筋の一つ．顔面神経乳突部とほぼ平行する骨管内から発し，錐体突起から腱を出してアブミ骨頭部につく筋．顔面神経の支配を受け，収縮によってアブミ骨頭を後方に，底前部を鼓室側に変位させる．

アブミ骨筋性耳鳴
あぶみこつきんせいじめい
stapedial tinnitus

アブミ骨筋の収縮によって生じる耳鳴．顔面神経麻痺の後遺症で病的共同運動を有する症例や顔面痙攣に発症する．耳小骨のインピーダンスが増大するため，この耳鳴が発現する時は伝音難聴も伴う．アブミ骨筋性耳鳴は，鼓膜インピーダンスを計測することにより他覚的に捕らえることができる．

アブミ骨固着症
あぶみこつこちゃくしょう
stapedial ankylosis
回 アブミ骨強直

アブミ骨周囲に硬化性病変を生じ，アブミ骨の可動性が障害されるために伝音難聴を引き起こす病態．原因として先天性，耳硬化症，鼓室硬化症などがある．外科的治療としてはアブミ骨手術が行われる．

アブミ骨手術
あぶみこつしゅじゅつ
stapes surgery

アブミ骨が固着または可動性が低下している場合に，アブミ骨に何らかの手術操作を加えて聴力改善を図る手術の総称．アブミ骨の操作としては，アブミ骨可動術，アブミ骨底開窓術およびアブミ骨摘出術がある．

アブミ骨神経
あぶみこつしんけい
stapedial nerve

大錐体神経より末梢，鼓索神経より中枢の側頭骨乳突部内顔面神経から分枝する神経で，耳小骨筋の一つであるアブミ骨筋を支配する運動神経．アブミ骨筋反射検査で，アブミ骨神経の麻痺診断が可能であり，Bell 麻痺や Hunt 症候群ではその診断が顔面神経麻痺の予後診断の補助となる．アブミ骨神経が麻痺すると，強大音に対する耳小骨の振動を抑制できなくなり，聴覚過敏や耳鳴りを訴える．

アブミ骨全切除術
あぶみこつぜんせつじょじゅつ
stapedectomy
回 アブミ骨摘出術

☞アブミ骨摘出術（同頁）

アブミ骨底開窓術
あぶみこつていかいそうじゅつ
small fenestra stapedectomy
回 stapedotomy

アブミ骨の底板に，レーザーやマイクロドリル，錐などを使用して，内耳に小さく開窓する方法．通常は耳硬化症や鼓室硬化症などでアブミ骨が固着または可動性が低下している場合に行い，キヌタ骨・ツチ骨・鼓膜に一端を連結したピストンやコルメラの他端をこの小窓から内耳に挿入することにより聴力の改善を図る．

アブミ骨摘出術
あぶみこつてきしゅつじゅつ

アブミ骨を，底板を含めて摘出する方法．通常はアブミ骨が固着または可動性が低下して伝音難聴が生じている場合に聴力改善目的で施行する．底板を含めてアブミ骨を摘出して卵円窓

あぶみ骨全摘出術
stapedectomy
同 アブミ骨全切除術

を開放した後に，耳小骨や鼓膜に一端を連結したプロテーゼの他端を卵円窓から内耳に挿入，その周囲を軟部組織で閉鎖することにより聴力の改善を図る．

アブミ骨動脈遺残
あぶみこつどうみゃくいざん
persistent stapedial artery

通常，アブミ骨動脈は胎生期にのみ存在するが，まれにアブミ骨動脈が遺残している例があり，中耳手術の際に偶然発見されることがある．アブミ骨動脈は錐体部内頸動脈から分枝するが，内頸動脈異常が合併して外頸動脈の枝である下鼓室動脈に由来することもある．

アペルト（アペール）症候群
あぺると(あぺーる)しょうこうぐん
Apert syndrome
㊟acrocephalosyndactyly

頭蓋顔面（骨）異骨症の一つで，8番染色体上の*FGFR2*遺伝子変異が原因とされ，常染色体優性遺伝の形式をとることがある．尖頭，鞍鼻，中顔面低形成，両眼隔離などの特有な顔貌に加えて，スプーン状の手あるいはへら状の足と表現される第2，3，4指の合指が特徴的．耳鼻咽喉科領域では，滲出性中耳炎，先天性アブミ骨底板固着，蝸牛水管の開存異常，難聴の他，後鼻孔閉鎖，口蓋裂などがみられる．

アミロイドーシス
amyloidosis

身体の種々の器官や組織に，アミロイドの細胞外蓄積を特徴とする原発性あるいは続発性の疾病で局所性，全身性がある．アミロイド蛋白の沈着する過程．

アムホテリシンB
あむほてりしんびー
amphotericin B

真菌の細胞膜を構成する必須脂質成分であるエルゴステロールを標的分子とする抗真菌薬である．真菌細胞の発育状態とは無関係に細胞膜エルゴステロールと結合して細胞膜の透過性を高めて細胞質成分を漏出させ致死的影響を与える．腎毒性があるが全身性の真菌症，深在性真菌症に広く適応がある．リポソーム製剤は脂質2分子層皮膜内に同剤を封入しdrug delivery systemを利用した副作用の軽減した薬剤である．

アラキドン酸
あらきどんさん
arachidonic acid

不飽和脂肪酸の一つで必須脂肪酸である．細胞膜を構成するリン脂質中に存在し，ホスフォリパーゼA_2により遊離する．シクロオキシゲナーゼによりプロスタグランジン，トロンボキサン類に，リポオキシゲナーゼによりロイコトリエン類に代謝される．この代謝経路をアラキドン酸カスケードと呼ぶ．代謝産物はさまざまな生理活性をもつ．

アリナミン試験
ありなみんしけん

☞静脈性嗅覚検査法（p.261）

Alinamin test
同 静脈性嗅覚検査法
（intravenous olfactometry）

アルゴンプラズマ凝固法
あるごんぷらずまぎょうこほう
argon plasma coagulation

電離したアルゴンガスを組織に吹き付け，そのプラズマ流の中に高周波電流を流すことにより組織を凝固する方法．接触型の電気凝固よりも広範囲の組織を均一に凝固することができる．鼻粘膜焼灼や鼻出血止血などに使用される．耳鼻咽喉科領域以外では気管支，上部消化管，下部消化管，肝臓，胆道などでも使用されている．

アルポート症候群
あるぽーとしょうこうぐん
Alport syndrome

感音難聴と進行性腎炎を伴う症候群．眼症状を伴うこともある．蝸牛および糸球体基底膜の構成成分であるⅣ型コラーゲン遺伝子（*COL4A3*，*COL4A4*，*COL4A5*）変異が原因であることが知られている．X連鎖性あるいは常染色体劣性遺伝形式をとる．難聴は通常10代で発症し，皿型，高音漸傾型，水平型の聴力像を呈し進行性である．

アレイ型腫瘍
あれいがたしゅよう
dumbbell-shaped tumor
同 ダンベル型腫瘍

☞ダンベル型腫瘍（p.341）

アレキサンダーの法則
あれきさんだーのほうそく
Alexander's law

末梢性または多くの中枢性前庭機能障害による自発眼振が，眼振急速相の方向に眼球を偏位させると，眼振緩徐相方向に向けた時より眼振緩徐相速度が上昇し，眼振が明瞭となること．前庭系の機能不均衡とそれに伴う神経積分器の機能低下のために起こるとされる．

アレルギー性真菌性副鼻腔炎
あれるぎーせいしんきんせいふくびくうえん
同 アレルギー性副鼻腔真菌症（allergic fungal sinusitis）

☞アレルギー性副鼻腔真菌症（p.14）

アレルギー性肉芽腫
あれるぎーせいにくげしゅ

先行症状・所見として気管支喘息発作と末梢血好酸球増多を有する症例に血管炎を生じ，末梢神経炎をはじめとする多彩な症状（紫斑，消化管出血など）を呈する疾患．副鼻腔炎に合併

allergic granulomatosis
回 チャーグ・ストラウス症候群（Churg-Strauss syndrome）

することもある．30～60歳の女性に好発する．活性化した好酸球により組織傷害因子が放出され，小動脈～毛細血管に血管炎を生じることが本態とされる．時に気道など血管外に肉芽腫形成がみられる．治療の中心は副腎皮質ステロイドであるが，重症例では免疫抑制剤やガンマグロブリン静注療法なども選択される．

アレルギー性鼻炎
あれるぎーせいびえん
allergic rhinitis

くしゃみ発作，水様性鼻漏，鼻閉を三大症状とする鼻疾患である．アレルギー性鼻炎の病態は，鼻粘膜におけるⅠ型アレルギー反応である．感作が成立した個体の鼻粘膜に抗原が吸入されると，肥満細胞上でIgE抗体と結合し，架橋形成の結果，肥満細胞からヒスタミン，ペプチドロイコトリエンを主とする化学伝達物質が放出される．その結果，鼻粘膜の感覚神経終末，血管が（ヒスタミンH1受容体やロイコトリエン受容体を介して）反応し，くしゃみ，水様性鼻汁，鼻粘膜腫脹が起こる（即時相反応）．遅発相では，肥満細胞により産生される種々の化学伝達物質や，Th2細胞および肥満細胞が産生するサイトカイン，上皮細胞，血管内皮細胞，線維芽細胞で産生されるケモカインによって活性化好酸球を中心とするさまざまな炎症細胞の浸潤が起こり，鼻粘膜腫脹さらには鼻粘膜の反応性の亢進をきたす．

アレルギー性副鼻腔炎
あれるぎーせいふくびくうえん
allergic sinusitis

アレルギー性鼻炎患者では，感染の合併を疑わせる所見がないにもかかわらず，画像検査で副鼻腔に陰影を認めることがある．副鼻腔に侵入沈着した抗原に対するアレルギー反応によって生じると考えられている．固有鼻腔における高度のⅠ型アレルギー反応によって自然口の閉鎖が生じることや，固有鼻腔のⅠ型アレルギー性炎症の副鼻腔への波及などもその発症機序として推測されている．多くは軽症で，水様性あるいは粘性の鼻汁を特徴とし，感染性の副鼻腔炎にみられる膿性や粘膿性の鼻汁を伴うことはない．

アレルギー性副鼻腔真菌症
あれるぎーせいふくびくうしんきんしょう
allergic fungal sinusitis
回 アレルギー性真菌性副鼻腔炎

1981年にMillarらにより報告され，真菌を抗原としたⅠ型およびⅢ型アレルギー反応によって副鼻腔炎が生じるとされている．Bent & Kuhnの副鼻腔真菌症の分類（1994）の中で，アレルギー性副鼻腔真菌症として取り上げられているが，米国のグループを中心に，本疾患の疾患概念や病態に関する検討が行われている．病理学的には，副鼻腔での真菌の増殖に伴う著明な好酸球の浸潤と粘性鼻汁（ムチン）を特徴としている．真菌を

アレルゲンとする I 型もしくは III 型アレルギー反応によって生じている．直接的な証拠は示されていない．

アレルゲン特異的 IgE
あれるげんとくいてきあいじーいー
allergen-specific IgE
回 抗原特異的 IgE
（antigen-specific IgE）

☞ 抗原特異的 IgE（p.158）

暗細胞
あんさいぼう
dark cell

蝸牛血管条の辺縁細胞と形態的に類似し，末梢前庭組織における内リンパ産生とその恒常性に関与している細胞．オスミニウムに濃染する性質によりこのように呼ばれる．半規管では前，後，外側すべての膨大部稜の両側に，卵形嚢では平衡斑移行上皮周囲に認められる．球形嚢付近には認められていない．K^+ の分泌，Na^+ の吸収以外に，耳石の吸収および Ca^{2+} の調節が考えられている．

暗騒音
あんそうおん
background noise
回 背景雑音

対象となる音を除外した時にその場に残存する雑音を対象音に対する暗騒音とする．

安定
あんてい
stable disease
回 不変（no change）

抗癌剤を投与した後の抗腫瘍効果の判定基準の一つ．評価は各標的病変の最長径の和の変化で行われ，1 臓器は 5 病変まで，複数臓器に測定可能で，病変がある場合は合計 10 病変まで最長径の順に選択する．有効にも進行にも該当しない不変の状態．
☞ 著効（完全寛解，p.359），有効（部分寛解，p.455）

鞍鼻
あんび
saddle nose

鼻橋の虚脱で鼻の高さが失われた状態をさす．鼻背部が沈下し鞍のように変形していることから命名された．手術（鼻中隔矯正術《平均 0.4％》や鼻形成術後）と外傷（特に鼻中隔血腫→膿瘍）が原因として多い．鞍鼻をきたす疾患にはウェゲナー肉芽腫症，NK/T 細胞リンパ腫，梅毒，再発性多発軟骨炎，ハンセン病 などがあるが，そのほとんどは鼻中隔穿孔を合併する．症状には美容面以外に鼻閉や痂皮形成などがある．

い

ENoG
いーえぬおーじー
electroneurography
同 電気神経検査

刺激は，茎乳突孔付近の顔面神経本幹を経皮的に電気刺激，鼻唇溝に置いた皿電極より口輪筋の筋電図を記録・加算し，閾値上最大レベルの刺激で得られた複合筋活動電位の患側と健側間の振幅比（ENoG 値）を求める．この値は神経変性に陥った神経線維の比率を反映すると考えられており，発症 10 日目で 10％以下は予後不良，20％以上は予後良好とされている．

EB ウイルス
いーびーういるす
EB virus
同 エプスタイン・バーウイルス（Epstein-Barr virus）

☞エプスタイン・バーウイルス（p.34）

異角化
いかくか
dyskeratosis

有棘細胞が角化層に達する前の未熟な状態で個々の細胞が角化を示す．扁平上皮癌以外にボーエン病，パジェット病，日光角化癌などで腫瘍性のものとして認められる．ほかに先天性のものとしてダリエー病などにみられ均質な好塩基性濃縮核からなる円形体で明輪に囲まれ，この外側に貝殻状に好塩基性異常角化物が認められる．

息こらえ嚥下法
いきこらええんげほう
supraglottic swallow
同 声門越え嚥下，息止め嚥下

嚥下前から喉頭閉鎖を補強することで喉頭流入のリスクを軽減する嚥下法で breath holding swallow とも総称される．息こらえの程度によって喉頭閉鎖の程度も変わる．軽い息こらえを supraglottic swallow，強い息こらえを super-supraglottic swallow と呼ぶ．鼻から大きく息を吸ってしっかり止め，嚥下した後に口から息を吐き出すように指導する．息こらえ嚥下法の指導は，嚥下→呼気のパターンを習得する訓練法にもなる．嚥下反射の惹起が遅延した場合や喉頭閉鎖不全を呈する場合に効果が期待される．

異嗅症
いきゅうしょう
dysosmia
同 嗅覚錯誤（parosmia）
関 嗅覚障害（olfactory disorders）

本来のニオイとは違うニオイに感じる，どのようなニオイを嗅いでも同じニオイに感じる，あるいは，いつも焦げたようなニオイがして困るなど，ニオイの異常な感覚を訴える質的嗅覚障害で，異常嗅感ともいわれる．

異形成
いけいせい
dysplasia

上皮に正常では通常みられない形態変化が生じて細胞の異型がみられ，その異型が炎症などに対する反応性など一過性のものでなく，持続性を示すものであり，腫瘍と近似病変である．異型の高度なものは前癌病変，あるいは悪性との境界病変と考えられている．そのほか，血管形成異常症など奇形の一種としての形成異常の意味で用いられることもある．

医原性真珠腫
いげんせいしんじゅしゅ
iatrogenic cholesteatoma

鼓膜形成術や鼓室形成術後に生じる術後性真珠腫の一つ．over lay 法などで鼓膜や外耳道皮膚の上皮が筋膜でカバーされることにより生じる．特に外耳道前壁にて overlay 法を施行する際に鼓膜上皮が筋膜下に遺残しやすい．

遺残性真珠腫
いざんせいしんじゅしゅ
residual cholesteatoma

術後性真珠腫の一つ．初回手術において真珠腫母膜の摘出が不完全であり，遺残した上皮から再発した真珠腫．真珠腫の進展が著しく遺残の危険性がある場合には真珠腫の摘出と伝音再建を二期に分けて行う段階的鼓室形成術や真珠腫摘出を容易にし術後再発の早期発見に適した外耳道後壁削除（型）鼓室形成術が選択される．

維持化学療法
いじかがくりょうほう
maintenance chemotherapy, adjuvant chemotherapy

急性白血病の治療において，導入化学療法にて寛解（CR）が得られた後，残存する白血病細胞に対して 1〜2 年間の化学療法をすることで，長期生存を期待するものである．頭頸部癌を含む固形癌においても治療を終えて CR が得られても微小残存癌あるいは転移癌による再発が少なくないため，同様な目的で行われる．但し，その有効性の科学的評価は十分得られていない．化学療法の内容，期間についてもまったく不明である．

萎縮性鼻炎
いしゅくせいびえん
atrophic rhinitis
回 臭鼻症（ozena）
㊖ 乾燥性鼻炎（dry nose）

原因や発症の機構は不明で，鼻粘膜萎縮，痂皮形成および悪臭を三主徴として定義されている．鼻腔は非常に広く，痂皮を除去すると各甲介の萎縮が著明で，後鼻孔を見通すことができる．Wegener 肉芽腫，梅毒，結核などとの鑑別が必要である．確実な治療は確立されていない．

移植性真珠腫
いしょくせいしんじゅしゅ
implantation cholesteatoma

術後性真珠腫の一つ．形成鼓膜上に epithelial pearl を生じる．これは結合織や筋膜などの上を表皮が進展する際に一部表皮細胞が結合組織内に潜り込み，さらにその上に上皮化が起こり，閉じ込められるようになったため発生すると考えられている．

胃食道逆流症
いしょくどうぎゃくりゅうしょう
gastroesophageal reflux disease（GERD）
㊂逆流性食道炎

胃内容が食道下部の逆流防止機構を超えて食道内に逆流することに起因する食道炎を中心とした病態を総括した概念で，略して GERD と呼ぶ．逆流性食道炎のほかに QOL を侵しうる関連病態（咽喉頭炎，副鼻腔炎，中耳炎，気管支炎，肺炎など）を含み，食道内視鏡以外に詳細な症状解析，食道 pH モニター，マノメトリー，酸灌流試験などの機能検査も必要となる．

胃食道ヘルニア
いしょくどうへるにあ
gastroesophageal hernia
回食道ヘルニア（esophagocele）

横隔膜ヘルニアの中で最も頻度の高いもので，食道裂孔から胃の一部あるいは全部が縦隔内に脱出した状態で先天的要因と後天的に肥満，腹圧上昇，加齢による裂孔の開大，横隔食道膜の弛緩によって起こる．プロトンポンプ阻害薬，H2 受容体拮抗薬などの保存的治療のほか，難治性のものは手術療法となる．

異所性胃粘膜
いしょせいいねんまく
ectopic gastric mucosa

胎生期の遺残といわれる，主に食道入口部直下の頸部食道に存在する 0.2〜5 cm の境界明瞭な類円形の均一な発赤面を呈する病変で，左右壁に広範な発赤した陥凹面として存在することも多く，単発，多発，大きさなどさまざまである．組織学的には，胃噴門腺領域の粘膜に類似し，胃底腺が含まれることも多い．食道内視鏡検査の約 10％にみられ，潰瘍あるいは周辺に食道炎を伴うことがあり，異所性胃粘膜原発の癌の報告もある．

異所性甲状腺腫
いしょせいこうじょうせんしゅ
ectopic goiter

正中頸嚢胞と同様，甲状腺原基の主として下降の障害によって生じる．正中頸嚢胞と同様に甲状腺下降路である甲状舌管が存在した部位に沿って生じ，舌根部正中にみられることが多い（約 90％）．しかし，一部には喉頭，気管内，縦隔内，腹腔内にも生じることがある．異所性甲状腺が唯一の甲状腺組織の場合（約 70％）と正常位置の甲状腺との共存例もある．

位相スペクトル解析
いそうすぺくとるかいせき
phase spectral analysis

複数の波形の間における周波数成分ごとの位相の遅れ方や位相のばらつきを現すもので，フーリエ変換法を用いて計算される．聴性誘発反応では，聴性定常反応において反応閾値の自動解析法として phase coherence 法や synchrony measure 法が応用されている．

I 型アレルギー
いちがたあれるぎー
type I allergy

アレルギー反応の 4 ないし 5 つに類型化（Coombs & Gell）されているうちの一つの反応をさす．ある抗原に対する IgE 抗体が産生され，肥満細胞に結合した抗原特異抗体が，その抗原と反応することにより肥満細胞よりヒスタミンをはじめとする化学伝達物質が放出され，さまざまな組織反応が起きる．この一

連の反応のことをさす．

イチゴ状血管腫
いちごじょうけっかんしゅ
strawberry mark

血管の発生段階における血管の形成異常で，血管内皮細胞の増殖により毛細血管が増殖しイチゴ状に隆起した血管腫である．出生後まもなく赤い斑として出現し，3〜4週目から隆起性となる．3〜6ヵ月で極期となり鮮紅色でイチゴのような顆粒状を呈する．極期に達してからは1年程度で縮小し始め5〜6歳ごろには自然消退する．発生部位により機能障害を生じる場合は副腎皮質ステロイド投与による治療，色調を薄くするためには色素レーザー治療が行われる．

一次例
いちじれい
primary case
回 未治療例（untreated case）

☞未治療例（p.491）

異聴
いちょう
confusion in phoneme perception

試験用音声の中の音声単位が異なった音声単位として聴取されること．

一過性脳虚血（発作）
いっかせいのうきょけつ（ほっさ）
transient (cerebral) ischemic attack (TIA)

脳局所の血流減少によって脳神経症候が24時間以内に後遺症を残さず回復する発作と定義される．TIA（transient ischemic attack）と通称されている．急激に発症し，2〜15分で消失することが多い．頸動脈系TIAでは片麻痺，片側感覚障害，失語，ブラックアウトなどがみられ，椎骨脳底動脈系TIAでは，回転性めまい，複視，顔面の感覚障害，構音障害，運動失調などがみられるが，単独での発症では診断は確定されない．頭蓋内動脈におけるアテローム硬化や頭蓋外動脈の壁在血栓の剥離による微小塞栓，心機能変化や血圧低下などに伴う脳灌流低下が成因として考えられている．脳梗塞へ移行する可能性があるので，通常は予防が試みられる．抗血小板療法が第一選択．必要に応じて抗凝血薬療法も行われる．頸部動脈病変を有する場合には外科的に内膜剥離術が考慮される．

遺伝子治療
いでんしちりょう
gene therapy

遺伝子クローンを細胞に移入して，移入された遺伝子の機能発現によって治療する方法．移入する細胞を体外に取り出して遺伝子クローンをレトロウイルス由来の発現ベクターにつないだDNA断片を用いて移入して体内に戻す（間接法）．一方，直

接病変部位の細胞に遺伝子クローンを移入する直接法がある．遺伝子クローン導入法改良についての検討が進んでいる．

遺伝性出血性末梢血管拡張症
いでんせいしゅっけつせいまっしょうけっかんかくちょうしょう
hereditary hemorrhagic telangiectasia
回 オスラー病（Osler disease）

☞オスラー病（p.43）

遺伝性難聴
いでんせいなんちょう
hereditary hearing loss

遺伝（遺伝子）が関与している難聴の総称．難聴の原因遺伝子が数多く同定され，家族歴のない孤発例でも遺伝子の関与が多いことが明らかになるにつれ「遺伝性難聴」の疾患概念が変化してきている．遺伝性難聴は随伴する症候の有無により症候群性・非症候群性に，あるいは遺伝形式により分類されてきたが，難聴の原因遺伝子の同定が進むとともに今後難聴の臨床分類も原因別に整理されてきている．

稲妻様眼運動
いなづまようがんうんどう
lightning eye movement
回 閃光様眼運動

眼球が一過性に速く左右に揺れる異常眼球運動で，中脳被蓋前野の障害が原因と考えられている．振幅3度以内ときわめて小さく，主に水平性，頻度3〜8 Hz，1秒程度持続するburstを数秒おきに繰り返す．

いびき
snoring
回 stertor

睡眠によって狭くなった上気道を，呼吸気流が通過する際に，狭窄部の粘膜や付着する分泌物が振動して発する雑音である．いびきは睡眠呼吸障害のよい指標であり，いびきのひどさは上気道狭窄の程度をあらわす．習慣性いびき症患者は睡眠時無呼吸症候群の予備軍と考える．疾患としての診断基準はないが，睡眠中の呼吸に伴い発生する異常音と定義される．発生率は男性では32％，女性では21％である．

イヤディフェンダ
ear defender
回 聴覚保護具（hearing protector），イヤプロテクタ（ear protector）

☞聴覚保護具（p.351）

イヤプロテクタ
ear protector

☞聴覚保護具（p.351）

いんご 21

回 聴覚保護具（hearing protector），イヤディフェンダ（ear defender）

イヤモールド
ear mold

補聴器の装着の安定化，ハウリングの防止などを目的として，外耳道および耳介腔付近の型をとって作成した合成樹脂性の耳栓．

陰窩
いんか
lacuna
回 crypt

平滑な表面にある深い窪み．耳鼻咽喉科領域では通常口蓋扁桃のものをさす．口蓋扁桃には約 10〜20 個の陰窩が開口して咽頭面積の約 7 倍の広い表面積をもつ．扁桃は陰窩上皮を介して抗原を取り込み，抗体産生細胞を誘導する．

陰窩性扁桃炎
いんかせいへんとうえん
lacunar tonsillitis

急性口蓋扁桃炎で非特異的細菌感染による．陰窩内の常在細菌の活動によって起こることが多く，疲労や身体の抵抗力の低下時に発症する．初期は扁桃の発赤が主であるが，中でも陰窩に膿栓がみられる場合をいう．咽頭痛，嚥下痛，発熱，倦怠などを伴い，治療では抗菌薬投与，陰窩洗浄による処置を行う．扁桃表面に偽膜を呈することもある（例：伝染性単核球症）が，所見としては鑑別が難しく血液検査を行う．

咽喉頭逆流症
いんこうとうぎゃくりゅうしょう
laryngopharyngeal reflux disease
関 胃食道逆流症（gastroesophageal reflux disease）

胃内容が食道内あるいは咽喉頭にまで逆流することに起因する咽喉頭症状を中心とした病態で，LPRD と呼ばれている．症状として咽喉頭異常感，慢性咳嗽，嗄声がみられ，喉頭局所所見としては，披裂粘膜の浮腫状腫脹，披裂間ヒダの肥厚，声帯後方の潰瘍や肉芽形成がみられる．逆流性食道炎の定型症状が欠落している場合もある．

咽喉頭頸部食道全摘出術
いんこうとうけいぶしょくどうぜんてきしゅつじゅつ
total laryngopharyngoesophagectomy
回 total laryngopharyngectomy with cervical esophagectomy

咽頭から喉頭に大きく広がる進行癌，さらには頸部食道に広がる癌に対して喉頭，下咽頭，頸部食道を一塊切除する方法．上方への病変の広がりに応じて中・上咽頭にも切除範囲が及び，下方で胸部食道にも病変がある場合，あるいは頸部食道への進展が大きく頸部で再建皮弁や腸管との縫合が困難な場合には食道の全摘出（抜去）が行われる．切除した咽頭，食道の再建は必須で空腸，盲腸が用いられることが多い．喉頭摘出に対しては音声再建も行われる．

咽後膿瘍
いんごのうよう

咽頭後壁の頸椎前筋膜と咽頭収縮筋との間の疎性結合組織に形成された膿瘍をいう．咽頭リンパ節の発育が良好な 1 歳前後

retropharyngeal abscess　の乳幼児に多く，急激に発症し，38℃以上の発熱，呼吸障害や嚥下障害を呈する．全身麻酔下での切開排膿と，主としてペニシリン系抗菌薬による薬物治療を行う．検出菌はA群溶血性連鎖球菌，黄色ブドウ球菌が多い．乳幼児期の発症は川崎病との鑑別診断が必要である．高齢者にもまれに生じることがあり，その場合は結核性咽後膿瘍が多い．

インターフェロン
interferon

ウイルス感染，生物学的刺激，人工的刺激で$CD4^+$T細胞，線維芽細胞，マクロファージ，血管内皮細胞，B細胞，NK細胞などから分泌される抗ウイルス活性を有するサイトカイン群の総称である．分子量約2万の低分子蛋白と糖蛋白で構成されている．細胞膜表面の特異的レセプターと結合して作用する．その特性から5つの代表型に分類され，ウイルス増殖抑制因子，抗腫瘍免疫機構，感染防御機構として重要な役割を果たす．

インターロイキン
interleukin

白血球間の作動物質という意味をもつ．活性化されたリンパ球が産生する蛋白をリンホカインと呼び，単球，マクロファージが産生する蛋白をモノカインと呼ぶ．これらや他の細胞が産生する類似物質をあわせてサイトカインというが，同一の物質でも異なる作用があったこととから別の名称が付けられていた．その中で遺伝子が単離（クローニング）され，確定したものについて同一物質として統一する目的でインターロイキンと命名し，番号を付けて統一した．IL-1，IL-2などと表記する．

咽喉頭異常感（症）
いんこうとういじょうかん（しょう）
pharyngolarngeal paresthesia foreign body sensation of the throat abnormal sensation syndrome of throat

種々の原因疾患を含む症候名である．原因となる器質的変化が明確なものを症候性，精査しても明確な所見が見い出せない場合を真性とする意見が多い．原因となる症候は局所的，全身的，精神的の3つに大別され，局所的要因は約80％を占め胃食道逆流現象が40〜55％，喉頭アレルギーが12〜16％，甲状腺疾患が10％，全身的要因は15％，精神的要因が5％とされている．治療は原疾患に対する治療，真性では消炎酵素剤，精神安定剤，漢方（紫朴湯，半夏厚朴湯）がよく用いられる．

咽頭炎
いんとうえん
pharyngitis

急性咽頭炎は咽頭粘膜全体とリンパ組織の急性炎症で感冒症状の一部である．ウイルス感染が主体であるが細菌感染による場合もある．のどの不快感や痛み，嚥下時痛が出現する．頭痛や全身倦怠感，耳下部への放散痛，頸部リンパ節炎も認められる．所見では扁桃付近の発赤，腫大，咽頭後壁のリンパ濾胞の腫大がみられる．慢性咽頭炎は咽頭違和感，不快，異物感が主

体で急性炎症の移行や持続的刺激による．

咽頭陥凹
いんとうかんおう
pharyngeal recess
同 ローゼンミュ(ー)ラー窩 (Rosenmüller fossa)

☞ローゼンミュ(ー)ラー窩（p.532）

咽頭期遅延時間
いんとうきちえんじかん
pharyngeal delay time (PDT)
同 嚥下反射の遅延 (delay of swallowing reflex)

☞嚥下反射の遅延（p.39）

咽頭結膜熱
いんとうけつまくねつ
pharyngoconjunctival fever
同 プール熱

アデノウイルス（3型が多く他に4，7，2，11，14型）の感染により，38℃以上の発熱，咽頭痛，眼症状（結膜炎）が生じる小児の急性ウイルス性感染症である．6月頃から流行し7，8月にピークとなる．5歳以下が6割を占める．プールでの感染は汚染した水から結膜への直接侵入と考えられている．対症療法が主体で，眼症状が強い場合には眼科的治療を行う．予防は感染者との密接な接触を避ける，時にはプールの閉鎖が必要なことがある．

咽頭溝
いんとうこう
pharyngeal cleft
同 鰓溝 (branchial cleft, branchial groove)

☞鰓溝（p.205）

咽頭後壁
いんとうこうへき
posterior pharyngeal wall

咽頭の背側の壁．中咽頭癌，下咽頭癌の分類においてはそれぞれ後壁が亜部位の一つとして分類される．上咽頭癌では後上壁が亜部位分類の一つとなる．

咽頭後間隙
いんとうごかんげき
retropharyngeal space

頭側は頭蓋底，尾側は上縦隔，前方は咽頭および食道，後方は椎前筋，外側は頚動脈鞘を境界とする．結合組織とリンパ節を含み，リンパ節は内側鎖と外側鎖（ルビエールリンパ節）に分ける．咽後膿瘍はこのスペースに生じる．咽頭後間隙と後方の椎体周囲間隙前部の間には危険間隙（danger space）が頭蓋底から横隔膜まで存在する．

咽頭後リンパ節
いんとうごりんぱせつ
retropharyngeal lymph node
囲 retropharyngeal nodes

咽頭後リンパ節は外側咽頭後リンパ節と内側咽頭後リンパ節に分けられる．外側咽頭後リンパ節はルビエールリンパ節ともいわれる．☞外側咽頭後リンパ節（p.56），内側咽頭後リンパ節（p.387），ルビエールリンパ節（p.528）

咽頭ジフテリア
いんとうじふてりあ
pharyngeal diphtheria

ジフテリア菌（*Corynebacterium diphtheriae*）を病原体とする急性の上気道粘膜感染症で，無症候性保菌者の咳や患者などにより，飛沫を介して感染する．咽頭の偽膜形成を特徴とし，肥厚拡大して境界は鋭利で剥れにくく，無理に剥がすと出血する．喉頭に進展して気道に偽膜が形成されると呼吸困難，特徴的な犬吠様咳嗽（真性クループ），吸気性喘鳴が生じる．毒素による心筋障害（心筋炎）が最も予後不良で罹病早期と回復期に突然現れるので，この間は突然死に対する厳重な警戒が必要である．末梢神経炎もみられる．治療前に病変部位の材料のグラム染色（陽性桿菌）と異染小体染色を行うとともに，PCR法を行う．臨床的に本症が疑わしければ確定診断を待たずに治療を進める必要がある．治療には抗毒素を筋肉内または経静脈的投与，予防には三種混合ワクチン（ジフテリア・百日咳・破傷風：DPT）を行う．

咽頭収縮筋
いんとうしゅうしゅくきん
pharyngeal constrictor muscle

上咽頭収縮筋，中咽頭収縮筋，下咽頭収縮筋に分けられる．いずれも嚥下に重要な役割を果たしている．迷走神経（咽頭枝）の支配を受けている．

咽頭静脈
いんとうじょうみゃく
pharyngeal vein

咽頭周囲，特にその後外壁の静脈叢である咽頭静脈叢より起こる．この静脈叢を通して頚椎前面の頚椎静脈叢や翼突筋静脈叢と交通し，また，硬膜静脈・翼突管静脈や耳管・軟口蓋から流れを受ける．

咽頭食道憩室
いんとうしょくどうけいしつ
pharyngoesophageal diverticulum
囲 ツェンカー憩室（Zenker's diverticulum）

☞ツェンカー憩室（p.361）

咽頭食道形成術
いんとうしょくどうけい

下咽頭癌や頚部（胸部）食道癌の摘出後，頚部（胸部）の食物路を再建する術式．胸三角皮弁（DP皮弁）や大胸筋皮弁な

いんと　25

いせいじゅつ pharyngoesophago- plasty	どの有茎皮弁，前腕皮弁や空腸などの遊離組織移植，胃や結腸など消化管を有茎で用いる方法がある．

咽頭側索
いんとうそくさく
lateral pharyngeal band
同 lateral pharyngeal cord

　口蓋扁桃の後方，咽頭後壁に上咽頭から下咽頭まで索状に伸びた主に中咽頭部のリンパ組織．この部位のみの炎症は，口蓋扁桃摘出術を受けたものにみられることがある．

咽頭側切開術
いんとうそくせっかい
じゅつ
lateral pharyngotomy

　頸部外切開による咽頭腔への到達法である．皮切は横切開と胸鎖乳突筋前縁に沿った縦切開がある．甲状舌骨筋と肩甲舌骨筋を切断し，次いで甲状舌骨膜を側方で切開して下咽頭腔に到達する．舌根，喉頭蓋，披裂，披裂喉頭蓋ヒダまでを直視できる方法である．

咽頭通過時間
いんとうつうかじかん
pharyngeal transit time
（PTT）

　嚥下造影検査において，咽頭期が誘発されてから食塊（造影剤）の後端が食道入口部を通過するまでの時間で，嚥下機能を計るパラメータの一つ．Logemann は喉頭挙上開始時から計測し，健常者では通常は 0.35〜0.48 秒であると報告している．わが国では「進」が造影剤の先端が梨状陥凹底に達してから造影剤の後端が食道入口部を通過するまでの時間として計測し，正常者では 0.55±0.13 秒であるとしている．

咽頭嚢
いんとうのう
pharyngeal pouch
同 pharyngeal bursa

　胎生期の咽頭腔両側壁にできる 5 本のくぼみで，鰓嚢ともいわれる．背腹方向に形成され，内胚葉上皮が外方に向かい，耳管，鼓膜，外耳道，口蓋扁桃，上皮小体，胸腺，甲状腺傍濾胞細胞などの原基となる．

咽頭梅毒
いんとうばいどく
pharyngeal syphilis

　梅毒の咽頭病変．性器に初感染して第 II 期に咽頭病変を生じる場合と，咽頭に直接感染する場合とがある．感染後 3 ヵ月までの第 I 期には口腔・咽頭に無痛性の初期硬結を生じ，やがて潰瘍（硬性下疳）を生じる．無痛性リンパ節腫脹を伴う．感染後 3 ヵ月から 3 年の第 II 期には扁桃や軟口蓋に乳白色の粘膜斑を生じ，典型例では左右対称の乳白斑（butterfly appearance）をみる．第 III 期には咽頭病変はまれであるが，時にゴム腫や口蓋穿孔をみる．診断は第 I 期には血清反応は陰性のため病理組織検査にてギムザ（Giemsa）染色法など用いて梅毒トレポネーマを直接確認する．感染後 6〜7 週以降は STS，TPHA などの血清学的検査で判断する．治療はペニシリンの長期投与で，ベン

ジルペニシリンベンザチン(バイシリンG)1回40万単位を1日3回,STS抗体値を参照しながら病期に応じて2～12週間継続投与する.

咽頭皮膚瘻
いんとうひふろう
pharyngocutaneous fistula

主に喉頭摘出術後に生じる局所合併症で,咽頭縫合面より感染が生じて術創内に膿瘍を形成し,咽頭粘膜と前頸部皮膚が通じる瘻孔が形成された状態のこと.報告では喉頭摘出術後の咽頭皮膚瘻の発生は15～35%とされる.

咽頭弁
いんとうべん
pharyngeal flap

咽頭後壁より遊離した組織を軟口蓋後方に橋をかけるように作成した構造物.高度な鼻咽腔閉鎖不全症例に対し,鼻咽腔を狭小化することで鼻咽腔閉鎖を補助する.軟口蓋を切開し,軟口蓋鼻腔側を剥離し,口蓋弓部に茎をもつ粘膜弁を作る.術後の瘢痕拘縮を考慮に入れ,咽頭弁の幅は大きめに作るほうがよい.

咽頭扁桃
いんとうへんとう
pharyngeal tonsil
⑳アデノイド(adenoid)

上咽頭のリンパ組織で,咽頭粘膜に輪を形成するワルダイエル(Waldeyer)リンパ輪の一部をなす.咽頭扁桃は乳児期以降に生理的に肥大し3～5歳前後に最大となり,10歳頃から縮小して思春期にほぼ消失する.咽頭扁桃が慢性炎症やリンパ濾胞の過剰増殖により肥大したものをアデノイドと呼ぶ.アデノイドは,鼻腔後方や耳管咽頭口を狭窄して鼻閉による呼吸・睡眠障害,副鼻腔炎,滲出性中耳炎などを生じる.

咽頭摩擦音
いんとうまさつおん
pharyngeal fricative

1) 異常構音の一つ.舌根あるいは喉頭蓋と咽頭壁との間で作られる摩擦音である.本来は歯茎あるいは後部歯茎摩擦音である「さ行音」に出現しやすいが,破擦音の「ち」「つ」や有声の「ざ行音」においても出現する.口蓋裂などの鼻咽腔閉鎖不全や,まれに機能性構音障害においてもみられる.

2) 一部の言語においてみられる音素の一つ.1)と同様に,舌根あるいは喉頭蓋と,咽頭壁との間で気流雑音を生じる.国際音声字母においては,有声は /ʕ/,無声は /ħ/ で表される.

咽頭流入
いんとうりゅうにゅう
spillage

口腔から咽頭への食塊の移動であり,嚥下内視鏡検査や嚥下造影検査で用いられる.口腔の食塊保持能力の低下や嚥下反射の低下した場合には,嚥下反射が生ずる以前に食塊の咽頭への流入が起こり,誤嚥を生ずる可能性が高くなる.これは嚥下前咽頭流入,早期咽頭流入(premature spillage)と呼ばれる.

院内感染
いんないかんせん
nosocomial infection
⊜病院感染

病院内で，新たに細菌やウイルスなどの病原体の接種によって惹起された感染症である．病院外での感染を表す市中感染と対をなす．さらに退院してから発症しても病院内での接種に起因する感染症，医療従事者が病院内で接種されて感染症を惹起した場合も含む．病院は多様な病原体が集中しており，一方で免疫力が低下した人も多く，感染症の伝播や集団発生のリスクが高い．さらに医療行為自体が病原体を接種する機会とリスクが高い．感染制御については感染症の発生を未然に予防することと，発生した感染症を制圧することであるが，主体は発生を未然に防ぐことである．

インピーダンスオージオメータ
impedance audiometer

中耳伝音機構（および外耳道）の音響インピーダンス（またはアドミタンス）を測定することにより，伝音障害の有無を検査する装置である．これを用いた検査としては，ティンパノメトリーと音響性耳小骨筋反射がある．

インフルエンザ
influenza

インフルエンザウイルス（*orthomyxoviridae* 科に属する（−）鎖 RNA ウイルス）を原因とし，急な発熱を特徴とする呼吸器感染症である．通常の風邪に比べて症状が強く，重症化すると肺炎，脳炎・脳症などを起こすことがある．A，B，C 型に分類されるが，ヒトに流行する型は A 型のソ連型・香港型，B 型の 3 タイプである．ウイルスには鳥，ヒト，豚など宿主特異性があり宿主の受容体構造の違いによる．鳥インフルエンザは A 型インフルエンザウイルスの感染によるが遺伝子交雑によって亜型が認められる．中には鳥 − ヒト感染によるきわめて強い病原性を示す高病原性鳥インフルエンザがある．抗ウイルス薬のアマンタジンは A 型，ザナミビル，オセルタミビルは A，B 型に有効である．2009 年メキシコからパンデミックな広がりを危惧される新型インフルエンザが発生し，WHO はフェーズ 6 を発表した．

インフルエンザ菌
いんふるえんざきん
Haemophilus influenzae

ヘモフィルス属グラム陰性桿菌で，肺炎球菌，モラキセラ・カタラーリスとあわせて小児の気道感染症の三大起炎菌である．血清型では血清型 b（Hib）の莢膜多糖体抗原は病原因子として重要である．この型は小児の細菌性髄膜炎の原因菌で最も多い．血清型分類できない非莢膜（non-typable）株は，中耳炎，副鼻腔炎，気管支炎，肺炎などの気道感染症の原因菌となる．多剤耐性菌として β−ラクタマーゼ非産生アンピシリン耐性（BL-NAR）インフルエンザ菌や β−ラクタマーゼ産生アモキシリン /

クラブラン酸耐性（BLPACR）インフルエンザ菌が報告されており，耐性機構についてはペニシリン結合蛋白質（PBP）の変異が重要である．インフルエンザ菌b型による感染症を予防するHibワクチンは乳幼児に接種可能である．

隠蔽性乳様突起炎
いんぺいせいにゅうようとっきえん
masked mastoiditis
回 latent mastoiditis

急性中耳炎に対する抗菌薬加療が不十分あるいは薬剤選択が不適切であるにもかかわらず，鼓膜発赤，鼓膜穿孔，耳漏などの中耳炎症状が消失したために加療が中止され，潜行性に乳様突起炎が進み，乳様突起炎症状の顕在化が遅れる病態．中耳炎加療後の耳痛，頭痛の訴えでCTあるいはMRIなどの画像診断を行った時発見されるが，頭蓋内合併症を起こして発見されることもある．治療は乳様突起削開術，抗菌薬投与が行われる．

う

ヴァイス徴候
ばぁいすちょうこう
Weiss sign
回 クヴォステク徴候
（Chvostek sign）

☞ クヴォステク徴候（p.128）

ウイルス
virus

単独では増殖できないが（非細胞性生物），遺伝物質として核酸を有しており，増殖するには宿主となる生きた細胞が必要となる（偏性寄生性）．ウイルス粒子の形状は，正二十面体構造，管状，フィラメント状，砲弾型などがある．構造上DNA，RNAウイルスに大別され，1本鎖か2本鎖，環状か線状，RNAであれば＋鎖か−鎖など細かく分類される．基本構造は核酸とカプシドの複合体であるが粒子内にエネルギー産生装置や蛋白質合成装置をもっていない．大部分は20〜30 nm程度の大きさである．感染指向性があり神経向性，呼吸器向性，皮膚・粘膜向性，肝臓向性，リンパ球向性などが知られている．

ウェーバー腺
うぇーばーせん
Weber gland

口蓋扁桃上極の被膜外側の結合組織内および被膜内に存在する腺組織．その導管は扁桃陰窩内や表面の粘膜上皮に開口する．

ウェゲナー肉芽腫症
うぇげなーにくげしゅしょう
Wegener's granulomatosis

全身の壊死性，肉芽腫性血管炎と鼻副鼻腔と肺を主とする呼吸器の肉芽腫性病変を生じる疾患であり，糸球体腎炎を伴う．上気道症状（膿性鼻汁，鼻出血，鞍鼻など），肺症状（咳嗽，喀痰，血痰），急速進行性腎炎を発症する全身型とこれらのうちの

2つを生じる限局型がある．抗好中球細胞質抗体（ANCA）のうち，細胞質に存在するプロテイナーゼ3（PR3）に抗体（PR3-ANCA）が高率に検出され，早期診断に有用である．またこの抗体は病勢と平行して変動する．

ウェルナー（ヴェルナー）症候群
うぇるなー（べるなー）しょうこうぐん
Werner syndrome

思春期以降に発症する早期老化疾患の一つ．主要症状は低身長，早期の白髪・禿頭，両側白内障，強皮症様皮膚症状（萎縮，硬化，色素沈着，潰瘍，角化，皮下組織の萎縮），常染色体劣性遺伝で父系の血族結婚や同胞の罹患があり，24時間尿中ヒアルロン酸が陽性．ピッチの高い声，糖尿病，粥状動脈硬化，性腺機能低下，骨粗鬆症，軟部組織の石灰化，指趾遠位節の骨硬化，扁平足，中胚葉系新生物，多発性新生物の合併がみられる．

ウェルニッケ失語
うぇるにっけしつご
Wernicke aphasia

感覚失語（sensory aphasia）ともいうが，話し言葉の聴覚的理解がひどく低下した状態である．発話は流暢で多弁であるが，錯語が多く内容に一貫性を欠き，これがひどくなった状態をジャルゴン・スピーチという．読み書きも同様に障害されており，知能低下や計算障害もしばしばみられる．病因は左大脳半球の側頭葉と頭頂葉にまたがるウェルニッケ（言語理解）中枢の損傷による．これは大脳の出血よりも梗塞で生じやすく，言語機能の回復は困難である．

ウォーターズ法
うぉーたーずほう
Waters view
回 後頭頤法（occipitomental view）

☞ 後頭頤法（p.171）

兎の口症候群
うさぎのくちしょうこうぐん
rabbit syndrome

長期にわたる向精神薬の使用時にみられるまれな運動異常．口唇および咬合筋の不随意のリズミカルな速い細かな垂直軸方向の動きを特徴とする．有病率は1.5〜4.4%．中年期以後に好発し，女性に多い．通常，脳損傷後に発症する．大脳基底核におけるコリン作動性神経伝達とドーパミン作動性神経伝達とのアンバランスが本症候群の病態であると考えられている．抗コリン薬が有効である．また向精神薬を変更することも有効とされている．

宇宙酔い
うちゅうよい
space motion sickness

無重力環境で認められる生体現象の一つ．動揺病と類似の症状をきたす．宇宙酔いは無重力環境に到達後，約1時間以内に発症しその後3〜4日間持続する．頭部をpitchおよびroll方

向に動かすと誘発される．発症機序については，体液移動説，耳石機能非対称説，感覚混乱配置換え説，otolith tilt-translation reinterpretation 説の4つの説が代表的である．これらの中では，感覚混乱配置換え説が最有力視されている．

うま味
うまみ
umami

グルタミン酸やイノシン酸など蛋白質の核酸関連物質のもつ味．これまで甘，塩，酸，苦が味の四基本味といわれたが，近年はこれに第5の基本味としてうま味が加えられることが多い．

運動失語
うんどうしつご
motor aphasia
回ブローカ失語（Broca aphasia motor）

☞ブローカ失語（p.459）

運動障害性構音障害
うんどうしょうがいせいこうおんしょうがい
dysarthria
回motor speech disorder，運動性構音障害，麻痺性構音障害

構音障害の一範疇で，神経・筋系の障害を原因として起こるものをさす．中枢・核・末梢神経・筋のいずれかあるいは複数を障害部位とし，その原因疾患としては，脳血管障害，脳腫瘍，進行性神経疾患等多岐にわたる．筋緊張の異常や，各筋の協調性の異常などにより，構音にとどまらず発音やプロソディも侵される場合が多い．英語の dysarthria に対応する日本語であるが，ほかに運動性構音障害，麻痺性構音障害といった呼称もあり，用語が統一されていない．

運動性構音障害
うんどうせいこうおんしょうがい
motor speech disorder
回運動障害性構音障害（dysarthria），麻痺性構音障害

☞運動障害性構音障害（同頁）

運動の分解
うんどうのぶんかい
回動作の分解（decomposition）

☞動作の分解（p.375）

エアロゾル粒子
えあろぞるりゅうし

気体中に浮遊する微小な液体または固体の粒子をいう．エアロゾルは，その生成過程の違いから粉じん（dust），ミスト

えいず 31

| aerosol particle | （mist），煤塵（smokedust），気象学的には，霧（fog），もや（mist），煙霧（haze），スモッグ（smog）などと呼ばれている．エアロゾル粒子の性状は，粒径や化学組成，形状，光学的・電気的特性など多くの因子によって表され，きわめて複雑である．粒径については，分子やイオンとほぼ等しい 0.001 μm＝1 nm 程度から花粉のような 30 μm 程度まで約 5 桁にわたる広い範囲が対象となる． |

エアロゾル療法
えあろぞるりょうほう
aerosol therapy

エアロゾル発生装置を利用し，薬剤をエアロゾル粒子として気道粘膜に吸着させる療法．耳鼻咽喉科領域では鼻・副鼻腔疾患や喉頭疾患に利用される．一般には粒子径は 1 μm 以上であり，8 μm 以上は鼻腔に吸着する．粒子径が小さくなればなるほど下気道に沈着する．

永久気管孔
えいきゅうきかんこう
permanent tracheal stoma
同 permanent tracheostoma

治療により喉頭と気管が分離された場合に，呼吸路を確保するために気管断端を前頸部皮膚に縫合して作られる呼吸孔．喉頭全摘出，喉頭気管分離，喉頭閉鎖などの手術時に作成される．永久気管孔を作成した場合，発声は不能となるが，気道と食道が分離されるために，誤嚥は防止される．

エイズ
AIDS
同 後天性免疫不全症候群（acquired immunodeficiency syndrome）

☞ 後天性免疫不全症候群（p.170）

エイズ関連症候群
えいずかんれんしょうこうぐん
AIDS-related complex

エイズの病期分類を行う際に便宜的に用いる段階の一つである．病期は HIV 感染成立，無症候期，エイズ関連症候群，エイズに分類される．HIV 感染後感冒用症状を呈することもあるが多数の感染者は無症状または特に気づく症状のない無症候期に入る（AC：asymptomatic carrier，無症候性キャリア）．感染後 6〜8 週で抗体の産生が行われるが症状は発現せず潜伏期にある．その後持続性の全身性リンパ節腫脹，1 ヵ月以上続く発熱，持続する下痢，10％以上の体重減少，倦怠感，寝汗が認められるようになりこの時期を示す．その後 CD4 陽性リンパ球が減少し，細胞性免疫能が高度に障害されエイズと呼ばれる病態を呈する．病期分類については CDC，Walter Reed，WHO がそれぞれ提案している．

AC/DC 比
えーしーでぃーしーひ
AC/DC ratio
= 交流直流比(alternating current-direct current ratio)

☞交流直流比（p.187）

エオタキシン
eotaxin

CC-ケモカイン（白血球走化性ポリペプチドの総称）の一つ．上皮細胞，線維芽細胞，血管内皮細胞から産生され，特に好酸球の遊走に関わる．レセプターはCCR3である．

エコーウイルス
Echovirus

ピコルナウイルス科エンテロウイルス属に属し，enteric cytopathogenic human orphan virusの頭文字から名付けられたが，今日ではコクサッキーウイルスとの区別が必ずしも明確でなくなっている．経口感染で咽頭および腸管で増殖，分離され夏かぜの原因となる．子供を中心に流行するが感染しても約60％は無症状である．咽頭ぬぐい液，水疱，髄液からウイルスの分離，同定，PCR，血清抗体価（NT, HI）の検査を行う．

壊死性血管炎
えしせいけっかんえん
necrotizing vasculitis

血管からの赤血球の漏出，好中球浸潤，血管壁のフィブリノイド壊死を伴う血管炎である．結節性多発性動脈炎，SLEなどの膠原病，ウェゲナー肉芽腫症，アレルギー性肉芽腫性血管炎（Churg-Strauss syndrome），過敏性血管炎などに認められる．

壊死性外耳道炎
えしせいがいじどうえん
necrotizing external otitis
= 悪性外耳道炎(malignant external otitis)

☞悪性外耳道炎（p.3）

SN 比
えすえぬひ
= 信号対雑音比(signal-to-noise ratio)

準周期性信号が信号Nと雑音Nの和で表し得る時，つまり加法モデルが成立する時，信号成分のエネルギーと雑音成分のエネルギーの比で信号の効率を表すことができる．電気通信分野で広く使われているこの考えを病的音声に当てはめ，喉頭雑音を推定する試みが行われている．しかし実際には，発声時の喉頭雑音は定常ではないし，声門と声道の間には複雑な交互作用があるから，精密な推定のためには多くの困難がある．

☞規格化雑音エネルギー（p.99），調波雑音比（p.356）

SLC26A4（PDS）遺伝子
えすえるしー 26 えー 4（ぴーでぃーえす）いでんし
SLC26A4（PDS）gene

ペンドレッド症候群および前庭水管拡大を伴う非症候性難聴（前庭水管拡大症）の原因遺伝子．*SLC26A4* 遺伝子産物はペンドリンと呼ばれ，甲状腺，腎，内耳に発現が認められる．ペンドリンは，クロールイオン，重炭酸イオンなどの陰イオンとヨードの輸送に重要な機能的役割を担っている．

S状静脈洞
えすじょうじょうみゃくどう
sigmoid sinus

横静脈洞に引き続いて側頭骨乳突部内面のS状静脈洞溝を下内側に屈曲して走り，頸静脈孔で内頸静脈に続く，後頭蓋窩前方に存在するS状に走行する静脈洞．乳突腔と薄い骨壁で隔てられているため，乳様突起炎の際，血栓症などの合併をきたす場合がある．また，乳突腔側からみれば，外側後方に位置する隆起として観察され，乳突削開術の際，損傷に気をつける必要がある．

S状静脈洞血栓症
えすじょうじょうみゃくどうけっせんしょう
sigmoid sinus thrombosis

中耳炎に伴う頭蓋内合併症．中耳炎特に乳様突起炎が骨破壊を起こし，直接あるいは小血管を介して炎症が静脈洞壁へ波及し，血栓を形成する．この血栓が増大すると病変はS状静脈洞から上・下錐体静脈洞，海綿静脈洞，内頸静脈まで波及することがある．症状としては頭痛，発熱，全身倦怠感，うっ血乳頭，項部硬直，平衡障害などがあり，保存的治療が無効な時は外科的治療として静脈洞の遠位端，近位端で結紮の後，切除する．

SP
えすぴー
summating potential

音響刺激により記録される蝸電図の記録波形の一つで，蝸牛内に発生する刺激時間中継続する直流電位である加重電位の略語．刺激音が持続する間は単相性に記録される．極性が陰性になる－SPはメニエール病で記録されやすい．

壊疽性口内炎
えそせいこうないえん
gangrenous stomatitis
同 水癌（noma）

口内炎の最重症型で，著しい体力・免疫力低下状態で生じる．アフリカ諸国などの栄養・口腔衛生状態不良の6歳以下の小児にみられ，わが国ではまれに白血病の末期などに生じる．口腔内常在紡錘状桿菌とスピロヘータ *Borrelia vincinti* の混合感染による．口内炎症状に続いて急速な口腔粘膜の壊疽を生じ，時に顎骨の壊死や歯の脱落，頬部の穿孔にいたる．全身状態の改善を図り，抗菌薬投与，局所のデブリードマンを行う．

nHL
えぬえっちえる
normal hearing level

聴性誘発反応検査などに用いられるクリック音や短音などは音刺激条件と感覚量との関係が複雑であるため，音圧レベルを校正提示することが困難である．また，各施設での測定条件や機種により刺激音の条件が異なるため，0 dB 基準値を聴力正常

な若年成人5名以上の最小可聴閾値の平均値で代表させて，その施設での0 dBnHLとする．

NFカッパーB
えぬえふかっぱーびー
nuclear factor κ B
(NF-κB)

真核生物の細胞に広く分布している蛋白質複合体であり，細胞の増殖や生存，アポトーシスなどの数多くの現象に関与している．サイトカイン遺伝子の転写を制御する転写因子の一つであり，免疫反応においても重要な役割を果たしている．急性および慢性炎症反応，アレルギー性鼻炎や気管支喘息などの疾患の病態形成に関係している．

エフアプシス伝達
えふあぷしすでんたつ
ephaptic transmission

通常，神経線維は絶縁されているので，近隣の神経線維間でインパルスの交換はないが，脱髄や神経損傷後の再生過程で電気的短絡（electrical cross talk）現象が生じ（ephaptic transmission），この回路（ephase形成）を通じて神経興奮の増幅が起こり，痛み，拘縮，痙攣の原因となる．耳鼻科領域では，顔面神経麻痺の後遺症である顔面拘縮や血管神経圧迫症候群である顔面痙攣，三叉神経痛の一原因と考えられている．

Fcε受容体
えふしーいぷしろんじゅようたい
Fcε receptor
同 IgE受容体

IgEのFc部に対する受容体．高親和性Fcε受容体（FcεRI）と低親和性Fcε受容体（FcεRII）がある．FcεRIは主に肥満細胞，好塩基球の表面に存在し，α鎖，β鎖，2本のγ鎖から成り立つ．その他マクロファージ，樹状細胞，ランゲルハンス細胞にも存在する．肥満細胞上のFcεRIのα鎖に結合しているIgEと抗原が結合すると，レセプター同士が抗原により架橋され，肥満細胞が活性化する．一方，FcεRIIはB細胞，活性化されたマクロファージ，好酸球，血小板などの表面に発現し，CD23抗原と同義である．

エプスタイン・バーウイルス
Epstein-Barr virus
(EBV)
同 EBウイルス

ヘルペスウイルスに属する2本鎖DNAウイルスで，伝染性単核球症，バーキットリンパ腫や上咽頭癌の原因ウイルスである．EBVの伝播は接触感染で，米国ではキッス病とも呼ばれる．わが国や米国では，成人の90〜95％がEBVに感染しており，いったん潜伏感染したウイルスの再活性化により上咽頭癌などの悪性疾患を引き起こすことがある．

エブナー腺
えぶなーせん
Ebner gland

有郭乳頭直下の粘膜固有層に存在する漿液腺．その導管は有郭乳頭の溝の底部に開口する．舌腺の一種であり，その機能は明確ではないが，乳頭の洗浄や味覚機能への関与が推察されている．

エボラウイルス
Ebola virus

フィロウイルス科のウイルスで，致死性の高いエボラ出血熱の原因となる．感染力は強いが基本的に接触感染・飛沫感染によって伝播する．エボラ出血熱はアフリカ中央部，西アフリカにおいて突発的な発生・流行を繰り返しており，発熱，頭痛，筋肉痛，下痢，嘔吐の後脱水症状をきたし，腸管出血，鼻出血などの全身の粘膜からの出血がみられ，死亡する．2007年にはフィリピンでも死亡したブタから検出されている．

エリスロポエチン
erythropoietin

主として腎臓から産生される分子量 34,000～46,000 の糖蛋白ホルモンである．造血幹細胞に作用し赤血球の分化・増殖を促進し，赤血球産生に関与する．血液中の酸素分圧によりエリスロポエチンの産生が調節されている．

嚥下
えんげ
swallowing, deglutition

食塊を口腔より咽頭を経て，誤嚥なく食道から胃まで送り込む運動．生理学的に口腔期（嚥下第一期），咽頭期（嚥下第二期）および食道期（嚥下第三期）の3つの段階からなる一連の協調運動．

嚥下圧
えんげあつ
swallowing pressure

嚥下運動に伴って，嚥下器官である口腔，中咽頭，下咽頭，食道内に発生する圧．食物を食道や胃へ搬送する駆動力としての役割がある．また，食道入口部では括約機構により嚥下をしない状態でも約 10 mmHg の圧がかかっており，食道入口部を閉鎖している．これらの圧を経時的に測定する嚥下圧検査は，嚥下機能を定量的評価することができる検査法．

嚥下運動後誤嚥
えんげうんどうごごえん
aspiration after swallow
回喉頭下降期型誤嚥

Logemann が提唱した咽頭期の嚥下運動後に生じる誤嚥のタイプ．喉頭蓋谷や梨状陥凹に残留した食塊が嚥下終了後の吸気によって気管内に流入する．食塊を搬送する嚥下圧の低下，喉頭挙上不全，食道入口部の開大不全などによる咽頭残留が原因で，病態からは咽頭期嚥下の停滞型障害に相当する．平野の分類では喉頭下降期型誤嚥に相当する．

嚥下運動前誤嚥
えんげうんどうぜんごえん
aspiration before swallow

Logemann が提唱した咽頭期の嚥下運動が惹起する前に生じる誤嚥のタイプ．早期咽頭流入や喉頭流入に引き続いて誤嚥が発症する．病態には，食塊が喉頭腔に流入しても嚥下反射自体が惹起されず誤嚥する咽頭期嚥下の惹起不全型障害と，食塊の咽頭へ流入するタイミングに対して咽頭期の惹起が遅延し喉頭閉鎖が間に合わないために誤嚥する咽頭期嚥下の惹起遅延型障害がある．平野の分類では，前者が嚥下運動不全型誤嚥，後者

が喉頭挙上期型誤嚥に相当する．

嚥下運動中誤嚥
えんげうんどうちゅうごえん
aspiration during swallow
≒喉頭挙上期型誤嚥

Logemannが提唱した咽頭期の嚥下運動中に生じる誤嚥のタイプ．厳密には嚥下時の喉頭挙上障害や不完全な喉頭閉鎖が原因で，咽頭期の最中に喉頭流入に引き続いて誤嚥する．平野の分類では，喉頭挙上期型誤嚥に相当する．一方，嚥下反射の惹起が遅延した際にも食塊の流入に対して喉頭閉鎖のタイミングが遅れ，嚥下運動中の誤嚥が観察されるが，この場合は，咽頭期嚥下の惹起遅延型障害が原因である．

嚥下機能改善手術
えんげきのうかいぜんしゅじゅつ
surgery for improving function of swallowing
≒嚥下機能回復手術

嚥下障害の症例に対して，経口摂取をめざし，呼吸や発声などの喉頭機能を温存しつつ，障害された機能を補填する外科的手術手技の総称であり，障害部位や病態に応じたさまざまな術式が考案されている．代表的な術式としては咽頭弁形成術，声帯内方移動術，喉頭挙上術，輪状咽頭筋切断術などがある．

嚥下機能回復手術
えんげきのうかいふくしゅじゅつ
≒嚥下機能改善手術
（surgery for improving function of swallowing）

☞嚥下機能改善手術（同頁）

嚥下訓練
えんげくんれん
feeding training
≒swallowing training

摂食・嚥下状況の改善もしくは維持を目指したアプローチの総称．食物を用いない場合を間接訓練，実際の食物を用いる場合を直接訓練と呼ぶ．実際のアプローチ法は，①代償的アプローチ，②治療的アプローチ，③環境整備的アプローチに大別される．代償的アプローチ法は，現状の嚥下機能を最大限に活用して誤嚥のリスクを最小限にすることをめざしたさまざまな工夫で，直接訓練の段階で実施される嚥下姿勢や食形態の選択が代表的な方法．治療的アプローチ法は，嚥下機能の改善を企図したさまざまな機能訓練法で特殊な嚥下法などもこの範疇に入る．実際の嚥下訓練では，安全な条件を設定しながら残存能力を有効に引き出し，嚥下能力を高めることをめざす．呼吸訓練や理学的療法・身体機能のリハビリテーションも重要である．

嚥下障害（困難）
えんげしょうがい（こんなん）
dysphagia
≒嚥下不能（aglutition）

食塊を口腔から咽頭，食道を経て胃まで搬送する過程の障害である．誤嚥を伴う嚥下障害と伴わない嚥下障害があり，嚥下障害と誤嚥は必ずしも同義でない．食塊搬送路およびその周辺臓器の器質的疾患による器質性嚥下障害（頭頸部癌など），搬送

（略）swallowing disorder　機構の機能異常による運動障害性嚥下障害（脳幹梗塞など）に分類されることもある．

嚥下性肺炎
えんげせいはいえん
aspiration pneumonia

一般に嚥下物が気道内に侵入（誤嚥）して生じる肺炎をさす．広義には，不顕性誤嚥 silent aspiration や micro aspiration のように必ずしも嚥下物の誤嚥によらず，気道防御反射の低下による唾液や咽頭貯留液の気道内吸引によって生じる肺炎も含まれる．aspiration pneumonia の訳語としては吸引性肺炎と同義．

嚥下造影検査
えんげぞうえいけんさ
videofluorographic examination of swallow

X線透視下に造影剤または造影剤入りの食物などを嚥下させて，口腔，咽頭，食道などの機能や構造の異常，造影剤の動きなどを評価する検査で，嚥下機能検査の一つ．主な観察項目としては口腔期では食塊形成，食塊搬送，口腔内残留など，咽頭期では嚥下反射の惹起性，鼻咽腔閉鎖，喉頭挙上，食道入口部の開大，咽頭残留，誤嚥など，食道期では狭窄の有無，食道蠕動運動などがある．

嚥下第一期
えんげだいいっき
first stage of swallowing
（略）嚥下第一相

口腔から食道にいたる一連の嚥下運動の中の最初の段階で，口腔期 oral stage と同義．嚥下物を舌背と硬口蓋の作用により咽頭腔へ搬出する動作である．通常の嚥下ではその後速やかに咽頭期が誘発されるために両者を併せて口腔咽頭期 oropharyngeal stage とすることもある．咀嚼や食塊形成のための口腔準備期 oral preparatory stage は嚥下に必須の運動ではなく嚥下第一期には含まれない．期は延髄からの出力の時間的推移を，相は食塊の移動状況を示し，円滑な嚥下には期と相の一致が必要である．

嚥下第三期
えんげだいさんき
third stage of swallowing
（略）嚥下第三相

嚥下第二期（咽頭期）に続く嚥下の最終段階で，食塊を食道より胃まで運搬する食道の運動（食道期）．咽頭期の嚥下に連続して起こる食道の第一次蠕動運動によってなされる．食塊が食道内に残留するとその部位から第二次蠕動波が発生するが，その際の運動は嚥下第三期とは区別される．期は延髄からの出力の時間的推移を，相は食塊の移動状況を示し，円滑な嚥下には期と相の一致が必要である．

嚥下第二期
えんげだいにき
second stage of swallowing
（略）嚥下第二相

口腔から咽頭腔へ送り込まれた食塊により誘発される不随意運動（嚥下反射）で，食塊が咽頭腔から食道入口部を通過するまでをいう．延髄の嚥下中枢に制御されたパターン運動であり，以下の過程よりなる．軟口蓋挙上と咽頭後壁のパッサーバン隆

起により鼻咽腔への逆流が防止され，舌背と硬口蓋の密着により口腔が遮断される．食塊が咽頭へ送り込まれると，嚥下反射が誘発される．喉頭が挙上し喉頭蓋が喉頭腔を覆い，仮声帯および声帯により声門が閉鎖することで，喉頭への流入が防止される．喉頭挙上と括約筋である輪状咽頭筋の弛緩により食道入口部が開大し，食塊が食道内へスムーズに流れ込む．期は延髄からの出力の時間的推移を，相は食塊の移動状況を示し，円滑な嚥下には期と相の一致が必要である．

嚥下中枢
えんげちゅうすう
swallowing center

延髄に存在する嚥下運動のパターン形成器（central pattern generator：CPG）とその上位中枢からなる．延髄の嚥下の CPG の主な求心路は，舌咽神経および上喉頭神経など咽喉頭粘膜を支配する感覚線維で孤束核に投射される．上位中枢としては両側の島皮質，前部弁蓋部，補足運動野や基底核などがあり，下降性投射により延髄の CPG に影響を与えていると考えられているが，その詳細は不明な点も多い．

嚥下痛
えんげつう
pain on swallowing
同odynophagia

安静時にはなく，嚥下運動時に生じる痛みをさす．安静時に咽頭痛をきたす病態の多くは嚥下運動時に痛みが増強するが，嚥下痛が強い場合は下咽頭から喉頭，食道上部の病変に留意する．嚥下時にのみ痛みを生じる病態としては，咽頭異物の介在による痛み，茎状突起過長症や変形性頸椎症における骨棘の刺激による痛み，初期の下咽頭癌の放散痛，嚥下運動を trigger とする舌咽神経痛がある．

嚥下内視鏡検査
えんげないしきょうけんさ
fiberoptic endoscopic evaluation of swallowing

経鼻内視鏡により嚥下に関与する咽頭や喉頭の感覚と運動機能を評価するとともに，着色水などの検査食や食物を嚥下させてその動きや嚥下時の咽頭・喉頭などの機能を評価する検査で，嚥下機能検査の一つ．主な観察項目として，嚥下を行わない状態では喉頭蓋谷や梨状陥凹の唾液貯留の程度，咳反射や声門閉鎖反射の惹起性などがあり，検査食を嚥下させた際には嚥下反射の惹起性，検査食の下咽頭への残留度，誤嚥の有無などがある．

嚥下反射
えんげはんしゃ
deglutition reflex, swallowing reflex

嚥下第二期（咽頭期）は反射期とも呼ばれるように，その運動は上喉頭神経や舌咽神経などの感覚線維からの末梢感覚入力により反射性に誘発される．反射性に惹起された咽頭期の嚥下運動を嚥下反射というが，反射の遠心路は迷走神経，舌下神経，三叉神経や顔面神経と多岐にわたり単反射弓ではなく，嚥下の

パターン形成器を介する出力である．随意的に開始された嚥下でもパターン形成器を活性化するには末梢感覚入力が必須である．

嚥下反射の遅延
えんげはんしゃのちえん
delay of swallowing reflex
回 咽頭期遅延時間
pharyngeal delay time
（PDT）

嚥下反射の遅延は，食塊の咽頭流入に対して喉頭の挙上や閉鎖ならびに食道入口部の開大が遅れるために喉頭挙上期型誤嚥を呈する嚥下障害の原因となる．咽頭期遅延時間は咽頭期嚥下誘発の遅延を示す嚥下造影検査のパラメータの一つである．側面像で造影剤の先端が下顎下縁と舌根が交差する点に達してから喉頭挙上が開始されるまでの時間．同様のパラメータとして喉頭挙上遅延時間がある．

嚥下不能
えんげふのう
aglutition
回 嚥下障害(困難)
（dysphagia）

☞嚥下障害（困難）（p.36）

延髄外側症候群
えんずいがいそくしょうこうぐん
lateral medullary syndrome
回 ワレンベルグ症候群
（Wallenberg syndrome），
延髄背外側症候群

☞ワレンベルグ症候群（p.535）

延髄背外側症候群
えんずいはいがいそくしょうこうぐん
回 ワレンベルグ症候群
（Wallenberg syndrome）

☞ワレンベルグ症候群（p.535）

エンテロウイルス
Enterovirus（EV）

ピコルナウイルス科の1本鎖RNAウイルスで，腸管で増殖するウイルスの総称．67種類（ポリオ，コクサッキーA群，コクサッキーB群，エコー，エンテロ68型～71型）のウイルスが存在し，年毎に流行するウイルス型が異なる．経口あるいは糞口感染するが，感染しても何の症状もない人が多い．症状が出る場合，かぜ症候群やインフルエンザ様症状を起こしたり，子供の夏かぜの代表として知られる手足口病やヘルパンギーナを起こす．

エンドセリン-1
えんどせりん-1
endothelin-1

強力な血管収縮作用をもつ血管内皮細胞由来の21個のアミノ酸が結合したペプチドである．アミノ酸構造の違いによりエンドセリン1，2，3の3種類がある．一過性の血管拡張作用とそれに続く血管収縮作用がある．

エンヌベール徴候
えんぬべーるちょうこう
Hennebert's sign
回 pseudofistula sign, pseudofisutula symptom

通常真珠腫性中耳炎により迷路骨包に瘻孔が生じ，外耳道の加圧，減圧により眼振が出現する瘻孔症状が，鼓膜が正常で明瞭な中耳・乳突洞病変がないにもかかわらず生じる現象．本来迷路梅毒に固有とされていたが，メニエール病でも生じ，アブミ骨から拡張した膜迷路に直接外力が伝わるため生じる．陰圧をかけた時に生じやすい．

円盤投げ姿勢
えんばんなげしせい
discus-thrower position

一側の末梢前庭障害例に，両上肢を前方水平に伸展させて直立姿勢をとらせた時にみられる姿勢．身体の偏倚現象を評価できる．障害側への身体の回転（身体回転反応），傾斜（身体傾斜反応），両上肢の偏倚（上肢偏倚反応），障害側上肢の緊張低下（上肢緊張反応）がみられ，あたかも円盤を投げる時の姿勢となる．発症時は明らかだが，中枢性の代償が効いてくるとはっきりしなくなる．

お

横筋
おうきん
transverse laryngeal muscle
回 披裂筋 (arytenoid muscle)

☞ 披裂筋 (p.444)

黄色ブドウ球菌
おうしょくぶどうきゅうきん
Staphylococcus aureus

グラム陽性球菌でコアグラーゼと呼ばれるウサギ血漿を凝集させる酵素を産生することが特徴である．ヒトの皮膚，鼻前庭，鼻腔粘膜などに常在し，傷口から侵入して化膿性疾患を発症する．菌自体が体内で感染・増殖することによって起こる感染病原性とともに，菌が産生する毒素によって起こる食中毒や毒素性ショックなどの毒素病原性をもつ．

横紋筋腫
おうもんきんしゅ
rhabdomyoma

横紋筋由来の良性腫瘍．軟部に発生することはまれであるが成人型と胎児型に分けられる．前者は男性の頭頸部領域に発生し大型好酸性細胞より成る．後者は乳幼児男児に発生し未分化な間葉系細胞とさまざまな分化を示す横紋筋細胞より成る．

横紋筋肉腫 おうもんきんにくしゅ rhabdomyosarcoma	横紋筋由来の悪性腫瘍（肉腫）であり，組織学的に3型に分けられる．①胎児型（embryonal type）最も頻度が高く，小児に多くみられる，②胞巣型（alveolar type）胎児型に次いで多く，10～20歳の年代に発生する，③多形型（pleomorphic type）最も頻度は低く40歳以上に多くみられる．小児の頭頸部悪性腫瘍では必ず本腫瘍を念頭におくことが肝要である．
横稜 おうりょう falciform crest 回 transverse crest of internal auditory meatus	内耳道底を上下に分ける骨稜．横稜の上前方には顔面神経，上後方には上前庭神経が走行し，垂直稜（Bill's bar）で隔てられている．横稜の下方には蝸牛神経と下前庭神経が走行する．
オージオグラム audiogram	聴力レベルを周波数の関数として示したグラフ．周波数は気導音では125 Hzからオクターブごとに8 kHzまで，骨導音では250 Hzから4 kHzまでを使用する．記録用紙は，横軸の1オクターブと縦軸の20 dBが同じ長さになるようになっていなければならない．
オージオメータ audiometer 回 聴力計	オージオグラムを測定するための聴覚機能検査装置で，被検者に電気的に発生した検査音を減衰器を通して与えて，被検者自身の認知と応答によって聴覚機能を検査する装置．特性はJIS（T 1201）に規定されている．
オーディトリーニューロパチー auditory neuropathy 回 auditory nerve disease	聴性脳幹反応で有意な波形がみられないこと，耳音響放射や蝸牛マイクロフォン電位が正常の反応を示すこと，純音聴力検査の聴力レベルに比して言語聴取能が著しく悪いことなどを特徴とする疾患概念で，1970年代後半頃から用いられるようになってきた．当初きわめてまれな病態と考えられていたが，実際には乳幼児の難聴の中に相当数存在する．乳幼児にみられる早期発症型では低出生体重，高ビリルビン血症，低酸素などがリスクファクターになり，成人発症型ではCharcot-Marie-Tooth病やFriedreich失調症のような神経系統疾患と関連があると考えられている．また，常染色体劣性の非症候性難聴DFNB9は遺伝性のオーディトリーニューロパチーで，その原因遺伝子はOTOFとして同定されている．病態生理としては神経発火の脱同期による時間分解能の低下が最も疑われているが，内有毛細胞の障害も関連している可能性がある．

オープンイヤ・ゲイン
real-ear unaided gain
同 裸耳利得（open ear gain）

☞裸耳利得（p.516）

オープン形イヤモールド
おーぷんがたいやもーるど
open (canal) earmold
同 (外耳道) 開放形イヤモールド

☞（外耳道）開放形イヤモールド（p.53）

オールト吻合
おーるとふんごう
Oort's anastomosis
同 vestibulocochlear anastomosis

内耳道底深部に位置する前庭神経 - 蝸牛神経の吻合をいう．1918 年に von Oort によって初めて記載された．吻合は下前庭神経の球形嚢神経と蝸牛神経との間に存在し，蝸牛神経遠心性線維が通過すると考えられている．

オキュラーフラッター
ocular flutter
同 flutter-like oscillation

眼球が一過性に速く左右に往復運動する異常眼球運動で，小脳障害によると考えられている．振幅 4～5 度で，水平性，頻度 10 Hz 程度，2～3 秒持続する burst が注視点を変えた際に出現する．同様の運動が水平方向のみならず，垂直方向にも認められる場合は，オプソクロヌス（opsoclonus）と呼ばれる．

オキュラーボビング
ocular bobbing

眼球が急に下転した後，ゆっくりと上転する垂直性の異常眼球運動で，橋の障害と考えられている．振幅 30～50 度で，頻度は 10 回 / 分程度の眼振が持続する．多くは両眼が同時に運動する共同運動だが，まれに非共同のこともある．水平性の眼球運動障害や意識消失を伴うことが多く，重度の脳障害で認められる．

オクターブ
octave

基音の周波数の比が 2 である 2 つの音の対数周波数間隔．オクターブは，対数周波数間隔の単位としても用いられる．

オスティオメアタルコンプレックス
ostiomeatal complex
同 中鼻道自然口ルート（ostiomeatal unit）

鼻内副鼻腔手術の最も重要な部分である．1965 年に Naumann が提唱した前頭洞，前篩骨洞，上顎洞の開口部と通路を機能的，概念的に表現した一つの機能単位である．臨床的には内側を中鼻甲介，外側を眼窩紙様板，後方および上方を中鼻甲介基板に囲まれた領域内にある副鼻腔自然口とその通路をさ

す．ostiomeatal complex の病変の除去は前部副鼻腔と鼻腔の交通路を確立でき，換気と排泄を改善する．ostiomeatal complex の病変だけを除去する術式は functional endoscopic sinus surgery（FESS）と呼ばれている． ☞自然口（p.234）

オスラー病
おすらーびょう
Osler disease
同 遺伝性出血性末梢血管拡張症（hereditary hemorrhagic telangiectasia）

　常染色体性優性遺伝をする全身の粘膜皮膚内臓中枢神経などの血管奇形病変である．罹患頻度は 5,000〜8,000 人に 1 人で多くは第 9 染色体の endoglin 遺伝子変異と第 12 染色体の ALK-1 遺伝子変異に起因する．鼻出血の程度はさまざまで軽症例が多く入院や輸血を必要とする例は 1/3 という．Curaçao criteria の 4 項目：①自発性・再発性鼻出血，②多発性末梢血管拡張（口唇・咽頭・指・鼻など），③内臓病変（消化管の血管拡張や肺・肝・脳脊髄の AVM），④家族歴（1 親等に存在）のうち 3 項目以上該当すると確定診断される．従来さまざまな治療法が提案されてきたが症状の程度は患者毎に異なり治療法は一律に選択できない．ホルモン治療をベースにして軽症例にはレーザー治療，中等症から重症には鼻粘膜皮膚置換術，さらに重症には外鼻孔閉鎖術が選択される．

音入れ
おといれ
switch on
同 activation

　人工内耳埋め込み術後，最初にマッピング（☞ p.486）を行い，人工内耳システムを介して初めて周囲の環境音や，肉声を聞くことを特に"音入れ"という．音入れの段階での反応では，ある程度の語音弁別が可能な場合から，音の on/off 自体が曖昧な例まで個人差がある．長年高度難聴となっていた患者およびその家族は，久しぶりに聞こえる音に対して感情的な反応を示すことも多い．

頤下リンパ節
おとがいかりんぱせつ
submental nodes

　頤下三角（底辺を舌骨，両辺を顎二腹筋前腹とする下顎の下面，正中に存在する三角形の構造）に含まれるリンパ節で，口腔内外傷や下顎歯からの炎症の波及によるリンパ節炎や口腔癌，口唇癌などからのリンパ節転移がみられる．

頤舌骨筋
おとがいぜっこつきん
geniohyoid muscle
同 genioglossus muscle

　下顎骨オトガイ部を起始部，舌骨体部を停止部とする筋肉．舌下神経と頸神経 C1, C2 から運動神経支配を受けている．開口運動時には，舌骨が固定されている状態で下顎骨を後方へ牽引し，嚥下時には，下顎骨が固定されている状態で舌骨を前方に牽引する．

音のうるささ
おとのうるささ
noisiness
同 ノイジネス

音そのものに付随した不快感，音色の悪さなどを表す属性である．知覚騒音レベルの計算に用いた中心周波数が 50 Hz から 10 kHz までの 24 の 1/3 オクターブごとの音圧レベルで規定された関数である．規定された関数は，ISO 3891：1978 による．

音の大きさ
おとのおおきさ
loudness
同 ラウドネス
類 音の大きさのレベル
（loudness level）

ある音の感覚的な大きさを表す心理尺度．音の属性の一つで，小から大にいたる尺度上に配列される．音の大きさは音の強さだけでは決まらず，周波数スペクトルや時間構造にも依存することから，より一般的に，感覚的な音の大きさを意味すると考えられる．単位は sone．音圧レベル 40 dB の 1 kHz 純音の音の大きさが 1 sone と定義されている比例尺度である．

音の大きさの等感曲線
おとのおおきさのとうかんきょくせん
equal-loudness contour
同 等ラウドネス曲線

正常聴覚をもつ評定者に，ある特定の種類の音（通常，純音や狭帯域雑音）を特定の方法で提示したときに，同じ大きさの感覚を生じさせる音の音圧レベルを横軸に周波数をとって結んだ曲線．

音の大きさの弁別限
おとのおおきさのべんべつげん
difference limen for loudness

ある刺激に対し，刺激の性質をわずかに変化させた時に，その違いが検出できる最少の刺激差異のことを弁別限という．音の大きさの弁別限とは，指定された周波数の音および聴取条件で，音の大きさが変化したと気づく音圧レベルの最小変化量である．

音の高さの弁別限
おとのたかさのべんべつげん
difference limen for pitch

ある音刺激に対し，刺激音の性質をわずかに変化させた時に，その違いが検出できる最少の刺激差異のことを弁別限という．音の高さの弁別限とは，指定された周波数の音および聴取条件で，音の高さが変化したと気づく周波数の最小変化量である．

音の強さ
おとのつよさ
sound intensity

音波の進行方向に垂直な単位面積を単位時間に通過する音響パワー．量記号は I，単位は W/m^2．☞音の強さのレベル（同頁），音の大きさ（同頁）

音の強さのレベル
おとのつよさのれべる
sound energy flux density level
同 音響インテンシティレベル（sound intensity level）

ある指定された方向の音の強さの基準の音に対する比の対数で，比の 10 を底とする対数（常用対数）をとり，10 倍すれば音の強さのレベルはデシベルで表される．単位記号は dB．特に指定がない限り，基準の音の強さは $1pW/m^2$ である．

オノディ蜂巣
おのでぃほうそう
Onodi cell
回蝶形篩骨蜂巣(spheno-ethomidal cell)

蝶形骨洞と接する最後部の篩骨蜂巣を最後部篩骨蜂巣と呼ぶ．この中で蝶形骨洞の上方に進入し視神経管と接触する形態を示すものがありこれを蝶形篩骨蜂巣と呼ぶ．出現頻度は13〜25％で手術の際に蝶形骨洞を開放したと誤認するもとになる．Onodi 蜂巣は元来最後部篩骨蜂巣と同義であったが近年は蝶形篩骨蜂巣をさす使われ方が多い．

オピオイド
opioid
類麻薬性鎮痛薬

アヘンの主要な薬理成分のモルヒネに類似した鎮痛作用と麻薬性を有する物質の総称である．モルヒネのような強い依存性をもたない麻薬性鎮痛薬としてコデイン，フェンタニルなどが挙げられる．作用は結合するオピオイド受容体のサブタイプによって決定する．

オプソクロヌス
opsoclonus

眼球が不規則に速く上下左右あらゆる方向に動く異常眼球運動で，小脳・脳幹の障害と考えられている．振幅10〜20度で，頻度は 6〜12 Hz，数秒続く burst を繰り返す．小脳失調を伴う脳炎，乳癌，卵巣癌，肺癌，小児の神経芽細胞腫の傍腫瘍症候群などで出現する．水平方向のみに同様の眼球運動が認められる場合は，オキュラーフラッター（ocular flutter，同義語は flutter-like oscillation）と呼ばれる．

おもて声
おもてごえ
modal voice
回胸声(chest voice)，地声

☞胸声（p.120）

重み付け音圧レベル
おもみづけおんあつれべる
weighted sound pressure level
回サウンドレベル(sound level)

☞サウンドレベル（p.209）

オリーブ橋小脳萎縮症
おりーぶきょうしょうのういしゅくしょう
olivopontocerebellar atrophy

脊髄小脳変性症の病型．グリア細胞質内封入体がみられることと，障害部位の共通性のため現在は多系統萎縮症（MSA）の一病型とされている．40〜60歳代に発症し，小脳皮質，橋核小脳求心系，皮質小脳路，下オリーブ核小脳求心系の変性が強く，比較的急速に進行する歩行・平衡障害を中心とした小脳性運動失調を呈する．後にパーキンソニズムや生命予後に関連する

起立性低血圧，睡眠時無呼吸などの自律神経症状を伴う．

折れ耳
おれみみ
folded ear

耳介（じかい）の上方部が前の方に折れ曲がる変形．通常は軟骨の異常な屈曲に伴う変形で，耳介自体の大きさはほぼ正常であることが多い．

音圧レベル
おんあつれべる
sound pressure level

ある音の音圧の基準の音圧に対する比の対数で，比の10を底とする対数（常用対数）をとり，20倍すれば，音圧レベルはデシベルで表される（単位記号はdB）．特に指定がない限り，基準の音圧は，空中伝搬音に対しては20 μPa，空気以外の媒質に対しては1Paとする．また，特に指定がない限り，音圧は実効値で表されているものとする．

音響インテンシティレベル
おんきょういんてんしてぃれべる
sound intensity level
同 音の強さのレベル
（sound energy flux density level）

☞音の強さのレベル（p.44）

音響インピーダンス
おんきょういんぴーだんす
acoustic impedance

指定された面において，そこに加わる音圧を，その面を通過する体積速度で除した値をいう．ある部分に音刺激が伝わる際に，どの程度妨げられているのか（音の伝わりにくさ）を示す指標となる．音の位相に影響を及ぼす音響リアクタンス（インダクタンスやキャパシタンス）と音響抵抗から構成される．「音響アドミタンス」の逆数．

音響カプラ
おんきょうかぷら
acoustic coupler

電気音響変換器や電気機械変換器の校正，または試験を行うために2つの変換器を結合する装置で，イヤホンやマイクロホンの校正に用いる．規定された形状，および容積をもつ空洞からなり，校正されたマイクロホンを接続して空洞内に発生する音圧を測定する．

音響コンプライアンス
おんきょうこんぷらいあんす
acoustic compliance

摩擦と慣性が無視できる正弦波運動をしている系において，音圧によって生じる同相の体積変化を，その音圧で除した値（音響スチフネス）の逆数．「音による振動の生じやすさ」の指標となる．「音響インピーダンス」の逆の意味として用いられていることがある．

音響スペクトル
おんきょうすぺくとる
sound spectrum

音の振幅や位相の周波数成分を周波数の関数として表したもの.

音響性聴覚障害
おんきょうせいちょうかくしょうがい
acoustic hearing loss
⦿音響性外傷（acoustic injury, acoustic trauma）
⦿騒音性難聴（noise-induced hearing loss）

強大な音圧で発症する感音難聴. 85 dBSPL 以上の騒音を聞くことによって起こりうる. 音響性聴力障害は急性音響性聴力障害と慢性音響性聴力障害に大別される. 狭義での音響性外傷は 125～135 dB 以上の音圧の爆発音や破裂音に瞬間または短時間曝露された時に生じる. 広義での音響性外傷は 110～125 dB の音で発症し，一過性閾値上昇を起こす. その一部が恒久的閾値上昇となるが少人数である. 通常，一側性難聴，耳閉（塞）感，耳鳴などで，音響曝露され始めて数分から数時間後に出現する. 慢性音響性聴力障害は騒音性難聴と呼ばれる. 85 dB 以上の騒音に長期間（5～15 年）曝露され続けることにより生じる難聴であり，ほとんどが両側性である. c^5dip を呈する難聴で発症し，騒音曝露の継続に伴い，より高音域，さらに中音域，低音域にも進展していく.

音響曝露量
おんきょうばくろりょう
sound exposure

指定された時間間隔中，または航空機の飛行のような事象について，A 周波数特性で重みづけられた瞬時音圧の二乗の時間積分（周波数の重みづけは A 特性以外もある）である. 騒音曝露の単位は，もし時間の単位が秒の場合にはパスカル二乗秒（Pa^{2}s），千秒の場合にはパスカル二乗（Pa^{2}ks），時間の場合にはパスカル二乗時間（Pa^{2}h）で表される.

音響鼻腔計測法
おんきょうびくうけいそくほう
acoustic rhinometry（AR）

ノイズやスパークなどの音波を鼻腔内に発射して反射する量と時間を計測し演算することによって外鼻孔からの距離に対する断面積が算出される検査法. 距離と断面積を積分すると鼻腔内の容積も算出できる. 鼻閉の客観的指標の一つとして有用な計測法で，通常 AR と略して呼ばれる.

音響分析器
おんきょうぶんせきき
sound analyzer

音圧や音の強さなどの音の成分を周波数の関数として示した音響スペクトルを測定する装置で，一般のスペクトル分析に加えてオクターブバンド分析や 1/3 オクターブバンド分析が行える.

オンコサイトーマ
oncocytoma
同膨大細胞腫（oncocy-

☞膨大細胞腫（p.477）

toma），好酸性顆粒細胞腫（oxyphil granular cell adenoma）

音叉
おんさ
tuning fork

U字形の鋼鉄製の棒に柄を取り付けたもので，純音を発生する簡単な音響機器である．医療用のものにLucae音叉があり，c（128 Hz）およびfis4（2896〜2926 Hz）の2本からなる．正常耳と異常耳との比較，あるいは気導と骨導との比較によって，難聴の鑑別を行うことができる．Weber法，Rinne法，Schwabach法，Gellé法などの検査法がある．

音場
おんじょう
sound field

音波の存在する室内などの空間．

音声
おんせい
voice

喉頭から発生する音で，声帯粘膜が振動することにより作られる．基本要素に母音と子音がある．声門で作られる音は喉頭原音と呼ばれ，単一の基本周波数と倍音成分により形成されている．共鳴腔でホルマントが作られ，その違いにより各母音が決まる．

音声可視化装置
おんせいかしかそうち
visible speech apparatus
同 サウンドスペクトログラフ（sound spectrograph）

☞サウンドスペクトログラフ（p.209）

音声外科
おんせいげか
phonosurgery

音声障害に対する音声改善を目的とした手術の総称．1960年代にHans von Ledenにより提唱されたとする説がある．対象は良性，悪性を問わず音声障害を引き起こすすべての疾患であり，代表的な手術法に喉頭微細手術（ラリンゴマイクロサージャリー）や喉頭枠組み手術（甲状軟骨形成術）がある．

音声酷使
おんせいこくし
vocal abuse

音声の量的，質的過剰使用の状態．長時間の発声，大声，金切り声などを含めた高音発声などが酷使につながる．一般に歌手や役者，教師などの職業的音声使用者でみられやすく，声帯結節，ポリープ，瘢痕などの疾患をきたす原因となりうる．声の衛生指導や音声治療の適応となる．

音声障害
おんせいしょうがい
voice disorder
回 発声障害

音声は呼気流によって声帯が振動して生成されるもので，音声障害はさまざまな原因で正常な声帯振動ができなくなるために生じる．声のかすれ（嗄声），声のふるえ（音声振戦），声の高さの異常などの症状が現れる．声帯の性状，質量，緊張などの異常や不均衡，あるいは声門閉鎖不全や呼気力の低下で生じる．それらが声帯ポリープ・結節や腫瘍，反回神経麻痺など器質的障害により起こったものを器質的音声障害，音声障害はあるものの，器質的原因を見い出せないものを機能性音声障害，機能性障害のうち，特に心因的要因が強いものを心因性音声障害という．

音声振戦
おんせいしんせん
voice tremor
類 本態性音声振戦症
essential voice tremor

喉頭およびその周囲の発声に関連した器官の諸筋に生じる振戦，すなわち不随意で律動的な相反性反復運動に起因した，音声の高さや強さの規則的な変動をいう．振戦の周期は4～8 Hzで，通常は5～6 Hzのことが多い．音声振戦はパーキンソン病や小脳疾患などの中枢神経疾患や痙攣性発声障害でみられるが，原因疾患が不明なものもあり，これを本態性音声振戦症という．これは病因の不明な身体各部位の振戦を症状とする本態性振戦症の部分症とされており，音声振戦以外に症状はなく，進行もきわめて緩徐である．

音声衰弱症
おんせいすいじゃくしょう
phonasthenia

はっきりした器質性病変はなく，発声時の喉頭の低緊張状態と呼気力の低下により生じる音声障害．声が続かない，大きい声が出ない，長くしゃべれないなど，無力性嗄声を特徴とし，発声の易疲労性も訴える．声を使う機会の多い人に起こりやすいといわれている．心因的側面が強く，精神的外傷や職場環境の不適合が背景にあることが多い．

音声治療
おんせいちりょう
voice therapy

声の衛生指導や訓練によって発声の習慣や様式の異常を是正し，音声障害の改善を図る治療法．発声という行動様式の変革を図るもので，広い意味での行動療法を含む．音声治療の技法には大きく分けて症状対処的治療と包括的治療の2つがある．症状対処的音声治療では，喉頭の緊張を緩める方法としてあくび・ため息法，咀嚼法，喉頭マッサージ，トリル・ハミング法，チューブ発声法などがある．また，声門の閉鎖を強化する方法としてプッシング法，変声障害などで声の高さを下げる方法として，Kayser-Gutzmann法などがある．包括的音声治療は，音声生成のための呼吸，発声，共鳴の過程を系統的に訓練することにより音声障害の改善を図るものであり，アクセント法など

がある．

音声の大きさ
おんせいのおおきさ
loudness of voice

聴覚で受容される音声の性質の一つ．主として音声の強さに依存するが，基本周波数や波形などにも関係する．量記号は N，単位は sone で，1,000 Hz の最小可聴値より 40 dB 強い音の大きさを 1 sone とする．☞音声の高さ（同頁），基本周波数（p.109）

音声の高さ
おんせいのたかさ
pitch of voice

聴覚で受容される音声の性質の一つ．主として基本周波数に依存するが，音圧や波形などにも関係する．ある音声の高さを，聴覚正常な人が聞いて，それと同じ高さに聞こえる純音の周波数で表すことがある．普通は音楽的音名が指標として用いられる．高さの単位は mel で，1,000 Hz，20 μPa から 40 dB 強い音の高さを 1,000 mel とする．☞音声の大きさ（同頁），音の強さ（p.44）

音声リハビリテーション
おんせいりはびりてーしょん
vocal rehabilitation

音声言語活動は多くの末梢，中枢器官が一つのプロセスとして関わった行動様式であり，その行動様式に問題が生じた場合にそれを是正し，音声障害を改善させる治療．広義の音声治療と同じ意味で用いられることが多いが，特に喉頭全摘後の代用音声獲得に対してよく用いられる．内容としては，声の衛生指導，音声障害に対する訓練，精神心理的治療，運動障害性構音障害の音声治療，無喉頭者に対する音声獲得の指導や訓練などがある．

音節明瞭度
おんせつめいりょうど
syllable intelligibility
回syllable articulation

語音弁別検査で用いられる無意味な単音節語音を正しく聞き取れた結果を百分率の明瞭度として表したもの．検査用の音声リストは 57-S または 67-S 語表として，子音も母音も含まれている．

音素
おんそ
phoneme

言語学的な音の体系の中で，単語の識別に関与する最小の単位である．たとえば，英語における pet と bet は，/p/ と /b/ という音素の違いにより別の意味をもった単語として識別される．音素は抽象的・心理的な範疇であり，実際の発話においては必ずしも一定の音として実現されるわけではない．実際の発話における音を表す場合，phoneme ではなく，phone（日本語では音（おん）と呼ばれる）という用語を用いる．たとえば，英語における /p/ は，語頭では，/h/ のような音を破裂の後に伴う（つまり帯気性が高い）が，語中では帯気性は弱く，語尾では破裂自体が起こらないことが多い．このように，ある音素に対してい

くつかの phone が実現される場合，それらの phone をある音素における allophone（異音）と呼ぶ．

温度眼振
おんどがんしん
caloric nystagmus

温度刺激により内リンパに対流を起こし，クプラの変位により誘発される眼振の総称．外耳道に，温水または冷水を注水，あるいは温（冷）風を通風することにより温度刺激（変化）を与える．温度変化は外耳→中耳→内耳に伝わり，内リンパに対流を引き起こす．この対流により，刺激された半規管はそれぞれ特徴的な眼振を示す．

温度刺激検査
おんどしげきけんさ
caloric test
同 カロリックテスト

温度眼振を利用して半規管機能を評価する検査法．一般的には外側半規管由来の前庭動眼反射の機能検査として利用されている．外側半規管が形成する平面が重力方向を向く頭位である仰臥位，30度前屈頭位で施行する．温刺激では刺激耳外側半規管は興奮性刺激を受け，眼振の急速相は刺激耳側に向かい，冷刺激では刺激耳外側半規管は抑制性刺激を受け，急速相は反対耳側に向かう．左右耳の半規管を個別に刺激し，それぞれの機能を検査できるという長所がある．左右差の比較には，眼振電図（ENG）記録下に眼振の最大緩徐相速度を比較する方法，また，フレンツェル眼鏡下に眼振持続時間を比較する方法などがある．

温熱エアロゾル吸入器
おんねつえあろぞるきゅうにゅうき
thermic aerosols generator

約43度の蒸気を4〜15 μm のエアロゾルとして鼻粘膜あるいは咽頭粘膜に約10分間吸入させる器械．当初フランス，パスツール研究所より43度の蒸気がウイルスの増殖を抑えることから上気道炎の治療目的に開発された．

か

カーテン徴候
かーてんちょうこう
curtain sign

発声時に咽頭後壁がカーテンを引く時のように健側に引き寄せられる現象．迷走神経の一側性障害などによる一側性の咽頭筋麻痺で生じる．発声時に咽頭壁の収縮が健側のみにしか生じず，咽頭後壁が健側に動くことで生じる．

カーハルトの陥凹
かーはるとのかんおう
Carhart's notch

2,000 Hz 付近のみの骨導閾値が約15 dB 上昇し notch を呈する所見で，耳硬化症で主にみられる．そのほか，鼓室硬化症や滲出性中耳炎でもみられることもある．アブミ骨の固着によるとされているが，人耳小骨の共鳴周波数が2,000 Hz 付近にあ

開口障害
かいこうしょうがい
trismus
≡ 牙関緊急（restricted mouth opening）

るためとされている（この notch 所見を呈する耳疾患のうち約70％が耳硬化症であることより診断の一助となり得る）.

原因として炎症性，腫瘍性，外傷，神経性，顎関節症，熱傷などの瘢痕性，頭頸部外科手術後，顎関節部の放射線照射，心因性がある．炎症性が最も多く，智歯や口蓋扁桃，唾液腺炎が波及する．腫瘍性は口腔周囲の悪性腫瘍の浸潤で生じやすい．外傷性は顎骨，頬骨弓および側頭骨骨折が原因となる．神経性は脳出血・脳梗塞，髄膜炎による支配神経障害のほか，破傷風も注意を要する．照射性は咀嚼筋の放射線障害による．

外甲状披裂筋
がいこうじょうひれつきん
external thyroarytenoid muscle

内喉頭筋の甲状披裂筋（内筋）の一部．甲状軟骨内面から起こり，後方に走り披裂軟骨前側面に付着する．声門を閉鎖し声帯を短縮する．反回神経（下喉頭神経）の支配を受ける．

外喉頭筋
がいこうとうきん
extrinsic laryngeal muscle
≡ external laryngeal muscle

喉頭の周囲に存在し，喉頭を上下方向，前後方向に動かし喉頭の位置を調節する筋群である．舌骨上筋（群）（オトガイ舌骨筋，顎二腹筋，顎舌骨筋，茎突舌骨筋）と舌骨下筋（群）（胸骨舌骨筋，肩甲舌骨筋，胸骨甲状筋，甲状舌骨筋）に分けられる．嚥下時の喉頭挙上には舌骨上筋（特にオトガイ舌骨筋）と甲状舌骨筋が重要であり，これ以外の3つの舌骨下筋が舌骨・喉頭の引き下げに働く．オトガイ舌骨筋と甲状舌骨筋は舌下神経支配である．☞内喉頭筋（p.383）

開散眼振
かいさんがんしん
divergence nystagmus

非共同性眼振の一つ．両眼の外転方向に急速相を有する，きわめてまれな眼振である．開散運動については，能動的な運動であるという説と，受動的な機構，すなわち輻輳運動後に生じる弛緩にすぎないという説がある．また動眼神経核のすぐ背側，背外側に，輻輳のみに反応する細胞と開散のみに反応する細胞があるとする報告があるが，開散眼振の責任病巣および発現機構については未だ，一定の見解は得られていない．

外耳炎
がいじえん
external otitis
≡ 外耳道炎（otitis externa）
（ラ）

☞外耳道炎（p.53）

外耳道
がいじどう
external auditory canal
≡ external auditory meatus, external canal, external ear canal, external acoustic meatus

　　S字状に緩く弯曲した長さ約2.5 cmの管腔で，奥に鼓膜がある．外側の1/3は軟骨部外耳道，内側の2/3は骨部外耳道，両者の移行部は狭部と呼ばれる．軟骨部は皮膚層が厚く耳毛や皮脂腺，耳垢腺が発達している．骨部には耳毛や腺組織はなく，皮膚層はきわめて薄く鼓膜に接している．外耳道の知覚は，上前部が耳介側頭神経（V3），後下部が迷走神経耳介枝（Arnold神経）の神経支配を受けている．栄養はすべて外頸動脈より供給される．

外耳道炎
がいじどうえん
otitis externa（ラ）
≡ 外耳炎（external otitis）

　　外耳道における炎症病変の総称で，細菌や真菌の感染，化学物質（プールの消毒剤や毛染液），耳漏などが原因となる．急性期には激しい疼痛をきたすこともあるが，慢性期は搔痒感，異常感などが主で，概して症状は軽い．臨床的に限局性外耳道炎（耳癤），びまん性外耳道炎，真菌性外耳道炎，悪性外耳道炎に分類される．このうち悪性外耳道炎は高齢者，糖尿病，緑膿菌感染を三徴とする疾患で，炎症が頭蓋内に波及して致命傷となり得る．

（外耳道）開放形イヤモールド
（がいじどう）かいほうがたいやもーるど
open（canal）earmold
≡ オープン形イヤモールド

　　外耳道の入口の大部分を閉鎖せず，音道を外耳道に固定するだけの形状をもつイヤモールド．

外耳道癌
がいじどうがん
cancer of the external auditory canal

　　ほとんどが扁平上皮癌で，時に腺様囊胞癌のことがある．視診上，易出血性や治りにくい外耳道炎をみた場合には，本疾患を念頭に置くべきである．基本は骨浸潤を伴うと放射線感受性は低下するため，手術療法である．内方，前方への浸潤は完全切除を困難とするため，予後不良因子である．

外耳道狭窄（症）
がいじどうきょうさく（しょう）
aural stenosis
≡ meatal stenosis

　　先天性と後天性に分類される．先天性は骨性狭窄のことが多く，しばしば耳介や耳小骨の奇形を合併する．後天性は炎症，外傷，手術，腫瘍などで起こる．結合織性狭窄が多いが，surfer's earのように骨が増殖して狭窄することもある．狭窄が軽度であれば無症状だが，高度の場合は難聴をきたす．時に狭窄部の奥に上皮落屑物が排出されず堆積していることがある．高度狭窄に対しては手術的に外耳道を拡大するが，再狭窄を起こしやすい．

外耳道形成術
がいじどうけいせいじゅつ
meatoplasty
㊙外耳道拡大法

外耳道閉鎖症や狭窄症に対して行う術式．CTにて鼓室含気化の程度や耳小骨の状態，内耳奇形の有無などを確認し，対側耳聴力を勘案した上で，手術適応を決定する．耳小骨連鎖異常を伴う場合はその再建も同時に行う．側頭骨を削開して外耳道孔を作る．鼓膜形成を行った後，作成した外耳道内腔の骨面を有茎皮弁や遊離皮弁で覆う．術後，再狭窄や鼓膜浅在化，創部感染などが起こりやすいので，外耳道の内腔はできるだけ大きく形成する．

外耳道後壁削除(型)鼓室形成術
がいじどうこうへきさくじょ(がた)こしつけいせいじゅつ
canal wall down tympanoplasty
回open method tympanoplasty

中耳の病巣郭清を徹底するため外耳道後壁を削除する術式で，真珠腫性中耳炎やコレステリン肉芽腫など，難治で再発しやすい疾患に適応される．術野が広がるので手術操作が行いやすい．術後，乳突腔は外耳道と一体化して広く開放されopenの状態となる．しかし露出した骨面は上皮化しにくく，創腔の自浄作用は乏しい．痂皮付着や肉芽増殖，耳漏などcavity problemが起こりやすいので，術後の経過観察が不可欠である．☞乳突削開(型)鼓室形成術 (p.394)

外耳道後壁保存鼓室形成術
がいじどうこうへきほぞんこしつけいせいじゅつ
intact canal wall tympanoplasty
回外耳道保存鼓室形成術（closed method tympanoplasty, canal wall up tympanoplasty）

慢性中耳炎に対する術式の一つ．外耳道後壁を保存して乳突洞や上鼓室の病巣を郭清する．canal wall down法と異なり，外耳道の形態は保たれ自浄作用も維持される．小児や蜂巣発育良好例に適している．術野が狭いのが欠点で，特に蜂巣発育不良例では病巣へのアプローチが難しく，内視鏡やミラーを活用して手術操作を進めても，郭清は不十分となりやすい．真珠腫の場合は遺残性再発が起こりやすいので段階手術とすることもある．☞乳突閉鎖(型)鼓室形成術 (p.395)

外耳道再建術
がいじどうさいけんじゅつ
canal reconstruction
㊙scutumplasty, open then closed method

病変や手術により欠損した外耳道骨壁を再建する術式．真珠腫を摘出する際に外耳道後壁と上壁を取り除いて視野をよくして病変を摘出し（open method），その後に骨板や軟骨板などを用いて外耳道壁を再建する方法をopen then closed methodと呼ぶ．また弛緩部型真珠腫などにより生じた外耳道上壁の骨欠損を再建する方法をscutumplastyという．

外耳道湿疹
がいじどうしっしん
eczematous external otitis
回eczema of auditory

湿潤と搔痒感を特徴とする外耳道の皮膚病変．接触性，アレルギー性，細菌性，脂漏性などに分類される．接触性は補聴器やポータブル音楽機器の装用，アレルギー性はシャンプー液や点耳薬などで起こる．病変部は発赤し，しばしば落屑を伴う．

meatus

細菌性は発赤や耳漏が著明で膿痂疹様の所見を呈す．脂漏性は全身皮膚疾患の一環として生じ，黄色の皮脂様落屑物がみられる．病態に応じてステロイドや抗菌剤の局所投与を行う．

外耳道真菌症
がいじどうしんきんしょう
fungal external otitis
同 otomycosis

外耳道に真菌が繁殖し，掻痒感や耳漏，耳閉感，難聴などの症状をきたす疾患．温かく湿潤しやすい外耳道深部から鼓膜にかけての部位に好発する．アスペルギルスやカンジダによるものが多い．外耳道を観察すると，白色あるいは黒色の菌糸や胞子，真菌塊がみられる．厚い膜を形成している例もある．治療は局所を清掃して真菌を除き，抗真菌薬を塗布する．しばしば難治で再発を繰り返す．外耳道が湿らぬよう乾燥に努める．

外耳道真珠腫
がいじどうしんじゅしゅ
external auditory canal cholesteatoma
同 cholesteatoma of external auditory canal
類 閉塞性角化症

外耳道の角化物堆積と骨破壊を特徴とする疾患．骨部外耳道の外傷や炎症が原因とされるが詳細は不明．高齢者に多く，外耳道下壁や前壁に好発する．初期には病変は限局しており鼓膜は正常．感染を伴うと耳漏や耳痛をきたす．骨破壊が進み真珠腫が乳突洞内に深く進入する場合もある．類縁疾患である閉塞性角化症（keratosis obturance）は皮膚の代謝亢進や落屑物の排出障害により角化物が堆積したもので，外耳道は全周性に拡大する．

外耳道閉鎖(症)
がいじどうへいさ(しょう)
aural atresia
同 鎖耳(meatal atresia)

先天性と後天性があり，先天性では第1鰓溝の外胚葉が関連した管腔形成障害による．先天性では骨性閉鎖が，後天性では膜性閉鎖が多い．先天性は約10,000〜20,000人に1人認められ，1/3は両側性で小耳症との合併もある．治療方針は，真珠腫合併の有無，小耳症の有無，片側か両側性かにより決まる．手術は，顔面神経，半規管，硬膜損傷，顎関節障害などの術中合併症に注意し，外耳道形成術，鼓室形成術を行う．

外照射
がいしょうしゃ
external beam irradiation

各種放射線を対外から経皮的に照射する治療を外照射という．一般に放射線治療というと外照射のことをさす．現在最も普及している外照射装置は高エネルギーX線と電子線を発生させるライナックである．近年では，陽子線，重粒子線なども徐々に普及しつつある．

外舌筋
がいぜつきん
extrinsic muscle of tongue

舌筋には内舌筋（舌の中から起こり舌の中に停止する筋で，舌の形を変える）と外舌筋とがある．外舌筋は舌の外から起こり舌内に停止し，舌の運動を行うとともに，舌を周囲の骨に固定する働きをもっている．外舌筋には，オトガイ舌筋（舌尖か

ら舌根までの舌背に停止し，舌を前方に引き出し舌を突出させる）・舌骨舌筋（舌背粘膜直下に停止し，舌を後方に引く）・茎突舌筋（舌尖に停止し，舌を後方に引き舌背を高くする）・口蓋舌筋（軟口蓋の口蓋腱膜から起こり舌の外側に停止し，舌後部を挙上する）がある．

咳嗽反射
がいそうはんしゃ
cough reflex

機械的刺激（異物，気道内分泌物，唾液，腫瘍の浸潤），化学的刺激（煙，刺激性ガス），炎症性刺激，温度変化，アレルギー反応によって，咽頭，喉頭，気管支，気管を刺激し，延髄の咳中枢を介して声門の閉鎖，呼気筋群の収縮から咳嗽を起こす反射．気道内の分泌物や異物を体外に無意識で排出させる生体防御機構の一つである．

外側咽頭後リンパ節
がいそくいんとうごりんぱせつ
lateral retropharyngeal lymph node
同 ルビエールリンパ節
（Rouviere's node）

☞ルビエールリンパ節（p.528）

外側嗅索
がいそくきゅうさく
lateral olfactory tract
同 外側嗅条（lateral olfactory stria）

嗅索は前頭葉下面の前後方向に走る嗅溝内に存在し，嗅球の僧帽細胞と房飾細胞の軸索が深部方向に進み嗅球の後部で集まってできた線維である．嗅球を出て前有孔質に向かい，その後端で広がって三角形を呈する（嗅三角）．嗅三角で扇状に広がる嗅索の線維が嗅条で外側および内側嗅条に分かれる．外側嗅条が嗅覚系の主ルートで前有孔質の外側縁を通って梨状葉皮質にいたりその部分と扁桃体の皮質内側核に終止する．

外側嗅条
がいそくきゅうじょう
lateral olfactory stria
同 外側嗅索（lateral olfactory tract）

☞外側嗅索（同頁）

外側後鼻動脈
がいそくこうびどうみゃく
nasal lateral-posterior artery

顎動脈の終枝である蝶口蓋動脈が翼口蓋窩から蝶口蓋孔を通り鼻腔後上部（上鼻道後方）に出た後，中隔後鼻動脈と分かれ鼻腔外側壁を走る部分をさす．蝶口蓋孔を出たあと3枝に分かれ，上中下鼻甲介に主に分布する．鼻腔後半の下3/4の領域を支配するが終末枝はキーゼルバッハ部位に達し，他の血管と吻合網を形成する．上顎洞や篩骨洞粘膜にも枝を出すし，1枝は

咽頭へも枝を走らせる（最上咽頭動脈）．

外側前庭脊髄路
がいそくぜんていせきずいろ
lateral vestibulospinal tract

脊髄外側の白質は大きく前索，側索，後索に分けられ情報伝達がされている．前索の下行路の中に前庭脊髄路があり，外側前庭脊髄路とも呼ばれる．前庭脊髄路は，前庭神経核から始まり，脊髄を下降し骨格筋に信号を送る．前錐体外路に属し延髄の前庭神経核から起こり，交叉せずに脊髄前索を下行する線維束である．前庭器や小脳からのインパルスを脊髄に伝達する．前庭脊髄路は，外側と内側前庭脊髄路があり，外側前庭脊髄路は，前庭神経外側核から起こり，延髄の疑核を通り，脊髄の前索を下行し伸筋群を支配する．内側前庭神経路は，前庭神経内側核から起こり，内側縦束を下行する．但し，胸髄までしか下行しない．

外側鼻切開
がいそくびせっかい
lateral rhinotomy
㉗側鼻切開

上顎や鼻腔を展開する目的で外鼻側縁に沿って皮膚切開を行うことをさす場合と，外鼻側縁に沿って皮膚切開をして鼻骨を外鼻組織と一緒にして翻転して鼻副鼻腔に正面から侵入する方法をさす場合とがある．両者とも使用されるが，内眼角部から外側に下眼瞼下部に沿って皮膚切開を追加して皮膚を翻転するものは Weber-Fergason の皮膚切開という．

外側鼻突起
がいそくびとっき
lateral nasal process

胎生第 5 週に前頭突起から発育分化し鼻窩の外側を囲む部分をいう．胎生 4 週後半に口窩の上外側部外胚葉が肥厚を始め，鼻板を形成する．鼻板はしだいに陥没して左右 1 個のくぼみ（鼻窩）が生じる．鼻窩が成立すると第 5 週になり口裂の上縁をなす前頭突起は鼻窩の外側を囲む外側鼻突起内側を囲む内側鼻突起並びに左右の内側鼻突起間の正中部である正中鼻突起に分かれる．外側鼻突起は将来外鼻を形成し，また上顎突起と癒合して頬上半を形成する．下端部は上顎突起と共に鼻翼を形成する．上顎突起との癒合不全で斜顔裂が生じる．

外側鼻軟骨
がいそくびなんこつ
upper lateral cartilage

鼻骨の下端から下方に伸びる扁平で三角形の軟骨．鼻中隔軟骨と連続するが下方では狭い裂隙で境される．上縁は鼻骨と上顎骨前頭突起に付着し下縁は大鼻翼軟骨と線維性結合する．この結合部では外側鼻軟骨の下端部は上向きに弯曲する．この部と鼻中隔軟骨上端部とのなす角が鼻弁角となる．鼻弁狭窄ではこの外側鼻軟骨下端の切除術が鼻中隔矯正とともに重要な手術となる．

外側翼突筋
がいそくよくとつきん
lateral pterygoid muscle

同名神経（三叉神経第3枝）に支配される上下2頭の筋肉で，下顎の内側にほぼ水平に位する．起始は，上頭では蝶形骨の側頭下稜・蝶形骨大翼の側頭下面であり，下頭では翼状突起外側板外面・上顎結節である．後方に向かい下顎骨関節突起と関節包・関節円板に付着する．作用として，両側の同時作用では下顎頭・下顎骨を前方に引き開口する．一側作用では下顎骨の前部を対側に動かす．

外側輪状披裂筋
がいそくりんじょうひれつきん
lateral cricoarytenoid muscle
圓 側筋（lateral laryngeal muscle）

内喉頭筋の一つ．輪状軟骨外側部（弓部）の外面および上面から起こり，斜め上後方に走り披裂軟骨の筋突起に付着する．声帯を内転し，声門を閉鎖する．反回神経（下喉頭神経）の支配を受ける．

開大位
かいだいい
abductory position, lateral position

声帯が最大に外転した際の声帯位をいい，最大吸気時に声帯がとる位置にあたる．

外転筋
がいてんきん
opener of glottis
圓 声門開大筋（abductor of glottis）

☞声門開大筋（p.293）

回転検査
かいてんけんさ
rotatory test

回転加速度により半規管に内リンパ流動を引き起こして出現する眼振を定量化し，前庭（半規管）眼反射の機能を評価する検査．頭の中心鉛直線を回転軸として回転させて両側の外側半規管を刺激する検査が一般的に行われている．回転後と回転中の眼振を調べる方法があるが，それぞれに種々の回転方式がある．前者にはバラニー式回転検査やクプロメトリー，後者には台形方式や振子様方式，バネ式減衰方式などの回転刺激法がある．本検査法は，両側の半規管が同時に刺激されて左右不均衡による眼振の方向優位性（directional preponderance：DP）を求めることができるので，末梢前庭性めまいの回復（代償）過程や治療効果の評価に有用である．たとえば，左前庭神経炎で発症直後に著しい右DPを示すが，症状が軽減して自発眼振が消失した後にも右DPが示されて平衡障害が存続していることがわかる．その後，完全に代償が達成されると右DPは消失し，

平衡障害が完治したことを判定できる．

回転性めまい
かいてんせいめまい
rotatory vertigo

実際には回転していないのに自身あるいは外界が回転しているように自覚される感覚．通常，眼振があり，その性状と回転感は関連し，たとえば右向き水平性眼振（眼振の緩徐相が左に向かい急速相が右に向かう眼振）があれば外界が右向きに流れるか自身が左に回転するめまい感がある．末梢前庭器疾患に多いが，前庭神経炎のような後迷路疾患，脳幹や小脳梗塞など前庭眼反射に関与する中枢の疾患でも生じるので注意を要する．

外毒素
がいどくそ
exotoxin

細菌が菌体外に分泌し，生体に有害に働く蛋白質のことで，グラム陽性および陰性両方の菌で産生される．作用機序から神経毒，腸管毒，細胞毒に分類され，それぞれ破傷風毒素，エンテロトキシン，ジフテリア毒素などが代表例である．外毒素をホルマリン処理し，抗原性を保持したまま毒性を消失させたものをトキソイドと呼び，破傷風，ジフテリア，百日咳のワクチン（DPTワクチン）として利用されている．

下位脳神経麻痺
かいのうしんけいまひ
inferior cranial nerve palsy

延髄を主座とする舌咽，迷走，副，舌下神経の複合麻痺のことである．舌咽，迷走，副神経は頸静脈孔，舌下神経は舌下神経管を通り頭蓋外へ出る．延髄病変や頭蓋底病変，手術が下位脳神経麻痺の原因となり，臨床的には舌，咽頭，喉頭筋群の麻痺による構音，嚥下障害が問題となる．

蓋板
がいばん
回 クチクラ板（cuticular plate）

☞クチクラ板（p.128）

外鼻
がいび
external nose

外からみえる隆起した鼻構造を外鼻と呼ぶ．鼻背の上1/3の鼻骨以外は軟骨と線維組織で構成される．鼻骨は一対あり長方形の薄い骨である．鼻骨の下縁からは一対の三角形状の扁平な外側鼻軟骨が続き外鼻前壁を形成している．外側鼻軟骨の下外側には一対の大鼻翼軟骨があり鼻翼と外鼻孔を形成する．鼻骨と鼻軟骨のそれぞれの形状や位置関係によって外鼻の形状が決められるが個人差が著しい．

外鼻孔
がいびこう

周囲の液体・気体を取り入れて嗅細胞に導くため外界に対して開いている孔をさす．発生的には後になって呼吸器官として

anterior nare, nostril
の役割ももつようになった．その数は生物群によって差異がある．硬骨魚類は外鼻孔を4個（2対）もつが，四肢動物になると後の1対は鼻涙管となり，前の1対のみが残った．ヒトでは外鼻孔開口部が盛り上がって目立ち，外鼻と呼ぶが，発生的には外鼻孔のほうが古い．大鼻翼軟骨がその開大維持に関与する．

外鼻孔閉鎖症
がいびこうへいさしょう
atresia of anterior nare

胎生期に外鼻孔は形成された後いったん上皮栓により閉鎖されるが，6ヵ月を過ぎこの上皮が消失し外鼻孔が再開通する．この膜性閉鎖の再開通機序が障害されると外鼻孔閉鎖症となる．こうした先天例はきわめてまれでわが国での報告例は10例程度．その内訳はもっぱら男性で年齢は20，30代が多く片側例が多い．症状はもっぱら鼻閉であり閉鎖膜を切除すればよい．外傷後に生じる後天性の外鼻孔閉鎖症もみられるが，こちらのほうが頻度は多い．

外鼻錐体
がいびすいたい
external nasal pyramid

ヒトの外鼻は顔面の中央に突出し，前面からみると三面からなる錐体形をしており外鼻錐体と称する．三角錐の頂点に当たる凹んだ部分の鼻根は眉間において前頭に移行する．鼻根から続く鈍縁な稜線である鼻背は左右の側面が会合し後上方から前下方へ向かう．鼻背の下前端部の最も突出している部分を鼻尖という．鼻尖の両側に膨れ出して外鼻孔を囲んでいるのが鼻翼である．下面には1対の外鼻孔がみられる．

開鼻声
かいびせい
hypernasality
回開（放性）鼻声（open nasality, hyperrhinolalia, rhinolalia aperta）

口蓋裂や軟口蓋麻痺などで鼻咽腔を遮断する機能が喪失した時に生じる．鼻腔を流れる音声気流が大きくなって鼻に抜けてしまい，過度の鼻腔共鳴を生じた状態．

回復期眼振
かいふくきがんしん
recovery nystagmus

めまい発作時に，一側前庭機能の低下を反映し，健側向きの眼振急速相をもつ麻痺性眼振（paretic nystagmus）が認められるが，この麻痺性眼振に引き続き，眼振の向きの逆転を認める場合がある．この患側向きに眼振急速相をもつ眼振を回復期眼振（recovery nystagmus）と呼ぶ．持続的な前庭眼反射系への刺激に対する適応機構（adaptive mechanism）の関与が推定されている．

開閉速度率
かいへいそくどりつ

高速度映画などの手段で観測される．発声時声門面積の時間波形において，面積が零から最大値に達するまでの時間を開大

speed quotient（SQ）
期 opening phase といい，最大値から減少して零にいたるまでの時間を閉小期 closing phase というが，この閉小期の値で開大期の値を除した比を開閉速度率 speed quotient（SQ）と呼ぶ．声門を閉じる速さを示すという．☞声門面積波形（p.296），開放時間率（同頁）

開放時間率
かいほうじかんりつ
open quotient（OQ）

　声門面積の時間波形で，閉じていた声門が開いて，面積が最大値に達するまでの時間を開大期 opening phase といい，最大値から減少して面積が零になるまでの時間を閉小期 closing phase という．この開大期と閉小期を合わせた時間が開放期 open period である．一周期全体の時間のうちの開放期の割合を開放時間率 open quotient（OQ）という．声門が閉じない場合は常に OQ＝1 である．☞開閉速度率（p.60），声門面積波形（p.296）

開（放性）鼻声
かい（ほうせい）びせい
open nasality, hyper-rhinolalia, rhinolalia aperta
回 開鼻声（hypernasality）

☞開鼻声（p.60）

蓋膜
がいまく
tectorial membrane

　コルチ器の表面を覆うコラーゲンからなる膜様組織．ラセン板縁上面に付着し，自由端はヘンゼン細胞と接している．蓋膜下面には inprint と呼ばれる窪みがあり，外有毛細胞の聴毛（感覚毛）先端が入り込んでいる．

海綿状血管腫
かいめんじょうけっかんしゅ
cavernous hemangioma

　血管腫の一種である．組織学的には真の腫瘍ではなく，奇形である．幼少期のイチゴ状血管腫と混同されることがあるが，自然消退はないとされる．発生部位ごとに治療方針は異なる．頭蓋内や頭頸部領域では圧迫症状や出血などが手術適応であるが，露出部に存在する場合には美容的な観点からも治療の適応を考慮する．

外リンパ
がいりんぱ
perilymph

　迷路骨包と膜迷路の間隙に存在する液体．一般の細胞外液や脳脊髄液と同様な化学組成をもち，高 Na^+，低 K^+ である．外リンパ腔は蝸牛小管によって髄液腔と連なっており，トレーサー実験により髄液由来ではないかという意見がある一方，外リンパ特異蛋白の存在から外リンパ腔自体で作られるのではないかという意見もある．外リンパの総蛋白量は内リンパや髄液より多いが，血清よりは少ない．

外リンパガッシャー
がいりんぱがっしゃー
perilymph gusher
同 perilymphatic gusher

アブミ骨手術や人工内耳埋め込み術などで外リンパ腔を開窓した際，多量の外リンパや髄液が噴出して止まらなくなる病態．内耳奇形や蝸牛小管拡大など解剖学的に外リンパ腔と脳脊髄液腔が広く交通しているときに起こる．発症した場合は筋膜などの軟組織を内耳に詰め込み閉鎖を図る．それでも停止しない場合は，髄液ドレナージを加えて髄液圧を低下させ流出を抑える．内耳機能が障害されるので術後，眩暈が起こり感音難聴は増悪する．

外リンパ管
がいりんぱかん
cochlear aqueduct
同 蝸牛小管（cochlear canaliculus），蝸牛（導）水管（perilymphatic duct）

☞ 蝸牛小管（p.68）

外リンパ瘻
がいりんぱろう
perilymphatic fistula
同 perilymph fistula, labyrinthine window fistula

鼻かみ，いきみによる急激な鼓室圧変化，髄液圧上昇により内耳窓が破裂し，外リンパが漏出することでめまい，難聴をきたす疾患の総称．外リンパ減少による相対的な内リンパ水腫として，続発的にメニエール病様の反復性めまい難聴症状を呈する場合もあり，メニエール病との鑑別には苦慮することがある．発症に関わる具体的エピソードが明らかでない場合も多く，めまいを伴う突発性難聴として扱われている症例も多い．現時点での確定診断は，鼓室試験開放により外リンパ漏出を直接確認する以外にない．

下咽頭
かいんとう
hypopharynx
同 喉頭部咽頭（laryngopharynx）

咽頭のうち舌骨の上縁から輪状軟骨の下縁までをさし，3つの亜部位（後壁，輪状後部，左右の梨状陥凹）に分類される．梨状陥凹は咽頭喉頭蓋ヒダから頸部食道の上縁までで，外側は甲状軟骨，内側は披裂喉頭蓋ヒダと披裂軟骨および輪状軟骨に境界をもつ．輪状後部は下咽頭の前壁に相当し，披裂部から輪状軟骨の下縁までの高さとなる．

下咽頭癌
かいんとうがん
hypopharyngeal carcinoma
同 hypopharyngeal cancer

原発部位より梨状陥凹型，輪状軟骨後部型，後壁型に分類される．前二者の発生頻度が高い．輪状軟骨後部癌は女性に多くみられる．病理学的には扁平上皮癌が最も多く，腺癌はまれである．初期では無症状か軽い嚥下痛，違和感程度で経過し，進行して頸部リンパ節転移や嚥下障害，嗄声などの症状で気がつくことが多い．治療は症例に応じて放射線療法，化学療法，手

術を組み合わせて行う．頭頸部癌の中で最も予後の悪いものの一つである．

下咽頭後壁
かいんとうこうへき
posterior wall (of the hypopharynx)

下咽頭の亜部位の一つ．喉頭蓋谷の底部から輪状披裂関節の高さまで広がる咽頭後壁で，左右の梨状陥凹に境界される．

下咽頭収縮筋
かいんとうしゅうしゅくきん
inferior constrictor muscle
同 inferior pharyngeal constrictor muscle

頭側の甲状咽頭筋と尾側の輪状咽頭筋の総称であり，咽頭収縮において最も重要な働きをしている．甲状咽頭筋が嚥下の咽頭期に食塊の駆動筋として機能し，輪状咽頭筋は食道入口部括約筋として機能するという対照的な役割を担う．迷走神経が支配する．

下咽頭食道入口部
かいんとうしょくどうにゅうこうぶ
pharyngoesophageal segment (PES)
同 新声門 (neoglottis), 仮声門 (pseudoglottis)

☞ 新声門 (p.277)

下咽頭部分切除術
かいんとうぶぶんせつじょじゅつ
partial hypopharyngectomy

下咽頭癌の手術で喉頭全部あるいは喉頭の一部を保存して下咽頭の一部を切除する術式．切除後は欠損部を縫合，または前腕皮弁や遊離空腸で再建する．術後の嚥下機能障害を回避する工夫を要すること，また原発腫瘍の進展範囲や頸部リンパ節転移の状態に応じて手術適応を決定する．

下咽頭梨状陥凹瘻
かいんとうりじょうかんおうろう
piriform (pyriform) sinus fistula
同 下咽頭梨状窩瘻

第3あるいは第4鰓嚢から発生する側頸瘻であり，瘻管は梨状陥凹に始まり尾側前方に向かい，甲状腺内あるいはその近傍に終わる．小児に左側の急性化膿性甲状腺炎，あるいは反復する頸部膿瘍として発見されることが多い．確定診断は，消炎時に下咽頭食道造影を行い梨状陥凹から伸びる瘻管を確認するか，あるいはCTにて甲状腺に近接して瘻管を確認することによる．根治治療は瘻管の完全摘出であるが，最近はトリクロール酢酸による化学焼灼が有効との報告もある．

下咽頭梨状窩瘻
かいんとうりじょうか

☞ 下咽頭梨状陥凹瘻（同頁）

64　かかく

ろう
同 下咽頭梨状陥凹瘻
piriform (pyriform) sinus fistula

過角化
かかくか
hyperkeratosis
類 上皮過形成（epithelial hyperplasia）

病的角化の一種である．組織学的に，基底層から顆粒層までの細胞は細胞核をもつが，角質層の細胞には細胞核がない．角質細胞は，角質層に堆積後，2週間で垢となって皮膚の表面からはがれ落ちる．扁平上皮の角化層が核が消失した状態で高度に肥厚した状態をさす．肉眼的には白色硬化性病変を呈することが多い．

下顎窩
かがくか
mandibular fossa

側頭骨鱗部の頬骨突起の基部下方にある凹みで，下顎骨の関節突起と顎関節を形成する．

下顎顔面異形成
かがくがんめんいけいせい
mandibulofacial dysostosis
同 トリーチャー・コリンズ症候群（Treacher Collins syndrome）

☞トリーチャー・コリンズ症候群（p.380）

下顎後静脈
かがくこうじょうみゃく
retromandibular vein

耳下腺内で浅側頭静脈と顎静脈が合流して始まり，耳下腺の下面から出ると前枝と後枝に分かれる．前枝は顔面静脈と合流し内頸静脈に開口する．後枝は後耳介静脈と合流し外頸静脈を形成する．

下顎後退症
かがくこうたいしょう
retrognathia

下顎が正常の位置より後方にある状態で，相対的には上顎前突になっている．下顎骨の位置や成長方向が後方へ抑制された結果で，横顔は鳥のようにみえる（鳥貌）．顎関節の外傷や感染などにより傷害された場合（顎関節強直症）や閉塞性睡眠時無呼吸の場合に生じることがある．また，気道が狭くなる傾向があるため，いびきや睡眠時無呼吸が起こることがある．

下顎骨亜全摘出術
かがくこつあぜんてきしゅつじゅつ
subtotal mandibulectomy

下顎骨の半側を越える切除で，一般に下顎枝から対側下顎枝の範囲以上の切除とする．

下顎骨外側離断法
かがくこつがいそくりだんほう
lateral mandibulotomy

通常第2，3臼歯部で下顎骨を切断する．舌骨上筋の損傷は少ないが下歯槽神経の切断は避けられず，術後下口唇の感覚麻痺を生ずる．

下顎骨区域切除術
かがくこつくいきせつじょじゅつ
segmental mandibulotomy

下顎骨の一部を歯槽部から下縁までを連続的に切除し，下顎体が部分的に欠損する切除である．

下顎骨正中離断法
かがくこつせいちゅうりだんほう
mandibular swing approach
同 midline mandibulotomy

オトガイ部と口唇を正中で切開，下顎骨を正中のオトガイ結合部で離断する．下歯槽神経，オトガイ神経は保存される．

下顎骨辺縁切除
かがくこつへんえんせつじょ
marginal mandibulotomy

下顎骨を保存し，下顎体を離断しない部分切除．下顎下縁を保存することが多い．

化学剤手術
かがくざいしゅじゅつ
chemosurgery

主にトリクロール酢酸（80 w/v %）を下鼻甲介全体に綿棒で塗布する方法．二十世紀初頭のドイツの教科書に記載がある．塗布直後は蛋白変性により粘膜が白色に変化し，その後，上皮は脱落し扁平上皮や線毛上皮に再生する．主としてアレルギー性鼻炎症例に適応となり，合併症として術後の疼痛，痂皮の付着，鼻中隔との癒着が問題となる場合もある．特に鼻中隔弯曲症がある場合には癒着に注意が必要である．

化学的内耳破壊術
かがくてきないじはかいじゅつ
chemical labyrinthectomy

ゲンタマイシンなどの耳毒性薬物を鼓膜経由に蝸牛窓，あるいは乳突削開後に外側半規管に投与し迷路機能を廃絶する方法．患側迷路機能を廃絶して中枢性の代償を促し，症状の改善を得るのが目的．一側性の高度難聴を伴うメニエール病を代表とする末梢性めまい疾患がよい適応である．

化学伝達物質
かがくでんたつぶっしつ
chemical mediator
同 ケミカルメディエーター

細胞間の情報伝達に使用される化学物質．抗原抗体反応や炎症反応の際に遊離されるヒスタミンやセロトニン，ペプチドロイコトリエン，トロンボキサンなどがある．これらの物質は痛み，アレルギー性疾患の症状などをはじめ，さまざまな作用を

発揮すると考えられている．ケミカルメディエーターの合成阻害薬，遊離抑制薬，受容体拮抗薬などが医薬品として用いられている．

下顎半側切除
かがくはんそくせつじょ
hemimandibulectomy

顎関節を離断し，一側の関節突起を含めた下顎骨の半側切除とする．

化学放射線同時療法
かがくほうしゃせんどうじりょうほう
concurrent chemoradiotherapy
同 化学放射線併用療法
（concomitant chemoradiotherapy）

化学放射線療法のうち化学療法と放射線療法を同時に行う治療法．頭頸部扁平上皮癌に対して同時併用療法は，化学療法を追加することにより局所制御率が向上することがエビデンスレベルの高い多くの臨床試験で報告されている．しかし，導入化学療法や補助化学療法と比較して有害事象，特に粘膜炎が重篤化しやすい．

化学放射線併用療法
かがくほうしゃせんへいようりょうほう
concomitant chemoradiotherapy
同 化学放射線同時療法
（concurrent chemoradiotherapy）

☞化学放射線同時療法（同頁）

化学放射線療法
かがくほうしゃせんりょうほう
chemoradiotherapy

癌に対する治療法として，化学療法と放射線療法を組み合わせるもの．放射線療法に先行して化学療法を行う導入化学療法，放射線治療後に行う補助化学療法，同時に行う同時併用療法，化学療法のインターバルを利用して化学療法と放射線を交互に行う交替療法に分けられる．90年代から2000年代初頭にかけては同時併用療法有効性のエビデンスが蓄積された．近年，化学療法に対する感受性と放射線療法に対する感受性が強く相関することから，chemoselectionという概念のもと，導入化学療法の有効性を再評価する研究が多くみられるが，2009年現在，同時併用を上回る有効性は確立されていない．

化学予防
かがくよぼう
chemoprevention

発癌物質に対する抗酸化作用を有する食品や薬剤により正常細胞や前癌病変が癌化することを予防しようとする方法．軽度から中等度の異形成上皮は組織学的に正常な細胞へと変化することが可能であるが，高度異形成や癌化した組織に対する効果は不明．ビタミンA，ビタミンE，ベータカロチン，ポリフェノールなどが有名．

下顎隆起
かがくりゅうき
torus mandibularis（ラ）

下顎小臼歯部の舌側に対称性に生じる1～2個の半球状ないしは紡錘形の硬い隆起である．真の腫瘍ではなく，限局性の骨増殖により骨性隆起が形成されたもので，外骨症（exostosis）の一種である．炎症性刺激，咬合刺激などが原因として考えられているが，明らかではない．表面は正常粘膜に被覆されており，小さいうちは無症状であるが，大きくなると異物感や摂食時の刺激痛を伴うことがある．場合によっては骨の削除を行う．

化学療法
かがくりょうほう
chemotherapy

いわゆる抗癌剤を用いた治療法．頭頸部領域では化学放射線療法として使用されることが多いが，単独で施行されるものとしては，手術や化学放射線治療後に再発を予防する目的で行われる維持化学療法がある．

牙関緊急
がかんきんきゅう
restricted mouth opening
回 開口障害(trismus)

☞開口障害（p.52）

下眼瞼向き眼振
かがんけんむきがんしん
downbeat nystagmus

正面位で下眼瞼向きの眼振が出現し，側方視，下方視で著明になることが多い．小脳・脳幹の障害で認められる．

蝸牛開窓術
かぎゅうかいそうじゅつ
cochleostomy
回 fenestration of inner ear, fenestration of cochlea

主に人工内耳埋め込み術で必要となる．乳突洞削開の後，後鼓室開放を十分に行い，蝸牛窓の前下方を削開し，蝸牛基底回転鼓室階を開放するアプローチが一般的であるが，経外耳道的アプローチで行う場合や前庭階を開放する場合もある．

蝸牛化骨
かぎゅうかこつ
ossification of cochlea

蝸牛の骨化現象で，蝸牛硬化症，髄膜炎の後遺症として蝸牛内骨化などで生じる．人工内耳電極の挿入を困難にする．

蝸牛型耳硬化症
かぎゅうがたじこうかしょう
cochlear otosclerosis
回 迷路性耳硬化症
（labyrinthine otosclerosis, far advanced otosclerosis）

耳硬化症のうち骨新生と骨吸収が起こるいわゆる海綿状変化が蝸牛周囲に起こり，感音難聴を認めるもの．このタイプではアブミ骨病変を伴わないことがある．

蝸牛管瘻孔
かぎゅうかんろうこう
cochlear duct fistula

真珠腫性中耳炎などの合併症として，蝸牛管に瘻孔を生じる場合をいう．

蝸牛孔
かぎゅうこう
helicotrema
同 ヘリコトレマ

蝸牛の外リンパ腔である前庭階と鼓室階はラセン状に頂回転に向かいこの孔で交通する．

蝸牛軸
かぎゅうじく
modiolus

蝸牛の中心の骨部をいう．聴覚の第一ニューロンである蝸牛神経が走る．また，ラセン蝸牛軸動脈は蝸牛軸内をラセン状に頂部に向かう．

蝸牛小管
かぎゅうしょうかん
cochlear canaliculus
同 蝸牛(導)水管，外リンパ管(perilymphatic duct, cochlear aqueduct)

後頭蓋窩のクモ膜下腔から蝸牛基底回転鼓室階に至る小管をいう．本来外リンパ腔と交通しているので外リンパで充たされているが，成人では虚脱しているといわれている．

蝸牛神経炎
かぎゅうしんけいえん
cochlear neuritis

蝸牛神経の選択的な病変のために高度の後迷路性難聴をきたす．蝸牛および前庭は正常に保たれる．蝸牛神経の炎症性病変で可逆性といわれている．ABRではⅠ波は認められ，Ⅱ波以降は消失する．語音明瞭度は著しく低下する．前庭神経のみに病変が存在し，急激なめまいを生ずるが，聴力低下を伴うことが無く，温度検査で高度の半規管麻痺を示す前庭神経炎に対応する疾患と考えられる．

蝸牛神経複合活動電位
かぎゅうしんけいふくごうかつどうでんい
compound action potential of the cochlear nerve(CAP)
同 whole-nerve action potential(AP)

蝸電図検査で記録される内耳電気現象の一つ．短音刺激に対して複数の蝸牛神経線維がいっせいに同期して発火する活動電位を起源とする．刺激の強さ(dB)と反応振幅(μV)との入出力曲線，および刺激の強さ(dB)と潜時(msec)との関係曲線によって，他覚的に聴覚閾値および聴覚補充現象をとらえることができる．ABR(聴性脳幹反応)における第Ⅰ波に相当する電位で，動物実験において微小電極法で単一ニューロンから導出される活動電位と区別して，複合と呼称される．☞蝸電図検査，聴性脳幹反応

蝸牛(導)水管
かぎゅう(どう)すいかん

☞蝸牛小管（同頁）

perilymphatic duct
同 蝸牛小管（cochlear canaliculus），外リンパ管（cochlear aqueduct）

蝸牛窓
かぎゅうそう
cochlear window
同 正円窓（round window）

内耳は迷路骨包と呼ばれる硬い骨の中に外リンパを入れ，膜迷路がおさまっている．そのうち2ヵ所，内耳窓と呼ばれる骨の欠損部がある．蝸牛窓と前庭窓である．前庭窓はアブミ骨をおさめ鼓膜からの振動を伝えているが，蝸牛窓は蝸牛窓膜のみで骨性の構造はない．内耳液の振動を逃がす役割をしている．内側は蝸牛の hook portion に当たる．

蝸牛窓小窩
かぎゅうそうしょうか
fossula of round window
同 正円窓小窩（round window niche）

鼓室で，中耳と内耳を境する内耳窓の2つのうちの1つ．もう一方の前庭窓にはアブミ骨がはまっているが，蝸牛窓は膜性である．この蝸牛窓にひさしのように骨性に張り出しがあり，これに囲まれた場所を蝸牛窓小窩という．蝸牛窓膜の外側に蝸牛窓小窩膜があることがある．

蝸牛マイクロフォン電位
かぎゅうまいくろふぉんでんい
cochlear microphonics (CM)
同 microphonic potential in cochlea

蝸電図検査で記録される内耳電気現象の一つ．刺激音と同じ波形の電気現象で，蝸牛内で発生する交流電位である．臨床検査では，不特定，広範囲の有毛細胞から発生する電位の集合であり，突発性難聴の病態診断および予後診断などに用いられる．
☞蝸電図検査

蝸牛有毛細胞
かぎゅうゆうもうさいぼう
cochlear hair cell

蝸牛ラセン器に存在する感覚細胞で，外有毛細胞と内有毛細胞がある．外有毛細胞は外ラセン溝側にあり，蝸牛回転に沿って3〜4列配列する．内有毛細胞は蝸牛軸側に蝸牛回転沿いに1列に配列する．外有毛細胞は，機械刺激によって細胞体が収縮し，基底板の振動を規制することによって，音の感受性の調節ならびに聴器の鋭い周波数弁別能の形成に関与している．内有毛細胞は，音刺激による基底板の振動を中枢に伝える感覚受容器である．ほとんどの求心線維がこれに分布していることから音の受容・伝達の主役を演ずる．

過緊張性音声障害
かきんちょうせいおんせいしょうがい
hyperfunctional voice disorder

☞過緊張性発声障害（p.70）

過緊張性発声障害
（hyperfunctional dysphonia）

過緊張性発声障害
かきんちょうせいはっせいしょうがい
hyperfunctional dysphonia
過緊張性音声障害
hyperfunctional voice disorder

喉頭およびその周囲組織の過緊張のため生じる発声障害．硬起声発声や努力（のどつめ）発声を生じる．発声時に声帯および声門上部の過内転がみられ，発声時平均呼気流率は低下する．通常は心因性や発声習慣の問題などで生じる機能性のものをいうが，過緊張性発声の結果生じたと考えられる声帯結節や喉頭肉芽腫症も含める場合がある．音声治療が第一選択になることが多い．

角化
かくか
keratosis

皮膚は表面から角質層，顆粒層，有棘層，基底層の4層からなる．基底層で生まれた細胞は，少しずつ形や性質を変えながら有棘層，顆粒層，角質層に到達し，角質細胞となる．基底層から顆粒層までの細胞は細胞核をもつが，角質層の細胞には細胞核がない．角質細胞は，角質層に積み上げられ，さらに2週間かけて垢となって皮膚の表面からはがれ落ちていく．表皮を構成する細胞の大部分である角化細胞（ケラチノサイト）が生まれてから垢（角片）となってはがれ落ちるまでの過程を角化という．

顎下間隙
がくかかんげき
submandibular space

顎舌骨筋の後外側，舌骨の上方に位置し，顎二腹筋前腹，顎下腺浅部，顎下・オトガイ下リンパ節，顔面動静脈，舌下神経，脂肪組織を含む．この部位の病変としては先天性（甲状舌管嚢胞，リンパ管腫），炎症性（顎下腺炎，蜂窩織炎），良性腫瘍（脂肪腫，類上皮腫，ワルチン腫瘍），悪性腫瘍（リンパ節転移，悪性リンパ腫，顎下腺腫瘍）などの鑑別診断が必要である．

核下性顔面神経麻痺
かくかせいがんめんしんけいまひ
infranuclear facial paralysis

顔面神経麻痺は，その障害発症部位によって，核上性，核性，核下性に分けられる．顔面神経核より末梢に障害の起源をもつ麻痺が核下性麻痺と総称される．小脳橋角部疾患や外傷の一部を除いては，中枢障害を伴わない．耳鼻咽喉科が取り扱うことが多い側頭骨内，および側頭骨外に障害の起源がある疾患はすべてこの分類に属する．☞核上性顔面神経麻痺（p.71）

顎下腺
がくかせん
submandibular gland

耳下腺の次に大きな唾液腺で顎下部に存在する．唾液分泌腺の一つで，漿液腺と粘液腺の混合腺である．導管（顎下腺管，ワルトン管）は顎舌骨筋の後縁を回って舌下小丘に開口する．

神経は副交感神経の分泌線維が分布する．この線維は顔面神経を出て鼓索神経→舌神経を経て顎下神経節で節後ニューロンと交代し，節後線維となって顎下腺に分布する．

顎下腺唾液量検査法
がくかせんだえきりょうけんさほう
submandibular salivary flow test

顔面神経麻痺の予後診断法の一つ．左右のワルトン管にチューブを1cmの深さまで挿入した後，舌背に味覚刺激剤を置き，唾液分泌量の左右差を比較する．健側比が40％以上の症例では顔面神経麻痺の予後が良好である．

顎下リンパ節
がくかりんぱせつ
submandibular nodes

下顎骨と顎二腹筋に囲まれた部分を顎下部（顎下三角）といい，その部位に含まれたリンパ節である．数個のリンパ節を含む．顔面の前部・口唇・副鼻腔・下歯肉・口腔底・舌深層などの広範囲からリンパを受ける．輸出管は上深頸リンパ節へつながる．

核間性眼筋麻痺
かくかんせいがんきんまひ
internuclear ophthalmoplegia
同 内側縦束症候群 medial longitudinal fasciculus syndrome

動眼神経核と外転神経核の間で，内側縦束が障害されて生じる眼球運動障害．障害側の眼球の内転障害，健側の眼球の外転時における単眼性眼振，障害側の眼球が上転する skew deviation を示すが，輻輳による両眼の内転は保たれている．主に多発性硬化症や脳幹の血管障害で生じる．

核上性顔面神経麻痺
かくじょうせいがんめんしんけいまひ
supranuclear facial palsy

橋下部に存在する顔面神経核より中枢の伝導路障害により発症する．脳血管障害や脳腫瘍を原因とする場合が多く，顔面神経麻痺以外にも多彩な中枢神経症状を呈する．前頭筋は核上性の伝導路で交叉，非交叉の二重支配を受けており麻痺を生じない．☞核下性顔面神経麻痺（p.70）

拡散法
かくさんほう
diffusion test
同 ディスク法（disc test）

☞ディスク法（p.366）

顎舌骨筋
がくぜっこつきん
mylohyoid muscle

舌骨上筋群（顎二腹筋，茎突舌骨筋，顎舌骨筋，オトガイ舌骨筋）の一つで，下顎骨体の内側から広く起こり内下方に走る．左右の筋は正中で側合し，後方では舌骨につく．口腔底を支えている．神経は三叉神経の枝である下顎神経の顎舌骨筋神経支配である．作用として舌骨を前上方に引き上げる．舌骨を固定すれば下顎骨を引き下げる．嚥下時，舌を咽頭後壁に押し上げ，

食塊を後方に送る．

拡大頸部郭清術
かくだいけいぶかくせいじゅつ
extended radical neck dissection

通常の頸部郭清術で行わない領域を郭清域に含める場合や通常切除しない非リンパ組織の切除を行う場合に拡大頸部郭清術と分類される．追加される郭清領域としては咽頭後リンパ節や気管周囲，上縦隔リンパ節が含まれる．また，追加切除される非リンパ組織としては頸部皮膚，頸動脈，肩甲挙筋，迷走神経，舌下神経があげられる．

拡大上顎全摘出術
かくだいじょうがくぜんてきしゅつじゅつ
extended total maxillectomy

上顎全摘と同時に眼窩内容も合併切除する術式である．腫瘍の浸潤範囲が眼窩内に及んだ場合に適応になる．眼窩内容は，眼窩骨膜を含め篩骨眼窩板の一部，前頭骨眼窩面，頬骨眼窩面の一部から剥離し，眼窩漏斗先端で視神経および眼動脈とともに切断する．上顎骨眼窩面，篩骨眼窩板の一部，頬骨眼窩面の一部は眼窩骨膜が付着した状態で上顎部と一塊にして摘出する．

拡大声門上喉頭切除術
かくだいせいもんじょうこうとうせつじょじゅつ
extended supraglottic laryngectomy

進行声門上癌に対する術式の一つ．喉頭は声門と声門上では発生する鰓弓が異なるためリンパ流も異なる．声門上癌が舌根に浸潤した際などには，声門上部を1つのコンパートメントとして切除する声門上喉頭切除術の切除範囲をさらに拡大した上記術式が適応となることがある．誤嚥に対するリスクを十分検討した上で適応を決めることが大切である．

拡大前側方喉頭切除術
かくだいぜんそくほうこうとうせつじょじゅつ
extended frontolateral laryngectomy

喉頭癌に対する術式の一つ．主として進行声門癌に対する喉頭機能温存術式である．声門癌が披列部や梨状陥凹に浸潤した際に，前連合を含めて甲状軟骨ごと患側喉頭を切除する前側方喉頭切除術の切除範囲を後方に延長して摘出する術式となることが多い．誤嚥に対するリスクは声門上喉頭切除術よりは低いが，音声の障害は著しい．

拡大中頭蓋窩法
かくだいちゅうずがいかほう
extended middle fossa approach

側頭骨錐体部上縁の中頭蓋底部を経由して小脳橋角部や錐体先端に達する手術法．☞中頭蓋窩（p.348）

顎動脈
がくどうみゃく
maxillary artery

外頸動脈から分岐する枝で，下顎頸の後方で始まり，下顎枝の内側を前進し，側頭筋と外側翼突筋との間，外側翼突筋の両筋頭の間を通って翼口蓋窩に入る．顎動脈は，鼓室・咀嚼筋・脳硬膜・上下顎骨・歯・口蓋・鼻腔などに広く分布する．大き

く分けると①顎関節の内側で起こる枝，②側頭下窩で起こる枝，③翼口蓋窩で起こる枝の3つに分けられる．①は主に外耳道（深耳介動脈），鼓室（前鼓室動脈），脳硬膜（中硬膜動脈），下顎骨および歯（下歯槽動脈）に分布する．②は主に咀嚼筋（咬筋・内外翼突筋・側頭筋）および頬筋に分布する．咬筋動脈，深側頭動脈，頬動脈などがある．③主に上顎骨および上顎歯，鼻腔，口蓋，咽頭の上部などを栄養する．後上歯槽動脈，眼窩下動脈，下行口蓋動脈，翼突管動脈，蝶口蓋動脈がある．

核内封入体
かくないふうにゅうたい
intranuclear inclusion body

核内に異常な物質の集積により形成される異染色領域であり，能動的機能はない．両染性〜好酸性の封入体の周囲にhaloを伴うCowdry A型と，両染性の封入体が核内を満たすfull型がある．

顎二腹筋
がくにふくきん
digastric muscle

舌骨上筋群の一つで，前腹と後腹の二腹からなり，前腹と後腹は中間腱で結合し舌骨小角付近についている．前腹は下顎体内面から起こり後方に走る．後腹は乳様突起内側から起こり前下方に走る．神経支配は前腹が下顎神経（三叉神経第3枝）の顎舌骨筋神経，後腹が顔面神経の顎二腹筋枝である．作用は下顎が固定したときは舌骨を引き上げ，舌骨を固定したときは下顎を引き下げ口をあける．

顎引き頭位
がくびきとうい
回 頸部前屈位（chin down）

☞ 頸部前屈位（p.140）

鵞口瘡
がこうそう
thrush

口腔カンジダ症の一つで，急性偽膜性カンジダ症ともいわれる．日和見感染で，白色の偽膜が口腔粘膜表面を覆い，除去すると粘膜の発赤やびらんを生じる．ミコナゾールゲル，ナイスタチン軟膏などが有効である．白板症との鑑別が困難な場合がある．

下喉頭神経
かこうとうしんけい
inferior laryngeal nerve
回 反回神経（recurrent laryngeal nerve）

☞ 反回神経（p.416）

下喉頭動脈
かこうとうどうみゃく

喉頭の栄養動脈の一つ．下甲状腺動脈から分岐し，反回神経とともに上行して喉頭下部に分布する．

inferior laryngeal artery

過呼吸
かこきゅう
hyperpnea
回呼吸亢進

必要以上の換気活動を行い動脈血中の酸素分圧が上昇，炭酸ガス分圧が低下し，1回換気量は増大する．手足や唇のしびれや呼吸困難が生じる．低酸素の刺激は徐脈，血管収縮，過呼吸をもたらすが，マラソンなどの運動選手の運動後，敗血症や肺塞栓，心不全，ショックなど重篤な病態に伴うこともある．心因的，精神的な原因による過換気症候群では，浅く速い呼吸がみられ，過呼吸とは区別されるが，呼吸回数が多いという点から同様に用いられることも少なくない．呼吸亢進は過呼吸と同義語で，安静時における呼吸回数の増加であり，炭酸ガス分圧の変化とは関係なく用いられる．

下鼓室
かこしつ
hypo-tympanum

中耳腔の鼓室の一部で，骨部外耳道の下壁より下（鼓膜より下）の部分をさす．

下鼓室開放
かこしつかいほう
hypotympanotomy

元来はグロームス腫瘍摘出の際などに外耳道下壁の骨を削開して下鼓室を開放する術式をさすが，乳突腔から顔面神経窩を介して鼓室を開放する posterior tympanotomy と同義で使われていることがある．

過誤支配
かごしはい
misdirection

高度の神経障害を伴う神経麻痺後の再生過程において，神経の迷入再生により従来の支配筋肉とは異なる筋肉を支配するようになる現象．たとえば末梢性顔面神経麻痺後においては，表情筋間の過誤支配により，口唇の運動とともに閉眼運動が生じるなどの病的共同運動が発生する．

化骨性線維腫
かこつせいせんいしゅ
ossifying fibroma
回骨形成性線維腫

口腔軟組織に比較的多くみられる腫瘍．組織学的には線維腫である．線維腫はすなわち線維性結合組織よりなる腫瘍のうち，石灰化物や骨形成を伴うものを化骨性線維腫または骨線維腫と呼ぶ．一般には，慢性の機械的刺激がその発生因子として関与する．症状がある場合には摘出術を行う．

下神経節（迷走神経）
かしんけいせつ（めいそうしんけい）
inferior ganglion
回節状神経節

迷走神経は，舌咽神経及び副神経とともに延髄の後外側から出た後一幹となり，頸静脈孔を通り，その直下で紡錘状に膨れて上神経節と下神経節を各々作る．この神経節は感覚神経細胞を有する感覚神経節であり，求心性神経線維が出る．

下垂(症)
かすい(しょう)
ptosis
回 眼瞼下垂(blepharoptosis)

☞眼瞼下垂 (p.89)

下錐体静脈洞
かすいたいじょうみゃくどう
inferior petrosal sinus

側頭骨錐体骨後面の前下縁を海面静脈洞から頸静脈孔に走行する静脈．蝸牛の主要静脈排出路である蝸牛小管静脈は蝸牛小管近くでこの静脈洞に入る．

ガス壊疽
がすえそ
gas gangrene
㊩Clostridium infection

ガス産生菌により起こる壊疽のことであり，菌の種類によってクロストリジウム性ガス壊疽と非クロストリジウム性ガス壊疽がある．筋肉を中心にガスを産生しながら急速に拡大し，強い腐敗臭を伴う．進行は急激で毒素や壊死物質によって血尿，黄疸，貧血などが出現し，敗血症から多臓器不全，ショックをきたしやすく，予後は不良．

カスパーゼ
caspase

アポトーシスにかかわる蛋白質分解酵素のこと．細胞にアポトーシスを起こさせるシグナル伝達経路を構成する．カスパーゼは基質となる蛋白質のアスパラギン酸残基の後ろで蛋白を切断する．カスパーゼはファミリーを形成しており，アポトーシス誘導刺激に反応して複数のカスパーゼが順に活性化していくことにより，細胞にアポトーシスが誘導される．ほとんどのアポトーシスは，このカスパーゼカスケードに依存して誘導されている．

仮性球麻痺
かせいきゅうまひ
pseudobulbar paralysis
回 偽性球麻痺(pseudobulbar palsy)

☞偽性球麻痺 (p.106)

仮声帯
かせいたい
false(vocal)cord(fold)
回 ventricular band

声帯の上方に位置する声門上部の粘膜のヒダで，前方は喉頭蓋，上方は披裂喉頭蓋ヒダ，後方は披裂部が存在する．発声や嚥下の際，声帯の内転運動に伴って内転する．仮声帯の内転は甲状披裂筋上端部筋束の収縮と披裂喉頭蓋筋の収縮が関与している．

仮声帯発声
かせいたいはっせい

仮声帯の振動による発声．努力性で粗糙性の強い声で，仮声帯の質量が声帯に比べて大きいためピッチも低く単調な音声と

false cord phonation
回 ventricular phonation

なる．声帯萎縮や声帯麻痺，喉頭癌治療後の声帯欠損の場合のように，声門閉鎖不全があり代償的に仮声帯内転が生じて起こる場合や，声帯に器質的問題がなく，心因的要因などで声門上部の過内転により生じる場合がある．

仮声門
かせいもん
pseudoglottis
回 新声門(neoglottis)，下咽頭食道入口部（pharyngoesophageal segment：PES）

☞新声門（p.277）

かぜ症候群
かぜしょうこうぐん
common cold(syndrome)
㉚ 感冒

上気道（鼻・咽頭・喉頭）の急性炎症を呈する疾患の総称だが，単にかぜという場合は普通感冒をさすことが多い．原因の約90％がウイルスで，ほかに細菌やマイコプラズマなども原因になるものもある．咳嗽，咽頭痛，鼻汁，鼻閉などの局所症状，および発熱，倦怠感，頭痛などの全身症状を呈する．

家族性アミロイドポリニューロパチー
かぞくせいあみろいどぽりにゅーろぱちー
familial amyloid polyneuropathy

ポルトガル，スウェーデン，日本（熊本県と長野県に多い）に大家系が存在する，常染色体優性遺伝を示す全身性アミロイドーシスである．肝臓がトランスサイレチンを異常に合成し，この物質から変化したアミロイドが神経や臓器に沈着して障害をきたす．臨床的に4型に分類され，1型は下肢の知覚障害を初発症状とし，感覚，運動および自律神経障害を呈し，多臓器障害の後，腎・心不全，感染症などにより発症後約10年で死亡する．

家族性顔面神経麻痺
かぞくせいがんめんしんけいまひ
familial facial nerve palsy

ベル麻痺の2.4％〜28.6％が家族性であるとされている．家族歴が認められる場合には，ベル麻痺の再発率は高くなる．常染色体性優性遺伝することが確認されている症例もある．Melkersson-Rosenthal症候群，Moebius症候群，Charcot-Marie-Tooth病，hereditary neuropathy with liability to pressure palsy（HNPP）などとの鑑別が必要になる．

加速多分割照射
かそくたぶんかつしょうしゃ
accelerated hyperfractionated radiation

癌細胞と正常組織では癌細胞の方が正常組織より放射線によるダメージを受けやすく，また回復能力が少しだけ劣る．多分割加速照射法は，照射期間を短縮化することにより，正常細胞に与える放射線の影響をできるだけ抑え，癌細胞へのダメージをできるだけ大きくするように時間的線量配分を改善した照射

のやり方．たとえば，頭頸部癌では通常の照射が1回2Gyであるのに対し，1回線量を1Gyから1.2Gyに増やして，1日2回照射することで治療期間を短縮し，放射線治療のintensityを上げ，局所制御率の向上を図る．

カタラーゼ
catalase

過酸化水素を不均化して水と酸素に分解する酵素でヘム蛋白の一種．動植物，微生物に広く分布し，特に動物の肝臓，腎臓，赤血球や細菌の一種に多く含まれている．本酵素の欠損により口腔内に壊死性炎症がみられる．☞無カタラーゼ血症（p.492）

カタル性扁桃炎
かたるせいへんとうえん
catarrhal tonsillitis

急性扁桃炎のうち比較的軽い炎症で，扁桃が赤く腫れているだけで膿栓を認めない状態．カタル性というのは，粘膜に軽度の炎症があり，滲出物が出やすい状態になったもので，粘膜表面に軽い発赤が認められるものをいう．

滑動性眼運動
かつどうせいがんうんどう
smooth pursuit
回滑動性眼球運動（smooth pursuit eye movement）

動いている対象物を認識して追う場合に生じる眼球運動．対象物（視標）の速度と眼球速度の差（網膜上の映像のずれの速度，retinal slip velocity）が刺激となって生じる．網膜上の像を中心窩でとらえるようにフィードバック機構が働いている．小脳・脳幹などの中枢神経系病変により滑動性眼運動が障害されると，対象物を認識して追う場合にも，眼運動は階段状（saccadic）ないしは失調性（ataxic）となる．

滑動性眼球運動
かつどうせいがんきゅううんどう
smooth pursuit eye movement
回滑動性眼運動（smooth pursuit）

☞滑動性眼運動（同頁）

カップ耳
かっぷみみ
cupped ear，cup ear
㊙袋耳

耳介奇形の一種．耳介上部が前下方へ丸く曲がり，全体としてカップ状を呈する．耳介上部（対耳輪など）の組織欠損を伴っている．高度のものは小耳症との区別が困難である．形成外科的に手術が行われ，皮膚や軟骨の欠損を補う処理が必要になることが多い．

合併症死
がっぺいしょうし
death of complication

死因が当該癌に関して行った治療の副作用による症例である．治療手段や治療後の期間は問わない．原病死に含まれる．死因が手術を行ったことによる30日以上経てからの死亡は，手術

合併切除
がっぺいせつじょ
composite resection

悪性腫瘍の摘出手術の際,安全域をつけるため,原発臓器と浸潤臓器以外の隣接臓器を含めて切除すること.合併切除により治癒率をあげることができる.

括約筋
かつやくきん
sphincter muscle

体内の管腔臓器の入口または出口で管腔の周囲を輪状に取り巻き,普段は持続的に収縮することでその部の管腔を閉鎖している筋.この筋の収縮と弛緩により管腔内の物質の通過をコントロールする.食道入口部(上部食道)括約筋,噴門括約筋,幽門括約筋,肛門括約筋,尿道括約筋などがある.横紋筋性の括約筋と平滑筋性の括約筋があるが,食道入口部括約筋は横紋筋からなる.

蝸電図検査
かでんずけんさ
electrocochleography
㊙蝸電図(electrocochleogram)

聴性誘発反応検査の一つ.鼓室岬角,鼓膜,外耳道などに探査電極,耳朶,乳突部などに基準電極,前額に接地電極が置かれ,クリック,トーンバーストなどの短音刺激によって,蝸牛と蝸牛神経から誘発される微小電気現象を加算平均法により記録する.蝸牛神経複合活動電位,蝸牛マイクロフォン電位,加重電位(SP)の3つの反応が導出され,これらにより内耳障害の細別診断を行うことができる.非検査耳のマスキングは不要で,意識レベルにも影響を受けない.臨床的には,他覚的な聴力診断のほかに,メニエール病,突発性難聴,auditory neuropathy などの病態診断,予後診断に用いられる.☞蝸牛神経複合活動電位(p.68),蝸牛マイクロフォン電位(p.69)

下内深頸リンパ節
かないしんけいりんぱせつ
inferior internal jugular nodes

頭頸部癌取扱規約で規定された頭頸部の所属リンパ節.側頸リンパ節のうち,内頸静脈に沿った深頸リンパ節で,肩甲舌骨筋下腹の高さにあるリンパ節をさす.静脈角リンパ節がここに含まれる.外側で,鎖骨上窩リンパ節との区別がつかないものは内深頸リンパ節に分類される.AJCC のレベルⅣに相当するが,レベルⅣでは上方境界を輪状甲状膜,下方を鎖骨,前方を胸骨舌骨筋の外側,後方を胸鎖乳突筋の後縁の領域として規定されている.

化膿性肉芽腫
かのうせいにくげしゅ
pyogenic granuloma

毛細血管が異常に増殖し,その周囲の組織が腫脹した状態.肉芽様で,湿潤しているか痂皮で覆われる.通常は鮮紅色の血管性の結節であり,浮腫性の間質内で増殖する毛細血管からなる.通常は皮膚にけがをした後に急速に現れることが多い.

下鼻甲介
かびこうかい
inferior turbinate

固有鼻腔の最も下方に存在する鼻甲介で，下鼻道と中鼻道，総鼻道を隔てる．下方へ垂れ内側へ捲く構造をしている．発生として他の鼻甲介と異なり単独の構造である．アレルギー性鼻炎など粘膜が肥厚し，鼻閉の原因となるためレーザー粘膜焼灼や粘膜下骨切除などの対象となる．

下鼻甲介切除術
かびこうかいせつじょじゅつ
turbinectomy

下鼻甲介に由来する鼻閉を改善させるために行う．主として保存的治療に抵抗する肥厚性鼻炎，アレルギー性鼻炎，慢性副鼻腔炎症例が適応となる．下鼻甲介粘膜を下鼻甲介剪刀を用いて切除する方法が一般的である．

下鼻甲介粘膜広範切除術
かびこうかいねんまくこうはんせつじょじゅつ
extensive turbinectomy

主としてアレルギー性鼻炎患者の不可逆的に腫脹した下鼻甲介に対して行う．切開を鼻堤から下鼻甲介前端に下鼻甲介骨に達するまでおき，下鼻甲介鼻中隔側を骨面が露出するまで粘膜を全切除する．

下鼻道
かびどう
inferior meatus

下鼻甲介によってその軒下として形成され，前後に通じる．前上方に鼻涙管が開口する．急性上顎洞炎などで排膿ルートとして下鼻道外側壁の穿刺や対孔が作製される．

カプサイシン
capsaicin

トウガラシ属 capsicum の多くの種の果実のアルカロイド成分で，カプサイシノイドと呼ばれる化合物の一つ．温度受容体の一つである TRPV1 を刺激し，激しい発熱感を引き起こす．痛覚神経を刺激し，局所刺激作用を感じさせる．一方，感覚神経終末からサブスタンス P を枯渇させる作用があり，さまざまな外用鎮痛薬に用いられている．中枢性作用として副腎随質からのアドレナリンやノルアドレナリンの分泌を促進させ，新陳代謝を向上させると同時にエネルギー代謝を促進する働きがあり，ダイエット作用が注目されている．

下部食道括約筋
かぶしょくどうかつやくきん
lower esophageal sphincter (LES)

食道の生理的狭窄部の一つ．胃と食道の移行部にあり，解剖学的には胃食道接合部と呼ばれ横隔膜の高さに一致する．一定の圧が保たれることで胃内容物の食道内逆流を防ぐ役割をしているが，実際には食道壁には括約筋は無く，いくつかの機能が合わさって逆流を防止している．嚥下やそれに伴う食道蠕動運動により弛緩するが，これらとは無関係に弛緩することがあり（一過性 LES 弛緩），胃食道逆流症の発生要因となる．

下部食道括約筋亢進症
かぶしょくどうかつやくきんこうしんしょう
hypertensive lower esophageal sphincter

下部食道括約筋の静止圧が 45 mmHg 以上と通常よりも高くなる病態をさす．摂食や食道蠕動に伴う下部食道括約部の弛緩が生じにくいため，嚥下障害や胸痛などが生じるとされる．食道運動機能障害の一つと捉えられているが，きわめてまれな疾患で現在では疾患として分類することを疑問視する意見もある．

カプラン・マイヤー法
かぷらん・まいやーほう
Kaplan-Meier's method

生存率の計算法として広く利用されており（Kaplan, Meier, 1958），特に死亡発生ごとに生存率を計算するので，少数例でも正確な生存率を求めることができる．例数の多い場合も多くのコンピュータプログラムが利用できるため有用な計算法である．

花粉症
かふんしょう
pollinosis
⑳季節性アレルギー性鼻炎（seasonal allergic rhinitis）

季節性アレルギー性鼻炎のうち，花粉が原因となるもの．花粉症の病態は通年性アレルギー性鼻炎の病態と同様であり，その本体は鼻粘膜におけるⅠ型アレルギー反応である．くしゃみ，鼻漏，鼻閉の症状のほかに，眼症状を伴うことが多い．花粉症患者の原因アレルゲンとしては，多くのものが報告されている．大別するとハンノキ属，スギ科，ヒノキ科，シラカンバ属，イネ科，ブタクサ属，ヨモギ属，カナムグラ属などがあり，それぞれ花粉飛散（春～秋）の時期が異なる．

芽胞
がほう
spore

菌が増殖に適さない環境下におかれた時に形成する厚い被膜につつまれた状態．炭疽菌，セレウス菌などの *Bacillus* 属や破傷風菌，ボツリヌス菌などの *Clostridium* 属が芽胞を形成する．芽胞は高温やエタノールなどの消毒剤にも耐えるため，121℃で 15 分間の高圧蒸気滅菌が必要になる．

カポジ肉腫
かぽじにくしゅ
Kaposi's sarcoma

原始血管形成組織に生じる多病巣性の悪性あるいは良性の腫瘍．皮膚に多いが，時にリンパ節，あるいは内臓にみられる．血清素（ヘモジデリン）を有するマクロファージの浸潤と赤血球の溢出をしばしば伴う．一般的には，60 歳以上の男性にみられ，またエイズ患者ではヒトヘルペス 8 の日和見感染としてみられる．

ガマ腫
がましゅ
ranula

外傷，炎症が原因と考えられる貯留嚢胞で，口腔底や頤下・顎下部にかけてみられる柔らかい無痛性腫瘤である．部位によって舌下型，顎下型，舌下・顎下型に分けられ，舌下型は口腔底に青色の透見される腫瘤として発見される．20～30 歳代に好発し，男性に比し女性に多くみられる易再発性の疾患である．治療は OK432（ピシバニール®）の注入による硬化療法が広く

行われている．難治性の例では舌下腺全摘出術が行われる．

カモガヤ花粉
かもがやかふん
grass pollen

夏季花粉症の代表であるイネ科花粉症の原因植物である．ヨーロッパ原産の多年生草本である．わが国には牧草として渡来し，その後に帰化植物となった．河原や路傍に自生する．5〜6月に花粉飛散をみる．地域差はあるが，アレルギー性鼻炎患者での感作率は概ね20〜50%と高率である．花粉は直径35 μm前後で球形〜長球形をなす．カモガヤ花粉症は小児例が多い．

空嚥下
からえんげ
dry swallow
回saliva swallow

食物や検査食を用いずに行う嚥下運動のこと．唾液嚥下や食物を嚥下した後に追加して行う嚥下運動を含む．嚥下反射の惹起性や口腔および咽頭の運動機能などの指標となる．

ガラス板法
がらすばんほう
glass slide test
回載せガラス沈降反応
(microscopic slide precipitation test)

主に梅毒検査のスクリーニングで用いられ，梅毒脂質抗原を用いて梅毒沈降反応をみる非特異的な検査法である．手技は簡便であるが，梅毒トレポネーマ赤血球凝集反応（TPHA）などの他の検査と比較して生物学的偽陽性が多い欠点がある．

カリフラワー耳
かりふらわーみみ
cauliflower ear

外的刺激や炎症などによって皮下組織が線維化，瘢痕化し腫瘤状に肥厚変形した耳介をいう．柔道，レスリング，相撲，ラグビー，ボクシングなどのスポーツによって繰り返される外傷によるものが多い．耳介軟骨膜炎による軟骨壊死で起こることがある．

顆粒球減少(症)
かりゅうきゅうげんしょう(しょう)
granulocytopenia
㊜好中球減少(症)
(neutropenia)

顆粒球減少は末梢血中における顆粒球が減少した状態で顆粒球数 1500/μl 以下と定義される．顆粒球の大部分が好中球なので，好中球減少とほぼ同義として用いられることが多い．一般に好中球数が 1000/μl 以下で感染症を合併しやすく，特に重症感染症を合併しやすい 500/μl 以下の状態を無顆粒球症（agranulocytosis）という．

顆粒球コロニー刺激因子
かりゅうきゅうころにーしげきいんし
granulocyte-colony stimulating factor

174 アミノ酸残基からなる約 20 kD の蛋白質で，骨髄培養系で好中球からなるコロニー形成を促進するサイトカインの一種．顆粒球産出の促進，好中球の機能を高める作用がある．英語の略号で G-CSF と表記することが多い．

顆粒細胞腫
かりゅうさいぼうしゅ
granular cell tumor

間葉系腫瘍の鑑別診断にあがる良性腫瘍．一般には，神経由来の皮膚，皮下，粘膜下腫瘍として切除の対象になることが多い．完全切除により再発はまれであるが，病理診断の際に，横紋筋肉腫が鑑別となる．細胞内に明瞭な顆粒を有し，それらの細胞内顆粒は PAS 陽性，免疫染色で S-100 蛋白が陽性となる．

ガルサン症候群
がるさんしょうこうぐん
Garcin syndrome

片側脳神経が広汎に傷害される状態．頭蓋底腫瘍が進行した場合このような状態になる．耳鼻咽喉科領域では，上咽頭腫瘍の上方進展により生じる場合がある．

カルタゲナー症候群
かるたげなーしょうこうぐん
Kartagener syndrome
㊙ primary ciliary dyskinesia

内臓逆位，鼻副鼻腔炎，気管支拡張症の三徴を示す症候群で，現在では原発性線毛機能不全症に包含される．原発性線毛運動不全症を呈する例の約 50％に認められ頻度は 2～4 万人に 1 人である．内臓逆位は線毛の機能障害から胚の軸転を生じその結果内臓の配置決定に異常が生じると推測されている．鼻副鼻腔炎と気管支拡張症は鼻副鼻腔および下気道における粘液線毛クリアランスの機能障害の続発症である．

カルマン症候群
かるまんしょうこうぐん
Kallmann syndrome

低ゴナドトロピン性性腺機能低下症に性機能以外の先天異常（嗅覚脱失，男性では赤緑色盲，口蓋裂，尿路系奇形，感音難聴，停留睾丸など）を合併するもの．第二次性徴が起こらず類宦官症を呈する．性機能低下は視床下部におけるゴナドトロピン分泌ホルモン（GnRH）の遺伝子異常に基づく産生障害による．嗅覚障害は嗅球形成不全による．多くは弧発性だが，時に遺伝性でその多くは X 染色体遺伝をする．

ガレン吻合
がれんふんごう
Galen anastomosis

上喉頭神経内枝と反回神経（下喉頭神経）後枝の喉頭内における吻合．ガレンは声帯運動と反回神経の関係を初めて明らかにしたローマ帝国時代の Galenos（Galen）に由来する．

カロリックテスト
caloric test
㊐ 温度刺激検査

☞ 温度刺激検査（p.51）

川崎病
かわさきびょう
Kawasaki disease
㊐ 小児急性熱性皮膚粘膜リンパ節症候群（mucocutaneous

1967 年に川崎富作医師により発表された原因不明の疾患で，患者の 90％が 4 歳以下である．5 日以上の原因不明の発熱，手足の発赤腫脹（表皮剥脱），不定形発疹，結膜の充血，口唇・口腔粘膜の発赤腫脹，頸部リンパ節腫脹の 6 つの症状があり，全身の血管炎とされる．合併症に冠動脈瘤が生じることがある．

癌遺伝子
がんいでんし
oncogene

治療はγ-グロブリン大量療法を行う．急性期治療や心臓血管後遺症の診断と治療に関するガイドラインなどが作成されている．

細胞を癌化させることのできる遺伝子の総称．過剰発現すると細胞が癌化する．RNAウイルスのもつ癌遺伝子として同定され，そのもとの遺伝子は細胞由来（プロトオンコジーン）である．本来細胞がもつ増殖因子やそのレセプター，チロシンキナーゼ，セリン・スレオニンキナーゼ，GTP結合蛋白，転写制御因子など細胞のシグナル伝達や細胞増殖やアポトーシスなどに関連する重要な遺伝子と構造や機能が対応している．現在50種類以上が報告されているが，点変異，増幅，染色体転座，挿入などによって活性化されると，細胞増殖のシグナルが過剰に伝達され，細胞の異常増殖さらには癌化へと導かれる．多くの場合，複数の癌遺伝子の活性化や癌抑制遺伝子の不活性化が生じ癌化する．

感音難聴
かんおんなんちょう
sensorineural hearing loss

内耳から聴神経を経て大脳の聴覚中枢に達する経路のいずれかに障害を生じて起こる難聴で，気導聴力レベルと骨導聴力レベルがほぼ一致して上昇し，気導骨導差がみられない．内耳性（迷路性）難聴と後迷路性難聴に分けられるが，大部分は内耳性のものである．種々の原因や発症の時期によって分類され，遺伝性，騒音性，音響性，外傷性，ウイルス性，薬剤性，突発性，老人性などがある．

眼窩
がんか
orbit
回 orbital fossa

眼球とその付属器を容れる角の丸くなった四角錐体状のくぼみ．前頭骨，蝶形骨，頬骨，上顎骨，口蓋骨，涙骨，篩骨の7つの骨で構成されている．上眼窩裂，視神経管で頭蓋内腔と，また下眼窩裂で側頭下窩に連絡している．

眼窩下神経
がんかしんけい
infraorbital nerve

三叉神経（第V脳神経）の第2枝である上顎神経の枝．鼻翼，下眼瞼と上口唇の間の皮膚，上顎歯および鼻粘膜前部の知覚をつかさどる．翼口蓋窩で上顎神経から分枝し，下眼窩裂から眼窩に入る．眼窩下壁の眼窩下溝を走行し眼窩下管に入り，眼窩下孔より顔面に出て下眼瞼と上口唇の間の皮膚に分布する．下眼窩裂に入る直前に後上歯槽枝を，眼窩下溝を走行中に中上歯槽枝を，眼窩下管通過時に前上歯槽枝を分枝する．これらの枝は上顎骨内で上歯神経叢を作り，上顎の歯，歯肉，歯根膜などに分布する．

眼窩下壁骨折
がんかかへきこっせつ
inferior orbital wall fractures
㊥blowout fracture

眼球や眼窩縁に対する外力により眼窩下壁に生じた骨折．多くの場合，眼窩内容物が上顎洞内に突出する．眼窩内側壁骨折と合併する場合もまれではない．診断にはCTスキャンが有用で，外眼筋の評価が必要な場合にはMRI検査も行う．症状としては複視，眼球陥凹，頬部知覚麻痺などが問題となる．複視の評価にはHess氏の赤緑試験，眼球麻痺との鑑別にはピンセットで下直筋付着部をつまんで上転制限の有無を確認するforced duction testが有用である．☞吹き抜け骨折（p.449）

眼窩下蜂巣
がんかかほうそう
infraorbital ethmoid cell
回ハラー蜂巣（Haller's cell）

眼窩下壁と上顎洞の間の骨にできた含気腔．Haller蜂巣ともいう．篩骨蜂巣が篩骨上顎板の眼窩壁への付着部位の直上あるいは直下から，眼窩の下壁に沿って上顎洞の上方へ進展したもの．

眼窩間隔離症
がんかかんかくりしょう
回両眼隔離症（hypertelorism），眼窩離開症

☞両眼隔離症（p.521）

眼窩偽腫瘍
がんかぎしゅよう
orbital pseudotumor

眼窩腫瘍に似た非特異的な眼窩内組織の炎症のうち，病因不明のものをいう．特発性眼窩炎症ともいう．中年以降の片側に起こることが多く，眼球突出，眼瞼および結膜の腫瘍，眼球運動障害を三主徴とする．ステロイドが有効な場合が多い．

眼窩頬骨到達法
がんかきょうこつとうたつほう
orbito-zygomatic approach

顔面側方に皮膚切開（冠状切開，耳前部切開，Facial dismasking flapなど）をおき，頬骨あるいは頬骨眼窩側壁を一時的にはずし，その奥にある側頭窩，側頭下窩，翼口蓋窩，中頭蓋底などを展開する方法．頬骨は咬筋につけて下方に翻転する．側頭筋は側頭骨鱗部から下方に翻転する場合と筋突起とともに上方に翻転する場合とがある．病変の摘出後に骨を固定すると顔貌の変形が少ない．

眼角形成術
がんかくけいせいじゅつ
canthoplasty
回眼瞼形成術

先天性眼瞼下垂や顔面神経麻痺後の閉瞼障害に対し行われる形成手術．眼角部を縫着し，外反した下眼瞼を吊り上げる方法である．

感覚上皮
かんかくじょうひ

外界からの刺激を神経系へ伝達するための感覚神経が分布する細胞層をさす．耳鼻咽喉科領域では，嗅上皮，前庭の平衡斑，

がんか　85

sensory epithelium	半規管膨大部稜，蝸牛コルチ器などの感覚細胞と支持細胞からなる細胞層がこれに相当する．
感覚毛 かんかくもう sensory hair	動植物がもつ感覚を受容する機能を有する毛．体の表面にあるヒゲ，毛から体内の細胞表面にある小さなものまで存在する．蝸牛の内，外有毛細胞，前庭の平衡斑および半規管膨大部稜の感覚細胞の頂部に存在する静毛（stereocilia）は感覚毛の一つである．
感覚レベル かんかくれべる sensation level	ある特定の人の聴力の閾値を基準値にして表現される閾値上のレベルで，SL で表される．たとえばある人のオージオメータでの最小可聴値が 1 kHz で 40 dBHL（聴力レベル）である時，20 dBSL とは 60 dBHL のことである．
眼窩上蜂巣 がんかじょうほうそう supraorbital cell 同 lateral recess	眼窩上壁と前頭洞の間の骨にできた含気腔．篩骨蜂巣の含気化が低い場合，眼窩上方の前頭骨に含気化が起こる．
眼窩側壁 がんかそくへき lateral orbital wall	眼窩の側面を構成する骨壁．内側壁は主に篩骨眼窩板で構成され，前方で涙骨および上顎骨前頭突起，後方で蝶形骨体側面がこれに加わる．内方で篩骨洞と接しており，比較的薄い骨で紙様板とも呼ばれ，副鼻腔手術の際は損傷しないよう注意が必要である．外側壁は頬骨の眼窩面および蝶形骨大翼眼窩面で構成される．
眼窩内合併症 がんかないがっぺいしょう orbital complication, intraorbital complications	副鼻腔炎，副鼻腔真菌症，副鼻腔嚢胞，副鼻腔手術，腫瘍，外傷などによって引き起こされる，眼窩内膿瘍，視神経炎，視神経損傷，眼窩内出血，外眼筋麻痺・損傷，などの合併症．その症状として眼球突出，眼球陥凹，視力障害，視野障害，複視，流涙，皮下気腫，眼痛・頭痛，眼精疲労などが挙げられる．通常早い時期での適確な対応が必要である．
眼窩内側壁骨折 がんかないそくへきこっせつ medial orbital wall fractures	眼球や眼窩縁に対する外力により，眼窩内側壁に生じた骨折で，眼窩内容物が篩骨洞に突出する．下壁骨折では眼球の下転障害あるいは上転障害もしくはその双方が生ずる事が多いが，内側壁骨折では患側眼球の外転障害が生じることがあるものの特異的な眼症状に乏しいことも少なくない．眼窩下壁骨折と同様，CT スキャン，MRI，Hess 氏赤緑試験，forced duction test が

眼窩内容除去術
がんかないようじょきょじゅつ
orbital exenteration

診断，評価に有用である．

眼球だけでなく，眼窩内容（眼窩脂肪，外眼筋，神経，血管など）全部を摘出する．上顎癌や篩骨洞癌などで癌が眼窩の内部に浸潤した場合に適応となる．眼瞼も含めて顔面の皮膚ごと切除する場合と，眼瞼結膜を切開して眼瞼を保存する場合とがある．多くの場合，眼窩内側壁や下壁は同時に切除される．

眼窩膿瘍
がんかのうよう
orbital abscess

眼窩の軟部組織の急性化膿性炎症（眼窩蜂巣炎）が増悪し，膿瘍を形成した状態．副鼻腔の炎症に続発することが多い．眼瞼腫脹，眼瞼下垂，眼球突出，眼痛，眼球運動障害をきたし，視力低下を訴えることもある．早急な穿刺排膿あるいはドレナージが必要である．

眼窩板
がんかばん
orbital plate
回 篩骨眼窩板(lamina papyracea(ラ))，紙様板(orbital plate of the ethmoid)

☞篩骨眼窩板（p.227）

眼窩蜂巣炎
がんかほうそうえん
orbital cellulitis

眼窩の脂肪織の急性化膿性炎症で，眼窩蜂窩織炎と同義語．眼窩内は静脈系の血流が豊富で，炎症が急速に拡大しやすい．原因としては眼窩に接する副鼻腔の炎症の波及によることが多い．症状としては眼球結膜の発赤浮腫，眼瞼の浮腫と発赤，眼瞼下垂などがある．眼球は突出偏位し，運動痛や運動障害，視力低下を訴えることもある．

眼窩離開症
がんかりかいしょう
回 両眼隔離症(hypertelorism)，眼窩間隔離症

☞両眼隔離症（p.521）

癌関連抗原
がんかんれんこうげん
tumor-associated antigen

細胞の癌化に伴い発現し，宿主に何らかの免疫応答を惹起しうる抗原をいう．腫瘍細胞だけが発現する抗原であるか否かは問わない．細胞性免疫が応答する抗原と，B細胞が認識して抗体産生が生じる抗原とがある．単に診断的意義をもつ抗原や，細胞の癌化との因果関係は明らかではないが，癌化の変化に伴って現れる抗原などがある．CEA，PSA，ムチン抗原などがある．

含気化
がんきか
pneumatization

側頭骨や上顎骨，篩骨などの骨組織内で発達した空洞に空気が入ること．これらの空洞は小孔を介して外部と交通している．炎症などで小孔が閉塞すれば，空洞内の空気は粘膜面から吸収される．側頭骨では鼓室や乳突蜂巣が発達し，耳管を介して換気が行われている．乳突蜂巣は新生児ではほとんど形成されていないが，生後，急速に発達し4～5歳頃までにほぼ完成する．乳幼児期に中耳炎に罹患すれば側頭骨の含気化は抑制される．

眼球陥凹
がんきゅうかんおう
enophthalmos

眼球が本来の位置より後方に移動して陥没している状態．眼球陥入あるいは眼球陥没ともいう．眼球癆，小眼球，眼窩内容の減少（全身衰弱など），交感神経麻痺（ホルネル症候群），眼窩壁の骨折による眼窩の容積拡大（眼窩吹き抜け骨折），先天性眼球後退症（デュアン症候群）などが原因となる．

眼球傾斜反応
がんきゅうけいしゃはんのう
ocular tilt reaction

頭部roll面（前額面）における左右前庭系の不均衡が生じた際は，頭部の傾斜，同側への眼球回旋，同側への斜偏倚（skew deviation）などの所見を有し，眼球傾斜反応と呼ばれる現象が出現する．多くは脳幹の血管障害に伴い，突発性に頭部傾斜と異常な垂直感を示す．軽度の眼球傾斜反応は片側脳幹障害の20％程度に伴うとされる．滑車神経麻痺（上斜筋麻痺）との鑑別が重要である．

眼球突出
がんきゅうとっしゅつ
exophthalmos
㊔proptosis

眼球が本来の位置より前方に移動している状態．両側性に眼球突出を起こす代表的な疾患は甲状腺機能亢進症で，頭蓋内圧亢進でも起こる．また，片側性では眼窩内の病変（眼窩蜂巣炎，眼窩腫瘍，外傷による出血，涙腺腫瘍など）や局所性の頭蓋内圧亢進（海綿静脈洞血栓症など）や副鼻腔疾患（腫瘍，囊胞など）も原因となる．Hertel眼球突出計を用いて眼窩外側縁から角膜頂点までの距離を計測する．類義語として眼球前出（proptosis）がある．

眼球反対回旋
がんきゅうはんたいかいせん
ocular counter-rolling
㊥代償性眼球反対回旋

頭部（あるいは体全体）を，roll面（前額面）内でゆっくりと傾斜すると，頭部の傾斜方向と反対方向に回旋性眼球運動が出現する．頭部の傾斜によって生じた重力方向の変化が耳石器（卵形囊，球形囊）で感受された結果，耳石－動眼反射が生じて出現する代償性眼球運動である．眼球反対回旋の振幅は最大でも約6°しかなく，我々のような，顔面の正面に両眼が位置する動物では，その生理的意義はほとんどないと考えられている．

眼筋麻痺
がんきんまひ
ophthalmoplegia
回 ocular muscle palsy

眼筋には眼球や上眼瞼を動かす横紋筋である7つの外眼筋と，瞳孔とレンズを動かす平滑筋の内眼筋，および眼窩の深部や眼瞼に存在する少数の平滑筋がある．通常，眼筋麻痺とは外眼筋の麻痺のことをいい，外眼筋運動障害，外眼筋麻痺ともいう．筋自体に障害が起こる場合と，筋の支配神経の障害によって起こる場合がある．前者には外眼筋炎，筋ジストロフィー，ミトコンドリアミオパチーなどが，後者には多発性硬化症，筋無力症などがある．

間欠(歇)的経口食道経管栄養法
かんけつてきけいこうしょくどうけいかんえいようほう
回 間欠(歇)的口腔食道経管栄養法 (intermittent oro-esophageal tube feeding)

☞間欠(歇)的口腔食道経管栄養法（同頁）

間欠(歇)的口腔食道経管栄養法
かんけつてきこうくうしょくどうけいかんえいようほう
intermittent oro-esophageal tube feeding
回 間欠(歇)的経口食道経管栄養法

経口摂取が困難な際に代替栄養法として用いられる経管栄養法の一つ．経管栄養剤注入時にのみカテーテルを経口的に食道内に挿入し，栄養剤を注入した後にはカテーテルを抜去する．「持続的」でなく「間欠(歇)的」，「経胃的」ではなく「経食道的」な栄養法であることから，QOL改善と生理的な消化管への作用が得られることが最大の利点である．自己挿入も可能となるが，高次脳機能障害を伴う患者ではカテーテル自己抜去の可能性があり適応から外れる．

間欠(歇)的陽圧換気
かんけつてきようあつかんき
intermittent positive pressure ventilation (IPPV)
回 間欠(歇)的陽圧呼吸 (intermittent positive pressure breathing) (IPPB)

☞間欠(歇)的陽圧呼吸（同頁）

間欠(歇)的陽圧呼吸
かんけつてきようあつこきゅう
intermittent positive pressure breathing

人工呼吸器による調節呼吸の基本的な換気方式．呼吸の吸気相にだけ間欠(歇)的に気道に陽圧をかけて吸気量を増加させ，呼気相では陽圧を解除する．したがって，呼気は肺・胸郭の弾性収縮力によって肺内のガスを自然に呼出することができる．

(IPPB)
同 間欠(歇)的陽圧換気
intermittent positive
pressure ventilation
(IPPV)

眼瞼荷重法
がんけんかじゅうほう
lid loading

顔面神経麻痺などによる閉瞼不全に対して行う治療の一つ．通常，ゴールドプレートを上眼瞼の皮膚表面に付着させたり上眼瞼の皮下に埋め込むことによって上眼瞼を下げ，閉眼を可能にさせることを目的とする治療．

眼瞼下垂
がんけんかすい
blepharoptosis
同 下垂(症)(ptosis)

先天的または後天的に上眼瞼挙筋機能に障害が生じ，眼瞼が開きづらい状態．先天性は上眼瞼挙筋の形成不全により生じ，後天性は筋原性，神経原性，腱膜性に分類される．筋原性は重症筋無力症，筋緊張性ジストロフィーなど，神経原性は動眼神経麻痺，Horner（ホルネル）症候群など，腱膜性は加齢，眼科手術，ハードコンタクトの装用で起こる．手術的治療として経皮的眼瞼挙筋短縮術，ミューラー筋・結膜短縮術などが行われる．

眼瞼痙縮口下顎ジストニア
がんけんけいしゅくこうかがくじすとにあ
blepharospasm-oromandibular dystonia
同 眼瞼痙攣口下顎ジストニア(blepharospasm-oromandibular dystonia)

眼瞼痙縮と強い下顎の開大，口唇の圧排，広頸筋の痙攣，舌の突出を伴う口顔面ジストニア（Adams et al. Principles of Neurology）．好発年齢は高齢者で70歳代にピークをもつという．Meige症候群の冠名に代わるものと考えられている．

眼瞼形成術
がんけんけいせいじゅつ
blepharoplasty
同 眼角形成術(anthoplasty)

☞眼角形成術（p.84）

眼瞼痙攣口下顎ジストニア
がんけんけいれんこうかがくじすとにあ
blepharospasm-oromandibular dystonia
同 眼瞼痙縮口下顎ジスト

☞眼瞼痙縮口下顎ジストニア（同頁）

ニア（blepharospasm-oromandibular dystonia）

眼瞼腫脹
がんけんしゅちょう
eyelid swelling

眼瞼は眼球の前面を上方および下方から被う皮膚のヒダで，上眼瞼と下眼瞼がある．この上あるいは下眼瞼が腫れて膨らんだ状態．原因疾患の多くは炎症性で，麦粒腫，急性霰粒腫，急性涙腺炎，急性涙嚢炎，眼瞼帯状疱疹，眼瞼蜂窩織炎，眼瞼膿瘍，アレルギー性眼瞼炎などがある．炎症を伴わないものとしては，霰粒腫，類皮嚢腫，慢性涙嚢炎，結膜アミロイドーシス，Mikulicz 病などがある．まれに悪性腫瘍のこともある．

眼瞼切開
がんけんせっかい
palpebral incision

上顎あるいは顔面深部の操作に際して，顔面皮膚を翻転する時に行われる眼瞼周囲の切開法である．①眼瞼結膜を切開，②下眼瞼睫毛直下を切開，③眼窩下縁に沿って切開，④眼窩下縁の側方を下げる，などがある．従来は Weber の皮膚切開として眼窩下縁に沿って眼瞼切開がなされてきたが，瘢痕が残り，また内眼角の皮膚壊死が起こりうるため，眼瞼結膜の切開や睫毛直下を切開する方法が考えられた．

眼瞼蜂巣炎
がんけんほうそうえん
preseptal cellulitis

眼瞼の皮下結合組織の炎症が広範囲に及んだもの．さらに進行して膿が溜まったものを眼瞼膿瘍という．眼瞼縁の脂腺へのブドウ球菌感染である麦粒腫が増悪して起こることが多い．血行感染により脳内に膿瘍を作ったり，髄膜炎の原因となることがある．

感作
かんさ
sensitization

体内に異物（主として蛋白抗原）が侵入することによる免疫反応の結果，異物に対する特異的 IgE 抗体が産生され，肥満細胞上の Fcε 受容体（☞ p.34）に結合した状態．Ⅰ型アレルギー反応を起こしやすくなる．

幹細胞
かんさいぼう
stem cell

娘細胞が他の細胞に分化できる能力である多分化能と，細胞分裂を経ても自身の細胞数は維持できる自己複製能を併せもつ細胞である．他の細胞とは異なり，幹細胞から生じた2つの娘細胞のうち，一方は別の種類の細胞に分化するが，他方は再び同じ分化能を維持する．発生の過程や，組織・器官の維持において細胞を供給する役割を担っている．

カンジダ症
かんじだしょう
candidiasis

カンジダ（多くは *Candida albicans*）によって起こる皮膚や粘膜の感染．カンジダは非病原性真菌として皮膚，粘膜，腸管内に存在するが，時に病原性を発揮する．カンジダは発育が早く急激に悪化するが，薬剤の反応はよい．免疫抑制状態における日和見感染症では，敗血症などの重篤な状態になることがある．

冠状切開
かんじょうせっかい
coronal incision

一側耳前部から頭頂部を経由して対側耳前部へ至る皮膚切開．前頭蓋底へのアプローチとして用いられることが多い．頭皮内に皮切をおくため美容的に優れる．そのため，facial dismasking 法と併用して，顎顔面へのアプローチにも用いられる．

冠状断
かんじょうだん
coronal section

体を前（腹側）と後（背側）の2つの部分に分けるような断面の取り方のことであり，前額断，前頭断とも呼ばれる．冠状縫合にほぼ平行な面となるためにこのように名づけられている．

眼振
がんしん
nystagmus

眼球振盪．眼球の不随意性，律動性の振動．一側前庭神経の興奮により生じる対側へ向かう緩徐な共同性眼球偏位（緩徐相）と，続いて同側に向かう急速な眼球運動（急速相）の繰り返し．緩徐相は前庭刺激，急速相は中枢性要因で誘発される．前庭障害では自発眼振（spontaneous nystagmus）がしばしばみられ，診断上の意義は大きい．

乾性咳嗽
かんせいがいそう
dry cough

乾性咳嗽は痰を伴わない咳で，2種類の咳受容体に対する物理的，化学的な刺激により生じると考えられている．この咳受容体は喉頭，気管以外にも鼻腔，胸膜，心膜，食道，胃，外耳道などに分布しており，これらの部分に対する刺激で咳嗽が発生することとなる．咳喘息，アトピー咳嗽，アンギオテンシン変換酵素阻害薬による咳嗽，百日咳などで生じる．

慣性衝突
かんせいしょうとつ
inertial impaction

空気中のエアロゾル粒子は空気の流れに乗ってまっすぐ進むが，その流れを曲げると，勢いづいた粒子は曲がりきれずに空気の流れから外れる．これを慣性力というが，この勢いは大きな粒子ほど大きくなる．気道粘膜に対するエアロゾル粒子の吸着は空気の流れから外れた粒子の衝突によるものといわれる．

癌性疼痛
がんせいとうつう
cancer pain

癌に伴う疼痛をいう．①癌による神経の圧迫や浸潤，骨膜への浸潤あるいは骨転移，さらには組織の壊死や感染による痛み，②癌の治療に伴う痛み，③衰弱，不安などによる痛み，などがある．疼痛のためにQOLが著しく低下するため，早期から除

痛が必要である．「WHO方式がん疼痛治療法」に則りモルヒネを主とした治療がなされる．骨転移には放射線治療が有効である．近年緩和ケアチームの重要な対象となっている．

間接訓練
かんせつくんれん
indirect therapy

食塊を用いない嚥下訓練を総称し基礎的訓練とも呼ばれる．経口摂食を禁じる段階を含めすべての嚥下訓練の段階で適応となる．嚥下に関連する諸器官の運動を誘発し強化することを目的とし，①嚥下反射の誘発手技，②発声訓練・構音訓練や舌可動域訓練，③嚥下関連器官のリラクセーションおよび機能強化，④嚥下パターン訓練，⑤排痰・呼吸訓練などに大別される．間接訓練によって嚥下機能を十分に改善させてから経口摂食への導入を図るのが理想であるが，実際には，間接訓練を併用しながら直接訓練を実施する．

間接蛍光抗体法
かんせつけいこうこうたいほう
indirect fluorescent antibody technique

蛍光標識した抗体を細胞標本・組織標本などに反応させ，目的の抗原を検索する手法を蛍光抗体法といい，間接蛍光抗体法は目的とする抗原に対する抗体自身は標識せず，抗体を反応させた後，その抗体を得た動物の免疫グロブリンに対する標識抗体をさらに反応させる方法である．直接法とは異なり，個々の抗体を標識する必要がない．

間接喉頭鏡検査
かんせつこうとうきょうけんさ
indirect laryngoscopy

咽頭内に小さな鏡（間接喉頭鏡）を挿入し，反射像によって間接的に喉頭を観察する方法．患者に座位でsniffing position（臭いをかぐような頭位）をとらせ，患者に舌を出させて，検者はガーゼでこれを手前に引っ張る．喉頭鏡をあらかじめ体温程度にあたため，口蓋垂を押し上げるようにして挿入して喉頭を観察する．

間接赤血球凝集反応
かんせつせっけっきゅうぎょうしゅうはんのう
indirect hemagglutination test

血清中の赤血球に対する抗体の有無を検索するため，患者の血清と健常者の血液を混合し，それに抗ヒト免疫グロブリン抗体（Coombs血清）を加え，凝集反応を確認する方法である．間接Coombs試験ともいわれる．

間接的起炎菌
かんせつてききえんきん
indirect pathogen

自身は直接には起炎菌とはならないが，起炎菌の増殖や組織内侵入を促進する作用をもつ細菌である．たとえば，*Moraxella catarrhalis*はβ-ラクタマーゼを産生し，β-ラクタム系抗菌薬を不活化することで肺炎球菌やインフルエンザ菌の増殖を促進し，上気道炎の発症に関与している．

眼前暗黒感
がんぜんあんこくかん
black out

「目の前が暗くなる」と表現され，短時間での脳循環障害・脳虚血によって生じる．多くは起立性低血圧によるもので，起立により血圧が著明に低下することで一過性に脳虚血状態となり症状を呈する．ほかの脳神経症状を併発する時は頸動脈系の一過性脳虚血発作（TIA）が考えられる．体位変換とは無関係に生じる場合，Adams-Stokes症候群などの心疾患や過換気症候群のような呼吸異常，消化管の大量出血，精神運動発作などを疑う．

完全寛解
かんぜんかんかい
complete response
回 著効（complete response）

☞著効（p.359）

乾燥性鼻炎
かんそうせいびえん
dry nose
回 rhinitis sicca（ラ）
類 臭鼻症（ozena），萎縮性鼻炎

空気の乾燥により湿度が低下すると粘液層の乾燥により刺激過敏性が増加する．そのため粘膜乾燥・痂皮形成が起こり，鼻出血・鼻乾燥感・鼻閉感などの症状がみられる．

癌特異的抗原
がんとくいてきこうげん
tumor-specific antigen

癌に対して起こる免疫応答の標的となる抗原で，癌細胞にのみ特異的に発現し，正常細胞には存在しないものをいう．癌化に伴う遺伝子変異により量的，質的に変化の起こった蛋白の分解産物であるペプチドが，腫瘍細胞上の主要組織適合複合体分子に提示され，免疫応答の標的となる．特定の癌や同じ細胞由来の癌に発現するものや，多くの癌に共通して発現するものがある．

γグロブリン
がんまぐろぶりん
γ globulin

血清タンパクであるグロブリンを電気泳動すると，α, β, γグロブリンに分けられる．γグロブリンはグロブリンの中で最も多く，γ1, γ2に細分化される．抗体の一部にはβグロブリンも含まれるため，厳密には正しくないが，抗体のほとんどがγグロブリンであることから免疫グロブリンと同義語として用いられる傾向がある．

顔面筋波動
がんめんきんはどう
facial myokymia
回 顔面ミオキミア，ミオキミア

安静時の顔面表情筋に波打つような連続性不随意性波動を認め，時に眼瞼裂の狭小化を生じる疾患．脳幹部の腫瘍性病変や多発性硬化症を原因とし，中枢性に顔面神経が連続的に興奮することで筋波動を生じる．

顔面痙攣
がんめんけいれん
facial spasm

片側顔面痙攣とも呼ばれる．小脳橋角部において前下小脳動脈が顔面神経と接触し顔面神経が異常興奮することが原因と考えられている．初発部位は眼瞼，特に下眼瞼であることが多いが，徐々に鼻唇溝へと痙攣部位が広がることがある（片側顔面痙攣）．一方，眼瞼痙攣は両側に生じる．両側の眼輪筋が不随意に収縮し開瞼が困難になる．不随意運動のジストニアの一種である．日本神経学会での正式用語は眼瞼攣縮である．両側顔面痙攣の一例として Meige 症候群があげられる．両側の不随意の閉眼と口すぼめ運動が生じる．Meige 症候群もジストニアの一種である．近年，いずれの疾患に対しても，A 型ボツリヌス毒素を筋注して痙攣を抑制する治療が広まりつつある．

顔面肩甲上腕型筋ジストロフィー
がんめんけんこうじょうわんがたきんじすとろふぃー
facio-scapulo-humeral muscular dystrophy

選択的に顔面，肩，首，上腕の筋肉に萎縮や筋力低下が生じる，常染色体優性遺伝の疾患である．顔面表情の欠如や上肢の挙上不良で発症する場合が多い．発症年齢は 10 歳代が多いが壮年期まで幅があり，自覚症状のない軽症例も存在する．時に筋力低下は左右非対称で，下肢に筋萎縮を認める場合もある．呼吸筋，心筋は侵されにくいので，生命予後は良好である．

顔面拘縮
がんめんこうしゅく
facial contracture

顔面神経麻痺の後遺症として生じる表情筋の障害．麻痺側の鼻唇溝が深くなり，瞼裂が狭小化し，安静時の顔面非対称が明らかな状態である．麻痺側の表情筋の緊張が亢進することにより顔面拘縮が生じる．

顔面神経
がんめんしんけい
facial nerve

顔面神経核にニューロンを有し顔面表情筋の運動神経である狭義の顔面神経と中間神経から構成される．狭義の顔面神経は，顔面表情筋に加えて，アブミ骨筋，茎状舌骨筋，顎二腹筋の後腹も支配する．一方，中間神経には，上唾液核にニューロンを有する副交感神経線維（遠心性神経），味覚を司る求心性線維（鼓索神経），耳介や耳後部の一部の皮膚の感覚を司る求心性などが含まれる．顔面神経の側頭骨内の走行部分が長いため，顔面神経は脳神経の中で最も機能障害をきたしやすい．ウイルス感染などによって顔面神経に浮腫が生じると顔面神経の軸索を包んでいる神経鞘に変性が生じ（脱髄），伝導速度が低下して顔面の表情筋の弛緩など，さまざまな症状が出現する．

顔面神経窩
がんめんしんけいか
facial recess

鼓室の後方にある凹み．上方をキヌタ骨窩，内側を顔面神経，外側を鼓索神経でかこまれた三角形の領域で，この部位は中耳炎の手術に際して清掃しにくい．

顔面神経管
がんめんしんけいかん
facial canal
⦿ファロピウス管
（Fallopian canal）

側頭骨内を走行する顔面神経を囲む骨管である．内耳道側中枢端（meatal foramen）から迷路部，膝神経節部，水平部（鼓室部），垂直部（乳突部）と名称を変えながら弯曲し，茎乳突孔部で終了する．顔面神経減荷手術ではこの管を開放する．

顔面神経三叉神経吻合
がんめんしんけいさんさしんけいふんごう
facial-trigeminal nerve anastomosis

頭蓋骨を出た末梢で，顔面神経と三叉神経が吻合を有することは，神経ブロックや電気刺激検査の臨床経験より知られている．顔面神経の下顎枝の分岐である耳介側頭神経は三叉神経と吻合をもつことが報告（Baumel JJ）されているが，その生理的意義は不明である．

顔面神経鞘腫
がんめんしんけいしょうしゅ
facial neurinoma

顔面神経の外神経鞘やSchwann細胞から発生する良性腫瘍．症状は反復する顔面神経麻痺が特徴的で，時に顔面痙攣や難聴を伴う．診断には好発部位である側頭骨のCTに加え造影MRIが必須である．治療は摘出術が原則であるが，顔面神経麻痺の程度や年齢に応じて経過観察や減量手術も選択肢となり得る．摘出手術を行った場合の神経再建としては，大耳介神経などを用いた神経移植が多く，時に端々吻合や神経吻合を行う．

顔面神経節
がんめんしんけいせつ
⦿膝神経節(geniculate ganglion)

☞膝神経節（p.237）

顔面神経麻痺
がんめんしんけいまひ
facial palsy
⦿facial nerve paralysis

最も頻度の高い顔面神経麻痺はBell麻痺である．Bell麻痺は，かつては特発性顔面神経麻痺とほぼ同義語として用いられていた．しかしBell麻痺の多くがherpes simplex virus type Iの再活性化によって生じることが明らかになるにつれて，特発性顔面神経麻痺という呼称は使われなくなってきた．また，臨床的にBell麻痺として診断される症例の中に，herpes zoster virus（HZV）によって引き起こされた無疱疹性帯状疱疹が存在することも明らかになってきた．顔面神経麻痺は，ほとんどの場合，一側性に生じ，患側顔面皮膚の弛緩に加えて患側舌前2/3の味覚障害などの症状が生じる．

顔面正中展開法
がんめんせいちゅうてんかいほう
midfacial degloving
⦿ミッドフェイシャルデ

顔面皮膚に切開を入れずに，鼻内切開や両側口腔前庭粘膜を切開し，顔面皮膚を剥離・展開して顔面の中央1/3を展開する方法である．両側の上顎結節まで口腔鼻前庭粘膜を切開し，顔面皮膚を上方，側方に剥離し両側の梨状口縁を露出する．外鼻

グロビング　　　孔を切開して鼻腔をあける．鼻柱を剥離し前頭鼻骨縫合，眼窩下縁，上顎骨前面，頬骨を露出する．両側の鼻腔および鼻腔外側，上顎洞内あるいは上咽頭などが視野におかれる．

顔面動脈
がんめんどうみゃく
facial artery

舌動脈のやや上で外頸動脈から出て，茎突舌骨筋・顎二腹筋後腹の内側を通り，下顎角内側で顎下腺上縁を走り，下顎体下縁を回って咬筋付着部付近で曲がり顔面に出る．顔面に出ると蛇行しながら口角外側から内眼角に向かう．眼動脈の枝である鼻背動脈と吻合する．上行口蓋動脈，オトガイ下動脈，上唇・下唇動脈，眼角動脈がある．

顔面部位別評価法
がんめんぶいべつひょうかほう
regional system

顔面表情の主要な機能を区分して個別に評価し，その合計で顔面神経麻痺の程度を評価する方法．代表的な方法として柳原法（40点法）がある．一方，顔全体の麻痺程度を包括的に捕らえる方法を gross system と呼び，Houes-Brackmann 法が使われている．

顔面ミオキミア
がんめんみおきみあ
facial myokymia
同 顔面筋波動

☞顔面筋波動（p.93）

顔面裂
がんめんれつ
facial cleft

口唇の破裂が顔面に及ぶきわめてまれな先天異常である．顔面は胎生 4 週頃より顔面原基から分化し始めるが，その過程が阻害されると顔面に先天異常が生じる．顔面裂は胎生期の鼻突起，上顎突起などの癒合不全と中胚葉組織の発育不全で生じ，一般的に 4 型に分類される．正中顔面裂では口唇から外鼻へと顔面正中部に裂を生じる．側方顔面裂ではこめかみ近くに裂を生じる．斜顔面裂は口唇または鼻孔から眼裂にいたる破裂である．横顔面裂では口角から耳介前部へ向かう破裂を生じ，破裂の側で巨口症となる．

緘黙症
かんもくしょう
mutism
同 おし状態，無言症

本来は発話可能であるが，長期間無発話である状態．意識障害，失語症，構音器官，喉頭の解剖的・機能的障害はない．難聴小児では，コミュニケーション不全のために無言となることがある．転換性障害によるものや，統合失調症の一症状としても出現する．腫瘍や脳血管障害で間脳と前頭葉の接続が断たれ，随意的な運動と発話がなくなる場合は，無動緘黙症（akinetic mutism）と呼ばれる．

岩様部
がんようぶ
petrous portion
回錐体乳突部

側頭骨のうち乳様突起から錐体に至る四角錘状の骨塊のことで，その中に中耳や内耳が納まっている．後外方は乳突部，前内方は錐体と呼ばれる．鱗部や鼓室部とは骨性に癒合し，これら三者が合体して側頭骨を構成する．

(癌)抑制遺伝子
（がん）よくせいいでんし
tumor suppressor gene

染色体欠失や変異などによりその遺伝子の発現が抑制されたり，消失したりすることで，細胞の増殖能やアポトーシス抵抗性が亢進する遺伝子．網膜芽細胞腫遺伝子（Rb），p53，p21，p16など細胞周期のチェックポイントで働く遺伝子が多く，これらの癌抑制遺伝子は頭頸部癌でもしばしば変異や欠失が認められる．一般には父方か母方いずれか一方の遺伝子が発現すれば癌化へと進まないが，ヘテロ接合体欠失があると残りのアレルにある遺伝子に変異が入った際に，その癌抑制遺伝子は不活化されるため癌化しやすくなる．代表的な癌抑制遺伝子であるp53遺伝子は点突然変異により半減期が延長し，癌組織では変異蛋白が過剰発現の形で検出されやすい．そのため，発見当初は癌遺伝子と考えられていた．

乾酪壊死巣
かんらくえしそう
caseous necrosis nest

結核病変の中心部が壊死に陥ると，この壊死巣は凝固性壊死となり黄色調のチーズ状の壊死物質を形成する．これを乾酪壊死という．壊死巣には蛋白質分解酵素を阻害する脂質が多量に含まれるために融解現象が起きないとされ，その脂質は結核菌の菌体成分および変性マクロファージに由来する．乾酪壊死巣内の結核菌は減少し，抗酸菌染色で検出しにくいが，いわゆる生菌として残存する．

乾酪性副鼻腔炎
かんらくせいふくびくうえん
caseous sinusitis
㊥副鼻腔真菌症

副鼻腔の慢性感染による炎症で，洞内に乾酪性（チーズ様）物質が充満する．上顎洞が好発部位となり，起炎菌は主にアスペルギルスである．症状は鼻閉，膿性または粘性の鼻汁で悪臭を伴い，頭痛，頬部痛，歯痛を伴うこともある．画像では一側性の副鼻腔陰影を認め，骨破壊を伴うこともあるため悪性腫瘍との鑑別を要することもある．治療は内視鏡下にて副鼻腔を開放し，洞内の乾酪様の真菌塊を除去・清掃を行うのが一般的である．

乾酪様物質
かんらくようぶっしつ
caseous material

肉眼的に灰白色で黄色みを帯びたチーズ（乾酪）のような外観を示すために名づけられている．副鼻腔真菌症の際，洞内・鼻内に充満すると乾酪性副鼻腔炎と呼ばれる．

寒冷凝集反応
かんれいぎょうしゅうはんのう
cold agglutination

寒冷凝集素（寒冷状態で細菌や赤血球を凝集させる抗体）を検出する方法．自己免疫性溶血性貧血やマイコプラズマの鑑別診断および伝染性単核球症などのウイルス疾患の診断に用いられる．

寒冷性鼻炎
かんれいせいびえん
cold rhinitis
同 skier's nose

手足の寒冷刺激により循環障害性うっ血を起こし鼻閉が生じる．また寒冷空気吸入により鼻漏が生じる．

緩和ケア
かんわけあ
palliative care

癌の根治を目的とするのではなく，癌病変の進行により発生してくる諸症状を改善することにより quality of life（QOL）を高めることを目的とした治療法である．緩和ケアは，癌が進行した時期だけではなく，癌の診断や治療と並行して行われるべきものである．癌疼痛に対するペインコントロールなどの身体的苦痛緩和が有名であるが，その他にも，精神的苦痛，社会的苦痛，スピリチュアルペイン，さらには家族も含めた全人的苦痛に対するケアが重要である．

き

気圧外傷
きあつがいしょう
pressure trauma

急激あるいは過大な体内外の気圧差によって引き起こされる障害．ダイビングや航空機搭乗，強い鼻かみなどが原因となる．小孔を介して外界と交通がある中耳や副鼻腔に生じやすい．中耳の気圧外傷では，粘膜の浮腫や出血，鼓膜破裂，外リンパ瘻，膜迷路破裂などが起こり，耳痛，難聴，耳鳴，耳閉感，めまいなどをきたす．耳管の障害は気圧外傷の誘因になる．感冒時に航空機に乗る際はバルサルバ法などで中耳換気を促し予防に努める．☞圧外傷（p.7）

気圧性中耳炎
きあつせいちゅうじえん
airplane otitis media, barotrauma
同 航空性中耳炎（aerootitis）

☞航空性中耳炎（p.157）

奇異呼吸
きいこきゅう
paradoxical respiration

①胸郭の動きが左右対称でない，②胸部と腹部の動きが同調していない，③胸郭の一部が他と逆の動きをする，などの異常な呼吸運動の総称．それぞれの例として，①一側無気肺，気胸，

血胸，気道内異物，②閉塞性睡眠時無呼吸症候群，頸髄損傷，③胸郭動揺（flail chest）などがある．このような状況では換気効率の低下があるため，適切な処置が必要となる．

奇異性鼻閉
きいせいびへい
paradoxical nasal obstruction

解剖学的に一側の鼻腔が極端に狭くなっている症例では，nasal cycle によって広い鼻腔側の鼻粘膜が腫脹すると，患者はその側の強い鼻閉をしばしば訴える．この現象を奇異性鼻閉と呼ぶ．

キーゼルバッハ部位
きーぜるばっはぶい
Kiesselbach's plexus
同 リトル野（Little's area）

鼻中隔粘膜の前下部で，粘膜下に微細な血管が集合・吻合して血管網を形成している部分．血管網は蝶口蓋動脈，前篩骨動脈，上口唇動脈，大口蓋動脈などからの分枝で構成される．鼻出血の好発部位．

起炎菌
きえんきん
causatire pathogen

感染症の原因となった細菌である．通常，単一株の細菌が起炎菌となることが多いが，口腔内感染症など1つの感染症に複数の起炎菌が存在する場合もある．

基音
きおん
fundamental tone

周期性ないし準周期性複合音で，基本周波数をもつ成分をいう．☞基本周波数（p.109），倍音（p.406），調波成分（p.356）

疑核
ぎかく
nucleus ambiguus（ラ）

延髄に位置する吻尾方向に長い神経核であり，19世紀後半，Krause によって命名された．舌咽神経，迷走神経の特殊内臓遠心性線維，副神経延髄根の起始核である．運動神経細胞には体局在的配列があり，吻側から尾側に茎突咽頭筋（舌咽神経支配），食道，咽頭，喉頭支配細胞の順に配列している．

規格化雑音エネルギー
きかくかざつおんえねるぎー
normalized noise energy

音声波のような準周期性複合音を，くし型フィルタなどの方法で調波成分と雑音成分に分離した場合，雑音成分のエネルギーが音声エネルギー全体の中で占める割合をいう．％で表す．くし型フィルタの特性を調整することにより，分析目的に応じた精緻な解析が可能になる．☞調波成分（p.356），調波雑音比（p.356）

気管開窓術
きかんかいそうじゅつ
tracheal fenestration

気管開窓とは気管切開術の際に気管を切り取る，逆U字に切開するなど気管に穴を開ける行為を示す．気管開窓術とは，気管切開を行った上で，開窓された気管断端と周囲皮膚を縫口して，永久気管孔を作製する手技を示す．気管開窓術では必ずし

も気管カニューレは必要ではない．

気管気管支鏡
きかんきかんしきょう
tracheobronchoscope
⑩気管気管支鏡(検査)法
(tracheobronchoscopy),
気管支鏡，気管支ファイバースコープ

大きく分けて硬性気管気管支鏡と軟性気管気管支鏡がある．硬性鏡には，Jackson式，Killian式，Robert式，Lemoine式，STORZ社製がある．現在では気管に異物の診断・摘出や，気管・気管支狭窄に対するステント治療に用いられるのが，歴史的には喀血の診断，治療で結核や肺癌に用いられてきた．軟性気管支鏡はファイバー方式から，先端にCCDカメラが組み込まれた電子（ビデオ）内視鏡方式が主流になってきている．近年では，可視範囲の細胞診や生検だけでなく，気管支肺胞洗浄法（BAL）や経気管支肺生検（TBLB）など透視下に肺胞や末梢肺組織の診断も可能になっている．☞気管支鏡（p.101），気管支ファイバースコープ（p.102）

気管気管支リンパ節
きかんきかんしりんぱせつ
tracheobronchial nodes

気管と気管支が鈍角をなす部位に存在し，右側では奇静脈の内側にあり，左側では大動脈弓の内後壁に囲まれた位置に存在するリンパ節をいう（肺癌取扱い規約改訂第6版）．胸部気管リンパ節の一つで，気管気管支角に存在するリンパ節である．No 106tb．左側（No 106tbL）では，上縁は大動脈下縁で大動脈弓内側縁に囲まれて存在するリンパ節（大動脈弓下リンパ節）を含む．右側（No 106tbR）では，上縁は奇静脈弓下縁である（食道癌取扱い規約第10版補訂版）．

気管形成術
きかんけいせいじゅつ
tracheoplasty

気管の病変に対して病変とともに気管を切除し，欠損部の気道を再建する術式である．手術適応は腫瘍（甲状腺癌，食道癌，原発性気管腫瘍，肺癌），外傷，狭窄（炎症性，気管切開後）などである．気管管状切除では端々吻合を行うが，通常6cmまでの切除後再建が限界とされている．気管部分切除では軟骨，皮膚などで再建する．重大な合併症には縫合不全，吻合部狭窄がある．近年，適応を限定して人工気管による再生医療が始まっている．

気管骨形成(症)
きかんこつけいせい(しょう)
tracheopathia osteoplastica(ラ)
回気管骨新生(症)

気管・気管支の粘膜下の結合織に骨や軟骨が増殖するまれな疾患で，管腔内に突出した球状の隆起を多数認める．自覚症状は病変が軽度であれば無症状で治療の必要はないが，病変が大きくなると違和感や咳嗽，血痰，喘鳴を認めることがあり外科的治療の報告もある．診断は胸部X線写真，CT，気管支鏡，病理，剖検による．病因は不明であるが，慢性炎症，先天奇形などが考えられている．近年，気管内視鏡検査の普及に伴い報告

例が増加している．

気管骨新生(症)
きかんこつしんせい(しょう)
回 気管骨形成(症)
(tracheopathia osteo-plastica(ラ))

☞気管骨形成（症）(p.100)

気管支炎
きかんしえん
bronchitis

急性と慢性に大別され，急性はさまざまな微生物や刺激性のガスの吸入などにより引き起こされる．かぜ症候群に続発することが多いが，上気道に比較してウイルス性に二次性細菌感染の割合が高くなる．発熱，咳，痰が主な症状である．慢性気管支炎は痰を伴った咳が2年以上持続し，毎年主に冬に少なくとも3ヵ月以上ほとんど毎日続き喫煙歴を有する中年以降の男性に多い．副鼻腔気管支症候群も本疾患に含まれるが，先天性素因も関与している．

気管支拡張(症)
きかんしかくちょう(しょう)
bronchiectasis
回 bronchiectasia

気管支が非可逆的な拡張をきたした病態．気管支の拡張により，気管支の浄化作用が低下し，気管支炎や肺炎を起こしやすくなる．拡張した気管支には血管が増え，血痰や喀血も出現する．原因として気管支線毛運動の機能障害（カルタゲナー症候群），幼少時期の重症呼吸器感染，肺結核，肺化膿症，塵肺などの疾患に引き続き出現する．胸部CTにて気管拡張を評価する．気道クリーニングと感染対策が治療の基本となる．

気管支拡張薬
きかんしかくちょうやく
bronchodilator

テオフィリンを代表とするキサンチン誘導体，交感神経刺激薬である$\beta2$刺激薬，副交感神経遮断薬である抗コリン薬の三種類に大別される．キサンチン誘導体は細胞内 cyclic AMP および cyclic GMP を増加させることにより（経口・経静脈的），$\beta2$刺激薬は交感神経を介して（吸入・経皮的），抗コリン薬は副交感神経を遮断することにより（吸入），気管支拡張作用を有する．

気管支鏡
きかんしきょう
bronchoscope
関 気管気管支鏡, 気管支ファイバースコープ

気管支直達鏡とも呼ばれ，金属製の筒の中に光源を挿入し，別に鉗子などの器具を挿入する．代表的なものにJackson-小野式，Robert式がある．最近のものは中に硬性鏡が入るタイプもある．軟性鏡と比べ，患者の頭位や挿入操作が難しい．大きな異物摘出やレーザー，ステント治療などの際に使用され，また換気も行うことができる．☞気管気管支鏡 (p.100), 気管支フ

ァイバースコープ（p.102）

気管支喘息
きかんしぜんそく
bronchial asthma

喘鳴を伴う反復する呼吸困難発作を特徴とする呼吸器疾患である．気道過敏性の亢進，可逆性の気道狭窄を起こし，発作的な喘鳴，咳，息切れ，胸部の圧迫感などの症状をきたす．好酸球の浸潤や気道壁の肥厚，リモデリングなどの病理学的特徴をもつ．また，多くの異なる刺激に反応して，過剰な気管支平滑筋収縮を引き起こす．

気管支ファイバースコープ
きかんしふぁいばーすこーぷ
bronchofiberscope
㊕気管気管支鏡，気管支鏡

観察と同時に吸引・鉗子操作ができるチャンネルを有し，先端部は左右，上下 150～180 度まで湾曲できるようになっている．外口径は 4～6 mm 程度のものが多く使用されている．経鼻，経口挿入ができ，硬性鏡に比べ自由度が高く，また亜区域気管支まで観察可能である．小さな異物除去や生検などに主に使用される．但し換気に問題がある例では注意して使用する必要がある．☞気管気管支鏡（p.100），気管支鏡（p.101）

気管食道溝
きかんしょくどうこう
tracheoesophageal sulcus

気管と食道の間にみられる溝状に陥凹した部位．そこを反回神経が上行するが，右側ではやや離れて走行することが多い．

気管食道シャント
きかんしょくどうしゃんと
tracheoesophageal shunt
㊕TE シャント

喉頭摘出後の音声代用法の一つ．気管膜様部と食道前壁の間に小瘻孔を形成する．気管孔を用指的に閉鎖して気管食道瘻から呼気を咽頭に導き，咽頭壁の膨隆によって形成される新声門を振動させることで発声が可能となる．

気管切開
きかんせっかい
tracheo[s]tomy

頸部で気管を外科的に開口し，気道を作製するもの．炎症や腫瘍あるいは神経麻痺などによる気管より上方の閉塞，下部気道における分泌物貯留の処置と予防，呼吸不全に伴う死腔や気道抵抗の減少などが適応となる．第 2～4 気管輪の高さで気管前壁を切開する．通常は気管切開後に気管カニューレなどの呼吸用チューブを挿入する．気管カニューレの位置異常，出血，皮下や縦隔の気腫や気胸，感染，軟骨膜炎や喉頭狭窄などの合併症に注意する．

気管前リンパ節
きかんぜんりんぱせつ
pretracheal node

前頸部リンパ節［頸動脈鞘と第一頸椎上縁と胸骨・鎖骨上縁に囲まれ頸筋膜の浅葉および椎前葉の間にあるリンパ節をいう．］の一つ（subgroup）で気管前面の脂肪組織中に存在する

（頭頸部癌取扱い規約改訂第4版）．甲状腺下縁から尾側方向に頸部から郭清し得る気管前のリンパ節（Ⅱ気管前）をいう（甲状腺癌取扱い規約第6版）．No 100tr　頸部気管前リンパ節：舌骨と左腕頭動脈の間で，気管前面の脂肪組織中に存在するリンパ節．喉頭および甲状腺前面のリンパ節も含む（食道癌取扱い規約第10版補訂版）．上縦隔上部リンパ節より下にあり気管前壁に位置するリンパ節で，右側では前方は上大静脈後壁まで，左側では腕頭静脈の後壁までに存在するリンパ節をいう（肺癌取扱い規約改訂第6版）．

気管軟弱症
きかんなんじゃくしょう
tracheomalacia

　気管軟骨が脆弱なため，呼吸に伴い気管内腔が閉塞し，喘鳴，呼吸困難，反復性下気道感染を生じる．内視鏡下に気管内腔が前後あるいは左右に虚脱するのが観察される．全身麻酔下の陽圧呼吸時には虚脱はみられない．生後まもない気管の未熟性によるものと，長期の気管内挿管によるカフ障害，外傷，感染，再発性多発軟骨炎による後天性のものがある．生後間もないものは，多くは成長に伴い6〜24ヵ月で正常化する．

気管傍(旁)リンパ節
きかんぼうりんぱせつ
paratracheal nodes

　前頸部リンパ節［頸動脈鞘と第一頸椎上縁と胸骨・鎖骨上縁に囲まれ頸筋膜の浅葉および椎前葉の間にあるリンパ節をいう．］の一つ（subgroup）で気管側面の脂肪組織中に存在する（頭頸部癌取扱い規約改訂第4版）．気管側面のリンパ節で，尾側は頸部から郭清し得る範囲，頭側は反回神経が喉頭に入るところまでとする（Ⅲ気管傍）（甲状腺癌取扱い規約第6版）．気管の側面に位置するリンパ節で，上縦隔上部リンパ節と気管気管支リンパ節の間に存在するリンパ節をいう（肺癌取扱い規約改訂第6版）．

気胸
ききょう
pneumothorax

　胸腔内に空気または気体が存在する状態．臓側胸膜の穿孔のほか，胸壁，横隔膜，縦隔，食道などの胸腔への穿孔でも起こる．呼吸困難，胸痛，咳が主症状であり，多くは突然発症する．胸痛は呼吸に伴う．外傷や医原性に生じうるが，多くは胸膜下の気腫性囊胞の破裂による自然気胸である．胸腔内圧が異常に増大し健側への縦隔偏位，患側肺虚脱，横隔膜低位などがみられるものを緊張性気胸と呼び，進行性で高度の呼吸循環不全を呈する．

菊池病
きくちびょう

☞亜急性壊死性リンパ節炎（p.3）

Kikuchi disease
同 亜急性壊死性リンパ節炎（subacute necrotizing lymphadenitis）

奇形腫
きけいしゅ
teratoma

最近では胚細胞性腫瘍と呼ばれ，胚細胞（卵子，精子）の元になる細胞（原始生殖細胞）が腫瘍化したもので，良性，悪性のものを含む．奇形腫の約3.5%が頭頸部に生じる．頸部奇形腫は生下時から認められ，腫瘍が大きいと気管や食道を圧迫する．CTにて腫瘍内に石灰化を認めることがある．治療は腫瘍の摘出である．

危険間隙
きけんかんげき
danger space

咽頭後間隙と椎前間隙との間の潜在腔で，腹側と背側を2枚の深頸筋膜深葉（翼状筋膜，椎前筋膜）で囲まれる．翼状間隙は脆弱で，咽頭後間隙の病変が容易に進展する．頭蓋底から横隔膜まで連続しており，特に縦隔への急速な病変の進展が起こる可能性があり，注意を要する．

気骨導差
きこつどうさ
同 気導骨導差（air bone gap）

☞気導骨導差（p.107）

起座（位）呼吸姿勢
きざ（い）こきゅうしせい
orthopneic position
同 orthopnea position

呼吸困難の際，臥床していると呼吸困難が強くなるが，座位でものによりかかると楽になるので，そのような呼吸姿勢をいう．座位で前屈位をとり，大胸筋など補助呼吸筋を用いて呼吸を行う．左心不全や気管支喘息発作の際に認める．これらの病態では起座呼吸姿勢をとると，肺血流の減少や横隔膜の低下による吸気仕事量の減少のため呼吸困難が軽減される．

擬似音声
ぎじおんせい
voice simulator
同 人工音声（artificial voice）

☞人工音声（p.273）

擬似口
ぎじこう
mouth simulator
同 人工口（artificial mouth）

☞人工口（p.273）

擬似マストイド
ぎじますといど
mastoid simulator
同 人工マストイド
（artificial mastoid）

☞ 人工マストイド（p.275）

希釈法
きしゃくほう
dilution method
同 MIC 法（MIC test）

薬剤感受性検査法の一つであり，ある抗菌剤を段階希釈し各々の濃度を含む培地を作成し，被検菌を植え，37℃で一定時間培養後，菌の発育を阻止した最小濃度を求める方法である．最近では，微量液体希釈法が多用されており，液体培地が細菌の増殖によって濁ってくるか否かでその発育状態を判定し，培地が濁らない，すなわち発育が抑制された抗菌薬濃度が MIC とされる．

基準音圧
きじゅんおんあつ
reference sound pressure

音圧をレベル（デシベル：dB）表示する際に 0 dB に相当する基準となる音圧．音圧レベル表示では 20 μPa，聴力レベル表示では 20 歳前後の聴力正常耳の聴覚閾値に相当する音圧の平均値を基準音圧としている．

基準嗅力検査
きじゅんきゅうりょくけんさ
同 T & T オルファクトメトリー（T & T olfactometry）

☞ T & T オルファクトメトリー（p.362）

基準周波数レスポンス
きじゅんしゅうはすうれすぽんす
basic frequency response

補聴器の規準の状態で，利得調整器を規準の位置とした時の，音圧レベル 60 dB の純音入力に対する出力音圧レベルの周波数レスポンス．ここで利得調整器の基準の位置とは，補聴器の規準の状態で，1,600 Hz において，音圧レベル 60 dB の入力に対する出力音圧を，90 dB 最大出力音圧レベル（$OSPL_{90}$）よりも 15±1 dB 低い音圧に等しくする利得調整器の位置．ただし，利得調整器を利得最大より 7 dB 低い位置にした時に，音圧レベル 60 dB の入力に対する出力音圧が，OSPL90−15±1 dB に達しない場合には，利得最大より 7 dB 低い位置を規準の位置とする．

擬似裸耳利得
ぎじらじりとく
manikin unoccluded ear gain
同 simulated open ear gain

擬似耳を備えた標準頭部胴体模型により測定した裸耳利得．

起声
きせい
vocal attack
同 声たて (attack of voice)

声帯振動開始の様式．強い声門閉鎖から爆発的に呼出を行って発声を開始する様式を硬起声，声門が完全に閉鎖していない状態から徐々に呼気を送って定常的な発声にいたる様式を軟起声という．起声の方法が機能的あるいは器質的音声障害の原因となりうる場合は病的とみなし，音声訓練による矯正の適応となる．

偽性球麻痺
ぎせいきゅうまひ
pseudobulbar palsy
同 仮性球麻痺 (pseudobulbar paralysis)
類 核上性麻痺 (supranuclear paralysis)

延髄上の病変により軟口蓋麻痺や舌運動障害など球麻痺に類似した症状を呈する病態．通常は両側性の障害である．球（延髄）病変が原因として存在しないためこのように呼称される．多くは内包付近の両側性のラクナ梗塞などにより皮質延髄路が両側性に障害された場合などに生じる．

季節性アレルギー性鼻炎
きせつせいあれるぎーせいびえん
seasonal allergic rhinitis
類 花粉症 (pollinosis)

アレルギー性鼻炎のうち，季節性に発症するもの．花粉が原因となることがほとんどであるが（☞花粉症 p.80），昆虫や一部の真菌も原因となりうる．

気息性嗄声
きそくせいさせい
breathy voice

聴覚心理的に，発声に伴う息もれの状態を思わせる声の異常．有響性をもたない雑音成分の増加として聴取される．声帯結節などの腫瘍，喉頭麻痺などによる声門閉鎖不全に起因する場合，発声時呼気流率の増加を伴う．GRBAS 尺度においては B 成分として評価される．

期待陰性波
きたいいんせいは
contingent negative variation

事象関連電位の一つ．2 つの感覚刺激 S1（警告刺激 warning stimulus）および S2（命令刺激 imperative stimulus）を一定間隔で一対呈示し，S1 に関連した S2 としてこれを知覚判断し，または運動開始を命じることにより，S1・S2 の時間間隔に発生する緩徐な一相性の陰性電位変動．随伴陰性変動ともいう．音が認識されたことを他覚的に示すため，他覚的聴力検査法として応用されうる．

既治療例
きちりょうれい
treated case
同 二次例 (secondary case)

当該癌に対して初診時にすでに何らかの治療（手術療法，化学療法，放射線療法など）が開始されているか，あるいは終了している症例をいう．

吃音
きつおん
stuttering

繰り返し，引き延ばし，難発を主症状とする非流暢．発達性と後天的大脳損傷で生じる神経原性，精神的ショックによる心理性がある．言語発達の段階としても繰り返しが短期間出ることがあるが，吃音とは呼ばない．発達性吃音は複数の遺伝因子が関与し，幼児の約5%に発症し，ストレスや構音障害などがきっかけになりやすい．成人は1%程度の有病率で，男性に多く，予期不安，回避，緊張，身体運動などの随伴症状を伴う．

基底細胞癌
きていさいぼうがん
basal cell carcinoma

皮膚の重層扁平上皮から発生する低悪性度の腫瘍である．基底細胞に類似した丈の長い細胞からなり，多少の細胞異型をもつ．日光に当たる頭と首に好発する．治療は外科的切除であり，転移はほとんど起こらず，完全に摘出されれば予後良好である．皮膚以外で生じる同様な腫瘍は，類基底細胞癌（basaloid cell carcinoma）と呼ばれることがある．

基底細胞腫
きていさいぼうしゅ
basal cell adenoma

基底細胞様の腫瘍細胞が主体をなす良性の唾液腺腫瘍で，多形腺腫にみられるような粘液軟骨状の間質成分をもたない．全唾液腺腫瘍の1〜3%で，耳下腺（75%）が多いが，小唾液腺にも発生する．充実型，索状型，管状型に分類される．腫瘍胞巣周囲の基底膜が肥厚した像を示す型を膜状型という．治療は切除であり，膜状型は再発が多いのでより広い切除が望ましい．

基底細胞腺癌
きていさいぼうせんがん
basal cell adenocarcinoma

基底細胞類似の細胞が主体を占める癌で低悪性度の腫瘍である．局所に破壊性浸潤を示し，再発も起こすが，遠隔転移はまれで生命予後はよい．90%は耳下腺に生じ浅葉に多い．小唾液腺発生はまれである．60歳代に多く，幼児や若年者にはみられない．無痛性の腫脹を主訴とする．治療は外科的切除である．

気導
きどう
air conduction
回 空気伝導

音が外耳と中耳を通して内耳へと伝えられること．日常生活の場で通常聞く音は，大部分が気導聴力によって得られるので，実際の聴力の良否はほとんど気導聴力によって決まる．気導によって聴取できる周波数は人間では，20 Hz〜20 kHz程度である．気導聴力の測定には，通常オージオメータが用いられる．

気導骨導差
きどうこつどうさ
air bone gap, AB gap
回 気骨導差

気導聴力レベルから骨導聴力レベルを差し引いた値．正常耳と感音難聴耳では気導聴力レベルと骨導聴力レベルは一致する．気導聴力レベルが悪く，骨導聴力レベルが正常の時は伝音難聴であり，外耳，中耳に病変があることを示す．気導聴力レベルと骨導聴力レベルが共に悪く，両者の間に差（気導骨導差）が

ある時は混合性難聴であり，伝音器，感覚器の両者に障害があることを示す．

気道抵抗
きどうていこう
airway resistance

肺胞から口腔までの気道全体に生じる気流に対する抵抗のこと．1秒あたり1リットルの流量を流すのに必要な肺胞内圧と口腔内圧の差で表す．気流速度と口腔内圧は直接測定できるが，肺胞内圧は体プレスチモグラフを用いて求める．気管支喘息や閉塞性肺疾患で高値を示す．

気道分泌物
きどうぶんぴぶつ
secretion

気道上皮の杯細胞や粘膜固有層の腺細胞からの分泌液と粘膜からの滲出液・遊出細胞などで構成される．下気道では末梢気管支から気管側に向け線毛円柱上皮細胞の線毛運動により輸送され，上気道（鼻腔）では主として後鼻孔側へ輸送される．ほとんどは途中で蒸発・再吸収され，嚥下とともに飲み込まれるが，気道炎症により分泌が亢進すると喀痰や鼻漏となって排出される．

企図振戦
きとしんせん
intention tremor

四肢や体幹に不規則に出現する不随意運動のうち，動作が目的終了に近づくと律動的なふるえが顕著に増悪して，運動終了後も数秒間持続する特徴をもつ振戦．小脳の歯状核，歯状核赤核路，あるいは上小脳脚の障害で発現するとされ，障害の急性期にはほとんど観察されず，病変がやや慢性期に入ってから発現する．一般に，多発性硬化症，脳卒中，そのほかに薬物過剰使用による小脳機能不全にみられる．

キヌタ・アブミ関節
きぬた・あぶみかんせつ
incudostapedial joint
圓 incudostapedial articulation

キヌタ骨の豆状突起とアブミ骨頭とを連結する関節．音響負荷時のアブミ骨の振動は，低周波数域ではピストン様に振動するが，高周波数域ではピストン様運動に蝶番様運動や回旋運動が加わり，複雑な振動様式を示す．キヌタ・アブミ関節は周囲を関節嚢で囲まれており，キヌタ骨やアブミ骨の複雑な動きに対応できる自由度の高い構造となっている．反面，関節の結合は強くないので，外傷による離断が起こりやすい．☞耳小骨（p.230）

キヌタ骨
きぬたこつ
incus
圓 anvil

耳小骨連鎖を構成するL字形の骨で，ツチ骨とアブミ骨の中間に存在する．キヌタ骨体，短脚，長脚に分けられる．キヌタ骨体は上鼓室においてツチ骨頭と関節を形成する．短脚は後下方に延びてキヌタ骨窩に入り，先端に付着した靱帯によって保持されている．長脚は鼓室の前下方に向かい，豆状突起で直角

に曲がりアブミ骨頭と関節を形成する．関節面を除き全面が粘膜で覆われており，栄養供給は主に粘膜の血管より受ける．

キヌタ・ツチ関節
きぬた・つちかんせつ
incudomalleal joint
回 incudomalleal articulation

キヌタ骨体とツチ骨頭とを連結する関節．いずれも第一鰓弓から発生するため関節面は密に結合し外れにくい．通常の音圧では両者は一体として振動するが，強大音では関節運動が生じ，キヌタ骨に伝わる振動は減弱する． ☞耳小骨（p.230）

機能性嚥下障害
きのうせいえんげしょうがい
functional dysphagia

嚥下障害は，器質性嚥下障害，運動障害性嚥下障害，機能性嚥下障害に分類される．器質的な病変がなく，嚥下運動が障害されていないにもかかわらず，嚥下障害が生じている場合に機能的嚥下障害と診断される．この中には急性咽頭炎などの嚥下時痛によるものや，心因性のものが含まれるが，あくまでも除外診断と考えるべきである．

機能性難聴
きのうせいなんちょう
functional hearing loss
類 functional deafness（心因性難聴）

器質的障害を原因としない難聴．純音聴力検査の聴力レベルの閾値が，ABRなど他覚的聴力検査で得られた値より大きい．皿型の聴力像を示すことが多く，気導骨導差を伴うことが多いと報告されている．詐聴と異なり，故意でない．自記オージオメトリーでは連続音の閾値が断続音より低くなるJergerのV型を示すことが多い．

気嚢胞
きのうほう
pneumatocele
回 pneumosinus dilatans

異常な気胞化をした副鼻腔．前頭洞に好発する．洞全体が異常な気胞化をし，骨の菲薄化や欠損などは認められないものをpneumosinus dilatans，洞が部分的に突出し骨壁の菲薄化や欠損を認めるものをpneumatoceleと区別する．周囲への突出による圧迫症状（皮下隆起，複視，頭痛など）を呈する．成因は，ワンウェイバルブ，炎症（ガス産生菌による），外傷など種々あるが定説はない．

基本周波数
きほんしゅうはすう
fundamental frequency
回 基本振動数

純音，あるいは周期性ないし準周期性の複合音で，その周期に相当する周波数をさす． ☞基音（p.99）

基本振動数
きほんしんどうすう
回 基本周波数（fundamental frequency）

☞基本周波数（同頁）

偽膜
ぎまく
pseudomembrane

咽喉頭領域で使用される偽膜とは，ジフテリア菌による感染症で咽喉頭に生じた白い膜のことをさす．組織としての膜構造を有せず線維組織や剥脱上皮，フィブリンや好中球などからなる．咽頭に生じる偽膜は境界明瞭で厚く容易には剥がれず，剥がそうとすると出血する．偽膜形成が喉頭や気管まで進展すると呼吸困難が生じる．☞ジフテリア（p.239）

木村病
きむらびょう
Kimura disease
囲 軟部好酸球肉芽腫症
(eosinophilic granuloma of soft tissue)

リンパ濾胞過形成と好酸球浸潤を伴った炎症性肉芽腫で，1948年に木村哲二によって報告された．耳下腺部に好発し顎下部，頸部，顔面，四肢などの軟部組織に無痛性の腫瘤を形成する．血液検査にて好酸球増多，IgE高値，しばしば抗カンジダIgE抗体陽性を示す．若年男性に好発し経過は長い．治療はステロイドホルモンが奏功するが投与中止により再発することが多い．そのほか抗アレルギー薬の投与も行われるが難治性の例が多く，しばしば美容的な観点から切除術が選択される．

逆受身ラテックス凝集反応
ぎゃくうけみらてっくすぎょうしゅうはんのう
reversed passive latex hemagglutination

検出したい抗原に対する抗体をラテックス粒子に吸着させ，被検検体と反応させると，抗原が陽性の場合は凝集する性質を利用した検査法．溶連菌，腸管出血性大腸菌O157，ディフィシル菌，カンジダ属菌，HBV，アデノウイルス，ロタウイルスなどの検出に利用される．

逆転写酵素
ぎゃくてんしゃこうそ
reverse transcriptase

RNAを鋳型にしてDNAを合成（逆転写）する酵素．以前，遺伝情報はDNAからRNAへの転写により一方向にのみ行われると考えられていた（セントラルドグマ）が，1970年テミンとボルチモアがそれぞれレトロウイルス粒子中にこの酵素を見い出した．メッセンジャーRNA（mRNA）からの相補的DNA（cDNA）合成に利用され，遺伝子工学や遺伝子の同定など分子生物学的実験には不可欠の有用な酵素である．

逆流圧
ぎゃくりゅうあつ
stump pressure

バルーンカテーテルによる動脈閉塞試験（balloon occlusion test）を行った時の，親動脈，主として内頸動脈を閉塞した場合の内頸動脈にかかっている逆流圧のことをいう．一般的に脳血管障害に対するバイパス術，脳動脈瘤クリッピング，血管内塞栓術，頭頸部領域では頸動脈内膜剥離術に際し，術中の脳虚血の程度を予測する一つの指標として，虚血症状出現の有無やその時間とともに計測される．

逆流性食道炎
ぎゃくりゅうせいしょくどうえん
reflux esophagitis
㊙胃食道逆流症

胃内容が食道内に逆流することに起因する食道局所の内視鏡的，病理組織的所見を重視した疾患概念で，定型症状として呑酸，胸焼け，ゲップがある．内視鏡で食道粘膜に所見がないものを NERD（nonerosive gastroesophageal reflux disease）と呼ぶ．治療薬には PPI（proton pump inhibitor），H_2 ブロッカー，消化運動促進薬などがある．

逆行性顔面神経誘発電位
ぎゃっこうせいがんめんしんけいゆうはつでんい
antidromically evoked facial nerve electromyography
同 逆行性顔面神経誘発電位検査

顔面神経を，耳下腺管より刺激して，末梢側より中枢側に伝達する過程の活動電位を外耳道後壁より記録した誘発電位のこと．ベル麻痺やハント症候群などの急性末梢性顔面神経麻痺の側頭骨内の神経伝導障害を，発症 1 週間以内の早期に把握できる．NET や electroneurography は，側頭骨外に神経障害が及ばないと異常所見が得られないが，本検査は側頭骨内の伝導ブロックの状態で神経障害を評価できる利点をもつ．

逆行性顔面神経誘発電位検査
ぎゃっこうせいがんめんしんけいゆうはつでんいけんさ
同 逆行性顔面神経誘発電位（antidromically evoked facial nerve electromyography）

☞逆行性顔面神経誘発電位（同頁）

吸引細胞診
きゅういんさいぼうしん
aspiration cytology
同 穿刺吸引細胞診（fine needle aspiration cytology）

☞穿刺吸引細胞診（p.308）

弓下窩動脈
きゅうかどうみゃく
subarcuate artery

前下小脳動脈あるいは内耳（迷路）動脈から分枝し，弓下窩を貫通して耳胞を栄養する動脈．胎生 5 ヵ月頃まではよく発達しているが，その後，耳胞の成熟が進むにしたがい本来の役目を終えて徐々に退縮する．

嗅覚
きゅうかく
olfaction

ニオイを感じる知覚のこと．揮発性であることの多いニオイ分子が空気中を浮遊して，鼻腔内の嗅上皮にある嗅覚受容器を刺激し，それを認識する際に生じる感覚．臭覚ともいう．

嗅覚過敏
きゅうかくかびん
hyperosmia

ニオイが必要以上に強くにおい，鼻につく状態のことで，ときに頭痛や嘔気まで起こることがある．神経症などの心因性精神障害，化学物質過敏症や妊娠初期などにみられることがある．

嗅覚幻覚
きゅうかくげんかく
phantosmia
同 幻嗅(olfactory hallucination)

実際は外界からのニオイの入力がないのにもかかわらず，ニオイがする現象．原因は，脳腫瘍などの器質性，統合失調症をはじめとする精神病性，PTSDなどの心因性やLSD・覚醒剤による薬理性などさまざまである．

嗅覚検査法
きゅうかくけんさほう
olfactometry

最も簡潔な方法は，手元にある物質を目を閉じさせた患者の鼻腔に近づけ，嗅覚の有無を返答させることで，おおよその見当がつけられる．世界各国でさまざまな嗅覚検査が行われているが，国際的に統一されていない．わが国で現在，保険請求可能な検査法は，T＆Tオルファクトメーターを用いた基準嗅力検査法と静脈性嗅覚検査法だけである．

嗅覚減退
きゅうかくげんたい
hyposmia

ニオイがわかりにくくなった状態のこと．軽度減退はニオイはするが弱い感じであるものの日常生活に支障はない程度，中等度減退は強いニオイはわかる程度，高度減退はほとんどニオイがしない状態のことをいう．

嗅覚錯誤
きゅうかくさくご
parosmia
同 異嗅症(dysosmia)

☞異嗅症 (p.16)

嗅覚識別検査
きゅうかくしきべつけんさ
smell identification test
同 嗅覚同定検査

目の前のニオイが何のニオイか当てることを識別といい，識別能力を測る検査を識別検査という．嗅覚同定検査と同義．UPSIT（The University of Pennsylvania Smell Identification Test）やOSIT（スティック型嗅覚識別検査）がある．

嗅覚受容体
きゅうかくじゅようたい
olfactory receptor

嗅神経細胞の絨毛に局在し，ニオイ分子を受容してそれを識別する働きを担っている．細胞膜を7回貫通するヘリックス構造をもつ膜蛋白質で，G蛋白質共役型受容体ファミリーに分類される．

嗅覚脱失
きゅうかくだっしつ
anosmia

ニオイがまったくしない状態のこと．中枢障害による先天性嗅覚脱失，嗅神経終末または嗅細胞の障害による本態性嗅覚脱失，鼻孔の閉鎖などによる呼吸性嗅覚脱失，ヒステリーなどに

回 無嗅症　　　　　　　よる機能性嗅覚脱失に分類される．

嗅覚伝導路
きゅうかくでんどうろ
olfactory tract conduction

　嗅上皮は，鼻腔の天蓋，鼻中隔と上鼻甲介の間に存在し，人間では約 4 cm^2（鼻腔粘膜の 4％）でイヌの嗅上皮の 3％にすぎないといわれている．その中に嗅神経細胞が存在する．嗅神経細胞は双極細胞で樹状突起を上皮表面方向に伸ばし，軸索は嗅神経束となり篩骨篩板を貫通して，頭蓋内の嗅覚の一次中枢である嗅球糸球体でシナプスを形成している．さらにそこから嗅覚の二次中枢といわれる，梨状葉皮質，嗅結節，扁桃皮質核，外側嗅索核，外側内嗅野に投射され，最終的に高次中枢の大脳皮質嗅覚野（眼窩前頭皮質）に情報は伝達され，ニオイとして認識される．

嗅覚同定検査
きゅうかくどうていけんさ
回 嗅覚識別検査（smell identification test）

　☞嗅覚識別検査（p.112）

嗅覚野
きゅうかくや
olfactory field

　ニオイを識別する嗅覚野は大脳新皮質ではなく，大脳辺縁系の眼窩前頭皮質の外側後部と中央後部とに存在する．

吸気性呼吸障害
きゅうきせいこきゅうしょうがい
inspiratory obstruction

　喉頭・気管・気管支など気道が狭窄するために吸気時の空気の流入が妨げられ，吸気相が延長し，吸気時の換気仕事量が著しく増加する．吸気時に呼吸困難感を伴うことがあるが，軽度のものは自覚がないこともある．上気道の狭窄ではいびきが生じやすく，狭窄部位を聴診すると狭窄音が聴取される．多系統萎縮症（パーキンソン病，脊髄小脳変性症，シャイ・ドレーガー症候群など）では，睡眠中に出現することがある．また過換気症候群では吸気性呼吸困難を訴える．呼気性呼吸障害と対比される．

吸気性喘鳴
きゅうきせいぜんめい
inspiratory stridor

　呼吸に際して吸気時に聴診器なしに聞かれる風の吹くような，ヒューヒュー，ゼーゼーといった雑音．鼻咽頭，喉頭，気管など主として上気道の狭窄がある場合にみられ，喉頭炎，喉頭軟弱症，喉頭腫瘍，喉頭横隔膜症，異物などが原因になる．喘鳴には，ほかに呼気性喘鳴，両呼吸相性喘鳴などがある．

嗅球
きゅうきゅう
olfactory bulb

嗅球は，嗅細胞から嗅覚情報を受け入れる一次嗅覚中枢で終脳の一部で嗅索の尖端にある．さらに嗅覚情報は嗅球から嗅索を経て二次嗅覚中枢へ投射される．齧歯類やイヌではよく発達している．嗅神経線維層，糸球体層，外叢状層，僧帽細胞層，内叢状層，顆粒細胞層の6層からなる．嗅細胞の軸索と僧帽細胞や房飾細胞の樹状突起は糸球体でシナプス結合を行う．1つの糸球体は同種のニオイ受容体をもつ嗅細胞から投射される．

臼後三角
きゅうごさんかく
retromolar trigone
同 臼後部(retromolar area)

下顎骨の後方の大臼歯に接して軟組織の隆起（臼後隆起）がみられ，同部の下顎骨は後方を頂点として3角形を呈しているため臼後三角と呼ばれる．同部には臼後腺，上咽頭収縮筋，頬筋などが存在するとともに口腔と中咽頭の境界部でもある．臼後三角の癌は下顎骨，軟口蓋，後咽頭，上顎骨へと容易に進展しやすい．

球後視神経炎
きゅうごししんけいえん
retrobulbar neuritis
同 retrobulbar optic neuritis

視神経後部に生じた炎症，循環障害，変性などが原因となり，急激な視力低下や中心暗点，眼痛などを生じる病態．発症時には検眼鏡的に正常で，乳頭に変化をみない．副鼻腔の炎症・嚢胞・悪性腫瘍，眼窩内炎症，髄膜炎，ウイルス，脱髄性疾患，虚血性疾患などが原因となる．

臼後部
きゅうごぶ
retromolar area
同 臼後三角(retromolar trigone)

☞臼後三角（同頁）

救済手術
きゅうさいしゅじゅつ
salvage surgery

一次治療後に病気の残存・再発をきたした場合，二次治療として行う手術のこと．例として，頭頸部癌に対する化学放射線治療後の再発に対して根治的な治療として手術を行う場合が挙げられる．一般に二次治療として行う手術は，一次治療の影響で術野の修飾が生じており，難易度の高い手術となることが多い．

嗅細胞
きゅうさいぼう
olfactory cell

嗅上皮に存在する嗅覚の感覚細胞の性質を有する双極性神経細胞で，嗅覚受容体ニューロンとも呼ばれ，ヒトでは約1,000万〜4,000万個存在する．遠位端の樹状突起は嗅粘膜表面の粘液層にあり，近位端の軸索突起は嗅球の僧帽細胞とシナプスを形成して，嗅覚情報を中枢に伝える．1つの嗅細胞は1つのニオイ受容体を発現する．ヒトでは約350種類のニオイ受容体が

ある．嗅細胞は外表に曝されているという解剖学的な特徴から受傷しやすく，約 30 日前後でターンオーバーして再生を繰り返す．

嗅糸
きゅうし
olfactory filament
同 fila olfactoria（ラ）

嗅細胞の軸索が 50〜60 集まって小束になった状態．左右 20 本前後存在し，それぞれ篩孔を通る．嗅神経の別称として使用されることがあるが，嗅神経は嗅糸がまとまった状態をさす．

90 dB 最大出力音圧レベル
きゅうじゅうでしべるさいだいしゅつりょくおんあつれべる
output sound pressure level for an input sound pressure level of 90dB（$OSPL_{90}$）

補聴器の規準の状態で，利得調整器を最大にした時の，音圧レベル 90 dB の純音入力に対する出力音圧レベル．

嗅樹状突起
きゅうじゅじょうとっき
olfactory dendrite

嗅細胞の樹状突起で，1 つの嗅細胞は 1 つの嗅樹状突起しかもたない．直径は約 1 μm で遠位端を嗅上皮自由表面に突出させている．これを嗅小胞と呼ぶ．

弓状窩
きゅうじょうか
subarcuate fossa

側頭骨の後頭蓋窩面において，内耳孔と上錐体洞溝，前庭水管に挟まれた不定型な窪み．胎生期には上半規管下方に至る盲管で，耳胞の栄養血管の通路となっているが，生後は退化し，成人では硬膜につながる小血管だけが残る．

嗅上皮
きゅうじょうひ
olfactory epithelium

嗅裂に存在する淡黄褐色の嗅覚感覚上皮で，面積は 2〜5 cm²．基底細胞，嗅細胞，支持細胞からなる多列（偽重層）上皮で，基底膜で固有層と隔てられ，表面は粘液で覆われている．固有層に存在する嗅腺の導管が貫いている．齧歯類では，基底細胞を形態学的に水平基底細胞と球状基底細胞に区別できる．

嗅上皮性嗅覚障害
きゅうじょうひせいきゅうかくしょうがい
olfactory epithelial disorder

広義の末梢性嗅覚障害の一つである．何らかの原因により嗅粘膜が障害されることによる．慢性副鼻腔炎によるものが多く，その他，感冒罹患後のウイルスによる障害や加齢によるもの，薬剤性などが含まれる．

嗅小胞
きゅうしょうほう

嗅上皮粘液層に 2〜3 μm 突出した樹状突起の遠位端で，球形に膨大している．1 個の嗅細胞に嗅小胞は 1 つある．十数本の

olfactory vesicle 嗅毛をもつ.

弓状隆起
きゅうじょうりゅうき
arcuate eminence（ラ）

側頭骨の中頭蓋窩面にみられる小さな隆起で，下方に上半規管が存在する．前方には内耳道があり，中頭蓋窩法で内耳道を開放するときの重要な指標になる．この隆起の前外方は平坦な面となっており鼓室天蓋と呼ばれる．

嗅神経
きゅうしんけい
olfactory nerve

嗅神経は，12対ある脳神経の第Ⅰ脳神経で，以前は嗅糸とも呼ばれていた．嗅覚情報を嗅上皮にある化学受容体ニューロンの嗅細胞から嗅覚の一次中枢である嗅球の糸球体まで伝える神経である．嗅細胞の軸索突起は無髄のまま結合して小束を形成し，しだいに収束して太さを増し，多数の神経束となって，篩骨篩板のそれぞれの篩孔を通り抜けた後，今度は分枝して嗅球にある僧帽細胞と糸球体でシナプス結合する．

嗅神経芽細胞腫
きゅうしんけいがさいぼうしゅ
olfactory neuroblastoma
回 esthesioneuroblastoma

嗅粘膜上皮由来の小円型細胞性の悪性腫瘍で，鼻腔の嗅覚部に発生する比較的まれな腫瘍である．全鼻腔腫瘍の0.25％程度とされ，10〜20歳代と40〜60歳代に好発する．一側性鼻閉，鼻出血，嗅覚障害が代表的な症状であるが，一般に発育は緩徐である．臨床病期分類にはKadish分類がよく使用されている．治療には手術と放射線治療が用いられるが，場合によっては化学療法も用いられる．最近では内視鏡での治療や陽子線での治療が一部で試みられている．

急性壊死性歯肉炎
きゅうせいえしせいしにくえん
acute necrotizing gingivitis

急速に壊死性病変として経過する特徴的な疾患で，一般に歯冠乳頭部，辺縁歯肉から発症することが多い．接触痛，出血，口臭を認め，進行すると高熱，菌血症などの全身症状を伴う．低栄養や低免疫が背景にあることが多く，*Bacillus fusiformis*，*Treponema vincentii* などの嫌気性菌やグラム陽性球菌，グラム陰性球菌など多種類の菌の混在を認める．

急性喉頭蓋炎
きゅうせいこうとうがいえん
acute epiglottitis

急性喉頭炎の特殊型であり，喉頭蓋の限局性腫脹を特徴とする．欧米では幼児に多いが本邦では成人例が多い．B型インフルエンザ菌の関与が重視されている．発症から数時間で急速に呼吸困難が進行することがあり注意を要する．

急性声門下喉頭炎
きゅうせいせいもんかこうとうえん

主にウイルスによる上気道感染症で小児に好発する．感冒様症状発症後2〜3日してから生じることが多く，犬吠様咳嗽を特徴とする．症状が進行すると喘鳴が出現し，さらには陥没様

acute subglottic laryngitis
㊷クループ，急性喉頭気管(気管支)炎(croup, acute laryngotrache(obronch)itis)

呼吸から呼吸困難となる．喉頭ファイバースコープを用いて声門下粘膜の発赤や腫脹を確認することにより診断可能である．治療としては気道確保の準備を行いつつステロイド全身投与，抗菌薬投与，エピネフリンやステロイドのエアロゾル投与などを行う．

急性中耳炎
きゅうせいちゅうじえん
acute otitis media

主に急性上気道炎に併発し経耳管感染により生じた中耳の化膿性炎症．鼓膜穿孔を介した経外耳道感染や血行性感染もある．耳痛，耳漏，発熱，難聴などの症状を呈するが，内耳炎を合併すると混合難聴やめまいを生じる．幼小児に多く，起炎菌としては肺炎球菌，インフルエンザ菌のほか，Moraxella catarrhalis, A群溶連菌もある．経口抗生剤による治療に反応しない症例では，鼓膜切開や抗生剤の点滴投与を行う．☞中耳炎（p.345），滲出性中耳炎（p.276），慢性中耳炎（p.488）

嗅腺
きゅうせん
olfactory gland
回Bowman腺(gland of Bowman)，ボーマン腺

嗅粘膜固有層に存在する単一管状胞状腺で，嗅上皮の表層を覆う粘液を産生する．導管は，嗅上皮を貫通して粘液層表面に開口する．産生された粘液は，ニオイ分子を嗅線毛の形質膜にあるニオイ受容体に結びつけるため重要な役割を担う．

嗅線毛
きゅうせんもう
回嗅毛(olfactory cilium)

☞嗅毛（p.118）

急速眼球運動
きゅうそくがんきゅううんどう
rapid eye movement
回衝動性眼球運動

両眼球が同方向に急速に回転する運動，反射性と随意性がある．前者は前庭性眼振や視運動性眼振の急速相，後者は衝動性眼球運動と呼ばれる．急速眼球運動の最高速度は眼球運動の振幅によって異なるが，30°の振幅で平均400°/秒以上となる．水平方向の急速眼球運動は橋延髄網様体にあるburst neuron（BN）によって外転神経核が，垂直方向の急速眼球運動は中脳網様体にあるBNによって動眼神経核，滑車神経核が駆動されて生じる．

嗅電図
きゅうでんず
electro-olfactogram

他覚的嗅力検査の一つで，嗅上皮上に置かれた電極からニオイ刺激による活動電位を記録したもの．

吸入抗原
きゅうにゅうこうげん

呼吸時に鼻腔から進入し，種々のアレルギー反応を起こす抗原を吸入抗原という．抗原は吸入性，食物性（経口性），その他

inhaled antigens　　血行性（経静脈性）に分けられる．このうち吸入性が大部分で，中でも花粉，室内塵，ダニが多い．

球麻痺
きゅうまひ
bulbar palsy
⦿ bulbar paralysis

延髄の運動核（舌下神経核，疑核）の障害によって軟口蓋麻痺，構音障害，発声障害や嚥下障害などの球症状を呈する病態．脳血管障害や延髄型 ALS などの変性疾患，原発腫瘍や転移性腫瘍などが原因となる．

嗅毛
きゅうもう
olfactory cilium
⦿ 嗅線毛

嗅細胞の嗅小胞からでる線毛，1つの嗅細胞（嗅小胞）は十数本の線毛をもつ．隣接する嗅毛と網目状をなし，嗅上皮粘液層で波動している．他の細胞の線毛と相違して，先が細く非常に長い．ニオイ分子の受容体が線毛の形質膜（限界膜）に存在する．

嗅盲
きゅうもう
olfactory blindness

先天的にある特定のニオイを感じない嗅覚障害．性腺機能障害を伴うカルマン症候群の一つの表現形として起こることはよく知られているが，孤立性に起こることがある．

嗅裂
きゅうれつ
olfactory cleft
⦿ olfactory fissure

中鼻甲介遊離縁より上方の上鼻甲介および中鼻甲介と鼻中隔の間の空間をさす．上鼻甲介内側面とそれに面する鼻中隔面に嗅上皮が存在し，嗅部と呼ばれる．

キュットナー腫瘍
きゅっとなーしゅよう
Küttner's tumor
⦿ 慢性硬化性顎下腺炎
（chronic sclerosing sialadenitis of submandibular gland）

1896 年に Küttner が顎下腺の硬く腫脹する慢性炎症性の腫瘍として記載して以来，腫瘍のように硬く無痛性の硬化性顎下腺炎に対してキュットナー腫瘍の疾患名で報告されてきた．病理組織学的には腺房萎縮・消失，小円形細胞浸潤，リンパ濾胞形成，間質の線維化が特徴である．血清 IgG 値，ガンマグロブリン値が上昇することより何らかの免疫学的異常が示唆されてきたが，近年 IgG4 関連疾患の一つとして研究がなされている．

胸郭コンプライアンス
きょうかくこんぷらいあんす
thoracic compliance

胸郭の柔らかさ（広がりやすさ）を表す指標．胸郭コンプライアンス値の減少は胸郭の広がりにくい状態を意味する．測定には，胸郭の筋を完全に弛緩させた状態で外気圧を人工的に加え，胸腔内圧と外気圧の差 ΔP を設定し換気量の変化 ΔV を測定することで $C = \Delta V/\Delta P$（L/cmH$_2$O）の関係から求められる．正常値は 0.2 L/cmH$_2$O である．

胸腔穿刺術
きょうくうせんしじゅつ
thoracocentesis
回 pleuracentesis, pleurocentesis

気胸，血胸，膿胸，胸水貯留などに対し，内容物の確認あるいは排除のために，胸腔内に注射針やエラスター針を刺入して内容を吸引することをいう．胸部 X 線，CT，打聴診等で胸腔内の液面あるいは空気部分の高さを確認の後，胸腔穿刺針などを用いて，後腋窩線上において 1-2 肋間下方で穿刺する．肋間動脈損傷や気胸を起こさないように注意する．空気漏洩や胸腔貯留液体が多量の場合は胸腔穿刺は適応ではなく，胸腔ドレーンにより持続吸引をする．

胸腔ドレーン
きょうくうどれーん
tube thoracostomy
回 thoracic cavity drainage

貯留した空気や液体を排除することをドレナージといい，胸腔ドレーンには，シリコン製のチューブ（トロッカーカテーテル®）がよく用いられる．通常第 4-6 肋間の中腋下線上から挿入し，液体の場合は太いチューブを用い先端は下方に向け，空気の場合は細いチューブを用い先端を上方に向けそれぞれ固定する．チューブは低圧持続吸引装置に接続し，15～20 cmHg の陰圧で吸引する．適応は血胸，気胸，膿胸，胸水貯留などであるが，特に緊張性気胸などのように胸腔内圧上昇により循環不全をきたしている場合は緊急適応となる．

胸骨甲状筋
きょうこつこうじょうきん
sternothyroid muscle

舌骨下筋（群）の一つで，胸骨柄後面と第一肋軟骨から起こり甲状軟骨斜線に着く．喉頭を引き下げる働きで，頸神経ワナ（C_1～C_4）支配．

胸骨正中切開
きょうこつせいちゅうせっかい
median sternotomy

胸骨を胸骨頸切痕から剣状突起まで正中で縦断し，外側に展開して縦隔内臓器を露出する開胸法である．主に前縦隔腫瘍手術，心臓手術，縦隔内大血管手術，両側開胸を要する手術の際に施行される．閉胸時にはワイヤーを使用し，胸骨を固く密着させるよう固定する．

胸骨舌骨筋
きょうこつぜっこつきん
sternohyoid muscle

舌骨下筋（群）の一つで，胸骨柄，胸鎖関節包，鎖骨の後面から起こり舌骨体内側部の下縁に着く．舌骨を引き下げる働きで，頸神経ワナ（C_1～C_4）支配．

頬骨到達法
きょうこつとうたつほう
zygomatic approach

顔面側方に皮膚切開をおき，頬骨弓前後端で骨切りを行って頬骨を一時的に外すことで，その内側の側頭窩，側頭下窩，中頭蓋底を展開するアプローチ法．離断された骨は血流確保のために，咬筋を付着させた有茎弁として翻転するとよい．顎関節や側頭下窩に限局する病変に対してよい適応となる．小脳橋角

胸鎖乳突筋
きょうさにゅうとつきん
sternocleidomastoid muscle

部・鞍間部に進展した病変や口腔・下顎骨下方に進展した病変は適応とならない．本法に特徴的な合併症は開口障害である．

胸骨柄前面と鎖骨の胸骨端を起始とし側頭骨の乳様突起に停止する．支配する運動神経は副神経であり，知覚は頸神経叢が司る．後頭動脈と上甲状腺動脈の枝から栄養される．

胸三角皮弁
きょうさんかくひべん
deltopectoral flap
回 DP 皮弁

☞ DP 皮弁（p.365）

胸式呼吸
きょうしきこきゅう
costal respiration
回 thoracic respiration

肋間を広げ横隔膜を収縮させることで胸郭を大きく広げて吸気し，肋間を縮め横隔膜を弛緩させることで胸郭をせばめて呼気する呼吸法．一般的に本来行われている自律性呼吸では横隔膜の収縮による吸気が主体となる．

凝集反応
ぎょうしゅうはんのう
agglutination, agglutination reaction

赤血球，細菌，その他の粒子が抗体抗原反応により目にみえる凝集塊を作る反応．血液型の判定，抗体価・ウイルス力価の測定，血清学的診断法として広く利用されている．検出したい抗体に対する抗原を用い検体内の抗体と作用させる能動凝集反応，微小粒子抗原を赤血球やラテックス粒子などに吸着させて用いる受身凝集反応，逆に担体となる赤血球や粒子に抗体を吸着させ検体内の抗原と作用させる逆受身凝集反応などがある．

胸水
きょうすい
pleural effusion
回 胸膜滲出液（pleural exudate）

臓側壁側胸膜の分泌あるいは吸収の障害により，胸膜腔に貯留した液体を呼ぶ．滲出性胸水と漏出性胸水に大別され，比重，蛋白含量，線維素，rivalta 反応などの検討により鑑別され，外観から血性，膿性，漿液性，乳び性に分けられる．

胸声
きょうせい
chest voice
回 地声，おもて声（modal voice）

声域のうち低，中音域を示す．左右の声帯振動は対称性で声帯の閉鎖期，開放期，開放，閉小期などが明確に認められる．音源に含まれる倍音成分は多く，音色が豊かである．

胸腺腫
きょうせんしゅ
thymoma

胸腺の良性あるいは低悪性の上皮性腫瘍で，腫瘍性上皮細胞と非腫瘍性Tリンパ球がさまざまな割合で混在する．90%は前縦隔に発生する．成人縦隔腫瘍の20%を占め，成人の前縦

隔では最も多い腫瘍だが，小児には少ない．好発年齢は40〜60歳で，半数は画像検査で偶然に見つかる．症状には胸痛，息苦しさ，咳嗽，横隔神経麻痺，上大静脈閉塞などがあり，30〜50％に重症筋無力症を伴う．通常は摘出術で，進行例には集学治療で対処する．

共通腔
きょうつうくう
common cavity

内耳奇形の一型．蝸牛と前庭が一つの腔を形成している状態をさす．高度難聴を合併していることが多い．両側高度難聴例では，人工内耳手術の術側決定の際などに正しい診断・評価が重要となる．

共通抗原
きょうつうこうげん
common antigen

2種またはそれ以上の細菌や癌細胞などの生体あるいはアレルゲンなどに共通構造を有している部位で，抗体・薬剤またはアレルギー反応に対する交叉反応性を認める抗原である．

強度変調放射線治療
きょうどへんちょうほうしゃせんちりょう
intensity modulated radiotherapy

コンピュータによる治療計画（インバースプラン）とその計算結果どおりの照射を可能とするコンピュータ制御の特殊照射法．1方向のビームを小さなセグメントに分割し理想的なビームパターンを作成した後に，マルチリーフコリメータ装置を制御して多方向から計算どおりの照射を行う．これにより腫瘍部分のみに放射線を集中した照射が可能となる．2008年4月より中枢神経，頭頸部，前立腺の原発性腫瘍への健康保険適応となった．

頬部腫脹
きょうぶしゅちょう
swelling of buccal region
🔲cheek swelling

顔面の頬部が腫れて突出した状態．原因としては，皮膚あるいは皮下組織の炎症などの上顎骨あるいは頬骨の前面に原因があるもの，骨腫や線維性骨異形成症，上顎洞炎や嚢胞，上顎腫瘍など，上顎骨本体あるいは内側に原因のあるものがある．

莢膜
きょうまく
capsule

一部の細菌の菌体周囲を被う粘稠性の外層．食細胞による貪食に対する抵抗性をもち，病原菌の菌力に関与している．肺炎球菌，肺炎桿菌，炭疽菌および一部の真菌などに観察される．構成成分は多くの場合多糖類であるが，ポリペプチドからなるものもある．同菌種内でも莢膜を作る菌株と作らない菌株が存在し，また同じ菌株であっても生育の条件により莢膜形成の有無が生じる．莢膜の成分である多糖類は抗原として認識される．

胸膜滲出液
きょうまくしんしゅつ

☞胸水（p.120）

えき
pleural exudate
回 胸水(pleural effusion)

胸肋鎖骨過形成症
きょうろくさこつかけいせいしょう
sternocostoclavicular hyperostosis

胸骨，肋骨，鎖骨に異常骨化を生じる疾患．リウマチ因子陰性である．症状は胸肋鎖骨関節部の疼痛性腫脹，発赤，圧痛，運動痛による運動制限である．X線所見では骨硬化，骨肥大像がみられ，骨シンチでは集積像が認められる．原因不明であるが，この疾患の8割以上が掌蹠膿疱症を合併する．扁桃摘出術により高い治療効果が得られる．最近では掌蹠膿疱症に関節炎，骨肥厚，痤瘡，骨炎などを合併するSAPHO症候群が知られている．

極位眼振
きょくいがんしん
end-position nystagmus

通常の注視眼振検査で行う30度より大きな極端な側方視あるいは上下視をさせた時に出現する生理的な眼振．注視直後から持続的に出現するもの，一過性に出現するもの，また一定時間注視を続けていると出現するものがある．病的な注視眼振との鑑別には大きさ，持続時間，左右差に注意する．通常病的眼振より弱く，他の眼球運動障害を随伴しない．

局所動脈内化学療法
きょくしょどうみゃくないかがくりょうほう
intraarterial chemotherapy
回 動注化学療法(intraarterial infusion therapy)

腫瘍を栄養する動脈にカテーテルなどを留置し，抗癌剤を投与する治療法．これにより抗癌剤が最初から局所灌流され，より効果的に腫瘍内薬物濃度を高めることができる．抗癌剤の種類により，ワンショット投与を行う場合と持続投与を行う場合がある．

巨口症
きょこうしょう
macrostomia
回 口角裂

5,000～6,000人に一人とされるまれな先天奇形で，上下顎突起の癒合不全による．第1第2鰓弓症候群による顔面半側低形成に伴うものが多い．生後3ヵ月以降に形成手術を行う．

巨舌症
きょぜつしょう
macroglossia

舌が正常を逸脱して腫大し，口腔内に収まらず，舌咬傷の反復，構音障害，嚥下障害をきたす．呼吸困難をきたすことは少ない．ダウン症に伴う先天性のもの，アミロイド沈着，成人型甲状腺機能低下症，新生児型甲状腺機能低下症，先端巨大症など代謝性の原因疾患をもつもの，リンパ管腫，神経線維腫，血管腫など腫瘍性の場合がある．

キリアン三角
きりあんさんかく
Killian's triangle

キリアン披裂とも称される．下咽頭後壁の輪状咽頭筋上方の斜走部と下方の輪走部の間を示し，層が薄く弱いために内圧によって憩室をつくることがある．

キリアン束
きりあんそく
Killian's bundle

下咽頭収縮筋を意味し，甲状咽頭筋と輪状咽頭筋により嚥下時の咽頭下部を収縮，閉鎖する．

ギリース（Gillies）法
ぎりーすほう
Gillies' method

頬骨弓単独骨折に対する骨折整復術．側頭法・側頭経由法ともいう．骨折上部2～3横指の有髪部に2～3 cmの切開を加え，側頭筋膜を露出する．側頭筋膜を切開し筋膜下に入り，剥離子や起子を筋膜の下面に沿って挿入し，骨折部の頬骨側頭面に入ってから整復する．

気流阻止法
きりゅうそしほう
airway interruption method, air flow interruption method

発声時の呼気圧の測定方法の一つで，呼気圧に近似した圧を測定する方法である．被検者は口唇に円筒の筒をくわえ口唇，鼻腔を密封した上で発声させる．発声の途中で円筒内を流れる呼気流を付随したシャッターで瞬間的（約400 msec）に遮断する．口腔内圧は急激に上昇し，肺胞圧と平衡になると一定の値をとるようになる．この際の口腔内圧は声門下圧に近似するという．日本で発売されている発声機能検査装置は呼気流率，声の大きさ，および高さを同時に測定できる．通常，普通の声，できるだけ大きな声，小さな声，できるだけ高い声，低い声の発声した時の値を測定し，おおよその喉頭効率を判定することが可能である．

筋萎縮性側索硬化症
きんいしゅくせいそくさくこうかしょう
amyotrophic lateral sclerosis（ALS）

上位および下位運動ニューロンが選択的に障害される進行性変性疾患であり，進行は緩徐であるが予後不良である．上位運動ニューロンの障害では偽性球麻痺症状，下位運動ニューロンの障害では球麻痺症状による嚥下障害が出現する．舌の萎縮と麻痺により咽頭への送り込みが障害される．口腔期の障害より始まり，進行するにつれて咽頭麻痺や，軟口蓋麻痺などによる咽頭期障害も出現し，誤嚥を生ずるようになる．最終的には誤嚥防止術が必要になる場合もある．

筋形成術
きんけいせいじゅつ
myoplasty

欠損あるいは機能不全の生じた筋を，近傍の筋や人工材料を用いて，喪失した機能を代償させる術式．乳頭括約筋形成術，肛門括約筋形成術，肛門挙筋形成術などの消化管系，大腿四頭筋形成術，心筋形成術など各分野で応用されている．頭頸部外

科領域では悪性腫瘍の術後の機能再建に筋皮弁が用いられることがあるが，その場合は筋形成術として筋そのものを再建するわけではない．

筋原性耳鳴
きんげんせいじめい
muscular tinnitus

アブミ骨筋・鼓膜張筋の攣縮や耳管周囲筋・軟口蓋の攣縮などにより生じると考えられる耳鳴．保存的には抗攣縮剤の投与，外科的にはアブミ骨筋腱・鼓膜張筋の切断，鼓室神経叢切断などの報告がある．

菌交代症
きんこうたいしょう
microbial substitution

抗菌薬の大量投与や長期投与などにより，正常細菌叢が抑制されると，その中にわずかに存在していた薬剤耐性菌や真菌などが過剰な増殖をきたす現象である．広域スペクトラムの抗菌薬の投与後に多く，*Clostridium difficile* による偽膜性大腸炎や，口腔・食道カンジダ症などがある．

菌糸
きんし
hypha

栄養形細胞が一方向に連結した一定の幅をもつ構造体である．菌糸を構成する各細胞単位が一定の間隔で菌糸側壁から求心的に形成される隔壁によって細胞間が仕切られている有隔菌糸と隔壁を形成しない無隔菌糸がある．また，発育過程で機能の異なる栄養菌糸（または基質菌糸）と生殖菌糸がある．

筋耳管管
きんじかんかん
musculotubal canal

側頭骨の岩様部を通る管であり，耳管の一部を形成する．鼓室から起こり，前内方に進み，錐体と鱗部前端の接するところに開く．岩様部から外方に不完全に突出した筋耳管管中隔によって上側の鼓膜張筋半管と下側の耳管半管に分かれる．

菌糸状真菌
きんしじょうしんきん
mycelial fungus
回糸状菌（filamentous fungus）

大多数の真菌がとる発育形態で，菌糸と呼ばれる分岐性フィラメント状の多細胞性構造体で，糸状菌ともいう．それに対して生活環の大部分を単細胞の形態をとる酵母状真菌と，発育条件に依存して両者のいずれかまたは両方の発育形態をとる二形性真菌がある．

筋上皮細胞
きんじょうひさいぼう
myoepithelial cell

唾液腺における筋上皮細胞は胎生 10 週までに原始唾液腺管細胞より分化し，上皮細胞と基底膜の間にみられる．外分泌腺の腺房や導管周囲を取り囲み，α平滑筋アクチンの収縮により外分泌腺の分泌物を放出する．免疫染色において，低分子量ケラチン，アクチン，ミオシン，calponin，S-100 蛋白に陽性を示す．正常の唾液腺を構成する上皮細胞には，管腔を形成する細胞（腺房細胞と導管上皮細胞）と管腔を形成しない細胞（筋上

皮細胞と基底細胞）があり，唾液腺の上皮性腫瘍はこの2種類の細胞から生じる．筋上皮細胞から発生する腫瘍として，多形腺腫や腺様嚢胞癌，筋上皮腫などがあげられる．

筋上皮腫
きんじょうひしゅ
myoepithelioma

筋上皮細胞から生じた良性腫瘍であり，1991年にWHOの唾液腺腫瘍の分類で初めて記載されたまれな疾患である．多形腺腫の構成成分が偏ったものとみなされるが，多形腺腫と異なり基本的に腺管形成が認められない病変である．

近赤外分光法
きんせきがいぶんこうほう
near-infrared spectroscopy（NIRS）

近赤外光で大脳皮質のヘモグロビン濃度を測定する方法．脳活動に伴う酸素化，脱酸素化，および総ヘモグロビン濃度の時間変化を測定する．

緊張性頸反射
きんちょうせいけいはんしゃ
tonic neck reflex

新生児の原始反射の一つで上部頸椎関節の固有受容器の興奮により誘発され，頸部の伸張度に応じて四肢伸筋の緊張が変化する．非対称性緊張性頸反射では，背臥位で頭部を一方に向けると，顔が向いた側の上下肢は伸展し，反対側の上下肢は屈曲する（フェンシング姿勢）．対称性緊張性頸反射では，腹位で水平，または座位にして頸を背屈させた場合は上肢が伸展，背部の筋が緊張し，頸を前屈させた場合は上肢は屈曲し，体幹のトーヌスは減弱する．成熟に従いこれらの反射は徐々に消失していく．抑制されない緊張性頸反射は病的で，前頭葉－中脳路の病変によると考えられている．

緊張性迷路反射
きんちょうせいめいろはんしゃ
tonic labyrinthine reflex

姿勢反射の一つで，耳石器を受容器とする．頭部の位置変化によって引き起こされ，結果として静止姿勢が変化する．重力に反応して変化した頭位を元に戻し，頭と躯幹の位置関係を一定に保つ反射である．たとえば，イヌを台に乗せ，前傾させると上肢が進展，下肢が屈曲し，頭と躯幹の軸が保たれる．

緊張低下
きんちょうていか
hypotonia

小脳半球障害でみられる筋トーヌスの低下．手首，体幹，（仰臥位で）下肢を振ってみると抵抗が異常に減弱していることで判定する．

緊張部
きんちょうぶ
pars tensa（ラ）

鼓膜におけるプルサック線索条（前ツチ骨ヒダと後ツチ骨ヒダ）より下方の部位をさす．弛緩部と比べ緊張性があり，鼓膜の大部分を占める．

緊張部型真珠腫
きんちょうぶがたしんじゅしゅ
pars tensa cholesteatoma
⊛後上部型真珠腫，癒着型真珠腫

中耳真珠腫の中でも鼓膜の後上部が陥凹・癒着し上鼓室方向に進展して形成される真珠腫をさす．幼少児期の反復性中耳炎の既往や耳管機能障害との関連が深く，側頭骨の発育抑制や感染による炎症を伴うことが多い．進展経路からキヌタ骨・アブミ骨の破壊が生じやすい．☞弛緩部型真珠腫（p.223）

菌力
きんりょく
virulence
回毒力

微生物が宿主に感染し病気を起こす強さ．菌力を決定する因子としては微生物の生体への侵入力，増殖力，毒素産生性，宿主の殺菌機構に対する抵抗性などがあげられる．菌力の定量的算出は，感受性のある実験動物に一定の微生物を接種した場合の最少致死量（MLD）や50％致死量（LD50）によりなされる．

グアナリトウイルス
Guanarito virus

1990年ベネズエラ出血熱から分離されたアレナウイルスの一種で，トウマウスを自然宿主とする．本疾患の最初の症例群が確認されたベネズエラの都市名にちなむ．本疾患はアルゼンチン出血熱，ボリビア出血熱，ブラジル出血熱とともに南米出血熱の一つであり，ネズミの唾液や排泄物，罹患患者との接触などにより感染が成立する．一類感染症で，血小板減少，出血傾向，神経症状を呈し，致命率は25％である．

隅角蜂巣
ぐうかくほうそう
sinodural cell

乳突蜂巣の一部．天蓋とS状静脈洞に挟まれた後上方に位置した蜂巣である．乳突削開の際には処置が不十分になりやすい部位である．

空間識
くうかんしき
spatial orientation

空間における自己の位置や動きなどの認識．前庭系は頭部の動きや傾きを感受してこれを，脳内の中枢積分器に送っている．中枢積分器には視覚情報や体性感覚情報も入力している．これらすべての情報が統合処理されて空間識が形成される．中枢積分器からの出力は抗重力筋群，外眼筋などの効果器に送られ平衡が維持される．受容器や情報伝達路，中枢積分器自体に障害をきたすと空間識形成に障害を生じ，めまいという症状が出現する．

空気感染
くうきかんせん
air infection

空気を媒介して経気道的に成立する感染様式．飛沫感染，飛沫核感染，塵埃感染が含まれる．飛沫感染はインフルエンザウイルス，溶連菌，マイコプラズマなどの感染様式であり，咳嗽，

くしゃみ，会話などにより空気中に飛散した病原体を吸入し成立する．飛沫核感染は結核が代表例であり，空中で菌の周囲の水分が乾燥して飛沫核ができる．塵埃感染は乾燥に強い病原体が塵埃となり衣類などに付着したものを吸入して起こる．

クーゲルバーグ・ウェーランダー病
くーげるばーぐ・うぇーらんだーびょう
Kugelberg-Welander disease

遺伝性脊髄筋萎縮症の一種．常染色体劣性遺伝をする．Elik Kugelberg と Lisa Welander の名前をとって命名された．2～17歳時に発症し，歩行に異常が生じるとともに走ることや椅子から立ち上がることが困難になる．また指の振戦がみられることもある．対症的治療しかない．肺炎などの呼吸器感染症や脊椎弯曲症が生じた場合にはこれらに対する治療も必要になる．病気の進行は緩やかである．呼吸器の合併症は珍しく，嚥下障害が生じることもまれである．

空涙現象
くうるいげんしょう
同 ワニの涙症候群 (crocodile tears syndrome)，流涙現象

☞ワニの涙症候群（p.534）

矩形波様衝動性眼球運動
くけいはようしょうどうせいがんきゅううんどう
square wave jerks

振幅が 0.5～3 度の小さなサッケード（saccade）の往復運動．200～400 msec 程度の一定の潜時（inter-saccadic interval）で繰り返し生じるため，眼振図では矩形波状に記録される．時に健常者でもみられることがあるが，振幅が大きい場合は中枢障害を疑う．

くしゃみ
sneeze
同 sneezing

鼻粘膜に抗原が付着することで肥満細胞が脱顆粒を起こし，それによって放出されたヒスタミンが三叉神経終末を刺激し上行性に脳幹のくしゃみ中枢に達することで，舌咽神経，迷走神経，横隔神経，肋間筋神経などが興奮して起こる反射．アレルギー性鼻炎の三主徴候の一つである．

クスマウル呼吸
くすまうるこきゅう
Kussmaul respiration
同 糖尿病(昏睡)性大呼吸（Kussmaul-Kien respiration）

換気量の増加した呼吸が規則正しく連続する異常呼吸状態．糖尿病性ケトアシドーシス，尿毒症，昏睡時などに認められ，一般に緩徐で呼気相が努力性である．血中水素イオンの増加により頸動脈体と大動脈体の化学受容体が刺激され，呼吸促迫による炭酸ガス排出が増加する．結果，血中の酸塩基平衡を呼吸性アルカローシスの方向に移動させ代謝性アシドーシスを補正させる代償性呼吸である．Adolf Kussmaul（1822～1902）はドイツの内科医．

クチクラ板
くちくらばん
cuticular plate
同 蓋板

内有毛細胞および外有毛細胞の上面の構造物．蓋板ともいう．感覚毛束が刺入している部位である．

口すぼめ呼吸
くちすぼめこきゅう
pursed lips breathing

呼気時に口をすぼめることで気道抵抗を上昇させ，気道内の圧力を陽圧側に変化させて気道の開存性を高める効果がある．このことで肺胞内に閉じ込められた空気を換気しやすくする．特に慢性閉塞性肺疾患者では換気効率が高まり，吸気量と呼気量のアンバランスに起因する動的な肺の過膨張を防止することができ，呼吸困難の原因を解決する．呼吸リハビリテーションの基本であり，息切れ時のパニックコントロールの手技でもある．

クバイムテスト
Kveim test
同 Kveim 反応

サルコイドーシスの診断法の一つ．患者の脾臓やリンパ節の磨砕液を皮内注射し，4～6週後に肉芽腫形成の有無をみる．本症には特異性が高いとされるが，試薬入手の困難さなどから近年ではあまり実施されない．

Kveim 反応
くばいむはんのう
同 クバイムテスト (Kveim test)

☞クバイムテスト（同頁）

クプラ結石症
くぷらけっせきしょう
cupulolithiasis

良性発作性頭位めまい症の病因の一つ．卵形嚢由来の小耳石片が後半規管内のクプラに付着するとクプラの質量が増し，縦方向の回転角加速度の受容器である後半規管が，重力方向の変化に応じるようになる．その結果，頭位の変換に応じて回旋成分の強い眼振・めまいが生じるようになるという説．この説では，良性発作性頭位めまい症で認められる眼振出現までの潜時，頭位の連続付加時に認められる眼振の減衰現象の説明が不可能である．

クヴォステク徴候
くぼぉすてくちょうこう
Chvostek sign
同 ヴァイス徴候 (Weiss sign)

テタニーが生じた場合にみられる顔面被刺激性の亢進症状．耳朶と口角を結ぶ線の中点で，顔面神経の側頭顔面枝を叩打すると眼輪筋と頬筋の一側性痙攣がみられる現象をいう．なお，Franz Chvostek はオーストリアの外科医，Nathan Weiss はオーストリアの医師である．

クラインフェルター症候群
くらいんふぇるたーしょうこうぐん
Klinefelter syndrome
圓 XXY 症候群（XXY syndrome）

複数の X 染色体と単数の Y 染色体（XXY, XXXY, XXXXY）で構成されている性染色体異常による症候群．第二次性徴までは一般の男児とさほど変わらないが華奢な体格で声変わりしないなどの二次性徴が欠如する．精巣発育障害で無精子症または精子の数が少なく，自然な生殖では不妊である．女化型乳房（現れないことが多い）や嗅覚障害をきたす．500 人～1,000 人の男児に 1 人．

グラデニーゴ症候群
ぐらでにーごしょうこうぐん
Gradenigo syndrome

中耳炎，三叉神経痛（眼痛，上下歯痛），外転神経麻痺の三徴候を有し，側頭骨錐体尖端症候群ともいわれる．本態は急性中耳炎や真珠腫性中耳炎の炎症が錐体尖部へ波及し，錐体骨周囲を走行する三叉神経，外転神経にも炎症が波及した結果生じるものである．

クラドスポリウム
Cladosporium

不完全菌類モニリア目に属する糸状菌．菌糸は深緑～黒色．広く土壌に分布し，空中雑菌としても出現する．人家にも繁殖しパンやミカンなどの有機物に生え，また浴室などの壁にも発生する．アレルギーの原因としても注目されている．黒色真菌感染症の一つとして外傷後などに皮膚真菌症を起こすと，疣状の慢性肉芽腫性病変を生ずる．難治性で時にリンパ行性，血行性に皮膚，脳，その他の諸臓器に播種することがある．

グラバス尺度
ぐらばすしゃくど
GRBAS scale

嗄声の性質と重症度を，臨床家の聴覚印象に基づいて分類，表現するための尺度．1979 年に日本音声言語医学会 発声機能検査法検討委員会によって提唱され，世界的に多用されている．評価対象として，5 母音の持続発声を用いる．G（grade），R（粗糙性，rough），B（気息性，breathy），A（無力性，asthenic），S（努力性，strained）の 5 項目から構成され，それぞれについて 0, 1, 2, 3 の 4 段階の評定を行う．G は，RBAS の項目を総合した尺度である．0 は正常，4 は最重度の評価，2, 3 はその中間である．臨床家の感覚による判定を基準化するために，複数での判定，基準テープを用いた訓練がすすめられる．聴覚印象の尺度化という問題の性質上，評価項目の独立性，尺度の数量的取り扱いについては慎重を期す必要がある．

クラミジア
Chlamydia

生きた細胞内でのみ増殖する小型の寄生性細菌．*Chlamydia trachomatis* は性器クラミジア感染症，トラコーマ，*C. psittaci* はオウム病，*C. pneumoniae* はクラミジア肺炎の原因となる．このうち性器クラミジア感染症は性行為感染症であり，感染部位は

咽頭，尿道（男性），膣内（女性）で性交・オーラルセックス・キスなどにより感染する．治療にはマクロライド系，ニューキノロン系，テトラサイクリン系の抗菌薬が使用される．

グリージンゲル症候
ぐりーじんげるしょうこう
Griesinger syndrome

中耳炎による頭蓋内合併症であるS状静脈洞血栓症が乳突導出静脈に波及した際，乳突部皮膚の腫脹，発赤，圧痛，波動がみられる状態．

グリコカリックス
glycocalyx
回糖衣

細胞膜の外側に結合している糖鎖．ある種の細菌や上皮細胞等に存在する．糖鎖の構成成分には細胞特異性があり，細胞同士の認識や結合において重要である．細菌においては，莢膜の形成による菌の保護や，接着やバイオフィルム形成に関与している．血小板や血管内皮細胞にも存在し，出血時の血小板の止血作用や炎症時の内皮細胞の消炎作用を促すとされる．ABO式血液型は，赤血球表面の糖鎖末端の糖の違いによる分類である．

グリセロールテスト
glycerol test

一般に1.3 g/kgのグリセロールに同量の生理食塩水を加えて服用し，服用前と服用3時間後に純音聴力検査を行い比較する．2つ以上の周波数において10 dB以上の聴力改善が認められた場合を陽性とし，グリセロール服用により一過性の内リンパ水腫改善があったと考え，内リンパ水腫の存在を推定する．

クリック
click

持続時間がきわめて短い非周期的な音．

クリッペル・ファイル症候群
くりっぺる・ふぁいるしょうこうぐん
Klippel-Feil syndrome

頸椎の癒合，奇形がみられる先天異常．別名，先天性頸椎癒合症，短頸症．髪の生え際が低く短頸で首が動きにくい．水かきのように首の両側が張り出す．頸椎変形の程度により神経が圧迫され腕の疼痛，知覚異常，運動障害をきたす．首の可動性が制限されているため軽度な外傷でも頸椎骨折をきたすことがある．男児に多い．肩甲骨高位症，側弯，腎臓奇形，聴力異常，心奇形，肺機能不全などを伴うことがある．

クリプトコッカス症
くりぷとこっかすしょう
cryptococcosis

酵母状真菌の *Cryptococcus neoforman* による人獣共通感染症．主にハトの糞を経て空気感染する．日和見感染としてみられることが多く，肺炎は健常者にも起こりうるが，髄膜炎型はエイズ患者に合併しやすく，全身播種型は造血器悪性腫瘍患者に合

併しやすい．血清または髄液中の莢膜多糖抗原の検出が診断に有用である．治療にはアムホテリシンB，フルコナゾール，フルシトシンなどの抗真菌薬を用いる．

クリミア・コンゴ出血熱ウイルス
くりみあ・こんごしゅっけつねつういるす
Crimean-Congo hemorrhagic fever virus

ブニヤウイルス科ナイロウイルス属の一種で，クリミア・コンゴ出血熱の病原体．1944年旧ソ連クリミア地方で分離されたウイルスが1955年アフリカのコンゴでのものと同一とわかりこの名がついた．疾患としてはウイルス性出血熱の一つで一類感染症である．ダニにより媒介されるが患者体液からの感染もあり得る．発熱，頭痛で発症し広範な出血が起こる．致死率は15～30%，ワクチンはなく治療も対症療法のみである．

グルーイヤー
glue ear

滲出性中耳炎が長期化すると鼓室内貯留液が粘稠になり，鼓膜が琥珀色や膠（にかわ）色を呈する．このような状態は小児例で多く認められ，鼓膜の可動性が障害されるためティンパノグラムではB型を示すことが多い．

クルーゾン病
くるーぞんびょう
Crouzon disease

冠状・矢状縫合の早期癒合により眼窩解離，眼球突出，開放性斜視，上顎形成不全，下顎突出，短頭，ワシ鼻をきたし特異な顔貌を呈するまれな先天異常．内耳性難聴，精神薄弱を伴うこともある．頭部X線像で特徴的な指圧痕をみる．常染色体優性遺伝形式をとり，FGFR2遺伝子変異症例も報告されている．治療は3ヵ月から1歳頃に頭蓋内圧亢進と前額形態異常に対する手術が，7～8歳に眼球突出と上顎形成不全に対する手術が行われる．

車酔い
くるまよい
car sickness

動揺病の一種．動揺病は，文明の発達に伴って，人が乗り物を利用するようになり，歩行や走行などで生じる以上の加速度に曝露されるようになってから出現した．生唾，あくびに始まり，しだいに典型的症状として冷汗，蒼白，吐気・嘔吐などの前庭－自律神経症状といわれる症状やめまい（浮動感）が生じる．眼振は一般に認めないことが多い．3～4歳ごろから罹患するようになり，小学校高学年から中学生時代にピークに達し，思春期を過ぎると減少，成人まで持続するのは10～15%位である．女性に多く，成人まで持続する率も女性のほうが高い．走行中，新聞や雑誌，地図などをみていると，加速減速やカーブの際に，内耳に加わる直線および回転加速度と，目から入る情報との間にズレが生じるため酔うと考えられている（神経ミスマッチ仮説）．車酔いでは，ガソリンなどの嗅覚刺激や騒音刺激，

心理的要素（過去における乗り物酔いの経験）も関与する．
☞動揺病（乗り物酔い）（p.376）

グレイビル分類
ぐれいびるぶんるい
Graybiel's criteria

動揺病（いわゆる乗り物酔い）の重症度の評価に用いられる．症状を嘔気，顔色，冷汗，唾液分泌亢進，眠気，疼痛，中枢神経症状の7項目に分類し，これらを軽症の付属症状の1点から倍数系列で重症の病的症状の16点まで重みづけをする．

グレーツェル鼻息計
ぐれーつぇるびそくけい
Glatzel rhinometer

鼻腔通気度を測定する器具．同心円状の目盛が刻まれた金属板で，外鼻孔直下に当て，呼気中の水蒸気による曇りの面積によって通気度を評価する．鼻腔通気抵抗測定法（rhinomanometry）や音響鼻腔計測法（acoustic rhinometry）に比べて定量性に劣るが，簡易で短時間のうちに施行できるため，外来診察におけるスクリーニング検査として行われている．

クレスト症候群
くれすとしょうこうぐん
CREST syndrome

全身性強皮症（SSc）の中で，中手指節間（MCP）関節よりも遠位の指端硬化（sclerodactyly），皮下石灰化（calcinosis），レイノー現象（Raynaud phenomenon），食道蠕動低下（esophageal hypomotility），毛細血管拡張（telangiectasia）を認める一亜型．小肺動脈の広範な狭窄と閉塞により重篤な肺高血圧を生じたり，三叉神経障害を呈する場合もあるが，皮膚の損傷は手の指に限局し，SScと比較し生命予後は良好である．抗中心体抗体が高率に検出される．

クロイツフェルト・ヤコブ病
くろいつふぇると・やこぶびょう
Creutzfeldt-Jakob disease
≒ヤコブ病

異常型プリオン蛋白が脳内に蓄積することにより発症する，治療法の確立されていない致死性中枢神経疾患である．中年以降に好発し，100万人に1人ぐらいの発生率であるが，家族性に発生する例が知られている．急速に進行する認知症，全身性ミオクローヌスを認める．病変は大脳皮質，基底核，視床，小脳，脊髄に及び，神経細胞の消失，高度のグリオーシス，海綿状態が特徴である．髄液には著変なく，脳波では特徴のある周期性同期性放電がみられ，CTでは脳の萎縮と脳室拡大を認める．予後は不良で，通常1年以内に死亡する．

CROS（形）補聴器
くろす（がた）ほちょうき
CROS（type）hearing aid
≒contralateral routing of signals（type）hearing aid

主に一側の高度難聴の補聴に用いられ，高度難聴側に配置したマイクロホンで受信した音を，対側の良聴耳に装着した補聴器で聴取する形式の補聴器．

クロストリジウム ディフィシル
Clostridium difficile

抗菌薬投与後に起こる偽膜性腸炎の原因菌．大型偏性嫌気性グラム陽性桿菌で，抗菌薬使用後に菌交代現象として本菌が増殖すると，2種類の菌体外毒素（トキシンA，B）を産生して下痢，発熱，腹痛，血便など症状とする偽膜性腸炎を引き起こす．偽膜性腸炎の治療としては原因抗菌薬の中止とバンコマイシンの経口投与が行われるが，その発生と院内感染を防止するために慎重な抗菌薬の選択と投与が要求される．

け

経外耳道的アプローチ
けいがいじどうてきあぷろーち
transcanal approach
同 transmeatal approach, endomeatal approach

中耳手術において，外耳道を通って中耳へ到達する方法．外耳道を切開後剥離し，鼓膜を翻転し中耳腔へいたる．主に中耳腔に限局した病変に対して選択される手技である．

経外耳道的迷路摘出術
けいがいじどうてきめいろてきしゅつじゅつ
transcanal labyrinthectomy

1956年にSchucknecht，1957年にCawthorneにより発表された術式．外耳道後壁削開を行いアブミ骨を摘出し，後半規管膨大部の遺残を防ぐため前庭窓を前方および後方向に大きく拡大した上で吸引・搔爬して前庭機能を廃絶させる手術法．比較的短時間で行えるという利点がある．

鶏冠
けいかん
crista galli（ラ）

篩骨の上面にある頭蓋内に突出した三角形の骨．正中矢状面に存在し，篩板を左右に分ける．大脳鎌が付着する．

蛍光アレルゲン吸着試験
けいこうあれるげんきゅうちゃくしけん
fluorescence allergosorbent test
㊗ アレルゲン特異的IgE抗体測定法

抗原特異的IgE抗体検査法の一つ．種々のアレルゲンとIgE抗体を反応させることにより，どのアレルゲンに対して反応が強いか調べることができる．アレルギーの原因を調べる方法として，用いられている．

経口感染
けいこうかんせん
oral infection

水や食物あるいはヒトや動物を媒介して経口的に成立する感染様式．微生物が増殖した食物を摂取して起こる場合，患者や保菌者の糞便中の微生物が飲食物に混入し感染が起こる（糞口感染）場合，キスなどにより感染する（口口感染）場合がある．

ポリオ，細菌性赤痢，腸チフス，コレラ，腸管出血性大腸菌感染症，ノロウイルス感染症，細菌性食中毒，A型・E型ウイルス性肝炎，伝染性単核球症などが経口感染様式をとる．

蛍光抗体法
けいこうこうたいほう
fluorescent antibody technique
回 免疫蛍光法 immuno-fluorescence technique

蛍光色素で標識した抗体（蛍光抗体）で抗原を検出する方法．直接法と間接法があり，直接法では特異抗原に対する蛍光抗体を組織に添加し，抗原抗体複合体を蛍光顕微鏡で検出する．間接法では非標識免疫グロブリン（抗体）と特異抗原による抗原抗体複合体をフルオレセイン結合抗免疫グロブリン抗体で標識しできた三者複合体を検出する．細胞・組織内の各種蛋白，侵入ウイルスや細菌成分，蛋白性のホルモンなどが検出対象となる．

経口投与
けいこうとうよ
oral administration
回 mouth administration, sublingual administration

口腔内投与，舌下投与がこれに当たる．口腔内投与の場合，薬物は消化管粘膜での吸収を経て血液中に取り込まれるが，まず肝臓門脈系を通るため代謝（肝初回通過効果）により効率が減少する場合がある．舌下投与は狭心症に対するニトログリセリン投与がその一例で，薬物は舌下部の粘膜を介して直接全身循環に到達し肝初回通過効果を回避できることが特徴である．生体，製剤，薬物の物理化学的性質など種々の因子の影響を受ける．

蛍光トレポネーマ抗体
けいこうとれぽねーまこうたい
fluorescent treponemal antibody

梅毒の病原体である梅毒トレポネーマの蛍光抗体．梅毒血清反応には非特異的脂質抗原を用いる方法（STS）と特異的TP抗原を用いる2種の方法がある．同抗体を用いた蛍光トレポネーマ抗体吸収試験（FTA-ABS）は後者で，特異度が高く迅速に結果が得られるが，梅毒罹患数週後より陽性化し終生陰転化しない．STSの一種であるガラス板法は生物学的偽陽性が生じうるが治療により陰性化し治療効果の目安となる．

頸鼓小管
けいこしょうかん
caroticotympanic canaliculus

頸動脈管から鼓室へと延びる小管で，頸動脈鼓室枝，交感神経叢が通る．

形質細胞腫
けいしつさいぼうしゅ
plasmacytoma

多発性骨髄腫と同義語．B細胞の分化した形質細胞が癌化したものであり，非ホジキンリンパ腫のREAL/WHO分類におけるB細胞リンパ腫の亜型とされる．腫瘍化した形質細胞（骨髄腫細胞 myeloma cell）からは単クローン性の免疫グロブリン（M

蛋白質）が分泌される．骨髄腫は主に骨髄で増殖するが，約15％に髄外組織における腫瘍形成が認められる．骨髄穿刺標本では通常多数の骨髄腫細胞がみられ，血清蛋白分画では大量のM蛋白，M蛋白以外の正常免疫グロブリンの減少，アルブミンの減少が特徴的に認められる．また，尿ではベンス・ジョーンズ蛋白質（BJP）の出現が全例の約30％にみられ，特徴的とされる．骨変化は全例の90％に出現し，骨X線像の異常として認められる．治療の主力は化学療法であり，多剤併用療法が行われている．

経上顎篩骨洞手術
けいじょうがくしこつどうしゅじゅつ
transantral ethmoidectomy
回permaxillary ethmoidectomy

Caldwell-Luc法による上顎洞根本手術に引き続き，篩骨蜂巣の清掃・掻破を行う術式．上顎洞上壁は外側が眼窩底，内側は前後篩骨洞底からなり，この部位を眼窩底に注意しながら開放すると中鼻甲介基板の隔壁が確認され，これを破ると後部篩骨蜂巣に入る．さらに上鼻甲介基板を破ると最後部篩骨に入る．前部篩骨洞の清掃はこのアプローチでは明視下にできないため，鼻内からのアプローチを追加する必要がある．

茎状突起
けいじょうとっき
styloid process
回processus styloideus（ラ）

発生学的に舌骨部に当たり，錐体部後下面の後外側端から前下方に伸びる突起で，その長さは個人によって著しく異なる．舌や咽頭に関係した茎突筋群（茎突咽頭筋，茎突舌筋，茎突舌骨筋）の付着部を形成する．また茎突舌骨靱帯および茎突下顎靱帯も付着する．

頸静脈窩
けいじょうみゃくか
jugular fossa
回fossa jugularis（ラ）

内頸静脈管の上端で頸静脈球の位置にあたる側頭骨の凹み．

頸静脈球
けいじょうみゃくきゅう
jugular bulb

S状静脈洞から内頸静脈に移行する部分．側頭骨内の頸静脈窩で球状に上方に突出していることが多くこの名前がついている．上方突出の程度は個人差があり極端な例では中耳に突出，露出していることがある（高位頸静脈球）．

頸静脈血栓症
けいじょうみゃくけっせんしょう
jugular thrombosis
回jugular thrombophlebitis

頸静脈に血栓が生じる病態で，頸部蜂窩織炎，深頸部膿瘍などの炎症や転移性リンパ節の腫大に継発して発症する．最近，中心静脈カテーテル留置に起因する症例が増加している．超音波検査，造影CT，血管造影検査で診断される．最も重篤な合併症は肺塞栓症で，致死的となる場合がある．

頸静脈神経節
けいじょうみゃくしんけいせつ
jugular ganglion
回上神経節(迷走神経)
(superior ganglion)

☞上神経節（迷走神経）(p.258)

頸性めまい
けいせいめまい
cervical vertigo

頸性めまいは頭部の回転または伸展により生じるめまいであり，その発症機序から，1) 椎骨動脈の急激な血流障害，2) 緊張性頸反射の異常，3) 頸部交感神経系の異常（Barre-Lieou 症候群）の3つの原因が考えられている．椎骨動脈の急激な血流障害による頸性めまいとして，Powers 症候群，Bow hunter's stroke,鎖骨下動脈盗血症候群などがある．

経舌骨咽頭切開術
けいぜつこついんとうせっかいじゅつ
transhyoid pharyngotomy

舌骨上または舌骨下より咽頭切開して咽頭腔に到達する方法．通常は舌骨上からアプローチする．主として舌根部病変へのアプローチに用いられる．舌骨の幅を超えて側咽頭に切開を広げれば，咽頭後壁を大きく展開することができ，中下咽頭側壁へのアプローチが容易となる．

経中頭蓋窩法
けいちゅうずがいかほう
middle fossa approach
回 middle cranial fossa approach

1961年に William House により報告された手術法で，主として聴神経腫瘍や錐体尖病変に対して，聴力温存を目的とした場合に選択される．有用聴力の残存と腫瘍が内耳道内に限局するか小脳橋角部に突出していても小さいことが条件となるため，適応症例は限られる．これに対して拡大中頭蓋窩法では上記手技に加えて，迷路削開を行う EMCF I型，上錐体静脈切断・小脳天幕の切開を行う EMCF II型，迷路削開を行わず内耳道上壁削開・上錐体静脈切断・小脳天幕切開を行う EMCF III型がある．

頸洞
けいどう
cervical sinus

胎生第4週の終わり頃に形成される4つの鰓弓のうち，第3・4鰓弓は退化し内側にくぼむ．次に第2鰓弓が変化して鰓蓋となりこのくぼみを覆う．この洞をなした部分をいう．頸洞はしだいに癒着し，その後消失する．

経頭蓋二重磁気刺激法
けいずがいにじゅうじきしげきほう
transcranial magnetic bistimulation

磁気刺激装置を用いて末梢性顔面神経麻痺の障害部位より中枢を刺激して神経伝導障害を発症早期に検査する方法．二重刺激法を用い神経の不応期を測定することで伝導障害を調べることができる．

頸動脈鞘
けいどうみゃくしょう
carotid sheath

頸部の両側で頭蓋底から大動脈弓にいたる筋膜の鞘で，総頸動脈（上方では内・外頸動脈），内頸静脈および迷走神経を包む．深頸筋膜浅・中・深葉から構成される．交感神経幹はこの鞘の後方に位置する．

茎突咽頭筋
けいとついんとうきん
stylopharyngeal muscle

茎状突起から始まり，上咽頭収縮筋と下咽頭収縮筋の間を下内側に走行し，咽頭粘膜と甲状軟骨に付着する．茎突咽頭筋が収縮すると喉頭が挙上し咽頭が開大する．舌咽神経の支配を受ける．

茎突後間隙
けいとつごかんげき
retrostyloid compartment
㊙頸動脈間隙，傍咽頭間隙，副咽頭間隙

副咽頭間隙は卵円孔・棘孔の内側の頭蓋底を底部とし，舌骨大角を頂点とする逆円錐型をした間隙である．前方は内側・外側翼突筋，後方は椎前筋，外方は耳下腺深葉，内方は上咽頭レベルで口蓋帆挙筋と口蓋帆張筋，中咽頭レベルで上咽頭収縮筋によって囲まれている．この副咽頭間隙は茎状突起と茎突咽頭筋・茎突舌筋・茎突舌骨筋・口蓋帆張筋に連なる筋膜によって前区と後区に分けられる．後区が茎突後間隙であり，ここには内頸動脈，内頸静脈，Ⅸ～Ⅻ脳神経，交感神経幹，上内深頸リンパ節が含まれる．尚，耳下腺深葉は茎突後間隙には露出していない．☞茎突前間隙（同頁）

茎突舌筋
けいとつぜっきん
styloglossal muscle

茎状突起に始まり舌の外側および下面に停止する．外舌筋の一つで舌を後方に引く働きがある．舌下神経の支配を受ける．

茎突舌骨筋
けいとつぜっこつきん
stylohyoid muscle

舌骨上筋（群）の一つで，茎状突起の後面から起こり舌骨大角に着く．舌骨を引き上げる働きで，顔面神経支配．

茎突前間隙
けいとつぜんかんげき
prestyloid compartment
㊙傍咽頭間隙，副咽頭間隙

副咽頭間隙は卵円孔・棘孔の内側の頭蓋底を底部とし，舌骨大角を頂点とする逆円錐型をした間隙である．前方は内側・外側翼突筋，後方は椎前筋，外方は耳下腺深葉，内方は上咽頭レベルで口蓋帆挙筋と口蓋帆張筋，中咽頭レベルで上咽頭収縮筋によって囲まれている．この副咽頭間隙は茎状突起と茎突咽頭筋・茎突舌筋・茎突舌骨筋・口蓋帆張筋に連なる筋膜によって前区と後区に分けられる．前区が茎突前間隙であり，狭義の副咽頭間隙である．ここには外頸動脈とその枝（上行咽頭動脈など），三叉神経第3枝の枝，翼突筋静脈叢が含まれるが，大部分は脂肪組織である．尚，耳下腺深葉は茎突前間隙に一部露出し

ている．☞茎突後間隙（p.137）

茎乳突孔
けいにゅうとつこう
stylomastoid foramen

側頭骨の茎状突起と乳様突起の間に位置する孔をさす．顔面神経管の末梢側の出口であり，顔面神経および茎乳突孔動脈が通る部位である．

経乳突的迷路摘出術
けいにゅうとつてきめいろてきしゅつじゅつ
transcortical labyrinthectomy

迷路摘出術の術式の一つ．三半規管膨大部の開窓・卵嚢斑および球形嚢斑の除去を行う方法である．乳突削開・上鼓室開放・キヌタ骨摘出を行うことにより術野を大きくとることができるので確実に迷路破壊ができる利点がある．

経乳突法
けいにゅうとつほう
transmastoid approach

側頭骨手術の最も基本となるアプローチである．耳後部に皮膚切開を行い，乳様突起を削開してアプローチする．術野が広くとれるので，病変の部位や大小にかかわらず適応となる．また，病態に応じて術式を術中に変更することも可能であるなど，適応の幅が広い術式である．

経鼻持続陽圧送気
けいびじぞくようあつそうき
nasal continuous positive airway pressure
回 continuous positive airway pressure via the nasal route

閉塞性睡眠時無呼吸に対する治療法で，その有効性が確実と考えられている．鼻からの送気圧により，エアスプリントと称される陽圧状態を作り，睡眠時の気道狭窄や閉塞状態を改善する．適切な圧で施行されれば，ほぼ完全に上気道閉塞を予防し無呼吸を防止する．対症療法であるため，患者は治療を続ける必要がある．自覚症状，特に日中の眠気が著しい例では，明らかな治療効果を自覚できるため，コンプライアンスはよいことが多いが，自覚症状が乏しい例では，治療を継続させることが問題となる．

経皮的内視鏡下胃瘻造設術
けいひてきないしきょうかいろうぞうせつじゅつ
percutaneous endoscopic gastrostomy（PEG）

経口摂取が困難な症例に対する栄養確保の経路の一つである胃瘻造設を，内視鏡を用いて行うことであり，急速に普及しつつある．プル（Pull）法，プッシュ（Push）法，イントロデューサー（Introduser）法がある．プル法は腹壁より穿刺しループワイヤーを挿入，口腔へ引き出し，これに PEG カテーテルを結びつけ胃内より外へ引き出す方法である．プッシュ法はガイドワイヤーに沿って PEG カテーテルを胃内に押し込む方法である．イントロデューサー法は穿刺した針の外筒を通してバルーン形カテーテルを胃内へ挿入する方法である．プル法およびプッシュ法では二度の内視鏡挿入が必要になるが，太いカテーテルが使用できる．咽頭や食道に狭窄や感染がありカテーテルを通したくない場合には，イントロデューサー法が選択される．

経鼻内薬物投与
けいびないやくぶつとうよ
intranasal drug delivery

鼻粘膜に薬物を投与する方法で，一般的にエアロゾル，液滴または粉末の剤型がある．鼻粘膜では薬物が吸収されやすく，初回通過効果を受けないなどの利点がある．一方，鼻腔の生理学的特徴から，薬物の多量投与は難しい．さらに線毛によるクリアランス，粘液層と細胞内にある酵素などにより吸収が抑制される．薬物の吸収を促進し生物学的利用能を高めるためにゲル剤や粉末剤を基剤とした粘膜付着型製剤が開発されている．経鼻内投与の薬物はアレルギー性鼻炎などに対する局所作用を有する製剤が一般的であるが，片頭痛治療剤や中枢性尿崩症治療薬，子宮内膜症・子宮筋腫治療薬など全身作用を目的とした製剤も含まれる．また，注射に代わる糖尿病治療薬や抗肥満薬の開発，さらに脳脊髄膜への薬物送達の可能性も検討されている．

経鼻免疫療法
けいびめんえきりょうほう
intranasal immunotherapy
㊩ local immunotherapy

上気道粘膜免疫応答を応用したアレルギー性鼻炎に対する免疫療法の一つである．花粉症患者に対して有効性を示唆する報告がみられる．免疫療法の作用機序として免疫寛容の誘導が推測されている．

頸部郭清術
けいぶかくせいじゅつ
neck dissection

頸部の転移リンパ節を脂肪組織とともに摘出する術式で，転移リンパ節に対する有効な治療法として確立されている．1906年にCrileによって報告された原法は胸鎖乳突筋，内頸静脈，副神経を合併切除する，いわゆる根治的頸部郭清術（radical neck dissection）であるが，1967年のBoccaによる報告以後これらを温存する保存的頸部郭清術（conservative neck dissection）や限定した範囲の郭清を行う選択的頸部郭清術（selective neck dissection）が行われるようになり，頸部郭清術式の中心となっている．

頸部郭清変法
けいぶかくせいへんぽう
modified radical neck dissection

一側頸部全領域のリンパ組織を郭清するが，非リンパ組織のうち少なくとも一つの組織を温存する術式である．保存的頸部郭清術ともいう．また機能面からは機能的頸部郭清術ともいわれる．従来，頸部リンパ節転移陽性例に対しては主に根治的頸部郭清術が選択されてきたが，近年は術後の機能や形態を考慮し，本術式に比重が移ってきている．非リンパ組織に明らかな腫瘍浸潤のない例に適応となる．

頸部食道切除術
けいぶしょくどうせつ

頸部食道とは輪状軟骨下縁より胸骨上縁までの食道で胸部上部食道に連続する．頸部食道癌に対して選択される術式であり，

けいぶ

じょじゅつ
cervical esophagectomy

頸部食道より下方への進展がみられる場合は食道抜去の適応となる．また，下咽頭へ進展する症例に対しては下咽頭・喉頭切除術を併用することもある．遊離空腸による再建が第一選択であるが，食道抜去例では胃管による再建を要する．

頸部正中リンパ節
けいぶせいちゅうりんぱせつ
midline cervical node

気管前，気管傍，輪状軟骨前方および甲状腺周囲，反回神経周囲のリンパ節を示す．頭側は舌骨，尾側は胸骨切痕，外側は総頸動脈まで境される領域に含まれる．甲状腺，声門癌，声門下癌，梨状陥凹の先端部付近の癌，頸部食道癌から転移しやすいリンパ節である．

頸部前屈位
けいぶぜんくつい
chin down
同 顎引き頭位

顎引き頭位，chin down，head down などの名称でも呼ばれる．下位頸椎を軸にして頸部を前屈した状態で嚥下する．顎を引き過ぎるとかえって嚥下しにくくなる．頸部を前屈することで口腔から咽頭腔を食塊貯留の空間として有効に活用し，喉頭流入のリスクを軽減することを企図した嚥下姿勢である．嚥下反射の惹起遅延を呈する症例や舌根運動障害・喉頭閉鎖能の低下が観察された症例に誤嚥軽減の効果が期待できる．

頸部突出法
けいぶとっしゅつほう
neck protrusion

食道入口部の随意的開大を企図した嚥下法．顎をやや引き気味にしながら頸部を前方に突き出すように嚥下する．これによって下顎骨に牽引されるように喉頭が前方に移動し食道入口部が随意的に開大しやすくなる．喉頭挙上障害や輪状咽頭筋弛緩不全を代償する嚥下法の一つである．輪状咽頭筋切断術や喉頭挙上術を実施した症例にも有用な嚥下法となる．

頸部副耳
けいぶふくじ
cervical tag
同 cervical wattle

先天的な耳介形成異常により副耳ができるが，その部位が頸部にあるもの．治療は美容外科的に適応が決められ，多くは切除である．

経迷路法
けいめいろほう
translabyrinthine approach

聴神経腫瘍や錐体尖病変に対する手術アプローチの一つである．乳突削開・迷路摘出を行い，内耳道後方からアプローチする．聴神経腫瘍手術では内耳道底で顔面神経が同定できることが長所である．また，錐体尖の操作も行いやすいが，迷路を摘出するため聾となることが欠点である．

痙攣性クループ
けいれんせいくるーぷ

喉頭の狭窄により嗄声，犬吠様咳嗽，吸気性呼吸困難が夕方～夜間突発的に出現し，日中は寛解する．このような症状が2

spasmodic croup　〜3日続いたあと軽快する．軽度の上気道カタル炎と喉頭筋の痙攣による．1〜3歳の小児に好発し，反復することが多く，5歳以降はまれである．発熱はなく，局所所見も軽微なため，ウイルス感染，アレルギー，心因性要因も考えられている．軽症の上気道感染が先行することもある．クループと同様の治療を行う．

痙攣性発声障害
けいれんせいはっせいしょうがい
spasmodic dysphonia
回 spastic dysphonia

喉頭の限局性ジストニア（dystonia）．発語中に声帯の過内転が起こり声が途切れる内転型と，逆に発語中に声帯が突然外転して気息になる外転型，およびその混合型がある．頻度的には内転型が最も多い．鑑別診断に筋緊張発声障害（muscle tension dysphonia）がある．根本的治療は開発されておらず，欧米ではボツリヌス毒素の声帯筋への注射が行われるが，日本では手術治療を行う施設が多い．

劇症 A 群溶連菌感染症
げきしょうえーぐんようれんきんかんせんしょう
toxic shock-like syndrome

急激に発症し，敗血症性ショックから多臓器不全へと短時間で進行する予後不良な疾患．多くは咽頭炎が先行し，咽頭炎が軽快した時期に再発熱，四肢の疼痛が出現する．その後，短時間のうちに軟部組織の壊死，敗血症性ショックおよび多臓器不全に陥る．中高年に好発し，死亡率は 50% に達する．本疾患は全数把握の 5 類感染症で，診断した医師は 7 日以内に保健所に届け出なければならない．

血液迷路関門
けつえきめいろかんもん
blood-labyrinth barrier

血液と内耳液を分けている毛細血管壁をさす．イオン輸送，浸透圧調整，グルコース吸収などを行うと同時に内耳を外界から保護するバリアーの役割も果たす．血管内に投与された薬剤などの内耳液への移行程度にも影響を与える．たとえば，アミノ配糖体系抗菌薬は血液迷路関門を通過しにくいが，繰り返し投与を行うと内耳への移行・蓄積が起こり，難聴を起こすことがある．

結核
けっかく
tuberculosis

Mycobacterium tuberculosis の空気感染により生ずる特異的疾患．初期結核は主に軽度あるいは無症候性の肺局所病変である．多くは石灰沈着を残し治癒するが，初期病巣の結核菌は生きたまま残り，時に再活性化して二次結核を生じる．多くは肺結核であるが他臓器（腎，腸管，リンパ節，骨など）に拡散する場合や全身播種性結核（粟粒結核）となる場合がある．再活性化のリスクとして糖尿病，エイズ，ステロイドや免疫抑制剤使用などがあげられる．診断は喀痰や組織サンプルにおける結核菌

結核性中耳炎
けっかくせいちゅうじえん
tuberculous otitis media
回 中耳結核

の検出によりなされる．抗結核剤による多剤併用治療が数ヵ月以上必要であり，不適切で不十分な化学療法は薬剤耐性結核を誘導する．

結核菌感染により起こる中耳炎．耳漏・耳痛・発熱などの症状を呈することが多いが特に特徴的な症状はない．抗菌薬治療に抵抗性で重症化すると感音難聴・めまい・顔面神経麻痺をきたすことがある．治療は抗結核薬の投与であるが，手術を必要とすることもある．近年減少傾向にあるが，若年者を中心に集団感染するケースがある．

結核性リンパ節炎
けっかくせいりんぱせつえん
tuberculous lymphadenitis

新規登録結核患者の数％を占め，頸部，鎖骨上窩，縦隔に好発する．頸部では自潰して排膿することがある．診断には fine needle biopsy が有用であるが，リンパ節摘出が必要となる場合も多い．診断には塗抹，培養，PCR による結核菌の証明と病理組織学的検査を行う．造影 CT 検査では，辺縁部は造影され中心部は乾酪壊死部に一致して低吸収域を示す．治療は肺結核に準じて化学療法を行うが，時に外科治療を要する．

血管運動性鼻炎
けっかんうんどうせいびえん
vasomotor rhinitis
回 本態性鼻炎 (idiopathic rhinitis)

☞ 本態性鼻炎 (p.482)

血管拡張性ポリープ
けっかんかくちょうせいぽりーぷ
angioectatic polyp

上顎洞性後鼻孔ポリープの分類の中の一つ．含まれる組織の多寡により分類され，他に粘液性ポリープ，線維性ポリープ，腺性ポリープ，嚢腫性ポリープなどに分類される．鼻茸が増大すると鼻閉塞が起こり，頭痛，鼻内圧迫感，嗅覚障害，閉鼻声，耳管狭窄の原因となる．治療は局麻下に絞断器を用いて茎部とともに除去するが，根本的には基底部を有する上顎洞を手術的に根治する必要がある．

血管奇形
けっかんきけい
vascular malformation

毛細血管・静脈・動脈・リンパ管などを構成成分とするが，生下時より存在し異型脈管により構成されている．動静脈瘻を伴うこともある．内皮細胞は正常であり，病変は患者の成長とともに大きくなり，自然退縮はしない．毛細血管奇形として port-wine stains と telangiectasia がある．静脈性血管奇形の表在性病変では拡張した静脈腔が青色を呈し，バルサルバ手技や体

位にて病変の拡張を認める．動静脈奇形は，外傷，感染，二次性徴や妊娠などのホルモンの変化，医原性要因などを契機に増悪することが多い．この診断には，血管撮影が必須である．リンパ性血管奇形は1歳までに顕在化し，70〜80%は頸部に認められ，macrocystic と microcystic に分類される．

血管細胞接着分子-1
けっかんさいぼうせっちゃくぶんし-1
vascular cell adhesion molecule-1（VCAM-1）

細胞接着に関与する分子．好酸球や他の白血球が循環血中から炎症部位へ集積される際に重要な働きをする細胞表面蛋白である．サイトカインの刺激により一過性に血管内皮細胞に発現し，白血球と血管内皮細胞の接着を行う．

血管腫
けっかんしゅ
hemangioma

先天異常であり血管増殖の結果，新生物に類似した腫瘤となったものである．身体のどの部分にもできるが，皮膚および皮下組織に最も多く認められる．小児期で最も高頻度の良性腫瘍であり，30%の症例で出生時に認められ，多くは出生後の数週間以内に出現する（infantile hemangioma）．1歳まで増大し（増殖期：8〜12ヵ月），その後，数年間で自然退縮（退縮期：1〜12年）していく．これとは対照的に，血管奇形は内皮細胞の増殖を伴わない血管構造を特徴とし，決して退縮することはない．血管腫の subtype は，部位により superficial, deep, mixed と分類され，90%以上の infantile hemangioma は，経過観察（wait and see policy）のみで特に治療は必要としない．

血管性耳鳴
けっかんせいじめい
vascular tinnitus

頸動脈狭窄，グロームス腫瘍，頸動静脈瘻などにより生じると考えられる耳鳴．多くは拍動性である．保存的には血管拡張剤の投与，外科的には病変部の外科的除去などの治療法がある．

血管肉腫
けっかんにくしゅ
angiosarcoma

血管内皮細胞由来の非常に稀な悪性腫瘍である．高齢者の頭頸部皮膚に好発し，拡大の速さと多中心性の発症を特徴とする．病状が進行するとリンパ節転移や遠隔転移をきたす．臨床的には斑状型，結節型，潰瘍型，深在型に分類され，病理組織学的には分化型では異型内皮細胞が増殖して不規則に吻合する小血管腔を形成し，未分化型では明らかな血管内腔を認めず，未熟な異型内皮細胞の均一性，充実性の増殖をみる．治療は困難であり，免疫療法（IL-2）や外科療法，放射線療法，化学療法を併用することとなる．予後は不良であり，5年生存率は約20%である．

血管迷走神経反射
けっかんめいそうしんけいはんしゃ
vasovagal reflex

強い痛み，精神的ショック，情緒的ストレスなどが誘引となって交感神経の活動が亢進し頻脈が起こる一方，静脈床に血液が貯留する．このため静脈還流量が減少し，逆に副交感神経が優位となって血管拡張・徐脈を起こし血圧が低下する．その結果，冷汗，悪心，ふらつき，顔面蒼白などが生じる．高度になると脳血流の低下による失神が起こる．臥位にすると多くは数分で回復する．

結合管
けつごうかん
ductus reunions（ラ）

内耳前庭部と蝸牛管の間にあって，球形嚢と蝸牛管を結ぶ管．球形嚢の下面から出て蝸牛管前庭盲端の上壁に開口するが，きわめて細い管で成人では明瞭でない場合もある．

結合織型肥満細胞
けつごうしきがたひまんさいぼう
connective tissue type mast cell
回 結合織型マスト細胞

肥満細胞は，骨髄から産生されたばかりの状態ではまだ未熟な状態であり，血中へ移動した後，IL-4 や IL-5 の作用で結合組織や粘膜に移行してから最終的に分化する．この時，結合組織で分化するか，粘膜で分化するかで肥満細胞の型が若干異なる．皮膚や粘膜下組織といった結合組織にて分化したものを結合織型肥満細胞と呼び，粘膜にて分化したものを粘膜型肥満細胞と呼ぶ．通常の状態では結合織型肥満細胞の数は多いが，粘膜型肥満細胞の数は少ない．しかし，アレルゲンに接すると粘膜面に多くの肥満細胞が出現する．結合織型肥満細胞は粘膜型肥満細胞より顆粒が大きくて多く，ヒスタミン含量も多い．寿命は月単位であり，IgE 受容体は少ない．

結合織型マスト細胞
けつごうしきがたますとさいぼう
connective tissue type mast cell
回 結合織型肥満細胞（connective tissue type mast cell）

☞結合織型肥満細胞（同頁）

楔状軟骨
けつじょうなんこつ
cuneiform cartilage

披裂喉頭蓋ヒダの上縁に乗る小さな軟骨．小腺塊の下にみられ，楔状結節をつくる．欠損していることもある．

血小板活性化因子
けっしょうばんかっせいかいんし
platelet activating factor (PAF)

リン脂質の媒介物の一つで，即時型アレルギー反応の時に血小板を刺激して，ヒスタミンを遊離させる働きをもつ．好塩基球，肥満細胞，単球，マクロファージ，好中球，好酸球，血管内皮細胞，血小板などから放出される．血小板凝集作用や白血

けつり 145

球の走化性亢進作用，血管透過性亢進作用，気管支などの平滑筋収縮作用，血圧降下作用などがあり，気管支喘息やアナフィラキシーショックなどに関与していると考えられている．

血清型
けっせいがた
serotype

菌体を構成するリポ多糖，莢膜多糖，膜蛋白，鞭毛抗原などの細胞表層抗原から作成した抗血清に対応する細菌の型を血清型という．凝集反応や膨化反応などで試験される．原因菌検索のための迅速診断や菌株の相同性識別に血清型別が用いられることが多いが，相同性鑑別能は遺伝子解析に比較して低い．

血性鼻漏
けっせいびろう
bloody rhinorrhea
⦿sanguineous nasal discharge

血液の混入した鼻汁．急性副鼻腔炎，上顎癌や悪性リンパ腫などの悪性疾患，Wegener肉芽腫症などでみられる．Wegener肉芽腫症や悪性腫瘍に伴うものは壊死組織の混入で悪臭を伴うことが多い．

結節性紅斑
けっせつせいこうはん
erythema nodosum（ラ）

皮下脂肪組織の反応性炎症であり，溶連菌感染後に発症するものが有名であるが，そのほかの感染症や薬剤によるものなど種々の原因により発症する．女性に好発する．左右対称に下腿伸側に熱感，圧痛を有する硬結を伴う紅斑がみられる．

血栓性静脈洞炎
けっせんせいじょうみゃくどうえん
thrombosinusitis

真珠腫などの中耳・乳突洞疾患によりS状静脈洞に炎症が波及することで静脈洞内に血栓を生じる疾患．発熱，悪寒，うっ血乳頭などの症状を呈する．抗菌薬・ステロイド剤投与による治療が行われるが，外科的治療として経乳突アプローチによる血栓除去・病変静脈切除が行われることもある．

血中濃度曲線下面積
けっちゅうのうどきょくせんかめんせき
area under the curve

薬物血中濃度の時間経過を表したグラフで描かれる曲線と横軸（時間軸）によって囲まれた部分を血中濃度曲線下面積（area under the curve：AUC）といい，AUC/MICは各種抗菌薬の有効性と関連するPharmacokinetic（PK）/Pharmacodynamic（PD）パラメータの一つである．キノロン系薬，マクロライド系薬はAUC/MICと薬物効果との間によい相関を示す．

血流遮断試験
けつりゅうしゃだんしけん
balloon Matas test

内頚動脈瘤や頭頚部腫瘍など内頚動脈を結紮する可能性がある症例に対して，側副血行を評価する目的で行う検査で，balloon occlusion testとも呼ばれる．血管内からのバルーンカテーテルにより患側の内頚動脈を一時的に閉塞させる．その方法や評価項目は施設によってさまざまだが，閉塞時間は15～20分間，評価方法は，脳虚血症状，SPECT，逆流圧，静脈相の遅延，脳

波などが一般的である．

血瘤腫
けつりゅうしゅ
organaized hematoma

血腫と線維化・硝子化した組織が混在する非腫瘍性の腫瘤性病変．反復する出血巣が器質化して形成されると考えられている．上顎洞に好発し，しばしば上顎腫瘍との鑑別が困難なことがある．頭頸部領域以外では心膜，大脳，副腎，小脳橋角部などでの発生も報告されている．

ケミカルメディエーター
chemical mediator
同 化学伝達物質

☞化学伝達物質（p.65）

ケミカルメディエーター受容体拮抗薬
けみかるめでぃえーたーじゅようたいきっこうやく
chemical mediator receptor antagonist

アレルギー性疾患に関わるケミカルメディエーターを標的組織の受容体レベルでブロックする薬剤．ヒスタミン受容体拮抗薬の他にロイコトリエン受容体拮抗薬，プロスタグランジンD_2・トロンボキサンA_2受容体拮抗薬がある．アレルギーの発症メカニズムの最終段階である標的組織を作用点とする．

ケミカルメディエーター遊離抑制薬
けみかるめでぃえーたーゆうりよくせいやく
chemical mediator release inhibitor

肥満細胞からのケミカルメディエーター遊離を抑制してアレルギー症状を抑える薬剤．効果はマイルドなため臨床効果発現が遅いが，副作用が比較的少ない，眠気がないなどの利点がある．連用により改善率が上昇し，鼻閉にもやや効果がある．クリモグリク酸ナトリウム，トラニラスト，アンレキサノクス，ペミロラストカリウムなどがある．

ケモカイン
chemokine

特定の白血球に作用し，その物質の濃度勾配の方向に白血球を遊走させる活性（走化性）をもつサイトカインを総称しケモカインという．ケモカインは炎症部で大量に産生され，血管内から炎症組織内への白血球の遊走をもたらす．現在までに50以上にも及ぶケモカインが同定されているが，これらはいずれもよく保存された4つのシステイン残基をもち，N末端側の2個のシステイン残基が形成するモチーフにより，CXC，CC，CX3C，Cの4つのサブファミリーに分類されている．ケモカイン受容体は，いずれもG蛋白質共役型受容体であるが，白血球の種類により発現する受容体の種類が異なっている．

ケルナー中隔
けるなーちゅうかく
Körner septum; septum petrosquamosum（ラ）

乳突洞を内外に分割する骨梁．手術で乳突洞を開放する際に，このseptumを乳突洞の内側壁と誤ることがあるのでfalse bottomともいわれる．

瞼縁切開
けんえんせっかい
peri-palpebral incision

瞼縁に平行に睫毛より2〜3 mmの位置で切開を行う．内眼角では瘢痕拘縮防止のために小三角弁を作成する場合もある．瘢痕が目立ちにくく，顔面骨骨折や眼瞼形成術に用いられる．また冠状切開と組み合わせたfacial dismasking flapは，眼窩内容を温存して頭蓋底や顔面深部の腫瘍切除が可能なことから脳神経外科領域でも用いられている．

嫌気性菌
けんきせいきん
anaerobe

酸素がない状態で発育し，酸素があると増殖できないか，あるいは発育が困難となる菌のこと．偏性嫌気性菌とも呼ばれる．グラム陽性菌ではクロストリジウム属，ペプトストレプトコッカス属，ペプトコッカス属など，グラム陰性菌ではバクテロイデス属，プレボテラ属，フソバクテリウム属などがこれに属する．

嫌気性培養
けんきせいばいよう
anaerobic culture

遊離酸素を取り除いた環境での培養法で，酸素の代わりに窒素，水素，二酸化炭素などに置換して培養する．偏性嫌気性菌と通性嫌気性菌が良好に発育する．培養法には，ガスパック法，スチールウール法，嫌気ジャー法，嫌気バッグ法，嫌気チャンバー法などがある．

幻嗅
げんきゅう
olfactory hallucination
同 嗅覚幻覚（phantosmia）

☞嗅覚幻覚（p.112）

肩甲上動脈
けんこうじょうどうみゃく
suprascapular artery

鎖骨下動脈の枝の一つで，肩甲骨の上方から棘上窩，肩甲頸を廻って棘下窩にいたる．腋下動脈の枝である肩甲回旋動脈と交通しており，腋下動脈閉塞の場合には，側副血行となる．棘上窩で起こる肩峰枝は胸肩峰動脈の肩峰枝とともに肩峰動脈網を形成する．鎖骨下動脈の他の枝同様に分岐の変化が多く，鎖骨下動脈から甲状頸動脈の1枝として分岐する場合には腕神経叢の前面を通り，鎖骨下動脈から直接出る場合には腕神経叢の間を通る．

け

肩甲舌骨筋
けんこうぜっこつきん
omohyoid muscle

舌骨下筋（群）の一つで，下腹が肩甲骨上縁から起こり中間腱を経て上腹が舌骨体外側部の下縁に着く．舌骨を引き下げる働きで，頸神経ワナ（C_1～C_4）支配．

肩甲舌骨筋上頸部郭清術
けんこうぜっこつきんじょうけいぶかくせいじゅつ
supraomohyoid neck dissection
㊫選択的頸部郭清術

選択的頸部郭清術の一つで肩甲舌骨筋より上方にある，オトガイ下リンパ節，顎下リンパ節，上内深頸リンパ節，中内深頸リンパ節を郭清する術式で主に口腔癌に対して用いられる．

言語獲得途上難聴
げんごかくとくとじょうなんちょう
perilinguistic deafness

言語習得期と考えられる2歳前後から5歳頃までの期間に生じた難聴をさす．人工内耳の適応となる失聴の状態をさすことが多い．後天性難聴と考えられるが，原因不明のことも多い．人工内耳手術の成績は良好である．

言語障害
げんごしょうがい
language disorder
同speech disorder

言葉の発話・理解・復唱・文生成・構音・書字・読字などのいずれかの側面の障害の総称．発達性には，言語に関連する脳の障害による場合と，難聴などによる続発性がある．幼児期以前からの難聴で適切な補聴がされないと音声言語が獲得できず発話も自然には発達しないが，周囲に手話話者がいれば手話による言語獲得は可能である．後天性には各種脳損傷で失語，失行，構音障害が生じ，口腔・咽頭・喉頭の障害で発話・構音障害が生じる．

言語聴覚士
げんごちょうかくし
speech therapist
同speech language pathologist

平成9年12月19日制定の法律により定められた国家資格．文部科学省ないし厚生労働省の指定校で研修し，言語聴覚士国家試験に合格し，厚生労働省の言語聴覚士名簿に登録して免許を得る．音声，言語，聴覚に障害のある者の機能の維持向上を図るための訓練，これに必要な検査および助言，指導，その他の援助を業とし，嚥下訓練，人工内耳の調整ほかを行うことができる．医師，歯科医師その他の医療関係者，福祉関係者との連携義務がある．

言語発達障害
げんごはったつしょうがい
delayed language development，language

言語の要素ないし全体の発達が同年齢の水準から有意に遅れているか（言語発達遅滞），質的異常がある（発達性言語障害）．大脳言語野の発達異常・損傷では言語のみが異常になるが，続発性に生じることも多い．原因として，難聴，自閉症，精神発

retardation
園言語発達遅延(delayed speech, retarded speech development)

達遅滞，虐待，不適切な言語環境，発声発語器官の異常，視運動異常（→難読症）などがある．できるだけ早期介入を行うが，効果が出ない場合は代替手段の提供と一生のサポートが必要になる．

言語発達遅延
げんごはったつちえん
delayed speech, retarded speech development
園言語発達障害(delayed language development, language retardation)

☞言語発達障害（p.148）

犬歯窩
けんしか
canine fossa

上顎体前面で眼窩下孔の下方にある緩やかな凹面をなす骨面．口角挙筋の起始部が付着するが容易に剥離することができ，上顎洞の前壁をなすため，上顎洞への直達アプローチでは通常この部位を経由する．

原小脳
げんしょうのう
archicerebellum
園前庭小脳(vestibulocerebellum)

☞前庭小脳（p.312）

減衰帯域
げんすいたいいき
attenuation band

フィルタなどで，信号の通過が阻止される周波数帯域．

原発性アメーバ性髄膜脳炎
げんぱつせいあめーばせいずいまくのうえん
primary amebic meningoencephalitis

病原性自由生活アメーバである *Naegleria fowleri* と *Acanthamoeba culbertosoni* が，ごくまれであるが致死性で劇症のアメーバ性髄膜脳炎を起こすことがある．湖や沼など淡水中での水泳などにより，アメーバ虫体が鼻粘膜に侵入し，嗅神経から脳に達し発症する．3〜14日の潜伏期を経て，頭痛，発熱，嘔吐，項部硬直，意識障害などの症状を呈し，多くが1週間以内に死亡する．

原発性線毛運動不全症
げんぱつせいせんもううんどうふぜんしょう
primary ciliary dyskinesia

線毛運動障害によって起こる先天性疾患で粘液線毛系機能障害を引き起こす．超微形態異常を伴うことが多いが伴わないことも10〜20％あり，線毛がまったく動かない（不動線毛症候群），正常に運動しない（先天性線毛運動機能障害），まったく発育がない（線毛形成不全）といったタイプがある．常染色体

不動線毛症候群
㊩immotile cilia syndrome

劣性遺伝をし第5染色体短腕のDNAH5の異常が関与する．症状には小児期からの慢性咳嗽，鼻漏，鼻閉，滲出性中耳炎などがあり鼻茸や前頭洞低形成もみられる．

原病死
げんびょうし
death of cancer

死亡時に当該癌が原発巣，頸部リンパ節，遠隔臓器のいずれかに存在する状態．直接死因が他癌や他病であっても当該癌を担癌している状態も含む．当該癌を担癌していなくても，手術後30日以内の手術死，死因が当該癌に対して行われた治療に由来する副作用と判断される合併症死も含む．

健忘失語
けんぼうしつご
amnestic aphasia
回 単純失語（simple aphasia）

失語症の中で最も軽いタイプであり，失名詞とも呼ばれ，「言葉の度忘れ」がひどくなった状態をさす．これは語健忘または喚語困難ともいう．物の名前はすぐに想起できなくても，その用途や特徴の説明は可能である．また語頭音「リ」をヒントとして与えると，すぐに「リンゴ」と呼称することができる．失語症が回復してくると，終局的には健忘失語の状態で落ち着くことが多い．

こ

抗アレルギー薬
こうあれるぎーやく
anti-allergic medicine
回 anti-allergic drug

アレルギー症状を緩和させる治療薬の総称であり，その作用機序により化学伝達物質遊離抑制薬，抗ヒスタミン薬，ロイコトリエン受容体拮抗薬，Th2サイトカイン阻害薬，トロンボキサンA_2・プロスタグランジンD_2受容体拮抗薬などに分類される．

高域通過フィルタ
こういきつうかふぃるた
high-pass filter

周波数 f Hz から無限大までを通過帯域とし，0 Hz から f Hz までを減衰帯域とするフィルタ．低域遮断フィルタ（low-cut filter）ともいう．この場合，f は 0 および無限大を除く任意の値とする．☞低域通過フィルタ（p.364）

抗A群溶連菌多糖体抗体
こうえーぐんようれんきんたとうたいこうたい
antistreptococcal polysaccharide

A群溶連菌に特異的な多糖体に対する抗体で，A群溶連菌感染症の診断に用いられる．抗ストレプトリジンO抗体（ASO）より遅れて上昇し，長期間高値が続く．陽性率が低いため，臨床症状や他の溶連菌感染症検査と合わせて判定する必要がある．

好塩基性細胞
こうえんきせいさいぼう

白血球のうちの骨髄系由来の顆粒球の一種．普通染色の塩基性色素により暗紫色に染まる大型の顆粒をもつ．末梢血白血球

basophilic cell 翻basophil	の 0〜1％を占める．顆粒球中にヒスタミンやヘパリン，セロトニン，SRS-A や白血球の走化因子などを有する．好塩基性細胞に固着した特異的 IgE が抗原と結合すると，顆粒および化学伝達物質の放出が起こり，アレルギー性鼻炎，アナフィラキシーショック・じんましん・気管支喘息など I 型アレルギー反応を引き起こす．
構音 こうおん articulation	声道を形成する可動性の器官（舌，下顎，口唇，軟口蓋等）を動かして声道形態を変化させ，適切な音素を生成すること．調音ともいう．多くの子音は非共鳴性子音であるが，その構音においては，声道内に狭めや閉鎖が形成され，それが各子音特有の気流雑音の生成に関与する．それら狭めや閉鎖がみられる場所を構音点，狭めや閉鎖といった気流調節方式の違いを構音様式と呼ぶ．一方，共鳴性子音においては，狭めの程度が弱いために気流雑音を伴わない，すなわち子音と母音の中間の性質をもつものがある．半母音（流音も含む），また，閉鎖の解放という要素を除けば，鼻音がこの範疇に入る．母音においては，子音の様な狭めや閉鎖は形成されない．☞構音障害（同頁）
構音障害 こうおんしょうがい articulation disorder 回disorders of articulation	構音とは，声道を形成する器官によって適切に声道形態を変化させ音素を生成することであるが，その障害により適切な音素が生成されないことをいう．以下の 3 つのグループに分類される．①器質的構音障害（organic articulation disorder）：声道を形成する器官の器質的な問題によって生じるもの．口蓋裂や，舌切除術後の構音障害等．②機能性構音障害（functional articulation disorder）：器質的な問題が原因ではなく，間違えて取得した構音や構音の稚拙さなど．③運動障害性構音障害（dysarthria）：神経・筋系の障害によるもの．運動性構音障害，麻痺性構音障害といった呼称もある．これら①〜③とも，構音訓練の対象となりうる．☞運動障害性構音障害（p.30）
口蓋 こうがい palate	鼻腔と口腔の隔壁で口腔上壁を構成する．構音，嚥下，咀嚼，味覚などに関与する．前方 2/3 の骨を含んだ部分を硬口蓋といい，後方 1/3 の骨を含まない部分を軟口蓋という．硬口蓋を構成する骨は上顎骨口蓋突起と口蓋骨口蓋板であり，口腔面は口腔粘膜で覆われる．軟口蓋は口蓋筋を含み，後端は遊離縁となり口蓋帆と呼ばれ，その中央の下垂した部分を口蓋垂という．軟口蓋後端部は前口蓋弓とともに口峡を形成する．口蓋筋は口蓋帆張筋，口蓋帆挙筋，口蓋垂筋，口蓋舌筋，口蓋咽頭筋で構

成される．

口蓋咽頭弓
こうがいいんとうきゅう
palatopharyngeal arch
回 後口蓋弓(posterior palatine arch)

☞後口蓋弓（p.159）

口蓋咽頭筋
こうがいいんとうきん
palatopharyngeal muscle

後口蓋弓（口蓋咽頭弓）の中にあり起始部は耳管の骨部，翼突鈎および軟口蓋である．後口蓋弓の中を外下方に進んで粘膜下にいたり，停止部は広がり，外側部は甲状軟骨板の後縁，内側部は咽頭後壁の咽頭縫線まで達する．この筋は後口蓋弓を内方に隆起させて口蓋垂に近づけ，口峡を狭くすることにより嚥下時に重要な働きをする．口蓋帆挙筋とともに Passavant 隆起を形成するといわれ，舌咽神経に支配されている．

口蓋化構音
こうがいかこうおん
palatalized articulation

異常構音の一つで，日本語においては主に歯茎音・後部歯茎音（さ行音，ざ行音，た行音，だ行音，な行音，ら行音）にみられ，それらの構音点が本来よりも後方の口蓋にまで偏位したもの．口蓋裂や，時に機能性構音障害においてもみられる．音の印象は，どのくらい後方に構音点が偏位するかによって変化し，たとえば，「た行音」が「か行音」の様な歪み音，「さ行音」は「は行音」のような歪み音，といった聴覚印象の音となることが多い．

口蓋神経
こうがいしんけい
palatine nerves

三叉神経第2枝，上顎神経の分枝である．感覚神経と自律神経の混合神経で，翼口蓋神経節の下側から出て大口蓋管に入り，その中で大口蓋神経は大口蓋孔から出て硬口蓋に分布し，小口蓋神経は小口蓋孔を通って口蓋扁桃，軟口蓋，口蓋帆下部に分布する．

口蓋垂
こうがいすい
uvula

軟口蓋粘膜中央に垂れ下がっている乳頭状の突起．一般には"のどちんこ""のどひこ"ともいう．鼻咽腔への逆流防止，口蓋垂摩擦音（フランス語で使用），ふるえ音（ドイツ語）に機能している．口蓋垂が振動することによりいびきの原因となる．

口蓋垂・軟口蓋・咽頭形成術
こうがいすい・なんこうがい・いんとうけい

いびきまたは睡眠時無呼吸症候群に対する手術法の一つ．通常は全身麻酔下に扁桃切除後に口蓋垂を含めた軟口蓋粘膜を切除し，前後口蓋弓を縫合することにより中咽頭腔を拡大するす手術方法．特に単純性いびき症例や軽度の睡眠時無呼吸症候

せいじゅつ
uvulo-palato-pharyngo-plasty

群では，デイサージャリーとして，レーザーを用いた軟口蓋・咽頭形成術（laser assisted uvulopalatoplasty：LAUP）を行うこともある．

口蓋舌弓
こうがいぜつきゅう
palatoglossal arch
回 前口蓋弓（anterior palatine arch）

☞前口蓋弓（p.307）

口蓋舌筋
こうがいぜつきん
palatoglossal muscle

軟口蓋を起始・停止として嚥下・構音の際の軟口蓋挙上に関与する口蓋筋の一つである．横舌筋から起始し，軟口蓋粘膜に停止する．支配神経は舌咽・迷走神経由来の咽頭神経叢である．

口蓋穿孔
こうがいせんこう
perforation of palate

口蓋が孔を形成し，上咽頭や鼻腔と交通すること．嚥下・咀嚼障害や構音障害を示す．原因として，先天性では（口唇）口蓋裂，後天性では外傷，咽頭癌，Wegener肉芽腫，術後縫合不全などがある．

口蓋帆挙筋
こうがいはんきょきん
palatal elevator muscle
回 M. levator veli palatini
（ラ）

頭蓋底（側頭骨錐体尖下面）から発し，耳管腔とほぼ平行に耳管の底部を内下方へ走り，軟口蓋正中部に至って対側の挙筋と合流し，挙筋索を形成する．舌咽神経から咽頭神経叢の支配を受ける．構音，嚥下に際して口蓋帆を挙上し，鼻咽腔を閉鎖する．耳管開大には主として口蓋帆張筋が関与する．

口蓋帆張筋
こうがいはんちょうきん
palatal tensor muscle
回 M. tensor veli palatini
（ラ）

一部頭蓋底の舟状窩，また一部耳管軟骨外側板から始まり，ほぼ垂直に下降して口蓋骨後方の翼状鉤で腱となり，直角に曲がって内方に向かい，一部軟口蓋正中付近に，また一部硬口蓋に至る．下顎神経の支配を受ける．嚥下などの際に収縮することで耳管開大に関与する．

口蓋扁桃
こうがいへんとう
palatine tonsil

ワルダイエル咽頭輪を構成するリンパ組織のうち最大の扁桃組織で，前口蓋弓と後口蓋弓の間の扁桃洞に位置する．上気道，上部消化管を構成する臓器の一部，免疫機能を有する器官である．組織像はMALT（mucosa-associated lymphoid tissue）に特徴的な粘膜上皮と上皮下リンパ濾胞組織で構成される．生後半年から1年ぐらいで成人と同様の形態学的特徴を整える．大きさは5，6歳に最大となりその後縮小傾向にある．肥大により呼吸や嚥下に影響をきたしたり，慢性炎症によりIgA腎症，掌蹠膿疱症などの扁桃病巣感染症が生じることがある．

口蓋扁桃摘出術
こうがいへんとうてきしゅつじゅつ
tonsillectomy

もともとは口蓋扁桃を扁桃被膜に沿って剥離し口蓋扁桃を摘出する手術のことである．近年，手術機器の発達によって被膜内で口蓋扁桃を摘出する方法（被膜内口蓋扁桃摘出術：intracapsular tonsillectomy）も出現し，対比して従来法を被膜外口蓋扁桃摘出術（extracapsular tonsillectomy）ともいう．手術適応は扁桃肥大，慢性扁桃炎，反復性扁桃炎，扁桃病巣感染症などである．現在は一般的に入院の上，全身麻酔で施行する．扁桃切除術（tonsillotomy）は扁桃の部分切除であり，扁桃疾患の根治手術にはなりにくい．

口蓋隆起
こうがいりゅうき
torus palatinus（ラ）

主に硬口蓋の中央部に生じる紡錘形の境界明瞭で限局性の骨隆起．腫瘍性病変ではなく外骨腫である．通常無症状に経過するが大きくなると異物感や粘膜炎による痛みなどがみられ，切除術が必要となる例もある．

口蓋裂
こうがいれつ
cleft palate

胎生6〜8週で左右の上顎突起が正中で融合し口蓋を形成する際の融合不全により口蓋の披裂を示す先天奇形．披裂の範囲より硬口蓋裂，軟口蓋裂，粘膜下口蓋裂に分類される．口唇裂を合併すると口唇・口蓋裂となり男性に多い．単独の場合は女性にやや多く，心奇形など他の先天奇形を併発することがある．原因としては遺伝的要素が重要であるが，母体の栄養状態などの環境因子も関与する．口腔と鼻腔の交通，鼻咽腔閉鎖不全による摂食・構音障害，耳管機能不全，滲出性中耳炎などをみる．生後1年から1年半で口蓋形成術を施行する．治療の最終目的は満足いく言語機能の獲得である．手術後の言語治療も重要である．

岬角
こうかく
promontory

中鼓室の内側壁を構成する，ドーム状の骨性隆起．その本態は内耳骨包であり，蝸牛基底回転に相当する．

岬角支脚
こうかくしきゃく
subiculum promontorii（ラ）

岬角から後鼓室を通って顔面神経管にいたる2つの骨橋のうち，尾側のもの．正円窓窩と鼓室洞の境界を形成しており，鼓室洞の下端となる．

岬角小橋
こうかくしょうきょう

岬角から後鼓室を通って顔面神経管にいたる2つの骨橋のうち，頭側のもの．鼓室洞と卵円窓窩の境界を形成しており，鼓

ponticulus promontorii （ラ）	室洞の上端となる．

口角裂
こうかくれつ
回巨口症（macrostomia）

☞巨口症（p.122）

後眼振
こうがんしん
after-nystagmus

温度刺激，視運動刺激など，眼振を引き起こす刺激が終わった後に継続して出現する眼振をいう．温度刺激によるものでは，外側半規管由来の眼振が消失した後，これと反対方向に眼振が出現することがあり，これを温度眼振の第2相と呼ぶ．視運動刺激による視運動眼振が出現中，視運動刺激を中止しても，先行する視運動性眼振と同方向に短時間，減衰性の眼振が出現することがある．これを視運動性後眼振と呼ぶ．これらの眼振は，眼球運動の速度蓄積機構と呼ばれる，一種の中枢積分器から発現していると考えられている．この中枢積分器には，視覚入力や深部知覚入力など，他の感覚器からの情報が入力しているため，中枢積分器から発現していると考えられている後眼振は，これら，他の入力系の影響を受けやすい．なお回転後眼振は回転の急停止により生じた内リンパ流動がクプラを偏倚させて発現する眼振なので，後眼振には含まれない．

咬筋
こうきん
masseter
回masseter muscle

浅部と深部に分かれる．浅部の起始部は頬骨弓内面と前方2/3，深部の起始部は頬骨弓後方2/3で，停止部はともに下顎角の外面である．下顎骨を引き上げる作用がある．支配神経は下顎神経の分枝である咬筋神経である．

後筋
こうきん
posterior laryngeal muscle
回後輪状披裂筋（posterior cricoarytenoid muscle）

☞後輪状披裂筋（p.187）

抗菌薬
こうきんやく
antimicrobial drug
回antibacterial drug

細菌の増殖を抑制したり，殺菌する効果のある物質で，細菌，またはまったくの化学的合成から作られる．作用機序は菌体に対して細胞壁の合成を阻害・細胞壁を壊す酵素を活性化・細胞膜の濾過性を亢進・蛋白質の合成を阻害・核酸代謝を阻害するなど，で効果を発現する．

抗菌薬感受性試験
こうきんやくかんじゅせいしけん
sensitivity test
回耐性検査（susceptibility test, resistance test）

感染症治療を目的とした抗菌剤を投与する際に患者から分離した起炎病原体に対して実施する．目的は，①有効な化学療法を選んで治療に用いる，②薬剤耐性菌の現状を知る，③菌種の同定への応用．検査法の種類は，1）拡散法（1）感受性ディスク法（2）直立拡散法（結核菌用）　2）希釈法（1）寒天平板希釈法　最小発育阻止濃度（MIC）測定法（2）液体培地希釈法　最小発育阻止濃度（MIC）測定法，最小殺菌濃度（MBC，MLC）測定法　3）比濁法．

口腔アレルギー症候群
こうくうあれるぎーしょうこうぐん
oral allergy syndrome

食物抗原が口腔・咽頭粘膜に直接接することにより惹起されるⅠ型アレルギー反応であり，接触性蕁麻疹である．食物アレルギーの特殊型である．原因となる食物摂取後15分以内に口腔，口唇，咽頭の瘙痒感，口腔内のひりひり感・腫脹，のどの閉塞感が起きる．まれに蕁麻疹，呼吸器症状，消化器症状を起こす．花粉症やラテックスアレルギー患者に合併することが多く，これらと交叉抗原性のある食物によって発生する．シラカンバ・ハンノキ花粉症ではリンゴ，モモに多く，イネ科花粉症ではトマト，メロン，スイカが多く，ヨモギ・ブタクサ花粉症ではメロン，スイカ，セロリが多いとされている．ラテックスアレルギー患者ではアボガド，クリ，バナナ，キウイが多い．原因食物の摂取を避けることが唯一の予防法である．

口腔癌
こうくうがん
oral cancer

口腔領域に生じた癌腫のこと．口腔領域は，前方が上下唇の粘膜，後方は臼後部，側面は頬の粘膜部から上下の頬歯槽溝（口腔前庭）さらに歯槽と歯肉へとつながる範囲で，上面は硬口蓋，下面は有郭乳頭より前方の舌背・舌縁と舌腹，口腔底となる．以上より構成される空間に生じた癌腫のこと．頻度は，舌，歯肉の順で多い．組織型は，ほとんどが扁平上皮癌である．発生には，口腔内の衛生不良，喫煙，飲酒との関連が指摘されている．

口腔カンジダ症
こうくうかんじだしょう
oral candidiasis, thrush
鬩口腔咽頭カンジダ症（oropharyngeal candidiasis）

Candida albicans が口腔内で増殖し，白い隆起性の粘膜病変として現れる疾患で，鵞口瘡とも呼ばれる．長期に抗菌薬を使用した時や，ステロイド，化学療法などにより免疫能が低下している場合に好発する．綿棒などで拭うと剥離しやすく易出血性の粘膜が現れる．HIV感染症の症状として出ることがある．治療は，抗真菌薬の外用や全身投与が行われる．

口腔ケア
こうくうけあ
oral care

嚥下障害患者では唾液の分泌による自浄作用の低下や唾液の嚥下低下などにより，口腔内が汚染された状態にあることも多く，誤嚥による肺炎のリスクも上昇する．口腔内を清浄に保つことで咳嚥下性肺炎の発症を低下させる．また嚥下反射誘発部位への刺激は基礎的な間接的嚥下訓練にもなりうる．

航空性中耳炎
こうくうせいちゅうじえん
aerootitis
同 気圧性中耳炎，airplane otitis media, barotrauma

耳管の中耳調圧機能が正常に働かないために，飛行機搭乗時に外界と中耳との間に大きな圧差を生じることに起因する気圧外傷である．特に飛行機が下降する際に中耳腔が外界圧に対して相対的に陰圧となった場合，何らかの原因で耳管が開かなければ中耳腔の陰圧が増強し耳管がロックされてしまい，陰圧解除ができなくなり，中耳陰圧化が進行してついには滲出液漏出をきたす．鼓膜の出血を伴うことも多く耳閉感や耳痛などの症状を認める．鼓膜穿孔をきたすことはまれである．

口腔舌
こうくうぜつ
oral tongue
同 舌可動部 (mobile tongue)

☞舌可動部（p.299）

口腔前庭
こうくうぜんてい
vestibule of mouth, oral vestibule

解剖学的に口腔は歯列を境として，口腔前庭と固有口腔に分けられる．前者は歯列の外方部分であり，口唇と頬で構成される．

口腔通過時間
こうくうつうかじかん
oral transit time

舌による食塊の送り込み開始から食塊の後端が口峡部を越えるまでの時間．通常は嚥下造影検査により計測する．嚥下の口腔期機能の評価の指標となる．

口腔底蜂巣炎
こうくうていほうそうえん
cellulitis of floor of the mouth
同 ルードウイッヒアンギーナ (Ludwig angina)

☞ルードウイッヒアンギーナ（p.528）

口腔乳頭腫症
こうくうにゅうとうしゅしょう

舌，口蓋，歯肉，頬粘膜などに好発する良性腫瘍で，口腔良性腫瘍の中で頻度の高い疾患である．ヒトパピローマウイルス感染が発症に関連していると考えられている．乳頭状を呈し，無

oral papillomatosis

痛性で緩徐な発育をする．治療は外科的切除が行われ再発は少ない．

口腔毛様白板症
こうくうもうようはくばんしょう
oral hairy leukoplakia

HIV 感染症にみられる口腔粘膜病変の一つで，発症には EBV が関与する．舌縁部に好発し，無痛性の毛状，皺状あるいはヒダ状の隆起性白色病変を呈する．組織学的には表層は著しい過剰角化をきたし，しばしば角化表層の不規則化と隆起形成を伴い，表層下の有棘細胞層の細胞は風船様変性と核周囲の淡明化を示す．HIV 感染者以外に，臓器移植患者やステロイド長期投与例でもみられ，免疫不全状態を反映するとされる．

後頸三角
こうけいさんかく
posterior (cervical) triangle

僧帽筋，胸鎖乳突筋，鎖骨（中央 1/3）の三者によって囲まれる領域のこと．天井は頸筋膜浅葉からなり，底面は頭板状筋，肩甲挙筋，斜角筋群（上方から後斜角筋・中斜角筋・前斜角筋）の外表を被う頸筋膜椎前葉で構成される．内容物は種々の血管，副神経，頸神経叢の諸枝，肩甲舌骨筋の下腹，鎖骨上リンパ節，後頭リンパ節である．底面のさらに深層には，腕神経叢の 3 神経幹，頸神経叢，鎖骨下動脈が存在する．

抗原
こうげん
antigen

抗体と反応する分子．この名称は，抗体 antibody を産生 generate することのできる分子ということからきている．すべての抗原がそれ自身だけで抗体産生を誘導できるわけではなく，抗体産生を誘導できる抗原は免疫原 immunogen と呼ばれる．

抗原除去・回避
こうげんじょきょ・かいひ
allergen avoidance

アレルギー性疾患における特異的治療法．花粉，ハウスダストなどの原因抗原を除去・回避することで曝露の機会を減らし，アレルギー症状の緩和を期待する．

抗原提示細胞
こうげんていじさいぼう
antigen presenting cell

抗原を処理し，細胞表面上にリンパ球活性化に必要な分子とともに抗原のペプチド断片を提示する能力をもつ，高度に特殊化した細胞．抗原提示細胞は細胞表面上に主要組織適合抗原分子（MHC 分子）をもち，これに抗原を載せて提示を行う．主たる抗原提示細胞は，樹状細胞，マクロファージ，B 細胞である．

抗原特異的 IgE
こうげんとくいてきあいじーいー
antigen-specific IgE
同 アレルゲン特異的 IgE

免疫グロブリンの一つである IgE のうち，スギ花粉，ハウスダスト，卵白など特定の抗原（アレルゲン）に反応する IgE．抗原特異的 IgE が肥満細胞（マスト細胞）や好塩基球の高親和性 IgE 受容体に結合し，そこに特定の抗原が結合するとこれらの

(allergen-specific IgE) 細胞からヒスタミンなどの生理活性物質が放出され，Ⅰ型アレルギーを生じる．

抗原特異的減感作療法
こうげんとくいてきげんかんさりょうほう
allergen specific hyposensitization
回 抗原特異的免疫療法（allergen specific immunotherapy）

☞抗原特異的免疫療法（同頁）

抗原特異的免疫療法
こうげんとくいてきめんえきりょうほう
allergen specific immunotherapy
回 抗原特異的減感作療法（allergen specific hyposensitization）

アレルギー性鼻炎の治療法であり，単独または他の治療法とあわせて行う．原因となる抗原を少量から徐々に増量（皮下注射）し，抗原に対して過敏性を低下させることを目的とする．ハウスダスト（ダニ）で80〜90％，スギ花粉でも同等の有効性が認められている．副作用として発疹，喘鳴，ショックなどがみられることがあるため，適切な対応が必要とされる．治療継続期間は一般的には3〜5年である．

抗原不連続変異
こうげんふれんぞくへんい
antigenic shift

微生物の新しい株を生じる突然変異のことで，微生物，特にウイルスのRNA/DNAの分子構造の変化による．インフルエンザウイルスのような大規模流行に関連する微生物の株の出現を説明しうるものと考えられている．

抗原連続変異
こうげんれんぞくへんい
antigenic drift

ある宿主がほかの宿主に推移する間に，微生物のDNA/RNAの分子構造が進化的変化をとげること．この過程は遺伝子の組換え，欠失，挿入，点突然変異およびこれらの組み合わせによる．その結果，抗原構造の変化をもたらし，その微生物と接した個体・集団の免疫応答の変化をきたす．

硬口蓋
こうこうがい
hard palate

鼻腔と口腔の隔壁を口蓋といい，前方2/3の骨を含んだ部分が硬口蓋である．硬口蓋を構成する骨は上顎骨口蓋突起と口蓋骨口蓋板である．咀嚼と構音に重要である．

後口蓋弓
こうこうがいきゅう
posterior palatine arch
回 口蓋咽頭弓（palatopharyngeal arch）

口蓋咽頭弓ともいい，口蓋扁桃の後方に存在して，前口蓋弓および口蓋扁桃とともに中咽頭の側壁を構成する．口蓋扁桃の存在する扁桃窩とは前後の口蓋弓ではさまれた部分をいう．

抗好中球細胞質抗体
こうこうちゅうきゅうさいぼうしつこうたい
anti-neutrophil cytoplasmic antibody（ANCA）

好中球細胞質内の分子を抗原としたIgG型の自己抗体である．間接蛍光抗体法により，細胞質がびまん性に染まるcytoplasmic ANCA（c-ANCA）と，核の周辺が強く染まるperinuclear ANCA（p-ANCA）に分類された．現在ではその抗原の解明によりそれぞれPR3（proteinase 3）-ANCA，MPO（myeloperoxidase）-ANCAと呼称されている．

後鼓室
こうこしつ
posterior tympanum

顔面神経垂直部を囲む骨で乳突部と区切られており，顔面神経に沿って走る錐体隆起が鼓室後部を鼓室洞と顔面神経窩とに分けて走行している．後鼓室は顔面神経垂直部やアブミ骨，正円窓が近くにあり真珠腫上皮が侵入すると摘出に苦労することがある．

後鼓室開放
こうこしつかいほう
posterior tympanotomy

外耳道を保存して乳突洞，上鼓室を開放し，キヌタ骨窩（fossa incudis），鼓索神経（chorda tympani nerve），顔面神経乳突部に囲まれた部位を削開し，顔面神経窩（facial recess）から後，下鼓室を開放する術式で，facial recess approachとも称される．上鼓室から後鼓室にかけて良好な視野が得られる利点がある．

抗コリン薬
こうこりんやく
anti-cholinergic drug, anticholinergics

アセチルコリン受容体を遮断し，アセチルコリン作用を阻害する薬物である．アセチルコリン受容体のうちムスカリン受容体に作用するものの代表としてアトロピン，スコポラミンなどがあり，消化管活動や気道分泌といった副交感神経支配臓器の活性を抑制する．一方，ニコチン受容体に作用するものにはヘキサメトニウムなどがある．副作用として排尿障害・口渇・便秘・頻脈・発汗障害などを呈し，緑内障や前立腺肥大には禁忌となる．

交叉性失語
こうさせいしつご
crossed aphasia

利き手と同側の大脳半球病巣による失語症を交叉性失語というが，一般的には「右利きで右半球損傷」による場合をいう．この出現頻度は失語症全体の約5%である．病巣は右中心前回下部が主体で，運動失語と同様に発話障害が中心であるが，読み書きの障害も伴っている．言語症状は小児失語に類似して軽度で一過性であることが多い．これは健常な左半球が言語機能を代償しやすいためと考えられている．

好酸球
こうさんきゅう

白血球の一種で白血球の0.5〜7%を占める．酸性の色素でよく染まる顆粒をたくさん細胞内にもっている．炎症には重要な

eosinophil

役割をもった細胞で，炎症局所に集まり顆粒内にたくわえられた蛋白質を放出したり，化学伝達物質を産生し炎症の悪化を引き起こす．弱い貪食能力ももつ．好酸球は骨髄において IL-3，IL-5，GM-CSF を含む多くのサイトカインの影響下で成熟，分化する．一方，TGF-β と IFN-α は好酸球の増殖と分化を抑制する．その後，短期間（平均半減期 8〜18 時間）末梢血中を循環した後，血管外漏出し，外界と接するような上皮組織に移行する．これには ICAM-1,2,3 や VCAM-1 などの細胞接着分子やエオタキシンや RANTES などの走化性因子が関与する．

好酸球過酸化酵素
こうさんきゅうかさんかこうそ
eosinophil peroxidase (EPO)

好酸球の産生するハロゲン化酵素．ハロゲン類（X）の臭素と活性酸素分子種との $H_2O_2 + X^- + H^+ \rightarrow HOX + H_2O$ といった反応を媒介し，ハロゲン化オキシダント（HOX）を生成する．HOX は強力な酸化作用をもち，他の活性酸素分子種よりも細胞障害性や抗菌活性が強い．好中球，マクロファージといった細胞も同作用のペルオキシダーゼを有する．好酸球性炎症やアレルギー性鼻炎遅発相との関連が示唆されている．

好酸球カチオン蛋白
こうさんきゅうかちおんたんぱく
eosinophil cationic protein (ECP)

好酸球細胞内の特異顆粒と呼ばれる塩基性の顆粒を構成する主な蛋白．住血吸虫や他の寄生虫を傷害するとともに，気道上皮に対して組織傷害作用を示す．アレルギー性炎症により好酸球の集積した局所において，組織傷害を引き起こす．

好酸球性炎症
こうさんきゅうせいえんしょう
eosinophilic inflammation

ICAM-1 などの接着分子や IL-5 などのサイトカイン，RANTES やエオタキシンなどのケモカインなど種々の因子が関わり合って局所に遊走し活性化された好酸球は，MBP（major basic protein）や ECP（eosinophili cationic protein）などの顆粒蛋白，ロイコトリエンや PAF（platelet activating factor）などの脂質メディエーターや活性酸素などを放出し組織傷害を引き起こす．さらに好酸球自身からさまざまなサイトカインやケモカインなどのメディエーターが産生されることにより自らの寿命を延長し，他の細胞を活性化し炎症反応を促進，増幅させ難治の病態を形成する．気道病変では喘息や好酸球性副鼻腔炎，好酸球性中耳炎がしばしば合併するため，これらの気道疾患は一連の好酸球性炎症としてとらえられている（one airway, one disease）．

好酸球性中耳炎
こうさんきゅうせいちゅうじえん

中耳粘膜や耳漏に好酸球の著しい浸潤が認められる難治性の慢性中耳炎．成人発症の気管支喘息や鼻副鼻腔炎が先行することが多く，両側性である．ニカワ状の耳漏が特徴で，初期は伝

eosinophilic otitis media 音難聴だが，高率に骨導閾値の上昇をきたし，急激に聾となる症例もある．鼓膜は蒼白で肥厚するが，鼓室内に肉芽や貯留物が充満すると膨隆する．治療効果が確実なのは副腎皮質ステロイドであるが，ヘパリン点耳も有効といわれる．手術は無効のことが多い．

好酸球性副鼻腔炎
こうさんきゅうせいふくびくうえん
eosinophilic sinusitis

難治性副鼻腔炎の代表的な病型であり，鼻茸などの病的粘膜や貯留液中に著明な好酸球の浸潤を認める．血中好酸球数も多くの場合高値となる．その明確な定義はないが，成人発症であること，多発性鼻茸やムチン貯留を伴う篩骨洞優位の両側性副鼻腔炎が大多数であること，嗅覚障害を高率に合併すること，手術後の経過不良例が多いことに加え，気管支喘息（特にアスピリン喘息）や好酸球性中耳炎を合併することが多い．

好酸球増多症
こうさんきゅうぞうたしょう
eosinophilia

血中の好酸球が異常に増加した状態．耳鼻咽喉科領域に関連する疾患では，アレルギー性鼻炎や好酸球性副鼻腔炎，好酸球性中耳炎などのほか軟部好酸球肉芽腫症（木村病），Wegener 肉芽腫，サルコイドーシス，アレルギー性肉芽腫性血管炎（Churg-Strauss 症候群）などでみられやすい．そのほか，寄生虫疾患，呼吸器疾患（気管支喘息，好酸球肺浸潤症候群など），消化器疾患（好酸球性胃腸炎，クローン病など），皮膚疾患（アトピー性皮膚炎や乾癬など），アスペルギルス症，腫瘍性疾患（ホジキン病など），薬剤性などがある．

好酸球増多性鼻炎
こうさんきゅうぞうたせいびえん
non-allergic rhinitis with eosinophilia

過敏性非感染性鼻炎に分類される．くしゃみ，水性鼻漏，またはくしゃみ・水性鼻漏・鼻閉を伴う複合型鼻炎（鼻過敏症）の中でアレルギー検査は陰性だが，鼻汁好酸球のみが増加している疾患をいう．アレルゲンが証明できないアレルギー性鼻炎が含まれる可能性は否定できない．好酸球増多は鼻茸形成を示す慢性副鼻腔炎でもしばしばみられる．

好酸球遊走因子
こうさんきゅうゆうそういんし
eosinophil chemoattractant

好酸球を血中から組織に誘導する因子．代表的なものとしては，IL-5, IL-4, MCP, IL-16, TARC, RANTES, eotaxin, ecalectin などのサイトカイン・ケモカインがある．このほかにも活性化補体や寄生虫由来因子など好酸球遊走因子と考えられるものは 20 種類以上報告がある．粘膜上皮細胞，リンパ球，マクロファージ，好塩基球，好酸球（オートクライン），線維芽細胞などさまざまな細胞が，複雑なサイトカインネットワーク，ケモカインカスケードの制御下にて好酸球遊走因子を産生する．

鼻茸組織中の好酸球浸潤に関する好酸球遊走因子についての研究が進められている．

好酸球由来神経毒
こうさんきゅうゆらいしんけいどく
eosinophil-derived neurotoxin（EDN）

ヒト好酸球，ヒト胎盤上皮細胞から産生され，リボヌクレースA familyに属するメディエーター．生理活性として，神経毒のほかに，RSウイルスやエイズウイルス増殖抑制といった抗ウイルス・抗菌ペプチド作用を有する．このほか，樹状細胞の遊走やToll-like receptorsへの刺激といった免疫作用をもつとされている．

好酸性顆粒2
こうさんせいかりゅう2
eosinophilic granule 2（EG2）

好酸球内でエオジンに赤く染まる特異顆粒の分泌型 eosinophilic cationic protein（ECP）の一種．分泌型ヒト eosinophil cationic protein（ECP）と eosinophil-derived neurotoxin（EDN）に対するマウスモノクローナル抗体がある．好酸球内EG2の発現陽性率は，好酸球活性化の指標とされる．好酸球炎症部位では，EG2陽性細胞が多い．他方，ECP認識抗体としてはEG1抗体も作製されているが，分泌型のみならず貯蔵型ECPも認識するため，好酸球活性化の指標としてはEG2抗体よりも感度が低い．

好酸性顆粒細胞腫
こうさんせいかりゅうさいぼうしゅ
oxyphil granular cell adenoma
同 膨大細胞腫（oncocytoma），好酸性細胞腺腫（oxyphilic cell adenoma）

☞膨大細胞腫（p.477）

好酸性細胞腺腫
こうさんせいさいぼうせんしゅ
oxyphilic cell adenoma
同 膨大細胞腫（oncocytoma），好酸性顆粒細胞腫（oxyphil granular cell adenoma）

☞膨大細胞腫（p.477）

後篩骨洞
こうしこつどう
posterior ethmoidal sinus
同 後篩骨蜂巣

篩骨洞は鼻腔側壁と眼窩内壁の間にある不規則な蜂巣の集まりでできていて，前篩骨洞と後篩骨洞に分けられる．後篩骨洞は1～6個の篩骨蜂巣からなり，上鼻道および最上鼻道に開口し，分泌物は後鼻孔か嗅裂に流下する．

☞後部篩骨蜂巣（p.184）

後篩骨動脈
こうしこつどうみゃく
posterior ethmoidal artery

後篩骨動脈は内頸動脈の枝である眼動脈より眼窩内で分枝し，眼窩内側壁にある後篩骨孔を経て鼻腔上部や篩骨蜂巣の粘膜に分布する．

後篩骨蜂巣
こうしこつほうそう
回後篩骨洞（posterior ethmoidal sinus）

☞後篩骨洞（p.163）

口臭
こうしゅう
bad breath
回ozostomia, halitosis

口からの呼気臭が第三者に不快と感じられるものと定義され，一般に真性口臭（生理的口臭・病的口臭），仮性口臭症よび口臭恐怖症に分類される．生理的口臭は健常人で一過性にみられる口臭で主に舌苔に由来する．病的口臭の原因の90％は口腔内にあり，特に舌苔と歯周病の関与が大きい．仮性口臭は検査では異常がないが自覚が強いもので，口腔ケアとカウンセリングで対応する．口臭恐怖症は精神疾患の一つと捉えられている．

甲状咽頭筋
こうじょういんとうきん
thyropharyngeal muscle

甲状軟骨に起始し咽頭縫線に停止する筋で，輪状咽頭筋とともに下咽頭収縮筋と呼ばれる．支配神経は舌咽・迷走・交感神経からなる咽頭神経叢である．嚥下第2期に，声門の閉鎖に引き続いて甲状咽頭筋が収縮を始めることにより，咽頭内圧を上昇させて下咽頭の食塊を食道に送り込む．

甲状喉頭蓋筋
こうじょうこうとうがいきん
thyroepiglottic muscle

甲状軟骨正中部の内面から起こり，後走して喉頭蓋軟骨の側縁に付着する弱い筋肉．披裂喉頭蓋ヒダに作用し喉頭入口部を広くする．

甲状喉頭蓋靱帯
こうじょうこうとうがいじんたい
thyroepiglottic ligament

喉頭蓋軟骨下端（喉頭蓋茎）と甲状軟骨後面とを連結している靱帯．喉頭蓋軟骨の支点として作用する．

甲状舌骨筋
こうじょうぜっこつきん
thyrohyoid muscle

舌骨下筋群の一つで，甲状軟骨斜線より起こり舌骨体と大角の後面に着く．舌骨に対し甲状軟骨を引き上げる働きで，嚥下時の喉頭挙上に重要である．舌下神経（C_1, C_2）支配．

甲状舌骨膜
こうじょうぜっこつまく
thyrohyoid membrane

甲状軟骨の上縁と舌骨の下縁を連結している線維性の結合組織膜．中央部および両側遊離縁で厚くなっており，それぞれ正中甲状舌骨靱帯，（外側）甲状舌骨靱帯という．外側 1/3 の部位を上喉頭神経内枝が貫通し喉頭内腔に感覚線維を送る．

甲状腺亜全摘出術
こうじょうせんあぜんてきしゅつじゅつ
subtotal thyroid lobectomy

甲状腺悪性腫瘍やバセドウ病に対して行われる．甲状腺悪性腫瘍の場合は，健側の甲状腺上極および副甲状腺を温存することが多い．術後に甲状腺ホルモンの補充が必要となることがある．

甲状腺刺激ホルモン
こうじょうせんしげきほるもん
thyroid stimulating hormone

下垂体前葉から分泌され，甲状腺の TSH 受容体に結合して，甲状腺ホルモンの分泌を促進する．甲状腺ホルモンの血中濃度が一定のレベルを超えると，ネガティブフィードバック機構により産生が抑制される．

甲状腺刺激ホルモン放出ホルモン
こうじょうせんしげきほるもんほうしゅつほるもん
thyrotropin releasing hormone

視床下部から分泌され，下垂体前葉の TRH 受容体に結合して，TSH の分泌を促進する．甲状腺ホルモンの血中濃度が一定のレベルを超えると，ネガティブフィードバック機構により産生が抑制される．

甲状腺全摘出術
こうじょうせんぜんてきしゅつじゅつ
total thyroid lobectomy, total thyroidectomy

甲状腺悪性腫瘍に対して行われる．甲状腺を全摘出する術式．反回神経および上喉頭神経を損傷しないように注意する．副甲状腺を切離した場合は，細かく切断して胸鎖乳突筋内などへ移植する．術後に転移巣に対してアイソトープ治療や TSH 抑制療法が行われることがある．術後に甲状腺ホルモンやカルシウムなどの補充が必要となる．

甲状腺葉切除術
こうじょうせんようせつじょじゅつ
thyroid lobectomy

甲状腺の良性腫瘍や悪性腫瘍に対して行われる．甲状腺の峡部で離断し，片葉を切除する術式．

鉤状突起
こうじょうとっき
uncinate process

中鼻道の鼻腔側壁側の最初の隆起で中鼻甲介の起部前端から起こり（篩骨天蓋に連結するもの，篩骨眼窩板に連結するものなどさまざまである）下鼻甲介と篩骨胞の間の膜様部を前上方から後下方に斜めに走る長い薄い板状の独立した骨．その下端は下鼻甲介篩骨突起に達する．この下端付着部により上顎洞膜

様部を前後に二分する．第一基板とも呼ばれる．尺骨にも鉤状突起があるがこれは coronoid process の訳である．

甲状軟骨
こうじょうなんこつ
thyroid cartilage

喉頭を構成する最大の軟骨で，上方からみると2枚の板を蝶番状に立てたような形をしている．正中部の高まりは甲状軟骨喉頭隆起と呼ばれ，男性では特に突出が著明である（アダムの林檎）．上方へ向かう突起は甲状軟骨上角で甲状舌骨靱帯が付着する．後縁から下方へ向かう突起は甲状軟骨下角で輪状軟骨との間に輪状甲状関節を形成する．内面には甲状喉頭蓋靱帯を介して喉頭蓋軟骨が付着し，披裂軟骨との間は声帯靱帯が張る．

甲状軟骨形成術
こうじょうなんこつけいせいじゅつ
thyroplasty

甲状軟骨を変形することで音声障害を治す手術治療．①声帯を内方移動するⅠ型，②外方に移動するⅡ型，③弛緩させて声を低くするⅢ型，④緊張させて声を高くするⅣ型に分類される．適応は，Ⅰ型で反回神経麻痺など，Ⅱ型で痙攣性発声障害，Ⅲ型で変声障害や性同一性障害，Ⅳ型で上喉頭神経麻痺，性同一性障害などである．局所麻酔下に簡便にできること，声帯粘膜に直接的な手術侵襲が加わらないので粘膜に障害を与えないことなどが利点である．

甲状軟骨舌骨固定術
こうじょうなんこつぜつこつこていじゅつ
thyrohyoidopexy

喉頭挙上術の術式の一つで広戸により報告されたもの．原法では声門上癌の水平部分切除のように甲状軟骨上切痕より上部の翼板を切除し，残された甲状軟骨を舌骨に近接させ固定する術式．これにより喉頭は生理的範囲を超えて舌骨に近接することになり，喉頭蓋はより倒れこみ喉頭前庭は容易に閉鎖できる形状となることで誤嚥防止効果をもたらす．

甲状軟骨翼板切除術
こうじょうなんこつよくばんせつじょじゅつ
lateral thyrolaminectomy

一側咽頭筋麻痺による嚥下障害に対する嚥下改善手術の一つで，広戸により報告されたもの．麻痺側の甲状軟骨翼板の後部を切除し梨状陥凹を閉塞させることにより麻痺側咽頭への嚥下圧の漏出を防ぎ咽頭クリアランスの改善をもたらす．

甲状披裂筋
こうじょうひれつきん
thyroarytenoid muscle
画内筋 (internal laryngeal muscle)

内喉頭筋の一つ．甲状軟骨内面から起こり後方に走り披裂軟骨前側面に付着する．内外2層に別れ，外甲状披裂筋と内甲状披裂筋と呼ばれる．内甲状披裂筋は声帯 body をなし，声帯筋と呼ばれる．声門を閉鎖し声帯を短縮する．反回神経（下喉頭神経）に支配される．

口唇ヘルペス
こうしんへるぺす
herpes labialis（ラ）

単純ヘルペスウイルスによる感染症で，口唇粘膜と皮膚の境界付近に複数の小水疱の集合がみられる．痒み，疼痛を伴う．多くは再発性で，外傷，発熱，日光の曝露，疲労が誘因となる．小水疱は，しだいに痂皮化して瘢痕を残さず治癒する．

口唇裂
こうしんれつ
cleft lip

口唇の一部欠損ないし披裂を示す先天奇形．胎生6～8週に，内側鼻突起・上顎突起の融合不全により発症する．披裂が口蓋，歯槽骨に及ぶと口唇・口蓋裂となる．大部分は上口唇裂であり2対1で左に多い．口唇・口蓋奇形は日本で400～500人に1人の割合で発症するが，口唇裂はその約35％で男子に多い．両親に同様の奇形をみる場合もあり，遺伝的背景も示唆される．哺乳障害をきたすので，生後3ヵ月以内に形成術を施行する．

高親和性 IgE 受容体
こうしんわせい IgE じゅようたい
Fcε receptor1
回 Fcε受容体 I

IgE 受容体には IgE に対して高親和性を示す高親和性 IgE 受容体（FcεRI）と低親和性の FcεRII（CD23）が存在する．高親和性 IgE 受容体は肥満細胞（マスト細胞），好塩基球および活性化された好酸球上に発現される．通常ほとんどの Fc 受容体は抗体が抗原に結合した場合にのみ，その Fc 部分に強く結合するが，これとは対照的に高親和性 IgE 受容体は単量体の IgE と高い親和性で（$K_A = 10^{10}/M$）結合する．抗原がこの IgE に結合すると，高親和性 IgE 受容体が架橋され，肥満細胞が活性化される．

抗ストレプトキナーゼ
こうすとれぷときなーぜ
antistreptokinase（ASK）

A群およびC群連鎖球菌から産生される菌体外成分ストレプトキナーゼは抗原性を有し，これを産生する連鎖球菌の感染により抗体が産生される．ASK は線溶系を活性化する作用があり，ASO 値とほぼ同様の抗体価の推移を示す．

抗ストレプトリジン O
こうすとれぷとりじん O
antistreptolysin O（ASO）

A群溶血性連鎖球菌が産生する溶血素であるストレプトリジンに対する抗体で，咽頭由来株に陽性率が高い．連鎖球菌感染とは関係なく ASO 活性をもった M 蛋白血症や，高リポ蛋白血症でも高値を示すことがある．参考基準値・成人 166 以下・小児 250 以下・2 週間隔 2 回以上採取した血清の抗体価が 4 倍以上の場合，有意の上昇として判定．

硬性下疳
こうせいげかん
hard chancre

トレポネーマ・パリズム菌（梅毒 *Treponema pallidum* 菌）による感染症で，性行為感染症の一つ．第1期梅毒の症状で，感染後2～3週間頃，性器周辺など感染箇所に硬いしこりができた後，その表面が浅い潰瘍となるものをいい，自然消滅する．

硬性直達食道鏡
こうせいちょくたつしょくどうきょう
rigid esophageal scope

食道を最初に観察したのはドイツ人のKussmaulで，尿道鏡装置を用いて呑刀師の体位で行った．その後 Muller，Mikuliczらにより改良され真鍮を用いた現在の基本的な形が作られた．さらにKillianは基部照明法を開発し，Jacksonは電球先端先込式を考案した．近年ではグラスファイバーを用いたライトガイドが標準的である．一般的に食道内視鏡は軟性内視鏡を用いるが，義歯などの食道穿孔が疑われる鋭利な異物摘出時には，送気を行わず食道を拡張できるため現在でも重要な手技である．

抗生物質治療後効果
こうせいぶっしつちりょうごこうか
postantibiotic effect (PAE)

「或る抗菌薬が微生物に短時間作用した後に持続してみられる増殖抑制効果」と定義されている．すなわち，抗菌薬投与後，その血中濃度や組織濃度が抗菌活性を期待できないような低濃度となっても菌の再増殖が一定期間起こらないことが認められる現象で，抗菌薬の投与期間を決める重要な因子となる．PAEを有する抗菌薬の中でも，作用時間や作用濃度によって影響を受ける薬剤と，そうでない薬剤があり，これらの特徴を知り，投与量と投与時間を考える必要がある．

光線過敏症
こうせんかびんしょう
photosensitivity

短時間の日光曝露で健常皮膚にかゆみを伴う皮疹（丘疹，膨疹，水疱など）ができる．日光アレルギーとも呼ばれる．キノロン系薬，テトラサイクリン系薬，スルホンアミド系薬，トリメトプリムなどの抗生物質の摂取を原因とすることがある．

光線力学的治療法
こうせんりきがくてきちりょうほう
photodynamic therapy

腫瘍に対する治療法の一つで，光感受性物質であるポルフィリン誘導体などが腫瘍に集積することを利用したものである．光感受性物質を経静脈的に全身投与した後，レーザー光を照射すると腫瘍に集積した光感受性物質が励起され，活性酸素が生成される．この活性酸素が腫瘍細胞を壊死，変性させるという原理である．肺癌，食道癌，胃癌，子宮頸癌などの悪性腫瘍に試みられている．

高速度撮影
こうそくどさつえい
high-speed imaging

高速の運動を高い時間解像度で撮影し，ゆっくり再生することにより可視化する方法．声帯振動様式の解析に用いられる．開発当初は強力な光源を当てた間接喉頭鏡像を映画撮影する方法（高速度映画撮影）が用いられたが，内視鏡とビデオカメラの発達により，ビデオ内視鏡撮影に変わり，現在は，2,000フレーム/秒以上の時間解像度でのデジタル撮影が可能となっている．高速度デジタル撮影では，画像処理による振幅，波形の数量的解析が可能である．喉頭ストロボスコピーでは可視化でき

ない，不規則，非対称な声帯振動や，高音で歌われる歌唱音声の解析などに威力を発揮し，臨床応用も徐々に試みられている．

高速フーリエ変換
こうそくふーりえへんかん
fast Fourier transform

離散的フーリエ変換（DFT）のコンピュータによる高速計算法．多くの変法が提案されているが，データ数が2のべき乗のアルゴリズムが最も広く用いられている．音などの波形のスペクトルを得るのに用いられる最も一般的な方法である．これを聴性誘発反応に応用する方法には，パワースペクトル解析，位相スペクトル解析，デジタルフィルタ，相互相関関数などがある．

酵素免疫吸着測定法
こうそめんえききゅうちゃくそくていほう
enzyme linked immunosorbent assay（ELISA）
回 酵素免疫抗体法（enzyme immunoassay）

サンプル中に含まれる微量の目的物質を，酵素標識した抗体または抗原による抗原抗体反応を利用して定量的に検出する方法．①目的物質を高感度で検出することができ，定量性にも優れている，②抗原抗体反応を利用して検出するため粗抽出段階で測定が可能であり，精製や前処理などの煩雑なステップを必要としない，③短時間で大量のサンプルを測定できる，などのメリットがあり，現在微量蛋白質や感染微生物抗原の検出・定量などに広く用いられている．

酵素免疫抗体法
こうそめんえきこうたいほう
enzyme immunoassay
回 酵素免疫吸着測定法（enzyme linked immunosorbent assay:ELISA）

☞酵素免疫吸着測定法（同頁）

交代性顔面神経麻痺
こうたいせいがんめんしんけいまひ
recurrent alternating facial palsy

同側の再発性顔面神経麻痺は神経鞘腫の可能性を否定できないが，障害側が交代して再発する場合はまず Bell 麻痺が疑われる．きわめてまれな例としては，Melkersson-Rosenthal 症候群があるが，口唇・頬・舌の再発性浮腫，溝状舌などその特徴的な臨床像で診断は容易である．

交代性無呼吸
こうたいせいむこきゅう
回 チェーン・ストークス呼吸（Cheyne-Stokes respiration）

☞チェーン・ストークス呼吸（p.341）

好中球減少（症）
こうちゅうきゅうげんしょう（しょう）
neutropenia
㊤顆粒球減少（症）
（granulocytopenia）

通常，顆粒球減少（症）とほぼ同義語として用いられ，末梢血中の好中球数が減少した状態である．☞顆粒球減少（症）(p.81)

抗デオキシリボヌクレアーゼ B
こうでおきしりぼぬくれあーぜ B
antideoxyribonuclease B (ADNase-B)

A 群溶血性連鎖球菌は菌体外成分であるデオキシリボヌクレアーゼ B（DNase-B）の産生能が強いため，これに対する血中の抗体（ADNase-B）を ASO・ASK などと組み合わせて測定することにより，ASO 価上昇の少ない皮膚化膿症，糸球体腎炎などの溶連菌感染を証明することができる．＊参考基準値：0〜5歳（60倍以下），6〜15歳（480倍以下），16歳以上（340倍以下）．

光電グロトグラム
こうでんぐろとぐらむ
photo-electrical glottogram

声門の上方あるいは下方から直流電源の照明光を声門の対側に向けて点灯し対側に装着した photo sensor で声門間隙を透過した光をとらえる．たとえば鼻腔から挿入したフレキシブルファイバースコープから点灯された直流光を輪状甲状間隙に photo sensor を密接させ，得られた光量に対応する電気的変化を時間軸上に描記する．声門の開閉に応じ声門面積に近似した波形が得られる．この方法は声門面積の経時的な変化を相対的にとらえる方法である．照明光や photo sensor の位置関係で出力が変動する欠点がある．

後天性振子様眼振
こうてんせいふりこようがんしん
acquired pendular nystagmus

緩徐相と急速相の速度に差がない自発眼振が持続し，多くは水平性だが，垂直性，回旋成分を含む異常眼球運動．障害部位や機序は明らかでないが，多発性硬化症や脳血管障害，変性疾患，薬物中毒で認められた報告がある．振子様眼振でも生まれつきみられる先天性眼振とは区別される．

後天性免疫不全症候群
こうてんせいめんえきふぜんしょうこうぐん
acquired immunodeficiency syndrome
回エイズ（AIDS）

ヒト免疫不全ウイルス（human immunodeficiency virus：HIV）に感染することによって起こる免疫不全症．日和見感染によって死にいたるウイルス感染性疾患．一般に英語の略称エイズ（AIDS）として知られている．HIV は免疫担当細胞である CD4 陽性 T 細胞をターゲットとして感染し，破壊していく．感染して 1〜2 週間程度で，全身倦怠，発熱など感冒様症状やリンパ節腫脹などがみられが，その後 5〜10 年は無症状で過ごす場合が多い．その後血液中の CD4 陽性 T 細胞の減少に伴い，身体的に免疫力低下症状を呈するようになる．この時期には，多くの

日和見感染を生じ，ニューモシスチス肺炎やカポジ肉腫，悪性リンパ腫，悪性腫瘍などを合併し，病態が進行していく．

喉頭亜全摘出術
こうとうあぜんてきしゅつじゅつ
near-total laryngectomy
㊧subtotal laryngectomy

喉頭癌に対する手術法の一つ．音声機能の温存をめざした術式であり，甲状軟骨とその内容組織を切除した後，舌骨と輪状軟骨を接合する．その内容から supracricoid laryngectomy with cricohyoidoepiglottopexy（SCL-CHEP）と呼ばれることも多い．1959年に Majer らによって概念が提唱され，Piquet らにより現在の術式が確立された．

喉頭アレルギー
こうとうあれるぎー
laryngeal allergy

喉頭粘膜がアレルゲンにより感作され，乾性咳嗽や喉頭の異常感が生じる．披裂部粘膜の蒼白浮腫状腫脹がみられることもある．アトピー素因を伴う場合が多く，通常は胸部・副鼻腔のX線検査で異常を認めない．ヒスタミンH1拮抗薬やステロイド薬の投与で症状が消失するか，著明に改善する．

喉頭横隔膜症
こうとうおうかくまくしょう
laryngeal web
回laryngeal diaphragm

喉頭内に膜様構造がみられる状態で，先天性はまれで多くは後天性である．先天性喉頭横隔膜症は声帯前部の膜状閉鎖が多く，その他に後連合部や声門下部，声門上部にみられることもある．膜による狭窄の程度により，出生直後から失声に近い泣き声の異常や嗄声，喘鳴，呼吸困難がみられ，気管切開を含む気道管理を要する場合がある．上気道を中心とするその他の先天異常を伴うことがある．膜が薄い場合と厚い場合があり，厚い場合には声門下狭窄を合併していることが多い．後天性は喉頭外傷や声帯の手術後にみられる膜状の癒着であり，主な症状は嗄声である．治療は横隔膜の厚さや範囲により異なるが，横隔膜の切離後の再癒着防止がポイントとなる．薄い膜のように単純な膜ほど切離・縫合などの単純な操作でよいが，厚い膜や声門下狭窄の合併など複雑な膜ではキールの留置や喉頭截開による粘膜移植，ステント留置などが必要となる．

後頭頤法
こうとうおとがいほう
occipitomental view
回ウォーターズ法（Waters view）

耳眼面（外耳道中心と外眼角を結ぶ面：orbito-meatal plane）とフィルムが約45度の角度をなすように撮影する．左右対称で上顎洞底と側頭骨錐体部の重複を避けて描出するため，上顎洞，前頭洞，眼窩下壁前縁，眼窩底，眼窩内側壁，頬骨弓をみるのに適し，上顎洞の液面形成の描出も可能となる．篩骨蜂巣の観察には不適である．

喉頭温存
こうとうおんぞん
larynx preservation
回喉頭保存

主に喉頭癌や下咽頭癌に際し，喉頭の形態と機能を保つ意図で治療を行うことをいう．放射線療法，化学療法（またはそれらの併用療法），種々の喉頭部分切除といった喉頭温存手術がこれにあたる．初期の喉頭癌では喉頭全摘および補助療法と比べても生存率を損なうことなく喉頭温存療法が行えるとされる．放射線・化学療法では形態が温存される代わりに嚥下障害などの機能障害が生じる場合があるので，治療法の選択は総合的に判断する必要がある．

喉頭蓋
こうとうがい
epiglottis

声門上部に位置し，嚥下時に喉頭前庭を閉鎖して食塊が気道に侵入するのを防御する器官である．前方は舌骨喉頭蓋靱帯で舌骨と連結し，下方は細長く喉頭蓋茎（petiolus）をなして甲状喉頭蓋靱帯で甲状軟骨内面前端上1/3と連結する．喉頭蓋はしゃもじ状の弾性軟骨である喉頭蓋軟骨で支えられる．喉頭蓋の喉頭面は多列線毛上皮で，喉頭蓋喉頭面は重層扁平上皮で覆われる．

後頭蓋窩法
こうずがいかほう
suboccipital approach

聴神経腫瘍などにおいて選択される術式の一つ．後頭下開頭を行った後，S状静脈洞後方の硬膜を切開して小脳橋角部，内耳道孔に到達する方法．中頭蓋窩法（middle cranial fossa approach）に比べて広い視野が得られる利点があり，経迷路法（translabyrinthine approach）に比べて聴覚機能が保存できる利点がある．

喉頭蓋谷
こうとうがいこく（や）
vallecula

舌根後方に位置し，正中舌喉頭蓋ヒダと外側舌喉頭蓋ヒダに囲まれた左右の陥凹した場所である．舌根とともに中咽頭前壁を構成する．

喉頭外傷
こうとうがいしょう
laryngeal trauma

喉頭に生じた外傷．外部から作用する外損傷と内部から作用する内損傷に分けられる．原因として外損傷は交通事故，スポーツ，挫傷，刃物による裂傷，自殺未遂など，内損傷は気管内挿管，内視鏡，熱傷，酸やアルカリの吸引などがある．いずれも気道の確保が急性期の治療として重要である．

喉頭蓋前間隙
こうとうがいぜんかんげき
preepiglottic space

前方は甲状舌骨靱帯で，上方は舌骨喉頭蓋靱帯で，下方は甲状喉頭蓋靱帯で囲まれた領域が喉頭蓋前間隙である．内部は脂肪組織が充満しており，嚥下時に甲状舌骨筋の収縮により喉頭が挙上し，脂肪組織が後方に圧排されて喉頭蓋を後方に押し倒して気道防御を行う．喉頭蓋茎（petiolus）には喉頭蓋軟骨を貫

通して喉頭蓋前間隙に流入するリンパ流があり，声門上癌が浸潤しやすい間隙である．

喉頭外損傷
こうとうがいそんしょう
external laryngeal trauma

外部から強い力が喉頭に加わることにより生じる損傷．輪状，甲状軟骨骨折，披裂軟骨脱臼，皮下気腫，血腫などがある．症状としては呼吸困難，嚥下痛，嚥下困難，嗄声，血痰などを認めることがある．呼吸困難が認められる場合は気道確保が大切である．

喉頭蓋軟骨
こうとうがいなんこつ
epiglottic cartilage

舌の後方，喉頭の入り口に位置するしゃもじ型の弾性軟骨．嚥下の際，喉頭が挙上することにより後方に倒れ，食塊が喉頭に流れ込まないように蓋の役目をする．口側では舌骨との間に舌骨喉頭蓋靱帯を張り，尾側は甲状喉頭蓋靱帯により甲状軟骨に付着する．

喉頭過角化症
こうとうかかくかしょう
laryngeal hyperkeratosis
同喉頭白色病変（white lesion of larynx）

☞喉頭白色病変（p.180）

喉頭下降期型誤嚥
こうとうかこうきがたごえん
aspiration during laryngeal descent, aspiration during laryngeal downward movement

X線造影検査の所見から広戸・平野が提唱した誤嚥のタイプ．咽頭期の喉頭挙上運動が終了した後に咽頭に残留にした食塊が誤嚥する．Logemannの分類では嚥下運動後誤嚥に相当する．舌根運動障害や咽頭収縮不全による嚥下圧の低下，喉頭挙上不全や輪状咽頭筋弛緩不全による食道入口部開大不全が病態で，咽頭期嚥下の停滞型障害に相当する．☞嚥下運動後誤嚥（p.35）

喉頭癌
こうとうがん
laryngeal cancer（carcinoma）

喉頭に発生する上皮性悪性腫瘍でほとんどが扁平上皮癌である．頭頸部悪性腫瘍の中では発現頻度が最も高く，全悪性腫瘍の1〜2%を占める．男性に多く，喫煙やアルコールの多飲との強い関連がある．病変部位により異なった臨床像を呈することから声門上癌，声門癌，声門下癌に分類される．声門癌ではリンパ節転移は少ないが，声門上癌では頸部リンパ節転移，声門下癌では傍気管リンパ節転移を生じやすい特徴がある．声門癌では早期から嗄声が生じるため早期癌の状態での発見が可能であるが，声門上，声門下癌では声門へ進展するまで無症状で経過することも多く進行癌の状態で発見されることも多い．治療は早期例では放射線治療，進行例では手術治療が主体となる．

QOL保持の観点から化学放射線同時併用療法や喉頭温存手術である喉頭部分切除術も行われる．

喉頭気管形成術
こうとうきかんけいせいじゅつ
laryngotracheoplasty

喉頭気管狭窄に対する形成手術．喉頭気管の内腔を拡大するとともに枠組みの再建を行う．輪状軟骨の前方あるいは後方切開術（anterior/posterior cricoid split），自家軟骨移植，Tチューブ留置などが行われる．喉頭気管截開の後いったん喉頭気管皮膚溝とし二期的に再建することが多い（いわゆる trough 法）．

喉頭気管分離術
こうとうきかんぶんりじゅつ
laryngotracheal separation
㊥気管食道吻合術（tracheoesophageal diversion），リンデマン手術

喉頭気管分離術は Baron らによって考案された術式で，第1気管軟骨レベルで，喉頭と気管を分離し，喉頭側の気管断端は折り曲げて縫合する．下方の気管断端は気管口として皮膚に造設する．盲端となるため食物残渣が喉頭内腔に停滞するおそれがある．気管食道吻合術は，喉頭側の期間断端を食道と吻合する方法である．誤嚥した食物は吻合部を介して食道へ送り込まれる．両術式とも喉頭が温存できるため，誤嚥が改善した場合には再建可能とされている．

喉頭気管裂
こうとうきかんれつ
laryngotracheal cleft

胎生第7週までに気管と食道が分離する過程での喉頭，気管の癒合不全により発症する稀な先天奇形．裂が喉頭に限局するものを喉頭裂といい，気管まで及ぶものを喉頭気管裂という．気管分岐部まで裂が及ぶこともあり，生直後より呼吸困難，失声，気管と食道の交通による誤嚥が必発し，生命の危険があるため早急な修復が必要である．側咽頭切開，開胸にて，気管と食道を分離し，肋軟骨，筋肉弁にて隔壁を形成する．

喉頭気囊胞
こうとうきのうほう
laryngocele
同ラリンゴツェーレ

喉頭室の喉頭小囊が拡大し気囊胞となったもの．原因として喉頭内圧の上昇や喉頭小囊と喉頭室の交通路の狭窄などが考えられている．病変が甲状軟骨内にとどまっているかにより internal type，external type，mixed type に分類される．病変が小さい場合は無症状であるが大きくなると違和感や呼吸困難をきたす．治療としては internal type の場合は経口的にレーザーを用いて切除されることが多く，external type では外切開で摘出される．

喉頭狭窄
こうとうきょうさく
laryngeal stenosis

喉頭が機能的，器質的に狭くなった状態．部位別に声門上，声門，声門下に分類され，臨床的には声門下のものが多い．原因として先天性，外傷，手術後，長期にわたる気管内挿管，感染，肉芽などがあるが，多くは瘢痕性の狭窄である．治療は部

位と程度に応じ内視鏡手術，喉頭截開術，トラフ形成とステント留置などが行われる．

喉頭挙上
こうとうきょじょう
laryngeal elevation

嚥下咽頭期における喉頭の急速な前上方への移動運動．主として甲状舌骨筋とオトガイ舌骨筋の収縮による．喉頭挙上により舌根部が後方に移動し，喉頭蓋は後屈する．食道入口部の前後径は延長する．☞喉頭挙上術（同頁）

喉頭挙上期型誤嚥
こうとうきょじょうきがたごえん
aspiration during laryngeal elevation, aspiration during laryngeal upward movement

X線造影検査の所見から広戸・平野が提唱した誤嚥のタイプ．咽頭期の喉頭挙上運動中に生じる誤嚥である．厳密には咽頭期の喉頭挙上障害や喉頭閉鎖不全が誤嚥発症の原因となり，Logemannの分類では嚥下運動中誤嚥に相当する．一方，咽頭期嚥下の惹起遅延のため早期咽頭流入に引き続いて喉頭挙上運動中に誤嚥が観察される場合もある．このタイプの誤嚥は，Logemannの分類で嚥下運動前誤嚥に相当する．☞嚥下運動中誤嚥（p.36）

喉頭挙上術
こうとうきょじょうじゅつ
laryngeal suspension

輪状咽頭筋切断術とともに嚥下改善手術を代表する術式．喉頭を舌骨あるいは下顎方向に牽引挙上することにより喉頭前庭の閉鎖が強化される．甲状軟骨舌骨固定術のほか舌骨および甲状軟骨をともにオトガイ方向に牽引挙上する術式（棚橋法）など多くの変法が報告されている．喉頭を下顎方向に牽引する術式では輪状後部が開き，二次的に食道入口部を開大する効果も期待できる．その目的では輪状咽頭筋切断術を併用することが多い．吊り上げの程度によっては気管切開術が必要なこともある．

喉頭挙上遅延時間
こうとうきょじょうちえんじかん
laryngeal elevation delay time（LEDT）

嚥下造影検査において，造影剤の先端が梨状陥凹底部に達してから，喉頭挙上が最大位に達するまでの時間．咽頭期嚥下の惹起遅延を表すパラメータとして知られる．造影剤の粘性が低いほど咽頭への流入速度は速くなるので喉頭挙上の遅れが検出されやすい．通常は低粘性の血管造影剤を用いて側面像で計測され，正常値は0.35秒以下とされる．

喉頭異型上皮症
こうとういけいじょうひしょう
laryngeal dysplasia
◉喉頭白色病変（white lesion of larynx）

☞喉頭白色病変（p.180）

喉頭形成術
こうとうけいせいじゅつ
laryngoplasty

外傷や麻痺，萎縮などによる喉頭の機能障害に対して，構成する組織の形態や位置を補正または加工する術式の総称．一般的には音声機能改善を目的とした喉頭枠組み手術である甲状軟骨形成術や披裂軟骨内転術，喉頭狭窄症に対する喉頭再建術をさすが，声門開大術や喉頭軟弱症に対する手術，声帯内注入術（injection laryngoplasty）を含める場合もある．

喉頭痙攣
こうとうけいれん
laryngeal spasm
同 laryngospasm

声門閉鎖筋の持続的な収縮のために強い声門閉鎖が持続し呼吸困難を生じる状態．浅麻酔下での気管内挿管・抜管時にみられることが多いが，異物による喉頭刺激や破傷風，テタニーなどの全身疾患に伴う場合もある．声門閉鎖は挿管困難となるくらいにきわめて強い．麻酔時には筋弛緩薬投与により再挿管が可能となるが，輪状甲状膜穿刺・切開や気管切開などの外科的手技による迅速な気道確保を必要とすることもある．

喉頭原音
こうとうげんおん
primary laryngeal tone
同 声門音源（glottal sound source）
類 声門波（glottal airflow waveform），声門体積速度波形（glottal volume flow waveform）

声帯の振動により，声門が開大，閉鎖を繰り返すが，それにより声門を通過する呼気流が断続され，疎密波となり，音が生成される．このように喉頭で生成される音を喉頭原音あるいは声門音源という．声帯振動による音源波形は声門を通過する呼気の体積流の波形（声門体積速度波形）と同等と考えてよい．これは声門面積の変化に強く影響され，声門閉鎖期に0となり，声門開大期に立ち上がり，声門閉小期に立ち下がる非対称な三角波に近い周期的複合波になる．喉頭原音の振幅スペクトルは声帯の振動数を基本周波数とする基音とその整数倍の倍音よりなる線スペクトルよりなる．またそれぞれの倍音のスペクトルは高音になるほど減衰し，その傾斜は－12 dB/octave である．母音は喉頭原音が声道の共鳴を受け生成される（ソース・フィルタ理論）．

喉頭顕微鏡下手術
こうとうけんびきょうかしゅじゅつ
laryngeal microsurgery
同 喉頭微細手術（microscopic laryngeal surgery）

☞喉頭微細手術（p.180）

喉頭効率
こうとうこうりつ
laryngeal efficiency

van den Berg らにより提唱された指標で，口唇前音響エネルギーの声門下エネルギーに対する比で表される．呼気のエネルギーがどの程度音声のエネルギーに変換されたかの指標になる．

声門下エネルギーは声門下圧と声門上圧の差と声門体積流との積で表されるが，声門下圧を直接測定することは実際には難しい．気流阻止法で声門下圧の近似値を得ることができる．喉頭効率に関連した指標として AC/DC 比（声の能率指数）などがある．

喉頭室
こうとうしつ
ventricle
同 ventricular cavity, ventricular fold

声帯と仮声帯の間に位置し，側上方に陥入した部分を示す．喉頭室は声帯と仮声帯が分離したために生じたもので，粘液腺が豊富に存在し，声帯の湿潤を保つ．

喉頭斜位
こうとうしゃい
laryngeal deviation

喉頭の枠組み（甲状軟骨，輪状軟骨）と舌骨が立体的に回旋偏位した状態をいう．原因として頸椎異常や頸部外傷・手術，頸筋の萎縮などがあげられるが，いわゆる特発性が多く，ほとんどが 40 歳以上の中高年男性にみられる．また回旋偏位の方向は右側へ向かう右喉頭斜位が大多数を占める．喉頭斜位では一側の仮声帯が腫脹したようにみえ声帯の可動制限があるようにみえることがあり，注意を要する．積極的な治療はほとんど必要ないが，咽喉頭異常感を訴える場合は，喉頭・下咽頭腫瘍の存在を念頭において経過観察を行う．

喉頭(小)嚢囊胞
こうとう（しょう）のうのうほう
laryngeal saccular cyst
類 喉頭嚢胞 laryngeal cyst, saccular cyst

喉頭室前外側にある喉頭小嚢の開口部が閉塞することにより生ずる囊胞．De Santo（1970）によって喉頭嚢胞の分類名の一つとして提唱された．喉頭小嚢開口部の近くに位置し喉頭室の深部から声門前部に突出する前方型と，喉頭室から後外側へ進展し仮声帯，披裂喉頭蓋襞，喉頭室，あるいは声門上部全体を膨張させる側方型に分類される．側方型では，甲状軟骨枠内にとどまらず，甲状舌骨膜を貫通して頸部に進展するものもみられる．新生児や幼小児では吸気性喘鳴や呼吸困難などの症状を呈するが，成人では無症状のものもみられる．

喉頭上皮過形成症
こうとうじょうひかけいせいしょう
epithelial hyperplasia of larynx
同 喉頭白色病変（white lesion of larynx）

☞喉頭白色病変（p.180）

喉頭食道裂
こうとうしょくどうれつ
回 喉頭裂(laryngeal cleft)

☞喉頭裂（p.182）

喉頭真菌症
こうとうしんきんしょう
laryngeal mycosis

喉頭粘膜に真菌が感染した病態．声門部に真菌が増殖し，白苔付着として観察される場合が多い．免疫能が低下した患者にもみられる．喉頭とともに上気道の真菌症や全身の感染症を合併する場合もある．

喉頭侵入
こうとうしんにゅう
laryngeal penetration

食塊が披裂喉頭蓋ヒダのレベルを超えて喉頭腔に侵入した状態を喉頭侵入または喉頭流入と呼ぶ．声門を超えて侵入した場合には誤嚥とされる．

喉頭垂直部分切除術
こうとうすいちょくぶぶんせつじょじゅつ
vertical partial laryngectomy
回 垂直喉頭部切除術

臓器温存手術の一法で，垂直甲状軟骨切開で喉頭内に入り，腫瘍の存在する声帯と周囲組織を切除する術式の総称である．適応は主にT1，T2の声門部癌，T1の声門上癌だが，誤嚥や発声障害が必発の術式であること，適応患者の多くが放射線療法や化学放射線併用療法で制御可能であることから適応症例は限られる．レーザー手術の普及により適応はさらに制限され，早期例のうち放射線治療非制御例を対象とすべきという見解もある．☞喉頭半側切除術（p.180）

喉頭水平部分切除術
こうとうすいへいぶぶんせつじょじゅつ
horizontal partial laryngectomy
回 声門上喉頭切除術

喉頭癌に対する喉頭部分切除術の一つで，気管切開下に甲状軟骨を水平に切開し，披裂部と声帯を温存しながら喉頭室レベルより上の声門上部を切除し，音声を保存する手術．前連合や喉頭室，披裂喉頭蓋ヒダ後半部への進展がみられない声帯運動正常な声門上癌が主な適応となる．少なくとも一側の上喉頭神経内枝を温存し，切除後に甲状軟骨下部を舌骨に縫縮し喉頭を挙上して誤嚥を防止する．

喉頭ストロボスコピー
こうとうすとろぼすこぴー
laryngo-videostroboscopy
㊣ laryngostroboscope, laryngeal stroboscope

声帯振動を擬似的に観察する装置であり，臨床の現場で声帯振動を把握できる機器．声帯の基本周波数に合わせた，もしくは若干ずれたストロボ光を発する光源を用いて，発声中の声帯を観察すると，声帯振動が静止状態，もしくはスローモーション状態で観察できる．基本周波数，声門の閉鎖状態，声帯開大時の最大幅，粘膜波動の状態，非振動部位などが評価可能である．但し，基本周波数が検出しにくい嗄声においては，ストロボ光と声帯振動の同期がとれず検査不能となる場合も多い．

喉頭截開
こうとうせっかい
laryngofissure

甲状軟骨から輪状軟骨にわたって喉頭を正中で縦に開く手術を意味する．甲状軟骨のみを開く場合は甲状軟骨截開（thyrotomy）と称し，輪状軟骨のみを開く場合を輪状軟骨截開（cricotomy）と称する．

喉頭全摘出術
こうとうぜんてきしゅつじゅつ
total laryngectomy

喉頭蓋から輪状軟骨を含む喉頭全体を摘出する手術．音声を喪失し鼻呼吸は不能となるが，誤嚥は生じなくなる．主に局所進行喉頭癌や喉頭に浸潤した下咽頭癌に対して行われる．

後頭前頭撮影法
こうとうぜんとうさつえいほう
Caldwell method
同 コールドウェル法

☞コールドウェル法（p.188）

喉頭内損傷
こうとうないそんしょう
internal laryngeal trauma
同 endolaryngeal injury

喉頭が内腔から損傷を受ける場合を意味する．具体的には内視鏡や気管内挿管チューブなどの器具による機械的損傷や化学物質腐食剤の誤飲，気道熱傷に伴う喉頭熱傷などが原因となる．

喉頭軟弱症
こうとうなんじゃくしょう
laryngomalacia

生下時または生後数週以内に発症する喘鳴を伴う吸気性呼吸困難．吸気時に喉頭の声門上部構造が声門方向に吸い込まれ喉頭前庭が狭窄するのが内視鏡下に観察される．多くは，成長に伴い遅くとも1歳半までに正常化するが，気管軟弱症など他の病変を合併することがあり，重症の場合は精査を要する．摂食障害により体重増加がない場合，頻回にチアノーゼ発作を起こす場合は，全身麻酔下にaryepiglottoplastyを施行すると気管切開を回避できる．

喉頭肉芽腫
こうとうにくげしゅ
laryngeal granuloma

声帯突起部に好発する炎症性腫瘤．組織学的には肉芽組織や慢性炎症性細胞の集合である．胃食道逆流症や音声酷使，過度の咳嗽による声帯突起部の強い接触が発症要因として重視されている．気管挿管の合併症としても留意が必要であり，発症率は0.1％程度とされる．

喉頭乳頭腫症
こうとうにゅうとうしゅしょう
laryngeal papillomatosis
類 若年発症型気道乳頭腫

ヒト乳頭腫ウイルス感染により発生する喉頭の良性腫瘍．多くが多発性であり再発をきたしやすい．嗄声や呼吸困難をきたす．小児では成長とともに消退していくことが多いが，成人発症例では数％で癌化することもある．治療は手術による腫瘍切

症 juvenile onset recurrent respiratory papillomatosis

除が主体であるが，補助療法としてインターフェロンや抗ウイルス剤であるシドフォビアが用いられることがある．

喉頭嚢胞
こうとうのうほう
laryngeal cyst

喉頭に発生する嚢胞性疾患を一括して喉頭嚢胞と呼ぶ．喉頭蓋谷，喉頭蓋舌面に多く（喉頭蓋嚢胞），仮声帯，声帯（声帯嚢胞）にも発生する．発生機序により1）喉頭腺の導管の閉鎖による貯留嚢胞，2）鰓性嚢胞，3）類皮嚢胞などがある．声帯縁に生ずるものは嗄声を呈し，ポリープや結節との鑑別が必要．新生児，小児の場合は喘鳴，呼吸困難を伴うこともある．治療はラリンゴマイクロサージャリーによる摘出，切除を行う．

喉頭白色病変
こうとうはくしょくびょうへん
white lesion of larynx
同喉頭異型上皮症（laryngeal dysplasia），喉頭過角化症（laryngeal hyperkeratosis），喉頭上皮過形成症（epithelial hyperplasia of larynx）

喉頭に白色病変を生ずる状態全般をさす．発生部位のほとんどは声帯粘膜である．喫煙者と音声酷使者に発症することが多い．肉眼的所見を元にした臨床症候名であることから，病理学的には細胞異型を伴わない過形成から種々の程度の細胞異型を伴う異形成までさまざまなものが含まれる．したがって確定診断には病理組織検査が必須であり，生検時には白色病変と周囲の組織を含め声帯粘膜下まで十分量の組織を採取する．喉頭癌との鑑別が重要であり，治療を兼ねてラリンゴマイクロサージャリー下に病変部を切除することもある．

喉頭反射
こうとうはんしゃ
laryngeal reflex

喉頭の感覚を介して惹起される声門閉鎖反射．喉頭の防御反射であり，下気道への異物混入を防ぎ，これを保護する働きがある．喉頭の感覚受容器からのフィードバックと考えられており，実験的には，感覚神経である上喉頭神経内枝の電気刺激により内喉頭筋に反射波が出ることが確認されている．

喉頭半側切除術
こうとうはんそくせつじょじゅつ
hemilaryngectomy

臓器温存手術の一法で，最も一般的な喉頭垂直半側切除術 vertical hemilaryngectomy は，喉頭垂直部分切除術 vertical partial laryngectomy をさらに拡大したものである．切除法と再建にはバリエーションが知られるが，甲状軟骨を垂直離断し，声門部の癌を含めた甲状軟骨を区域切除した後，仮声帯や甲状軟骨内軟骨膜などの組織で層状に再建する術式である．

喉頭微細手術
こうとうびさいしゅじゅつ
microscopic laryngeal surgery

全身麻酔を行った後，直達喉頭鏡を経口的に挿入して喉頭を展開し，手術用顕微鏡で喉頭を拡大しながら行う手術方法．直達喉頭鏡は固定されるため，双手を用いた手術操作が可能である．声帯ポリープ，声帯結節，ポリープ様声帯，喉頭横隔膜症，

喉頭顕微鏡下手術 (laryngeal microsurgery)	喉頭肉芽腫症，喉頭乳頭腫，喉頭癌，一側声帯麻痺に対する声帯内注入術や両側声帯麻痺に対する披裂軟骨摘出術・Ejnell 法などが対象となる．
喉頭皮膚瘻 こうとうひふろう laryngocutaneous fistula	喉頭の内腔から皮膚に開いた瘻孔．喉頭截開術で創部を二期的に閉鎖する場合は，まず皮膚と喉頭内の粘膜とを縫合して喉頭皮膚瘻を作成し，創部が安定した後に閉鎖する．
喉頭部咽頭 こうとうぶいんとう laryngopharynx 同 下咽頭（hypopharynx）	☞下咽頭（p.62）
喉頭部分切除術 こうとうぶんせつじょじゅつ partial laryngectomy	喉頭癌に対し，音声，嚥下，気道の3つの喉頭機能のすべて，または一部を維持しながら，喉頭を部分的に切除する機能温存手術．主として音声機能の保存を目的とするが，誤嚥を防ぐ嚥下機能の維持が必要となる．したがって癌の進展範囲に加え，年齢や全身状態，呼吸機能，術後訓練に対する姿勢や意欲を考慮し，適応を決定する．甲状軟骨の切除方向（垂直か水平か）により，喉頭垂直部分切除術，喉頭水平部分切除術に分けられる．
喉頭閉鎖術 こうとうへいさじゅつ laryngeal closure	嚥下障害に対する手術の一つ．手技が煩雑で後部声門の縫着を伴う欠点と，嚥下機能の改善が認められた時に喉頭機能を回復できる利点がある．代表的な術式として，喉頭截開のうえ声門部内側粘膜を薄く切除し左右で縫合する声門閉鎖術（Montgomery 法）や，喉頭蓋を披裂部および披裂喉頭蓋ヒダに縫着し喉頭入口部の閉鎖を行う喉頭蓋披裂部縫合術（Strome&Fraied 法，Biller 法）がある．
喉頭保存 こうとうほぞん 同 喉頭温存（larynx preservation）	☞喉頭温存（p.172）
喉頭麻痺 こうとうまひ laryngeal paralysis 同 声帯麻痺（vocal cord paralysis）	声帯の神経原性運動障害を示す症候名．原因としては皮質運動野から内喉頭筋にいたる経路の種々の病変が関係するため，原因検索が重要である．他の脳神経麻痺を合併した場合には，混合性喉頭麻痺と呼ばれる．通常，麻痺側声帯は一側性麻痺で

は副正中位で，両側麻痺では正中位で固定することが多い．このため一側性麻痺では気息性嗄声が特徴的であり，一部の症例では誤嚥を訴える場合もある．治療は，原疾患の状態を考慮し各種の音声改善手術の適応となる．両側麻痺では呼吸困難が主訴となることが多く気道確保のため，気管切開や声門開大術が考慮される．

喉頭裂
こうとうれつ
laryngeal cleft
回喉頭食道裂

胎生第7週までに気管と食道が分離する過程での喉頭の癒合不全によるまれな先天奇形．裂の範囲により，Ⅰ型：披裂間の筋層粘膜に限局した裂で軟骨は正常，Ⅱ型：輪状軟骨の亜欠損，Ⅲ型：披裂部，輪状軟骨の完全裂，Ⅳ型：喉頭気管裂の4型に分類される．Ⅰ型は無症状だが，Ⅱ，Ⅲ，Ⅳ型は，誤嚥，栄養障害，嗄声・失声，吸気性喘鳴を生じ，手術的閉鎖が必要である．内視鏡検査，危険が高いがバリウム造影にて診断する．

口内乾燥症
こうないかんそうしょう
xerostomia

唾液分泌障害により口腔の乾燥した状態を示す．原因としてシェーグレン症候群，薬物の副作用，唾液腺炎，口腔咽頭癌の放射線治療，加齢による分泌能低下に伴う唾液分泌減少が多くみられる．症状は口内の乾燥感の他，口内炎，舌炎，う歯の増加，咀嚼・嚥下障害などがある．治療は原疾患の治療を優先し，口腔環境の整備，人工唾液，分泌促進としてムスカリン作動薬の内服や漢方薬内服などで対応する．

広背筋皮弁
こうはいきんひべん
latissimus dorsi musculocutaneous flap

広背筋は背部浅層から上腕骨小結節に収束停止する扁平な筋で，有茎または遊離の筋弁，筋皮弁として広く用いられる．肩甲下動脈から分枝する胸背動脈が主栄養動脈であり，補助血行として第7～10肋間動脈の穿通枝が流入している．運動神経は胸背神経支配で上腕を後方に引き内旋する．乳房切除後の乳房再建に最も利用されるが，頭頸部領域でも広く使用され豊富な筋体を有するため，特に組織欠損の大きな手術に適応がある．

後半規管遮断術
こうはんきかんしゃだんじゅつ
posterior semicircular canal occlusion
回後半規管閉塞術
（posterior semicircular canal plugging）

保存的治療により頭位めまいの改善をみない難治性の良性発作性頭位めまい症例に対して，Parnesは1990年に半規管内の浮遊耳石を物理的に塞き止めることで症状の改善を図った．この術式を半規管遮断術というが，そのうち後半規管型良性発作性頭位めまい症に対して後半規管を選択的に遮断する外科的治療法．

後半規管閉塞術
こうはんきかんへいそくじゅつ
posterior semicircular canal plugging
同 後半規管遮断術（posterior semicircular canal occlusion）

☞後半規管遮断術（p.182）

広汎性発達障害
こうはんせいはったつしょうがい
pervasive developmental disorder

PDDと略されることが多い．DSM-IV-TRとICD-10の双方に採用されている重症かつ広範な発達障害を特徴とする疾患概念である．①相互的対人関係の質的異常，②コミュニケーションの質的異常，③幅が狭く反復的・常同的である行動・興味・活動のパターンの3つの領域に障害がみられる．DSM-IV-TRでは，広汎性発達障害を自閉性障害，レット障害，小児期崩壊性障害，アスペルガー障害，および特定不能の広汎性発達障害の5つのタイプに分類している．

後鼻鏡検査
こうびきょうけんさ
posterior rhinoscopy

口蓋垂の後方に柄の付いた円形の反射鏡を挿入し，鼻腔後部～後鼻孔～上咽頭～耳管咽頭口を観察する検査．前鼻鏡検査とともに鼻科検査法の基本的な手技．

後鼻孔鼻茸
こうびこうはなたけ
antrochoanal polyp

主に上顎洞から発生し，後鼻孔に向かって進展するポリープ．成人に少なく，小児に多い．鼻腔内鼻茸切除のみでは大半が再発するため，内視鏡手術により上顎洞粘膜を確実に処理する必要がある．近年は鼻内上顎洞手術に加え，下鼻道や歯齦部から内視鏡を挿入し，病的粘膜を切除することが多い．

後鼻孔閉鎖(症)
こうびこうへいさ(しょう)
choanal atresia

後鼻孔が先天性や後天性に骨性，膜性に閉鎖する疾患．先天性は骨性が多く，合併奇形を伴う．特にCHARGE association（C：目欠損症，H：心疾患，A：後鼻孔閉鎖，R：成長・発達遅延，G：性器低形成，E：耳介奇形，難聴）が有名である．両側性では生下時からの呼吸障害を生じる．後天性は膜性で，外傷によるものが多い．

後鼻神経切断術
こうびしんけいせつだんじゅつ
posterior nasal neurectomy

主にアレルギー性鼻炎患者の鼻汁，くしゃみの軽減のために行われる手術．以前はアレルギー性鼻炎患者にvidian神経切断術が行われていた．この術式は鼻腔へ分布する副交感神経を切断することにより，アレルギー性鼻炎による反射性鼻汁を軽減し症状の大幅な改善をもたらしたが，涙腺枝も障害するためにdry eyeを，さらに，翼口蓋神経節を通過する三叉神経第二枝の

分枝も切断することから頬部のしびれをきたし，最近では行われなくなっている．後鼻神経切断は涙腺枝分枝より末梢の蝶口蓋孔レベルで神経を切断するため，上記の合併症を回避できる利点がある．鼻閉に対する効果は望めない．神経の切断には神経のみを切断する方法と伴走する蝶口蓋動脈をハーモニックスカルペルなどで同時に切断する方法がある．伴走する動脈を切断した場合には術後の鼻出血に注意が必要である．

抗ヒスタミン薬
こうひすたみんやく
anti-histamines
同 ヒスタミン受容体拮抗薬 (histamine receptor antagonist)

ヒスタミンは肥満細胞から放出され，さまざまなアレルギー反応を起こす物質の一つだが，このヒスタミン受容体に結合することでヒスタミン作用を抑制する薬物．抗ヒスタミン薬は第一世代と第二世代に分類されている．第一世代の抗ヒスタミン薬にはジフェンヒドラミン，クロフェニラミンなどがあるが，副作用として鎮静作用，眠気，倦怠感などの中枢神経症状，さらにヒスタミンと受容体が類似しているアセチルコリン受容体にも結合するため，抗コリン作用としての口渇，粘膜乾燥感，閉尿，便秘などをきたすことが指摘された．よってこれらの副作用を軽減すべく，ヒスタミン受容体のうちアレルギー性炎症に深く関与しているH1受容体に選択性の高い拮抗薬の開発が進み，これらを第二世代の抗ヒスタミン薬と呼ぶ．第二世代抗ヒスタミン薬は，抗アレルギー薬の一つに分類される．

口鼻膜
こうびまく
bucconasal membrane

顔面の形成は胎生4週に始まり，鼻窩と呼ばれるくぼみが形成され，しだいに深みを増し膜性に閉鎖した後，破れて一次後鼻孔となる．この閉鎖した膜を口鼻膜と呼ぶ．

後鼻漏
こうびろう
postnasal drip
同 posterior nasal drip

後鼻漏とは鼻汁がのどに降りる，鼻とのどの境目（上咽頭）に粘液がへばりつく，などと表現される訴えである．後鼻漏はかぜ，アレルギー性鼻炎，副鼻腔炎，上咽頭炎の症状であるが，患者の自覚症状のみで異常が認められない場合も少なくない．頭部外傷後の漿液性後鼻漏では鼻性髄液漏と耳管を経由する耳性髄液漏を鑑別する．

後部篩骨蜂巣
こうぶしこつほうそう
posterior ethmoid(al) sinus
同 後篩骨洞 (posterior ethmoidal sinus)

前部篩骨蜂巣と比較して容積が大きい．後部篩骨蜂巣の数は1～6個からなり，3個の場合が最も多い．開口部は上鼻道や最上鼻道にあり，分泌物は後鼻孔か嗅裂に流下する．☞後篩骨洞 (p.163)

後部声門狭窄症
こうぶせいもんきょうさくしょう
posterior glottic stenosis
㊟後部声門癒着症
（posterior glottic adhesion）

声門後部の粘膜が瘢痕化して狭窄をきたす病態をいう．原因として最も多いのは気管挿管であり，そのほか，外傷，特殊炎症（梅毒，結核など），Wegener 肉芽腫症，アミロイドーシスなどが報告されている．幼児や女性は喉頭が小さいため損傷をきたしやすく，ケロイド体質も誘因となる．治療は癒着部位の切除が基本となる．

後部声門側壁
こうぶせいもんそくへき
lateral wall of posterior glottis

後部声門側壁は声帯軟骨部と声門後壁とともに，屍体位ではほぼ台形を呈する後部声門を構成する．声門後壁の左右外側縁は喉頭室後端を境として前後2つの部に分けられる．前部は披裂軟骨声帯突起で支持されるヒダ状構造で，後部は披裂軟骨内側面で支持される直立した壁状構造である．後部声門側壁とは声門後壁の左右外側縁後部の壁状構造を意味する．

後膨大部神経
こうぼうだいぶしんけい
posterior ampullary nerve

下前庭神経のうち内耳道から最も早く分枝する神経で，内耳道底の単孔（Foramen singulare）を通り，下篩斑を経て後半規管膨大部稜の感覚上皮に終わる．良性発作性頭位めまい症（BPPV）に対する手術療法の一つである後膨大部神経切断術では鼓室開放後に蝸牛窓窩の直下を削開してこの神経にアプローチする．

向膨大部流
こうぼうだいぶりゅう
ampullopetal flow

半規管において内リンパの流れが半規管の膨大部に向かうことをさす．頭が回転運動をする時，半規管膨大部と逆の方向への頭部運動により内リンパに慣性が働き，頭の回転と逆方向の流れが生じて向膨大部流となる．その結果クプラは屈曲し，それに接する有毛細胞の感覚毛が偏位することによって一次求心性線維の発火頻度が変化する．水平半規管と垂直半規管では形態的極性が異なるため，発火頻度は水平半規管では増加，垂直半規管では減少する．

硬膜外膿瘍
こうまくがいのうよう
extradural abscess

中耳炎による頭蓋内合併症の中で最も多い．中耳腔と頭蓋内との間の骨性隔壁が破壊され直接あるいは小血管を介して炎症が深部に波及し，頭蓋骨壁と硬膜との間に形成された膿瘍．拍動性頭痛や側頭部，後頭部の叩打痛を呈するが，症状に乏しく CT や手術でたまたま発見されることもある．治療としては乳突削開で硬膜を広く露出し，膿瘍の開放ドレナージを行う．

硬膜下膿瘍
こうまくかのうよう

中耳炎や副鼻腔炎による頭蓋内合併症の一つ．硬膜外膿瘍や化膿性髄膜炎を合併することもあり，頭痛，顔面痛，発熱や

subdural abscess	髄膜刺激症状をきたし，さらには意識障害をきたすこともある．耳性では膿性耳漏，鼻性では膿性鼻漏の増悪を伴うことが多いが，それらの増悪を伴わないこともある．診断には CT 検査，髄液検査が有用であり，治療には適正な抗菌薬の投与のほか，脳外科との連携による手術療法が有効である．
抗ミトコンドリア抗体 こうみとこんどりあこうたい anti-mitochondorial antibody	抗糸粒体抗体とも呼ばれ，有核細胞に存在するミトコンドリアに対する自己抗体．抗ミトコンドリア抗体 M2 陽性は，原発性胆汁性肝硬変（PBC）に対する疾患特異性が高い．PBC では，しばしば CREST 症候群，シェーグレン症候群，慢性甲状腺炎を合併するため，このような合併疾患での，疾患非特異的な抗ミトコンドリア抗体陽性例がみられる．
後迷路性前庭障害 こうめいろせいぜんていしょうがい retrolabyrinthine vestibular disorder	前庭系の機能障害は，前庭迷路障害と後迷路性障害に分類される．前庭迷路障害はすなわち内耳病変による前庭障害であり，後迷路性障害はより中枢の病変による前庭障害であるが，主として，前庭神経障害をさす場合が多い．代表的な後迷路性前庭障害をきたす疾患として前庭神経炎が知られている．前庭迷路障害と後迷路性障害の鑑別は容易ではないが，電気刺激検査が両者の鑑別に応用されている．
後迷路性難聴 こうめいろせいなんちょう retrocochlear hearing loss 同 retrolabyrinthine hearing loss	内有毛細胞から蝸牛神経へのシナプス伝達以降の聴覚伝導路を障害部位とする感音（性）難聴．音の on-off は聞こえるが，音の弁別，内容の認知が劣る．語音弁別検査で最高明瞭度が低下する．
後迷路法 こうめいろほう retrolabyrinthine 類 retrosigmoid approach	聴神経腫瘍などにおいて選択される術式の一つで，経乳突的に後頭蓋窩硬膜を広範囲に露出，切開して小脳橋角部，内耳道にアプローチする方法．本術式は後頭蓋窩法に比べて手術侵襲が小さい利点があるが，多くの場合，後頭蓋窩硬膜に加えて S 状静脈洞も露出，後方へ圧排して術野を広げるにもかかわらず，後頭蓋窩法に比べて視野は狭い欠点がある．
絞扼耳 こうやくじ constricted ear	耳介奇形の一つで，耳輪が小さいため，巾着のひもが引き絞られるように耳介上部が垂れ下がってみえる．以下の 3 つの群に分けられる．第 I 群は耳輪上部のみが垂れ下がった状態で，ロップ耳（lop ear）とも呼ばれるものである．第 II 群はさらに

耳介上部 1/3 程度が前方に巻くように倒れているもので対耳輪とその脚が消失し，立ち耳の要素が加わった状態で，カップ耳（cupped ear）とも呼ばれるものである．第Ⅲ群は耳介が著しく前下方へ巻き込まれた状態のものである．

交流直流比
こうりゅうちょくりゅうひ
alternating current-direct current ratio
⇨ AC/DC 比（AC/DC ratio）

空気流量計の出力の交流成分の実効値（rms 値）を AC 成分とし，気流全体のエネルギーの平均値を DC 成分と呼び，その比を声の能率の指標にしようとするものである．但し気流の交流分は音声波とは別物であるし，この比には声門下圧情報が含まれていないから，この比から van den Berg らが提唱した喉頭効率を推定することはできない．

後輪状披裂筋
こうりんじょうひれつきん
posterior cricoarytenoid muscle
⇨ 後筋（posterior laryngeal muscle）

内喉頭筋の一つ．唯一の声門開大筋である．輪状軟骨板の後面の中央から起こり外上方に走り披裂軟骨の筋突起に付着する．収縮により披裂軟骨を外方に回旋させ筋突起を後外方とやや上方に動かすことにより声門を開大させる．反回神経（下喉頭神経）に支配される．

後連合
こうれんごう
posterior commissure

"後連合 posterior commissure" という語は正確な解剖に基づいた語ではない．両声帯は前端では前連合（前交連）を形成するが，後端では連合（交連）を形成しない．実際に声門の後部は壁状であり，声門後壁と呼ぶのが正しい．UICC の解剖学的部位に後連合という語が用いられているが，この場合の後連合とは声帯軟骨部・後部声門側壁・声門後壁からなる後部声門を意味している．

交連性抑制
こうれんせいよくせい
commissural inhibition

脳幹に存在する前庭神経核は，絶えず末梢前庭器のみならず前庭動眼系，前庭脊髄系からの入力を受けつつ，両側前庭神経核間の神経活動性のバランスを調節している．このバランスを取るために重要な働きをしているのが，対側前庭神経核から抑制性に投射する交連線維であり，この抑制のことをいう．前庭神経核は上核，下核，外側核，内側核に分かれるが，それぞれの亜核は交連性抑制で互いに調節されている．外側核間にはわずかな交連線維しか存在していない．

声たて
こえたて
attack of voice

☞起声（p.106）

回 起声(vocal attack)

誤嚥
ごえん
misdeglutition
回 aspiration, misswallowing

嚥下したものが気管へ流入することをいう．嚥下障害の最も代表的で重要な症状である．食事中にむせ込む，咳をする，息をつまらせるなどの訴えを呈する．また，嚥下後の喀痰増加や発熱などを呈することもある．誤嚥は食塊嚥下時の嚥下反射惹起の遅れ，喉頭挙上の障害，声門閉鎖不全，食塊の下咽頭残留などが原因でおこる．その病態からは喉頭挙上期型誤嚥，喉頭下降期型誤嚥，混合期型誤嚥に分けられる．

誤嚥防止手術
ごえんぼうししゅじゅつ
preventive surgery against aspiration
回 surgery for preventing aspiration

嚥下障害によって引き起こされる誤嚥を防止する外科的治療法で，基本的には気道と食物路を分離することで誤嚥が防止される．喉頭癌の治療方法である喉頭全摘出術もその一つとなる．喉頭を温存して誤嚥を防止する術式としては，喉頭気管分離術，喉頭閉鎖術（声門閉鎖術など）などさまざまな術式が考案されている．いずれの術式も上気道が閉鎖されるため，気管孔の造設が必須になる．

コーガン症候群
こーがんしょうこうぐん
Cogan syndrome

血管炎，角膜炎，感音難聴などをきたす自己免疫性疾患．小児期や若年期に発症し徐々に進行する．特に感音難聴は高度に進行し聾になることも多い．ステロイド，免疫抑制剤などにより治療する．聾になった場合は人工内耳埋込みを考慮する．

ゴールデンハー症候群
ごーるでんはーしょうこうぐん
回 ゴルドナー症候群（Goldenhar syndrome）

☞ ゴルドナー症候群（p.202）

コールドウェル法
こーるどうぇるほう
Caldwell view
回 後頭前頭撮影法（occipitofrontal view）

腹臥位または座位で前額部をフィルム面につけ，耳眼面（外耳道中心と外眼角を結ぶ面：orbito-meatal line）にほぼ平行か約15度の方向から撮影する．側頭骨錐体部が副鼻腔を避けて眼窩内に写し出されるため，篩骨蜂巣，天蓋，眼窩内側壁，前頭洞などの読影などに適するが，上顎洞は錐体と重積するため観察には適さない．

コールドウェル・ルック手術
こーるどうぇる・るっ

上顎洞炎に対する手術法．上口唇粘膜と歯肉との境界で骨膜まで切開を加え，犬歯窩より上顎洞を開放して病的粘膜を剥離摘出する．下鼻道側壁に対孔を設けて術後の分泌物の排泄，洞

洗浄を容易にし，さらに中鼻道自然口も十分に拡大する．術後合併症として数年〜数十年後に術後性頬部嚢胞が生じることがある．☞デンケル手術（p.371）

くしゅじゅつ
Caldwell-Luc operation
㊥デンケル手術（Denker's operation）

語音聴力レベル
ごおんちょうりょくれべる
hearing level for speech

特定の語音信号と信号呈示方法において，語音レベルから適切な基準語音了解閾値レベルを引いた値である．たとえば，57-S あるいは 67-S 語表が録音された CD などを使用して行う語音検査においては，その音量を示すレベルをいう．

語音弁別能
ごおんべんべつのう
maximum discrimination score

57-S または 67-S 語表の日本語単音節語表を用いて音節明瞭度を測定した際に得られた最も大きい値（一般に％で示す）をいう．内耳性難聴，後迷路性難聴の診断のほか，補聴器装用効果の判定などに用いられる指標である．

語音了解閾値レベル
ごおんりょうかいいきちれべる
speech recognition threshold level

特定の語音信号および特定の信号提示方式によって得られた語音了解度が 50％ となる最小の語音レベルをいう．たとえば，57-S または 67-S 語表の数字語表を用いて語音聴力を測定した際に，単語了解度が 50％ に達するレベルをいう．通常，純音聴力検査における平均聴力レベルにほぼ等しい値になる．

呼気性喘鳴
こきせいぜんめい
expiratory stridor
同呼気性狭窄音

下気道（気管支）粘膜の浮腫や過分泌，気管支平滑筋の収縮，気管支の狭窄などがある場合にみられ，呼気が延長し，呼吸に際して呼気時に聞かれるヒューヒュー，ゼーゼーといった雑音．気管支喘息，肺気腫，細気管支炎などに特徴的で，吸気時に比べて呼気時には気道内腔が狭くなるため生じやすい．

呼気性狭窄音
こきせいきょうさくおん
同呼気性喘鳴（expiratory stridor）

☞呼気性喘鳴（同頁）

呼吸曲線
こきゅうきょくせん
spirogram
同肺容量曲線（pneumogram）

口から出入りする空気量（肺容積変化量）を時間記録することで，肺活量，努力肺活量，1秒量，1秒率などを測定することをスパイロメトリーと呼ぶ．得られる記録が呼吸曲線（スパイログラム）．測定は主に肺活量などの肺気量分画測定と換気効率をみるための努力呼気曲線測定からなる．呼吸機能のスクリーニング，換気障害パターンの明確化，障害程度の客観的評価，呼吸機能の経時的評価などに用いる．

呼吸気流計
こきゅうきりゅうけい
pneumotachograph

呼気流率（airflow rate）の測定には，呼吸計（スパイロメーター），呼吸気流計（ニューモタコグラフ），定温型熱線流量計などが用いられる．ニューモタコグラフは気流路に抵抗を挿入し，その抵抗の前後に生じる圧差が気流率に比例することを利用した測定装置である．抵抗の形態から絞り機構式，金属メッシュを用いた Lilly 式，細管を束ねた抵抗を用いた Fleisch 式などがある．

呼吸亢進
こきゅうこうしん
hyperventilation
圓 過呼吸(hyperpnea)

☞ 過呼吸（p.74）

呼吸器合胞体ウイルス
こきゅうきごうほうたいういるす
圓 RS ウイルス(respiratory syncytial virus)

☞ RS ウイルス（p.2）

呼吸性アシドーシス
こきゅうせいあしどーしす
respiratory acidosis
圓 carbon dioxide acidosis

呼吸不全によって二酸化炭素が体内に蓄積し（$PaCO_2$ の上昇），体内の酸塩基平衡が酸側に傾かせる力が働いている（pH の低下）状態．呼吸器疾患，神経筋疾患，循環器疾患やレスピレーターの調節不全，呼吸中枢障害や鎮静剤，代謝性アルカローシスの代償によって起こる．過呼吸，努力呼吸，チアノーゼを認め，治療として気道の確保，酸素投与が行われる．ただ酸素を投与した場合，呼吸中枢が抑制され呼吸停止をきたす（CO_2 ナルコーシス）恐れもある．

呼吸性アルカローシス
こきゅうせいあるかろーしす
respiratory alkalosis

激しい呼吸のため，産生される CO_2 量に比べ肺胞より呼出される量が過剰となり（$PaCO_2$ の下降），体内の酸塩基平衡を塩基側に傾かせる力が働いている（pH の上昇）状態．中枢神経疾患，精神疾患，頭部外傷，低酸素血症，薬剤など呼吸中枢の刺激，呼吸器疾患，心疾患，レスピレーターの調節不全など呼吸器の刺激によって起こり得る．四肢知覚異常，神経筋の被刺激性亢進，テタニーなどの症状が起こり，CO_2 ガス吸入や呼吸系の死腔を増やす治療などが行われる．

呼吸性嗅覚障害
こきゅうせいきゅうか

鼻腔内の通過障害（ポリープや鼻中隔弯曲など），気流の異常によりニオイの分子が嗅裂の嗅粘膜に到達できずに生じる嗅

くしょうがい
respiratory olfactory disorder

覚障害である．慢性副鼻腔炎，アレルギー性鼻炎，鼻中隔弯曲症，鼻茸などに代表される．基準嗅力検査（T＆Tオルファクトメトリー）でスケールアウトで，静脈性嗅覚検査（アリナミン試験）で反応があることが多い．

呼吸中枢
こきゅうちゅうすう
respiratory center

呼吸の調節は神経性調節と化学的調節により行われるが，それらの機能を維持する神経活動として脳幹（橋と延髄）には，自律的に呼吸周期を形成する機構，化学受容器や肺伸展受容器などの求心性信号を統合し制御する入力機構，遠心性信号を形成して呼吸筋運動ニューロンを駆動する出力機構等が存在する．これらの呼吸関連ニューロンにより構成される脳幹の回路網全体を呼吸中枢と呼ぶ．

呼吸同期性間欠(歇)的強制換気
こきゅうどうきせいかんけつてききょうせいかんき
synchronized intermittent mandatory ventilation (SIMV)
🔄 自己誘発性間欠(歇)的強制換気 (self-induced intermittent mandatory ventilation) (SIMV)

☞ 自己誘発性間欠(歇)的強制換気 （p.229）

呼吸用エアロゾル
こきゅうようえあろぞる
respirable aerosols

エアロゾル粒子として呼吸させ気道粘膜に吸着させる薬剤．液剤をエアロゾル化する方法と粉末を補助器により吸入させる方法がある．喘息・鼻アレルギーの治療に用いられるほか，抗ウイルス薬にも応用されている．

呼気流率
こきりゅうりつ
airflow rate

一定時間内に単位面積を通過する呼気流量の平均値．流率 flow rate は体積速度 volume rate とほぼ同義であるが，前者は単位時間当たりの平均値，後者はある瞬間での値の意味で使用される．呼吸，発声機能などの空気力学的解析に使う．

コクサッキーウイルス
Coxsackie virus

ピコルナウイルス科のエンテロウイルス属に属し，1本鎖RNAウイルスである．A群とB群に分けられ，A群は1～22, 24型まで，B群は1～6型まである．不顕性感染もみられるが臨床症状は多様で，ヘルパンギーナ，手足口病，夏季および初秋の呼吸器疾患，急性出血性結膜熱，胃腸炎，心筋炎，髄膜炎，脳炎，神経麻痺などを起こす．

コケイン症候群
こけいんしょうこうぐん
Cockayne syndrome

進行性早期老化を特徴とし，色素性乾皮症と同じく，紫外線によって生じた DNA 損傷が修復できないことによって生ずる常染色体劣性遺伝を示す先天異常症候群．生下時は正常であるが，2 歳位までに生育の遅れがはっきりする．発育障害，網膜色素変性，精神発達遅滞，難聴，老人様顔貌・落ちくぼんだ目・くちばし状の鼻といった特異顔貌など，多彩な症状を呈する．難聴は発症時中等度から高度感音難聴であるが進行性，聾となる．

鼓索神経
こさくしんけい
chorda tympani（ラ）
🔲 chorda tympani nerve

顔面神経の枝で側頭骨内の顔面神経垂直部より分枝する．神経核は孤束核．鼓室を通り舌の前 1/3 の味覚を支配する．

固視眼振
こしがんしん
fixation nystagmus

固視機能の障害によって起こる眼振をいう．固視しようとする企図で最大になり，閉眼や暗室下で抑制される．病因は網膜・視覚運動性反射弓領域の障害とされている．先天性眼振の多くはこれに属する．

鼓室
こしつ
tympanic cavity
🔲 tympanum（ラ）

中耳腔のうち鼓膜裏面から乳突洞口までの空間．耳管によって咽頭と，乳突洞口を介して乳突洞，乳突蜂巣と連絡している．鼓膜上縁より上方で乳突洞口までを上鼓室，鼓膜の内側を中鼓室，鼓膜より下方を下鼓室と呼ぶ．中鼓室で鼓膜前縁より前方で耳管の入口部までを前鼓室，後縁よりも後方を後鼓室という呼び方もある．

鼓室アブミ骨結合
こしつあぶみこつけつごう
tympanostapedial syndesmosis

アブミ骨底板と前庭（卵円）窓縁とで構成される結合．弾性線維によって構成されるアブミ骨輪状靱帯（annular ligament）によって結合されており，アブミ骨の垂直運動性を維持している．アブミ骨前庭関節（stapedio-vestibular joint）とも表記される．

鼓室開放術
こしつかいほうじゅつ
tympanotomy

鼓室形成術の際に同時に行われる手術様式で，病変の除去や手術後の換気ルート確保のために，骨削開により各鼓室に広く交通路をつける術式である．開放する部位により，① epi-tympanotomy（atticotomy）：上鼓室開放，② meso-tympanotomy：中鼓室開放（exploratory tympanotomy を含む），③ hypo-tympanotomy：下鼓室開放（一般的には facial recess を開放して行う posterior tympanotomy（Jansen 1958）を意味する）の 3 種類に分類さ

れる（日本耳科学会用語委員会 2000 年報告）．手術後の換気ルートを確保のためには，上鼓室と前鼓室耳管上陥凹を隔絶している上鼓室前骨板を削除する anterior tympanotomy（前鼓室開放）も重要である．アプローチには経（骨皮質）乳突腔的 transcortical mastoidectomy なもの（かつて posterior アプローチといわれていたもの）と，経外耳道的 transcanal（transmeatal;endomeatal）なアプローチ（いわゆる anterior アプローチ）の 2 つのルートがある．

鼓室外誘導
こしつがいゆうどう
extracochlear recording

　主に蝸電図を行う際の誘導方法で，電極（関電極，active electrode）の置かれる位置により鼓室内誘導と鼓室外誘導の 2 つに大別される．鼓室外誘導では，電極を外耳道深部や，外耳道と鼓膜後下部の鼓膜輪部に置く．鼓膜面（臍部）に直接電極を接触させる（tympanic electrode）鼓膜誘導法もある．不関電極は耳朶または乳様突起部の皮膚に設置する．

鼓室隔膜
こしつかくまく
tympanic diaphragm

　前鼓室と中鼓室は，ともに上鼓室に接しており，この境界の隔壁のこと．1946 年にシャトリエとルモイン（Chatellier & Lemoine）により報告された．上鼓室前骨板とその先端からツチ骨頭と鼓膜張筋腱に張っている上鼓室前粘膜ヒダおよびツチ骨頭，キヌタ骨短脚と両耳小骨に付着している外側ツチ骨ヒダ，外側キヌタ骨ヒダから構成される．

鼓室峡部
こしつきょうぶ
tympanic isthmus

　鼓室腔の中の上鼓室と中鼓室との間をつなぐ狭い交通路のことで，上鼓室と中鼓室の換気ルートとして重要である．内側を顔面神経管，前方を鼓膜張筋腱，サジ状突起外側をツチ骨頭，キヌタ骨に囲まれた空間で，1964 年にプロクター（Proctor B）が報告した．閉塞すると上鼓室は閉鎖腔となり，耳管からの換気が不十分となって鼓膜弛緩部が陥凹するため，真珠腫性中耳炎の形成に深く関わってくると考えられている．中央にキヌタ・アブミ骨関節があり，キヌタ骨長脚前方は前鼓室狭部，後方は後鼓室狭部と呼ばれる．

鼓室棘
こしつきょく
tympanic spine

　鼓膜切痕（リヴィニ切痕）の前縁，後縁にある骨の小棘．前縁のものを大（前）鼓室棘，後縁のものを小（後）鼓室棘と称す．2 つの鼓室棘と短突起を結んだ線は鼓膜弛緩部と緊張部との境界となる．前鼓室棘の内側には前ツチ骨靱帯，鼓索神経が位置している．この領域の慢性炎症性変化はツチ骨の可動性低下の原因となりやすい．前鼓室棘を切断摘出することにより，ツチ

骨可動性の改善が得られる（前鼓室棘切除術）．

鼓室形成術
こしつけいせいじゅつ
tympanoplasty

慢性中耳炎や外傷，奇形などによる伝音難聴を改善する目的で行われる手術法．日本耳科学会では，形成完了後の形態により，Ⅰ型，Ⅱ型，Ⅲ型（Ⅲ-c, Ⅲ-i, Ⅲ-r），Ⅳ型（Ⅳ-c, Ⅳ-i）に分類している（用語委員会 2000 年報告）．実際は鼓膜穿孔の閉鎖，耳小骨連鎖の再建，正円窓の遮蔽，外側半規管の開窓などを組み合わせたもので，鼓膜形成には主に筋膜が，耳小骨連鎖の再建には自家耳小骨や軟骨，皮質骨，人工耳小骨などが用いられる．乳突洞削開術を行うか否かで Tympanoplasty without mastoidectomy（乳突非削開鼓室形成術）と Tympanoplasty with mastoidectomy（乳突削開鼓室形成術）に分けられ，真珠腫性中耳炎や高度の慢性中耳炎では，乳突洞削開術を行うことが多い．Tympanoplasty with mastoidectomy は外耳道後壁を保存するか否かで，さらに Canal wall down tympanoplasty（外耳道後壁削除鼓室形成術）と Canal wall up tympanoplasty（外耳道後壁保存鼓室形成術）に分類される．乳突洞を主体に考えた場合，前者が Open method tympanoplasty（乳突開放鼓室形成術）に，後者が Closed method tympanoplasty（乳突閉鎖鼓室形成術）に相当する．付帯手技として，Canal reconstruction（外耳道再建術），Mastoid obliteration（乳突腔充填術），Staged tympanoplasty（段階的鼓室形成術），Revision tympanoplasty（鼓室形成術の再手術）がある．

鼓室形成術再手術
こしつけいせいじゅつさいしゅじゅつ
revision tympanoplasty
㊜ second look operation

病変（主に真珠腫）の再発の確認や伝音再建のための再手術など，従来の Revision tympanoplasty（修正手術），Reoperation（再手術），Second look operation（点検手術）などにあたる（日本耳科学会用語委員会 2000 年報告）．

鼓室硬化症
こしつこうかしょう
tympanosclerosis

慢性中耳炎，滲出性中耳炎の残遺症であり，中耳腔や鼓膜における線維化瘢痕化が顕著．耳小骨，鼓膜の可動性が障害され，通常伝音難聴を生じる．鼓膜や中耳粘膜下，耳小骨周囲に tympanoscrerotic plaque, chalk patch と呼ばれる白板様組織が存在し，組織学的にはコラーゲンの沈着，硝子様変性，石灰沈着，化骨化など瘢痕化に向かう炎症治癒の終結段階の変性像を示す．フォン・トレンチ（von Tröltsch AF）により 1873 年に報告された．治療は手術により鼓膜の振動を障害する石灰沈着，耳小骨の可動性を制限している硬化病巣を取り除く．耳漏を認めることは少ない．

鼓室神経
こしつしんけい
tympanic nerve

下唾液核から出る副交感性の分泌線維を耳下腺に運ぶための神経である．下神経節から出て，鼓室神経小管を通って鼓室に入り，鼓室神経叢を作る．この間に，顔面神経からの交通枝や内頸動脈神経叢からの枝と吻合する．その後，鼓室神経は小錐体神経となる．☞ヤコブソン神経（p.508）

鼓室髄膜裂
こしつずいまくれつ
tympanomeningeal hiatus
回Hyrtl 裂（Hyrtl's fissure）

内耳奇形を伴わず聴力正常な突発性耳性髄液漏の経路で，先天的な発育異常である．後頭蓋窩から蝸牛の下を通り正円窓窩下方にいたる裂で，瘻孔は骨迷路と頸静脈球の間に位置し，顔面神経管の瘻孔は迷路部，膝神経節窩，鼓室部などにみられる．☞ヒルトル裂（p.444）

鼓室チューブ
こしつちゅーぶ
ventilation tube
回鼓膜換気チューブ

鼓室の換気を保持するために鼓膜に挿入するチューブのこと．難治性の滲出性中耳炎や反復性中耳炎で用いられることが多い．また，鼓膜の高度陥凹が持続することにより，癒着性中耳炎や真珠腫性中耳炎への進行の恐れがある場合にも用いられることがある．基本的には，副損傷を避けるため鼓膜の前下象限に切開を加え（鼓膜切開術）挿入する．チューブの型状によって短期留置型（2～3ヵ月）と長期留置型（1～2年程度）がある．一般的には径が細く長いものは挿入が容易で穿孔をきたしにくいが，チューブが詰まりやすく留置期間が短い．一方，太くて短いものは挿入がやや困難で穿孔率が高い傾向にあるが，チューブが詰まりにくく長期の留置が可能である．☞鼓膜換気チューブ（p.199）

鼓室天蓋
こしつてんがい
tegmen tympani（ラ）

上鼓室と中頭蓋窩の間の隔壁で，薄い骨壁で隔てられている．前半規管直上の弓状隆起の外前方に位置する．中耳の炎症がこの部位を経由して頭蓋内に波及した場合，化膿性髄膜炎，硬膜外膿瘍，脳膿瘍等の耳性頭蓋内合併症を引き起こす．また欠損により脳実質が鼓室内に脱出すると，髄膜脳瘤，脳瘤，髄膜瘤となる．

鼓室洞
こしつどう
tympanic sinus

中鼓室後方，後鼓室を形成する陥凹の一つ．錐体隆起によってこの陥凹は外側の顔面神経窩と内側の鼓室洞に分けられる．上部は岬角小橋によりアブミ骨の入る前庭窓窩と仕切られ下部は岬角支脚により下鼓室と仕切られる．中耳手術の際に病変が残存しやすく，手術的処理には慎重を要する．

鼓室内誘導
こしつないゆうどう
transtympanic recording

蝸電図検査を行う際に針電極を鼓膜を通して鼓室岬角にあて，反応を記録する方法．外耳道や鼓膜に電極をおいて記録する鼓室外誘導法に比べて10〜20倍の大きな電位を得ることができる．

鼓室乳突裂
こしつにゅうとつれつ
tympanomastoid fissure

鼓室部の後方，乳突部と接するところには鼓室乳突裂があり，ここに乳突小管が開口する．この管と溝とは迷走神経耳介枝の通路である．頸静脈窩の外壁が茎状突起鞘と合して作る高い稜線は，鼓室部と岩様部の癒合したところに一致する．

鼓室粘膜ヒダ
こしつねんまくひだ
tympanic mucosal fold

耳小骨から周囲に付く粘膜のヒダ．鼓膜張筋ヒダ，上ツチ骨ヒダ，前ツチ骨ヒダ，外側ツチ骨ヒダ，上キヌタ骨ヒダ，外側キヌタ骨ヒダ，内側キヌタ骨ヒダ，アブミ骨ヒダ，骨間ヒダ，閉鎖孔ヒダなどがある．粘膜ヒダによって上鼓室と中鼓室の間は狭部となり tympanic diaphragm と呼ばれる．上・中鼓室の連絡路はアブミ骨と鼓膜張筋ヒダの間の anterior tympanic isthmus とアブミ骨ヒダと後キヌタ骨靱帯の間の posterior tympanic isthmus に限られ，炎症で粘膜が肥厚すると上鼓室への換気がブロックされ上鼓室は陰圧となる．真珠腫の手術では tympanic diaphragm を拡大するために耳小骨周囲の粘膜ヒダは除去される．

鼓室部
こしつぶ
tympanic part
回 pars tympanica（ラ）

外耳道を下方から囲む上面の窪んだ半管状・不正方形の骨板で，外耳道の下壁を構成している．はじめは独立して発生し，後に癒着したもので周囲の骨との間に癒着線がみられる．

鼓室鱗裂
こしつりんれつ
tympanosquamous fissure

鼓室部の前壁の上縁と下顎窩の後縁との間の蝶錐体裂に続く裂隙で，鼓室裂と錐体鱗裂とを合わせて鼓室鱗裂という．

コステン症候群
こすてんしょうこうぐん
Costen syndrome

顎関節部の疼痛とともに，難聴，耳鳴，耳閉塞感，耳痛，めまい，咽頭痛，頭痛，顔面痛などを呈する症候群．コステンの原著では発症機序は下顎骨関節突起の後上方への偏位による鼓索神経や耳介側頭神経の圧迫および耳管の圧迫を伴う下顎の過剰閉鎖などによるとされていたが，解剖学的に否定された．耳痛，顔面痛は顎関節症と筋緊張性頭痛により，難聴とめまいに関しては交感神経刺激や三叉神経刺激を介する機序などが考え

孤束核
こそくかく
nucleus of solitary tract

延髄背側に局在する神経核であり，神経線維束である孤束を取り巻くように神経細胞が分布する．味覚を伝達する顔面，舌咽，迷走神経からの特殊内臓求心性線維および咽頭，喉頭などの感覚（触覚，痛覚，温度覚など）を伝達する舌咽，迷走神経からの一般内臓求心性線維が終末する．形態的，機能的な面からいくつかの亜核に細分される．

姑息照射
こそくしょうしゃ
palliative radiation

根治を得られなくても，癌に伴う種々の症状を消失もしくは軽減させるための放射線治療．緩和照射とも言う．骨転移や癌による神経圧迫による疼痛，上大静脈症候群，脊髄圧迫，腫瘍出血，脳転移などがよい適応である．治療期間の短縮のため小分割照射法（1回大線量小分割）も行われる．

骨形成性線維腫
こつけいせいせんいしゅ
回化骨性線維腫（ossifying fibroma）

☞化骨性線維腫（p.74）

骨形成不全症
こつけいせいふぜんしょう
imperfectance of bone formation
回osteogenesis imperfecta（ラ）

Ⅰ型コラーゲンの形成異常による全身骨の骨折性，進行性の骨脆弱性を特徴とする常染色体優性遺伝疾患．新生児期に致死的となる群から成人期に発症する群までさまざまである．青色強膜，アブミ骨底板の固着による難聴を伴うとファン・デア・ヘーベ症候群と呼ばれる．

骨腫
こつしゅ
osteoma

頭蓋骨，下顎骨，特に前頭骨，篩骨洞に好発する骨性腫瘍で，形態的には肥厚する成熟した層板骨（lamellar bone）からなることが多い良性腫瘍である．そのほか長管骨の傍骨性に生じる例もある．Bone islandと呼ばれる髄内性骨腫があるが，これは一種の過誤腫と考えられている．治療は手術的切除であるが，多くは美容上の理由による．

骨導
こつどう
bone conduction

音が頭蓋骨と軟部組織の機械振動を通して内耳へ伝えられること．骨導聴力と気導聴力を比較することによって伝音難聴，感音難聴，混合難聴の鑑別診断が可能となる．骨導聴力は感音難聴耳では低下する．☞気導（p.107）

骨導受話器
こつどうじゅわき
同 骨導振動子（bone-conduction vibrator）

☞骨導振動子（同頁）

骨導振動子
こつどうしんどうし
bone-conduction vibrator
同 骨導受話器

骨導聴力を測定するために使用する振動子であり，電気振動を機械振動に変換する電気機械変換器である．通常測定耳と同側の乳突部や前額部に当てて，原則的に対側耳のマスキングをして測定を行う．

骨パテ
こつぱて
bone putty

自家骨の骨粉をペースト状にしたもの．中耳手術，特に乳突腔充填（mastoid obliteration）などの際にその充填材料として側頭骨皮質から採取して用いられることが多い．

57-S 語表
ごなな-えすごひょう
57-S word list

1957年に日本オージロジー学会（現 日本聴覚医学会）によって定められた語音聴力検査のための57式語表が，1980年に一部改訂され57-S語表となった．語音聴取閾値検査用の /2, 3, 4, 5, 6, 7/ の6種類の数字6行6列からなる1桁数字語表と5行10列からなる語音弁別検査のための50語の日本語単音節語表で構成されており，検査には日本聴覚医学会の標準検査語音テープまたはCDを用いる．

コプリック斑
こぷりっくはん
Koplik's spots

麻疹の皮膚症状が出現する1～2日前に口腔粘膜に出現する小斑点である．典型的な斑点は下顎第2大臼歯の対側の頬粘膜にみられるが，頬部や口唇粘膜に広く発赤がみられることもある．発熱の2, 3日後に生じ，麻疹の紅斑状丘疹状の発疹が出現すると消退する．☞麻疹（p.485）

個別化医療
こべつかいりょう
tailored medicine
同 テーラーメイド医療

患者の生理的状態や疾患の状態などを考慮して，患者個々の治療法を設定する医療のこと．特に遺伝子多型など体質に基づく情報を，治療の個別化に利用する遺伝薬理学的な利用をさすことが多い．広義には年齢，性別，体重，腎機能などを考慮した薬物投与設計なども含める．

鼓膜
こまく
tympanic membrane
同 ear drum

外耳道の最も奥にあるほぼ円形の膜で，大きさは長径が約10 mm，厚さは0.1 mmの薄い膜である．外耳道に上方から下方へ斜めに張っている．鼓膜の内側は空気の入った鼓室で，耳小骨連鎖の最も外側の骨であるツチ骨が鼓膜の裏側に付いている．ツチ骨短突起の上部の小部分を弛緩部，それ以外の広い部

分を緊張部に分ける．外耳道から入ってきた音波は鼓膜で効果的に受け取られ，鼓膜が振動する．この振動がツチ骨，さらに耳小骨連鎖を経て内耳に伝わり，そこで蝸牛神経を興奮させ，最終的に大脳の聴覚野を刺激して音として感じ取ることができる．外耳側から順に，皮膚層，固有層，粘膜層の3層からなる．鼓膜も，皮膚と同じく再生することが可能である．

鼓膜アテレクターシス
こまくあてれくたーしす
tympanic membrane atelectasis
同 鼓膜弛緩症
訳 adhesive otitis media, chronic adhesive otitis

耳管の機能不全や滲出性中耳炎の状態で寛解と増悪を繰り返した後に，鼓室内の炎症や中耳腔の貯留液などにより鼓膜線維層が消失し，鼓膜が菲薄化したもの．鼓膜に張りがなく弛緩した状態で，一見癒着したような外観になっているが，通気により鼓膜が浮き上がることで区別できる．

鼓膜炎
こまくえん
myringitis

外耳と中耳の境界である鼓膜に，限局した炎症が起きている状態．鼓膜に水疱の生じる水疱性鼓膜炎と，肉芽やびらんの生じる肉芽腫性鼓膜炎に分けられる．子供よりも20～40代の成人女性に多く，両側の耳に起こることはまれである．治療は感受性のある抗生剤の内服や点耳などを行う．

鼓膜換気チューブ
こまくかんきちゅーぶ
transtympanic ventilation tube
同 鼓室チューブ

耳管機能障害や滲出性中耳炎など，中耳内の換気能が悪く鼓膜切開後も中耳に貯留液が再発する場合に鼓膜換気チューブを挿入する．直径1～2mmの管を切開した穴に挿入することにより，中耳腔内の含気が保たれるようになる．目的に応じて約1ヵ月～数年挿入する．鼓膜切開に準じて挿入でき，また抜去できる．滲出性中耳炎の場合はチューブ挿入により持続的に空気が入るため中耳腔が乾燥化し，聴力が正常化することが多い．
☞鼓室チューブ（p.195）

鼓膜形成術
こまくけいせいじゅつ
myringoplasty

鼓膜に穿孔があった場合にその穿孔を塞いで，新しい鼓膜を再生させる手術．鼓膜形成術の手術方法には，形成材料を残っている鼓膜（残存鼓膜）のどこにつけるかで，主に3通りの方法がある．残存鼓膜の内側からつける方法をunderlay法，外側からつける方法をoverlay法，鼓膜の表皮層と固有層の間に挟みこむ方法をinlay法またはサンドイッチ（sandwich）法と呼ぶ．通常，鼓膜の形成材料を固定するために，フィブリン糊を用いることが多い．鼓室形成術のⅠ型との違いは，鼓膜形成術が穿孔閉鎖を主眼にした術式であるのに対して，鼓室形成術Ⅰ型は

穿孔閉鎖閉鎖と耳小骨連鎖の確認，上鼓室，乳突洞，乳突蜂巣の肉芽確認と除去および鼓室腔と乳突蜂巣の交通確認を目的としており，両者は異なった手術方法である．

鼓膜溝
こまくこう
tympanic sulcus

鼓膜を固定する側頭骨の鼓室部にある浅い溝．鼓膜溝は一部上部では消失し，直接側頭骨の鱗部に付着している．鼓室溝の境界部は前方は大鼓室棘，後方は小鼓室棘である．

鼓膜弛緩症
こまくしかんしょう
atelectatic ear

☞鼓膜アテレクターシス（p.199）

鼓膜切開術
こまくせっかいじゅつ
myringotomy
回paracentesis

急性中耳炎や滲出性中耳炎などで鼓室内から中耳貯留液の排泄が必要な際に鼓膜に切開を入れ排泄をはかる．鼓膜切開の部位や大きさはさまざまであり一定ではないが，症例によって排泄の最も良さそうな場所を選ぶべきである．一般には耳小骨連鎖を障害するおそれのない鼓膜の前下象限の中央を切開する．

鼓膜切痕
こまくせっこん
tympanic notch
回リヴィニ切痕(Rivini notch)

外耳道と鼓室との境界には鼓膜溝があって鼓膜の周縁がこれに付着する．鼓膜溝の上部は少し欠けており，その前端に大鼓室棘，後端に小鼓室棘がありその間を鼓膜切痕という．
☞リヴィニ切痕（p.518）

鼓膜穿孔
こまくせんこう
tympanic membrane perforation

鼓膜に穿孔を生じた状態で，穿孔の大きさによってさまざまな伝音難聴を生じ，感染を伴うと耳漏を生じる．外傷などによって一過性に生じた鼓膜穿孔は保存的治療で閉鎖することが多い．鼓室換気チューブ抜去後の穿孔に感染を伴った場合や慢性穿孔性中耳炎の場合には手術加療を行わなければ穿孔が閉鎖しないことが多い．

鼓膜穿刺
こまくせんし
tympanic membrane puncture

鼓室内に溜まった膿性，粘液性あるいは漿液性の貯留液を除去するための手技．鼓膜麻酔液あるいはイオントフォレーゼで麻酔後，鰐淵式中耳吸引器やカテラン針を用いて鼓膜の前下象限で穿刺吸引する．

鼓膜張筋
こまくちょうきん
tensor tympani muscle

鼓膜張筋は耳小骨筋の一つで口蓋帆張筋と一部つながっており，耳管軟骨部で起始し，耳小骨（ツチ骨柄の根元近く）に停止する．下顎神経（鼓膜張筋神経）に支配され，アブミ骨筋とともに音を調節し小さくする．

鼓膜張筋ヒダ
こまくちょうきんひだ
tensor tympanic fold

耳管上陥凹と耳管の間にあるヒダである．ツチ骨頭の直前方には骨板があり，上鼓室と耳管上陥凹を仕切っている．この骨板に続いて粘膜ヒダがあり，骨板と粘膜ヒダを除去すれば耳管につながる通路ができる．

鼓膜輪
こまくりん
annulus tympanicus（ラ）

組織学的に皮膚層・線維束と粘膜層で構成される．鼓膜固有層から放射状の膠原線維が鼓膜辺縁部に達すると扇状となり，骨表面に線維束を形成して骨に入っている．

ゴム腫
ごむしゅ
gumma

第3期梅毒にみられる結節状の病変．後に軟化して自潰し，一方向に拡大するのでしばしば腎型の潰瘍を形成する．皮下結節は前頭骨，鼻骨，胸骨などの直上の皮下組織の薄い部分に好発する．舌や軟口蓋といった口腔や咽頭の粘膜下にも生じ，鼻中隔や鼻骨が破壊されると同部が陥凹して，鞍鼻となる．内部の梅毒トレポネーマは少ないので感染の危険性は少ない．近年は抗生物質（抗菌薬）の進歩によりほとんどみられない．

固有舌筋
こゆうぜつきん
intrinsic muscle of tongue

内舌筋とも呼ばれ，舌内に起始と付着がある筋群で舌下神経の支配を受けて舌の形を変える．浅縦舌筋，深縦舌筋，横舌筋，垂直舌筋がある．

（固有）鼻腔
（こゆう）びくう
nasal cavity

鼻腔は鼻前庭と固有鼻腔で構成され，さらに左右を鼻中隔により分ける．前方は外鼻孔，後方は後鼻孔につながる．鼻腔には鼻甲介が存在する．発声に際し鼻腔および副鼻腔で共鳴音を形成する．また外気の加湿，加温にも関係する．

コリオリ刺激
こりおりしげき
Coriolis stimulation

回転する座標系で運動する物体に働く慣性力をコリオリ力と呼ぶ．時計回りに回転する円板の中央から外側に向かってボールを投げると，ボールはまっすぐに飛んでいるが，円板の上でこれをみると，ボールに別の力が作用して左へ曲がるようにみえる．この見かけ上の力をコリオリ力という．定速で回転するイスに座って頭部を前後または左右に傾けると三半規管にコリオリ力が作用し，複雑な回転感覚や眼振，嘔気・嘔吐が出現する．

コリネバクテリア属
こりねばくてりあぞく
Corynebacterium spp.

柵状に配列したグラム陽性桿菌で，一端が棍棒状に膨大している．芽胞，鞭毛は形成しない．自然界に広く分布し，ヒトの皮膚常在細菌と考えられているが，免疫不全患者や人工物を埋

め込んだ患者の敗血症の原因菌となることがある．また，ヒトに病原性を示す菌があり，*Corynebacterium diphtheriae* は毒力の強い外毒素を産生する．

コルチトンネル
tunnel of Corti

蝸牛中央階に位置するコルチ器の外有毛細胞とその支持細胞と内有毛細胞の間に位置する三角形の空洞．蝸牛軸側と外周側にそれぞれ柱細胞があり構造を保っている．この中は外リンパで満たされ，外有毛細胞への神経が通る．

ゴルドナー症候群
ごるどなーしょうこうぐん
Goldenhar syndrome
同 ゴールデンハー症候群

片側顔面の低形成を伴う耳介奇形，眼球結膜類皮嚢腫などの眼症状と脊椎異常を呈する多発奇形症候群．近年では，第1・第2鰓弓領域の発生異常を総称して oculo-auriculo-vertebral spectrum（OAV）と呼び，ゴルドナー症候群は，OAV の表現型の重症型の一つと考えられている．大部分は散発性に発生し生命予後はよい．耳介欠損，耳介後位，副耳，小耳症，外耳道閉鎖などの耳奇形がみられる．難聴併発例では伝音難聴が多い．

コレステリン肉芽腫
これすてりんにくげしゅ
cholesterol granuloma
類 cholesterol granulomatous cyst

血漿成分が結晶化しコレステリン結晶となり，そのコレステリン結晶に対する異物反応により肉芽腫の形成を来した疾患．全身に起こりうる疾患であるが側頭骨内，特に中耳錐体尖端が好発部位である．中耳病変にともなう暗赤褐色の鼓膜の色調は特徴的である．

コレステリン嚢胞
これすてりんのうほう
cholesterol cyst

血漿成分のコレステリン液を貯留する嚢胞．病態はコレステリン肉芽腫に似ており，また多くの場合互いに合併する．

語聾
ごろう
word deafness, word-sound deafness

音は聞こえるが言語音が認識できない状態．一般には失語症を含まない（純粋語聾）．意味や語彙より下のレベルの障害で，かつ内側膝状体までの聴覚系はほぼ正常である．音声以外の音の同定も困難な場合（皮質聾）と，環境音の同定はできるが音声のみ認識ないし理解できない場合がある．聴放線，ヘシェル回からウェルニッケ野までの障害で生じる．聴放線損傷は後に逆行変性が内側膝状体に及び，自覚聴力閾値も悪化することがある．

混合期型誤嚥
こんごうきがたごえん
aspiration during

嚥下造影検査に基づく誤嚥の分類の一つ．嚥下時の喉頭挙上障害とそれに伴う不十分な喉頭閉鎖によって生じる喉頭挙上期型誤嚥と，喉頭が下降した後に喉頭蓋谷や梨状陥凹に残留した

laryngeal movement 　造影剤が気管内へ流入することによって生じる喉頭下降期型誤嚥が混合したタイプの誤嚥をさす．嚥下障害においては最も多くみられるタイプ．

混合性嗅覚障害
こんごうせいきゅうかくしょうがい
combined olfactory disorder

嗅上皮性嗅覚障害と呼吸性嗅覚障害の両者による嗅覚障害．慢性副鼻腔炎による膿汁の貯留や嗅粘膜の炎症，アレルギー性鼻炎による嗅裂の浮腫状変化，嗅裂ポリープによる嗅裂の狭窄などが原因となる．

混合変調
こんごうへんちょう
mixed modulation (MM)

聴性定常反応に用いられる刺激音の変調形式で，純音に対して正弦波的振幅変調と周波数変調を同時にかけたものを混合変調音という．正弦波的振幅変調音より良い反応が得られるものの，周波数特異性は劣る．

コンサート難聴
こんさーとなんちょう
同 ディスコ難聴（disco hearing loss）

☞ ディスコ難聴（p.366）

根尖性歯周炎
こんせんせいししゅうえん
apical periodontitis
同 歯根膜炎（periodontitis）

☞ 歯根膜炎（p.229）

根治照射
こんちしょうしゃ
definitive radiation

放射線照射のみで腫瘍を完全治癒すること．適応は，主として遠隔転移のない放射線感受性を有する腫瘍に対して行われる．正常組織が耐えうる限界の放射線量を照射する場合をいうが，病巣の根治が期待できる線量を照射するという意味ではない．身体の形態を温存させることができるが，機能障害などが起きることがある．最近では放射線単独療法より化学療法を併用した方が効果を得られることが明らかになっており，全身状態良好な症例では，化学放射線療法が標準治療となっている．

根治切除
こんちせつじょ
radical resection
� 治癒切除（curative resection）

腫瘍組織が完全に摘出された場合，つまり肉眼的もしくは切除した標本の病理組織学的検査に基づいて，断端が残さずに切除されること．治癒が期待できる場合を治癒切除という．腫瘍細胞が体内から完全除去されたかどうかを確認する方法はなく，治癒されたかどうかは，一定期間再発なく経過することで判定される．根治手術は原発腫瘍を含めてその周囲組織を広範囲に

切除し，合わせて領域リンパ節を郭清する術式で，各臓器腫瘍別に定型的な術式が確立されている．

根治的頸部郭清術
こんちてきけいぶかくせいじゅつ
radical neck dissection

一側頸部全領域のリンパ組織を胸鎖乳突筋，内頸静脈，副神経などの非リンパ組織を含めて切除する術式である．根本的頸部郭清術ともいう．従来，頸部リンパ節転移陽性例に対して主に選択されてきた術式であるが，副神経の切除による僧帽筋の麻痺と萎縮などの術後のQOLの低下が問題となり，最近では適応がしぼられる傾向にある．

コンデンサマイクロホン
condenser microphone
＝静電マイクロホン（electrostatic microphone）

音圧により振動膜が振動すると，対向して配置された固定電極との間の静電容量が変化することを利用したマイクロホン．

さ

サーファーズイヤー
surfer's ear

潜水をする漁師や水上・水中スポーツ愛好家の骨部外耳道に生じる骨増殖性病変により狭搾した外耳道のこと．外骨腫（exostosis）とも呼ばれる．サーファーに好発するためSeftel（1977）によって命名された．繰り返す冷水刺激が原因とされており，皮膚の炎症と外耳道骨皮質における層状の骨新生により生じると考えられている．

再活性化
さいかっせいか
reactivation

潜伏感染したウイルスが活動型に変化する際に用いられる場合が多い．代表的なウイルスには単純ヘルペスウイルス，水痘帯状疱疹ウイルス，EBウイルス，肝炎ウイルスなどがある．不活性化された血清や酵素の活性回復時にも用いられる．

催奇形性
さいきけいせい
teratogenesis

胎児の形態形成障害（奇形：malformation）を起こすことを催奇形性という．遺伝子或いは染色体に異常を起こすもの（変異原物質）・胎芽又は胎児に作用して異常を起こすもの（胎児毒物）・その他（周産期障害）に分類される．ヒトの受精卵は発育途中，薬物その他の影響を受けやすい過敏期があり，胎児の体の各部ができる時期，器官形成期と一致する．すなわち最終月経開始日からの日数が，0～27日が無影響期，28～50日が最も危険な絶対過敏期，51～84日が相対過敏期，85～112日が比較過敏期，113日～出産日が潜在過敏期とされ，薬物との関係で

催奇形危険度の評価を行う．

鰓弓
さいきゅう
branchial arch
回咽頭弓

胎生第4週の終わり頃，咽頭側壁に背腹方向にできる陥凹（咽頭嚢）に対応して体表に弓状に突出する4対の隆起．第1鰓弓（顎骨弓）から上顎骨・下顎骨・ツチ骨・キヌタ骨・三叉神経，第2鰓弓（舌骨弓）から茎状突起・舌骨小角・アブミ骨・顔面神経，第3鰓弓から舌骨大角・舌骨体・舌咽神経，第4鰓弓から甲状軟骨・上喉頭神経，第5鰓弓から輪状軟骨・披裂軟骨・反回神経がそれぞれ形成される．

鰓弓耳腎症候群
さいきゅうじじんしょうこうぐん
branchio-oto-renal syndrome
回鰓（原性）耳腎形成不全，BOR症候群，耳瘻孔難聴症候群（carpits deafness syndrome）

耳瘻孔，頸部瘻孔，外耳，中耳，内耳奇形，腎奇形を伴う症候群．常染色体優性遺伝形式をとる．頻度は1/40,000といわれている．難聴の程度はさまざまでほとんどが混合性難聴を示す．原因遺伝子として *EYA1*，*SIX1*，*SIX5* が報告されている．

鰓（原性）耳腎形成不全
さい（げんせい）じじんけいせいふぜん
branchio-oto-renal dysplasia
回鰓弓耳腎症候群，BOR症候群（branchio-oto-renal dysplasia, branchio-oto-renal syndrome）

☞鰓弓耳腎症候群（同頁）

鰓溝
さいこう
branchial cleft, branchial groove
回咽頭溝

胎生期の鰓弓間にできた陥凹部をいい，体表側の外胚葉上皮と咽頭側の内胚葉上皮とが近接する．4つに分かれ，このうち第1鰓溝は外耳道や鼓膜形成にかかわる．そのほかの鰓溝は頸洞形成にかかわりつつ将来消失する．第1鰓溝から，外耳道・耳介皮膚・鼓膜外層（外胚葉），中耳腔・耳管（内胚葉），第2鰓溝から，前頸部皮膚（外胚葉），口蓋扁桃（内胚葉），第3鰓溝から，上皮小体下部，胸腺，第4鰓溝から前頸部皮膚，上皮小体上部が形成される．

再興感染症
さいこうかんせんしょう

WHOによると「既知の感染症で，既に公衆衛生上の問題とならない程度までに患者が減少していた感染症のうち，近年再

在郷軍人病
ざいごうぐんじんびょう
veteran's disease
同 レジオネラ症（legionellosis）

☞レジオネラ症（p.529）

最小可聴値
さいしょうかちょうち
threshold of hearing
同 聴覚閾値（threshold of audibility）

☞聴覚閾値（p.350）

最小殺菌濃度
さいしょうさっきんのうど
minimum bactericidal concentration（MBC）

希釈法で，培地中の菌が完全に殺菌され，発育し得なくなった濃度をいう．

最小発育阻止濃度
さいしょうはついくそしのうど
minimum inhibitory concentration（MIC）

薬剤感受性試験は，ある抗菌薬が標的とする細菌に対してどのような抗菌力を有するか測定するものであり，種々の抗菌濃度を含む培地で細菌を増殖させ，その細菌の発育が認められない最小の濃度をいう．これは静菌濃度を表す．MIC は試験管内の浮遊細菌に対する抗菌薬の抗菌作用の強さを示しており，種々の抗菌薬の作用を比較する上で指標とはなるが，臨床上，有効性の優劣を知ることとはならない．注）MIC と MBC の値が近いほど，薬剤の殺菌作用は強い．

最上鼻甲介
さいじょうびこうかい
supreme turbinate

上鼻甲介の後部が分岐し最上鼻甲介を形成することがある．最上鼻道と嗅裂を隔てる．

最上鼻道
さいじょうびどう
supreme meatus

上鼻甲介の後上方に最上鼻甲介がみられ，その下の溝をさし，最後部篩骨蜂巣が開口している．

鰓性癌
さいせいがん
branchiogenic carcinoma

　胎生期の遺残組織である鰓原性組織より発生する癌と考えられており，組織学的には扁平上皮癌である．診断基準として，耳珠と胸鎖乳突筋前縁とを結ぶ線の前方に腫瘍が存在すること，組織学的に鰓性遺残組織と同一起源であること，5年間は原発巣の可能性がある他の病変を生じることなく生存し，定期検診を受けていること，側頸部に存在し，上皮に被われた囊胞から発生していることが組織学的に示されること，の4項目があげられるが，実際の臨床では原発不明の転移性癌との鑑別に苦慮することが多い．

最大音響利得
さいだいおんきょうりとく
full-on acoustic gain

　補聴器の規準の状態で利得調整器を最大にして，入力と出力の間に直線性が十分成り立つ時の音圧レベル60 dBの純音入力に対する音響利得．直線性が成り立たない場合は，入力音圧レベルを50 dBにした時の値とする．

最長発声持続時間
さいちょうはっせいじぞくじかん
maximum phonation time

　肺機能，声門閉鎖状態などを反映する簡易検査法で，大きく深呼吸して /a/ あるいは /e/ を一息でどのくらい長く発声できるかを測定する．通常3回行い一番長いものを採用する．日本人の正常値は男性では約25秒，女性では約20秒である．同一被検者で肺機能に変化がなければ声門閉鎖不全の程度が軽減するとこの時間は延長する．

サイトカイン
cytokine

　細胞から産生され他の細胞の挙動に影響する蛋白．分子量は8〜30 kDa程度．リンパ球により産生されるサイトカインはリンホカイン（lymphokine）またはインターロイキン（interleukin：IL）と呼ばれる．特に貪食細胞とリンパ球の遊走，活性化にかかわるサイトカインをケモカインと呼ぶ．サイトカインは細胞上の特異的サイトカイン受容体に作用する．

サイトメガロウイルス
Cytomegalovirus

　ヘルペスウイルス科のベータ（β）ヘルペス亜科に属す．種特異性が高く，ヒトサイトサイトメガロウイルスはヒトのみで増殖する．初感染の後，他のヘルペスウイルスと同じようにウイルスが排除されることなく持続感染（persistent infection），あるいは潜伏感染（latent infection）するという特徴をもつ．病原性は低く，一般には不顕性感染である．☞ヒトサイメガロウイルス（p.435）

再発(反復)性顔面神経麻痺

　ベル麻痺の10%（2〜15%）程度の症例で再発が認められる．また，Melkersson-Rosenthal症候群や腫瘍でも顔面神経麻痺の再

さいはつ(はんぷく)せいがんめんしんけいまひ
recurrent facial palsy

発がみられる．ベル麻痺の再発は，同側である場合と反対側である場合がある．同側の再発が認められた場合には，顔面神経鞘腫などの腫瘍を疑って精査を行うべきである．

再発性多発軟骨炎
さいはつせいたはつなんこつえん
relapsing polychondritis
▣反復性多発性軟骨炎

全身の軟骨に再発性の炎症をきたす疾患．発生機序は不明で，患者血清中にⅡ型コラーゲンに対する抗体が検出されたり，自己免疫疾患の合併例が多く自己免疫説が有力．耳介軟骨に初発することが多く再燃を繰り返し耳介の変形をきたす．鼻の軟骨が侵されれば鞍鼻をきたし，喉頭や気管軟骨が侵されると炎症による浮腫や変形により気道狭窄をきたして窒息にいたることもある．全身の関節軟骨に炎症が生じうるが眼や皮膚，心血管系に病変が生じることもある．McAdamらの診断基準は①両側耳介軟骨炎，②非びらん性炎症性多関節炎，③鼻軟骨炎，④眼の炎症（結膜炎，強膜炎など），⑤喉頭・気管軟骨炎，⑥蝸牛・前庭機能障害（感音難聴，耳鳴，めまい）のうち3項目を満たしたものである．治療は炎症を抑え軟骨の破壊を阻止するために副腎皮質ステロイドを中心に非ステロイド系抗炎症薬や免疫抑制薬を併用する．気道狭窄例では気道確保（気管切開，ステント留置など）が必要となる．

細胞間結合
さいぼうかんけつごう
junctional complex

気道粘膜は個々の細胞同士が付着あるいは細胞外のマトリックスに付着している．細胞同士の結合を細胞接着という．細胞接着の基本は細胞同士あるいは細胞とマトリックスと直接接触して付着していることであるが，細胞には細胞骨格を利用した細胞接着のための装置をもつこともある．細胞の接着は細胞接着分子の分子間相互作用によって担われ，接着装置も接着分子を中心に形成される．細胞接着の形態は組織により異なる．接着分子の多くは，接着構造を安定化させ細胞全体の形態および組織構造の維持を担う．この接着構造は細胞と細胞の間隙を充填することで，外界からの分子，細菌，ウイルスなどの侵入を防ぐという機能も有する．

細胞間接着分子-1
さいぼうかんせっちゃくぶんし-1
intercellular adhesion molecule-1 (ICAM-1)

免疫グロブリンスーパーファミリーに属し，免疫系の細胞間相互作用を司る接着分子の一つ．白血球インテグリンのリガンドで，血管内皮細胞，抗原提示細胞，気道上皮細胞や線維芽細胞などのさまざまな細胞に認められ，リンパ球とその他の白血球がこれらの細胞に結合するのに関与する．各種炎症性サイトカイン（IL-1β，TNF-αあるいはIFN-γ）により発現が増強され，白血球の炎症部位への遊走に重要な役割を果たす．

細胞質性抗好中球細胞質抗体
さいぼうしつせいこうこうちゅうきゅうさいぼうしつこうたい
cytoplasmic-anti-neutrophil cytoplasmic antibody（C-ANCA）
同 PR3-ANCA

Wegener 肉芽腫症（WG）では，ほぼ特異的に好中球の細胞質アズール顆粒中に含まれるセリンプロテアーゼ（protease 3）に対する自己抗体が出現する．この抗体は，C-ANCA（cytoplasmic-anti-neutrophil cytoplasmic antibody）または，PR3-ANCA（protease 3-ANCA）と呼ばれる．C-ANCA の出現率は，全身型 WG で 90% 以上，限局型 WG で 60% 程度とされる．C-ANCA が陽性で WG を疑わせる症状があれば，ほぼ WG と考えて治療を開始してもよいが，陰性であることは WG を否定する根拠とはならない．また，副腎皮質ステロイドの投与で急速に C-ANCA が陰性化することにも注意が必要で，診断前にすでに副腎皮質ステロイドが投与されていないか確認する必要がある．
☞抗好中球細胞質抗体（p.160）

鰓裂性瘻
さいれつせいろう
branchial cleft fistula

胎生期の鰓溝の遺残より発生する頸部皮膚の先天性瘻孔．第 1 鰓溝は外耳道に，第 2 鰓溝は口蓋扁桃に，第 3 鰓溝は梨状陥凹に，第 4 鰓溝は頸部食道にそれぞれ内孔をもち，胸鎖乳突筋前縁を経由して頸部皮膚に開口する．第 2 鰓溝由来が最も多く，主に一側性だが両側発生が 10% にみられる．内外開口するもの，一方のみ開口するものもあり，両開口部が閉塞すると鰓溝性嚢胞となる．治療は瘻孔の完全摘出である．

サウンドスペクトログラフ
sound spectrograph
同 音声可視化装置（visible speech apparatus）

音声のスペクトルを時間の関数として表示する装置．音声を可視化するために使用され，音声の認識を助けることができる．

サウンドレベル
sound level
同 重み付け音圧レベル（weighted sound pressure level）

標準の周波数重み付けと指数形時間重み付けを施して得られる音圧の基準音圧 20 μPa に対する比の対数．比の 10 を底とする対数（常用対数）を採り，20 倍すれば，重み付け音圧レベルはデシベルで表される．単位記号は dB．

杯細胞
さかずきさいぼう
goblet cell

消化管，呼吸器などの粘膜に存在する円柱上皮細胞で単細胞腺である．細胞の基底部に濃縮した小さな核をもち，細胞上部はムチンを含み丸く膨隆し，西洋杯（ゴブレット）に似ることよりこのように呼ばれる．

酒指数
さけしすう

飲酒量を表す基準で，1 日の飲酒量を日本酒の合数に換算し，飲酒年数を乗じた数値．酒指数が高値（特に 100 以上）の症例

Sake index

では，頭頸部癌，食道癌の発癌リスクが有意に上昇するといわれている．

鎖骨下動脈スチール症候群
さこつかどうみゃくすちーるしょうこうぐん
≡鎖骨下動脈盗血症候群（subclavian steal syndrome）

☞鎖骨下動脈盗血症候群（同頁）

鎖骨下動脈盗血症候群
さこつかどうみゃくとうけつしょうこうぐん
subclavian steal syndrome
≡鎖骨下動脈スチール症候群

鎖骨下動脈の起始部に狭窄や閉塞があると，患側上肢の運動に伴う血流不足を補うために，血流が椎骨動脈を逆流して鎖骨下動脈の遠位部に流れ込む．その結果，脳底動脈の虚血症状としてめまいが発症する．これを鎖骨下動脈盗血症候群という．すなわち，患側上肢の運動負荷で，上肢の疼痛，易疲労性と同時にめまい，耳鳴，複視，意識障害などの椎骨脳底動脈循環不全の症状が出現する．

鎖骨上窩リンパ節
さこつじょうかりんぱせつ
supraclavicular node

浅頸動静脈に沿ってそれより浅層にあるリンパ節．外方は副神経リンパ節，内方は内深頸リンパ節と区別しがたい．この部位のリンパ節腫脹では転移によるものが多い．その組織型が腺癌であれば原発部位として甲状腺もしくは頭頸部以外の領域に原発部位が存在する可能性が高い．特に左鎖骨上窩リンパ節への転移はウィルヒョウ（Virchow）転移といい進行した消化管癌に特徴的である．

ささやき声検査
ささやきごえけんさ
auditory test using six whispered words

3歳児検診に際して，家庭ないしは検診会場で用いられる簡易な難聴のスクリーニング手段．図を提示し，検査対象児には，聞こえた言葉に相当する絵を指し示すように教示する．「のどに手を触れても振動を感じられない程度の」大きさの声（ささやき声）で，図に示された単語を読み上げ，児がそれに応じて正しい図をさすかどうかで判定する．

鎖耳
さじ
meatal atresia
≡外耳道閉鎖(症)（aural atresia）

☞外耳道閉鎖（症）（p.55）

匙状突起
さじじょうとっき
cochleariform process

鼓膜張筋腱が鼓膜張筋半管から鼓室内に出てくる部位にある骨性の突起でアブミ骨の前方に位置する．中耳手術の際によい道標となる．鼓膜張筋腱は上鼓室前骨板の位置にあり，骨板の前方で鼓膜張筋の上方は耳管上陥凹となる．

詐聴
さちょう
feigning
同 malingering, simulation (of hearing)

聞こえの程度を故意によく，または悪くみせかける行為．利益を得る目的もしくは難聴ということで周囲より得られる社会的また心理的報酬を意識的に得ようとすること．ABR など客観的検査で診断は容易．機能性難聴との鑑別のためには難聴に関する病歴や社会生活環境の問診が重要である．しかし，医療職に対してそれらのことを隠す場合もあり，周囲からの情報を得る必要が生じることがある．

錯角化（症）
さっかくか（しょう）
parakeratosis
同 不全角化

角化が不完全なために，角層に核が残存し，角層が薄くなった状態．表皮の新生が亢進した状態（乾癬や脂漏性皮膚炎）や，誤った成熟過程（日光角化症や Bowen 病）などで出現する．

サッカリンテスト
saccharin test

鼻腔粘液線毛輸送機能の評価法の一つ．$1 \times 1 \times 1 \text{ mm}^3$ のサッカリン顆粒を鑷子を用いて明視下に一側鼻腔の下鼻甲介の内側面に置く．被検者は頭部を前方に傾けて静かに座位をとり，甘さを感じるまでの時間を測定し，最も近い分の単位で記す．鼻腔粘液線毛輸送機能とは負の相関を示し，20～60 分が正常範囲．

サッケード
saccade
同 衝動性眼運動（saccade），衝動性眼球運動

☞ 衝動性眼運動（p.259）

サブスタンス P
さぶすたんすぴー
substance P
関 神経ペプチド neuropeptide

痛覚伝達に関与する物質として発見された 11 個のアミノ酸からなる神経ペプチドで，第一次感覚神経の化学伝達物質である．血管拡張，血管透過性亢進，平滑筋収縮作用などを有し，その局在によりアレルギー，炎症，疼痛，運動障害，精神疾患，皮膚疾患など多種の病態に関与している．嚥下反射や咳嗽反射にも関わるほか，肥満細胞の脱顆粒や血管透過性亢進，気管平滑筋の収縮に関与し，気道アレルギーにも重要な役割を果たす．

サリドマイド胎芽病
さりどまいどたいがび

催眠・鎮静・制吐効果をもつサリドマイドを母親が妊娠中に服用し，胎児に起こった特徴ある形態形成障害である．上肢の

ょう
thalidomide embryopathy
同 サリドマイド中毒
（thalidomide toxicity）

発育が痕跡的となることが特徴的でアザラシ肢症など，種々の程度の四肢欠損を起こす．無耳症，小耳症，外耳道閉鎖や高度難聴などの障害も認める．被害者数は全世界で推定約 3,900 名，わが国では 309 名が認定されている．

サリドマイド中毒
さりどまいどちゅうどく
thalidomide toxicity
同 サリドマイド胎芽病
（thalidomide embryopathy）

☞サリドマイド胎芽病（p.211）

砂粒腫様石灰化
さりゅうしゅようせっかいか
psammomatous calcification

甲状腺乳頭癌において X 線検査・CT・超音波エコーなどで認められることがある特徴的な所見．摘出標本の病理所見でも時に認められ，組織学的に硝子化や石灰沈着を伴った豊富な間質が形成されるためとされる．他の組織型の甲状腺癌では認められず甲状腺乳頭癌に特徴的である．

サルコイドーシス
sarcoidosis

多臓器にわたる慢性肉芽性疾患で，肉芽組織の増殖で臓器障害をきたす．肺，皮膚，眼，リンパ節のほか，心臓，筋骨格系，神経系など全身のあらゆる部位に発生する．リンパ節腫脹は肺門部（bilateral hilar lymphadenopathy：BHL）が多いが，頸部にも生じる．頭頸部領域では喉頭，鼻，耳下腺（ぶどう膜炎，顔面神経麻痺を伴うと Heerfordt 症候群），口蓋扁桃などに病変を認めることがある．病理学的に類上皮細胞からなる乾酪性壊死を伴わない肉芽腫病変を認める．検査所見としてツベルクリン反応陰性，γ-グロブリン上昇，血清 ACE（angiotensin converting enzyme）上昇，血清リゾチーム上昇，^{67}Ga シンチで異常集積などを示す．治療の中心はステロイド薬であるが，自然寛解もあるため，一般的には自覚症状を認めたり，機能障害を有する場合治療の適応となる．

三叉神経 - 顔面神経反射
さんさしんけい-がんめんしんけいはんしゃ
trigemino-facial reflex

三叉神経を求心路，顔面神経を遠心路とする脳幹反射．代表的なものに角膜反射（corneal reflex）があり，角膜を紙縒などで刺激すると正常人では閉眼する．聴神経腫瘍などが小脳橋角部に生じると角膜反射は消失することが多い．

三叉神経痛
さんさしんけいつう

三叉神経領域に生じる神経痛で，食べたり，話したり，顔を動かす際，「ビリビリ」と発作性の激痛を呈する．三叉神経領域

しあろ

trigeminal neuralgia

の発痛点に触れると，疼痛が惹起される．三叉神経の第1枝よりも，第2枝，第3枝が多い．中年期以降に発症することが多く，男女比は1：2である．腫瘍，動脈瘤，歯，副鼻腔性疼痛との鑑別が重要である．カルバマゼピン内服や神経ブロックが行われる．

三次元解析法
さんじげんかいせきほう
three-dimensional analysis
回 three-component analysis

眼振あるいは眼球運動を記録するにあたって，臨床の場で最も広く用いられているのは角膜網膜電位を利用した電気眼振計（electronystagmograph：ENG）である．眼球運動の3要素（水平・垂直・回旋）のうち回旋成分は，ENGでは記録が不可能である．眼球運動回旋成分の正確な記録するには従来，サーチコイル法（コイルを巻いたコンタクトレンズを装用後，被験者を磁界の中に置き，眼球運動によりコイルに生じた起電力を利用して記録する方法）が用いられてきた．しかし特殊なコンタクトレンズを用いるため，装用時間に限度があり，臨床での使用には問題があった．近年，眼球運動の記録に，赤外線CCDカメラが用いられるようになった．記録したビデオ画像に対してコンピュータによる画像解析法を適用することにより，被験者に対して不快感を与えることなく眼球運動の3要素を定量的に記録・解析することが可能となった．

三者併用療法
さんしゃへいようりょうほう
triple combination therapy

癌に対する治療法の主体は，手術，放射線療法，化学療法である．これら単独では治療効果の限られた癌に対して，三者を組み合わせて集学的に治療する方法をいう．上顎癌に対して，上顎洞部分切除などの比較的侵襲の少ない手術，放射線療法，および浅側頭動脈よりの抗癌剤動注の併用，いわゆる三者併用療法が以前より行われてきており，形態保存や眼球の機能を保持する治療法として今なお有効である．

サントリーニ裂（溝）
さんとりーにれつ（こう）
Santorini fissure
回 fissure of Santorini

胎生期の外耳道軟骨部前壁の裂隙の遺残．外耳道骨・軟骨移行部とともに外耳道炎や悪性腫瘍の際に病変が外耳道から耳下腺組織などの周辺に波及する経路として重要である．

し

シアログラフィー
sialography
同 唾液腺造影法

☞唾液腺造影法（p.334）

(sialography)

シアロ CT
しあろ CT
CT sialography

唾液腺に造影剤を注入し，単純 CT を撮影する方法で，一般に耳下腺，顎下腺に対して行われる．シアロ CT 検査にて，腫瘍の存在部位（腺内，腺外）や局在診断（浅葉，深葉），その大きさや進展範囲を把握できる．さらに腫瘍の質的診断（造影剤漏洩像，導管断絶像などは悪性を示唆する）にも有用とされる．MRI 検査の発達や，造影剤の残留やこれによる唾液腺炎の発生がのちの画像診断結果に影響を与えるため，現在施行されることは少なくなった．

シアロシンチグラフィー
sialoscintigraphy

核医学検査であり体内に投与した放射性物質を対外から計測し画像として描出する検査の一つである．^{99m}Tc-pertechnetate を静注しシンチカメラで集積の状態とレモン負荷による排泄の状態を経時的に観察し唾液分泌能を判定する．ワルチン腫瘍やオンコサイトーマは腫瘍のうち例外的に集積像を示し，診断の一助となる．

死因特異的生存
しいんとくいてきせいぞん
cause-specific survival
≡疾患特異的生存 (disease-specific survival)

☞疾患特異的生存（p.236）

CXC-ケモカイン
しーえっくすしーけもかいん
CXC chemokine

白血球走化性，活性化作用を有するケモカインの4つあるサブファミリーの1つで，主に好中球に対する強力な走化性を有する因子で，そのほかにリンパ球に対する作用も有する．単球，リンパ球，好塩基球，好酸球に対する作用を有する．

CCL3
しーしーえる3
≡マクロファージ炎症蛋白-1α(macrophage inflammatory), protein-1α(MIP-1α)

☞マクロファージ炎症蛋白-1α（p.484）

CC-ケモカイン
しーしーけもかいん
CC-chemokine

ケモカインは，サイトカインファミリーの一種で内因性の白血球走化性，活性化作用を有し，8〜10 KDa の塩基性でヘパリン結合性の強い蛋白分子群である．ケモカインは，保存されて

いる4つのシステイン残基のうち，N末端側の2つのシステイン残基の存在形式により，4つのサブファミリーに分類される．CC-ケモカインはその1つで，主に単球，リンパ球，好塩基球，好酸球に対する作用を有する．

GJB2 遺伝子
じーじぇーびー2いでんし
GJB2 gene

細胞間の結合様式の一つであるギャップ結合蛋白（コネキシン26）をコードする遺伝子．コネキシン26は内耳に豊富に分布しカリウムイオンのリサイクルに関与している．GJB2 遺伝子変異による難聴は先天性難聴のなかで最も高頻度で見い出されている．ほとんどは常染色体劣性遺伝形式を取る．GJB2 変異による難聴では早期に人工内耳を装用すれば言語成績がよいことが報告されている．

シーソー眼振
しーそーがんしん
see-saw nystagmus

周期的に一方の眼球が上転・内旋し，他方の眼球が下転・外旋する運動を繰り返す異常眼球運動．垂直成分のみならず回旋成分が加わることもある．中脳網様体の障害で認められる．

G蛋白共役受容体
じーたんぱくきょうえきじゅようたい
G-protein-coupled receptor（GPCR）

細胞膜上に存在し，細胞外からの情報を受け取る蛋白質であり，α，β，γ のヘテロ3量体蛋白である．細胞外のN末端に続く7回の細胞膜貫通ドメインをもつ．細胞外伝達物質，ホルモン，生理活性物質など細胞外のリガンドと結合し，受容体のコンフォメーション変化を起こし，G蛋白を活性化し細胞内にシグナル伝達を行う．

CD40 リガンド
しーでぃー40りがんど
CD40 ligand

活性化T細胞に発現し，B細胞上のCD40と結合することによりB細胞の活性化が誘導され，たとえばIL-4，IL-10などのサイトカイン存在下で，B細胞の増殖，クラススイッチ，抗体産生細胞への分化が起きる．CD40リガンドは，マスト細胞，好塩基球や血小板にも発現していることがわかっている．

c^5 ディップ
しーふぁいぶでぃっぷ
c^5dip

4,000 Hz を中心としたV字形の切れ込みを示すオージオグラム．音響性障害の軽度なものにみられることが多い．c^5 は正確には，4186.01 Hz である．

CMI テスト
しーめむあいてすと
Cornell Medical Index

心身両面にわたる患者の自覚症状を比較的短時間のうちに調査する米国で考案された心理テスト．質問の内容と用語は平易で，男女別に14歳以上の年齢で使用可能とされ，広く神経症などの心理障害を判別するスクリーニングテストとして用いられている．AからRまでの18項目をA-LとM-Rの2セクショ

ンに分けて，前半は身体的な，後半は精神的な自覚症状の有無を問う195問から構成されている．C, I, J と M-R の点数からグレード化して神経症の評価を行う．

C レベル
しーれべる
maximum comfortable level (in cochlear implant), C level (in cochlear implant)

人工内耳マッピングに用いられる用語で，人工内耳の各電極での通電状況を変化させ，自覚的に不快な程の大きさにならない程度の最大の電流量（C レベル：最大快適値）のことをさす．マップ作成時には，臨床上の刺激電流量の上限となり，この値と T レベルとの差を人工内耳のダイナミックレンジと呼ぶ．

子音
しおん・しいん
consonant

言語音のうち，発話器官の運動によって比較的短時間で変化する定型的な音韻．発生場所により，口唇・歯・歯茎部・口蓋・咽頭・喉頭，様式により，破裂・摩擦・破擦・弾音の別，半母音（変化する有声音）・鼻音（鼻咽腔への開放）がある．声帯振動の開始との相対的時間関係で有声子音と無声子音を区別する．近い音との間は範疇弁別される．母音に比べて音圧が低く，主成分が高周波の子音もあり，難聴で母音より聴取困難になりやすい．

視運動性眼振
しうんどうせいがんしん
optokinetic nystagmus

走行中の列車の車窓から景色をみている時のように，眼前を相次いで移動する対象物を眺めていると出現する眼振．視運動性眼振は大脳皮質の未発達な脊椎動物（両棲類，爬虫類，魚類，鳥類）にも出現する．これらの動物における視運動性眼振は中脳レベルの反射である．ヒトにおける視運動性眼振には大脳皮質も関与している．脳幹や小脳障害では視運動性眼振の解発が障害される．先天性眼振では眼振の方向が逆転する錯倒現象を認める．

視運動性後眼振
しうんどうせいこうがんしん
optokinetic afternystagmus

後眼振の一種．視運動刺激による視運動眼振が出現中，視運動刺激を中止しても，先行する視運動性眼振と同方向に短時間，減衰性の眼振が出現することがある．これを視運動性後眼振と呼ぶ．暗所下でのみ解発される．サルでは活発に出現するがヒトでは著しく弱い．これらの眼振は，速度蓄積機構と呼ばれる，一種の中枢積分器から発現していると考えられている．

シェーグレン症候群
しぇーぐれんしょうこうぐん
Sjögren syndrome

涙や唾液の分泌が低下して，乾燥性角結膜炎や口内乾燥症を生じる疾患群．発見者のスウェーデンの眼科医シェーグレン（1933年）にちなんで名づけられた．関節リウマチや全身性エリテマトーデスなどの膠原病を合併することが多く，自己免疫

疾患の一種と考えられている．30〜50歳代の女性に多い．主な症状は，涙が出なくなるために起こる目の乾燥感（ドライアイ）や痛み，異物感，充血，唾液が減るために起こるのどの渇きや口腔粘膜の変性萎縮，虫歯の増加など．また，鼻や膣にも乾燥症状がみられることもある．診断基準としては，1999年に厚生省の診断基準が改定されて現在にいたっている．

ジェットネブライザー
jet nebulizer
同 compressed air nebulizer

非常に細くなった吹き出し口にコンプレッサーを用いて圧縮空気を発生させ，霧状にした薬液を噴き出させる器械．1〜20μmの粒子を排出する．比較的大きな粒子を排出するため，鼻粘膜への沈着が多い．

ジェルベル・ランゲニールセン症候群
じぇるべる・らんげにーるせんしょうこうぐん
Jervell and Lange-Nielsen syndrome

心電図上，QT延長やT波の異常を示し心室頻拍による失神発作や突然死をきたすQT延長症候群のうち，劣性遺伝形式を示すもの．カリウムチャネルの遺伝子異常が原因で，内耳血管条のカリウムチャネルも障害され，内リンパのカリウム濃度が低下することにより感音難聴を生ずる．

シェロング試験
しぇろんぐしけん
Schellong test

立位負荷による血圧と脈拍の変動から，自律神経機能（圧受容器反射機能）を評価する起立試験であり，シェロング試験とも呼称されている．20分間の安静臥位で血圧を3回測定し，その後急速に起立させて1分ごとに10分間測定する方法が推奨されている．起立性低血圧（Orthostatic Hypotension：OH）の診断に用いられることが多く，Schellongの原法では，起立時の収縮期血圧低下20 mmHg以上が病的，15〜20 mmHgのものが境界域と判定される．一方，日本自律神経学会は，立位負荷中の血圧の最低値が収縮期血圧で30 mmHg以上あるいは拡張期血圧で15 mmHg以上低下，持続値が収縮期血圧で20 mmHg以上あるいは拡張期血圧で10 mmHg以上の低下を示すことがOH判定の推奨基準値としているが，現在のところ，統一的な診断基準は確立されていない．

耳炎性顔面神経麻痺
じえんせいがんめんしんけいまひ
otogenic facial paralysis

中耳炎に合併した顔面神経麻痺．急性中耳炎に顔面神経麻痺が合併する頻度は低いが，3歳以下が多い．治療は鼓膜切開で積極的な排膿を行い，適切な抗生物質，ステロイドなどを用いる．早期に適切な治療を行えば，予後は良好である．真珠腫性中耳炎による顔面神経麻痺の場合は，緊急手術の適応となる．結核性中耳炎においても顔面神経麻痺が生じることがあるので，原因菌の同定が必要．

耳音響放射
じおんきょうほうしゃ
otoacoustic emission (OAE)

1978年にDT Kempにより初めて報告された内耳発振の音響現象．外耳道に挿入した音響プローブにより検出される．内耳機能の他覚的検査の指標として応用される．自発耳音響放射（SOAE），誘発耳音響放射（EOAE），歪成分（結合音）耳音響放射（DPOAE），電気誘発耳音響放射（EEOAE）などがある．

耳介
じかい
auricle
⇔pinna

外見的に「みみ」と呼ばれるもので，外耳道とともに外耳を形成する．下方の耳垂を除いて耳介軟骨で形作られており，集音機能（4 kHz付近の音の増幅作用）があるとされる．

耳介奇形
じかいきけい
auricular deformity

代表的なものとして小耳症があるが，さらに副耳，袋耳，埋没耳，立ち耳，絞扼耳などがある．治療は耳介形成術を行うほか，装具や伸展固定によって矯正できることもある．

耳介筋
じかいきん
auricular muscle

主に耳介後面に存在する筋で上部や前部にあることもある．支配神経は顔面神経であり通常はその機能を失っているが，まれに随意的にこれを収縮させ耳介を動かせる者がいる．

耳介形成術
じかいけいせいじゅつ
otoplasty
⇔耳介再建術（reconstruction of auricle）

副耳，小耳症などの耳介奇形に対して行われる．肋軟骨を用いて耳介の形を作成し，側頭部皮下に移植して成着させた後，これを起こすという多段階手術法が用いられることが多い．

耳介血腫
じかいけっしゅ
auricular hematoma
⇔otohematoma

耳介に反復して強い力が加わることにより，耳介前面の舟状窩中心に軟骨と軟骨膜間に内出血を生じ血腫となる．柔道・レスリング・ラグビーなど，側頭部を相手と接する機会の多いスポーツ選手にみられる．穿刺して血液または滲出液を吸引すれば一時的に消失するが，すぐに再発する．繰り返すうちに耳介に変形をきたすことが多い．

耳介再建術
じかいさいけんじゅつ
reconstruction of auricle
⇔耳介形成術（otoplasty）

☞耳介形成術（同頁）

耳介聳立
じかいしょうりつ
elevated pinna

耳介後部が腫脹して耳介が通常より立った状態になること．乳様突起炎あるいは外耳道炎で起こりうる症状である．乳様突起炎の場合は骨膜炎による骨膜肥厚，外耳道炎の場合は皮下組

織の蜂巣炎によって引き起こされるとされる．

自家移植片
じかいしょくへん
autograft

移植される組織が患者自身の組織である場合の移植組織．耳手術では鼓膜形成に用いる筋膜，筋膜上軟部結合織や乳突腔充填術や外耳道形成術に用いる皮質骨片，骨板，骨粉（フィブリン糊で固めて用いる：骨パテ），耳介・耳珠・外耳道軟骨，脂肪組織などがあり，アブミ骨手術や外リンパ瘻で卵円窓をシールするのに軟部組織が用いられる．鼻科手術では筋膜，骨片，軟骨片など，喉頭手術では脂肪組織，軟骨片なども用いられる．

耳介靱帯
じかいじんたい
extrinsic ligament

耳介軟骨と側頭骨の頬骨突起，側頭筋膜，乳様突起を連結する靱帯で，耳介皮膚，耳介軟骨，耳介固有筋などとともに，耳介を構成する要素の一つ．

視覚前庭相互作用
しかくぜんていそうごさよう
visual-vestibular interaction

前庭感覚情報は脳内に存在する中枢積分器に送られる．この中枢積分器には，視覚情報や体性感覚情報も入力しており，これらの情報が統合処理されている．逆転プリズムやレンズを用いて視覚入力を変化させた状態で，ある一定時間前庭刺激を加える（視覚－前庭矛盾刺激）と，半規管－眼反射の利得と位相が，視覚条件に応じて変化することが知られている．視覚入力と前庭入力は密接に連携しており，これを視覚前庭相互作用と呼ぶ．

自覚的耳鳴
じかくてきじめい
subjective tinnitus

音響刺激なしに生じる音感覚で，当人のみに聞こえる一種の聴覚異常感である．真性耳鳴とも呼ばれる．

耳下腺
じかせん
parotid gland

大唾液腺の一つで最大の腺である．腺の上方は頬骨弓，後方は外耳道，乳様突起，胸鎖乳突筋，前方は咬筋側面，下方は下顎骨下縁があり，さらに前方にはステノン管が存在する．耳下腺は単一腺でムチンを含まない水性（漿液性）の唾液を分泌し，アミラーゼを多く含む．

耳下腺拡大全摘出術
じかせんかくだいぜんてきしゅつじゅつ
extended total parotidectomy

耳下腺癌が耳下腺被膜を越えて周囲組織に浸潤している場合，耳下腺のみならず，周囲の皮膚，筋肉，下顎骨の一部を一塊として摘出する術式．顔面神経も合併切除されるため，神経再建が必要となる．

耳下腺全摘出術
じかせんぜんてきしゅつじゅつ
total parotidectomy

耳下腺悪性腫瘍で周囲組織への浸潤がない場合の基本的な術式．低悪性度の癌である高分化粘表皮癌，腺房細胞癌，腺様嚢胞癌のうち悪性度の低いものでは顔面神経を温存して耳下腺を全摘するが，低分化粘表皮癌，高悪性度の腺様嚢胞癌，扁平上皮癌などでは顔面神経も合併切除する．

耳下腺浅葉
じかせんせんよう
superficial lobe

耳下腺組織は顔面神経主幹とその神経分枝の走行する面の外側と内側に分け，各々耳下腺浅葉と深葉と称されている．組織学的な差異はみられない．耳下腺腫瘍の大半は浅葉に発生し，深葉の腫瘍は特に顔面神経の操作に注意を要する．

耳下腺浅葉切除術
じかせんせんようせつじょじゅつ
superficial parotidectomy

耳下腺良性腫瘍が浅葉に存在するときの基本術式．顔面神経を本幹から末梢に至るまで露出した上で腫瘍を含む耳下腺浅葉組織を一塊として摘出する．耳下腺腫瘍の術後合併症である顔面神経麻痺と腫瘍の再発を回避するために行われる．

耳下腺摘出術
じかせんてきしゅつじゅつ
parotidectomy

耳下腺腫瘍の治療は摘出手術が第一選択とされるが，顔面神経が耳下腺組織内を走行しているため，顔面神経を損傷しないように腫瘍を確実に摘出することが必要である．そのために腫瘍に周囲の耳下腺組織をつけて一塊として摘出する．腫瘍の良性，悪性と進展度に応じて耳下腺部分切除，耳下腺浅葉切除，耳下腺深葉切除，耳下腺全摘出術などの術式がとられる．

耳下腺部分切除術
じかせんぶぶんせつじょじゅつ
partial parotidectomy

耳下腺良性腫瘍で腫瘍が小さく限局している場合，腫瘍を周囲の耳下腺の一部をつけて多くは浅葉の一部を切除する方法．耳下腺良性腫瘍は下極付近に限局して存在することも多く，この際下顎縁枝を確認，露出し，腫瘍に正常耳下腺組織を一部つけて摘出する．

耳管
じかん
auditory tube, eustachian tube

中耳腔の耳管鼓室口と鼻咽腔の耳管開口部を結ぶ約 3.5 cm の管．安静時は閉鎖しているが嚥下運動により口蓋帆張筋の作用で開放し，咽頭腔から鼓室に空気が流入し外界の圧平衡を保つ．中耳側の骨部と咽頭側の軟骨部に分かれ，骨部は側頭骨内の耳管半管内にあり，中耳に向かって広がっている．軟骨部の上方と内側部は耳管軟骨で囲まれ，外側にはオステオマン脂肪体と口蓋帆張筋，下方は口蓋帆挙筋が付着している．機能障害により耳管狭窄，滲出性中耳炎，耳管開放症などをきたす．

耳管咽頭筋
じかんいんとうきん
salpingopharyngeus muscle

咽頭筋層の一つで耳管軟骨を起始とし，咽頭壁に停止する．この咽頭壁は最上部の咽頭頭底板から続き，横紋筋の筋層を有する．嚥下時の咽頭運動に関与し耳管内腔を開大する．舌咽・迷走神経に支配される．

耳管咽頭口
じかんいんとうこう
pharyngeal orifice of Eustachian tube

上咽頭の外側にある耳管開口部である．周囲の高まりの間に開口し，特に開口部より耳管は前内側下方に向かうことより耳管咽頭口の後方は耳管隆起と呼ばれる．嚥下時に口蓋帆張筋が収縮して耳管が開口し，鼓室内の気圧は外気圧と同等となる．

耳管炎
じかんえん
salpingitis, eustachitis
同 耳管カタル

急性上気道炎，副鼻腔炎，鼻咽腔炎に合併して起こる耳管の炎症．耳管隆起や耳管咽頭口の粘膜は発赤，腫脹し，耳管腔は狭小化して分泌液がみられることもある．中耳腔内圧が減少して鼓膜は内陥することが多く，強い鼻かみ，耳管通気などで耳管を経由して中耳に炎症が波及し，急性中耳炎を併発することもある．自覚症状としては耳管狭窄症と同様である．原疾患の治療に加え，血管収縮作用のある薬液の点鼻も有効である．

耳管開放症
じかんかいほうしょう
patulous eustachian tube syndrome

安静時閉塞しているはずの耳管が開放されたままの状態になり，耳閉感，自声強聴，呼吸音聴取などの不快な症状が生じる疾患で，1867年にJagoにより提唱された．女性に多く，急な体重の減少，妊娠，ピルの服用，疲れ，睡眠不足，気圧の変化などで症状が出現する．

耳管カタル
じかんかたる
obstruction of the eustachian tube
同 耳管炎(salpingitis, eustachitis)

☞耳管炎（同頁）

耳管カテーテル(法)
じかんかてーてる(ほう)
tubal catheter

耳管通気に用いる金属製の管．約15cmの長さで，先端が耳管咽頭口に入りやすいように曲げてある．二連球（ゴム球）や診療ユニットの送気管に接続して用いる．先端の屈曲部を下に向け鼻腔底に沿って鼻腔に挿入し，咽頭後壁に当てた後，屈曲部を外転させながら2～3cm引き抜き，カテーテル先端を耳管咽頭口に当てたところで送気する．カテーテルによる通気では，乱暴に行うとまれではあるが皮下気腫や気脳症などの合併症もある．

耳管機能
じかんきのう
tubal function

耳管は中耳の換気，圧調節，滲出液の排泄，感染防御などの機能を有する．嚥下や開口時に口蓋帆張筋が収縮して耳管が開くことで中耳の換気と圧調節がなされ，耳管粘膜にある繊毛の運動により中耳の滲出液が鼻咽腔に排泄される．耳管は中耳と鼻咽腔をつなぐ無菌のスペースで，管腔の閉塞や咽頭側の粘膜下のリンパ組織により鼻咽腔からの菌の侵入を防いでいる．

耳管機能検査
じかんきのうけんさ
tubal function test

耳管機能には換気能とドレナージ機能がある．換気は嚥下時の口蓋帆張筋収縮などの作用により起こり，ドレナージ機能は繊毛運動による．耳管の物理的開存の評価は耳管通気によりできるが，能動的・受動的換気能の評価には，音響耳管検査法やinflation-deflation test が用いられる．ドレナージ機能の評価には，サッカリンや色素を鼓室内留置して排泄の具合で測るが，確立された方法はない．

耳管狭窄症
じかんきょうさくしょう
tubal stenosis

耳管を開放する動作によっても耳管が開かず中耳の換気ができない状態で，耳閉感や難聴，自声強聴を訴える．病態には耳管粘膜の腫脹，腫瘍などによる圧迫，口蓋帆張筋の機能不全などがあり，原因疾患としてはアデノイド増殖症，上咽頭腫瘍，副鼻腔炎，口蓋裂などがある．中耳は陰圧となり，鼓膜は内陥して，時に滲出液の貯留をみる．ティンパノグラムはC型を呈し，耳管通気度は不良となる．

耳管鼓室気流動態法
じかんこしつきりゅうどうたいほう
tubo-tympano-aerodynamic graphy

バルサルバに続いて嚥下をさせ，その動作中の中耳圧変化を鼻咽腔圧と外耳道圧を測定することにより耳管の換気能を評価する検査．

耳管上陥凹
じかんじょうかんおう
supratubal recess

上鼓室の前方には天蓋より上鼓室前骨板が隆起しているが，その前方を耳管上陥凹という．発育不良型のType A，中間型のType B，発育良好型のType C に分類される．

耳管通気法
じかんつうきほう
tympanic inflation

耳管の物理的開存度の評価や滲出液の有無をみる時，および滲出性中耳炎の治療に用いられる方法．耳管に空気を送り込み，患者と検者の耳をつなぐゴム管（オトスコープという）により通気音を聞いて，耳管狭窄や滲出液の有無を判定する．耳管狭窄があれば狭窄音，滲出液があればプツプツなどの雑音が聞こえる．通気方法には，Valsalva 法，Toynbee 法，Politzer 法，カテーテル法がある．

耳管半管
じかんはんかん
semicanalis tubarius
（ラ）

耳管は解剖学的に鼓室に近い骨部と咽頭に近い軟骨部に分けられるが，耳管骨部を包囲している側頭骨の一部を耳管半管という．扁平な管で，安静時に管腔は閉塞しており，嚥下運動時にのみ口蓋帆張筋の作用で開く．

弛緩部
しかんぶ
pars flaccida（ラ）
同 シュラップネル膜
（Shrapnell membrane）

鼓膜のうちツチ骨短突起の上部で前・後ツチ骨ひだ（anterior and posterior malleal folds）の外側端（stria）およびリヴィニ切痕（notch of Rivinus）で囲まれた部分．それ以外（緊張部）と比べて薄く，この内側でツチ骨頭との間の空間をプルサック腔（Prussak's space）と呼ぶ．この部分の上皮が陥凹して入り込むと上鼓室型真珠腫（弛緩部型真珠腫）となる．

弛緩部型真珠腫
しかんぶがたしんじゅしゅ
pars flaccida cholesteatoma

鼓膜弛緩部が内陥して発生する後天性真珠腫．☞上鼓室型真珠腫（p.256）

耳管扁桃
じかんへんとう
tubal tonsil

耳管咽頭口の周囲にある扁桃組織をさす．口蓋扁桃，咽頭扁桃（アデノイド），舌扁桃と咽頭側索と咽頭後壁のリンパ濾胞を含めてワルダイエル輪と呼ばれる咽頭リンパ輪を形成する．

耳眼面
じがんめん
orbito-meatal line

外耳道中心と外眼角を結ぶ面．頭部撮影の際の基準面となる．

自記オージオメータ
じきおーじおめーた
self-recording audiometer
同 ベケシー型オージオメータ，ベケシー・オージオメータ Békésy audiometer

検査音を被検者に聴かせながら閾値を自動的に測定することができる装置で，検査音の周波数と音の強さの変化とを連続して記録できる．記録された鋸歯状の波形およびその振幅などから補充現象の有無や感音難聴の細別診断などが可能である．

磁気共鳴画像（法）
じききょうめいがぞう（ほう）
magnetic resonance imaging（MRI）

生体内の原子核（^{1}H）は，磁場内で特定の周波数の電波を照射されると，これに共鳴して原子核自身が電波を発する．この現象を核磁気共鳴と呼び，生体内のどの部位から，どれくらいの強度の電波が出ているかを画像化したものがMRIである．原子核密度や電波の放出・減衰時間（T1，T2），流速など，また撮像側の条件としてエコー時間（TE），繰り返し時間（TR）などを変えることで得られる画像が異なってくる．一般に，原

子核（^{1}H）密度が低い骨，石灰，空気は常に無信号（黒色），T1強調像で脂肪，骨髄などは高信号（白色），T2強調像で水，粘膜などは高信号（白色）で描出される．臨床的に，軟部組織，腫瘍病変の部位，質診断に優れ，他に血管の描出（MRA）や中枢の機能診断（functional MRI）など多岐に応用されている．

磁気刺激誘発筋電図
じきしげきゆうはつきんでんず
magnetic stimulated evoked electromyography

磁気刺激装置を用い，末梢性顔面神経麻痺の障害部位より中枢を刺激することにより，誘発筋電図を記録する方法．electroneurography（ENoG）においては，側頭骨外で電気刺激を行うため，Waller 変性が完成する発症 7～10 日目以後に予後診断が可能となるのに対し，磁気刺激誘発筋電図では神経変性の軽度な症例を麻痺発症 7 日以内の早期に診断することが可能である．

軸位断
じくいだん
axial section

体軸または頭軸に直交した横断面であり，いわゆる輪切り面となる．通常 CT で撮影された基本画像は，軸位断像として表示されることが多い．

軸索切断
じくさくせつだん
axotomy

軸索を切断すること．axotomy という用語は，実験などの場で軸索を機械的に切断する際に用いる．一方，axonotmesis という用語は，軸索の変性によって軸索の連続性が断たれる場合に用いられる．胎児期や新生児期に軸索を切断するとニューロンが壊死に陥ることがあるが，成熟した動物においては，軸索が切断されてもニューロンが壊死を生じることはほとんどなく，時間とともに軸索の再生がみられる．

軸索断裂
じくさくだんれつ
axonotmesis

Seddon の提唱する 3 段階の末梢神経損傷程度分類の内，中等症の神経障害である．受傷部より末梢の神経線維は waller 変性に陥るが，神経鞘の連続性は保たれる．軸索再生により機能は回復するが，神経過誤支配により完治しないことが多い．顔面神経の場合は通常 3～6 ヵ月で回復傾向がみられるが，病的共同運動や拘縮などの後遺症を残すことが多い．

シクロオキシゲナーゼ
cyclooxygenase

アラキドン酸カスケードにおける重要な酵素の一つで，プロスタグランジン H 合成酵素（PGHS）ともいわれ，細胞膜中のリン脂質からホスホリパーゼ A_2 の働きにより合成されたアラキドン酸から PGH_2 を合成する酵素．PGH_2 から PGD_2 や PGE_2，TX（トロンボキサン）A_2 など，重要な生理活性を有するプロスタノイドが合成される．

刺激期眼振
しげききがんしん
≡ 刺激性眼振(irritative nystagmus)

☞ 刺激性眼振（同頁）

刺激性眼振
しげきせいがんしん
irritative nystagmus
≡ 刺激期眼振

典型的にはメニエール病のめまい発作の最初期に認められる眼振で，患側向きの眼振急速相をもつものである．発作最初期に患側の前庭迷路が興奮性刺激を受けて生じるものと考えられる．この眼振は短時間で，健側向きの眼振急速相をもつ麻痺性眼振（paretic nystagmus）へと変化する．この後，再び眼振の向きが逆転し，患側向きに急速相を呈する場合がある．この眼振を回復期眼振（recovery nystagmus）と呼ぶ．

刺激性鼻炎
しげきせいびえん
irritant rhinitis

鼻粘膜に急性・慢性の物理的，化学的な刺激が加わることにより起こる鼻炎．有害物質取り扱い業に職業性にみられることがある．大気などの環境汚染や放射線曝露によっても起こる．原因の回避が必要となる．

試験的鼓室開放術
しけんてきこしつかいほうじゅつ
exploratory tympanotomy

鼓膜穿孔のない伝音難聴などにおいて手術用顕微鏡下に鼓室を開放し，病変を確認することを目的とした手術．

始語
しご
≡ 初語(first word)

☞ 初語（p.265）

耳垢
じこう
cerumen
≡ ear wax

外耳道上皮の落屑物を主体とし，これに外耳道の分泌腺からの分泌物および毛髪，異物，塵埃などが混合したもの．外耳道に存在する分泌腺には耳垢腺（ceruminous gland）と皮脂腺（sebaceous gland）があり，その分泌物の量，性質により乾型（dry type），湿型（wet type）に分けられる．

耳甲介
じこうかい
concha auriculae(ラ)

三角窩の下部に位置し，対耳輪と耳珠に囲まれている耳介最大のくぼみ．耳輪脚によって小さい上部の耳甲介艇と大きい下部の耳甲介腔に分けられる．

耳口蓋指趾症候群
じこうがいししじょう

眼窩上縁外側部の突出，眼間開離，末節骨の変形，伝音難聴，軟口蓋裂などを呈しX連鎖遺伝をする骨異形成症．filamin

こうぐん
otopalatodigital syndrome
㊥ otopalatodigital spectrum disorders (OPSD)

Aの遺伝子 FLNA の異常による．耳口蓋指趾症候群1型，より精神発達遅滞が強く出生早期死亡，死産の多い2型，および異形成骨症 Melnick-Needles 型と前頭骨幹端異形成症をあわせて otopalatodigital spectrum disorders（OPSD）と扱われる．

耳硬化症
じこうかしょう
otosclerosis
回 otospongiosis

アブミ骨底板の輪状靱帯が硬化し，初期には伝音難聴，進行すると混合性難聴や感音難聴を呈する疾患．1860年に J. Toynbee が報告し，白人に多く，発症は緩徐，70〜80％は両側性に発症する．原因不明であるが，遺伝，麻疹ウィルス，妊娠との関連が示唆されている．静かな環境下よりも騒音下のほうが聴きやすい，ウィリス錯聴（Willis paracusis）という現象がある．鼓膜は一般に正常であるが，進行すると鼓室岬角粘膜の充血が透見されシュヴァルツェ徴候（Schwartze sign）と呼ばれている．純音聴力検査では低音域の伝音難聴と 2,000 Hz の骨導閾値が上昇するカーハルトの陥凹（Carhart's notch）が，ティンパノグラムでは As タイプ，耳小骨筋反射の消失が特徴である．治療として stapedotomy や stapedectomy などの手術が施行される．
☞臨床的耳硬化症（p.524），組織学的耳硬化症（p.327）

耳垢水
じこうすい
cerumenolytic agent

硬い耳垢を軟化させ，除去しやすくするための液体．炭酸水素ナトリウム 10 g，グリセリン 50 ml に精製水を加えて全量 200 ml として調合する．硬い耳垢栓塞を除去する場合，適量の耳垢水を点耳して耳垢が十分に軟化した後に吸引するか，または耳垢フックで引っかけるか，耳垢鉗子で把持して除去する．

耳垢腺
じこうせん
ceruminous gland

軟骨部外耳道にある特殊な外分泌腺でアポクリン腺である．この分泌物が耳垢の主成分となる．骨部外耳道には存在しない．

耳垢腺腫
じこうせんしゅ
ceruminal adenoma

軟部外耳道にある耳垢腺より発生する腺腫．外耳道入口部の平滑でポリープ様の腫瘍としてみられる．耳痛などなく，耳閉感で気づくことが多い．治療は手術的に摘出するが，再発しやすいので術後に定期的観察を要する．

耳垢栓塞
じこうせんそく
impacted cerumen
回 ear wax plugging

耳垢（外耳道上皮の落屑物，外耳道分泌腺からの分泌物および毛髪，異物，塵埃などの混合物）が一緒に固まって外耳道を閉塞した状態で，伝音難聴をきたす．

篩骨
しこつ
ethmoid bone

前頭骨の篩骨切痕中にはまりこみ，それより下方に箱の形をして下垂する単一の骨で，鼻腔の上部の骨格をつくる．篩板，鉛直板，篩骨迷路の3つの部分に分けられる．

篩骨眼窩板
しこつがんかばん
lamina papyracea（ラ）
同 眼窩板，紙様板（orbital plate, orbital plate of the ethmoid）

篩骨蜂巣の外壁を形成する眼窩の内側板で，非常に薄く手術の際に損傷されやすい．☞篩板（p.239）

篩骨篩板
しこつしばん
ethmoidal cribriform plate

前篩骨蜂巣の天蓋である篩骨陥凹の内側面を形成する構造物である．嗅神経線維や篩骨動脈が穿通する．

篩骨上顎板
しこつじょうがくばん
ethmomaxillary plate
同 ethmoidomaxillary plate

中鼻甲介基板のうち上顎洞部に相当し，上顎洞後内方が篩骨蜂巣に接する部位である．

篩骨垂直板
しこつすいちょくばん
perpendicular plate of ethmoid bone

鼻中隔の後上方を形成する骨である．

篩骨洞
しこつどう
ethmoid(al) sinus
同 篩骨蜂巣（ethmoidal cells）

大小不同の多くの空洞からなる蜂巣群で，前篩骨洞と後篩骨洞の2群に分かれる．前者の自然口は中鼻道の半月裂孔に開口し，後者は上鼻道に開口する．中鼻甲介（第3）基板が前後篩骨洞の隔壁を形成している．☞篩骨蜂巣（p.228）

篩骨洞癌
しこつどうがん
ethmoid cancer

篩骨洞に原発する癌で組織学的には扁平上皮癌，腺癌，腺様嚢胞癌などがみられる．鼻腔原発の癌との鑑別が困難な場合が少なくない．眼窩に進展すると複視，眼球突出や流涙を生じ，篩板を破壊して前頭蓋底に進展すると嗅覚障害や頭痛をきたす．治療法としては，頭蓋底手術を含めた手術療法に加え，放射線療法と化学療法が併用されることが多い．

篩骨嚢胞
しこつのうほう

篩骨洞に発生する嚢胞で，自然口が閉鎖して分泌液が充満して膨出したもの．原発性，外傷性，術後性に分けられる．眼球

ethmoidal cyst　　　突出，眼球変位，複視などが発生しやすい．

篩骨胞
しこつほう
ethmoidal bulla

鈎状突起と中鼻甲介の間にある隆起した蜂巣で，前篩骨洞の一部である．

篩骨胞陥凹
しこつほうかんおう
bullar recess

第2基板と第3基板の間の奥まった前篩骨洞の上部と後部の窪みに相当する．

篩骨蜂巣
しこつほうそう
ethmoidal cells
回篩骨洞（ethmoidal sinus）

篩骨洞を形成する大小さまざまで，薄い骨壁で隔たれている空洞である．☞篩骨洞（p.227）

篩骨蜂巣炎
しこつほうそうえん
ethmoiditis

篩骨洞の大小不同の空洞に生じた炎症性病変である．

篩骨漏斗
しこつろうと
ethmoidal infundibulum

中鼻道内の前方深部に相当し，鈎状突起，篩骨胞，紙様板に囲まれた窪みである．上顎洞自然口，鼻前頭管，篩骨蜂巣，鼻堤蜂巣などが開口する．

自己免疫疾患
じこめんえきしっかん
autoimmune disease

本来は自己と異なる異物を認識し排除するための役割をもつ免疫系が，自分自身の正常な細胞や組織に対してまで過剰に反応し攻撃を加えることで症状をきたす疾患の総称である．自己免疫疾患は，全身にわたり影響が及ぶ全身性自己免疫疾患と，特定の臓器だけが影響を受ける臓器特異的疾患の2種類に分けることができる．関節リウマチや全身性エリテマトーデス（SLE）に代表される膠原病は，全身性自己免疫疾患である．多くの自己免疫疾患は女性に多いが，その理由は明らかになっていない．日本では公費負担の対象として定められた特定疾患に含まれている疾患も多い．治療法は疾患により異なるが，免疫異常が疾患の原因となっていることから，多くの疾患でステロイドと免疫抑制剤が第一選択の薬剤として用いられる．

自己免疫性感音難聴
じこめんえきせいかんおんなんちょう

自己免疫の異常が関与して発現した感音難聴．大動脈炎症候群，Cogan症候群，Vogt-小柳-原田病などの自己免疫疾患か膠原病が原疾患として存在し，免疫に関する検査が異常で，聴力

autoimmune sensorineural hearing loss
回 steroid responsive sensorineural hearing loss

改善に副腎皮質ステロイドが有効である場合，自己免疫異常が関与して発現した難聴と考えられる．変動する感音難聴が唯一の症状であるが副腎皮質ステロイドによく反応するステロイド依存性感音難聴も自己免疫異常による可能性が示唆されている．

自己免疫性内耳炎
じこめんえきせいないじえん
autoimmune labyrinthitis

大動脈炎症候群，SLE，Cogan症候群，Vogt-小柳-原田病などの自己免疫異常疾患に伴い発現する内耳炎で，感音難聴，めまい・平衡障害をきたす．モルモット，ウシなどの内耳抗原を用いて内耳障害を発現できる実験結果から，自己免疫が関与している内耳炎が存在することが示唆されている．

自己誘発性間欠(歇)的強制換気
じこゆうはつせいかんけつてききょうせいかんき
self-induced intermittent mandatory ventilation (SIMV)
回 呼吸同期性間欠(歇)的強制換気 (synchronized intermittent mandatory ventilation：SIMV)

人工呼吸における間欠(歇)的強制換気(IMV)を発展させた作動方式．IMVでは患者の自発呼吸と無関係の時相に強制換気を行うが，患者の自発呼吸によりトリガーされる補助換気を用いることにより，強制換気を患者の吸気相初期と一致させる．トリガーを感知する時間内に自発呼吸が行われなければ間欠的強制換気に移行し，吸気が開始する．

歯根嚢胞
しこんのうほう
radicular cyst
㊙ periodontal cyst

歯髄の炎症が根尖部歯根膜に及び，慢性の経過をたどると歯根肉芽腫が生じる．この肉芽腫内のMalasseｚの遺残上皮やHertwigの上皮鞘遺残が反応性に増殖して嚢胞を形成したものと考えられている．嚢胞壁は扁平上皮で覆われ，内容液は淡黄色漿液性で，組織球，リンパ球，形質細胞，コレステリン結晶などがみられる．嚢胞が小さい場合は根管治療のみで治癒することもあるが，一般には嚢胞摘出術を行い，同時に歯根尖切除術を行う．場合によっては原因歯の抜去が必要である．

歯根膜炎
しこんまくえん
periodontitis
回 根尖性歯周炎

う歯や外傷による歯髄炎が歯根膜に波及したもので，最近は根尖性歯周炎と呼ばれることが多い．嫌気性菌の感染が多い．急性期では種々の程度の歯痛，歯の浮いた感じがあり，局所のリンパ節腫脹，疼痛を伴うこともある．炎症が拡大すると歯槽骨骨髄炎を引き起こし，さらには骨膜下膿瘍，歯肉膿瘍，歯瘻と進展する．慢性例ではまったく無症状から，時に軽い歯痛を訴える程度のものがあり，歯性病巣感染症の原病巣の可能性が示唆されている．

指示検査
しじけんさ
past-positioning test

上肢の偏倚を観察する検査．被験者を座位とし，両上肢を上方に垂直に進展させ，次いで前方にある指標を指示させる．これを開眼で練習させた後，閉眼または遮眼で反復させて両側または一側上肢の偏倚がないか観察する．両側上肢が一定方向に偏倚した場合，偏倚側の前庭機能低下が疑われる．一側上肢のみの偏倚や偏倚方向が不定の場合は深部知覚系または中枢障害を疑う．

耳珠
じしゅ
tragus（ラ）

外耳道入口部の前方に突起する三角形の小さい耳介軟骨．

歯周病
ししゅうびょう
periodontal disease

歯周組織（歯肉，歯根膜，セメント質，歯槽骨）を侵す炎症性の病態．病状の進行に伴い，歯根膜，歯槽骨が破壊されると上皮の付着部が根尖側へ移動し歯周ポケットの形成とその深化が起こる．最終段階では歯の動揺，脱落をきたす．

事象関連電位
じしょうかんれんでんい
event-related potential (ERP)

内因的な感覚情報の認知や判断処理過程など高次の脳機能を電気現象として捉えようとする誘発電位反応．単純反応課題と標的選択課題など2つ以上の刺激を呈示して刺激ごとに別々に加算平均法により誘発反応を得たのち，波形を引算することで外因成分を相殺して純粋な内因成分を記録する誘発電位反応．期待陰性波，ミスマッチ陰性電位，P300，N400などがある．

糸状菌
しじょうきん
filamentous fungus
同 菌糸状真菌（mycelial fungus）

☞菌糸状真菌（p.124）

耳小骨
じしょうこつ
auditory ossicles

鼓膜と前庭窓（卵円窓）を連結するツチ骨（malleus），キヌタ骨（incus），アブミ骨（stapes）の3つの小さい骨．発生学的には第一，第二弓由来のReichert軟骨，Meckel軟骨から形成される．各耳小骨間には関節（キヌタ・ツチ関節，キヌタ・アブミ関節）があり，付着する腱や靱帯で鼓室内のポジションや可動性を保ち，外耳道から鼓膜に到達した音を増強して内耳に伝える．

耳小骨奇形
じしょうこつきけい

耳小骨の奇形や連鎖の異常で，大きくツチ骨・キヌタ骨固着，キヌタ・アブミ関節離断，アブミ骨固着，アブミ骨形成不全を

ossicular malformation
◎ 耳小骨形態異常
㊙ 中耳奇形

伴う卵円窓閉鎖に分類される．先天性の耳小骨奇形には外耳道や鼓膜が正常な場合とトリーチャー・コリンズ症候群やクルーゾン病など外耳道閉鎖症や顔面奇形を伴う場合がある．難聴の程度はさまざまで，ティンパノグラムは離断があれば Ad 型，固着があれば As 型を示す．高分解能 CT にて診断可能であるが，確定診断は鼓室開放術によりなされる．治療として耳小骨形成術が施行される．

耳小骨形成術
じしょうこつけいせいじゅつ
ossiculoplasty
◎ 耳小骨連鎖形成術，耳小骨連鎖再建術

耳小骨の奇形や固着，外傷性鎖離断，炎症性欠損など耳小骨の伝音障害による難聴に対して施行される手術．一般的に鼓室形成術の一部として行われ，ツチ骨頭やキヌタ骨を摘出，細工してコルメラとして連鎖再建することが多い．

耳小骨形態異常
じしょうこつけいたいいじょう
ossicular anomaly
◎ 耳小骨奇形（ossicular malformation）

☞ 耳小骨奇形（p.230）

耳小骨固着
じしょうこつこちゃく
ossicular fixation
◎ 耳小骨連鎖固着

耳小骨連鎖が固くなり，伝音難聴をきたす疾患．先天性の場合もあるが炎症や外傷を契機に耳小骨の関節（ツチ・キヌタ関節，キヌタ・アブミ関節，アブミ骨底板）が固着する．また，関節以外ではツチ骨頭やキヌタ骨体部が石灰化して上鼓室壁と癒着する．伝音難聴を示し，ティンパノグラムは As 型，耳小骨筋反射は反応減弱ないし消失することが多い．

耳小骨靱帯
じしょうこつじんたい
ossicular ligament

耳小骨を保持して正常な振動をさせるための靱帯．前ツチ骨靱帯，外側ツチ骨靱帯，上ツチ骨靱帯，上キヌタ骨靱帯，後キヌタ骨靱帯などがある．耳小骨連鎖は前ツチ骨靱帯と後キヌタ骨靱帯を結ぶ軸を中心に振動する．時に前ツチ骨靱帯の硬化によりツチ骨の振動が制限されることがある．

耳小骨離断
じしょうこつりだん
dislocation of ossicles
◎ 耳小骨連鎖離断（ossicular discontinuity）

3 個の耳小骨はそれぞれ関節によって連鎖を形成しているが，ツチ・キヌタ関節あるいはキヌタ・アブミ関節が離れている（脱臼あるいは消失している）ものをいう．耳小骨奇形を伴う先天性と外傷や炎症による後天性とがあり，治療には耳小骨連鎖形成術（ossiculoplasty）を行う．

耳小骨連鎖形成術
じしょうこつれんさけいせいじゅつ
圓 耳小骨形成術(ossiculoplasty)，耳小骨連鎖再建術

☞耳小骨形成術（p.231）

耳小骨連鎖固着
じしょうこつれんさこちゃく
fixation of ossicular chain
圓 耳小骨固着(ossicular fixation)

☞耳小骨固着（p.231）

耳小骨連鎖離断
じしょうこつれんさりだん
ossicular discontinuity
圓 耳小骨離断(dislocation of ossicles)

☞耳小骨離断（p.231）

視床性失立症
ししょうせいしつりつしょう
thalamic astasia

視床およびその近傍の障害により筋力低下や感覚脱失が顕著でないにもかかわらず介助がないと立位あるいは座位が保持できない状態．視床出血や梗塞，腫瘍などで生じる．血管障害による場合は数日から数週間で軽快する．

矢状断
しじょうだん
sagittal section

矢状方向に切断し撮影をすること．矢状方向とは，矢が体を正面から打ち抜く方向であり，体を前後に貫く向きである．よって矢状断は，体を左右2つの部分に分けるような切り方となる．冠状断（前頭断・前額断）は，体を前後に分けるような切り方となるため，矢状断とは90度の関係となる．

視神経管
ししんけいかん
optic canal

眼窩上壁の後端より蝶形骨小翼内を通り中頭蓋窩の下垂体窩の前方に通じる視神経と眼動脈の通路．外傷性に骨折をきたした場合や炎症性に侵襲がみられた場合，視力の低下，視野欠損，直接対光反射の減弱を認める．

視神経管隆起
ししんけいかんりゅうき
optic canal eminence, elevation of optic canal

蝶形骨洞，後部篩骨洞内に現れる視神経管による骨壁の隆起．隆起の程度は個人差が大きく半周以上管状のものからほとんど認めないものまでさまざまである．隆起が著明であるほど骨壁が薄くなる傾向があり，手術の際などに注意が必要となる．

耳垂
じすい
ear lobe
回 lobule of auricle

耳介の下部 1/4, 俗語で耳たぶと呼ばれる部位. 対珠と珠間切痕より下方の部位で, 軟骨の支柱がなく脂肪組織を含んだ部位.

耳垂裂
じすいれつ
cleft lobule
回 coloboma lobuli(ラ)

耳垂の形成不全全般をさす. 耳垂部の披裂から欠損まで, 程度はさまざまである. 形成不全のタイプより, 前方型, 後方型, 重複型あるいは縦裂型, 横裂型, 混合型, 耳垂欠損型に分類される.

ジストニア
dystonia

中枢神経系の障害により不随意で持続的な筋収縮がみられる運動障害の総称. 姿勢異常や, 全身あるいは身体の一部が捻れたり硬直, 痙攣などの症状が出現する. 日本神経学会の用語では「ジストニー」と表記されている. 一次性（原発性）ジストニアと二次性（続発性）ジストニアとに大別される. 一次性ジストニアとは, 他に原因となる要素が見当たらないもの, 二次性ジストニアは薬剤性によるものや, 遺伝性の神経変性疾患といった他に原因となる要素のあるものをさす. なお, 心因性ジストニアというものもあるが, 二次性には含めない. 罹患部位によって局所性ジストニア, 全身性ジストニア, 分節性ジストニア, 多巣性ジストニア, 片側性ジストニアに分類される. 日本では一次性ジストニアの多くが局所性ジストニアであり, 主なものとして, 眼瞼痙攣, 書痙, 痙性斜頸, 痙攣性発音障害などがあげられる.

シストランク手術
しすとらんくしゅじゅつ
Sistrunk operation
回 Sistrunk procedure

1920 年, Sistrunk（1880〜1933）が Annuals of Surgery に発表した術式で, 甲状舌管嚢胞の摘出方法として標準的な術式である. 舌骨正中部を瘻管とともに嚢胞を合併切除する方法で, 舌骨を貫通もしくは付近を走行する瘻管の取り残しを防ぐことで再発を予防できるとされる.

耳性眼瞼反射
じせいがんけんはんしゃ
auropalpebral reflex
回 cochleopalpebral reflex

突然の大きな音を聞いた時にまばたきが起こる反射. 生後 6 ヵ月頃まで認められるが, その後は消失する.

歯性上顎洞炎
しせいじょうがくどうえん

上顎洞炎の原因が歯性感染である場合, 一般の副鼻腔炎と区別してこの病名を用いる. 歯牙の根尖部に化膿性病巣があり, 上顎洞内に炎症が波及すると, ただちに上顎洞粘膜が炎症を起

dental sinusitis, odontogenic maxillary sinusitis
Ⓔ maxillary sinusitis of dental origin

こしてくる．急性歯性上顎洞炎の場合，病歴，上顎洞周辺に現れる炎症症状，原因歯の確認，画像所見の特徴，鼻内所見，全身症状などにより診断は容易である．慢性歯性上顎洞炎の場合，多くは歯周病変と洞病変の関連から歯性であることを推測するのは容易ではない．治療は原因歯牙の歯科的治療を行うが，多くの場合副鼻腔炎の手術的加療が必要である．

視性抑制
しせいよくせい
visual suppression

前庭性眼振が視覚情報により抑制され，めまい，眼振を弱める生理的な現象．小脳片葉は視覚信号を受けて前庭動眼反射の利得を調節するため，片葉が障害されると前庭眼振に対する明視下における抑制が消失し，暗所と明所で反応の差が少なくなる．小脳虫部の小節，中脳・橋や頭頂葉の障害でも同様の異常がみられる．臨床では温度眼振を誘発して電気眼振計で記録し，注視下の眼振緩徐相速度の抑制をみることが多い．

耳石器
じせきき
otolithic organ

内耳にある平衡受容器の一部であり，卵形嚢（utricle）と球形嚢（saccule）からなる．基本的には重力を含む直線加速度のセンサーである．ヒトが直立した状態では，卵形嚢はほぼ水平に，球形嚢はほぼ垂直に位置し，それぞれ，その平面と平行な向きの直線加速度を感知している．耳石器の感覚上皮の存在する部位を平衡斑と呼ぶ．平衡斑には2種類の感覚細胞（Ⅰ型有毛細胞，Ⅱ型有毛細胞）があり，その感覚毛の上に耳石膜（otolithic membrane）があり，その上に炭酸カルシウムの結晶である耳石（otolith）が存在している．有毛細胞には頂部に1本の動毛と数十本の不動毛があり，この毛束が動毛側に傾くと有毛細胞は脱分極し，求心線維の放電が増し，不動毛側に傾くと有毛細胞は過分極し，求心線維の放電は減少する．平衡斑の中央付近には分水嶺（striola）があり，有毛細胞の極性はこの分水嶺によって2分されている．

耳癤
じせつ
otofuruncle

軟骨部外耳道の毛嚢，皮脂腺，耳垢腺の急性化膿性炎症をいう．腫脹により外耳道が閉鎖し，耳痛とともに難聴を訴えることが多い．抗菌薬を投与するとともに，膿瘍を形成したものは自潰しなければ切開，排膿させる．

自然口
しぜんこう
natural ostium

自然口は副鼻腔が固有鼻腔に開口する主交通路である．上顎洞は中鼻道の半月裂孔に，篩骨洞は前中部が中鼻道，後部が上鼻道に，前頭洞は中鼻道に，蝶形骨洞は鼻腔後上隅の蝶篩陥凹に各々存在する．自然口の多くが中鼻道に開口しているので

OMU（ostio-meatal-unit）あるいは OMC（ostio-meatal-complex）と呼ばれ，副鼻腔炎の病態に深く関わっている．☞オスティオメアタルコンプレックス（p.42）

自然口開大処置
しぜんこうかいだいしょち
widening of ostiomeatal complex

急性副鼻腔炎および慢性副鼻腔炎の患者に対して，副鼻腔の換気・排液ならびにネブライザー効果の増大を目的として，鼻処置に加え鼻腔側壁に存在する狭小な副鼻腔自然口部と周囲の粘膜腫脹を処置し，副鼻腔内に存在する貯留液の吸引を行うこと．

歯槽突起
しそうとっき
alveolar process

上顎骨の口蓋突起に続いて下方に突出した部分である．弯曲した堤防状をなし，下面には歯根を入れる歯槽が並び，全体として歯槽弓をなす．歯槽は槽間中隔で隔てられており，さらに大臼歯歯槽には槽間中隔がある．

歯槽膿漏
しそうのうろう
alveolar pyorrhea

歯肉辺縁の炎症が歯根膜，歯槽骨に波及，いわゆる歯周ポケットを形成したもので，最近は辺縁性歯周炎，歯周病と呼ばれている．口腔内の細菌，歯石，食物残渣，口呼吸などが原因となる．さらに栄養障害があると局所刺激に対する抵抗力が減弱して感染を生じやすく，かつ治癒が遷延，慢性化しやすくなる．炎症が持続すると組織の壊死，炎症性産物により病巣部が汚染され，汚染物が停滞，石灰化して歯石となる．さらに歯石が原因となり炎症を継続，増悪させる悪循環を引き起こす．

持続的陽圧換気
じぞくてきようあつかんき
continuous positive pressure ventilation（CPPV）
回 持続的陽圧呼吸
（continuous positive pressure breathing：CPPB）

☞持続的陽圧呼吸（同頁）

持続的陽圧呼吸
じぞくてきようあつこきゅう
continuous positive pressure breathing（CPPB）
回 持続的陽圧換気
continuous positive

人工呼吸器による調節呼吸の基本的換気方式である間欠(歇)的陽圧換気（IPPV）に，呼気終末陽圧換気（PEEP）を加えた作動方式．呼気終末においても気道内圧が陽圧となるため，肺容積は増大し，微小無気肺や肺内シャントの減少により機能的残気量が低下するので，肺の酸素化能の改善をもたらす．

pressure ventilation（CPPV）

耳帯状疱疹
じたいじょうほうしん
herpes zoster oticus（ラ）
㊜帯状疱疹

Körner によって，外耳道，耳介周囲の帯状疱疹に顔面神経麻痺と耳鳴，難聴，めまいなどの内耳症状を伴う疾患を耳帯状疱疹と名づけたが，1907 年，J Ramsay Hunt が膝神経節に原因病巣があり，内耳にも波及すると指摘して以来 Ramsay Hunt 症候群と呼ばれるようになった．現在は後者の呼び名が一般的であるが，前者もしばしば用いられる．

市中感染症
しちゅうかんせんしょう
community-acquired infection

日常生活で発症する感染症．入院中に発症する院内感染症（hospital-acquired infection）の対義語．近年，肺炎球菌，インフルエンザ菌など市中感染症起炎菌の薬剤耐性化が著しい．

耳痛
じつう
earache
㊀otalgia

耳介，外耳道，中耳の痛みや口腔，咽頭からの耳内への放散する痛みの総称．部位により，三叉神経第Ⅲ枝，迷走神経耳介枝（Arnold's nerve），舌咽神経の鼓室神経（Jacobson's nerve），顔面神経の感覚神経（中間神経）が関与する．

疾患特異的生存
しっかんとくいてきせいぞん
disease-specific survival
㊀死因特異的生存（cause-specific survival）

ある疾患に罹患した個体が，罹患後その疾患が原因で死亡するまでの生存をいう．他疾患による死亡は除外する．同生存率とはある疾患に罹患した個体集団において，一定期間後に生存している個体数の割合である．

失構音
しつこうおん
anarthria

左前頭葉下部や島，基底核の損傷で生じる構音障害で，ブローカ失語の中核症状の一つであるが，一般に重度の構音障害を意味している．発話速度の低下とピッチの平坦化で単調に聞こえる．Darley（1968）が提唱した発語失行（apraxia of speech）と同意語で，脳における構音運動のプログラミング障害といわれているが，失行なのか運動障害なのか見解が分かれている．
☞発語失行（p.412）

失語症
しつごしょう
aphasia

一度言語発達した後，大脳の限局した領域（一般的には左半球の言語中枢）に損傷が生じて，言葉の理解や表出に困難をきたした状態をいう．その場合，「聴く，話す，読む，書く」の4つの能力が程度の差はあれ，いずれも支障をきたすが，抽象的

言語から障害されやすく，感情語（コラ，バカ）は重度失語でも残ることが多い．原因は脳血管障害が主体で，前頭葉下部のブローカ中枢の損傷で発話障害（運動失語），頭頂葉と側頭葉にまたがるウェルニッケ中枢の損傷で言語理解の障害（感覚失語）が目立つ．

実耳補聴利得
じつじほちょうりとく
real-ear aided gain
回real-ear *in situ* gain

自由音場における，補聴器を装用した被検者の鼓膜直前の音圧レベルと，被検者を除いたその位置での音圧レベルの差．臨床においては実耳測定装置を用いて測定する．補聴器のマイクに入力した音が増幅され，鼓膜直前で各周波数においてどのような利得になっているのかを示す．

膝神経節
しつしんけいせつ
geniculate (facial) ganglion
回顔面神経節

側頭骨内の顔面神経膝部にある感覚神経節．舌前方2/3の味覚を支配する神経線維，外耳道，耳介の一部の求心性神経線維の神経細胞が含まれている．

湿性咳嗽
しっせいがいそう
productive cough

痰を伴う咳で，気道内の分泌物を排除しようとする生体防御機構の一つと考えられる．湿性咳嗽を生じる病態の多くは気道の炎症による場合であり，気管支喘息，びまん性汎細気管支炎，慢性気管支炎，気管支拡張症などが原因疾患となる．また，肺炎などの肺疾患でも生じ，難治性の湿性咳嗽では肺癌も鑑別しなければならない．

失調
しっちょう
ataxia

運動が円滑に行われるために必要な筋肉間の協調運動が障害された状態．筋力は正常であるが，運動が拙劣となる．原因としては大脳性，小脳性，前庭性，脊髄性がある．小脳性運動失調が最も典型的であり，随意運動の時間的，空間的な協調が失われ，筋トーヌスも低下する．さらに体幹失調，起立障害，断綴言語，眼球運動障害などがみられる．前庭性運動失調は平衡障害であり，脊髄性運動失調は深部感覚障害によって失調をきたす．

室内塵
しつないじん
house dust
回ハウスダスト

室内塵中の主要なアレルゲン（抗原）はダニに由来する．アトピー型喘息やアレルギー性鼻炎などでは，室内塵に対する抗原特異的な免疫グロブリン(Ig)Eが産生され，発症の原因となる．

自動聴性脳幹反応
じどうちょうせいのうかんはんのう
automated auditory brainstem response

聴性脳幹反応（ABR）の解析を一定のアルゴリズムに従って自動診断する検査ないしはその機器のこと．検査の結果は通常，パス（合格）ないしはリファー（要再検査）などで表示され，一般には新生児聴覚スクリーニングに際して，精密検査が必要となる児の検出を行うための専用機器をさして使われることが多い．聴覚や脳波検査の非専門家（看護師など）が操作しても一定の結果が得られるように，さまざまな設定が標準化されている．

耳毒性
じどくせい
ototoxicity
回聴器毒性

内服や局所投与により難聴や平衡機能障害など，内耳機能障害を引き起こす薬物の作用．耳毒性を有する薬物として，アミノ配糖体系抗生物質（ストレプトマイシン，カナマイシン），ループ系利尿剤（フロセミド），鎮痛薬（アスピリンなど），抗癌剤（シスプラチン）などがある．

歯肉炎
しにくえん
gingivitis

炎症が歯肉（歯槽突起を覆い歯頚部を取り巻く粘膜）に限局した初期段階の歯周病．歯垢が原因の単純性歯肉炎のほか，妊娠，薬剤（フェニトイン，シクロスポリンなど），ビタミン欠乏（壊血病，ペラグラ病），ヘルペスウイルス感染も原因となる（複雑性歯肉炎）．

歯胚
しはい
dental germ

胎生4ヵ月頃の歯の原基である．歯の発生の始まりは口窩における外胚葉性上皮の深部に向かっての肥厚である．6個の肥厚が融合して歯堤を形成，この先に乳歯の数に一致する10ヵ所に部分的上皮の増殖，分化が生じ歯胚を形成する．

自発眼振
じはつがんしん
spontaneous nystagmus

視条件を問わない正面眼位における眼振．眼球運動の方向から水平回旋混合性，水平性，回旋性，垂直性に分けられ，緩徐相と急速相の差がはっきりしない振子様眼振やシーソー眼振，単眼性眼振の様に両眼が非共同的に動くものもある．末梢前庭性の自発眼振は開眼時に抑制され，閉眼や暗所開眼などの非注視下で増強するが，中枢性眼振は開眼時にみられることが多く，先天性眼振では非注視下で抑制される．

自発耳音響放射
じはつじおんきょうほうしゃ
spontaneous otoacoustic emission（SOAE）

耳に何らの音響刺激が入力されない場合に自発的に内耳から発振される音響放射．☞耳音響放射（p.218）

篩板
しばん
cribriform plate
回 lamina cribrosa（ラ）

前篩骨蜂巣の天蓋である篩骨陥凹の内側面を形成する構造物である．嗅神経線維や篩骨動脈が穿通する．☞篩骨篩板（p.227）

視標追跡検査
しひょうついせきけんさ
eye tracking test
回 追跡眼球運動検査

外界をゆっくりと移動する対象物をみる時に，網膜の中心窩で視標をぶれずに捉えるため，眼位を正確に制御する滑動性眼球運動を評価する検査．視標刺激を与える方法には用手的に定性的に行う方法と刺激装置を使用して定量的に行う方法がある．大脳を含む眼運動系の多くの部位が関与するため中枢障害で異常を示しやすく，特に脳幹背側部や小脳虫部病変で明瞭である．この場合階段状追跡や不規則な失調性追跡のパターンを示す．

ジフテリア
diphtheria

ジフテリア菌（*Corynebacterium diphtheriae*）の感染によりジフテリア毒素により生じる上気道感染症である．感染部位により咽頭・扁桃，喉頭，鼻ジフテリアなどに分類できる．保菌者の咳などによる飛沫感染で生じ，潜伏期間は1～10日間，咽頭痛，犬吠様咳嗽（真性クループ），発熱が生じる．扁桃には白い偽膜が生じ容易に剥がれず，剥がそうとすると出血する．喉頭部の腫脹や偽膜のため窒息することもある．トキソイドワクチンを接種すれば不顕性感染例はないとされる．合併症としては早期（1～2週）および回復期（4～6病期）に出現する心筋炎が最も予後不良である．末端神経炎による神経麻痺の頻度は高いが予後は比較的良好である．

耳閉感
じへいかん
aural fullness
㊙ aural numbness

耳の詰まった感じ．伝音系（中耳，外耳）の異常と感音系（内耳，後迷路）の異常で生じる．伝音系では外耳の閉塞（耳垢，異物），中耳疾患（急性中耳炎，滲出性中耳炎などによる中耳貯留液），耳管機能障害により生じる．感音系では，急性低音障害型感音難聴，突発性難聴，メニエール病，聴神経腫瘍で生じることがある．

脂肪腫
しぼうしゅ
lipoma

発生時期は幼少時と考えられているが，発育が緩徐であるため20歳以下にはまれで，40～50歳代に多く認める．女性に多く肥満者に多いとされる．背部，頸部，臀部，四肢に好発する．病理学的には成熟脂肪組織で構成される単発性腫瘍，細胞は多少大きさ，形状に不同があり，正常よりやや大きいとされる．薄い結合組織性の被膜があり，結合組織性の隔壁により小葉に分かれている．

耳鳴遮蔽治療
じめいしゃへいちりょう
masker treatment of tinnitus

マスカーなどを用い耳鳴りに近い遮蔽音（バンドノイズなど）を聞かせることにより耳鳴を抑制する治療法．耳鳴を遮蔽しない程度の音を用い，耳鳴に馴化させて条件反応の解除を行う tinnitus retraining therapy（TRT）とは根本的に異なる．
☞ TRT 療法（p.362）

シャイ・ドレーガー症候群
しゃい・どれーがーしょうこうぐん
Shy-Drager syndrome

起立性低血圧，陰萎，排尿障害，発汗障害など自律神経障害を主徴候とし，これに後から小脳症候や錐体外路症候を伴う神経変性疾患．病理学的に自律神経系病変に加え，オリーブ橋小脳系，線条体黒質系などに変性萎縮をもつ病理学的共通性から，現在では多系統萎縮症（MSA）の一病型とされている．自律神経障害の強さから歩行不能になるまでの期間が短く，生命予後も不良である．

シャイベ奇形
しゃいべきけい
Scheibe dysplasia, Scheibe type deformity

内耳奇形の一種．蝸牛，球形嚢に変性が認められるが卵形嚢，半器官はほぼ正常．蝸牛の血管条，ラセン器分化が不完全である．

若年性血管線維腫
じゃくねんせいけっかんせんいしゅ
juvenile angiofibroma
回若年性鼻咽腔血管線維腫，上咽頭血管線維腫

10歳代の男子にみられ，全頭頸部腫瘍の 0.05％にすぎぬまれな良性腫瘍である．性的成熟後に自然退行する場合がある．病理学的には著しく血管に富んだ線維性腫であるが，時には頭蓋底を破壊して致死的な経過をとることもある．鼻閉，反復性鼻出血，鼻漏などで自覚され，腫瘍が大きくなれば，難聴，眼球突出，頭痛などを生じる．鼻腔・上咽頭に表面平滑な膨隆を認める．誤って生検すると激しい出血を生じるため，手術室等での十分な準備が必要である．手術による摘出術が第一選択であるが，頭蓋底を破壊して摘出困難な場合は照射と腫瘍栄養血管の選択的塞栓術で腫瘍の縮小を図る．

若年性歯周炎
じゃくねんせいししゅうえん
juvenile periodontitis
回侵襲性歯周炎（aggressive periodontitis）

12歳頃の若年に発症する歯周炎．歯肉の炎症，歯石の沈着などはほとんどなく遺伝的な要因と考えられ，男性：女性は 1：3である．患歯周囲歯槽骨の急激な吸収を特徴とする．局所型は第1大臼歯と切歯に限局し，全体型は全顎的に永久歯に発症する．

若年性鼻咽腔血管線維腫
じゃくねんせいびいんく

☞若年性血管線維腫（同頁）

しゃる 241

うけっかんせんいしゅ
juvenile nasopharyngeal angiofibroma
回若年性血管線維腫（juvenile angiofibroma），上咽頭血管線維腫（nasopharyngeal angiofibroma）

斜甲状披裂筋
しゃこうじょうひれつきん
oblique thyroarytenoid muscle

内喉頭筋の甲状披裂筋（内筋）の一部．披裂軟骨筋突起から起こり斜め上前方に向かい，甲状軟骨の上縁に着く．声門を閉鎖する．反回神経（下喉頭神経）の支配を受ける．

遮蔽
しゃだん
回マスキング（masking）

☞マスキング（p.485）

遮断周波数
しゃだんしゅうはすう
cut-off frequency

フィルタなどで，通過帯域と減衰帯域の境界の周波数．

遮蔽検査
しゃへいけんさ
tinnitus masking test

耳鳴のピッチマッチ検査で得られた耳鳴周波数のバンドノイズを耳鳴のある側の耳に呈示し，耳鳴が遮蔽される最小の耳鳴遮蔽レベルを求める検査で，耳鳴の大きさを評価する方法の一つである．

斜偏視
しゃへんし
skew deviation

左右眼位の上下へのずれで，一側眼球は下内側へ，対側眼球は上外側へ偏位する．発症当初は上下方向の複視があるが，しだいに軽減する．脳幹・小脳疾患による後天性の核上性病変，前庭，眼運動系の障害で生じる．下位の眼球側が障害側であることが多いが例外もある．

シャルラン症候群
しゃるらんしょうこうぐん
Charlin syndrome
回鼻毛様体神経痛

チリの耳鼻科医 Carlos Charlin が報告した眼神経から分枝する鼻毛様体神経 N.nasociliaris および毛様体神経節 Ggl.ciliare が，その近傍の炎症，特に篩骨洞炎の波及によって刺激されて起こる顔面の神経痛の一つ．間欠性の激痛発作が眼痛として内眼角部に始まり，鼻背へ放散するとともに，鼻粘膜の腫脹，感覚過敏，分泌亢進をみる．また角膜炎，虹彩炎，角膜潰瘍，流涙，羞明などの眼症状を伴うこともある．鼻粘膜を鼻腔上部で麻酔すると，一時的に症状の消退や寛解をみる．

ジャンブリング現象
じゃんぶりんぐげんしょう
jumbling phenomenon
回Dandy 症候

両側の前庭機能が高度に低下した際，歩行時に生じる動揺視をいう．健常者は，歩行時に眼が頭の動きを打ち消すように動くことで，外界に対する視線を固定することができる．それに対して両側前庭機能廃絶者は，歩行時，特に頭の動きが早くなると，視線が固定できなくなり動揺視が生じる．

縦隔
じゅうかく
mediastinum
回mediastinal space

胸郭の中央に存在し，上方を胸郭入口，下方を横隔膜，側方を縦隔胸膜，前方を胸骨と一部肋骨，後方を胸椎椎体で仕切られた空間をさす．気管の位置で前・中・後縦隔に，胸骨角と第4胸椎下縁を結んだ線より上方を上縦隔として区分される．大動脈，上下大静脈，胸腺，気管，心臓，食道，リンパ節などが存在し，その他は疎な結合組織で構成される．

縦隔炎
じゅうかくえん
mediastinitis

縦隔内で感染症などにより，炎症が波及した状態である．主要臓器以外は疎な結合組織で構成されるため感染して弱く，急性のものは膿瘍を形成するなど重篤化しやすい．リンパ行性のものは蜂巣炎の様式を呈することもある．通常外部と縦隔の交通はないため，原因となる疾患，検査・手術に伴う合併症，外傷の既往などがあり，後続して発症することがほとんどである．

縦隔郭清
じゅうかくかくせい
mediastinal dissection

縦隔腫瘍や縦隔リンパ節転移などに対し行われる．縦隔へのアプローチは頸部からのアプローチ法，胸部からのアプローチ法，両者を併用するアプローチ法，これらに胸骨縦切開を付加するアプローチ法などが行われている．アプローチ法の選択は腫瘍の進展度，施設・術者の習熟度，治療方針などにより決定される．甲状腺癌の縦隔病変では胸骨全切開が必要な症例は少なく胸骨部分切開が行われることが多い．最近では内視鏡を用いた低侵襲縦隔郭清も行われる．

縦隔気腫
じゅうかくきしゅ
mediastinal emphysema

縦隔に空気が貯留している病態である．外傷により体外から流入するもの，気胸や気管損傷により縦隔内に直接流入するもの，気管切開後に皮下気腫を生じ縦隔に進展するものなどが原因である．特徴的な身体所見として頸部握雪感や，心濁音界縮小，心拍動に同期して捻髪音を聴取するHamman徴候を認めることがある．予後は原疾患によるが，一般に良好であり，感染や穿孔を伴うものでなければ安静で治癒することが多い．

集学的治療
しゅうがくてきちりょう

癌治療を成功させるためには，原発部位や局所への進展，他領域への転移を含め，すべての癌細胞を除去することが必要で

multidisciplinary therapy
同 multimodal therapy

ある．そのための主な治療法は手術，放射線療法，化学療法である．その他には内分泌療法，免疫療法，温熱療法などがある．これらの各治療法の利点を結びつけたもの（例：手術の後に化学療法を行う術後補助化学療法，抗癌剤を投与しながら放射線治療を行う化学放射線療法，手術の後に放射線治療を行う術後補助放射線療法，など）を集学的治療という．

習慣性アンギーナ
しゅうかんせいあんぎーな
angina habitualis
同 反復性扁桃炎（recurrent tonsillitis）

急性扁桃炎を繰り返す病態．近年，国際的名称としては recurrent tonsillitis（反復性扁桃炎）のほうが一般的．わが国では年に4回以上扁桃炎を反復する場合に扁桃摘出術の適応とする報告が多い．

習慣性扁桃炎
しゅうかんせいへんとうえん
Habitual tonsillitis
同 反復性扁桃炎（recurrent tonsillitis）

☞ 反復性扁桃炎（p.420）

周期性運動失調症
しゅうきせいうんどうしっちょうしょう
periodic ataxia
同 episodic ataxia

周期性運動失調症は発作性，周期性に小脳性運動失調を繰り返す遺伝性疾患で，3つの型が知られている．このうち，周期性運動失調症Ⅱ型は，周期性にめまい発作と運動失調症状を呈する中枢性めまい疾患である．脊髄小脳失調症6型（spinocerebellar ataxia type 6：SCA6）と同じく，第19番染色体の Ca^{2+} チャネル遺伝子である CACNA1A4 の変異で発症する優性遺伝疾患である．小脳虫部の萎縮を認める．

周期性交代性眼振
しゅうきせいこうたいせいがんしん
periodical alternating nystagmus
同 nystagmus alternans（ラ）

水平性の眼振の向きが一定の周期で交代するもの．先天性のものが多いが，後天性に生じる場合もある．後天性に生じる場合，多くは小脳・脳幹病変による．眼振の交代する周期は，一方向向きが1ないし2分で交代する場合が多い．

周期変動指数
しゅうきへんどうしすう
period perturbation quotient（PPQ）

声のゆらぎの大きさを示す客観的指標の一つである．母音の基本周期系列にはゆっくりした時系列変動があるから，その影響を除くため，時系列分析でいう傾向線を設け，この傾向線から各周期値までの距離の変化の大きさを求める．次いで基本周期平均値で除して基準化した値である．この指標値は対数正規

型分布を示す．そして対数をとると聴覚的嗄声度とよく対応するとされている．☞ピッチ周期のゆらぎ（p.434），振幅変動指数（p.278）

縦骨折
じゅうこっせつ
longitudinal fracture
圓中頭蓋窩骨折

側頭骨長軸に平行な骨折線を認める側頭骨骨折．側頭頭頂部または耳後部より後頭部にかけた部位に加わった外力により，錐体稜に沿って外耳道から破裂孔に向かって亀裂が生じる．耳出血，髄液漏，耳小骨偏倚などをきたすが，顔面神経麻痺，重度な内耳障害の出現は横骨折より少ない．☞側頭骨骨折（p.326）

舟状窩
しゅうじょうか
scaphoid fossa

耳介前面で耳輪と対耳輪・対耳輪脚によって形成される陥凹部．耳介血腫が生じやすい部分である．

重心動揺計
じゅうしんどうようけい
stabilometer

立位姿勢の時に起こる，体の揺らぎを記録・解析して静的体平衡機能を検査する機器．立位姿勢を保持する時には，偏倚と立ち直りによって直立姿勢を維持している．この時には小さい身体の揺れが繰り返されている．この身体の揺れを足底面から得られる体重心（足圧中心：Center of pressure CoP）の移動変化としてとらえ，記録，解析する装置である．Romberg 検査を重心動揺計で定量的に評価することができる．立位姿勢の開眼・閉眼をおのおの 60 秒間記録して解析・評価するが，評価の指標は多く考案され必要に応じた解析指標にて体平衡機能を評価する．本検査は，体平衡障害の症状評価から，病巣診断の補助検査機器として指標解析が進められている．

修正的サッケード
しゅうせいてきさっけーど
corrective saccade
圓補正的サッケード，修正衝動運動

衝動性眼球運動，滑動性追従運動，固視の際にみられる小さい眼球運動で，実際の眼位が適切な眼位と異なる時の誤差を修正するため生じる．予測制御系の衝動性眼球運動においては短い潜時の後に眼位の修正のため出現し，フィードバック制御系の滑動性追従運動では，利得が低下した時に網膜上の像のぶれが大きくなり生じる．

周波数対応反応
しゅうはすうたいおうはんのう
frequency-following response（FFR）

低周波数の短音により誘発される頭頂部反応で，蝸牛マイクロフォン電位のように刺激音波形に対応した波形となる．

周波数特異性
しゅうはすうとくいせい
frequency-specificity

①聴性誘発反応において刺激音のパワーが特定の周波数に集中する度合．短音＞正弦波的振幅変調音＞混合変調音≒周波数変調音＞トーンピップ＞クリック音の順に周波数特異性は高い．②誘発反応がある周波数の聴力レベルのみを，どれくらい反映するかを示す言葉．周波数特異性の高い刺激音による誘発反応ほど高い周波数特異性を示す．聴性定常反応では正弦波的振幅変調による反応が最も周波数特異性が高い．

周波数変調
しゅうはすうへんちょう
frequency modulation（FM）

変調方式の一種．搬送波の周波数を変調波に比例して変化させる方法で，FM 放送などに用いられる．周波数変調音によっても誘発反応は得られるが，振幅変調音による誘発反応と比較して振幅は小さい．聴性定常反応では，純音に対して正弦波的振幅変調と周波数変調を同時にかけた混合変調が用いられる．

周波数レスポンス
しゅうはすうれすぽんす
frequency response

音響機器の性能表示の一つで，出力音圧レベルを周波数の関数として表示したもの．補聴器においては補聴器特性測定装置を用いて測定し，補聴器の出力音圧と周波数の関係を，出力音圧レベルを縦軸にデシベルの直線目盛りで，周波数を横軸に対数目盛りでとり，縦軸の 50 dB に相当する長さが周波数の 10 倍の関係に当たる長さに等しいグラフ用紙を用いて表示する．周波数の範囲は 200～8,000Hz とする．

臭鼻症
しゅうびしょう
ozena
同 萎縮性鼻炎（atrophic rhinitis）

☞萎縮性鼻炎（p.17）

重複音声
じゅうふくおんせい
diplonia
同 二重声（diplophonia）

☞二重声（p.392）

重複癌
じゅうふくがん
double cancer, multiple cancer

原発性と考えられる悪性腫瘍が同一個体に同時性，異時性に複数発生する場合をいう．第 1 癌・第 2 癌ともに癌であると証明されていること，第 1 癌と第 2 癌が互いに離れて独立していること，一方が他方の転移である可能性が否定されていること，の 3 条件を満たす必要がある．同一臓器・器官で組織型が異なる場合は重複癌に含め，同じ組織型の場合は多発癌とする．また異なる組織に発生した場合でも同一組織型の場合は症例ごと

に原発か転移かを検討する．

終末期医療
しゅうまつきいりょう
terminal care
同 ターミナルケア

　主に末期癌や治癒困難な疾患をもつ患者に対する医療的処置の総称．近年ではより広義の緩和医療（palliative care）とも呼ばれる．通常の治療で治癒が見込めない患者に対して，延命や死を早めるのではなく，疼痛その他の症状コントロール，精神的，社会的な問題の解決を患者家族も含めて支援し，より高いQOLをめざすものである．

重粒子線
じゅうりゅうしせん
heavy-ion

　広義には電子より重いすべての粒子線である．重粒子線には原子の種類分だけの種類があるが水素原子核は大部分が原子核の構成要素である陽子単体でできているので，水素原子核の流れを特に陽子線と呼び重粒子と区別している．よってヘリウム以上の原子番号（≧2）をもつ原子の原子核（重イオン）ビームをさす．現在，主に治療に用いられている重粒子は炭素原子核である．重粒子線の特徴として通常のX線で効果を発揮しにくい腫瘍に対しても治療効果が高い（生物学的効果比が高い）ことがある．この理由として通常の放射線に抵抗性のDNA合成期の細胞，低酸素細胞，低栄養状態の細胞にも有効でありDNAに致命的な損傷を与えかつその損傷は治りにくいなどが考えられている．また癌病巣への線量集中性に優れ，体内に入射した重粒子線は，ある深さまではあまりエネルギーを与えずに速い速度で駆けぬけ，途中で急に速度を落として多くのエネルギーを与えて線量のピーク（ブラッグピーク）を作り，その後は体内で停止する．2009年の時点で先進医療の扱いで指定された一部の施設では治療が可能であり，保険診療外の費用負担が必要となる．

シューラー撮影法
しゅーらーさつえいほう
Schüller projection
同 Schüller's view

　側頭骨の鱗部，乳突部，S状静脈洞，中頭蓋窩底，下顎関節の観察を目的としたX線撮影法．対側耳の画像と重ならないようにX線中心線はドイツ水平面（両側外耳道上壁と眼窩下縁を含む面）に対し25度上方から当てる．

酒さ鼻
しゅさはな
potato nose
同 鼻瘤（rhinophyma）

　☞鼻瘤（p.443）

手術死
しゅじゅつし
death of surgery
同 術死

一般に手術後 30 日以内に死亡した死とされる．30 日以上経てからの手術関連死は合併症死とされる．

樹状細胞
じゅじょうさいぼう
dendritic cell

もともとは，形態学的な用語であり，樹枝状突起をもつ細胞全般をさしていたが，現在はナイーブT細胞やナイーブB細胞を活性化しうる，強い抗原提示能をもつ細胞をさす．細胞起源や分化様式などは不明で，皮膚，気道粘膜，消化管粘膜やリンパ組織などに広く分布し，侵入してきた抗原の認識や処理，提示をリンパ球に対して行う．そして，免疫機能を活性化，誘導する．

シュタール耳
しゅたーるみみ
Stahl ear

耳介奇形の一つで，舟状窩を横走する隆起（対耳輪第 3 脚）があってその部の耳輪の巻き込みがなく，耳介が後上方に突出してみえる．

シュタッケ手術
しゅたっけしゅじゅつ
Stacke's operation
㊙ 中耳根治手術

中耳根治術の一術式に分類される．中耳の病変をすべて除去して中耳炎を治癒させることを目的としてツァウファル手術（Zaufal's operation）が 1890 年に発表され，本術式は，翌 1891 年に発表された．乳突開放を経外耳道的上鼓室開放から始める点と，最後に外耳道後壁皮膚を有茎皮弁として乳突腔に充填する点がツァウファル手術と異なる．

術後照射
じゅつごしょうしゃ
post-operative radiation

手術後に行われる放射線照射法である．根治的に切除されている部位の局所再発・リンパ節転移の予防と腫瘍が残存した場合や残存する可能性がある場合に対して行われる．術後の創傷治癒の遅延や縫合不全などの合併症への配慮が必要となる．

術後性頬部囊胞
じゅつごせいきょうぶのうほう
同 術後性上顎囊胞
（postoperative maxillary cyst）

☞術後性上顎囊胞（同頁）

術後性上顎囊胞
じゅつごせいじょうがくのうほう
postoperative maxillary cyst

上顎洞根治手術後に長期間（多くは十数年）を経て発症する疾患で，頬部の腫脹，疼痛を生じ，上方に拡大すれば眼球変位，複視などが起こる．成因としては，①手術時の遺残粘膜が瘢痕中あるいは肉芽組織中に埋没し，腺組織からの分泌液の貯留を

術後性頬部嚢胞

きたして嚢胞を形成するもの，②組織間隙に組織液がたまり，間隙嚢胞を形成するもの，③対孔や自然口が閉塞して分泌液がたまって生じるものなどがあるが，①が最も多く認められている．

術死
じゅつし
同 手術死(death of surgery)

☞手術死（p.247）

術前化学療法
じゅつぜんかがくりょうほう
preoperative chemotherapy
㊖ neoadjuvant chemotherapy(ネオアジュバント化学療法)，induction chemotherapy(導入化学療法)

局所進行癌の縮小，ダウンステージを行い，遠隔転移の危険性を減じるとともに手術による効果的な局所治療をめざすものである．局所進行頭頸部癌では拡大手術を行えば摂食障害，構音障害が必発する．完全寛解が得られた場合，手術を回避できる可能性があることから機能温存の上で大きな利点がある．

☞化学療法（p.67）

術前照射
じゅつぜんしょうしゃ
preoperative radiation
同 術前放射線療法(preoperative radiotherapy)

手術に先行して行われる放射線照射法である．腫瘍縮小による切除率向上や手術操作による腫瘍細胞散布の予防を目的とするが，照射量によって組織の癒着，線維化により手術操作が困難になることと，術後の縫合不全，創傷治癒遅延などの合併症への配慮が必要である．

術前放射線療法
じゅつぜんほうしゃせんりょうほう
preoperative radiotherapy
同 術前照射(preoperative radiation)

☞術前照射（同頁）

出力制限装置
しゅつりょくせいげんそうち
maximum power output control system

出力の振幅制限の回路および装置．補聴器においては，最大出力音圧を一定の限度に制限するものである．通常，この限度は難聴者の不快レベルを目安にして調整される．出力制限装置には，出力が設定した限度を超えないよう①設定レベルを超えた部分の波形を切り取ってしまうピーククリッピング方式と，②設定レベルを超えようとすると，その分，増幅器の利得を自動的に低下させる AGC 方式（自動利得調整器）がある．

受動的耳管開大圧
じゅどうてきじかんかいだいあつ
passive opening pressure

外耳道から穿孔鼓膜を通して加圧していく時に耳管が開大する圧をいう．その後に空気の漏れが続くと圧力が低下して耳管が再度閉鎖するが，その圧を受動的耳管閉鎖圧という．☞耳管機能（p.222）

主要塩基性蛋白
しゅようえんきせいたんぱく
major basic protein（MBP）

好酸球の細胞質内顆粒に含まれる組織障害性の強い蛋白の一つである．近年，好酸球のみならず，肥満細胞の細胞質内顆粒にも含まれるとの報告もある．

腫瘍壊死因子アルファー
しゅようえしいんしあるふぁー
tumor necrosis factor-α
同 TNF-α

☞ TNF-α（p.364）

シュラップネル膜
しゅらっぷねるまく
Shrapnell membrane
同 弛緩部（pars flaccida（ラ））

☞ 弛緩部（p.223）

純音
じゅんおん
pure sound
同 pure tone

正弦波形をもつ音波．媒質を伝わる弾性波（疎密波）の中で聴覚によって認識されるものが音であり，この音波の形（波形）が正弦波であるものをさす．聴力検査において最も一般的に用いられる．

純音聴力検査
じゅんおんちょうりょくけんさ
pure tone audiometry

日本工業規格（JIS）に基づいたオージオメータで，検査用純音による聴力レベルを測定する検査．気導受話器を使用した気導検査と骨導受話器による骨導検査がある．気導聴力レベルの測定には 125 Hz, 250 Hz, 500 Hz, 1,000 Hz, 2,000 Hz, 4,000 Hz, 8,000 Hz の純音が，骨導聴力レベルの測定には 250 Hz, 500 Hz, 1,000 Hz, 2,000 Hz, 4,000 Hz が使用されている．

瞬目反射
しゅんもくはんしゃ
blink reflex
類 角膜反射（corneal reflex）

三叉神経の刺激によって誘発される瞬目反応で，反射経路は三叉神経1・2枝を求心路，顔面神経を遠心路とした多シナプス反射である．本反射を誘発するには，電気，音，光，角膜刺激などがあるが，臨床検査としては三叉神経を眼窩上で電気刺激して，両側眼輪筋の筋収縮を2相性の筋電図として捕らえる方法が一般的である．本検査は反射弓，および反射弓に影響す

る三叉，顔面神経を含めた中枢神経系の評価に有用である．

上咽頭
じょういんとう
epipharynx
類 鼻咽頭，鼻咽腔 (nasopharynx, epipharyngeal space)

咽頭のうち最も上方の部分（頭蓋底から硬口蓋の高さまで），前方は後鼻孔によって鼻腔と連絡して，鼻腔に続く呼吸道になっている．外側壁には耳管咽頭口があり，中耳腔と交通している．上後壁にはリンパ組織の集団があって，これを咽頭扁桃といい，耳管咽頭口周囲のものを耳管扁桃という．嚥下時や発声時には，必要に応じて軟口蓋の動きによる上咽頭の遮断機構がある．上咽頭下部で軟口蓋の高さの部位には，嚥下時に隆起（パッサーバン Passavant 隆起）が出現する．食物が上咽頭，鼻腔に侵入するのを防いでいる．

上咽頭炎
じょういんとうえん
epipharyngitis
類 adenoiditis

上咽頭部の炎症，小児では特にその部位に存在する咽頭扁桃の炎症が種々の病態（急性中耳炎，滲出性中耳炎など）を引き起こす．この部位単独のこともあるが，鼻炎や副鼻腔炎と合併することや，中咽頭から波及する場合もある．中耳炎の原因として重要である．

上咽頭癌
じょういんとうがん
nasopharyngeal cancer

大部分が扁平上皮癌で中国などアジア地域に多いが，わが国では比較的少ない．EB virus との関連が強く疑われている．占拠部位や進展状況により耳症状，鼻咽頭，眼，脳神経などの諸症状を呈するが，無痛性頸部リンパ節腫脹を初発症状とするものが比較的多い．治療では化学療法を併用した放射線治療が一般に行われる．強度変調放射線治療では副作用である口腔乾燥症が少ない．手術はリンパ節転移のコントロール不良の場合に行われる．

上咽頭収縮筋
じょういんとうしゅうしゅくきん
superior pharyngeal constrictor muscle
類 superior pharyngeal constrictor

上咽頭に存在する外層筋で，斜めに輪走し，管腔を収縮する．

漿液性鼻漏
しょうえきせいびろう
serous nasal discharge
類 水様性鼻汁 (watery rhinorrhea)

漿液性鼻漏は急性鼻炎，急性副鼻腔炎の初期，アレルギー性鼻炎，血管運動性鼻炎にみられる．手術による副損傷や外傷で頭蓋底を損傷した時や，骨折した時には脳脊髄液が鼻から流出し，髄液漏となる．まれに特発性の髄液漏もある．漿液性鼻漏だけで，他の鼻症状がまったくない場合は髄液漏を疑って精査

する．☞水様性鼻汁（p.282）

上顎癌
じょうがくがん
maxillary cancer
回 上顎洞癌（maxillary〔sinus〕cancer）
類 paranasal cancer

上顎洞粘膜に原発する癌で大部分が扁平上皮癌である．近年減少傾向にあり，発生頻度は人口10万人あたり1～2人程度．一側性鼻閉，頬部腫脹，血性鼻漏，口蓋腫脹などの症状で受診し診断されることが多く，診断時には進行癌となっていることが多い．放射線療法，化学療法，手術療法を組み合わせた3者併用療法が行われる．5年生存率は50～60％．

上顎骨
じょうがくこつ
maxilla

顔面の中央を占める1対の大きな骨で，この骨の主要部は上顎体と呼ばれ，それから前頭突起，頬骨突起，口蓋突起，歯槽突起が出る．上顎体の内部はほとんど上顎洞で占められている．

上顎骨骨髄炎
じょうがくこつこつずいえん
maxillary osteomyelitis

新生児期，乳幼児期には副鼻腔の発育は不完全で，上顎骨の大部分は骨髄で占められている．この時期に上顎洞炎を起こすと容易に上顎骨骨髄の炎症を惹起する．鼻腔や口腔からの炎症の直接的な波及とともに血行性感染があげられている．突発性高熱とともに頬部腫脹，眼瞼浮腫，眼球突出をきたす．起炎菌としては黄色ブドウ球菌が多い．治療は強力な抗菌薬投与に加え，切開・排膿が必要であるが，切除はできるだけ控え目に行う．☞新生児上顎骨骨髄炎（p.277）

上顎骨スイング法
じょうがくこつすいんぐほう
maxillary swing approach

上顎骨を周囲の骨から一時的に離断し，顔面皮膚とともに翻転することで，上咽頭およびその周辺組織を広く展開するアプローチである．眼窩内病変や上咽頭癌局所再発例に対して用いられる．離断した上顎骨が顔面皮膚から剥離されずに有茎の骨付き皮弁として翻転されるため骨や粘膜の壊死をきたしにくい．眼窩下壁に手術操作が及ばないため，眼窩内合併症を回避できること，上顎骨が本来の位置に戻されるため術後の顔面変形が少ないことも利点である．

上顎骨折
じょうがくこっせつ
maxillary fracture

上顎骨は横骨折となることが多く，ルフォール（Le Fort）による分類が用いられている．Le Fort I 型骨折：顔面下部を打撲することによって生じ，硬口蓋から上部が遊離して可動するようになるもの．Le Fort II 型骨折：顔面中央部を打撲することによって生じ，上顎骨前頭突起に沿って，上顎骨，眼窩壁などが骨折するもの．Le Fort III 型骨折：顔面上部を打撲することによって生じ，鼻根部から眼窩内を通り，前頭頬骨縫合にいたる骨折線を形成するもの．

上顎骨前頭突起
じょうがくこつぜんとうとっき
frontal process of maxilla

上顎骨前頭突起は，上顎体の上前内側隅から起こって上方に向かい，鼻骨と涙骨の間を前頭骨の鼻縁まで達する．上顎洞上壁骨内側の上顎骨前頭突起内で涙骨前方に気胞化が進展した陥凹を涙嚢前陥凹という．

上顎試験開洞
じょうがくしけんかいどう
exploratory antrotomy

上顎腫瘍を疑うが，鼻内に特別な所見がない場合に上顎洞を開洞することである．主に組織採取を行って病理診断をつけることを目的とする．経鼻的に中鼻道，下鼻道経由で開洞する方法と犬歯窩切開に引き続き上顎洞前壁を削開し開洞する方法がある．

小顎症
しょうがくしょう
micrognathia

下顎骨の成長が悪く，下顎骨の大きさが小さいもの．前後的には下顎が後退していて，横顔は鳥のようにみえる（鳥貌）．原因は遺伝のほか，成長期における下顎骨の骨折や，顎関節の炎症によっても起こる．先天性疾患の場合もある（Pierre Robin症候群など）．気道が狭くなる傾向があるため，いびきや睡眠時無呼吸が起こることがある．

上顎神経
じょうがくしんけい
maxillary nerve

三叉神経（第Ⅴ脳神経）の第2枝．鼻粘膜，口蓋，耳管開口部付近の咽頭粘膜部，上顎歯，下眼瞼と上口唇の間から側頭部前方の皮膚の知覚をつかさどる．また，涙腺，唾液腺，鼻腔に分布し涙液，唾液，鼻汁の分泌に関与する．硬膜枝を分枝してから，正円孔を通って翼口蓋窩へ出て，頬骨神経，翼口蓋神経，上歯槽神経および眼窩下神経に分かれる．

上顎全摘出術
じょうがくぜんてきしゅつじゅつ
total maxillectomy

上顎部を露出した後に，上顎骨全体に加え，頬骨・骨周囲に付着する咀嚼筋群・鼻骨・固有鼻腔内容・篩骨蜂巣などの一部を含めて一塊として摘出する術式．進展範囲によっては翼状突起も合併切除する．主として上顎悪性腫瘍に対して適応になる．

上顎洞
じょうがくどう
maxillary sinus

上顎骨は上顎体とこれから突出する4種類の突起（前頭突起，頬骨突起，口蓋突起，歯槽突起）で構成される．上顎洞は上顎体にある空洞で，先端を外上方すなわち頬骨突起のほうに向け，その底は鼻腔面に向く錐体形に近い．上顎洞は最も容積の大きい副鼻腔で，日本人の平均容積は約14 mlである．

上顎洞炎
じょうがくどうえん
maxillary sinusitis

副鼻腔における上顎洞の急性，あるいは慢性炎症．急性症状は前屈位で増強する頬部の自発痛，叩打痛を呈し，鼻鏡検査で中鼻道の膿性鼻漏を認める．慢性症状では疼痛に乏しく，持続

性粘性・粘膿性鼻漏を認め，鼻茸を合併することが多い．画像診断（X 線，CT）が有用である．一側性陰影では真菌性，歯性や囊胞，腫瘍を疑う．

上顎洞癌
じょうがくどうがん
maxillary (sinus) cancer
回 上顎癌（maxillary cancer）

副鼻腔癌では上顎洞に発生するものが大部分を占め，90％は扁平上皮癌である．このほか頻度は低いが，腺癌，腺様囊胞癌などがみられる．最も多い症状は一側性鼻閉，次いで頬部腫脹で，このほかに血性鼻漏，歯痛，口蓋腫脹，眼球突出，流涙などがみられる．リンパ節転移の頻度は低いが，起こるとすれば顎下，上深頸が多い．診断確定には生検が必要であり，進展度の診断，治療法選択には CT や MRI が必須である．治療は，放射線治療と化学療法に手術を組み合わせた集学的治療が行われてきた．

上顎洞試験穿刺検査
じょうがくどうしけんせんしけんさ
exploratory puncture of maxillary sinus

上顎洞の貯留液の有無を検討するための試験穿刺検査である．Schmidt 探膿針を用いて，十分に麻酔した下鼻道から上顎洞を穿刺して貯留液を吸引し，細菌検査や細胞診検査を行う．また，貯留液を吸引後，洞内を洗浄することや，薬液を洞内に注入することも行われる．偶発事故として空気栓塞や骨壁損傷による眼窩内合併症，頬部組織への侵襲や気腫に注意しなければならない．

上顎洞性後鼻孔ポリープ
じょうがくどうせいこうびこうぽりーぷ
antrochoanal polyp

上顎洞粘膜より発生し，自然口や副口から有茎性に鼻腔に突出して，しばしば後鼻孔に認められるようになる後方に下垂する孤立性の鼻茸である．小児に発生頻度が高く，一側性が大部分である．治療は鼻茸とともに上顎洞の発生部位の粘膜を除去することである．粘膜を除去しない場合には再発をきたす．小児では上顎骨の発育が不十分なため内視鏡下副鼻腔手術がよい適応となる．

上顎突起
じょうがくとっき
maxillary process

下鼻甲介骨の上縁は両端で上顎骨および口蓋骨の鼻甲介稜につき，ここに涙骨突起，上顎突起，および篩骨突起がある．上顎突起は下鼻甲介骨の中央部で外下側に折れ曲がる三角形の骨片の突起で，上顎洞裂孔の下縁につく．

小角軟骨
しょうかくなんこつ
corniculate cartilage

Santorini 軟骨とも呼ばれる．披裂軟骨尖の上に乗る弾性軟骨で小角結節を作る．

上顎部分切除術
じょうがくぶぶんせつじょじゅつ
partial maxillectomy

上顎の限局した部位に生じた病変を上顎歯肉部，硬口蓋，上顎洞内側壁，上顎洞外側壁，眼窩下壁など上顎骨の一部とともに切除する術式．上顎洞前壁を解放し洞内の腫瘍を掻き出す手術も本術式に含まれる．上顎全摘術に比べ顔面の変形や構音障害，摂食障害が少ない．

上顎プロテーゼ
じょうがくぷろてーぜ
maxillary prosthesis

腫瘍，先天奇形，炎症，外傷などが原因で生じた上顎欠損に対し，構音障害の改善，咀嚼・嚥下障害の改善，審美性の改善を目的として行う顎補綴（がくほてつ）である．以前は有歯顎患者での顎義歯の維持は良好であるが，無歯顎患者では維持が困難であった．しかし，近年ではデンタルインプラントを埋入することで良好な顎義歯の維持が可能になりつつある．

上眼窩裂
じょうがんかれつ
superior orbital fissure

眼窩外側壁の後端で，外側壁と上壁との間に存在する裂隙．蝶形骨の大翼と小翼の間の裂隙で，中頭蓋窩に通じ，外側部を上眼静脈，滑車神経，眼神経の枝である涙腺神経，前頭神経が通る．内側部は動眼神経，外転神経，鼻毛様体神経が通る．

上眼瞼向き眼振
じょうがんけんむきがんしん
upbeat nystagmus

急速相が上眼瞼方向を示す垂直性眼振である．きわめてまれで，その出現頻度は下眼瞼向き眼振と比べても低い．発症機序は明らかでないが，橋中脳接合部の被蓋や舌下神経前位核，小脳虫部の障害などで起こると考えられている．脊髄小脳変性症，Wernicke脳症，多発性硬化症，小脳梗塞，延髄梗塞，後頭蓋窩腫瘍で認められることがある．

小管状腺腫
しょうかんじょうせんしゅ
canalicular adenoma

唾液腺腫瘍の多くは耳下腺から発生し，口腔内に分布する小唾液腺，顎下腺，舌下腺の順で発生頻度は少なくなる．小管上腺腫は，小唾液腺に発生する稀な良性腫瘍で，しばしば多発する．組織学的に，円柱上皮細胞の吻合状，小腺管状配列からなり，浮腫状で血管に富む基質を伴っている．

上気道抵抗症候群
じょうきどうていこうしょうこうぐん
upper airway resistance syndrome

睡眠呼吸障害の一つ．日中の眠気やいびきなど，睡眠時無呼吸症候群と同様の症状を訴えるが，血中酸素飽和度の低下，無呼吸はみられないか，軽度である．上気道が完全閉塞しなくても，換気努力が生じ，それに伴って頻回の覚醒反応を示す．確定診断には睡眠ポリグラフ検査時に，食道内圧測定が必要である．

上行咽頭動脈

外頸動脈の枝で咽頭を栄養する．外頸動脈が総頸動脈から別

しょう　255

じょうこういんとうどうみゃく
ascending pharyngeal artery

れた直後に，その背側から分岐する．その後は垂直に上昇し，内頸動脈と咽頭側面の間を通り頭蓋底へ向かい，頭長筋の上に横たわる．

小口蓋神経
しょうこうがいしんけい
lesser palatine nerve

口蓋神経の枝である．口蓋神経は上顎神経の分枝で，翼口蓋神経節の下側から出て大口蓋管に入る．その中で小口蓋神経は口蓋神経から分かれ，小口蓋孔を通って口蓋扁桃，軟口蓋，口蓋帆下部に分布する．

症候群性難聴
しょうこうぐんせいなんちょう
syndromic hearing loss

遺伝性難聴は随伴する症候の有無により症候群性・非症候群性に分類されるが，約 1/3 は難聴の他種々の症候を伴う症候群性難聴であり，難聴のほか筋肉骨格系，腎尿路系，神経系，眼の異常，色素異常，代謝異常など種々の奇形や他の疾患を伴っている．アルポート症候群，鰓弓耳腎（BOR）症候群，ペンドレッド症候群，アッシャー症候群，ワールデンブルグ症候群，トリーチャー・コリンズ症候群などでは原因遺伝子が同定されている．

上喉頭神経
じょうこうとうしんけい
superior laryngeal nerve

迷走神経の枝であり，節状神経節の直下で分岐してから下降し，内枝と外枝に分かれる．知覚枝である内枝は上喉頭動脈とともに甲状舌骨膜外側を穿通して喉頭内に入り，喉頭蓋，喉頭前庭，声帯，声門下に分布している．運動枝である外枝は下咽頭収縮筋に沿って下降し，輪状甲状筋を支配している．

上喉頭動脈
じょうこうとうどうみゃく
superior laryngeal artery

喉頭の栄養動脈の一つ．上甲状腺動脈から分岐し，上喉頭神経とともに甲状舌骨膜を貫通し喉頭上部に分布する．

猩紅熱
しょうこうねつ
scarlet fever

A 群 β 溶血性連鎖球菌（化膿連鎖球菌）*Streptococcus pyogenes* による急性感染症．潜伏期は数日から 1 週間ほどで，咽頭痛，発熱とともに頸部・腋窩などから全身に拡大する潮紅の強い発疹，苺状舌が特徴である．菌体外毒素である発熱毒素 pyrogenic toxin による．治療はペニシリン系抗生物質が用いられる．

小鼓室
しょうこしつ
small tympanum

Wullstein の分類した鼓室形成術のⅣ型を施行した場合に，新鼓膜はアブミ骨底に接着されるため鼓室は狭くなる．この状態を小鼓室と呼ぶ．この術式はアブミ骨上部構造が欠損している場合に行われるが，聴力改善効果が悪いため現在は行われない．

アブミ骨上部構造が欠損している場合には，現在ではアブミ骨底にコルメラを立て鼓膜は本来の位置に形成するⅣ型コルメラ，またはⅣ型インターポジションとするのが普通である．

上鼓室
じょうこしつ
epitympanum
回 attic

中鼓室より上方の中耳腔で，前方は耳管上陥凹，後方は乳突洞口，上方は側頭骨天蓋によりなる．内部にツチ骨頭とキヌタ骨体部を含む．

上鼓室開放術
じょうこしつかいほうじゅつ
atticotomy
回 epi-tympanotomy

外耳道側から上鼓室側壁まで除去して上鼓室を開放する術式．早期の弛緩部型真珠腫，耳小骨と上鼓室骨壁との固着，前ツチ骨靱帯の骨化症などに用いられる．

上鼓室型真珠腫
じょうこしつがたしんじゅしゅ
attic cholesteatoma
回 弛緩部型真珠腫

鼓膜弛緩部から生じる後天性真珠腫で，弛緩部型真珠腫ともいう．鼓膜緊張部から生じる緊張部型真珠腫に比べ，初期の段階から上鼓室外側壁を破壊する傾向があり，進行するまでアブミ骨は保たれやすい．

上鼓室側壁
じょうこしつそくへき
scute
回 scutum(ラ)

上鼓室の外側の薄い骨壁で，上鼓室と乳突蜂巣の境をしており，下端に鼓膜が付着する．scutum はラテン語で盾の意味．

上鼓室側壁形成術
じょうこしつそくへきけいせいじゅつ
scutumplasty

真珠腫で破壊されたり，経外耳道的上鼓室開放で除去した上鼓室側壁（scutum）を，軟骨や骨片・骨パテなどで作り直す方法．外耳道再建術に含まれる．上鼓室と外耳道の境界部を主として硬組織で支えることにより，真珠腫の再形成（再発性再発）を予防することを目的とする．

上鼓室乳突洞削開術
じょうこしつにゅうとつどうさっかいじゅつ
atticoantrotomy

上鼓室から乳突洞まで開放する術式で，atticoantrostomy，atticotympanoplasty，atticomastoidectomy などと呼ばれる術式もおおむねこれに属する．

常在菌叢
じょうざいきんそう
indigenous bacterial flora
回 常在微生物叢(indig-

生後まもなくより生体に定着した細菌の集団．細菌だけでなくウイルス，真菌，原虫類もその一部をなし，それらも含めて常在微生物叢または正常微生物叢という．生体の各部位（皮膚，口腔，上気道，消化管，腟など），各年齢によって特異性がある．

enous microbial flora），正常微生物叢（normal microbial flora），常在細菌叢（resident flora）

皮膚ではブドウ球菌・連鎖球菌，口腔・咽頭では連鎖球菌など．

常在細菌叢
じょうざいさいきんそう
resident flora
同 常在菌叢（indigenous bacterial flora），正常微生物叢（normalmicrobial flora），常在微生物叢（indigenous microbial flora）

☞常在菌叢（p.256）

常在微生物叢
じょうざいびせいぶつそう
indigenous microbial flora
同 常在菌叢（indigenous bacterial flora），正常微生物叢（normalmicrobial flora），常在細菌叢（resident flora）

☞常在菌叢（p.256）

小耳症
しょうじしょう
microtia

耳介の構成成分が欠損した状態．耳甲介が残存し耳介の構成成分がかなり識別できるものから小さな結節状の隆起にとどまる高度奇形まで障害を受けた部位および段階によりさまざまな形態がある．耳垂のみが残存する型が多く，ほかに主に上半部の欠損で耳甲介が残存する型，両者の中間型などがある．外耳道閉鎖や狭窄，耳小骨奇形を合併し伝音難聴を呈することが多い．肋軟骨移植術，耳介挙上術を行う．

上縦隔上部リンパ節
じょうじゅうかくじょうぶりんぱせつ
highest mediastinal node
同 superior mediastinal node

気管周囲に存在し，上方は鎖骨下動脈の上縁の高さ，下方は気管前面を走行する左腕頭静脈の上縁までの高さの範囲に存在するリンパ節．胸腔内気管の上 1/3 に位置する．肺癌，食道癌，頭頸部癌などの転移がみられる．

上小脳動脈
じょうしょうのうどうみゃく

小脳を灌流する 3 つの主要動脈のうちの一つで脳底動脈の最上部から分枝して主として小脳の背側領域，中脳の一部を支配する．その梗塞ではめまい・嘔吐・歩行困難をきたし，同側の

superior cerebellar artery	小脳性運動失調とホルネル症候群，反対側では顔面・体幹・上下肢の感覚解離（温痛覚消失），時に難聴を生じる．末梢部の梗塞では小脳症状が主となる．
上神経節（迷走神経） じょうしんけいせつ（めいそうしんけい） superior ganglion 回頸静脈神経節	迷走神経は，舌咽神経および副神経とともに延髄の後外側から出た後一幹となり，頸静脈孔を通り，その直下で紡錘状に膨れて上神経節と下神経節を各々作る．この神経節は感覚神経細胞を有する感覚神経節であり求心性神経線維が出る．
上唇小帯 じょうしんしょうたい frenulum labii superior	上顎の左右中切歯間の歯槽粘膜より上口唇粘膜に走る結合組織線維束からなるヒダである．これが歯槽頂を越えて口蓋側まで達すると発音異常の原因となったり，審美性を損なうことになる．下顎歯槽粘膜より下口唇を走るヒダを下唇小帯という．
掌蹠膿疱症 しょうせきのうほうしょう palmoplantar pustulosis	手のひら（手掌）と足の裏（足蹠）に対称性に生じる鱗屑を伴う紅斑と多発する無菌性膿疱が寛解・増悪を繰り返す慢性的に経過する皮膚疾患であり，女性に多い．爪の変形や爪周囲炎を伴うことも多い．この疾患患者の9割以上が喫煙している．約10％の症例で胸肋鎖骨過形成症を合併する．原因は不明であるが，扁桃との関連，金属アレルギーなどとの関連が指摘されている．治療はステロイドの外用，メトトレキセート内服などがあるが，感染病巣の除去として扁桃摘出術が行われ，有効性が高い疾患である．
小線源治療 しょうせんげんちりょう brachytherapy 回組織内照射	放射性物質である小線源を癌の病巣部に挿入し，局所での治療効果が高く，周囲組織への影響（有害事象）が少なくなることをめざした治療法．内腔のある臓器内に管を挿入し，線源を入れる腔内照射，組織に中空の針を刺し，線源を入れる組織内照射に大きく分かれ，頭頸部，食道，肺，乳房，胆道，子宮，前立腺の癌に多く用いられる．
上大静脈症候群 じょうだいじょうみゃくしょうこうぐん superior vena cava syndrome	肺癌，悪性リンパ腫，大動脈瘤，血栓性静脈炎などで上大静脈の圧迫や閉塞が生じ静脈還流異常をきたした状態．頸部，上腕，胸壁の静脈は怒張し，顔面，上肢の腫脹をきたす．起坐呼吸，咳嗽などがみられ，横臥位で増悪する．脳脊髄液圧上昇から脳浮腫に発展すると頭痛・めまい・意識障害などが出現する．
小唾液腺 しょうだえきせん	大唾液腺である耳下腺，顎下腺，舌下腺以外の唾液腺の総称．口唇腺，頬腺，臼歯腺，口蓋腺，舌腺のように名称を有するも

minor salivary gland のの他小さい腺は無数に存在し粘液や抗菌作用を有する酵素を分泌する．

衝動性眼運動
しょうどうせいがんんどう
saccade
回サッケード，衝動性眼球運動

視野内に現れた，新たな目標物を再び中心窩で捉える際の随意的な眼球運動と，視運動性眼振，前庭性眼振の急速相が，衝動性眼運動である．衝動性眼運動の最高速度は眼球運動の振幅によって異なるが，30°の振幅で平均400°/秒以上となる．水平方向の急速眼球運動は橋延髄網様体にある burst neuron（BN）によって外転神経核が，垂直方向の急速眼球運動は中脳網様体にある BN によって動眼神経核，滑車神経核が駆動されて生じる．

衝動性眼球運動
しょうどうせいがんきゅううんどう
saccadic eye movement
回急速眼球運動（rapid eye movement）

☞急速眼球運動（p.117）

衝動性眼振
しょうどうせいがんしん
jerky nystagmus

一定速度の往復運動である振子様眼振（pendular nystagmus）に対し，緩徐相と急速相とからなる眼振．衝動性眼振は末梢前庭障害，中枢（小脳，脳幹，大脳）障害いずれでも認められる．衝動性眼振の緩徐相は，末梢前庭の左右差や中枢神経系の左右の不均衡により生ずる眼球偏位であり，急速相はこの偏位した眼球を再び正面眼位に引き戻そうとする脳幹由来の急速な眼球運動と考えられている．

上内深頸リンパ節
じょうないしんけいりんぱせつ
superior internal jugular nodes
回subdigastric node
回jugulodigastric node

頭頸部癌取扱規約で規定された頭頸部の所属リンパ節．側頸リンパ節のうち，内頸静脈に沿った深頸リンパ節で，顎二腹筋後腹の高さにあるリンパ節．顎二腹筋後腹のすぐ下には，頭部や上頸部のリンパが集積する重要なリンパ節として頸静脈二腹筋リンパ節（subdigastric node, jugulodigastric node）がみられる．上方では副神経リンパ節の上方部分との区別ができず，この場合は内深頸リンパ節に含められる．AJCCのレベルⅡに相当するが，レベルⅡでは上方境界を頭蓋底，下方を舌骨，前方を顎二腹筋後腹，後方を胸鎖乳突筋の後縁の領域として規定されている．

小児急性熱性皮膚粘膜リンパ節症候群

☞川崎病（p.82）

しょうにきゅうせいねつせいひふねんまくりんぱせつしょうこうぐん
mucocutaneous lymphnode syndrome
同 川崎病（Kawasaki disease）

小脳橋角部腫瘍
しょうのうきょうかくぶしゅよう
cerebellopontine angle tumor

最も頻度が高いのは，聴神経腫瘍である．聴神経腫瘍は前庭神経のシュワン細胞から発生する良性腫瘍である．しかし腫瘍はゆっくりと増大し前庭代償機転が働くため，めまいが初発症状や主症状となる頻度は低い．ほとんどの症例で耳鳴，難聴などの蝸牛症状が初発症状となる．小脳橋角部には，聴神経腫瘍の他，髄膜腫，顔面神経鞘腫，類皮様囊胞，血管腫などが生じる．

上肺溝症候群
じょうはいこうしょうこうぐん
superior pulmonary sulcus syndrome
同 パンコースト症候群（Pancoast syndrome）

☞パンコースト症候群（p.417）

上皮－筋上皮性癌
じょうひ－きんじょうひせいがん
epithelial-myoepithelial carcinoma

唾液腺に生じるまれな低悪性度上皮性腫瘍で，80％以上は耳下腺に生じるが顎下腺や上気道の小唾液腺にも生じる．唾液腺の介在導管から発生し，上皮及び筋上皮への分化傾向をもつ．組織学的には明瞭な二層性配列を示す上皮が主に腺管構造をとって密に増殖する．内層細胞は暗く染色され立方状〜低円柱状で好酸性の胞体をもち，導管上皮に類似する．外層細胞は淡明な胞体をもつ多角〜紡錘型細胞で，筋上皮細胞に類似する．

上鼻甲介
じょうびこうかい
superior nasal turbinate

中鼻甲介の上方に位置し，上鼻道と最上鼻道，嗅裂を隔てる．上鼻甲介基板は最後部篩骨蜂巣と後部篩骨蜂巣を隔てる．

上皮小体ホルモン
じょうひしょうたいほるもん
同 副甲状腺ホルモン（parathyroid hormone: PTH）

☞副甲状腺ホルモン（p.450）

上皮成長因子
じょうひせいちょういんし
epidermal growth factor (EGF)

1962年にマウス顎下腺抽出液中に，新生マウスの眼瞼の開裂と切歯の発生を促進する因子として報告された．その後，ほとんどすべての体液および分泌液に見い出されており，その生理作用はきわめて多様であることが報告されている．

上鼻道
じょうびどう
superior nasal meatus

上鼻甲介と中鼻甲介との間の鼻道で後部篩骨蜂巣が開口し，その上部の蝶篩陥凹に蝶形骨洞が開口している．

上皮内癌
じょうひないがん
carcinoma *in situ*
回 intraepithelial cancer

癌腫としての形態学的特徴をもつ異型細胞が，本来の上皮を置換して増殖するが基底膜を越える間質内浸潤を認めないものである．異型細胞では核の大小不同，核・細胞質比の増加，多数の有糸分裂などの変化が観察される．こうした異型細胞が規則正しい成熟傾向を失った上皮の全層にみられ，浸潤癌の前駆状態と推定されている．扁平上皮癌や移行上皮癌に用いられることが一般的であるが，高度異形成と上皮内癌の鑑別は時に困難である．

小鼻翼軟骨
しょうびよくなんこつ
minor alar cartilage

外鼻の軟骨部には外側鼻軟骨と左右の大鼻翼軟骨があるが，これらの軟骨の間隙をふさぐ線維組織の中には，いくつかの小さな小鼻翼軟骨，副鼻翼軟骨がある．

上部食道括約筋
じょうぶしょくどうかつやくきん
upper esophageal sphincter
回 upper pinchcock
類 輪状咽頭筋，上部食道括約機構

食道入口部の括約筋である．輪状軟骨に起始し食道入口部を取り囲むように走行する輪状咽頭筋がその機能を担う．安静時には持続的に収縮し食道入口部を陽圧に保って逆流を防止している．嚥下時には弛緩し，食塊の通過を容易にする．

静脈性嗅覚検査法
じょうみゃくせいきゅうかくけんさほう
intravenous olfactometry
回 アリナミン試験（Alinamin test）

現在日本で保険診療で認められている嗅覚検査の一つである．血行性嗅覚検査・アリナミン試験ともいう．アリナミン注射液10 mg（2 ml）を等速度で左肘正中静脈に20秒かけて静注する．体内循環で心臓から肺胞にいたり，肺で気化し呼気に移行したアリナミン臭（ニンニク臭）が呼気時に後鼻孔側から嗅粘膜に到達し，ニオイを感じる．嗅粘膜にいたるまでの時間が潜伏時間で，正常者は7〜10秒である．また持続時間の正常値は1〜2分である．嗅覚の予後判定に有効である．たとえば，基準嗅力検査（T＆Tオルファクトメトリー）で嗅覚脱失であっても静

脈性嗅覚検査法でニオイを感じれば（潜伏時間や持続時間ではなく反応の有無），治療に反応する可能性が高い．簡便で鋭敏な検査であるが，注射という侵襲を伴う．

初感染結核
しょかんせんけっかく
primary tuberculosis

結核菌に初めて感染し引き続き早期に発病した病態（一次結核）．通常，初感染時には無症状のまま経過し，肺および肺門リンパ節に小さな病巣を形成するのみで，細胞性免疫を獲得し発病に至らず石灰化を残して自然治癒する．

初期変化群
しょきへんかぐん
primary complex

結核菌の初感染時には肺内の初感染病巣と所属リンパ節である肺門リンパ節病巣を同時に認める．結核の初感染時に特徴的なこの複合病変のこと．

食塊
しょくかい
bolus of food
回 bolus

固形または液状の食物や検査食に口腔内で咀嚼，唾液と混合，集約，分割などの処理を行い，一度に嚥下するのに適した量と形態にしたもの．上記の処理を行うことを食塊形成という．

職業性難聴
しょくぎょうせいなんちょう
occupational hearing loss

騒音がある職場で長時間，連続して働いた時に生じる慢性の音響性聴覚障害で，内耳性難聴であり，治療などにより軽快することはない．A特性で85 dBの等価騒音レベルの職場で5年以上働いた時に起こる．聴力障害の程度には個人差があるが，勤務年数が長くなると増加する．☞騒音性難聴（p.322）

褥瘡（創）
じょくそう
decubitus
回 pressure sore, pressure ulcer

「床ずれ」とも呼ばれ，長時間の臥床などによって軟部組織に圧迫が加わり，局所皮膚の循環障害から壊死や潰瘍を起こした状態．仙骨部が好発部位で，進行して骨組織が露出したものはきわめて難治となる．ADLの低下とともに，栄養状態，加齢も大きく関係する．適切な局所療法，栄養管理，体位変換，摩擦・ずれの防止，湿潤予防のためのスキンケアなどチームアプローチが必要である．

食道アカラシア
しょくどうあからしあ
esophageal achalasia
回 噴門痙攣（cardiospasm）
㊔ phrenospasm

食道平滑筋の運動能の異常による食道体部の蠕動性収縮の消失と下部食道括約筋の弛緩不全を特徴とする疾患で，原因は不明である．症状には，嚥下障害，胸痛，胸やけなどがある．X線造影検査が診断には有効で，胸部食道の拡張蛇行，食道下端部の滑らかな狭窄像を認める．本疾患は食道癌を併発することがあり，定期的な内視鏡検査が必要である．主な治療には，薬物療法，バルーン拡張術，手術治療がある．

食道ウェッブ
しょくどううぇっぶ
esophageal web

食道内腔へ張り出した膜様構造物をさし，食道のいずれの部位にもみられるが，頸部食道に多い．通常ほとんど無症状で，臨床的意義は少ない．中年以降の女性に発症する Plummer-Vinson 症候群の多くに合併することがよく知られている．

食道炎
しょくどうえん
esophagitis

いろいろな原因で食道粘膜にびらん性の炎症を起こした状態をいう．原因は胃液の逆流，不適切な薬剤内服（服用時の飲水不足），腐食剤の誤飲（洗剤，強アルカリ，強酸性物など），感染（カンジダ，ヘルペスウイルスなど）をあげることができるが，最も頻度が高いのは食道胃接合部に近い粘膜が胃液の逆流により発症する逆流性食道炎である．

食道音声
しょくどうおんせい
esophageal voice
回 食道発声（esophageal speech）

☞食道発声（p.265）

食道狭窄部
しょくどうきょうさくぶ
esophageal constrictions, part of esophageal constriction
回 食道の生理的狭窄部位（impression of esophagus）

食道の狭窄部は 3 ヵ所存在し，食道異物の好発部位でもある．第一狭窄部は食道入口部で第 6 頸椎の高さで門歯列より 15〜16 cm で，第二狭窄部は左主気管支と大動脈弓の交差する部位で門歯列より 23〜27 cm，内視鏡で拍動をみる．第 5 胸椎の高さである．第三狭窄部位は噴門上方で横隔膜を貫通する部位で第 10 胸椎の高さである．

食道空腸縫合
しょくどうくうちょうほうごう
esophagojejunostomy

下咽頭癌や頸部食道癌の摘出後，頸部の食物路再建に用いた遊離空腸を残存食道断端と縫合する手技．

食道形成術
しょくどうけいせいじゅつ
esophagoplasty

食道の摘出後，頸部・胸部の食物路を再建する術式．胃や結腸など消化管を有茎で用いる方法が一般的．欠損が頸部食道のみであれば，前腕皮弁や空腸などの遊離組織移植で再建する．

食道静脈瘤
しょくどうじょうみゃくりゅう
esophageal varices

食道下部の粘膜下層には静脈叢が発達している．門脈圧の亢進により門脈に向かう血液が側副血行路としてこの静脈叢に流入し，静脈が拡張し，この直上の粘膜が瘤状に隆起した状態が認められる疾患である．門脈圧の亢進する疾患は肝硬変が最も

多い．肝硬変の原因には肝炎ウイルス感染，飲酒，脂肪肝などがあげられる．もともと静脈であるため大量の血液が流入すると血管が破れ大出血を起こすことがある．

食道造影法
しょくどうぞうえいほう
esophagography

造影剤（硫酸バリウム懸濁液，食道穿孔が疑われる時はガストログラフィン®）を飲んで食道を造影する方法で簡単に食道の形態だけでなく，動態評価を行うこともできる．造影剤とともに空気や発泡剤を用いた二重造影法により，細かい病変を詳細に検出できる．造影前には絶食が望ましい．また造影後は造影剤による便秘防止が必要である．合併症はほとんどないが，造影剤の大量誤嚥で肺炎を起こす場合もある．

食道内圧測定法
しょくどうないあつそくていほう
intraesophageal pressure measurement

食道内圧の経時変化を記録する検査．食道内に挿入したバルンの圧を体外で計測する方法と，微小圧トランスデューサを経鼻的に食道内に挿入する方法があり，主に後者が用いられる．検査の目的としては嚥下圧伝播の記録が代表的なものである．この場合は咽頭圧，食道入口部圧，食道内圧同時記録のために多チャンネルのセンサーを内蔵したカテーテル式の圧トランスデューサが用いられる．発声時の声門下圧を食道内圧計測で代用する場合もあるが，近年は微小トランスデューサを声門下に直接挿入する方法などが主流となっている．

食道内視鏡検査
しょくどうないしきょうけんさ
esophagoscope

歴史的には食道の観察は硬性食道鏡が先行し，グラスファイバーの開発で撓性内視鏡が考案された．近年では先端にCCDカメラが装着され，拡大してテレビモニターをみながら操作する機器が一般的となった．食道専用の側視鏡も考案されたが，視野の広い機器が開発され，上部消化管内視鏡機器として，食道・胃・十二指腸を同時に観察することが一般的となった．また，食道粘膜はグリコーゲンが豊富なためヨードで染色されるが，消失している部位は不染帯となる．この原理を応用して，癌のスクリーニングが行われている．

食道の生理的狭窄部位
しょくどうのせいりてきょうさくぶい
impression of esophagus
同 食道狭窄部（esophageal constrictions, part of esophageal constric-

☞食道狭窄部（p.263）

食道発声
しょくどうはっせい
esophageal speech
同 食道音声

無喉頭音声の一種．発話の音源は自家組織（下咽頭食道入口部粘膜）にあり，音源の駆動エネルギーとして，経鼻あるいは経口的に上部食道に取り込まれた空気の逆流を利用する．発話に際して器具を用いる必要がなく，韻律や構音に関わる音源調節がある程度可能なため，自然で明瞭度の高い音声が得られる反面，習得には長期間の訓練が必要である．

食道ヘルニア
しょくどうへるにあ
esophagocele
同 胃食道ヘルニア（gastroesophageal hernia）

☞ 胃食道ヘルニア（p.18）

初語
しょご
first word
同 始語

正常発達では生後1年から1年半で出現する最初の有意味語．出現時期には個人差がある．口唇音を中心とする単語（「まま」「まんま」）が多い．初語が出現するためには，覚醒の維持，呼吸と喉頭・構音器官の協調運動，大人との共同注意の発達，指示語と指示物の関係の把握ができるための知的発達など，多くの基礎的な精神・身体面の発達が必要である．さらに，乳児は母語を統計学習するため，適切な言語環境と養育環境が必要である．

鋤骨
じょこつ
vomer

鼻中隔の後下部にある単一の不正四辺形の骨板である．縁の部分は左右に分かれ，その間に篩骨の鉛直板および鼻中隔軟骨をはさむ．鼻中隔弯曲では，鋤骨が一方に偏して曲がること，ことにその鼻中隔軟骨との境が曲がることが多い．

鋤骨器
じょこつき
vomeronasal organ
同 副嗅覚器（accessory olfactory organ），ヤコブソン器官（Jacobson's organ）

☞ 副嗅覚器（p.449）

書字検査
しょじけんさ
writing test

患者に書字を行わせ上肢の緊張の不均衡を検出する検査．偏倚検査の一つ．被験者を座位とし，文字，記号などまっすぐに書かせ，偏倚方向と偏倚角度を検討する．開眼と閉眼・遮眼を

比較する．正方形をなぞる方法もある．一定方向への偏書は末梢前庭障害に多く，方向交代性の偏書は中枢性を疑う．失調性文字は小脳障害，振戦文字はパーキンソン病など脳幹障害の存在を疑う．

所属リンパ節
しょぞくりんぱせつ
regional lymph node

悪性腫瘍の転移経路として主に挙げられるのは，血行性転移とリンパ行性転移である．このうちリンパ行性転移は原発巣からリンパ液の流れに沿って進行するという性質がある．悪性腫瘍の発生した部位によって転移を起こしやすいリンパ節がわかっており，これらは系統立てて所属リンパ節と呼ばれている．頭頸部癌ではその所属リンパ節は頸部リンパ節である．頸部の触診，画像診断を行うことで，その個数，大きさ，場所より臨床病期分類が決定される．

鋤鼻器
じょびき
vomeronasal organ
同 ヤコブソン器官（Jacobson's organ），副嗅覚器（accessory olfactory organ）

嗅覚の発達した動物では，本来の嗅領域とは別に，鼻中隔の前部，鼻底の近くに第二の嗅覚上皮があることが1811年にJacobsonによって発見された．鼻中隔軟骨の下縁に沿った細長い軟骨をヤコブソン軟骨というが，鼻中隔の両面に対称性の隆起として認められることがある．この直後上部に細小の盲管を認めることがあるが，これが鋤鼻器（☞ヤコブソン器官，p.507）で下等哺乳類ではよく発達している．

シラカンバ花粉
しらかんばかふん
birch pollen

カバノキ科の樹木の一つであり，4～6月頃に開花し花粉症を引き起こす．シラカンバ花粉症は北海道での代表的な花粉症である．シラカンバ花粉のアレルゲンとしてBet v 1やBet v 2などがある．シラカンバ花粉は他のカバノキ科花粉（ハンノキやオオバヤシャブシなど）との共通抗原性が強い．さらに果物・野菜・穀類（特にリンゴやモモなどのバラ科植物）との交叉抗原性から口腔アレルギー症候群を高率に引き起こす．

自律神経失調症
じりつしんけいしっちょうしょう
autonomic imbalance

自律神経の機能的な異常を有し，全身にわたる多種多様な身体症状が引き起こされる．多系統萎縮症や汎自律神経障害，糖尿病，アミロイドーシスなど基礎疾患によるものは除外される．病因に心理的因子が関係しなければ，いわゆる本態型の自律神経失調症となるが，心因性の場合には，心身症型，神経症型，うつ病型の3型に分類されて取り扱われている．診断には，問診（症状が多彩で変動する），身体所見（手掌や腋窩の発汗，赤色皮膚紋画症など），自律神経機能検査（起立試験，脈波検査など），内分泌検査（血中・尿中カテコールアミンなど）などを指

標とする身体的側面と心理テストや心理面接法で評価する心理的側面の，両側面から総合的にアプローチする．治療は，自律訓練法を含めた生活指導，心理療法，薬物療法を組み合わせて行う．

耳輪
じりん
helix

耳介の最も外周のC字型の縁のこと．前下方では耳輪脚に，後下方では耳垂に移行する．内側縁の溝は舟状窩で，この溝とほぼ平行に走る前方の隆起は対耳輪である．

耳輪脚
じりんきゃく
crus of helix

耳介の外周を形成する耳輪の前下方は外耳道入口部（外耳孔）の上部にいたるが，この部分を耳輪脚といい，耳介の起始部ともいわれる．

シルマー試験
しるまーしけん
Schirmer test
同 シルマーテスト

涙の量を測定する検査で，元々は眼科で dry eye の診断に用いられてきた．耳鼻科領域では，顔面神経に涙液分泌を支配する副交感神経が混在しているため，顔面神経障害の部位診断に用いられる．通常は，先端を折り曲げた 5 mm 幅の濾紙を両眼瞼の外側 1/3 の位置に 5 分間つるし，濾紙の湿りを測定する．濾紙が 10～30 mm 湿っている場合は正常，5 mm 以下であれば流涙分泌低下と判定する．☞流涙検査（p.520）

シルマーテスト
Schirmer test
同 シルマー試験（Schirmer test）

☞シルマー試験（同頁）

耳漏
じろう
otorrhea

外耳道から排出される分泌物の総称で，漿液性，粘液性，膿性，血性など，さまざまな性状がある．漿液性の耳漏は外耳道湿疹，急性中耳炎初期など，粘液性の耳漏は慢性中耳炎など，膿性の耳漏は耳癤（せつ），急性中耳炎，慢性中耳炎急性増悪期など，血性は聴器癌などでみられる．

耳瘻孔難聴症候群
じろうこうなんちょうしょうこうぐん
earpits deafness syndrome
同 Branchio-oto-renal syndrome（BOR syndrome），Branchio-oto syndrome（BO

鰓原性奇形（耳瘻孔，側頸瘻），難聴，腎奇形を特徴とする症候群で腎奇形を伴わないものもある．常染色体優性遺伝．EYA1，SIX5 遺伝子の変異がみられる．感染反復する耳瘻孔，側頸瘻は手術適応となる．混合性難聴が多いが，軽度から重度とさまざまで，難聴に対する治療，支援教育を行う．生命予後は腎奇形の程度による．

syndrome）

心因性失声症
しんいんせいしっせいしょう
psychogenic aphonia

機能性発声障害の一つ．心因性に失声状態が発現する．ヒステリー性失声症ともいわれ，転換性障害に相当する．思春期から30歳までの若年女性に多い．突然に起こる失声を主訴とする．いじめ，失恋，肉親の死など精神的外傷をきっかけとして発症することが多い．会話で有響性の声が出ないが，ささやき声で話すことはできる．笑ったり，泣いたり，咳をするなど無意識の行動の際に有響音が出ることがある．音声は高度の気息性および無力性嗄声となり，発声時には声門閉鎖不全を認めるが，咳払いや吸気性発声では声門が十分閉鎖し，有響音の発声がみられる．治療としては心理療法や音声治療を行う．

心因性難聴
しんいんせいなんちょう
psychogenic hearing loss
㊄機能性難聴（psychogenic deafness）

罹患者本人の性格を背景に，学校や社会的ストレスを原因とする機能性難聴．☞機能性難聴（p.109）

心因性鼻炎
しんいんせいびえん
emotional rhinitis

慢性ストレス，うつ病，神経症で認められ，鼻閉を主訴とする．鼻炎の分類において過敏性非感染性のうっ血型に分類される．精神的ストレスが大脳新皮質を刺激し，大脳辺縁部，視床下部にいたり，自律神経失調，下垂体副腎系失調をきたすためと考えられている．

震音
しんおん
warble tone

周波数が平均値を中心として連続的に，しかも周期的に変化する音．新生児期の聴性行動反応聴力検査などに用いられる．☞正弦波的振幅変調音（p.287）

真菌
しんきん
fungus

真核生物の一種でいわゆるカビ，酵母，キノコを含み，7万種以上が存在する．その中でヒトに病原性を示す病原真菌はごく一部である．形態は多様で菌糸型（糸状菌 mold）と酵母型（酵母 yeast）に分かれるが，条件によって両形態をとるものを二形性真菌といい，病原真菌に多い．診断は検体塗沫標本の直接鏡検や培養検査で行われる．病原性としては真菌感染症だけでなく，喘息やアレルギー性鼻炎のアレルゲンとなったり，真菌の産生する毒素による真菌中毒症（マイコトキシン症）もある．☞病原真菌（p.442）

しんけ　269

真菌塊
しんきんかい
fungus ball

真菌が増殖し生体内の空洞などで塊となったもの．肺の空洞などに生じることもあるが，耳鼻咽喉科領域では副鼻腔真菌症，特に上顎洞に形成されることが多い．増大するとその内部は壊死に陥り，リン酸カルシウムや硫酸カルシウムが沈着し，CTでは高吸収域像を示す．原因真菌はアスペルギルスが多いが，真菌塊からの培養検査における真菌検出率は低く，病理学的検査が有用である．

真菌感染症
しんきんかんせんしょう
fungal infection
⦿真菌症(mycotic disease, mycosis)

真菌による感染症．表在性真菌症（superficial mycosis）や深在性真菌症（deep mycosis）などがある．耳鼻咽喉科領域では外耳道真菌症，口腔カンジダ症などがある．宿主の免疫能の低下やステロイド，抗生物質の使用などが発症の一因となる．☞表在性真菌症（p.442），深在性真菌症（p.275）

真菌症
しんきんしょう
mycotic disease, mycosis
⦿真菌感染症(fungal infection)

☞真菌感染症（同頁）

真菌性病原体
しんきんせいびょうげんたい
fungal pathogen
⦿病原真菌(pathogenic fungus)

☞病原真菌（p.442）

神経芽腫
しんけいがしゅ
neuroblastoma
⦿神経芽細胞腫

交感神経系の神経節細胞や副腎髄質の細胞に分化していく途中の細胞が腫瘍化して発生する．組織学的には神経芽細胞腫，神経節芽細胞腫，神経節細胞腫に分類される．嗅神経芽細胞腫（olfactory neuroblastoma）はまれな腫瘍であるが，あらゆる年齢に発生し，鼻腔天蓋から頭蓋底に進展する．

神経芽細胞腫
しんけいがさいぼうしゅ
neuroblastoma
⦿神経芽腫(neuroblastoma)

☞神経芽腫（同頁）

神経血管圧迫症候群
しんけいけっかんあつ

動脈の硬化，蛇行などによる長期間の神経圧迫により異常な神経回路が形成されて生じる．三叉神経痛，片側顔面痙攣，短

ばくしょうこうぐん
neurovascular compression syndrome

時間の難聴・耳鳴・めまい発作，舌咽神経痛などの多くあるいは一部が本症によると考えられている．小脳橋角部では，上小脳動脈，前下小脳動脈，後下小脳動脈，椎骨動脈などが原因血管となる．開頭により圧迫血管を神経から剝離，転位させる神経血管減圧術が有効で，特に三叉神経痛，片側顔面痙攣に対して多く行われる．

神経血管圧迫説
しんけいけっかんあっぱくせつ
vascular compression theory

1930年代に米国の脳外科医Dandyは，三叉神経痛の病因として血管による神経根の圧迫が関与していること（神経血管圧迫説）を提唱した．その後，この血管の圧迫を取り除くこと（血管減圧術）により痛みが消失することが確認された．さらに，顔面痙攣や舌咽神経痛も同様に神経根を圧迫する血管が存在すること，その圧迫を解除することで，症状の改善がみられることが明らかにされた．

神経膠腫
しんけいこうしゅ
glioma

脳実質の神経外胚葉組織から発生した腫瘍の総称．すなわち，脳と脊髄には，神経細胞と神経線維以外に，その間を埋めている神経膠細胞があるが，この神経膠細胞から発生する腫瘍の総称である．頻度は，脳に原発する腫瘍の中で25％である．神経膠腫には星状細胞腫，稀突起神経膠腫，上衣腫，脈絡叢乳頭腫などがある．

神経興奮性検査
しんけいこうふんせいけんさ
nerve excitability test

顔面神経を経乳突孔部で電気刺激して，顔面表情筋の可視的痙攣を起こすのに必要な最小刺激電圧または電流を，健側と患側で比較することで顔面神経の変性程度を判定し，顔面神経麻痺の予後を判定する電気診断法．刺激には通常，持続時間0.3 msecの矩形波が用いられ，左右差3.5 mAが高度麻痺の診断基準とされる．側頭骨内を主病変部位とする顔面神経麻痺では，Waller変性の進行する発症後1週以内では診断意義が乏しい．

神経周囲浸潤
しんけいしゅういしんじゅん
perineural invasion

神経に沿った癌の浸潤で，耳下腺癌などでは顔面神経への浸潤が問題となる．特に腺房細胞癌，粘表皮癌，腺様囊胞癌，多型腺腫由来の癌などでみられ，予後不良因子の一つとされる．

神経鞘腫
しんけいしょうしゅ
neurilemoma

Schwann細胞からなる線維性被膜に囲まれた良性腫瘍で，組織学的には柵状配列palisadingの目立つAntoni A型と細胞および線維に乏しい粘液腫様な不規則な構造を示すAntoni B型と

同schwannoma, neurinoma

からなる．好発年齢は40歳前後であり，頭頸部では前庭神経，迷走神経，横隔神経，頸部交感神経幹などから発生することが多い．神経を切除すると脱落症状がみられるため，神経の機能を温存した手術が行われることも多い．

神経成長因子
しんけいせいちょういんし
nerve growth factor

マウス肉腫から分泌され脊髄後根神経節の増大を起こす液性因子として発見，同定された．その後，神経系の細胞増殖や分化の調節，そして神経細胞の生存，機能維持といった神経栄養因子（neurotropin:NT）として提唱されるようになった．

神経節芽細胞腫
しんけいせつがさいぼうしゅ
ganglioneuroblastoma

悪性腫瘍と良性腫瘍の中間の性質をもつ神経組織由来の腫瘍．神経芽細胞腫と神経節神経腫の中間の分化度・悪性度をもち，組織像も両者の混在と考えてよい．100万人の出生に対して5人の頻度で発生するまれな腫瘍．

神経節腫
しんけいせつしゅ
ganglioneuroma

分化したSchwann細胞と神経細胞からなる良性腫瘍で，後縦隔や後腹膜に発生することが多い．好発年齢は10歳以下の小児．

神経線維腫
しんけいせんいしゅ
neurofibroma

末梢神経から発生する良性腫瘍で，神経鞘腫と異なり被膜はもたない．好発年齢は10〜20歳で，組織学的には細長いSchwann細胞と線維芽細胞からなり，膠原線維をまじえてからみあって配列し増生する．神経鞘腫と違い神経を温存して腫瘍のみを摘出することは困難とされる．孤立性のものが多いが，多発する神経線維腫症もみられ，後者は神経線維腫症Ⅰ型とⅡ型がある．

神経線維腫症
しんけいせんいしゅしょう
neurofibromatosis
類レックリングハウゼン病

神経線維種症Ⅰ型とⅡ型がある．ともに常染色体優性遺伝の疾患である．神経線維種症Ⅰ型はレックリングハウゼン病ともいわれ，全身に多発する神経線維腫，カフェオレ斑，神経腫瘍などがみられ，17番染色体上のneurofibrominをコードする遺伝子に変異がある．人口約3,000人に対して1人の割合でみられる．一方神経線維腫症Ⅱ型は両側性に発生する聴神経腫瘍を主徴とし，その他の神経系腫瘍や皮膚病変・眼病変を呈する．神経線維腫症Ⅱ型の責任遺伝子は第22染色体長腕に存在し，Merlinという蛋白をコードする．発生率はおよそ37,500人に1人といわれている．

神経線維腫症Ⅱ型
しんけいせんいしゅしょうにがた
neurofibromatosis Ⅱ

両側聴神経腫瘍や脊髄・皮膚の神経鞘腫あるいは髄膜腫を多発する遺伝性疾患で，原因遺伝子（*NF2*）は第22染色体長腕の12に座位する．いわゆる von Recklinghausen 病（神経線維腫症Ⅰ型）とはまったく独立した疾患である．

神経断裂
しんけいだんれつ
neurotmesis

末梢神経障害は Seddon によって，神経遮断（neurapraxia），軸索断裂（axonotmesis），神経断裂（neurotmesis）の3型に分類された．神経断裂は，この分類で，障害の最も高度なもので，神経は形態学的に完全に断裂しており，軸索の再生があっても完全な回復は望めない．

神経反応テレメトリー
しんけいはんのうてれめとりー
neural response telemetry

人工内耳埋め込み術を行う際，多チャンネルの電極を挿入した後に個々の電極を用いて電気刺激を行い，同時にその反応（ECAP：electrically evoked compound action potentials）を記録することによりその電極の有効性を検証する方法．きわめて狭い範囲の反応を確認できる．通常，NRT という略語が使われる．

深頸部感染症
しんけいぶかんせんしょう
deep neck infection
㊤頸部膿瘍

頸部間隙内に生じた感染症の総称で，リンパ節炎，蜂巣炎，膿瘍を含む．原因は咽頭・扁桃，歯周囲の感染症が多く，起炎菌は好気性菌ではA群連鎖球菌，嫌気性菌では *Bacteroides*, *Peptostreptococcus* などがある．縦隔炎への進展，頸動脈破裂などの合併症をきたし，致死的となりうる．診断は造影 CT などで，感染の部位，膿瘍の有無を把握し，適切な抗菌薬治療を行うとともに，膿瘍に対しては積極的な切開排膿処置が必要となる．☞咽後膿瘍（p.21）

神経複合活動電位
しんけいふくごうかつどうでんい
whole-nerve action potential
回 action potential, compound (nerve) action potential

単一の神経線維（軸索）の活動電位に対して，複数の神経線維（1つの神経束）からの活動電位をまとめて記録したものを表現する用語．

神経ペプチド
しんけいぺぷちど
neuropeptide

感覚神経から放出するペプチドの総称で，中枢神経や末梢神経に広く分布する．もともとは，神経終末から遊離される神経伝達物質として発見された．現時点では，3つの作用があることがわかっている．①呼吸，体温調節，代謝，循環機能，血管収縮作用など生体の生理的な機能の調整，②免疫系の細胞に作用して免疫機能の修飾，③免疫細胞自体が産生放出し局所

で作用する．ソマトスタチン（SOM），血管作動性腸管ペプチド（vasoactive intestinal peptide：VIP），substance P（SP）とカルシトニン遺伝子関連ペプチド（calcitonin gene-related peptide：CGRP）など現在 50 種類以上が知られている．たとえば，アレルギー疾患との関係では，SP は肥満細胞を活性化し，脱顆粒を惹起し，ヒスタミンを遊離させる．また，CGRP はマクロファージの抗原提示能力を抑制することなどが知られている．

☞サブスタンス P（p.211）

神経無動作
しんけいむどうさ
neurapraxia

Seddon の提唱する 3 段階の末梢神経損傷程度分類の内，神経断裂や軸索断裂と比較し最も軽症である．神経無動作は一過性の神経興奮伝導障害の状態で，別名生理学的ブロック（physiological block）とも呼ばれる．神経の電気的興奮性は正常で，麻痺は完全かつ速やかに回復する．組織学的には，時に限局的なミエリン鞘の変性を伴うが，軸索の変性は認められない．神経無動作主体の顔面神経麻痺は，2〜3 週間で回復する．

深頸リンパ節
しんけいりんぱせつ
deep lateral cervical node

内頸静脈に沿い，上下に連なるリンパ節．上内深頸リンパ節（level Ⅱ），中内深頸リンパ節（level Ⅲ），下内深頸リンパ節（level Ⅳ）に分けられる．これらのリンパ節は，舌，扁桃，喉頭，甲状腺，などからリンパ管を受ける．

人工音声
じんこうおんせい
artificial voice
同擬似音声（voice simulator）

人工口から放射させる複合音で，ヒトの平均的な音声に一致したスペクトルからなる．

新興感染症
しんこうかんせんしょう
emerging infectious disease

最近新しく認識され，地域的あるいは国際的に公衆衛生上問題となる感染症の総称．WHO では 1970 年以降に発生したものを扱い，ロタウイルス，レジオネラ，ヘリコバクタ・ピロリ菌，HIV，腸管出血性大腸菌 O157 感染症のほか，エボラ出血熱，狂牛病，C 型肝炎，SARS（重症急性呼吸器症候群），高病原性鳥インフルエンザ（H5N1），新型インフルエンザ（H1N1）などが含まれる．

人工口
じんこうくち
artificial mouth
同擬似口（mouth simulator）

ヒトの口の平均的な音響放射パターンに似せて作られたスピーカー．

人工口蓋
じんこうこうがい
artificial palate

舌による構音の評価のために，舌が口蓋に接触する部位と広がりを調べるべく口蓋に装着する装置．これによる検査は，唾液で濡れることを検出し，1回の舌の接触を評価するスタティック・パラトグラフィと，多数の電極を配置して舌の接触による導通を検出して経時的に舌の運動を捉えることができるダイナミック・パラトグラフィがある．構音訓練の視覚的フィードバックとしても有用である．いずれも個人ごとに型取りして作製する．

人工喉頭
じんこうこうとう
artificial larynx

無喉頭音声で，音源生成のために用いられる器具．市販され汎用されているものに，皮膚伝導型電気式人工喉頭（頸部皮膚に電気で駆動される振動子をあて，下咽頭粘膜に振動を伝達するもの）と笛式人工喉頭（タピアの笛，呼気で駆動されるリードを音源とし，体外で生成された原音を口にくわえたチューブで構音器官に導入するもの）がある．

人工呼吸
じんこうこきゅう
artificial ventilation
同 artificial respiration

呼吸停止や高度の呼吸機能障害をきたした患者に対して，人工的に換気を行う方法のこと．人工呼吸法は，口移し式，マスク・アンビューによる人工呼吸，人工呼吸器による方法がある．人工呼吸器によるものでは従圧式と従量式があるが，現在は従量式が主流となっている．人工呼吸管理にあたっては，気道分泌物の量，性状にも注意を払う必要がある．

人工耳小骨
じんこうじしょうこつ
partial ossicular replacement prosthesis

鼓室形成術に際し耳小骨連鎖を再建する際に用いる人工物．耳小骨の一部に代用するものを PORP（partial ossicular replacement prosthesis），すべてを置き換える，すなわちアブミ骨底板と鼓膜との間に使用するものを TORP（total ossicular replacement prosthesis）という．ハイドロキシアパタイトやシリコンあるいはチタンなどで作られる．

信号対雑音比
しんごうたいざつおんひ
signal-to-noise ratio
同 SN 比

☞ SN 比（p.32）

人工中耳
じんこうちゅうじ
middle ear implant
同 implantable hearing aid

鼓膜を振動させる音波を増幅する通常の補聴器と異なり，アブミ骨やキヌタ骨を直接駆動することによって聴力を改善させる装置．埋め込み型補聴器ともいわれる．駆動装置と受信装置を側頭骨に埋め込み，体外のマイクロフォンとトランスデュー

サーで変換した信号を送る．

人工内耳
じんこうないじ
cochlear implant

感音難聴患者の蝸牛に電極を挿入し，ラセン神経節を電気刺激することによって音感覚を伝える医療器具．補聴器を用いても有益な音感覚を利用できない難聴患者にとって，聴覚を取り戻し，音声によるコミュニケーションを可能とするための有益な手段である．体内部の電極，受信器，アンテナと体外部のマイクロホン，スピーチプロセッサ，送信器などから構成される．

人工内耳埋め込み術
じんこうないじうめこみじゅつ
回 人工内耳手術（cochlear implantation）

☞人工内耳手術（同頁）

人工内耳手術
じんこうないじしゅじゅつ
cochlear implantation
回 人工内耳埋め込み術

高度難聴あるいは聾に対し，蝸牛内に電極を挿入して蝸牛神経を直接電気刺激することにより聴覚を生じさせる装置（人工内耳）を埋め込む手術．電極は多チャンネルが主流であり，乳突開放の後に後鼓室開放を行って蝸牛鼓室階へ挿入する．また同時に受信装置を側頭骨表面に固定する．

進行波
しんこうは
traveling wave
回 粘膜波動（mucosal wave）

☞粘膜波動（p.400）

人工マストイド
じんこうますといど
artificial mastoid
回 擬似マストイド（mastoid simulator）

ヒトの乳様突起の平均的な機械的インピーダンスを模倣した装置で，その表面にあてた骨導振動子を校正するために用いられる．

人工耳
じんこうみみ
artificial ear
類 擬似耳（ear simulator）

イヤホンを校正するための装置．音圧を測定するための校正されたマイクロホンと，容積および音響インピーダンスを正常の人の耳に類似させた音響カプラとからなる．代表的なものとして Zwislocki カプラや擬似耳（ear stimulator）がある．汎用されている 2 cm^3 カプラよりも人の耳に近似しており，測定結果，特に高周波数帯域に差異がある．

深在性真菌症
しんざいせいしんきん

皮膚や口腔・咽頭粘膜，膣など体表面の真菌症以外の内臓真菌症（全身性真菌症）のこと．真菌血症，呼吸器・消化管・尿

しょう
deep mycosis

路真菌症，真菌性髄膜炎などをさし，通常，宿主の免疫能低下や抗菌薬による菌交代，カテーテルの長期留置などを原因とする日和見感染症として発症する．

真珠腫
しんじゅしゅ
cholesteatoma
回真珠腫性中耳炎（cholesteatomatous otitis media）

重層扁平上皮が中耳腔に存在すると多くの場合嚢状となり，内部に剥奪した上皮角化物が貯留して真珠腫が形成される．真珠のような光沢のある白色を呈するためこの名がある．先天性と後天性があり，後天性真珠腫はさらに上鼓室型真珠腫，後上部型真珠腫，癒着型真珠腫に分けられるが，他にも分類がある．外耳道に形成されることもある．周囲の骨組織を破壊して行くため，半規管瘻孔や顔面神経麻痺あるいはまれに頭蓋内合併症をきたすことがある．治療は手術による完全摘出が基本である．

真珠腫性中耳炎
しんじゅしゅせいちゅうじえん
cholesteatomatous otitis media
回真珠腫（cholesteatoma）

☞真珠腫（同頁）

侵襲性歯周炎
しんしゅうせいししゅうえん
aggressive periodontitis
回若年性歯周炎（juvenile periodontitis）

☞若年性歯周炎（p.240）

滲出性中耳炎
しんしゅつせいちゅうじえん
otitis media with effusion
回secretory otitis media, serous otitis media

中耳腔に液体の貯留があるが，無菌で痛みや発熱などの急性炎症症状を伴わないもの．小児や老人に多く，耳管機能不全が原因とされる．難聴や耳閉感が主症状となる．病因・病態は多彩であるが，治療としては中耳換気の改善を図ることが主となり，耳管通気，鼓膜切開，中耳換気チューブ留置，アデノイド切除などが行われる．☞中耳炎（p.345），急性中耳炎（p.117），慢性中耳炎（p.488）

浸潤癌
しんじゅんがん
invasive carcinoma

上皮内癌から進行し，癌細胞が上皮の基底膜を破って越え，上皮の下の間質組織に浸潤した状態．

新生児呼吸窮迫症候群

新生児，特に未熟児にみられる肺サーファクタントの欠損による病態で，肺硝子膜症ともいう．肺胞内にリン脂質を主成分

新生児呼吸窮迫症候群
しんせいじこきゅうきゅうはくしょうこうぐん
hyaline membrane disease of newborn
回 respiratory distress syndrome of newborn

とする肺サーファクタントがあり，肺胞が虚脱するのを防いでいる．妊娠後期にこれが十分産生される以前に出生すると，表面張力が増加し，肺胞の虚脱が起こり，それによる広汎性無気肺と換気・還流不整合による低酸素血症となる．また肺の炎症や呼吸上皮傷害が生じ，肺浮腫や呼吸抵抗の増加が起こる．特異的な所見はないが，臨床症状（チアノーゼ，陥没呼吸，多呼吸）から診断する．

新生児上顎骨骨髄炎
しんせいじじょうがくこつこつずいえん
neonatal maxillary osteomyelitis
回 上顎骨骨髄炎(maxillary osteomyelitis)

一側の頬部発赤，眼瞼腫脹で発症し急速に感染，炎症が広がり顔面，口腔に排膿する疾患．原因として歯槽部粘膜，口腔内の局所損傷，他部位感染の血行波及，涙嚢炎，上気道，上顎洞炎からの波及などが考えられている．黄色ブドウ球菌，MRSAなどが主たる起炎菌．画像診断（CT，MRI）による膿瘍形成の評価と，起炎菌の細菌培養検査，それに対する抗菌薬の投与，十分な補液，排膿部の搔爬，洗浄を行う．

新生児鼻炎
しんせいじびえん
neonatal rhinitis
回 coryza neonatorum(ラ)

新生児に鼻閉を起こし，哺乳障害を引き起こす．その多くは先天性梅毒が原因疾患である．そのほか急性熱性伝染病の初期，ことに小児に多い麻疹，猩紅熱，百日咳などの前駆症状として，しばしば急性鼻炎の型で発現することがある．

新声門
しんせいもん
neoglottis
回 仮声門(pseudoglottis)，下咽頭食道入口部(pharyngoesophageal segment:PES)

器具を用いない代用音声の振動源．食道音声，気管食道瘻音声においては，再建された下咽頭食道入口部粘膜に形成される前後方向の狭めが新声門であり，その形成には喉頭摘出において切断された下咽頭収縮筋の残余部が関与していることがわかっている．

深達度
しんたつど
depth of invasion

癌の深さをさす．特に食道癌などでは，癌の深達度によりT因子が決定される．超音波内視鏡を用いて検索される．日本の食道癌取り扱い規約によると，粘膜内にとどまる病変はT1a，粘膜下層にとどまる病変はT1b，固有筋層にとどまる病変はT2，食道外膜に浸潤している病変はT3，食道周囲臓器に浸潤している病変はT4となる．

人中
じんちゅう
philtrum

上口唇正中部，鼻橋(columella)下端と赤唇縁(vermillion border)との間に位置する．人中稜(philtrum column)と呼ばれる両側の隆起と，それに囲まれる人中窩(philtrum dimple)とで構成される．

振幅のゆらぎ
しんぷくのゆらぎ
shimmer
🔁 amplitude perturbation

母音定常部は準周期性複合音とみなすことができるが，その各基本周期ごとの最大値をピーク振幅という．定常部であってもピーク振幅の大きさは時間の経過とともに変化しており，この変化のことを振幅のゆらぎという．振幅のゆらぎはヒト音声に必存のものであるが，値が大きくなると聴覚的嗄声印象の原因の一つとなる．そこで聴覚印象との関わりや喉頭病変との関係などが検討されている．☞ピッチ周期のゆらぎ（p.434）

振幅変調
しんぷくへんちょう
amplitude modulation (AM)

変調方式の一種．搬送波の振幅を変調波に比例して変化させる方法で，中波のラジオ放送，テレビ放送（デジタル放送を除く）などは振幅変調で行われている．聴性定常反応では，一般的に正弦波的振幅変調か，正弦波的振幅変調と同時に周波数変調をかけた混合変調や周波数変調を2度かけた AM^2 が用いられる．

振幅変動指数
しんぷくへんどうしすう
amplitude perturbation quotient (APQ)

音声のゆらぎの大きさを示す客観的指標の一つである．母音定常部の各基本周期に対応するピーク振幅値系列を対象とする．この系列にはゆっくりした時系列変動があるから，その影響を除くため，時系列分析でいう傾向線を設け，この傾向線から各振幅値までの距離の変化の大きさを求める．次いで振幅平均値で除して基準化したものである．この指標値は対数正規型分布を示す．腫瘤性喉頭病変の際に高値を示すといわれている．
☞振幅のゆらぎ，周期変動指数（p.243）

深部皮膚真菌症
しんぶひふしんきんしょう
subcutaneous mycosis

真菌が創傷感染部位から直接皮下組織に感染し，膿瘍や慢性肉芽腫を形成した病態．スポロトリコーシス，黒色真菌感染症，菌腫などが知られ，主に熱帯地域に多発する．

す

随意眼振
ずいいがんしん
voluntary nystagmus

視運動性眼振，前庭性眼振などの生理的眼振ならびに自発眼振，頭位眼振，頭位変換眼振，注視眼振などの病的眼振は不随意に起こるのに対して，随意的に解発ならびにその維持，そして停止が可能な眼振のことをいう．眼振の性状は基本的には水平方向，振子様，両眼共同性，高頻度，低振幅である．先天性眼振との鑑別が問題になることがある．視運動刺激時の錯倒現象（眼振の方向が逆転すること）の有無で鑑別可能である．

随意的咳
ずいいてきせき
voluntary cough

気道分泌物や咽頭に残留した食塊を喀出するため，随意的に行う咳．随意的咳による喀出能力を観察することで，誤嚥に対する予備能を簡便に評価することが可能である．

スイート病
すいーとびょう
Sweet disease

先行する上気道炎症状があり，発熱，顔面・頸部・四肢に有痛性の隆起性紅斑ないしは結節が多発する．末梢血中の好中球増多がみられる．病理学的には真皮に好中球浸潤がみられる．原因は不明であるが，関節痛，口内炎，眼症状（充血・結膜炎など）が合併することがあり，ベーチェット病との鑑別が必要．スイート病は消化管などの悪性腫瘍や膠原病類似疾患などに合併して生じることがあるため，精査が必要となる．

髄液(性)耳漏
ずいえき(せい)じろう
liquorrhea
同 cerebrospinal otorrhea

硬膜の損傷部より脳脊髄液が中耳に漏れてくる状態で，一般的には耳管から咽頭に透明な液の流出として認められる．頭部外傷，脳外科・耳鼻科の手術後，内耳奇形のある場合などに起こる．中耳の術後は直接外耳から流出することもある．

髄液(性)鼻漏
ずいえき(せい)びろう
cerebrospinal fluid rhinorrhea

☞鼻性髄液漏（p.431）

水癌
すいがん
noma
同壊疽性口内炎(gangrenous stomatitis)

☞壊疽性口内炎（p.33）

錐体
すいたい
petrous pyramid

側頭骨岩様部のうち，乳突部を底として前内方に水平に突出する四角錐状の部位．先端部が錐体尖であり，蝶形骨体，大翼，後頭骨底部との間に破裂孔を形成する．

錐体鼓室裂
すいたいこしつれつ
petrotympanic fissure

錐体骨と鼓室骨の接合部で glassertian fissure, Glaser 裂ともいう．この中に canal of Huguier があり，鼓索神経が通っている．

錐体尖(先端)炎
すいたいせん(せんたん)えん
petrositis
同 petrous apicitis

錐体尖蜂巣の炎症で，急性あるいは慢性化膿性中耳炎に伴って侵される．発熱，耳漏，めまいなどの迷路症状，眼の奥の神経痛様疼痛，羞明，流涙などをきたす．三叉神経痛，外転神経麻痺，中耳炎の3つが存在する時には Gradenigo 症候群と呼ぶ．

錐体尖蜂巣
すいたいせんほうそう
petrous tip cell

側頭骨内の蜂巣は4つ（mastoid region, perilabyrinthine region, petrous region, accessory region）のグループに分けられていて，その1つの蜂巣群である．錐体骨の先端に位置し，Gradenigo症候群（外転神経麻痺，三叉神経痛，耳漏）はここに炎症がある場合に起こる．

錐体乳突部
すいたいにゅうとつぶ
回 岩様部（petrous portion）

☞岩様部（p.97）

錐体隆起
すいたいりゅうき
pyramidal eminence

耳の鼓室後方の骨性の隆起をいう．アブミ骨筋がここから出て，アブミ骨につく．これより外側に facial recess があり，内側に鼓室洞 tympanic sinus がある．

錐体鱗裂
すいたいりんれつ
petrosquamous fissure

側頭骨を構成する4つの骨のうち，錐体部と鱗部の縫合部．この部分の隔壁が Körner septum と呼ばれる．乳突削開を行うとき乳突洞とまちがえられやすく，"false bottom" とも呼ばれる．

垂直喉頭部分切除術
すいちょくこうとうぶぶんせつじょじゅつ
回 喉頭垂直部分切除術（vertical partial laryngectomy）

☞喉頭垂直部分切除術（p.178）

垂直稜
すいちょくりょう
vertical crest
回 ビル稜（Bill's bar）

内耳道底で横稜（transverse crest）の上方に位置し，顔面神経と上前庭神経とを分ける骨の高まり．経迷路手術における顔面神経の同定の指標として William House（1923〜）が記載したため，Bill's bar と呼ばれる（Bill は彼の愛称）．

水痘
すいとう
varicella
回 chickenpox

水痘・帯状疱疹ウイルスの初感染で起こる主に小児の発熱性疾患．潜伏期間は約2週間で，発疹ははじめに丘疹，発赤，次いで水泡となり最後に痂皮を形成する．さまざまな時期の発疹が混在するのが特徴である．

水痘・帯状疱疹ウイルス
すいとう・たいじょうほうしんういるす
Varicella-zoster virus

DNA ウイルスのヘルペスウイルス科に属するウイルスで，初感染では水痘を起こす．その後感覚神経節に潜伏し，疲労・老化などによる抵抗力減弱時に活性化し，感覚神経の走行に一致して帯状に水泡を生じ，帯状疱疹と呼ばれる．強い痛みを伴い，皮疹が消退した後も痛みが残ることがある（帯状疱疹後神

経痛 post-herpetic neuralgia）．顔面神経麻痺・難聴などを伴うものを Ramsay-Hunt 症候群と呼ぶ．治療には抗ヘルペスウイルス薬を用いる．☞ラムゼイ ハント症候群（p.517）

水疱性鼓膜炎
すいほうせいこまくえん
bullous myringitis

インフルエンザなどのウイルス感染が原因と考えられる鼓膜炎で，激しい耳の痛みが特徴．暗黒色の血液をためた水泡を認める場合は水疱性出血性鼓膜炎という．

髄膜炎
ずいまくえん
meningitis

髄膜に急性の炎症をきたしている状態．狭義では髄膜のうち，特に軟膜の炎症を指す．原因として，ウイルス，細菌，真菌，悪性腫瘍などがある．症状として，発熱，頭痛，悪心・嘔吐，意識障害，髄膜刺激症状をきたす．治療は輸液，抗生物質投与など．耳鼻咽喉科領域では，真珠腫などの中頭蓋底破壊による耳性髄膜炎，副鼻腔炎・鼻腔腫瘍などの前頭蓋底破壊による鼻性髄膜炎などがある．

髄膜炎後難聴
ずいまくえんごなんちょう
postmeningitis hearing loss

髄膜炎が内耳に波及し感音難聴を生じたもの．内耳の感覚細胞は消失するが，直後であれば神経節細胞は保たれている．聾になったものは，成人の人工内耳の適応として多い．髄膜炎後時間が経ったものは迷路の骨化が生じ，人工内耳の挿入が困難な例が多い．

髄膜脳瘤
ずいまくのうりゅう
meningoencephalocele

神経管が開存する二分頭蓋，二分脊椎には潜在性の場合と内容が脱出し顕在性（嚢胞性）になった場合がある．脱出する組織により頭蓋では髄膜瘤，髄膜脳瘤，脳瘤，脳嚢瘤，髄膜脳嚢瘤がある．髄膜と脳組織が脱出したものが髄膜脳瘤である．柔らかい腫瘤で気づかれる．頭頂から後頭部の正中に多いが，あらゆる頭部に発生する．頭蓋底部の髄膜脳瘤が骨破壊を起こしクモ膜下腔と副鼻腔が交通すると髄液鼻漏を生じる．

睡眠時無呼吸症候群
すいみんじむこきゅうしょうこうぐん
sleep apnea syndrome

1976 年に Guilleminaul らは，習慣性のいびき，日中の眠気，起床時の頭痛，などの症状を有し，かつ睡眠ポリグラフ検査にて一晩の睡眠中（約 7 時間）に 10 秒以上続く無呼吸，および低呼吸が 1 時間あたり 5 回以上出現する場合を睡眠時無呼吸症候群と定義した．閉塞性，中枢性，チェーン・ストークス呼吸症候群，睡眠低換気症候群の 4 つに分類されている．

髄様癌
ずいようがん

甲状腺傍濾胞細胞（C 細胞）由来の悪性腫瘍で，カルシトニン分泌を示す特徴をもっている．間質にアミロイド沈着を認め

medullary carcinoma

る例が少なくない．遺伝性家族発生（常染色体優性遺伝）を示すものがあり，若年者に発生し，多発性の傾向を示す．また，副腎褐色細胞腫などを合併する多発性内分泌腫瘍症2型の一部を構成する場合がある．

水様性鼻汁
すいようせいびじゅう
watery rhinorrhea
同 漿液性鼻漏（serous nasal discharge）

アレルギー性鼻炎や血管運動性鼻炎でみられる無色透明で粘性の低い鼻汁．アレルギー性鼻炎の三徴の一つで，感覚神経終末に対するヒスタミンの刺激が副交感神経反射を引き起こし，副交感神経終末から放出されるアセチルコリンが鼻腺に作用して分泌される．血管透過性亢進によって漏出した血漿成分も含まれている．血管運動性鼻炎では，温度，味覚，嗅覚，精神的ストレスなどが刺激となって副交感神経反射が起こる．

☞ 漿液性鼻漏（p.250）

スーパー抗原
すーぱーこうげん
superantigen

蛋白性のT細胞活性化因子で，細菌由来，ウイルス由来，植物由来のものがある．免疫学的特異的反応を介することなく，T細胞受容体（TCR）に結合してT細胞を活性化する．マクロファージなど抗原提示細胞表面のMHCクラスII分子とCD4$^+$Tリンパ球のTCRVβ領域とを結合させる．そして，CD4$^+$Tリンパ球は一斉に活性化され，大量のサイトカインを産生して血流に放出され全身を巡る．サイトカインは通常量の場合は免疫力を高めるが，大量に産生されると炎症が異常なまで高まる．その結果，発赤，炎症，多臓器の細胞障害，さらには，血圧低下，血管透過性の亢進，液体成分の血管外への流出が起こり，時にはショック状態にいたる．黄色ブドウ球菌が産生するTSST-1やSE，化膿性連鎖球菌が産生するSPEによりTリンパ球が過剰に活性化され，発熱，発疹，ショックなどの全身症状を引き起こす．

頭蓋咽頭管
ずがいいんとうかん
craniopharyngeal duct

胎生期，頭蓋咽頭管Rathke's pouchから下垂体になる細胞が生じる．この細胞が一部残ってしまったために発生する良性の脳腫瘍が，頭蓋咽頭腫である．

頭蓋咽頭腫
ずがいいんとうしゅ
craniopharyngioma

トルコ鞍上に好発する良性腫瘍．小児から成人にもみられる．ラトケ嚢に遺残した粘膜上皮より発生する．石灰化を伴うことが多い．視神経，視床下部，下垂体を圧迫するため，視力障害，尿崩症や性機能低下などの内分泌異常をきたす．治療は手術が第一選択となるが，囊胞壁の切除と内容物の排除に終わることもある．放射線治療が有効な場合もある．

頭蓋顔面(骨)異骨症
ずがいがんめん(こつ)いこつしょう
craniofacial dysostosis

頭蓋骨早期癒合の結果，頭蓋顔面の変形が合併した発育異常の総称である．本症を合併する遺伝的疾患としてクルーゾン症候群，アペルト症候群，カーペンター症候群，パイフェル症候群などがあげられる．水頭症，頭蓋内圧亢進，視神経萎縮，後鼻孔閉鎖，聴力障害，言語障害などが起こる．線維芽細胞増殖因子受容体（FGFR）遺伝子の突然変異がある場合，その表現型として頭蓋顔面異骨症を起こすことが知られている．

頭蓋骨早期癒合症
ずがいこつそうきゆごうしょう
craniosynostosis

頭蓋縫合の一つあるいはそれ以上の早期閉鎖と定義され，原発性と骨代謝異常などに起因する続発性に分類される．頭蓋内圧亢進症状，眼症状，知能障害などの種々の症状を呈する．矢状縫合の早期閉鎖に起因する舟状頭蓋が最も多く，次いで，一側冠状縫合の早期閉鎖に起因する斜頭蓋，両側冠状縫合の早期閉鎖に起因する短頭蓋の順に頻度が多い．治療は外科的矯正術．

頭蓋底手術
ずがいていしゅじゅつ
skull base surgery

頭蓋底部の手術の総称．鼻副鼻腔や傍咽頭腔，聴器など耳鼻咽喉科領域の疾患が頭蓋底に接するように広く進展したり，これを超えて頭蓋内へ進展したりする場合と，逆に頭蓋内病変が頭蓋底を超えて下方に進展した場合がある．開頭（前頭開頭や側頭開頭など）を必要とする手術と頭蓋外から頭蓋底周辺の操作を行う手術も含まれる．耳鼻咽喉科の上方境界領域である．

頭蓋内合併症
ずがいないがっぺいしょう
intracranial complication

中耳炎や副鼻腔炎が頭蓋内に波及した合併症のこと．脳膿瘍や頭蓋骨と硬膜の間に膿瘍を生じる硬膜外膿瘍，クモ膜下腔に炎症の及んだ場合に起こる化膿性髄膜炎などがある．中耳炎では乳突蜂巣から静脈洞壁を侵して起こるS状静脈洞炎と，その後に血栓を形成して起こるS状静脈血栓症などもある．

スギ花粉
すぎかふん
Japanese cedar pollen

春季花粉の代表であるスギ花粉症の原因植物である．日本原産の裸子植物で，1〜3月に開花する．スギ花粉は直径30 μm 前後で球形をなし，鉤状に曲がるパピラを有する．アレルゲンとして Cry j 1 や Cry j 2 がある．ヒノキ花粉と共通抗原性を有する．最新の全国有病率は 26.5% であり，飛散数の増加や衛生仮説を背景に急増しており，また発症の低年齢化が指摘されている．

スタージ・ウェーバー症候群
すたーじ・うぇーばー

顔面の単純性血管腫（ポートワイン母斑）に脳軟膜の血管腫，ぶどう膜血管病変による眼症状を合併する神経・皮膚症候群．顔面の血管腫は片側の三叉神経第1枝または第2枝の領域に生

しょうこうぐん
Sturge-Weber syndrome

じる（前者が多い）．脳軟膜血管腫は顔面の血管腫と同側の大脳皮質に生じることが多く，脳内の血管循環が障害され反対側の片麻痺や痙攣発作を起こす．また脈絡膜の血管腫により眼圧が亢進し，緑内障を起こす．常染色体優性遺伝とされるが異論がある．

スティーブンス・ジョンソン症候群
すてぃーぶんす・じょんそんしょうこうぐん
Stevens-Johnson syndrome (SJS)

皮膚や粘膜の過敏症である多型紅斑の一種．別名，皮膚粘膜眼症候群ともいう．さらに症状がひどい状態が，中毒性表皮壊死剥離症（TEN）（別名：ライエル症候群）という．原因は薬剤の副作用（抗生物質，解熱鎮痛剤，抗てんかん剤，痛風治療剤，サルファ剤，抗不安剤，降圧剤などである．その他種々の医薬品で発生することが報告されており，原因となる薬物は 1,100 種類以上ある），ウイルスの感染，悪性腫瘍，などである．症状は発熱があり紅斑ができることから始まり，その後水疱，びらんが皮膚や粘膜の大部分の部位に広く現われることに加え，高熱や悪心を伴う．また，皮膚や粘膜だけではなく目にも症状が現れ失明することもあり，治癒後も目に後遺症が残りうる．人口 100 万人あたり年間 1〜6 人と極まれにしか起こらない副作用である．薬剤の副作用は投与後早いもので 3 日以内，多くは 15〜21 日に発症する．原因となる薬剤，感染などを検索することが重要である．薬剤投与後に高熱を伴う発疹などを認めた時は，原因薬剤を直ちに中止する．SJS が発症した場合，ステロイドなどの投与あるいは血漿交換療法，ビタミン類の投与，さらに二次感染予防の目的で抗生物質製剤投与が行われ，皮膚面に対しては外用抗生物質製剤，外用ステロイド製剤を投与する．

スティックラー症候群
すてぃっくらーしょうこうぐん
Stickler syndrome

眼症状（進行性近視，硝子体の変性，網膜剥離など）と全身の結合組織の異常をきたす．痩身で骨端異形成や骨関節炎に類似の変性をしばしば伴う．耳鼻科領域では進行性感音難聴，口蓋裂，下顎の低形成がみられ，鼻が長く頬骨が低形成である．常染色体優性遺伝．COL2A1 遺伝子の突然変異である．

ステノン管
すてのんかん
parotid duct
図 Stensen's duct

耳下腺の唾液排泄管である．耳下腺前方より出て咬筋上を走行し頬筋を貫いて第二大臼歯外側の頬粘膜に小隆起を形成し口腔に開口する．内皮は円柱上皮で覆われ，開口部近傍では扁平上皮へと移行する．ステノン管の上方には副耳下腺が存在する例も多く，副耳下腺導管もステノン管に合流する．

ステロイド
steroid
同 副腎皮質ステロイド
corticosteroid

シクロペンタヒドロフェナントレンの誘導体の有機化合物の総称である．共通してステロイド核（シクロペンタノ－ペルヒドロフェナントレン核）と呼ばれる，3つのイス型六員環と1つの五員環がつながった構造をもっている．脂溶性の物質で水には不溶．ほとんどの生物が生体内でステロイドを合成し，ホルモン，ビタミンとともに重要な構成物質として利用している．代表的な体内ステロイドとしては，細胞膜を構成するコレステロール，胆汁に含まれる胆汁酸，アンドロゲンやエストロゲンなどの性ホルモン，コルチゾールなどの糖質コルチコイド，アルドステロンなどの鉱質コルチコイドなどがある．

ステロイド大量療法
すてろいどたいりょうりょうほう
high dose therapy of corticosteroids
同 ステンナート法
（Stennert method）

☞ステンナート法（同頁）

ステント
stent

血管，気管，食道，腸，胆道などの管腔構造の閉塞や虚脱を防止するために，管腔内部に挿入し管腔を保たせる医療器材．金属でできた網目の筒状のもの，シリコーン製のものなどがあり，治療する部位に応じた種類と形状を用いる．喉頭狭窄，気管・気管支狭窄，食道狭窄などの治療に用いられる．

ステンナート法
すてんなーとほう
Stennert method
同 ステロイド大量療法
high dose therapy of corticosteroids

末梢性顔面神経麻痺に対してプレドニゾロン 200～250 mg，血漿増量薬低分子デキストラン，高浸透圧利尿薬マンニトール，微小循環改善薬ペントキシフィリン（現在発売中止）を麻痺発症早期に併用する治療法．Stennert らは治癒率が96％であったことを報告している．肝障害，腎障害，胃潰瘍，精神症状など副作用も多く認められることから，各種の変法が考案されている．

ステンバース撮影法
すてんばーすさつえいほう
Stenvers projection

側頭骨のX線撮影法の一つで，錐体部，内耳，内耳道，乳様突起先端部の観察に優れる．頭蓋の正中矢状面はフィルムと45度の角度をなし，鼻尖，頬骨突起，眼窩上縁はフィルムに密着させ，X線中心線は足方向へ12度傾斜して眼窩外側縁と外耳道孔の中央を通るように撮影する．

スピーチオージオグラム
speech audiogram

語音検査で語音了解閾値と語音弁別能を調べるために提示レベル（横軸）と明瞭（りょう）度（縦軸）の関係を示した図．なお，横軸 10 dB と縦軸 20％が等長になる．

スピーチノイズ
speech noise

語音の長時間平均スペクトルに近いスペクトルをもつ加重不規則雑音．たとえば，スペクトルレベルが 125 Hz から 1,000 Hz まで周波数によらず一定で，1,000 Hz から 6,000 Hz まで 12 dB/oct 減少する加重不規則雑音．

スペーサー
spacer

喘息などの治療にはスプレーによる吸入による治療がされるが，特に小児においては定量噴霧器の噴霧口から口の間に間隙をもうけることで噴射速度を和らげ吸入を同期しやすくする必要がある．そのための吸入補助具の総称．吸入補助具には一度バッグに貯めてから吸入するものもあり，これをリザーバーというがスペーサーと混同しないよう注意する必要がある．

せ

声域
せいいき
vocal range
回 voice range, range of voice

被検者が発声することができる最も低いピッチから最も高いピッチまでの範囲を示す．ピアノあるいはキーボードで誘導しながら徐々に音を下げて，あるいは上げて測定する．正常成人男性では 60〜500 Hz，成人女性では 120〜800 Hz である．声のピッチは外喉頭筋による喉頭の上げ，下げ，内喉頭筋の緊張状態による声帯長と声帯質量のバランスなどによって変化する．

正円窓
せいえんそう
round window
回 蝸牛窓（cochlear window）

☞蝸牛窓（p.69）

正円窓小窩
せいえんそうしょうか
round window niche
回 蝸牛窓小窩（fossula of round window niche）

☞蝸牛窓小窩（p.69）

正円窓破裂
せいえんそうはれつ
round window rupture
回 内耳窓破裂（labyrinthine window rupture），

☞内耳窓破裂（p.386）

外リンパ瘻(perilym-phatic fistula)

性感染症
せいかんせんしょう
sexually transmitted disease(STD)
同 venereal disease

性交および性交に準じた行為により感染する疾患群．病原体別に挙げると，ウイルスによる AIDS，性器ヘルペス，尖圭コンジローマ，細菌による梅毒，淋菌感染症，クラミジア感染症，真菌によるカンジダ膣炎，原虫による膣トリコモナス症などである．またこれらの病原体は口腔・咽頭病変の原因としても忘れてはならない．

制御性 T 細胞
せいぎょせい T さいぼう
regulatory T cell(Treg)

免疫応答を抑制することに特化した T 細胞である．その重要な機能は，自己免疫病やアレルギーの抑制などである．他の T 細胞と同様に胸腺由来として存在し，末梢 $CD4^+$T 細胞の 10% を占める $CD25^+CD4^+$T 細胞として同定される．また，転写因子 FoxP3 は，血球系細胞では，Treg に特異的に発現している．ヒト FoxP3 遺伝子の変異は，Treg の先天的欠損をきたし，IPEX (Immunodysregulation, polyendocrinopathy, enteropathy, X-linked) 症候群として，自己免疫病（I 型糖尿病，甲状腺炎など）・アレルギー・炎症性腸炎を発症する．

声区
せいく
vocal register
同 voice register

声域は低いほうからパルス，胸声，頭声の 3 つの声区に分類される．さらに詳細な分類方法もある．声区の変化は喉頭内筋特に輪状甲状筋，声帯筋の緊張によって随意，不随意的に行われる．胸声と頭声との境は子供や女性では明確ではない．訓練された歌手は声区の変換を声の途切れなしに連続的に移行する技法を獲得している．

正弦波的振幅変調音
せいげんはてきしんぷくへんちょうおん
sinusoidally amplitude modulated tone(SAM)

純音に対して正弦波的に振幅変調をかけたもので，聴性定常反応の刺激音として用いられる．搬送周波数を fc (Hz)，変調周波数を fm (Hz) とした場合に，そのパワースペクトルは fc − fm，fc，fc + fm に急峻なパワーをもつので，高い周波数特異性を有する．周波数変調を 2 度かけた AM^2 を用いると，正弦波的振幅変調音より聴性定常反応の反応性はよくなるが，周波数特異性は劣る．

脆弱性耳管
ぜいじゃくせいじかん
flaccid tube
同 閉鎖不全耳管(floppy tube)

耳管は骨部と軟骨部からなる．軟骨部での開閉の機能が十分ではないものをいう．過度の通過性をもちながら嚥下などでは開かない耳管を意味し，病態としては閉鎖不全耳管と類似である．耳管軟骨の脆弱性とともに，耳管粘膜表面の界面活性物質

の低下がもたらす表面張力の増加もその成因と考えられる．このため，中耳疾患を引き起こす．具体的には鼻すすりによる真珠腫性中耳炎などである．

星状神経節ブロック
せいじょうしんけいせつぶろっく
stellate ganglion block

星状神経節は交感神経節である．下頸交感神経節と第1胸部交感神経節とが融合することによって形成される．第7頸椎の横突起のレベルにおいてその横突起の前に存在する．第1肋骨の背面になる．耳鼻咽喉科領域では，顔面神経麻痺の治療に用いられることが多いが，その有効性は立証されていない．合併症としては，ホルネル症候群，動脈や静脈への注入事故，嚥下障害，声帯麻痺，気胸，頸髄の硬膜外麻酔などがあげられる．

正常聴覚閾値
せいじょうちょうかくいきち
normal threshold of hearing

耳科学的に正常な 18～30 歳までの多数の評定者の聴覚閾値の最頻値．

正常微生物叢
せいじょうびせいぶつそう
normalmicrobial flora
圓 常在菌叢（indigenous bacterial flora），常在微生物叢（indigenous microbial flora），常在細菌叢（resident flora）

☞常在菌叢（p.256）

青色鼓膜
せいしょくこまく
blue ear drum

コレステリン肉芽腫の時に中耳全体，鼓室にもコレステリンの貯留があり，これが鼓膜を透して青くみえる．耳鏡所見での表現である．鑑別として high jugular bulb があるが，この場合は拍動していたり，上部が球状を呈するようになっていたりして鑑別ができる．耳管機能も悪いことが多い．

成人呼吸促進症候群
せいじんこきゅうそくしんしょうこうぐん
adult respiratory distress syndrome

肺実質への直接障害が起こることにより発症する．誘因として敗血症，肺炎，外傷などがあげられる．症状としては呼吸困難やチアノーゼがみられ，聴診上は肺野全体に湿性ラ音を聴取する．胸部 X 線上は急性肺水腫に似たびまん性両側性浸潤影をみる．治療は人工呼吸器を用いた厳重な呼吸管理（PEEP の導入），抗生物質，ステロイドの投与，適量の補液である．予後はきわめて不良であり，早期発見と適切な治療が予後を左右する．呼吸状態が悪化した時にみられる．体の換気需要に換気能

力や換気量が見合わないために，換気を増やそうと呼吸補助筋などを用いて行う呼吸である．迅速な原因の探索と対応を要する．

成人 T 細胞性白血病
せいじん T さいぼうせいはっけつびょう
adult T-cell leukemia

ヒト T リンパ球向性ウイルス 1 型（human T-lymphotropic virus type 1：HTLV-1）に感染した CD4 陽性ヘルパー T 細胞が腫瘍化した白血病．日本では九州，沖縄にキャリアが多い．大部分が母子感染で，生涯発症率は 3〜10％ とされる．症状としては難治性の皮膚病変，リンパ節腫大など多彩で，治療に抵抗性である．

生存率
せいぞんりつ
survival rate

診断から一定期間後に生存している確率．Kaplan-Meier 法に基づく，ノンパラメトリックな生存率の推定が一般的に用いられる．観察開始時点は研究の目的により初診日，治療開始日，または無作為比較対照試験では割りつけた日などとそれぞれ異なる．便宜的に，1 年，3 年，5 年生存率が用いられる．粗生存率では，観察対象者の性や年齢に相当する一般集団の生存率（期待生存率）は考慮しない．そのため，比較すべきグループ間で性，年齢分布に差が生じている場合には，これらの偏りの影響を受けてしまう．

声帯
せいたい
vocal fold (cord)
回 true vocal cord

気道を防御する弁を目的として発達した器官で，ヒトでは発声・呼吸・嚥下に関与する．成人男子では約 20 mm，成人女子では約 15 mm の長さである．声帯前部は粘膜上皮・粘膜固有層からなるカバー，粘膜固有層中間層と深層からなる移行部（声帯靱帯），および声帯筋からなるボディの三層構造を成し声帯膜様部という．声帯後部は披裂軟骨声帯突起が主体で声帯軟骨部という．臨床上の慣用語として用いる声帯遊離縁とは解剖学用語ではなく，安静時は声帯膜様部粘膜の声門内腔に最も突出した部を示す．発声（声帯振動）時は，左右の声帯膜様部の遊離縁が互いに接し声門は閉鎖される．声帯粘膜の上唇（upper lip）と下唇（lower lip）の間の部が声帯遊離縁として観察される．組織学的に声帯遊離縁は重層扁平上皮に覆われている．

声帯横切開術
せいたいおうせっかいじゅつ
transverse cordotomy

両側声帯運動障害による呼吸困難の改善を目的とした声門開大術の術式の一つ．内視鏡下でレーザーを使用し，声帯を声帯突起前方で全層にわたり切開し後部声門を拡大する．

声帯緊張筋
せいたいきんちょうきん
tensor of vocal fold

筋の収縮により声帯を緊張させる筋肉のこと．輪状甲状筋（前筋），甲状披裂筋（内筋）がある．

声帯結節
せいたいけっせつ
vocal fold（cord）nodule

音声酷使や不適切な発声法による機械的刺激に起因する，声帯膜様部中央付近に生じる白色の無茎性小腫瘤．多くは両側性，対称性である．若年女性や学童期の男児（小児結節）に好発し，成人例では教師や保育士，歌手など声を頻用する職業に多くみられる．気息性嗄声や発声持続時間の短縮を主症状とするが，発声時に喉の痛みを訴える場合もある．治療は声の衛生指導や音声訓練，薬物治療など保存的治療を第一選択とするが，難治例や重症例に対しては外科的切除を行う．発声法や発声環境をあらためないと容易に再発するため，治療後の指導が重要である．

声帯固定
せいたいこてい
vocal fold（cord）fixation

喉頭麻痺，輪状披裂関節の拘縮・固着，披裂部周辺軟部組織の瘢痕性変化あるいは腫瘍浸潤などにより声帯の可動性が消失した状態をいう．一側の声帯固定では気息性嗄声を両側固定では呼吸困難を主訴とすることが多い．

声帯振動
せいたいしんどう
vocal fold（cord）vibration

発声に際して起こる左右声帯の開閉運動．声帯の質量，緊張度，粘弾性などの物理的性質と呼気の相互作用によって起こり，声門で生成されるパルス波（喉頭原音）の音響を決定する．声帯振動の基本周波数が声の高さを規定する．周期的で雑音成分の少ない音源を得るためには，左右声帯粘膜の層構造が保たれ，規則的対称的な開閉が，十分な閉鎖期を伴って確保されることが必要である．声帯振動を，声帯の物理的性質と呼気流を変数として物理モデルとしたものに，一質量モデル（Van den Berg），二質量モデル（Ishizaka-Flanagan）などがある．

声帯切除術
せいたいせつじょじゅつ
cordectomy

声門癌の外科的治療として腫瘍を含む声帯を切除する手術である．根治治療としては声門癌 T1 までが適応と考えられ，初回治療として行う場合と（化学）放射線療法後の再発例に行う場合がある．古くは喉頭截開術によるアプローチが行われていたが，近年ではレーザーを用いたラリンゴマイクロサージェリーとして行われている．レーザー手術では切除の深さ（声帯粘膜上皮のみ，声帯靱帯を切除し声帯筋が露出，声帯筋の切除，甲状披裂筋を切除し甲状軟骨が露出）による分類が提唱されている．癌の浸潤範囲を見極め三次元的に safety margin をつけて

切除することが肝要であり，切除標本を組織学的に検討する必要がある．

声帯注射
せいたいちゅうしゃ
vocal cord injection
㊩声帯内方移動術(vocal cord intracordal injection)

声帯に注入物質を注射して音声を改善させる方法．主に声帯の内方移動が目的であり，通常，声帯筋の外側に注入する．最近では声帯粘膜の粘弾性を改善させる目的で，声帯粘膜の比較的浅い部分に注入することもある．注入物質にはコラーゲン，脂肪，ヒアルロン酸などが使われ，経口的あるいは経皮的に注射が行われる．

声帯ポリープ
せいたいぽりーぷ
vocal fold(cord)polyp

主に片側の声帯にできる腫瘤で嗄声の原因となる．教師や保育士，僧侶，歌手など声を使うことを職業としている人にできやすい．声の乱用により声帯が機械的な刺激を受け，粘膜上皮下の血管が破綻して血腫が形成されポリープの原因となる．自然に吸収され治癒することもあるが，器質化して切除が必要となることも多い．放置していても悪性化しないが，まれにポリープのようにみえる喉頭癌もあるため注意が必要である．

声帯麻痺
せいたいまひ
vocal cord paralysis
同喉頭麻痺(laryngeal paralysis)

☞喉頭麻痺（p.181）

正中位
せいちゅうい
median position

発声時の声帯位で，両側声帯は内転し声門の真ん中（正中）で接触し合う位置をいう．

正中頸嚢胞
せいちゅうけいのうほう
median cervical cyst
同thyroglossal duct cyst

甲状舌管の遺残から生じた嚢胞である．舌骨下の正中部にみられることが多い．徐々に増大する無痛性，可動性，波動を呈する腫瘤で周囲との癒着は少ない．異所性甲状腺，甲状腺腫，リンパ節腫脹，皮様嚢胞などの鑑別には RI 検査，超音波検査，X 線 CT などが用いられる．舌骨体部を含めて嚢胞を全摘出するが，甲状舌管が舌盲孔まで残存している場合は慎重に摘出する必要がある．悪性転化（多くは乳頭癌）は少ない．

正中頸瘻
せいちゅうけいろう
median cervical fistula
㊩正中頸嚢胞

甲状舌管は胎生 1～2 ヵ月で舌骨の発生に伴って萎縮消失するが，上皮細胞が残ると嚢胞（正中頸嚢胞）を生じ，時に頸部正中に瘻孔を形成する．しかし先天的瘻は少なく，炎症による嚢胞の膿瘍形成後自潰や切開などの不適切な手術によって瘻孔

に移行するものが多い．

成長因子
せいちょういんし
growth factor
㊙神経成長因子（nerve growth factor），上皮成長因子（epidermal growth factor）

体内において，特定の細胞の増殖や分化を促進する内因性の蛋白質の総称である．増殖因子，細胞増殖因子などともいう．さまざまな細胞学的・生理学的過程の調節に働いており，標的細胞の表面の受容体蛋白質に特異的に結合することにより，細胞間の信号物質として働く．同様の機能を有するサイトカインあるいはホルモンとして扱われるものもあり，また細胞の増殖よりも分化・成熟を促進するものもある．成長因子とサイトカインは同義語のように扱われるようになっている．サイトカインは造血系や免疫系での体液を介した細胞間情報伝達の実体として明らかにされたものである．一方，成長因子は固形組織の研究から明らかにされたものである．成長因子・増殖因子という語は増殖を促進することを意味するが，サイトカインにはそのような意味は含まれていない．

静電マイクロホン
せいでんまいくろほん
electrostatic microphone
同コンデンサマイクロホン（condenser microphone）

☞コンデンサマイクロホン（p.204）

声道
せいどう
vocal tract

声帯から上方の喉頭，咽頭，口腔，口唇，鼻孔までの空間をさす．喉頭を上下させて声道の長さが変化すると声の高さが変化する．声道の狭め，広がりなど形状の変化は声帯部分で生成した音声の共鳴腔として，また修飾し発話という現象をもたらす．

生物活性物質
せいぶつかっせいぶっしつ
immunostimulant
同免疫賦活薬（biological modulator）

☞免疫賦活薬（p.504）

声門音源
せいもんおんげん
glottal sound source
同喉頭原音（primary laryngeal tone）

☞喉頭原音（p.176）

せいも 293

声門下圧
せいもんかあつ
subglottal pressure

発声時に声帯に加わる呼気圧で発声に必要なエネルギー源である．閉鎖した声門に呼気圧が加わると声門が離開し声帯振動が引き起こされる．測定方法には針を気管に刺入する方法，圧センサーを鼻腔から声門下に挿入する，食道内圧で近似させる方法および，気流阻止法を用いるなどがある．測定には適度の呼気圧と一定の呼気流が必要で無関位発声時の呼気圧を正常値とする．60 dB の声を発声するのに必要な声門下圧は 7〜10 cmH$_2$O である．

声門開大期
せいもんかいだいき
opening phase of glottis
圓 声門開大相（glottal opening phase）

声帯振動の一周期において，閉鎖していた声帯が声門下圧の上昇により上方に押し広げられ声門が開大していく期間をいう．最も広く開いた状態を最大開大という．

声門開大筋
せいもんかいだいきん
abductor of glottis
圓 外転筋 opener of glottis

筋の収縮により声帯を外転（声門を開大）させる筋肉のこと．後輪状披裂筋（後筋）が唯一の外転筋である．

声門開大術
せいもんかいだいじゅつ
glottic dilatation

両側声帯運動障害に対し，声門を開大して気道を確保する手術．外切開による声帯外方移動術（ウッドマン手術）と直達喉頭鏡下に行う方法がある．後者にはレーザーを用いた披裂軟骨摘出術や声帯横切開術，糸で声帯を外方に牽引する方法などがある．現在は外切開による手術はあまり行われず，直達喉頭鏡下手術が主流である．

声門開大相
せいもんかいだいそう
glottal opening phase
圓 声門開大期（opening phase of glottis）

☞声門開大期（同頁）

声門下狭窄
せいもんかきょうさく
subglottic stenosis

声門下部が先天性または後天性に狭窄した状態である．先天性声門下狭窄はまれであり，軟部組織狭窄と輪状軟骨狭小化に分けられ，症状とその出現時期は狭窄の程度による．高度の狭窄では生下時に喘鳴，呼吸困難がみられるが，狭窄が軽度であれば生後数週から数ヵ月後より吸気性喘鳴や犬吠様咳嗽，呼吸困難などを長期に，また繰り返し生じる．軽度の狭窄では保存的治療と注意深い経過観察により成長とともに気道狭窄が克服されることが多いが，高度になると気管挿管から気管切開が必

要となる．喉頭外傷後の瘢痕狭窄による後天性声門下狭窄の原因は気管挿管による内損傷が最も多く，特に小児に多い．そのほかに交通外傷などの外損傷が挙げられる．軽度の軟部組織狭窄では内視鏡下に瘢痕切除，ステント留置などを行うが，高度狭窄や軟骨狭窄では喉頭截開下に瘢痕切除，粘膜移植を行い，加えて輪状軟骨前方・後方切開などの喉頭枠組みの拡大とステント留置が必要となる．

声門下部
せいもんかぶ
subglottic region
㊥声門下（subglottis）

喉頭は解剖学上，声門上部・声門部・声門下部からなる．声門下部は声門から輪状軟骨下縁までの部分．

声門逆フィルタ法
せいもんぎゃくふぃるたほう
glottal inverse filtering

声道の伝達特性に相当する成分を音声波から除去する回路を用いて，声門音源の特性を推定する方法をいう．声門音源と声道伝達特性の間には複雑な交互作用があるから，その影響をどのように取り除くかが推定の精度を左右することになる．なお，音声波でなく気流波から音源特性を推定する方法（Rothenberg's filter）もある．

声門後部間隙
せいもんこうぶかんげき
posterior glottic gap

声門は前交連から声帯突起尖端部までの声帯膜様部と声帯突起尖端から喉頭室後端までの声帯軟骨部からなる．後部声門間隙はこの声帯軟骨部と後部声門側壁および声門後壁で構成される間隙を意味する．

声門後壁
せいもんこうへき
posterior walls of glottis

声門後壁はほぼ直立する壁状の構造であり，その支持組織は輪状軟骨板の上部である．粘膜は多列線毛上皮で覆われている．

声門周囲腔
せいもんしゅういくう
回傍声門間隙（paraglottic space）

☞傍声門間隙（p.476）

声門上喉頭切除術
せいもんじょうこうとうせつじょじゅつ
supraglottic partial laryngectomy
回喉頭水平部分切除術

☞喉頭水平部分切除術（p.178）

(horizontal partial laryngectomy)

声門上部
せいもんじょうぶ
supraglottic region
㊥声門上（supraglottis）

喉頭は解剖学上，声門上部・声門部・声門下部からなる．そのうち，前上方は喉頭蓋上縁，外側は披裂喉頭蓋ヒダ，内側は仮声帯，後方は披裂部・披裂間ヒダ，下端は喉頭室までを含み，これらに囲まれた部を声門上部という．

声門抵抗
せいもんていこう
glottal resistance

呼気流は気管支よりも狭い声門部を通過する時に速度，体積が減少する．これを声門抵抗と呼ぶ．単位は kPa/L/s．発声時の声門抵抗 R は肺胞呼気送出圧 P を声門流量 U で除した値である．R＝P/U でたとえば声道に 0.5 L/s の流量に呼気圧 1 kPa 必要であればその時の声門抵抗は 2 kPa/（L/s.）である．

声門破裂音
せいもんはれつおん
glottal stop

声門を突然開くことにより発する，咳払い様の子音．一部の言語では正常の音韻として含まれるが，日本語など多くの言語では通常の音韻の中には含まれない．言語発達期に鼻咽腔閉鎖不全があると，軟口蓋破裂音などを置換する異常構音として高率に出現する．幼児期を過ぎると鼻咽腔閉鎖不全を修復しても自然治癒しにくいため，構音訓練が必要になる．成人後の鼻咽腔閉鎖不全では開鼻声のみで，声門破裂音は出現しない．

声門部
せいもんぶ
glottic region
㊥声門（glottis）

喉頭は解剖学上，声門上部・声門部・声門下部からなる．そのうち，声帯が存在するレベルを声門部という．

声門閉鎖
せいもんへいさ
glottic closure

内喉頭筋の働きで声帯の内転，外転が行われる．発声のために内転した声帯は呼気圧によってもち上げられ声帯下縁から離開し，開放する．声門間隙を呼気流が通過する時にベルヌーイ効果，声帯の粘弾性および重力の作用で声帯下縁から閉鎖を開始し，呼気流圧でもち上げられた声帯は重力で下降し声門は閉鎖する．この声帯の連続する開閉のサイクルで呼気流は分断され，気流の粗密波ができる．これにより声帯原音が生成される．声門の閉鎖状態には完全閉鎖と声帯の隆起性病変による不完全閉鎖がある．不完全閉鎖では音声障害を引き起こす．嚥下時および重いものをもち上げ，"いきみ" あるいは "力み" では声門が閉鎖し肺胞内圧，腹圧が上昇しポンプの役割をする．

声門閉鎖筋
せいもんへいさきん
adductor of glottis
同内転筋(closer of larynx)

筋の収縮により声帯を内転(声門を閉鎖)させる筋肉のこと．甲状披裂筋(内筋)，外側輪状披裂筋(側筋)，披裂筋(横筋)がある．

声門閉鎖術
せいもんへいさじゅつ
glottal closure
同声門縫着術

誤嚥防止術の一つで，喉頭截開により，左右の仮声帯，声帯を縫着する術式．Montgomery の原法は仮声帯，喉頭室，声帯粘膜を切除して，甲状軟骨翼から対側の声門全体に糸をかけ，これを両側に行うことで，声門の閉鎖を図るが，後部声門に閉鎖不全を生ずることがあるとされている．これを補うために Sasaki らは胸骨舌骨筋皮弁により声門閉鎖を強化する方法を紹介している．

声門閉小期
せいもんへいしょうき
closing phase of glottis
同声門閉小相(glottal closing phase)

声帯振動の一周期において，最大開大の状態にある声帯が，声帯の弾性による復元力とベルヌーイ効果により閉じていく期間をいう．声帯振動の一周期は，声門が完全に閉鎖している「閉鎖期」と声門が開放している「開放期」からなり，開放期は声門開大期と声門閉小期に区分できる．

声門閉小相
せいもんへいしょうそう
glottal closing phase
同声門閉小期(closing phase of glottis)

☞声門閉小期(同頁)

声門縫着術
せいもんほうちゃくじゅつ
同声門閉鎖術(glottal closure)

☞声門閉鎖術(同頁)

声門面積波形
せいもんめんせきはけい
glottal area waveform

高速度映画などの手段で観測される，発声中の声門面積の時間波形をさす．典型的なおもて声発声の場合，いったん閉鎖していた声門は呼気流によって押し広げられ，声門面積は零からしだいに増加して最大値に達する．この時間を開大期 opening phase という．次いで面積はしだいに減少して声門が閉じられるが，面積がピーク値から零になるまでの時間を閉小期 closing phase という．開大期の値を閉小期の値で割った比を開閉速度率 speed quotient (SQ) と呼ぶ．また，閉じていた声門が再び開き始めるまでの時間を閉鎖期 closed period という．先程の開大期と閉小期を合わせた時間を開放期 open phase といい，この

開放期が一周期全体中に占める割合を開放時間率 open quotient（OQ）と呼ぶ．声門面積波形はこのように間欠的な三角波であるから，声門を通過する呼気流波形も間欠的な三角波になる．
☞開閉速度率（p.60），開放時間率（p.61）

赤外線 CCD カメラ
せきがいせんしーしーでぃーかめら
infrared CCD camera

赤外線 CCD カメラとは，暗所での眼球運動を観察する装置である．赤外線を光源として使用し，赤外線に感光するカメラにて画像を得る．被験者の眼をゴーグルでおおい，ゴーグルに赤外線 CCD カメラを装着して被験者の眼前に固定する．赤外線は目にみえないので，被験者の暗所開眼での眼振を観察することができる．特に前庭性眼振は固視を取り除くことで解発されやすくなるため，赤外線 CCD カメラはフレンツェル眼鏡よりも高感度で眼振を検出できる．コンピュータ画像解析にて，眼球運動の定量的解析も可能である．

脊索腫
せきさくしゅ
chordoma

頭蓋底あるいは脊椎にできる腫瘍で，中でも斜台に好発する．視神経の症状をきたしやすい．骨を破壊して拡大し，海綿静脈洞や脳実質に浸潤する．髄腔播種を起こすこともある．治療は手術での摘出であるが，完全摘出は難しく，陽子線あるいは重粒子線の照射が行われることもある．

脊髄小脳変性症
せきずいしょうのうへんせいしょう
spinocerebellar degeneration

体幹失調，四肢失調，構音障害の三主徴をきたす神経変性疾患．以前は病型で，小脳障害型，脊髄小脳型，脊髄型に分けられていたが，今日では分子生物学の進歩により，遺伝子により細分化されている．常染色体優性遺伝のものは，脊髄小脳失調症（spinocerebellar ataxia：SCA）と命名され，遺伝子座が発見された順に，SCA1，SCA2，……と分類されている．

咳喘息
せきぜんそく
cough-variant asthma

喘鳴や呼吸困難発作を伴わない慢性乾性咳を唯一の症状とし，気管支拡張薬が有効である病態で，気管支拡張薬が奏効する，気道過敏性が軽度亢進する，咳感受性が正常範囲，アトピー素因が多くみられる，喀痰ないし誘発喀痰に好酸球がみられる，吸入ないし経口ステロイド薬が長期的に奏効するなどの気管支喘息と共通点がみられる．咳は原則的には喀痰を伴わず，深夜から明け方に強く，冷気，タバコの煙，会話，運動などで咳発作を誘発しやすい．鎮咳薬や消炎薬などの効果がなく，吸入ステロイドが効果的であるなどの特徴がある．咳喘息はそのまま自然緩解することが多いが，約 30％が喘息に移行し，再発を繰り返すこともある．

積分筋電図
せきぶんきんでんず
integrated electromyogram

筋電図を定量化する代表的方法．筋電図のパラメータには，筋活動電位の振幅，活動頻度の2つがある．これらを総合的に評価する方法として，一定期間の筋放電における筋電信号を二乗して，ある時間内の積分平均値を求めて平方根をとる RMS（root mean square）法と筋電信号を整流化して一定時間で積分して平均化する ARV（average rectified value）法がある．いずれの方法も筋張力を反映していると考えられている．

舌亜全摘出術
ぜつあぜんてきしゅつじゅつ
subtotal glossectomy

舌根を含み可動部舌半切以上の摘出で，再建手術は必須である．嚥下構音機能の障害は大きく，術後のリハビリが重要となる．同時に喉頭挙上術，輪状咽頭筋切断術などの嚥下改善手術が施行されることが多い．高齢者では誤嚥の制御が困難で喉頭全摘を余儀なくされることもある．

舌咽神経
ぜついんしんけい
glossopharyngeal nerve

感覚性，運動性，副交感性神経で構成される混合性神経（第IX脳神経）であり，頸静脈孔より頭蓋外へと出る．知覚性線維は舌後 1/3，扁桃，耳管，咽頭，鼓室，頸動脈小体の知覚（触，痛，温度覚）および舌後 1/3 の味覚を支配し，運動線維は咽頭，軟口蓋の筋（茎突咽頭筋）に分布し，副交感性線維は耳下腺の分泌を司る．

舌咽神経痛
ぜついんしんけいつう
glossopharyngeal neuralgia

扁桃，舌根部から外耳，中耳にかける発作的な痛みで下顎，頸部に放散する．trigger point は咽頭にあることが多く，嚥下，あくび，会話などで誘発される．40歳代の男性に多く，症候性と特発性に分類される．特発性は舌咽神経が血管で圧迫されるために生じるという考えが主流となっている．治療は原疾患の治療，カルバマゼピンなどの薬物療法が第一選択であるが，難治性や痛みが強い場合は血管減圧術が選択される．

舌下口唇癒合術
ぜっかこうしんゆごうじゅつ
tongue to lip adhesion
同 Douglas の手術

Treacher Collins 症候群，Pierre Robin 症候群，Nager 症候群など，出生時から小顎症のため上気道閉塞をきたす危険性のある症例に行う外科的処置である．小顎のため舌根沈下の状態にある舌を下口唇粘膜に縫合し，舌を持続的に前方に固定し気道を確保する．

舌下神経
ぜっかしんけい
hypoglossal nerve

運動性線維からなる第XII脳神経で舌筋に分布し，舌の運動を司る．後頭骨の舌下神経管を通って，頭蓋外へ出る．次いで迷走神経の後ろから外側に現れ，内頸動静脈の間を弓状をなして前下方に進み，舌に入る．舌下神経が障害されると舌を前方に

突き出したときに麻痺側に偏位する．また舌の萎縮による構音障害，嚥下障害も起こる．

舌下神経顔面神経吻合術
ぜっかしんけいがんめんしんけいふんごうじゅつ
hypoglossal-facial nerve anastomosis（jump graft）

障害された顔面神経の末梢端に舌下神経の中枢端を吻合する手術．聴神経腫瘍術後や外傷性顔面神経麻痺により神経断裂した顔面神経麻痺のうち，端々吻合不可能な場合に用いる．大耳介神経などを両神経の間に移植し，舌下神経とは端側，顔面神経とは端々吻合する jump graft も，しばしば行われる．手術後の顔面神経麻痺の回復は他の脳神経との吻合術より良好で，正常時の半分程度までには回復する．回復にはリハビリが必要で2年程度を要する．

舌下腺
ぜっかせん
sublingual gland

大唾液腺の一つであり口腔底の粘膜下で顎舌骨筋上に存在する．混合腺であるが粘液細胞優位であり耳下腺，顎下腺に比べ最も粘稠な唾液を分泌する．大舌下腺管はワルトン管に合流し，小さい導管は各腺体から出て舌下ヒダに沿って開口する．舌下腺管の損傷によりガマ腫が発生すると考えられる．

舌可動部
ぜつかどうぶ
mobile tongue
回 口腔舌（oral tongue）

舌の亜領域で分界溝の前方の部分であり，口腔に属する．後方は舌根で中咽頭に分類される．分界溝の正中には舌盲孔が存在し，その前方に沿って有郭乳頭が並んでいる．可動部舌は前下方で舌下ヒダにより口腔底と境界される．内舌筋，および外舌筋のオトガイ舌筋，舌骨舌筋，乳突舌筋が付着する．

舌下免疫療法
ぜっかめんえきりょうほう
sublingual immunotherapy

古くから行われているスギ，ダニ，ハウスダストなどの抗原特異的減感作（免疫）療法は皮下注射法であり，注射による疼痛とまれではあるが重篤な副作用である全身性アナフィラキシー反応がある．これらの欠点を補うために，パンなどにスギ注射抗原エキスを含ませるなどして舌下にアレルゲンエキスを投与する治療法である．現行の皮下注射法に比べ同等な効果があり，かつ痛みがなく，安全な方法である．

舌強直症
ぜつきょうちょくしょう
ankyloglossia
回 舌小帯短縮症（tongue-tie）

舌小帯が肥厚短縮し，舌が口腔底に固着するため，舌の可動性が損なわれる．重症では，歯茎，硬口蓋に舌で触れることが不能になり，軽症では舌を前方に出すと舌の先端にくびれが生じる．先天性異常であるが，外傷などにより後天性に発症することもある．ラ行，タ行，英語のLなどの歯茎音の構音障害，哺乳障害，摂食障害をきたすことがある．機能障害がある時は，舌小帯を切断し，舌を口腔底より遊離させる．

赤血球凝集素
せっけっきゅうぎょうしゅうそ
hemagglutinin

赤血球の細胞表面には，ウイルスなどの細胞凝集素が結合する受容体と抗体が結合する抗原決定基がある．それらの物質が結合して赤血球同士が橋渡しされると赤血球が凝集する．このうちの抗体を除く化学物質を赤血球凝集素という．インフルエンザウイルスは赤血球凝集素（HA）とノイラミニダーゼ（neuraminidase：NA）とをもち，HA と NA の型から分類され，香港型は H3N2，ソ連型は H1N1 と表記される．☞ノイラミニダーゼ（p.401）

赤血球凝集阻止反応
せっけっきゅうぎょうしゅうそしはんのう
hemagglutination inhibition reaction
回 赤血球凝集抑制試験（hemaggluination inhibition test）

☞赤血球凝集抑制試験（同頁）

赤血球凝集抑制試験
せっけっきゅうぎょうしゅうよくせいしけん
hemaggluination inhibition test
回 赤血球凝集阻止反応（hemagglutination inhibition reaction）

免疫反応によって得られた抗血清が作成に用いたウイルス株による赤血球凝集反応（hemagglutination）を特異的に抑制する原理を利用して，段階的に希釈した抗血清をウイルス検体と反応させ，赤血球凝集反応がどれだけの希釈まで抑制されるかを観察する試験のことをいう．抗血清の希釈倍率は HI 価と呼ばれる．HI 価が高いほどそのウイルス検体が抗血清のウイルス株と類似していると判断できる．

接合菌
せつごうきん
zygomycete

菌界（Fungi）に属するもので，接合菌門（Zygomycota）の中の分類群の一つである．起炎菌別にみた四大真菌症は，カンジダ症（candidiasis），アスペルギルス症（aspergillosis），クリプトコッカス症（cryptococcosis），接合菌症（zygomycosis 類ムーコル症 mucormycosis）である．ムーコル症（mucormycosis）は，接合菌のケカビ目の真菌が起こす感染症であり，副鼻腔から眼窩，頭蓋内へ病変が急速に進行する予後不良の疾患である．
☞ムーコル症（p.492），鼻脳型接合菌症（p.438）

接合胞子
せつごうほうし
zygospore

真菌（fungus）の性的器官（sexual part）であり，違った交配型の単数体の菌糸（haploid hyphase）が核融合（nuclear fusion）して作られた厚膜胞子（chlamydospore）のことである．接合胞子はある環境が整うと発芽し，減数分裂（meiosis）が始まり，胞子嚢柄（sporangiophore）の終末に胞子嚢（sporangium）を形成する．胞子嚢は胞子（spores）を落とす．接合胞子を作る真

菌を接合菌（zygomycete）と呼ぶ．

舌骨下筋
ぜっこつかきん
infrahyoid muscle

舌骨より下にある前頸部筋群の総称であり，甲状舌骨筋，胸骨舌骨筋，肩甲舌骨筋，胸骨甲状筋からなる．甲状舌骨筋のみ舌下神経と頸神経により支配されており，嚥下時に喉頭を上方に牽引する．他の筋は頸神経支配であり，嚥下終了後に舌骨と喉頭を下方に引き下げる．

舌骨下筋群切断術
ぜっこつかきんぐんせつだんじゅつ
infrahyoid myotomy

嚥下機能改善手術の一つとして平野によって報告されたもの．胸骨舌骨筋，肩甲舌骨筋や胸骨甲状筋など舌骨・喉頭を下方に牽引する作用のある筋群を切断し，結果的に喉頭の挙上を補助する手術．通常では単独では行わず喉頭挙上術に併用される．但し，甲状舌骨筋は舌骨下筋ではあるが喉頭挙上に必要不可欠な筋であるので，この筋は切断してはならない．

舌骨喉頭蓋靱帯
ぜっこつこうとうがいじんたい
hyoepiglottic ligament

舌骨体部と喉頭蓋軟骨の前面を連結している靱帯．喉頭蓋を保持している．傍声帯間隙と喉頭蓋前隙の上縁をなし声門上喉頭と舌根の境界を形成する．

舌骨上筋
ぜっこつじょうきん
suprahyoid muscle

舌骨と頭蓋骨もしくは下顎骨を結ぶ筋群の総称であり，顎二腹筋前腹・後腹，茎突舌骨筋，顎舌骨筋，オトガイ舌骨筋からなる．顎二腹筋前腹と顎舌骨筋は三叉神経，顎二腹筋後腹と茎突舌骨筋は顔面神経，オトガイ舌骨筋は舌下神経と頸神経の支配を受けている．収縮により主に舌骨と喉頭を挙上するが，顎二腹筋後腹と茎突舌骨筋は舌根を後上方へ引き上げ，他の筋は舌骨固定時に下顎を後方に牽引し，開口する働きもある．

舌骨前方牽引術
ぜっこつぜんぽうけんいんじゅつ
anterior traction of hyoid bone

棚橋が紹介した喉頭挙上術の一つで，舌骨上筋群による喉頭挙上作用を胸骨舌骨筋と胸骨甲状筋により代用させることを意図した術式．胸骨舌骨筋と胸骨甲状筋を胸骨付着部で切断，翻転し，頤舌骨筋に縫合する．さらに舌骨と下顎骨に向けて牽引，固定し舌骨の前方移動を強化する．嚥下の反射運動と同時に下顎運動を行うことで喉頭の挙上運動を行わせるため，術後の訓練が必要である．

舌根甲状腺
ぜっこんこうじょうせん
lingual thyroid

胎生期，発生の過程で甲状腺原基の下降が障害され本来の位置以外の部に甲状腺組織がみられるのを異所性甲状腺と呼び，舌根内に留まった場合を舌根甲状腺という．異所性甲状腺の約

4割が舌根甲状腺で，本来の位置に甲状腺がみられる場合とみられない場合がある．確定診断は，甲状腺シンチグラムで行う．甲状腺機能低下症を伴うこともあり，治療は甲状腺ホルモンの内服によって縮小させるか ^{131}I療法もしくは外科的切除を行う．

舌根正中部切除術
ぜっこんせいちゅうぶせつじょじゅつ
laser midline glossectomy
回 laser-assisted midline glossectomy

睡眠中の舌根部での狭窄がある睡眠呼吸障害例に対する外科治療法．舌中央で，有郭乳頭より後方の舌組織を，幅2cm，深さ1cm程度を可及的後下方まで，レーザーにより切除する．

舌根沈下
ぜっこんちんか
glossoptosis

舌や頸部の筋が弛緩し，仰臥位で重力によって舌根部が咽頭後壁に落ち込むことにより上気道の閉塞をきたす状態をさす．意識障害がある場合，麻酔下などでみられる．下顎挙上法，頭部後屈頂部挙上法，下顎前進法やエアウェイを使用して速やかに気道を確保することが必要である．

節状神経節
せつじょうしんけいせつ
ganglion nodosum（ラ）
回 下神経節（迷走神経）
（inferior ganglion）

☞下神経節（迷走神経）（p.74）

舌小帯短縮症
ぜっしょうたいたんしゅくしょう
short frenulum linguae

舌下面中央から口腔底に伸びる粘膜ヒダが舌小帯である．この小帯の短小や肥厚が発音や哺乳に障害を引き起こすことがある．しかし，舌小帯が少し短い程度では必ずしも障害が生じるわけではなく，手術の適応は慎重にすべきである．☞舌強直症（p.299）

接触感染
せっしょくかんせん
contagion

感染経路（route of infection）の一つである．皮膚や粘膜の接触，または医療従事者の手や聴診器などの器具，手すりなど患者周囲の物体表面を介して間接的な接触によって感染が成立するものをいう．皮膚疾患（伝染性膿痂疹），眼科疾患（流行性角結膜炎），疥癬，性感染症（梅毒，風疹，トキソプラズマ症，サイトメガロウイルス感染症，ヘルペスウイルス感染症，B型肝炎，AIDS），MRSA感染症，狂犬病，鼠咬症，破傷風，ガス壊疽を含む．

切除断端
せつじょだんたん
surgical margin

　手術材料の断端で，リンパ節転移を含め癌組織が及んでないかの判断を行う．断端浸潤の有無に関して表層断端部と浸潤断端部を別に評価する．表層部の切除断端では異形成または上皮内癌成分の記載を行う．浸潤部断端では明らかに癌細胞が切除断端に出ている場合を断端陽性とする．手術による組織変性など組織学的に切除断端に出ている可能性が疑われるが，確認にいたらない場合 close to margin とする．

舌神経
ぜつしんけい
lingual nerve

　三叉神経の第3枝である下顎神経の枝であり，舌前 2/3 の感覚（触，痛，温度覚）を司る．内側翼突筋と外側翼突筋の間を前下方に走行し，内側翼突筋後縁の高さで鼓索神経と合流して舌に入る．鼓索神経からは味覚線維だけでなく，顎下腺，舌下腺の分泌線維を受け，味覚，唾液分泌を支配する．

舌全摘出術
ぜつぜんてきしゅつじゅつ
total glossectomy

　舌癌などの病変が，正中を超えてさらに両側の舌根にも進展している場合の術式で，舌のすべてを切除する．下顎正中離断や pull through 法によって切除できるが，進展の具合で中咽頭，口腔底，喉頭，下顎なども合併切除を行うことがある．遊離皮弁などで再建を行うが，嚥下機能，音声言語機能が著しく障害される．術後に誤嚥が著しい場合は，胃瘻の造設や，食道と気管を分離させる目的での喉頭全摘術を施行することもある．

接着因子
せっちゃくいんし
adhesion molecule

　細胞接着を担う蛋白質をいう．アドヘレンス・ジャンクションの形成維持に関与するカドヘリン，細胞基質接着に関わるインテグリンが代表的な細胞接着因子であるが，その他クローディン，上皮，血管内皮，免疫系，神経などさまざまな細胞間認識に関わる免疫グロブリンスーパーファミリー，セレクチン，ニューロリジン，細胞表面プロテオグリカンが知られる．細胞接着因子は多くの疾患やウイルス感染に関わっている．

舌乳頭
ぜつにゅうとう
lingual papilla

　舌背には4種類の乳頭が存在し，味蕾を有する茸状（じょうじょう）乳頭，葉状乳頭，有郭乳頭と味蕾を有さない糸状乳頭がある．茸状乳頭は前方にみられる円形の赤味を帯びた外観で識別しやすい．有郭乳頭は舌前 2/3 と後 1/3 の境界に逆V字型に 7〜15 個存在し，最も大きい．葉状乳頭は舌縁部に存在し，ヒトでは発達が悪い．糸状乳頭は舌ざわりに関係し，喫煙者では長くなることがあり，薬剤などにより菌交代が起きると黒毛舌になる．

舌半側切除術
ぜつはんそくせつじょじゅつ
hemiglossectomy

舌癌などの病変が，正中を超えず舌の一側に限られ，切除の安全域が正中で十分と判断される症例で行う術式である．可動部半側切除の場合は口内法でも摘出できるが，舌根も含めた半側切除術や口腔底浸潤を認める場合は，pull through 法が必要となる．再建は欠損のボリュームに応じて遊離皮弁などが必要となることが多い．

舌部分切除術
ぜつぶぶんせつじょじゅつ
partial glossectomy

早期の舌癌などで，病変が舌の可動部の一部に限られている場合に本術式を適応する．一般的に口内法で行い，腫瘍周囲に安全域をつけてレーザーなどで切除する方法であり，再建は不要である．簡便であり局所麻酔下でも行うこともある．患者の負担がきわめて少なく，早期舌癌の一次治療として良い方法である．

舌扁桃
ぜつへんとう
lingual tonsil

舌根部に存在するリンパ組織で口蓋扁桃，咽頭扁桃とともにWaldeyer 咽頭輪を形成する．他の扁桃組織と異なり，思春期以降，特に中年女性で過形成による肥大を認めることがある．また，口蓋扁桃摘出術施行後に代償性に肥大がみられることもある．舌扁桃が肥大すると咽喉頭異常感症やいびき，睡眠時無呼吸，慢性咳嗽の原因になる．

舌扁桃肥大症
ぜつへんとうひだいしょう
lingual tonsillar hypertrophy

舌根部に隆起するリンパ組織が肥大した状態．咽頭，喉頭の異物感や異常感，圧迫感を訴える．睡眠時無呼吸の原因となることがある．舌扁桃摘出術は，1976 年に初めて報告されているが，最近では超音波凝固切開装置を用いての摘出術も行われている．

セファロメトリー
cephalometry

頭部 X 線規格写真（セファログラム）を用いて分析・診断を行うこと．顎顔面の形態だけでなく，軟口蓋や気道に関する分析も行える．睡眠時無呼吸の診断には，前後的（水平方向）だけでなく垂直的要素の多い Ricketts 分析が用いられることもある．

セフェム系抗菌薬
せふぇむけいこうきんやく
cephem

β-ラクタム系抗生物質の一種．1950 年代半ばにセファロスポリンが発見され，その後抗菌力・抗菌スペクトラムの改善が重ねられて，現在では多くのセフェム系抗菌薬が販売されている．副作用が少ないため頻用され，耐性菌の出現が問題となっている．

セラチア菌
せらちあきん
Serratia marcescens
同霊菌

グラム陰性桿菌の腸内細菌科に属するセラチア属の主要菌種．広く環境に存在し，病院の湿潤な場所から検出され，院内感染の原因となる．多くの抗生物質に耐性の日和見感染症菌である．

線維腫
せんいしゅ
fibroma

真皮内の線維芽細胞と，膠原線維の増殖により構成される良性腫瘍．腫瘍の割面は灰白色で，組織学的には種々の方向に走行する結合織線維からなっている．時に二次的に石灰変性あるいは骨化を伴い，さらに硬度を増すことがある．

線維性化骨
せんいせいかこつ
fibrous ossification

側頭骨の発育と含気化の様式には軟骨性化骨と線維性化骨の2種類がある．1つは軟骨性化骨で，耳包に由来し，他からの影響を受けずに発育する．もう1つが線維性化骨で，耳包と側頭骨板状部にはさまれた領域の骨化を担当する．乳突洞，乳突蜂巣を形成するのは線維性化骨で炎症により抑制されやすい．

線維性骨異形成症
せんいせいこついけいせいしょう
fibrous dysplasia

骨組織が化成骨を含む線維様組織に置き換わる原因不明の非腫瘍性骨病変である．骨芽細胞系の間葉の発生異常であり，局所的に未分化な骨芽細胞が形成される．1ヵ所に限局する単骨性と多発性骨病変をみる多骨性に区別される．10歳前後の若年者に多い．CTですりガラス状陰影が特徴的である．頭頸部では側頭骨，鼻副鼻腔領域に多い．緩徐に進行し，変形，腫脹により気づかれる．根治切除は困難であり，整容を目的とした掻爬術が行われることが多い．

線維素性唾液管炎
せんいそせいだえきかんえん
sialodochitis fibrinosa
（ラ）

反復性に耳下腺，顎下腺の有痛性腫脹がみられ，耳下腺ステノン管や顎下腺ワルトン管から白色ゼリー状の線維素塊の排出が特徴である．唾液腺造影で排出管の拡張を認める．導管内には多数の好酸球が認められ，排出した線維素塊も好酸球が主体である．多くの症例はIgE RIST，RASTが高値でⅠ型アレルギーの関与が考えられているが病因は未だ不明な部分が多い．治療に難渋する例が多いが排出管洗浄，ステロイド注入や内服で改善する．

線維肉腫
せんいにくしゅ
fibrosarcoma

線維芽細胞が悪性化したまれな非上皮性悪性腫瘍で，腫瘍細胞は紡錘形で，充実性の束を作って，交差する特徴的所見を示す．成人型と乳幼児型に分類され，後者は末梢に発生しやすい．広範切除により80%程度の5年生存率である．

前額皮弁
ぜんがくひべん
forehead flap

前額部に作る有茎皮弁で，滑車上動静脈を茎とする正中前額皮弁と外側の浅側頭動脈を茎とする外側前額皮弁とがある．正中前額皮弁は，血管茎を中心として180度回転が可能であり，外鼻などの顔面の再建や，鼻腔天蓋の再建などでしばしば用いられる．特に顔面の再建では色や質感のマッチングに優れている．外側前額皮弁は，以前は上顎癌の術後再建などに用いられたが，採皮部の醜形の問題があり，現在では遠隔部位からの有茎皮弁や遊離皮弁などにとって代わられている．

前下小脳動脈
ぜんかしょうのうどうみゃく
anterior inferior cerebellar artery

小脳を灌流する3つの主要動脈のうちの一つで脳底動脈の下部から分枝して主に同側の脳幹外側部から小脳の下部に血液を供給する．内耳動脈も通常この動脈から分枝する．その梗塞では，めまい・悪心・嘔吐，同側の顔面神経麻痺，病巣側への注視麻痺，難聴，小脳性運動失調，反対側半身の感覚解離を生じる．小脳片葉の障害で，前庭眼反射の固視抑制が減弱する．

腺癌
せんがん
adenocarcinoma

癌腫のうち，癌細胞が腺組織に分化傾向を示すものの総称である．腺管，腺腔形成が明瞭な高分化腺癌や腺管形成がなく，粘液産生だけ認められる低分化腺癌に分類される．また，腺管形成の特徴から乳頭状腺癌，濾胞状腺癌などの分類も用いられる．

前嗅核
ぜんきゅうかく
anterior olfactory nucleus

嗅球から投影を受ける第二次嗅覚野と呼ばれる嗅皮質に存在する核である．

前筋
ぜんきん
anterior laryngeal muscle
回 輪状甲状筋(cricothyroid muscle)

☞輪状甲状筋（p.523）

浅頸リンパ節
せんけいりんぱせつ
superficial (lateral) cervical node

胸鎖乳突筋表面で外頸静脈に沿って存在するリンパ節群．通常上部のみに存在する．上方は耳下腺リンパ節に，下方は深頸リンパ節に連なる．

前口蓋弓
ぜんこうがいきゅう
anterior palatine arch
回口蓋舌弓(palatoglossal arch)

軟口蓋後端の遊離縁から口蓋扁桃の前方に存在し，口蓋扁桃の後方にある後口蓋弓とともに扁桃窩を形成する．また，後口蓋弓および口蓋扁桃とともに中咽頭の側壁を構成する．

閃光様眼運動
せんこうようがんうんどう
lightning eye movement
回稲妻様眼運動

☞稲妻様眼運動（p.20）

前交連
ぜんこうれん
回前連合(anterior commissure)

☞前連合（p.322）

前鼓室
ぜんこしつ
protympanum(ラ)

鼓室の含気腔は中鼓室，上鼓室，下鼓室，後鼓室，前鼓室と5つの部分にわかれ，その一つ．鼓膜輪より前方に位置する部分をいう．

前鼓室開放術
ぜんこしつかいほうじゅつ
anterior tympanotomy

上鼓室の前・下方に存在する隔壁構造（上鼓室前骨板や鼓膜張筋ヒダ）を除去することにより耳管鼓室口に連なる前鼓室を開放し，上鼓室への交通路を造設する術式．後壁保存型鼓室形成術を適用した中耳真珠腫の術後再発防止策の一つとして森満（1983）が報告した．耳管上陥凹の発育がよい側頭骨では，同腔を介した広い上鼓室前方ルートが開放されるが，含気化の悪い側頭骨では，上鼓室前方の骨削開により骨部耳管腔が直接開放される．経外耳道的に鼓膜を翻転し鼓室を開放するアプローチをさす場合もある．

潜在癌
せんざいがん
occult carcinoma

遠隔転移，リンパ節転移などの臨床症状が先行し，原発巣を検索しても癌を発見できなかったが，その後原発巣が判明した場合の原発巣を呼ぶ．頭頸部では甲状腺が多い．

浅在鼓膜
せんざいこまく
lateral healing of the tympanic membrane

鼓膜が本来の位置（鼓膜輪のレベル）より外側にある状態．前壁だけ浅在化した anterior blunting から骨部外耳道の膜性閉鎖まで，耳小骨との接合状態により種々の程度の伝音難聴を生じる．不適切な鼓膜形成術や鎖耳の術後により生じることが多いが，外傷性や特発性もある．鼓膜の肥厚を伴って浅在化する病態は，medial meatal fibrosis と呼ばれる．

浅在性真菌症
せんざいせいしんきんしょう
同 表在性真菌症（superficial mycosis）

☞表在性真菌症（p.442）

尖耳
せんじ
pointed ear
同 satyr ear

動物の耳のように尖がった形をもつ耳介奇形をさす．発生の過程で耳介を形成する6つの耳丘（auricular hillock）のうち4番目の耳丘は耳介の上方の耳輪と舟状窩からなる丸みを造るが，これの欠損により，形成された耳介は上方で狭くなる．形成手術とステントにより丸みを作ることが試みられる．

穿刺吸引細胞診
せんしきゅういんさいぼうしん
fine needle aspiration cytology
同 吸引細胞診

病変部を直接21～23G（ゲージ）の針にて穿刺し，陰圧をかけ吸引を繰り返し，採取した検体を用いて細胞診断を行う検査法．頭頸部では，リンパ節，唾液腺，甲状腺などで汎用される．細い針を使用すれば，播種の危険は少ないとされている．確実に採取するため，超音波ガイド下で行われることも多い．判定はパパニコロウ染色によるパパニコロウ分類でClass I-Vの5段階に評価される．

前篩骨孔
ぜんしこつこう
anterior ethmoidal foramen

前篩骨動脈が走行する経路で，眼窩から篩板の上方の前頭蓋底にいたる．

前篩骨洞
ぜんしこつどう
anterior ethmoid(al) sinus
同 前篩骨蜂巣

中鼻甲介（第3）基板の前方に相当する篩骨洞である．自然口は中鼻道の半月裂孔にする．

前篩骨動脈
ぜんしこつどうみゃく
anterior ethmoid(al) arteries

眼動脈の枝で，篩骨天蓋の前篩骨孔を通って，篩骨洞と前頭洞の粘膜に分布する．

前篩骨蜂巣
ぜんしこつほうそう
同 前篩骨洞（anterior ethmoid(al) sinus）

☞前篩骨洞（同頁）

全失語
ぜんしつご
global aphasia
回 total aphasia

自発語，理解，復唱，読み書きすべてにわたって，ひどく障害された状態で，言葉によるコミュニケーションはほとんど不可能であるが，感情語（コラ，バカ）や「アノネー」，「1，2，3」といった慣用語は無意識のうちに発することができる．病巣はブローカ中枢とウェルニッケ中枢を含んだ左大脳半球の広い範囲に及んでいる．感覚失語でも運動失語でも，発症当初は全失語の状態であることが多い．

腺腫
せんしゅ
adenoma

腺上皮や分泌上皮の良性腫瘍性増殖で，被膜を有することが多く，境界明瞭な結節を形成する．通常単発であるが多発する場合もあり，まれに腺腫細胞内に癌腫が生じることがあり，腺腫内癌と呼ばれる．

腺腫様甲状腺腫
せんしゅようこうじょうせんしゅ
adenomatous goiter

最も頻度の高い，甲状腺腫である．原因不明の多発性結節性病変であり，結節は腺腫様変化，囊胞形成，石灰化，出血等多彩な変化を示す．甲状腺機能は正常であることが多い．まれに癌の合併をみることがある．巨大な腫瘤を形成することもあり，その場合手術の対象となる．

線条体黒質変性症
せんじょうたいこくしつへんせいしょう
striatonigral degeneration

線状体，特に被殻の著明な萎縮とグリオーシス，黒質の変性を病理学的な特徴とする変性疾患で，歩行障害やパーキンソニズムを初発症状とすることが多い．発症年齢は中年以降で，遺伝性はない．進行すると自律神経症状や小脳症状を呈する．

前床突起
ぜんしょうとっき
anterior clinoid process

蝶形骨小翼後縁の内側端に位置し，視神経管の外側を形成している突起である．しばしば高度に含気化すると視神経管に及び，先天的な視神経管の骨欠損となり，手術中の副損傷の原因となる．

前頭蓋窩
ぜんずがいか
anterior cranial fossa

大脳の前頭葉をのせている頭蓋の底部をさす．中頭蓋底との境界は蝶形骨の小翼の後縁である．中央部は鼻腔の上壁に相当し，嗅球がのる篩骨の篩板は多数の篩孔によって鼻腔と交通している．

前頭蓋底
ぜんずがいてい
anterior skull base
回 anterior cranial base

前頭骨，篩骨，蝶形骨から構成される．頭蓋内は前頭葉を支える前頭蓋窩に相当する．正中に鶏冠や，嗅神経が通過する篩板があり，後方は蝶形骨大翼で中頭蓋窩に境界される．頭蓋外は複雑な構造で，前方に前頭洞があり，眼窩，鼻腔，篩骨洞，蝶形洞の天蓋によって前頭蓋窩の裏面を構成している．前頭蓋底

の手術が必要な疾患として嗅神経芽細胞腫，鼻腔・前頭洞・篩骨洞・眼窩原発癌，上顎癌進行例などがある．

全生存
ぜんせいぞん
overall survival

ある基準の日からあらゆる原因を含む全死亡までの期間．すなわち，イベントを全死亡，打ち切りを生存，打ち切り日を最終生存確認日（追跡不能例では追跡不能となる以前において生存が確認された最終日）とした際の起算日からの期間である．起算日として，症例登録日，ランダム化割付日，治療開始日，診断確定日などが研究に応じて設定される．

全層植皮
ぜんそうしょくひ
full-thickness skin grafting

表皮と真皮全層を含めた皮膚全層からなる移植片を，皮下脂肪を除いて移植する方法で，皮膚の収縮が少ない，移植部位への色素沈着が少ない，質感がよいなどの利点を有する．一方，感染には弱く，表皮とわずかな真皮を含めて移植する分層植皮と比較して生着しにくい欠点がある．

浅側頭動脈カテーテル留置術（浅側頭動脈挿管術）
せんそくとうどうみゃくかてーてるりゅうちじゅつ（せんそくとうどうみゃくそうかんじゅつ）
superficial temporary artery catheterization

抗癌剤動注法の一つで，浅側頭動脈に逆行性にカテーテルを挿入，留置して施行される．上顎癌，舌癌などに用いられる．外耳道部から5〜7 cm カテーテルを挿入すると，顎動脈分岐部にいたる．色素注入法あるいは透視下に位置を確認し固定する．放射線と併用で，5FU，CDDP などが動注される．近年は Serginger 法による超選択的動注療法に置き換わりつつある．

浅側頭動脈
せんそくとうどうみゃく
superficial temporal artery

総頸動脈（common carotid artery）は頸部上方で外頸動脈（external carotid artery）と内頸動脈（internal carotid artery）とに分かれ，外頸動脈は最終的に顎動脈と浅側頭動脈とに分枝する．上顎癌では，この解剖学的関係を利用して，耳介前部から浅側頭動脈にカテーテルを挿入し顎動脈経由で，抗腫瘍薬の動注療法を行う．

喘息様喘鳴
ぜんそくようぜんめい
asthmatoid wheeze

気管や気管支の異物の際に患者の開いた口の前で呼気の際に聞こえる「ぷっ」というような音．耳か聴診器で聴取できる．気管支喘息の際の喘鳴（asthmatic wheeze）とは異なる．

選択的頸部郭清術
せんたくてきけいぶかくせいじゅつ
selective neck dissection

根治的頸部郭清術で切除されるリンパ節群のうち，いくつかの領域を郭清せず保存して行う頸部郭清術を呼ぶ．主に予防的頸部郭清術の際に行われ，原発巣によって，転移の可能性の高い部位を選択して郭清される．郭清範囲の縮小による機能障害

の軽減が期待されている．口腔癌に対する supraomohyoid neck dissection（レベル 1，2，3），下咽頭癌，喉頭癌に対する lateral neck dissection（レベル 2，3，4）などが代表例である．

センチネルリンパ節
せんちねるりんぱせつ
sentinel lymph node

腫瘍からのリンパ流を最初に受けるリンパ節である．転移する最も可能性の高い同リンパ節を同定することにより，転移の微小段階で治療することを可能にし，予後不良な後発転移再発を防ぐことができる．リンパ移行性を有する放射性物質，色素，蛍光物質などを腫瘍周囲に注入して同定する．摘出後，病理学的検査を行い癌細胞の有無を診断し治療法を検討する．

穿通枝皮弁
せんつうしひべん
perforator flap

大血管から分岐し筋肉を貫き，皮膚を栄養する動静脈を穿通枝という．穿通枝により栄養される脂肪織と皮膚のユニットが穿通枝皮弁である．主要な動脈，筋肉の犠牲がなく，薄い皮弁が作成可能であり，皮弁採取部の選択が多いが，穿通枝には解剖学的変異が大きく，慣れが必要である．頭頸部領域では近年，前腕皮弁に代わって，主に穿通外側大腿回旋動脈穿通枝皮弁が使用されている．

前ツチ骨靱帯
ぜんつちこつじんたい
anterior mallear ligament
同 anterior ligament of malleus

耳小骨についている6つの靱帯のうち，ツチ骨についている3つの靱帯の一つ．ツチ骨前突起と錐体鼓室裂についていて，ツチ骨をつって，振動を伝えるようにしている．この靱帯と後キヌタ骨靱帯をむすんだ線を軸としてツチ骨・キヌタ骨が振動する．

前ツチ骨ヒダ
ぜんつちこつひだ
anterior mallear fold
同 anterior fold of malleus

耳小骨周囲の粘膜ヒダの一つである．ツチ骨頸と大鼓室棘の間に弓上に付き，鼓膜との間に前鼓膜陥凹と呼ばれる下方に開いた空間を形成する．鼓膜張筋ヒダと外側ツチ骨ヒダの間，前ツチ骨靱帯の外側に位置する．

前庭蝸牛神経
ぜんていかぎゅうしんけい
vestibulocochlear nerve
同 平衡聴覚神経，第Ⅷ脳神経，内耳神経
(statoacoustic nerve, 8th cranial nerve)

第Ⅷ脳神経（聴神経）が内耳道内で前後の2枝に分かれ前枝を蝸牛神経（cochlear nerve），後枝を前庭神経（vestibular nerve）と呼ぶ．前庭神経は内耳道底で前庭神経節（vestibular ganglion）を作った後，各半規管の櫛，各耳石器の平衡斑に神経線維を送っており，小さな線維が蝸牛神経と吻合していてこれを前庭蝸牛神経吻合枝（前庭蝸牛神経）と呼ぶ．

前庭蝸牛動脈
ぜんていかぎゅうどう

脳底動脈（basilar artery）あるいは前下小脳動脈（anterior inferior cerebellar artery）から分岐した迷路動脈（labyrinthine artery）

みゃく
vestibulocochlear artery

が，内耳道内で固有蝸牛動脈（common cochlear artery）および前庭蝸牛動脈（vestibulocochlear artery），前前庭動脈（anterior vestibular artery）に分布し，蝸牛と前庭に分布している．

前庭眼反射
ぜんていがんはんしゃ
vestibuloocular reflex
回 前庭動眼反射

☞前庭動眼反射（p.316）

前庭眼反射利得
ぜんていがんはんしゃりとく
vestibuloocular reflex gain

回転検査で両側半規管を同時に刺激することにより，前庭眼反射の機能評価を行うことができる．回転刺激を入力（A），前庭眼反射による眼振緩徐相速度，または眼球運動の振幅を出力（B）とすると，前庭眼反射利得はB/Aとなる．正常人や前庭機能の発達した人では，利得は大きく，1.0に近づく．前庭機能障害があると，前庭眼反射による眼球運動は小さくなり，利得は減少する．

前庭虚脱症
ぜんていきょだつしょう
vestibular atelectasis

Marchantらが報告した半規管膨大部と卵形嚢斑の膜迷路の虚脱を示す前庭障害．慢性の平衡障害，動揺視，短い発作性めまいを訴える患者の側頭骨病理標本で認めたという．特発性のものと，他の内耳疾患に伴う二次性のものがある．虚脱した膜迷路が半規管クプラや耳石膜の物理的特性を障害するといわれる．

前庭頸反射
ぜんていけいはんしゃ
vestibulocollic reflex

頭部の運動に際し，末梢前庭からの入力により反射性に頭頸部の位置を固定し，身体平衡の維持とともに網膜上の視覚情報を正しく中枢に伝えるために働く反射．

前庭鼓室階隔壁
ぜんていこしつかいかくへき
interscaler septum

ヒトの蝸牛管は2回転半巻いた構造をしている．上下の回転が接しているところで，下方の蝸牛管の前庭階と上方の蝸牛管の鼓室階を隔てる骨性の隔壁をさす．

前庭小脳
ぜんていしょうのう
vestibulocerebellum
回 原小脳（archicerebellum）

前庭と発生学的な関連をもち，片葉と小節から構成される．系統的に最も原始的な古い部分で原小脳とも呼ばれる．前庭神経核と入出力の機能的関係をもち，前庭眼反射を制御している．片葉は半規管性の，小節は耳石性の前庭眼反射に主に関連するとされる．その他，視覚情報や体性感覚の入力も受けて，平衡機能の包括的な調節に関与する．

前庭神経
ぜんていしんけい
vestibular nerve

蝸牛神経（cochlear nerve）とともに第Ⅷ脳神経を形成している．内耳道内で前庭神経節（vestibular ganglion）を形成．前庭神経は，上前庭神経と下前庭神経の2つに分けられる．上前庭神経は，外側・前半規管と卵形囊，および球形囊の一部の求心線維であり，下前庭神経は，球形囊の大部分と後半規管の求心線維である．大部分は前庭神経核に投射するが，一部は直接小脳に投射する．

前庭神経炎
ぜんていしんけいえん
vestibular neuritis
同 vestibular neuronitis

急性に発症する末梢性めまい疾患であり，通常，前庭神経に病変をもつ．めまいは突発的に発症し，回転性めまいが通常1日から数日間持続する．感冒様症状がめまい発作に先行する場合もある．蝸牛症状（難聴，耳閉感，耳鳴），および他の神経症状は伴わない．回転性めまい発作自体は数日で消失するが歩行時，体動時のふらつき感は数ヵ月間持続することが多い．大きなめまい発作は通常1回である．めまい発作後の回復には，前庭代償による部分と末梢前庭機能の回復による部分がある．温度刺激検査で患側の反応高度低下，または無反応を示す．病因としては，ウイルス感染説と循環障害説がある．急性期には，対症的に制吐薬，抗不安薬，抗めまい薬などを用いて治療する．副腎皮質ステロイドを用いる場合もある．急性期を過ぎた後は，前庭代償を促進するため，リハビリテーション，すなわち平衡訓練が重要である．

前庭神経核
ぜんていしんけいかく
vestibular nucleus

延髄背側の第4脳室底に位置する．末梢前庭から前庭神経を介して直接入力された前庭情報を，小脳や眼球運動核，脊髄運動核，迷走神経核などに出力して前庭眼反射，前庭脊髄反射，前庭自律神経反射などの各種前庭反射経路を形成しており，体の平衡機能を調節している．さらに，視覚や体性感覚の情報も小脳や脊髄，脳幹網様体を通じて入力し，異種平衡感覚情報を中枢で統合するための主要な中継核の役割を果たしている．

前庭神経節
ぜんていしんけいせつ
vestibular ganglion
同 Scarpa's ganglion

前庭神経節細胞は双極型ニューロンで，内耳道内の内耳道底近くで前庭神経節（vestibular ganglion）を形成する．神経節と有毛細胞を結ぶ末梢枝は樹状突起であり，中枢枝は軸索である．

前庭神経切断術
ぜんていしんけいせつだんじゅつ

難治性の末梢性めまい疾患に対する外科的手術法の一つ．第Ⅷ脳神経のうち前庭神経だけを選択的に切断することで聴力を温存してめまいを止める．主にメニエール病で薬物療法や内リ

vestibular nerve section ンパ嚢開放術でもめまいが制御できない場合に選択される．

前庭自律神経反射
ぜんていじりつしんけいはんしゃ
vestibuloautonomic reflex
回 vestibulo-vegetative reflex

急に内耳前庭系に障害が生じるとめまい症状が起こる．この時には，不快感・悪心・嘔吐症状とともに冷汗，便意，血圧の変動などの自律神経異常症状をもたらす．これらの自律神経症状は身体の危険信号を表しているともいわれ，乗り物酔いや強い腹痛や頭痛などの時にも現れる．このように急性前庭障害によって起こるときの自律神経症状は，前庭器に温度刺激や回転刺激を与えることによる反射系によっても，もたらされる．

前庭水管
ぜんていすいかん
vestibular aqueduct

側頭骨内で迷路から後頭蓋窩にいたる細管．前庭の内側から半規管の総脚を迂回して側頭骨後面で後頭蓋窩に開口する．内部に内リンパ管があり，その後頭蓋窩端が内リンパ嚢となる．この先天的拡大である前庭水管拡大症は軽度の Mondini 奇形に伴うことが多く，先天性難聴と頭部打撲などを契機とした生後の増悪がみられる．最も頻度の高い内耳奇形の一つで，そのうち *SLC26A4* 遺伝子変異で甲状腺腫を伴うもの（Pendred 症候群）もあるが，同遺伝子変異で甲状腺腫を伴わないもの，あるいは該当する遺伝子変異が明らかでない症例も少なくない．

前庭水管拡大症
ぜんていすいかんかくだいしょう
enlarged vestibular aqueduct
回 large vestibular aqueduct syndrome
㊝ ペンドレッド症候群

種々の内耳奇形の中では最も頻度が多い奇形の一つ．*SLC26A4* および *FOXI1* 遺伝子変異が原因遺伝子として同定されている．低音部では AB gap を伴う高音障害型の感音難聴を呈し，難聴は変動しながら進行することが多い．また約 70% でめまいを伴い，約 30% の症例で甲状腺腫を合併する（Pendred 症候群）．前庭水管拡大は BOR 症候群などの症候群にも報告されている．

前庭性眼振
ぜんていせいがんしん
vestibular nystagmus

末梢前庭系に対する興奮性あるいは抑制性刺激によって生じる眼振の総称．半規管系の刺激では，外側半規管が刺激された場合，水平性眼振が生じ，前半規管あるいは後半規管が刺激された場合は垂直・回旋混合性眼振が生じる．また，3つの半規管のすべてが刺激された場合，水平・回旋混合性眼振が生じる．前庭性眼振に対し，視刺激で誘発される眼振を視運動性眼振と呼ぶ．

前庭性頸筋電位
ぜんていせいけいきんでんい

☞ 前庭誘発筋電位（p.316）

前庭誘発筋電位
（vestibular evoked myogenic potential:VEMP），前庭誘発頸筋電位

前庭脊髄反射
ぜんていせきずいはんしゃ
vestibulospinal reflex

前庭器からの体の動きに応じた信号は，常に姿勢の制御信号として骨格筋に与えられる．つまり，前庭→脊髄（前庭神経核）→前庭脊髄路・脳幹網様体→骨格筋→前庭というループの中の姿勢反射がなされ姿勢制御がなされているこの反射系が前庭脊髄反射である．急性の内耳前庭障害が起こると，めまい症状とともに姿勢や歩行の異常を生ずる．これは，急性の迷路障害によって，筋緊張に異常が起こるためにみられる現象である．この場合は患側に偏倚現象を示す．前庭系に温度刺激や回転刺激を与えることによって，前庭眼反射とともに前庭脊髄反射も同時に起こっている．

前庭窓
ぜんていそう
vestibular window
同 卵円窓（oval window）

内耳は迷路骨包と呼ばれる硬い骨の中に外リンパを入れ，膜迷路がおさまっている．そのうち2ヵ所，内耳窓と呼ばれる骨の欠損部がある．蝸牛窓と前庭窓である．前庭窓にはアブミ骨がはまっていて，鼓膜，ツチ骨，キヌタ骨と伝わってきた振動を内耳に伝える．内側は前庭にあたる．

前庭窓後小窩
ぜんていそうこうしょうか
fossula post fenestram（ラ）

前庭窓小窩から鼓室洞につらなる鼓室後方のくぼみをさす．外側は顔面神経，錐体隆起がある．

前庭窓小窩
ぜんていそうしょうか
fossula fenestrae vestibuli（ラ）
同 卵円窓窩（oval window niche）

前庭窓周囲のくぼみをいう．上部は顔面神経水平部，下部は鼓室岬角，後方は鼓室洞にいたるくぼみ，前方は鼓膜張筋腱にむかう構造である．前庭窓には輪状靱帯でアブミ骨がついている．

前庭窓前小溝裂隙
ぜんていそうぜんしょうこうれつげき
fissura ante fenestram（ラ）

前庭窓前縁の迷路骨包にある裂隙をいう．胎生期に内耳と中耳が交通していた遺残で，臨床的には耳硬化症の好発部位である．

前庭代償
ぜんていだいしょう

前庭神経炎，めまいを伴う突発性難聴，内耳炎などの末梢前庭疾患，もしくは前庭神経切断術，内耳破壊術，聴神経腫瘍摘

vestibular compensation
ぜんていだいしょう
同 中枢性代償(central compensation)

出術などの手術により一側の末梢前庭系が障害されると，著明な自発眼振および平衡失調が現れる．このような急激に生じた前庭系の左右差により惹起される前庭動眼系および前庭脊髄系の症状が，時間経過とともにしだいに軽快していく現象をいう．障害された末梢前庭入力の回復なしに，中枢前庭神経系の可塑性に基づいて達成される．

前庭動眼反射
ぜんていどうがんはんしゃ
vestibuloocular reflex
同 前庭眼反射

前庭刺激によって反射的に生じる眼球運動．頭部回転時，半規管受容器に加わる角加速度が刺激となって眼球が頭部と逆方向に動く反射運動である．直線加速度あるいは頭部の傾きに対しては卵形嚢あるいは球形嚢にある平衡斑が受容器となる．これらの反射には促進系と抑制系の2つの機構があり，興奮性および抑制性前庭神経核ニューロンが基本的反射回路を構成している．

前庭誘発筋電位
ぜんていゆうはつきんでんい
vestibular evoked myogenic potential (VEMP)
同 前庭性頸筋電位，前庭誘発頸筋電位

音響刺激によって誘発される筋電位を，主として，頸筋，特に胸鎖乳突筋（sternocleidomastoid muscle：SCM）において記録するものが原法であり，前庭頸反射の機能検査である．気導音刺激を用いる場合，耳石器，中でも球形嚢の臨床検査として活用されている．変法として，骨導音刺激や電気刺激を用いる方法も行われている．

前庭有毛細胞
ぜんていゆうもうさいぼう
vestibular hair cell

末梢前庭系には耳石器と半規管が存在し，それぞれ直線加速度と回転加速度を受容する．この感覚受容を担当する感覚上皮細胞をいう．前庭有毛細胞はフラスコ型（Ⅰ型）と円柱型（Ⅱ型）の2種類があるが，いずれも感覚毛をもつ．感覚毛には最長の動毛とそれより短い不動毛とがあり，不動毛が動毛方向に偏位すると細胞は興奮し，逆に動毛が不動毛方向に偏位すると細胞は抑制される．前庭神経はⅠ型とは杯状，Ⅱ型とはボタン状のシナプスで接している．

先天性眼振
せんてんせいがんしん
congenital nystagmus

眼振は急速相と緩徐相をもつ眼運動をいうが，眼振は病的に出現する場合と刺激によって誘発することもできる場合がある．しかし，先天的に眼振や眼球が眼振様の動きを示す場合がある．これを先天性眼振という．この眼振はいろいろな眼運動を示す型があり，眼振と同じように急速相と緩徐相を示すjerky型，水平眼運動速度に左右の速度差がない振り子様の動きを示すpendular型，この2つの型が混じったpendular-jerky型がある．また，正面視でこのような眼振を示しても，左右どちらかに眼

球を変移させると眼振が止まる neutral position をもっている場合には視力には異常をきたさないことが多い，しかし neutral position を示さない場合には，視力障害をきたし，矯正視力がでない弱視になる．先天性眼振の責任部位は未だ明確ではない．

先天性サイトメガロウイルス感染症
せんてんせいさいとめがろういるすかんせんしょう
congenital cytomegalovirus infection

妊婦の初感染により経胎盤的に感染し発症する．胎内感染するウイルス感染の中で最も頻度が高く，多くは無症候性に経過をたどるが，進行性，遅発性の聴覚障害，平衡機能障害，視力障害，精神発達遅滞などを発症することがある．症候性のものは先天性巨細胞封入体症として知られており，予後は不良のことが多い．先天性の高度難聴をきたす原因として注目されている．

先天性耳瘻孔
せんてんせいじろうこう
congenital aural fistula, preauricular fistula
㊅耳前瘻孔，耳輪脚瘻孔（periauricular fistula, ear pit）

耳輪上行部前方または耳輪脚上方に好発する先天性の瘻孔．管腔内に分泌物がたまり，時に感染をきたす．治療は完全摘出．

先天性真珠腫
せんてんせいしんじゅしゅ
congenital cholesteatoma

鼓膜に穿孔や肉芽形成がなく，後天的に表皮が鼓室側へ進入する機会がないもので，中耳腔に鼓膜と非連続性の真珠腫上皮がある状態．発生部位により，錐体部型，乳突腔型，鼓室型に分類される．外胚葉組織の中耳腔内への迷入説，間葉系組織の中における外胚葉組織遺残によるとする説がある．難聴を伴うことが多く，錐体部型，乳突腔型では成人になって内耳障害や顔面神経麻痺などで発見されることもある．

先天性喘鳴
せんてんせいぜんめい
congenital stridor

生後間もなくより始まる喘鳴を先天性喘鳴と称する．耳鼻咽喉科医が扱う先天性喘鳴患者の大半は吸気性の喘鳴で聴診器なしに聴取しうる．中でも，喉頭構造の発達が未熟であるために吸気時に声門上構造が声門に引き込まれる喉頭軟弱症例が大半を占める．喘鳴は気道狭窄を示すサインの一つである以上，潜在的危険性は常に存在するので，病変同定のための内視鏡診断を必ず行うべきである．

先天性風疹症候群
せんてんせいふうしんしょうこうぐん

妊娠 20 週以前の胎内で風疹ウイルスに感染することにより生じる．眼症状（先天性白内障，緑内障），心疾患（動脈管開存，肺動脈狭窄，心室中隔欠損，心房中隔欠損など），感音難聴，肝

	congenital rubella syndrome	脾腫，血小板減少，胎児発育遅延を呈する．症状の発現には胎内感染の時期が関係する．感音難聴は両側性で高度である．予防が重要で，10歳代のうちに予防接種による免疫獲得が望ましい．
	前頭陥凹 ぜんとうかんおう frontal recess	前頭洞の発育の起源である篩骨蜂巣が前頭骨へ気胞化した部分，つまり，形成初期の前頭洞を呼称する．臨床的には前篩骨洞の前上部で鼻前頭管周囲の蜂巣群に相当する．前頭洞口の開放に先立って清掃が必要な蜂巣である．
	前頭頬骨縫合 ぜんとうきょうこつほうごう frontozygomatic suture	前頭骨頬骨突起と頬骨前頭突起の間の縫合で，線維性緻密結合組織の薄い層によって連結される．顔面外傷の際に頬骨体の転位のために離断することがある．
	前頭篩骨縫合 ぜんとうしこつほうごう frontoethmoidal suture	前頭骨の篩骨切痕と篩骨の間の縫合．眼窩の内側に位置し，前篩骨孔および後篩骨孔があり，それぞれ内頸動脈の枝の眼動脈から分かれた前篩骨動脈および後篩骨動脈が通る．
	尖頭症 せんとうしょう acrocephaly	頭蓋骨早期癒合症の一つで頭蓋形態が尖頭を呈するもの．塔状頭蓋（turricephaly）も同義語に使用される場合がある．両側冠状縫合，しばしば蝶前頭縫合や前面篩骨縫合の早期癒合による．尖頭のみの単純型狭頭症の場合と他の症候群に伴う症候群性狭頭症がある．40～70％で頭蓋内圧の亢進を認める．
	尖頭多合指趾症 せんとうたごうししし ょう acrocephalosyndactyly ㊣ Apert syndrome	4型が報告されている．1型（Noack症候群）は尖頭と多合指趾症をもつ母娘例の報告．娘を追跡したPfeifferの報告以後，Pfeiffer症候群（尖頭合指趾症5型）の範疇とされる．2型（Carpenter症候群）は尖頭，特異的顔貌と短合指趾や多指趾を高頻度に認める．遺伝形成は常染色体劣性遺伝．3型（Sakati-Nyhan症候群）は頭蓋が大きく小さい顔面，耳介や下顎，頸骨の低形成，腓骨の変形と多合指趾の男児．4型（Goodman症候群）はCarpenter症候群の1亜型とされる．
	前頭洞 ぜんとうどう frontal sinus	前頭骨の中央にある空洞で，不規則な錐体を示す．前頭洞中隔によって左右に区分される．前頭洞の自然口は中鼻道の半月裂孔の上方で小円口または管状に開口している．開口部の位置は前頭洞の発育の程度でかなりの差異がある．前頭洞の発育は生後1～2歳で始まり，思春期頃から急速に発育するが，個人差

が多い.

前頭洞炎
ぜんとうどうえん
frontal sinusitis

急性のものは上気道の炎症や感染が誘因となることが多く，慢性のものは，急性炎症の反復，アレルギー性鼻炎，鼻腔の形体異常などが主な原因である．軽症例では鼻閉や鼻漏に加え，頭痛や頭重感を伴うのが特徴的．重症例では，骨膜下膿瘍，眼窩蜂巣炎，眼球突出，さらには，化膿性髄膜炎，脳膿瘍，海綿静脈洞炎などを伴うことがある．

前頭洞嚢胞
ぜんとうどうのうほう
frontal mucocele
回 frontal cyst

前頭洞に形成された嚢胞で，自然口が閉鎖して分泌液が充満して膨出したもの．原発性，外傷性，術後性に分けられる．上眼瞼腫脹，眼球変位，複視などが発生しやすい．眼瞼皮膚への瘻孔形成や頭蓋内合併症を引き起こすこともある．

前頭鼻隆起
ぜんとうびりゅうき
frontonasal process

上顎骨の前内側部を占める骨の隆起である．鼻骨の基部を支えている．

前鼻鏡検査
ぜんびきょうけんさ
anterior rhinoscopy

鼻鏡（rhinoscopy）を外鼻孔に挿入し，額帯鏡などより光を入れて鼻腔内を観察する方法．血管収縮薬を用いて鼻腔粘膜を収縮させ，鼻腔内の分泌物などを清掃除去して，鼻腔前庭・入口部，鼻中隔，鼻甲介，嗅裂などの状態を詳細に観察する．

潜伏癌
せんぷくがん
latent carcinoma

臨床的に無症状で，病理解剖時に初めて確認された癌をいう．前立腺で30％，甲状腺で10％程度認められるといわれている．癌以外の疾患の病理学的検索で偶然発見された場合は，偶発癌と呼ぶ．

潜伏眼振
せんぷくがんしん
latent nystagmus

先天性眼振の一つであるが，注視眼振は示さない．このため，視力障害は起こらない．しかし，片眼を遮眼して注視眼振検査を行うと，注視眼に側方注視眼振が現れることから潜伏眼振と呼ばれる．また，眼運動系の性質は先天性眼振と同じで smooth persuit や OKN，visual suppression test などに異常所見を示す．

潜伏感染
せんぷくかんせん
latent infection

ウイルスが急性感染後に標的組織の細胞に増殖を停止した状態で潜伏し，長期間にわたり症状を起こさない感染様式をいう．たとえば，単純ヘルペスウイルスや水痘帯状疱疹ウイルスでは初感染後に皮膚・粘膜病巣部の感覚神経終末より軸索内を逆行性に運ばれ，感覚神経節にいたり潜伏感染する．何らかの刺激

や免疫力の低下が契機となり，ウイルスは再び神経節内で増殖を開始し，感覚神経を伝わり支配領域の皮膚・粘膜に病巣を形成する．

潜伏期
せんぷくき
incubation

病原体に感染してから体に症状が出るまでの期間をさす．病原体の種類によって異なる．インフルエンザ（influenza）：1～3日，水痘（varicella）：2～3週間，結核（tuberculosis）：4～8週間，エイズ（AIDS）：数年から数十年など．

選別聴力検査
せんべつちょうりょくけんさ
screening audiometry
同 選別聴覚検査

聴力正常者と聴力障害者とが混じた大勢の集団の中から，特定の条件の聴力障害者だけを能率的かつ経済的に選び出すことを目的として行う聴覚検査．個々の被検者を一人ひとり検査する個別選別検査と，同時に大人数を検査する集団選別検査がある．検査音には通常純音あるいは語音などが用いられ，検査機器には一般のオージオメータなどが用いられる．

選別聴覚検査
せんべつちょうかくけんさ
同 選別聴力検査（screening audiometry）

☞選別聴力検査（同頁）

腺扁平上皮癌
せんへんぺいじょうひがん
adenosquamous carcinoma

同一癌中に腺癌の成分と扁平上皮癌両者の成分が含まれており，互いに接しており境界明瞭で，かつ少なくとも1つの成分が20％以上を占めている癌．いずれかの成分が20％以下の時は主たる癌を診断とする．

腺房細胞癌
せんぼうさいぼうがん
acinic cell carcinoma

頭頸部領域では耳下腺に主に好発し，次いで顎下腺に発生する．腺房細胞に分化傾向を示し，低悪性度に分類される腫瘍である．組織学的には好塩基性顆粒状の細胞が腺房状に増殖し，浸潤は少なく，一見良性にみえる．緩徐な発育を示し，リンパ節転移や遠隔転移の頻度は低く5年生存率も比較的よいが，長期にわたって局所再発や遠隔転移を認めることがある．手術が第一選択であるが，切除断端が陽性の場合は放射線治療が追加される．

前方誘導法鼻腔通気度検査
ぜんぽうゆうどうほうびくうつうきどけんさ

鼻腔通気度検査法は測定時に鼻腔を通過する気流の圧導出を非測定側鼻腔の外鼻孔から行うものを前方誘導法（アンテリオール法），口腔や中咽頭を介して鼻腔後方から行うものを後方誘導法（ポステリオール法）という2つに分類される．アンテ

喘鳴
ぜんめい
stridor
同笛(様)音(wheeze)

ベルヌーイの定理から狭窄部を空気が通過するとそれより末梢の狭い部分で圧が低下する．それにより気道の虚脱と振動が起こり，音が生じる．すなわち，狭窄気道の振動により起こる単相音が喘鳴で，聴診器なしで聴取でき，中枢気道の著明な狭窄を示唆する．同様な呼吸複雑音の一つである wheeze は 250 msec 以上続く肺聴診時の呼気時連続音をさす．そのうち 400 Hz 未満を rhonchi，以上を狭義の wheeze とする．

線毛
せんもう
cilium(単), cilia(複)
同 pili, fimbriae

細胞表面にある直径約 0.2 μm，長さ数～数十 μm の細長い突起．線毛の内部には 2 本組みの周辺微小管が 9 組と 2 本の中心微小管が存在する．周辺微小管の間に介在するダイニン腕が ATP を消費して隣接する周辺微小管どうしの位置関係を変化させることで線毛運動が引き起こされる．気道や泌尿生殖器系の上皮細胞の頂面にみられ，近傍に存在する液体（粘液層）を流動させる働きをもつ．内耳や嗅細胞の線毛は刺激の受容に関与する．細菌にも，これと異なる微細構造をもつ線毛が存在する．細菌の線毛は pilin などのサブユニットタンパクが重合して構成されており，宿主細胞への接着に関与する．

線毛間液
せんもうかんえき
periciliary fluid
同 線毛周囲液

気道の線毛上皮表面を覆う粘液層（mucous blanket）の構成要素の一つ．この粘液層は粘液性の外層粘液と漿液性の線毛間液からなり，粘液線毛輸送機能が正常に保たれるためにはそれぞれが適正な粘性をもつことが必要である．

線毛細胞
せんもうさいぼう
ciliated cell

気道上皮や泌尿生殖器系の上皮にみられる頂面に線毛を有する細胞．上皮表面に存在する液体（粘液層）を流動させる働きがあり，粘液線毛輸送機能を担う．

線毛周囲液
せんもうしゅういえき
同 線毛間液(periciliary fluid)

☞線毛間液（同頁）

腺様嚢胞癌
せんようのうほうがん
adenoid cystic carci-

外分泌腺より生ずる悪性腫瘍で粘液を含む篩状の管腔構造が特徴的である．通常発育は緩徐で経過は長いが，周囲の神経束に浸潤性に発育する傾向にあり，早期から疼痛を訴えることが

腺リンパ腫
せんりんぱしゅ
Warthin's tumor
同 ワルチン腫瘍（Warthin's tumor）

noma 多い．局所制御は困難で，長期間をかけて，予後不良の経過をたどることが多い．早期から肺などへの血行性転移も認められる．頭頸部では唾液腺，涙腺，鼻腔などに多い．

☞ワルチン腫瘍（p.535）

前連合
ぜんれんごう
anterior commissure
同 前交連

両声帯が前端で連合した部分のこと．

前腕皮弁
ぜんわんひべん
forearm flap

橈骨動脈とその伴走静脈を血管柄として前腕掌側の皮弁を遊離皮弁として移植する方法で，1978年にYangらにより考案された．皮弁採取前に，Allenテストにて尺骨動脈による末梢血行の確認を要する．血管吻合に適した径が太く，長い血管柄を有し，皮下脂肪が少なく，薄いなどの長所を有する皮弁で，移植床に合わせた加工が容易なため頭頸部再建で頻用される．一方，露出部に採取後痕が残る欠点がある．

そ

騒音計
そうおんけい
sound level meter

振動体の変位，速度または加速度を測定するための機器で，性能はJIS C 1505およびJIS C 1502に規定されている．音場の音圧を検出し，その信号を増幅器，アッテネータ，周波数重みづけ回路（周波数補正回路）をおよび実効値検出回路を通して，最終的に音圧レベルとして表示する．周波数重み特性としては，A特性，C特性および平たん特性があるが，このうちA特性を用いて測定される音圧レベルが騒音レベル（A特性音圧レベル）である．

騒音性難聴
そうおんせいなんちょう
noise-induced hearing loss
同 騒音性聾（noise-induced deafness）

騒音によって生じる感音難聴．c^5dip（c^5ディップ）が特徴で，最初，高音域から障害が生じ，中低音に広がっていく．急な強大音によって生じる急性騒音性難聴とある程度以上の等価サウンドレベルの場所で一定期間，音に曝露されることによって生じる慢性騒音性難聴の2種類がある．☞職業性難聴（p.262）

騒音性聾
そうおんせいろう
noise-induced deafness
回騒音性難聴(noise-induced hearing loss)

☞騒音性難聴（p.322）

騒音の許容基準
そうおんのきょようきじゅん
damage-risk criteria

騒音環境下で長年月生活や作業をしても，認むべき健康障害や社会生活上の障害をきたさないような騒音の限度をいう．社会生活の条件，たとえば会話，通話，職業の種類，就眠などの生活状態の違いによりそれぞれ騒音のうるささの限度も異なる．

臓器温存
ぞうきおんぞん
organ preservation
回臓器保存

悪性腫瘍の治療において，根治性を損なうことなく患者の身体的・精神的負担を軽減するための方法．頭頸部癌では外科的切除による機能損失が大きいため，縮小手術や放射線化学療法，内視鏡手術などが検討されてきているが，治療効果とあわせながら治療法を選択していく必要がある．

臓器保存
ぞうきほぞん
回臓器温存(organ preservation)

☞臓器温存（同頁）

奏効期間
そうこうきかん
response duration

奏効が確認された日から増悪が確認されるまでの期間．すなわち起算日をCR（完全奏効）あるいはPR（部分奏効）の基準を満たした日，イベントを全死亡，再発，PD（進行）のいずれかが確認された日，打ち切りを再発・PDなく生存，打ち切り日を最終無再発・無PD生存確認日とした際の期間である．治療の効果判定に主に用いられる指標である．

奏効率
そうこうりつ
response rate

著効（CR），有効（PR）のみを奏効として奏効率を算出する．奏効率＝（CR例数＋PR例数）/ 全症例数×100％．化学療法や放射線療法の治療効果の指標である．

相対生存率
そうたいせいぞんりつ
relative survival rate

生存率を計算する対象者と同じ特性（性，年齢，暦年，地域など）をもつ一般集団の生存率（期待生存率）で粗生存率を割ることにより，特性の影響を補正する方法．相対生存率は，対象疾患以外による死亡を補正する方法として広く用いられており，死因について正確な情報がない場合に有用である．

挿入形イヤホン
そうにゅうがたいやほん
insert earphone

耳栓で外耳道と接続する，または外耳道に挿入されるイヤモールドのような接続器具に取り付けた小さなイヤホン．

総鼻道
そうびどう
common nasal meatus

鼻中隔，下鼻甲介，鼻腔底の間の空間をさす．鼻腔通気に最も重要な空間であり，鼻アレルギーなどの炎症により下鼻甲介が腫脹すると閉塞して鼻閉が生じる．

側音化構音
そくおんかこうおん
lateral articulation

異常構音の一種で，本来は舌正中にて呼気流出がみられるべき音素において，正中よりも外側に呼気流出が偏位したり，正中の閉鎖により両外側にて呼気流出がみられるもの．「い列音」や「さ行音」，「ざ行音」などで出現しやすい．独特の歪んだ気流雑音が聴取される．主に口蓋裂や機能性構音障害においてみられる．機能性のものは一般には自然治癒しにくく，未診断・未訓練のまま成人後も残存する例は多い．これも言語聴覚士による訓練の対象となりうる．

側窩
そくか
lateral recess
圓recessus lateralis（ラ）
㊂眼窩上蜂巣

前篩骨洞が外上方に発育している場合をいう．第2基板と第3基板の間の奥まったくぼみに相当する．

側筋
そくきん
lateral laryngeal muscle
圓外側輪状披裂筋（lateral cricoarytenoid muscle）

☞外側輪状披裂筋（p.58）

側頸囊胞
そくけいのうほう
lateral cervical cyst
㊂鰓原(弓)性囊胞（branchial cleft cyst, branchial cyst）

胎生期の鰓裂の遺残から発生するとされる．第1, 2, 3鰓裂由来の囊胞があるが，第2鰓裂由来の囊胞が最も多く，70～90％を占める．第2鰓裂由来の囊胞では腫瘤は下顎角，胸鎖乳突筋の前縁に存在する．囊胞の内腔壁は扁平上皮でありその周囲にはリンパ組織がみられる．第1鰓裂由来の囊胞では耳下腺組織内あるいはその近傍に発生することがあり耳下腺腫瘍との鑑別が重要．治療は囊胞の完全摘出である．

側頸部郭清術
そくけいぶかくせいじゅつ
lateral neck dissection
㊂選択的頸部郭清術

側頸リンパ節を一塊にして切除する術式である．上方は顎二腹筋後腹，顎下腺下縁，耳下腺下極，下方は鎖骨上縁の高さ，後方は胸鎖乳突筋後縁，前方は総頸動脈，迷走神経，浅層は広頸筋，深層は深頸筋膜によって境される領域を切除する．

側頸リンパ節
そくけいりんぱせつ
lateral cervical node

上内深頸リンパ節，中内深頸リンパ節，下内深頸リンパ節を含む領域をさす．AAO-HNS（American Academy of Otolaryngology-Head and Neck Surgery）および AJCC（American Joint Committee on Cancer）の分類では level Ⅱ-Ⅳの領域をさす．但し頭頸部癌取扱い規約では，浅頸リンパ節，上，中，下内深頸リンパ節，副神経リンパ節，鎖骨上窩リンパ節を含む領域をさす．

側頸瘻
そくけいろう
lateral cervical fistula
🔄 branchial cleft fistula

胎生4週から7週にかけて，頭頸部を形成する原基である鰓性器官が発生・分化する．これは，体表面へと分化する外胚葉面の4対の鰓溝とそれに対応する内胚葉面の鰓嚢，およびこれらにより分けられる中胚葉性の実質的構造である5つの鰓弓から構成される．1組の鰓溝と鰓嚢を鰓裂という．本症は胎生期鰓溝が遺残することにより発生するといわれている．瘻（側頸瘻）を伴う場合，頸部体表より体腔内に連続するものを完全瘻，一方が盲端になっているものを不完全瘻といい，前者は比較的まれである．最も多いのは第2鰓裂由来のもので次いで第1鰓裂由来のものである．

即時(相)反応
そくじ(そう)はんのう
early phase reaction

アレルギー性鼻炎では吸入抗原が特異的 IgE 抗体と結合すると，粘膜表層に分布する好塩基性細胞（肥満細胞と好塩基球）の表面で高親和性 IgE 受容体が架橋し活性化する．好塩基性細胞からヒスタミン，PAF，LTB_4，LTs，TXA_2 などの化学伝達物質が放出され，鼻粘膜の感覚神経終末，血管の反応として，くしゃみ，水様性鼻汁，鼻粘膜腫脹（鼻閉）がみられる．これが即時相反応である．

測定障害
そくていしょうがい
dysmetria

測定の障害は，距離や位置や時間・力・重さなどの感覚的測定に問題が起こってくることをいう．コップを取ろうとする時に，ヒトはコップの位置，コップの重さなどを予想して，コップに手を出して掴む強さを予想して持ち上げ，もってくる．この時に，どこかで予想が違うと，手から落とす．測定異常は小脳障害に起こりやすく，小脳症状の一つとして示される．眼運動としての測定障害は，dysmetria として ENG 記録上確認することができる．

側頭下窩
そくとうかか
infratemporal fossa

頭蓋骨両側にある窩状空間で外側は頬骨弓と下顎枝，内側は蝶形骨外側翼突板，前方は上顎骨の頬骨突起と側頭下面，後方は側頭骨鼓室板と茎状突起，乳様突起，上方は蝶形骨大翼の側頭下面で境される．側頭下窩の最深部と後方では骨の境界線が

組織傷害性 T 細胞
そしきしょうがいせい
T さいぼう
cytotoxic T lymphocyte

CTL と略され，別名キラー T 細胞と呼ばれる．CTL は CD8$^+$T 細胞から分化する．ナイーブ CD8$^+$T 細胞が抗原提示細胞（移植細胞，ウイルス感染細胞，癌細胞など）のクラス I 主要組織適合抗原とともに異物抗原ペプチドを認識すると，共刺激分子の存在下に細胞傷害活性をもつ CTL となる．細胞傷害物質を放出し標的細胞のアポトーシスを誘導，一部はメモリー T 細胞となる．癌細胞特異的免疫療法で作用する細胞である．

組織侵襲型
そしきしんしゅうがた
invasive type
類 浸潤型真菌症

副鼻腔真菌症の分類の一つで浸潤型ともいう．Hora は 1965年，副鼻腔真菌症を浸潤型と非浸潤型に分類した．現在，浸潤型は急性浸潤型または電撃型（acute or fulminant fungal rhinosinusitis）と慢性浸潤型（chronic invasive fungal rhinosinusitis）に分類される．電撃型は頻度は多くないが，糖尿病や高齢者，全身免疫が低下している患者にみられ，眼窩内や頭蓋内にも侵襲し，しばしば致死的となる．起炎菌ではムーコル，アスペルギルスが多い．

組織内照射
そしきないしょうしゃ
interstitial radiotherapy
同 小線源治療（brachytherapy）

☞ 小線源治療（p.258）

組織非侵襲型
そしきひしんしゅうがた
non-invasive type

副鼻腔真菌症の分類の一つで非浸潤型ともいう．現在，非浸潤型は寄生型（fungal ball）とアレルギー性真菌性副鼻腔炎（allergic fungal rhinosinusitis）に分類されることが多いが名称は確定していない．☞ 組織侵襲型（同頁）

咀嚼
そしゃく
mastication

口腔内に取り込んだ食物を，嚥下しやすい形態に整え保持する過程である．口腔で食物の物性を認識し，そのまま嚥下するか（液体），咀嚼して嚥下するかが判断される．やわらかい食物は，舌と硬口蓋との間で押しつぶすように処理加工される．ある程度の硬さのある食塊は，臼歯部に移送され（stage I 移送），舌と顎の協調的な運動によって上下の歯列で粉砕される．咀嚼された食物は，順次，咽頭に送り込まれ（stage II 移送）保持され，咽頭期の嚥下運動が惹起すると口腔内の食塊とともに食道に搬送される．

咀嚼筋
そしゃくきん

咬筋（masseter muscle），側頭筋（temporal muscle），外側翼突筋（lateral pterygoid muscle），内側翼突筋（medial pterygoid

た―な　329

masticatory muscle

muscle）の4筋をさし，下顎の運動に関与する．

粗糙性嗄声
そぞうせいさせい
rough voice

聴覚心理的に，「割れた」「がらがらした」「粗い」などの印象をあたえる声の異常．声帯振動の不規則性，左右非対称，音源の二元性などによって生ずる．音響的には，基本周波数あるいは音圧の不規則なゆらぎに対応すると考えられる．GRBAS尺度ではR成分として評価される．

ゾリンジャー・エリソン症候群
ぞりんじゃー・えりそんしょうこうぐん
Zollinger-Ellison syndrome

膵島細胞の腺腫がガストリン様物質を分泌し，難治性の再発性の消化性潰瘍をきたす．通常は悪性腫瘍であることが多い．やや男性に多く，20～40歳代に多い．消化性潰瘍による痛み，吐血，下血，嘔吐，下痢，腹痛をきたす．多発性内分泌腺腫症Ⅰ型の一部として発症することもある．

ソン
sone

音の大きさの単位．音の大きさが感覚的に2倍大きく感じたとか，半分の大きさに感じたとかの感覚的尺度．周波数1,000 Hz，音圧レベル40 dBの純音を聞いた時の大きさを1ソンとする．評定者によって1ソンのn倍の大きさと判断される音の大きさがnソンである．

ゾンネンカルプ撮影法
ぞんねんかるぷさつえいほう
Sonnenkalb projection

耳のX線検査法の一つ．Schüller法の変法で，X線中心線が反対側の後頭結節から，検側の外耳道を通過する撮影法．側頭骨の鱗部，乳突部，鼓室，S状静脈洞，中頭蓋底，下顎関節の観察に適している．

た

ダーウィン結節
だーうぃんけっせつ
Darwin tubercle

耳輪の自由縁にみられる小隆起で，下行部の上部にあるものをいう．尖った耳をもつ哺乳動物では，耳の先端部にこの耳介結節が相当する．生物の体内にあってほとんど機能していない，退化した痕跡的な器官の一つであり，人体中には100余りもあるといわれている．名前の由来は，進化論で有名なダーウィンが指摘したことによる．

ターナー症候群
たーなーしょうこうぐん
Turner syndrome

正常女性のX染色体が2本なのに対し，X染色体の1本が完全に欠損または短腕欠失など部分的に欠損することにより生じる症候群．新生児・乳児期には大動脈縮窄症などの左心系の心疾患や四肢の浮腫（リンパ水腫），小児期には低身長，思春期に

は二次性徴発現不全・原発性無月経で気づかれる．小顎，内斜視，耳介変形，毛髪線低位などの特徴的顔貌や翼状頸，盾状胸，外反肘，爪などの異常があるが，個人差が大きい．

ターミナルケア
terminal care
回 終末期医療(terminal care)

☞ 終末期医療（p.246）

帯域雑音
たいいきざつおん
band noise，バンドノイズ
回 band-pass noise

一定の高域周波数と低域周波数を除外した残りの連続スペクトルを有する雑音．

帯域通過フィルタ
たいいきつうかふぃるた
band-pass filter
回 バンドパスフィルタ

2つの異なった周波数の間のみを通過させるフィルタで，範囲外の低域周波数も高域周波数も遮断される．聴性誘発電位で異なった帯域通過フィルタを設定すると加算波形は異なった形に記録される．

帯域幅
たいいきはば
band width

帯域通過フィルタにおいて特定の周波数の範囲の信号を通過させて，それ以外の信号を除去するための通過帯域の幅である．
☞ 通過帯域（p.360）

第1・第2鰓弓症候群
だいいち・だいにさいきゅうしょうこうぐん
first and second branchial arch syndrome

胎生期の第1・第2鰓弓の発生異常による骨・軟骨・軟部組織の先天異常で，上顎骨・下顎骨・頬骨（形成不全）・耳（小耳症・副耳・中耳奇形）・顔面軟部組織（顔面筋・咀嚼筋・皮膚の低形成，舌変形，巨口症，口唇口蓋裂）など，顎顔面を中心に症状が出る．一般に片側性で，両側性の場合も一方が軽度なことが多く，顔面は非対称になる．出生約3,500人に1人の発生率で，男女差は乏しく，遺伝性であることは少ない．

ダイオティックヒアリング
diotic hearing

両方の耳に与えられる音の刺激がまったく等しい両耳聴のことをいう．実験条件として記載する場合は，ヘッドホンなどを用いて左右に同一の信号を入力する場合をさすことが多い．

大胸筋皮弁
だいきょうきんひべん
pectoralis major musculocutaneous flap

頭頸部再建に用いられる代表的な筋皮弁である．栄養血管は胸肩峰動脈であるが，挙上された皮弁は，主栄養血管と筋内ネットワークを通じた内胸動脈皮膚枝で栄養される．

対孔
たいこう
nasoantral window
囲 counter opening

慢性副鼻腔炎の手術療法のうち，Caldwell-Luc らにより考案された経口的上顎洞手術の際，下鼻道側壁に作製する骨窓を対孔という．上顎洞内分泌物の排泄と換気が目的である．術後に対孔から洞内の洗浄を行うことができる．術後閉塞することも多く，このため下鼻道側壁の粘膜を上顎洞側に倒して，開窓部閉鎖を防止する試みもなされている．

大口蓋神経
だいこうがいしんけい
greater palatine nerve
囲 anterior palatine nerve

上顎神経（三叉神経第2枝）の分枝である翼口蓋神経の分枝．翼口蓋神経節から分かれ知覚枝と副交感神経線維を含む．大口蓋孔を通り，硬口蓋および付近の歯肉に分布する．

ダイコティックヒアリング
dichotic hearing,
dichotic listening

両方の耳に与えられる音の刺激が異なっている両耳聴のことをいう．音の刺激の異なりには，周波数の相異，振幅の相異，位相の相異がある．自然な条件下ではこの状態になっていることが大半である．実験条件として記載する場合は，ヘッドホンなどを用いて左右に異なる信号を入力する場合をさすことが多い．

袋耳
たいじ
pocket ear
囲 埋没耳（cryptotia）

☞埋没耳（p.483）

大耳介神経
だいじかいしんけい
greater auricular nerve

頸神経叢由来の神経枝（C2, 3）の一つで耳介後面，下面，外耳道の知覚を担う．顔面神経移植術の際に移植神経としてよく用いられる．術野に近く採取が容易で，神経切除による感覚脱失の範囲が耳後切開による感覚脱失の範囲と一致するなどの理由による．

代謝性頭蓋癒合症
たいしゃせいずがいゆごうしょう
metabolic craniosynostosis

早期頭蓋骨縫合癒合症のうち，全身的代謝疾患による骨代謝異常が原因となっているものをさす．ビタミンD関連くる病，家族性低フォスファターゼ症（ALP低値），甲状腺機能亢進症，特発性高カルシウム血症などが原因として知られる．1, 2の縫合線早期癒合の場合は頭部の変形による美容的問題が主であるが，複数の縫合線が関連する時は，脳の体積増加が障害され，頭蓋内圧亢進が起こることがある．

代償性眼球反対回旋
だいしょうせいがんきゅうはんたいかいせん
回眼球反対回旋(ocular counter-rolling)

☞眼球反対回旋 (p.87)

代償性肥大
だいしょうせいひだい
compensatory hypertrophy

鼻中隔の弯曲は鼻腔外側壁，ことに下鼻甲介の形態に影響を及ぼすと考えられる．鼻中隔の凹側の下鼻甲介形態が鋳型のごとき形態をとることは古くから代償形態と知られており，このように肥大した下鼻甲介の形態を代償性肥大と呼ぶ．

帯状疱疹
たいじょうほうしん
herpes zoster(ラ)
回shingles
㊂耳帯状疱疹

原因は水痘帯状疱疹ウイルス（*Varicella zoster virus*）による．小児期に水痘（chickenpox）に罹患すると水痘ウイルスに対する免疫ができるがウイルスは神経節の中に潜伏している（潜伏感染）．種々の原因で免疫力が低下するとウイルスは活性化し，神経を伝わって皮膚に到達し神経分布領域に水疱を作る．これを帯状疱疹という．症状は神経に沿った発疹と水疱，疼痛を伴う．髄膜炎，脳炎，角膜炎，結膜炎を起こすこともある．診断・検査は臨床症状，発疹の塗抹標本のギムザ染色，ウイルス抗体価の測定による．治療としてアシクロビルの内服，点滴などを行う．耳帯状疱疹は水痘帯状疱疹ウイルスが顔面神経の膝神経節を侵して，耳介，外耳道，鼓膜，軟口蓋などの疱疹と顔面神経麻痺，内耳症状，耳痛を伴ったものをいう．ラムゼイ ハント症候群（Ramsay Hunt syndrome）ともいう．治療にはアシクロビルのほか，ステロイドホルモンも使用される．顔面神経麻痺の予後は不良であることが多い．

大錐体神経
だいすいたいしんけい
greater petrosal nerve

膝神経節より分岐する神経で，涙液と鼻腔後端の粘液分泌を支配する副交感線維と軟口蓋の味覚と痛覚成分を内在する．知覚枝は中間神経を経由して脳幹に入り，痛覚成分は三叉神経核に，味覚成分は孤束核に達する．大錐体神経は顔面神経麻痺のレベル診断で流涙量の変化において臨床的意義があった．

耐性検査
たいせいけんさ
susceptibility test, resistance test
回抗菌薬感受性試験 (sensitivity test)

☞抗菌薬感受性試験 (p.156)

体性嚥下
たいせいえんげ
somatic swallow
回 visceral swallow

潜在意識化での，嚥下に関係する筋の収縮を伴った嚥下のパターンをいう．

ダイテルス細胞
だいてるすさいぼう
Deiters cell

内耳コルチ器において蝸牛感覚細胞（有毛細胞）を支える支持細胞．この細胞は外指節細胞（outer phalangeal cell）とも呼ばれる．この細胞の上部に外有毛細胞の神経末梢を受け，蓋板と接して有毛細胞を固定し，網状膜（reticular lamina）を構成している．

ダイニン腕
だいにんわん
dynein arm

線毛の9本の周辺微小管はダブレットで8の字型をし小さいA小管と大きいB小管からなる．周辺微小管から隣の微小管に突き出している構造がダイニン腕で，内腕と外腕の2列が規則的に配列する．ダイニン腕は分子モーターの一種の蛋白質複合体であるダイニンが複数集まってできた複合体で，ATPが加水分解されエネルギーとなった時に隣接双微小管が相互にスライドして線毛が動く．

第Ⅷ脳神経
だいはちのうしんけい
eighth cranial nerve
回 前庭蝸牛神経（estibulo-cochlear nerve），平衡聴覚神経，内耳神経

☞前庭蝸牛神経（p.311）

胎盤感染
たいばんかんせん
placental infection

垂直感染（vertical infection）の一つである．ほかには産道感染，母乳感染がある．一般に妊婦がウイルスに初感染しウイルス血症の状態にあるとそのウイルスが胎盤を通して感染するものである．風疹ウイルス（*Rubella virus*），HIV，サイトメガロウイルス（*Cytomegalovirus*），梅毒トレポネーマ（*Treponema pallidum*），トキソプラズマ原虫（*Toxoplasma gondii*）などによって起こり，しばしば流産，死産，先天異常の原因となる．

大鼻翼軟骨
だいびよくなんこつ
greater alar cartilage

外鼻の骨格には骨性鼻骨格と軟骨性鼻骨格があり，大鼻翼軟骨は軟骨性鼻骨格を形成する軟骨の一つで，ほかには鼻中隔軟骨，外側鼻軟骨，小鼻翼軟骨，副鼻軟骨がある．大鼻翼軟骨は鼻翼の形体を作り，外鼻孔を形成する．左右から鼻尖で合わさり内に折れ返り鼻中隔可動部を形成する．大鼻翼軟骨は鼻尖部を境として，大きな外側脚と小さな内脚とに分かれる．

他因死
たいんし
death of other causes

死亡の時点を記載する時，死因がこの治療の対象になった癌による死である時には癌死（cancer death）とする．この治療の癌以外による死亡すべてを他因死（death of other causes）とする．死亡したが死因が不明の時には死因不明（death of unknown cause）とする．

ダウン症候群
だうんしょうこうぐん
Down syndrome
回 21trisomy

21番染色体が1本過剰となるトリソミー型は95％，不均衡転座により21番染色体の一部分が過剰の転座型（3〜4％），モザイク型（1〜2％）がある．約1,000人に1人の割合で出生し，近年増加傾向．特異な顔貌，短い頸，筋緊張低下，精神運動発達遅滞，約半数に先天性心疾患，約20％に消化器管奇形を伴う．外耳道狭窄，口蓋裂，耳管機能障害に伴う難治性の滲出性中耳炎，感音難聴を合併することが多い．

唾液腺造影法
だえきせんぞうえいほう
sialography
回 シアログラフィー

耳下腺，顎下腺の唾液排出管であるステノン管，ワルトン管の口腔内の開口部より逆行性に造影剤を注入し，X線撮影により腺管を描出する検査法である．シェーグレン症候群や唾石症の診断や腺管の狭窄や拡張の有無を見い出すことができる．

唾液導管癌
だえきどうかんがん
salivary duct carcinoma

浸潤性乳管癌に類似した特徴的な組織型を呈し，高齢者男性の耳下腺に好発する悪性唾液腺腫瘍できわめて悪性度が高く予後不良である．症状としては，短期間での耳下部腫脹のほか，顔面神経麻痺や疼痛が認められる．

唾液瘻
だえきろう
salivary fistula

唾液腺または排泄管が，手術，外傷，腫瘍，炎症などにより損傷され瘻孔を形成した状態．

他覚的耳鳴
たかくてきじめい
objective tinnitus

患者自身だけではなくほかの人も聞くことができる耳鳴り．筋肉の活動や血管の変化など，身体の雑音源から機械的に生じると考えられている．筋肉性雑音としては耳小骨筋や口蓋帆筋の攣縮による間欠音があり，ポコポコ，パチパチなど断続的に聞こえる．血管性雑音としては耳近傍あるいは脳底動脈瘤，その他の変形による拍動性耳鳴などがあり，拍動音として聞こえる．

Douglasの手術
だぐらすのしゅじゅつ
Douglas lip-tongue

☞舌下口唇癒合術（p.298）

adhesion
同 舌下口唇癒合術（tongue to lip adhesion）

多形滲出性紅斑
たけいしんしゅつせいこうはん
erythema exsudativum multiforme

四肢伸側に左右対称にみられる浮腫性の紅斑が多発する．紅斑は針頭大または小指頭大から始まり徐々に遠心性に拡大し，鶏卵大までなる．感染症，薬剤アレルギー，膠原病など種々の原因で生じるとされているが，多くの場合原因不明である．

多形性低悪性度腺癌
たけいせいていあくせいどせんがん
polymorphous low-grade adenocarcinoma

異型性に乏しい均一な円形または卵円型の構成細胞からなり，多様な増殖パターンを示す低悪性腫瘍である．小唾液腺に発生することが多く，口蓋に好発する．50〜70歳代が大半を占め，女性に約2倍多く発生する．再発・転移率は低く，予後良好な癌腫である．

多形腺腫
たけいせんしゅ
pleomorphic adenoma
翻 混合腫瘍

全唾液腺腫瘍の中で最も発生頻度が高い良性腫瘍で，組織学的に上皮成分と間葉成分が混在するのが特徴である．30〜50歳に好発し女性に多く認められるが，性別に関係なく小児や高齢者にも発生する．約8割は耳下腺に発生する．表面不整で分葉状の弾性のある硬い結節性腫瘤で，周囲との境界は明瞭で線維性被膜を有することが多い．摘出時の被膜損傷により再発することがあり，再発時や長期放置例で癌化することがある．

多形腺腫内癌
たけいせんしゅないがん
carcinoma in pleomorphic adenoma
同 多形腺腫由来癌（carcinoma ex-pleomorphic adenoma）

広義の悪性混合腫瘍の一つで既存の多形腺腫内に発生した癌であり，悪性混合腫瘍のほとんどを占める．癌腫と多形腺腫が混在するか，以前に多形腺腫を切除した部位に癌腫が再発した場合に診断される．多形腺腫の約6％に発生し，長期間を経るほど癌化率が高くなる．大多数は耳下腺に発生し，好発年齢は50〜70歳代で女性にやや多い．

多形線腫由来癌
たけいせんしゅゆらいがん
carcinoma expleomorphic adenoma
同 多形腺腫内癌（carcinoma in pleomorphic adenoma）

☞多形腺腫内癌（同頁）

多系統萎縮症
たけいとういしゅくし

運動失調を主症状とする神経変性疾患である脊髄小脳変性症のうち，オリーブ橋小脳萎縮症，線条体黒質変性症，シャイ・

**　　　ょう**
multiple system atrophy

ドレーガー症候群をまとめた疾患概念で，オリゴデンドロサイト内に特徴的な封入体を形成するという共通の病理学的特徴をもつ．各疾患で主病変が異なり，オリーブ橋小脳萎縮症は小脳症状，線条体黒質変性症はパーキンソニズム，シャイ・ドレーガー症候群は自律神経症状を主体とする．徐々に発症して慢性に増悪するが，いずれも進行すると3系統の障害が混在するようになる．MRIで主たる変性部位に応じた脳萎縮所見がみられる．根本的治療法はないが個々の症状に対する薬物治療やリハビリテーションでQOLの向上を図る．

多抗原検索検査
たこうげんけんさくけんさ
multiple antigen simultaneous test

アレルギーの原因となる抗原（アレルゲン）に対する特異なIgE量を測定しアレルゲンの同定を行う方法．多抗原検索検査（MAST）法では，セルロース糸に抗原を結合させ，特異抗体を含む血清を添加したあと酵素標識抗IgE抗体を吸着させ，基質液を加えて産生された蛍光物質の蛍光強度（ルミノールの化学発光）を測定する．CAP法ではセルロース糸の代わりに抗原結合能を有するセルローススポンジを用いる．

多剤併用療法
たざいへいようりょうほう
combination chemotherapy

複数の抗癌剤を組み合わせて行う併用化学療法で，薬剤間の相互作用による相乗効果が期待できる．各薬剤が特有の作用機序により腫瘍細胞に作用することでより強い殺細胞効果が期待できる．薬剤耐性の発現頻度を少なくできるなどの利点がある．

多耳症
たじしょう
polyotia

耳介と同一の組織が，耳介以外の部分に小さい隆起として存在する物を副耳といい，副耳がかなり大きくて耳介の一部に似ている場合，これを多耳症という．ただし，真に耳介が2つある多耳症はきわめてまれである．

多周波数同時刺激
たしゅうはすうどうじしげき
multiple simultaneous stimulation

聴性定常反応の刺激法の一つで，4つの搬送周波数（500，1,000，2,000，4,000 Hz）を異なる変調周波数で振幅変調した音をミキシングした複合音を用いた刺激法．これにより一連の検査で4つの周波数の聴力レベルを推定することができる．

唾石症
だせきしょう
sialolithiasis

食物摂取時の唾液腺の腫脹と疼痛（唾疝痛）が典型的症状である．唾石症の80～90％は顎下腺にみられる．脱落上皮や管内異物，細菌などが核となりリン酸カルシウムや炭酸カルシウムが沈着し形成される．口腔内細菌の逆行性感染を起こすと排膿，開口障害などをきたす．治療は口内法と外切開法（顎下腺では腺摘出）のほか，近年は唾液管内視鏡で唾石を摘出する方

法が開始されている．

唾疝痛
だせんつう
salivary colic

耳下腺，顎下腺唾石症において唾石の成長とともに唾液管を閉塞すると摂食時に激痛を呈し唾疝痛と呼ばれる．顎下腺が80〜90％を占め，耳下腺の頻度は低い．

立ち直り反射
たちなおりはんしゃ
righting reflex

直立姿勢を維持するための反射で，迷路性，体性，頸筋性，視覚性に分けられる．このうち，視覚性の立ち直り反射は大脳皮質後頭葉が関与しており，生後5〜6ヵ月からみられるが，大脳皮質除去後は認められない．高位除脳後は視覚性の立ち直り反射が認められないが，低位除脳ではすべての立ち直り反射が消失する．背臥位の乳児の頸を一方に向けると肩，体幹，腰部が同方向に屈曲する頸立ち直り反射は，生直後から生後6ヵ月頃までみられる．

立ち耳
たちみみ
bat ear
同 protruding ear, prominent ear, flaring ear

耳介が側頭面より著しく聳立した状態を立ち耳，聳立耳という．原因として対耳輪の発育不全，耳甲介の発育過剰が考えられている．日本では立ち耳を気にする人は少ないが，欧米では耳介が立っていることは醜形の一つと認識されており，耳介を寝かせる手術が行われている．

脱落眼振
だつらくがんしん
同 麻痺性眼振(paralytic nystagmus)

☞麻痺性眼振（p.487）

多発筋炎
たはつきんえん
polymyositis

筋組織に自己免疫機序を背景とした炎症が起き，筋線維が急性，亜急性に崩壊する疾患である．左右対称，四肢近位筋優位の筋力低下と筋萎縮，筋痛を生じる．呼吸筋，咽頭筋群の障害により呼吸困難，嚥下障害を伴うことがある．

多発性原発癌
たはつせいげんぱつがん
multiple primary cancer

同一臓器内，あるいは臓器を異にして，同一個体に複数の原発癌が発生した状態をいう．

多発内分泌腺腫瘍
たはつないぶんぴ(つ)せんしゅよう
multiple endocrine neoplasm

特定の組み合わせで2種以上の内分泌腺に同時性または異時性に過形成ないし腫瘍が発生する疾患である．多くの場合，常染色体優性遺伝で家族性に発生する．内分泌腺病変の組み合わせとしては，Ⅰ型は下垂体腫瘍・上皮小体過形成・膵島腫瘍で

あり，Ⅱ型は甲状腺髄様癌・副腎褐色細胞腫・上皮小体過形成または腺腫である．但し，Ⅱ型の中に上皮小体病変がなく，粘膜神経節神経腫症やマルファン様体格が現れるものがある．

他病死
たびょうし
death of other diseases

死因が他病（重複する癌を含む）による死であることが明らかな時には他病死（death of other diseases）とする．

多分割照射
たぶんかつしょうしゃ
hyperfractionated radiation

通常分割照射の分割線量を等しいか少なくして1日複数回照射する方法で，放射線の晩期障害を軽減することができる．1回照射線量を少なくして総治療期間は変えずに総線量を増加させる過分割照射法，1回照射線量を減少させずに総線量を減じ短期間で照射を終了する加速分割照射法，両者の中間をとった加速過分割照射法などがある．

垂れ耳
たれみみ
lop ear

耳輪の長さが短縮して，あたかも巾着の紐が引き絞られるように耳介上部が垂れ下がる変形耳（絞扼耳，constricted ear）の一つ．耳輪上部のみが垂れ下がっている状態を従来，ロップ耳（lop ear）と呼んだ．指でもち上げると正常な形になる．新生児でみられるが，大部分は1ヵ月以内に治癒する．ロップ耳よりさらに耳介上部1/3ぐらいが前方へ巻くように倒れてくるものをカップ耳と呼ぶ．

単音明瞭度
たんおんめいりょうど
sound articulation
回 sound intelligibility

着目する音声単位が単音である場合の明瞭（りょう）度．単音とは，たとえば音節（カ）における（k），（a）それぞれをいう．

段階的鼓室形成術
だんかいてきこしつけいせいじゅつ
planned staged tympanoplasty

鼓室形成術を意図的に2段階に分けて行うこと．炎症が高度である，真珠腫の遺残が強く疑われる，一期的な耳小骨連鎖の再建が困難であるなど種々の理由で計画的な段階的手術が行われる．第1段階と第2段階手術の間は通常6～12ヵ月が多い．初回手術であらかじめ計画されていない点検手術（2nd look operation）や修正手術（revision surgery）は段階手術に含めない．

単眼性眼振
たんがんせいがんしん
mono-ocular nystagmus

片眼のみに生じる眼振．両眼同じ方向の眼振がみられるが振幅に差があるものを解離性眼振，眼振方向が両眼で異なるものを非共同性眼振という．いずれも前庭障害でみられることはない．中枢性疾患または外眼筋の障害でみられる．代表的なもの

に内側縦束（medial longitudinal fasciculus：MLF）の障害でみられる核間性眼筋麻痺がある．この場合，健側注視時の患側眼の内転障害と健側眼の外転時眼振がみられる．

単球化学遊走誘起蛋白
たんきゅうかがくゆうそうゆうきたんぱく
monocyte chemoattractant protein

単球化学遊走誘起蛋白は，CC-ケモカインサブファミリーに属するケモカインで，MCP-1/CCL2，MCP-2/CCL8，MCP-3/CCL7，MCP-4/CCL13 などがある．7回膜貫通型 chemokine receptor CCR2 を受容体とする．MCP-1 は，炎症性サイトカインと呼ばれており，抗原曝露後期（3～6時間）に産生される物質である．単球，マクロファージ，好塩基球や活性化リンパ球にも遊走活性を示す．MCP-4 も気道アレルギーに深く関与する．

単孔
たんこう
foramen singulare（ラ）

前庭神経の分枝である下前庭神経が，内耳道の中で一部分かれて内耳道から後半規管膨大部へ向かう小孔．単神経（singular nerve）がこの小孔から後半規管膨大部へ分布する．

団子鼻
だんごばな
bulbous nose

外鼻はピラミッド形に顔面に突出し，上部は鼻骨，下部は鼻軟骨よりなる．鼻根より顔面の正中を下行する外鼻の最も高い部分を鼻背といい鼻背が最下部で屈曲し顔面に向かう屈曲部を鼻尖と呼ぶ．立体的な稜の明確な西洋人の外鼻は鼻背の形から凸曲，直，凹曲，鷲，ユダヤに分類されている（Topinard の外鼻の分類）．これに対し日本人のような稜の少ない丸みの多い外鼻をいわゆる団子鼻と呼ぶ．鼻尖がふっくらとしており鼻の皮下軟部組織，脂肪組織が多い．

単語明瞭度
たんごめいりょうど
word intelligibility
同 単語了解度

着目する音声単位が単語である場合の了解度．

単語了解度
たんごりょうかいど
同 単語明瞭度（word intelligibility）

☞単語明瞭度（同頁）

単純失語
たんじゅんしつご
simple aphasia
同 健忘失語（amnestic aphasia）

☞健忘失語（p.150）

単純性血管腫
たんじゅんせいけっかんしゅ
hemangioma simplex (ラ)

真皮の毛細血管の局所異常で，通常皮膚の膨隆を伴わず明瞭な境界があり，均一の紅斑を呈する．主病変の存在部位により，潜在性，深在性，びまん性に分類される．発生頻度は女性に多く，顔面，頸部に好発する．

単純ヘルペスウイルス
たんじゅんへるぺすういるす
Herpes simplex virus

HSV-1（*Herpes simplex virus type 1*）と HSV-2（*Herpes simplex virus type 2*）がある．ウイルスは神経に沿って上行し，三叉神経節や脊髄神経節に潜伏感染する．HSV-1 は主に口唇ヘルペスを生じるが，口内炎，角膜炎，脳炎の原因になりうる．HSV-2 は主に性器ヘルペス，新生児ヘルペス，脳炎，脊髄炎の原因となりうる．性習慣の変遷とともに HSV-1 が口，HSV-2 が性器といった完全な棲み分けは成り立たない．同じ場所の再発が多い．

単神経
たんしんけい
singular nerve

前庭神経の分枝である下前庭神経の後半規管膨大部への分枝．良性発作性頭位めまい症（BPPV）の難治例においてこの単神経切断術が行われる．

弾性円錐
だんせいえんすい
conus elasticus (ラ)

輪状軟骨内上面で声門下腔の粘膜下を被う弾性線維に富んだ膜状の結合組織で，全体で円錐形を呈することから弾性円錐と呼ばれる．弾性円錐の上縁は遊離縁で肥厚しており，前方が甲状軟骨内面，後方は披裂軟骨に付着しこれを声帯靱帯と呼ぶ．

男性化音声
だんせいかおんせい
androphonia

蛋白同化ステロイドや男性ホルモンの投与の副作用として，女性に生じる音声障害．声帯や喉頭周囲筋の組織変化を生じ，声の低音化や発声困難感，声の不安定感が現れる．声の変化以外にも，体毛の増加や生理不順，にきびの発生などの男性化現象を伴う．薬剤投与を中止しても声の変化は不可逆のことが多い．

断端陽性
だんたんようせい
positive margin

手術時の切除断端に病理組織学的に腫瘍細胞が残存した状態．

Dandy 症候
だんでぃーしょうこう
Dandy symptom
同 ジャンブリング現象（jumbling phenomenon）

☞ジャンブリング現象（p.242）

断綴性言語
だんてつせいげんご
scanning speech

単語ないし音節単位で切りながら発話すること．小脳損傷（小脳変性疾患，脳血管障害，腫瘍など）による失調性発話障害の一つの症状として生じる場合と，口唇・舌などの構音器官の神経筋活動が疲弊しやすいために断続的に発話と休止を繰り返すことにより生じる場合，特に多発性硬化症に伴うものがある．

単洞炎
たんどうえん
monosinusitis
 ㊕ 一側性(片側性)副鼻腔炎

副鼻腔は左右に上顎洞，篩骨洞，前頭洞，蝶形骨洞がある．慢性副鼻腔炎の罹患洞の数による分類では単洞炎，一側性（片側性）複合性副鼻腔炎，両側性複合性副鼻腔炎，全副鼻腔に及ぶ汎副鼻腔炎に分けられる．最も多くみられるのは成人の両側性複合性副鼻腔炎である．また副鼻腔炎は病期から急性と慢性に分けられる．急性副鼻腔炎では上顎洞，篩骨洞に発症することが多く，前頭洞，蝶形骨洞の順にみられる．

単乳突腔削開術
たんにゅうとつくうさっかいじゅつ
simple mastoidectomy

通常耳後切開により乳様突起の骨面を露出して，ノミあるいはバーを用いて乳突腔を開放する手術．急性乳様突起炎などにより乳突腔に貯留した膿や増生した肉芽を除去して，乳突腔を広く開放し病巣の除去と鼓室からの排膿を図ることを目的とする．☞乳突洞削開術（p.395）

ダンベル型腫瘍
だんべるがたしゅよう
dumbbell-shaped tumor
 同 アレイ型腫瘍

耳下腺腫瘍では，浅葉から深葉にまたがる腫瘍が茎突下顎靱帯と下顎骨上行枝との間で腫瘍が狭窄された形で固定されてダンベルに似た（アレイ様，あるいは砂時計様）特殊な形態をとることが特徴．茎突下顎靱帯を切断して副咽頭の腫瘍の摘出を容易にする必要がある．そのほか，脊髄腫瘍が脊柱管内外に広がるものが椎間孔部分で細くつながったものも同様に名づけられている．

ち

チアノーゼ
cyanosis

小血管内の還元ヘモグロビン量が増加し，皮膚，粘膜が蒼白（青色）にみえる状態．その程度は還元ヘモグロビンの量，血漿の色，皮膚の厚さ，色素沈着により異なる．中枢性チアノーゼ（動脈血還元ヘモグロビン量増加），末梢性チアノーゼ（末梢血還元ヘモグロビン量増大），ヘモグロビン性チアノーゼ（異常ヘモグロビンによる）などがある．

チェーン・ストークス呼吸

漸増漸減型の呼吸が，周期的に起こる状態．中枢性無呼吸とみなすことがある．うっ血性心不全や，脳血管障害の際の睡眠

ちぇーん・すとーくすこきゅう
Cheyne-Stokes respiration
⊡交代性無呼吸

中にみられる．重症では，覚醒時にもみられる．

遅延側音検査
ちえんそくおんけんさ
delayed side-tone test

詐聴の聴覚心理検査法の一つ．被験者に適当な言葉を暗唱させて録音する．フィードバック法で再生時に 0.2 秒遅らせて聞かせてから再度暗唱させると，詐聴である場合大きな声になる，時間がかかる，乱れるなどの効果がみられる．

智歯周囲炎
ちししゅういえん
pericoronitis of wisdom tooth

智歯とは第三大臼歯のことである．現代人は顎骨が退化し小さくなっているが，歯自体は栄養状態の向上に伴い，大きくなっている．そのため，第三大臼歯の崩出スペースが狭くなっており，智歯が埋没の状態であったり，位置異常を示すことが多い．このような場合，歯肉と歯の間にポケットが形成され，歯垢が蓄積しやすく炎症を惹起しやすい．この部位に起こった炎症を智歯周囲炎といい，下顎に発生することがほとんどである．症状は同部位の疼痛，発赤，腫脹であり，進展すると頸部リンパ節腫脹，開口障害，蜂窩織炎，顎骨炎などを引き起こす．原因菌は口腔内細菌であり，グラム陽性菌がその 70% 以上を占めるといわれている．治療は抗菌薬治療，抗炎症薬で治療を行い，炎症が落ち着いてから原因となっている智歯を抜歯する．

致死性正中肉芽腫
ちしせいせいちゅうにくげしゅ
lethal midline granuloma
⊡鼻性 NK/T 細胞リンパ腫(nasal NK/T − cell lymphoma)，悪性肉芽腫

☞鼻性 NK/T 細胞リンパ腫（p.431）

チック
tic

習慣性に繰り返す筋肉の収縮．随意的には短時間しか抑制できない型にはまった個人的な行動．たとえば，咳払い，鼻をすする行動，舌なめずり，多すぎるまばたきなど．ストレスがあると増強する．

遅発(相)反応
ちはつ(そう)はんのう
late phase reaction

抗原曝露 6〜10 時間後，鼻粘膜内では肥満細胞や Th2 リンパ球で産生されるサイトカイン（IL-5，IL-4，IL-13，GM-CSF），ケミカルメディエーター，鼻粘膜構築細胞で産生されるケモカ

イン（eotaxin，RANTES，TARC）によって，活性型好酸球を中心とするさまざまな炎症細胞が浸潤する．これらの細胞から産生される化学伝達物質によって鼻粘膜腫脹が起こる．これが遅発相反応である．

遅発性ジスキネジア
ちはつせいじすきねじあ
tardive dyskinesia

抗精神病薬などのドーパミン遮断作用を有する薬剤の数ヵ月以上に渡る長期投与によって発現する常同的な不随意運動．口周囲の不随運動，頭部，四肢，体幹の筋肉の異常運動が特徴的．原因薬剤の中止や減量で，重症化および非可逆化を予防することが可能である．

遅発性内リンパ水腫
ちはつせいないりんぱすいしゅ
delayed endolymphatic hydrops

1976年にSchuknechtによって疾患が提唱された．片側または両側陳旧性高度感音難聴があり，遅発性の進行性内リンパ水腫によってメニエール病様のめまい発作を反復する．まれに良聴耳の聴力の変動とともにめまいを反復する対側型遅発性内リンパ水腫を提唱し，同側型と区別している．この場合，メニエール病と同様であるが，対側に陳旧性高度難聴があることで区別している．

チャーグ・ストラウス症候群
ちゃーぐ・すとらうすしょうこうぐん
Churg-Strauss syndrome
回 アレルギー性肉芽腫
（allergic granulomatosis）

☞アレルギー性肉芽腫（p.13）

チャージ症候群
ちゃーじしょうこうぐん
CHARGE syndrome
回 チャージ連合
（CHARGE association）

☞チャージ連合（同頁）

チャージ連合
ちゃーじれんごう
CHARGE association
回 チャージ症候群
（CHARGE syndrome）

本症にみられるC（目の欠損症），H（先天性心疾患），A（後鼻孔閉鎖），R（成長障害および精神発達障害），G（生殖器の異常），E（耳の奇形，難聴）の頭文字をとって名づけられた．8番目の染色体上のCHD7遺伝子が原因であり，常染色体優性遺伝を示し，散発的に発症することが多い．そのほか，顔面神経麻痺，腎異常，唇裂，口蓋裂，気管食道瘻などの合併が報告されている．難聴の程度は中等度から重度であり，種類はさまざ

まで進行性である．

チューイング法
ちゅーいんぐほう
chewing method

発声時の喉頭の過緊張状態を是正する音声治療の技法の一つ．咀嚼法ともいう．咀嚼しながら声を出すと，不必要な喉頭や声道の緊張が軽減されることから，1952年にFroeschelsが提唱した．最初はクラッカーやガムなどを咀嚼することから始め，次に発声器官のものを噛む動作をしながら発声を進めて行き，喉頭のリラクセーションを体得させる．

中咽頭
ちゅういんとう
mesopharynx
回 oropharynx

中咽頭は口腔と連続し，上壁は軟口蓋，前壁は舌根に相当する．口蓋扁桃や舌根扁桃など豊富なリンパ組織を含む．

中咽頭癌
ちゅういんとうがん
meso-pharyngeal cancer
回 oropharyngeal cancer

中咽頭に発生する癌で90％以上が扁平上皮癌である．発生部位により側壁癌，前壁癌，上壁癌，後壁癌に分けられ，側壁癌が最も多い．頸部リンパ節転移をきたしやすい．危険因子である喫煙，飲酒に伴う同時異時性重複癌の発生をみることがある．

中咽頭収縮筋
ちゅういんとうしゅうしゅくきん
middle pharyngeal constrictor muscle

舌骨の大角と茎突舌骨靱帯に起始し背側に回り込むようにして咽頭縫線に停止する．この筋が収縮すると嚥下時の中咽頭内圧が上昇する．迷走神経（咽頭枝）の支配を受ける．

中隔後鼻動脈
ちゅうかくこうびどうみゃく
septal branch of posterior nasal artery

蝶口蓋動脈の分枝である．蝶口蓋動脈中隔枝（中隔後鼻枝）ともいわれる．蝶口蓋動脈は翼口蓋窩で顎動脈より起こり蝶口蓋孔を通り後方から鼻腔に入り，鼻腔側壁に分布する外側後鼻動脈と蝶形骨下面を超え鼻中隔で終わる中隔後鼻動脈を出す．中隔後鼻動脈は上枝と下枝に分かれそれぞれ鼻中隔の中央部と下部に分布する．前下方で前篩骨動脈，口唇動脈の分枝と吻合しキーゼルバッハ部位を作る．

中間位
ちゅうかんい
intermediate position

声帯が安静呼吸時にとる位置をいう．

中間唇
ちゅうかんしん

胎生10週頃に左右の上顎隆起と内側鼻隆起が癒合し上口唇が形成されるが，両側唇裂ではこの癒合が起こらず，内側鼻隆

prolabium

起が中間唇として残る．この中間唇は組織量が不足している上に中間顎に圧迫されて前上方突出しているため，手術の際には常にその処理に苦労するところである．

中間神経
ちゅうかんしんけい
intermediate nerve, nervus intremedius（ラ）

第Ⅷ脳神経（聴神経），第Ⅶ脳神経（顔面神経）とともに内耳道内に入る神経．副交感神経線維と味覚線維からなり，運動神経である顔面神経と内耳道底で側頭骨内に入る時は一緒になり，内耳道内の膝神経節で合流する．

中鼓室
ちゅうこしつ
mesotympanum

鼓膜裏面に存在する空間を鼓室といい，さらに上方から順に上鼓室，中鼓室，下鼓室に分けられる．中鼓室は鼓室の最も大きな部分であり，鼓膜の緊張部に相当する．ツチ骨の下方，キヌタ骨，アブミ骨が存在する．また前庭窓，蝸牛窓により内耳と接している．

中鼓室開放
ちゅうこしつかいほう
meso-tympanotomy

手術により中鼓室を開放することをいう．経外耳道的，経乳突洞的アプローチがある．主として真珠腫症の手術の際に真珠腫上皮の清掃を目的として行われる．死角になりやすい鼓室洞や蝸牛窓周囲の清掃に適している．

中耳
ちゅうじ
middle ear

中耳（腔）は鼻咽腔の副室としてつくられ，耳管で連絡した前後に長い一連の含気腔で，鼓膜を含む耳管，鼓室，乳突洞，乳突蜂巣からなっている．中耳は鼓膜から内耳へ空気の振動（音など）を伝える働きをもつが，そのほかにも圧調節機能がある．

中耳炎
ちゅうじえん
otitis media

中耳に炎症が生じた状態．時期により急性中耳炎，滲出性中耳炎，慢性中耳炎に分けられる．急性中耳炎の多くは経耳管感染によって生じる．鼓室に急速に膿が貯留するため鼓膜の発赤や膨隆をきたし，耳痛を伴う．急性炎症が遷延化して鼓室内に滲出液が貯留したものを滲出性中耳炎という．慢性中耳炎には鼓膜穿孔を伴うものが多いが，真珠腫など鼓膜穿孔のみられないものもある．☞急性中耳炎（p.117），滲出性中耳炎（p.276），慢性中耳炎（p.488）

中耳癌
ちゅうじがん
middle ear cancer

中耳に発生する癌で発生頻度はきわめて低い．扁平上皮癌が多く，まれに腺癌，腺様嚢胞癌がみられる．初期には中耳炎に似た症状を呈するが，出血しやすいのが特徴である．前方進展により顔面神経麻痺や開口障害を生じる．

注視眼振
ちゅうしがんしん
gaze nystagmus

明所で視標を注視した時に出現する眼振である．頭位を一定にして眼前の視標を正面および左右上下方向に約30°に動かし，その際に認められる眼振の方向，振幅，頻度などを観察する．45°以上の側方注視では生理的（極位）眼振が出現するので注意する．中枢性眼振や先天性眼振は注視，固視時に増強し，前庭性眼振は注視時に抑制される傾向がある．注視方向性眼振は小脳や脳幹の障害で特徴的に認められる．

中耳結核
ちゅうじけっかく
回 結核性中耳炎(tuberculous otitis media)

☞結核性中耳炎（p.142）

中耳根治(手)術
ちゅうじこんち(しゅ)じゅつ
回 中耳根本術(radical operation)
㊤ radical mastoidectomy, Zaufal's operation, Stacke's operation

中耳の病変をすべて除去して中耳炎を治癒させることを目的とした手術．鼓室・乳突蜂巣の粘膜および病変をすべて削除し，ツチ骨，キヌタ骨も摘出する．その後，耳管鼓室口を閉鎖する．通常術後に聴力の改善は望めないため，近年では聴力を犠牲にしなければ治癒が望めないような難治例にしか行われない．

中耳根本術
ちゅうじこんぽんじゅつ
radical operation
回 中耳根治(手)術

☞中耳根治(手)術（同頁）

注視麻痺
ちゅうしまひ
gaze palsy

注視する眼球運動の障害で，側方注視麻痺と垂直注視麻痺がある．側方注視中枢は大脳と橋の傍正中橋網様体（PPRF）にあり，大脳の側方注視中枢はPPRFを介して眼球を動かしている．核上性障害では共同性の眼球運動が障害され，大脳からPPRFにいたる障害では健側への，PPRFの障害で病側への共同性注視麻痺が生じる．Foville症候群や内側縦束（MLF）症候群，one and a half症候群などの核間性障害では非共同性注視麻痺が出現する．一方，垂直注視は中脳の動眼神経核近傍のMLF吻側間質核が重要な中枢とされ，同部位の障害で垂直性注視麻痺が認められる．視床出血や松果体腫瘍（Parinaud症候群），進行性核上性麻痺でみられる．

注視麻痺性眼振
ちゅうしまひせいがん

注視による眼位保持が困難なために出現し，眼振急速相方向に部分的な注視麻痺を伴う．眼振は，注視が不全麻痺の時にみ

しん
gaze paretic nystagmus

られ，完全な麻痺では消失する．病変が広範な場合には，左右上下の全方向への注視方向性眼振が認められる．中脳被蓋や橋などの脳幹障害でみられる．

中心芽細胞
ちゅうしんがさいぼう
centroblast

リンパ濾胞胚中心内にみられる大型で核小体を辺縁部複数有するB細胞のこと．

中心軸糸
ちゅうしんじくし
同 中心(微)小管(central microtubule)，中心対微小管

☞中心(微)小管（同頁）

中心対微小管
ちゅうしんたいびしょうかん
同 中心(微)小管(central microtubule)，中心軸糸

☞中心(微)小管（同頁）

中心(微)小管
ちゅうしん(び)しょうかん
central microtubule
同 中心軸糸，中心対微小管

線毛のアキソネム（芯）の中心に存在する2本の細管．その周りの9つの周辺微小管（周辺双微細管）に囲まれて線毛が構成される．この構造は"9+2構造"と呼ばれ，ほとんどの生物の線毛・鞭毛に共通してみられる．

中枢性代償
ちゅうすうせいだいしょう
central compensation

☞前庭代償（p.315）

中枢性難聴
ちゅうすうせいなんちょう
central hearing loss
同 中枢聾(central deafness)
類 後迷路性難聴(retrocochlear hearing loss, retrolabyrinthine hearing loss)

蝸牛神経核以降から皮質聴覚野を含む聴覚伝導路に障害部位がある場合の感音難聴．脳幹性と皮質性双方を含む．音情報の脳幹移行での処理障害．

中枢性無呼吸
ちゅうすうせいむこきゅう
central apnea

呼吸に伴う気流が，少なくとも10秒以上停止した状態で，呼吸中枢から呼吸筋への神経出力が消失するため，胸郭および腹壁の動きがなくなる呼吸動態．チェーン・ストークス呼吸も中枢性無呼吸とみなされることがある．発生機序としては，呼吸自動調節系そのものの障害によるもの（原因不明の原発性，脳血管障害，悪性腫瘍，外傷による）と，低酸素や高二酸化炭素に対する呼吸中枢の反応の変化による不安定性増強の可能性が考えられている．

中枢聾
ちゅうすうろう
central deafness
同 中枢性難聴（central hearing loss）

☞中枢性難聴（p.347）

中頭蓋窩
ちゅうずがいか
middle cranial fossa

中央部は蝶形骨体の上面からなり，前方は鞍結節，後方は鞍背として高まり，両側部は蝶形骨大翼と側頭骨鱗部の大脳面，および岩様部（錐体）前面からなる．中頭蓋窩は多くの管，孔によって外部と交通する．

中毒性顆粒
ちゅうどくせいかりゅう
toxic granule

通常の好中球と比較して顆粒が大きくみられるもの．発生の原因としては好中球の消費が激しい状況（感染症，抗腫瘍薬投与など）があり，骨髄から分裂の回数を減らして末梢血へ好中球を早期に供給したものが考えられている．また，好中球減少時に顆粒球コロニー刺激因子（G-CSF）を用いた際にも，同様の所見がみられることがある．臨床ではこれがみられた場合には急性炎症，特に細菌感染や悪性腫瘍治療時の抗腫瘍薬やG-CSFの作用によるものを考える必要がある．

（中）毒性ショック症候群
（ちゅう）どくせいしょっくしょうこうぐん
同 トキシックショック症候群（toxic shock syndrome）

☞トキシックショック症候群（p.377）

中内深頸リンパ節
ちゅうないしんけいりんぱせつ
mid internal jugular nodes

頭頸部癌取扱規約で規定された頭頸部の所属リンパ節．側頸リンパ節のうち，内頸静脈に沿った深頸リンパ節で，肩甲舌骨筋上腹の高さにあるリンパ節．AJCCのレベルⅢに相当するが，レベルⅢでは上方境界を舌骨，下方を輪状甲状膜，前方を胸骨

舌骨筋の外側，後方を胸鎖乳突筋の後縁の領域として規定されている．

中鼻甲介
ちゅうびこうかい
middle turbinate

固有鼻腔に外側から突出している甲介の一つ．中鼻甲介の外側は中鼻道となる．中鼻甲介の下端は遊離して外側に巻き，前端は上顎体の，後端は口蓋骨の篩骨稜に着く．鼻内気流を整えて嗅裂に気流を送り，中鼻道に陰圧を形成して副鼻腔からの排泄を促進していると考えられている．

中鼻甲介蜂巣
ちゅうびこうかいほうそう
concha bullosa（ラ）

中鼻甲介の含気蜂巣化をさす．大きな含気化は鼻腔通気の障害や ostiomeatal unit（complex）の閉塞をきたして副鼻腔炎の発症に関与することがあり，手術処置の対象となる．

中鼻道
ちゅうびどう
middle meatus

鼻腔側壁には3個の前後に長い鼻甲介があり，上から上鼻甲介，中鼻甲介，下鼻甲介という．各鼻甲介がその下に取り囲む陰の部分が鼻道である．中鼻道は中鼻甲介の下にある鼻道で前頭洞，前篩骨洞，上顎洞の自然口が開いている．篩骨胞や鉤状突起があり，その間に半月裂孔がある．鼻内副鼻腔手術における大切な進入路である．また副鼻腔炎のネブライザー療法においても吸入前処置が最も大切な部分である．

中鼻道自然口ルート
ちゅうびどうしぜんこうるーと
ostiomeatal unit
同 オスティオメアタルコンプレックス（ostiomeatal complex）

☞オスティオメアタルコンプレックス（p.42）

チューブ留置
ちゅーぶりゅうち
tube placement

外気圧と中耳圧の平衡をはかり，耳管からの中耳滲出液の排出，中耳，耳管機能の改善をもたらす．滲出性中耳炎，繰り返す急性中耳炎などに対して留置する．鼓膜チューブは挿入，抜去が容易で異物反応が少なく，自然脱落，閉塞しにくいものが選択される．定期的な管理が必要である．

中和抗体
ちゅうわこうたい
neutralizing antibody

中和作用を示す抗体のこと．細菌やウイルス，毒素などはその構造を細胞表面に結合させ，細胞に侵入することで生体内に変化をもたらすが，その細胞表面に付着する部分に抗体が付着すると細胞表面に結合することができなくなる．これを中和作

鳥顔
ちょうがん
bird-like face

下顎が小さいか後退しているため，横顔が鳥のようにみえる顔貌のこと．鳥貌ともいう．原因は遺伝のほか，成長期における下顎骨の骨折や，顎関節の炎症によっても起こる．先天性疾患の場合もある（Pierre Robin症候群など）．気道が狭くなる傾向があるため，いびきや睡眠時無呼吸が起こることがある．

☞下顎後退症（p.64）

腸管リンパ装置
ちょうかんりんぱそうち
gut-associated lymphoid tissue
回腸管関連リンパ組織（装置）

腸管リンパ装置（GALT）は粘膜関連リンパ組織（mucosa-associated lymphoid tissue：MALT）に分類され，皮膚をもたない腸管粘膜リンパ小節を有し，粘膜固有層，粘膜上皮細胞間に散在分布する免疫担当細胞群で構成される．鼻咽頭関連リンパ組織（NALT），気管支関連リンパ組織（BALT）と相互に密接に連携して粘膜免疫反応を誘導，粘膜だけでなく全身の免疫反応制御に関わっている．

腸管関連リンパ組織（装置）
ちょうかんかんれんりんぱそしき（そうち）
gut-associated lymphoid tissue
回腸管リンパ装置

☞腸管リンパ装置（同頁）

聴器毒性
ちょうきどくせい
回耳毒性（ototoxicity）

☞耳毒性（p.238）

蝶形骨洞
ちょうけいこつどう
sphenoid(al) sinus, sphenoid sinus

蝶形骨は頭蓋底のほぼ中央にある無対性骨である．蝶形骨洞は蝶形骨体部の頭蓋底部に位置する含気腔であり，2歳ごろから含気化がみられ発育は15歳から成人まで続く．蝶形骨洞中隔により左右に分けられるが形態の個体差が著しい．上壁は脳下垂体の存在する頭蓋底トルコ鞍で上側壁は視神経，外側壁は内頚動脈，海綿静脈洞に接する．蝶形骨洞自然口の開口部は蝶篩陥凹である．

蝶形骨甲介
ちょうけいこつこうかい
sphenoid concha
回ベルタン軟骨（Bertin cartilage）

☞ベルタン軟骨（p.466）

蝶形骨洞炎
ちょうけいこつどうえん
sphenoid sinusitis

急性と慢性に分けられる．蝶形骨洞単一の病変はまれである．急性蝶形骨洞炎は鼻腔・上気道の急性炎症に引き続くことが多い．発熱，鼻汁過多，後鼻漏，蝶形骨洞の解剖的位置関係から病状が進行すると後頭部痛，眼球後部痛さらには視力障害，三叉神経痛，海綿静脈洞血栓性静脈炎を起こす可能性もある．鼻内所見では鼻粘膜の発赤腫脹，嗅裂部の蝶篩陥凹部に分泌物が観察される．CT 検査は不可欠と考える．

蝶形骨洞手術
ちょうけいこつどうしゅじゅつ
sphenoidectomy

蝶形骨洞開放には鼻外法（篩骨洞開放後蝶形骨洞開放），経上顎洞法（上顎洞根本術に引き続き篩骨洞），蝶形骨洞開放，経鼻中隔手術（口腔から鼻中隔前端に達し鼻中隔粘膜下に鼻中隔を骨折・除去し蝶形骨洞にいたるルートで下垂体手術に応用される）などがあるが，近年は内視鏡下鼻内手術が多く行われる．中鼻道から篩骨洞，蝶形骨洞にいたるルートと嗅裂部から蝶形骨洞の自然口を拡大し，蝶形骨洞前壁を開放除去するルートがある．蝶形骨洞の開放では軸位断 CT で蝶形骨洞と篩骨洞の接触面の幅を確認しておくことがルートを決定する上で大切である．

蝶形篩骨蜂巣
ちょうけいしこつほうそう
sphenoethomidal cell
同オノディ蜂巣（Onodi cell）

☞オノディ蜂巣（p.45）

蝶口蓋静脈
ちょうこうがいじょうみゃく
sphenopalatine vein

静脈は動脈に比し著しく細く内部では盛んに吻合し，動脈に沿って走行する．蝶口蓋静脈は中・下鼻甲介の静脈，上中鼻道の静脈，蝶形骨洞および篩骨洞の静脈，最上咽頭動脈，下行口蓋動脈および後上歯槽動脈に伴う静脈および中隔後鼻静脈を受ける．鼻腔側壁で下鼻道後端部に鼻出血の止血が最も困難な鼻・上咽頭静脈叢（naso-nasopharyngeal plexus：Woodruff 部位）を作る．

蝶口蓋動脈
ちょうこうがいどうみゃく
sphenopalatine artery

鼻・副鼻腔の大部分は外頸動脈の枝である顔面動脈と顎動脈から血流を受けている．蝶口蓋動脈は翼口蓋窩にて顎動脈から起こり蝶口蓋孔を通り鼻腔内に入る．蝶口蓋動脈は鼻腔側壁や副鼻腔の動脈系の主要となる外側後鼻動脈と鼻中隔中央部から下部に分布する中隔後鼻動脈とに分かれる．鼻出血の好発部位である鼻中隔軟骨前下方部位はキーゼルバッハ部位と呼ばれ動

脈-動脈吻合や動脈-静脈吻合が盛んである．

蝶篩陥凹
ちょうしかんおう
sphenoethmoidal recess
㊟蝶形骨洞自然口

鼻腔の後上部で中鼻甲介，上鼻甲介と鼻中隔の間にある狭い陥凹．蝶形骨洞が開口し，後篩骨蜂巣と蝶形骨洞からの排泄路となる．

長時間平均スペクトル
ちょうじかんへいきんすぺくとる
long-term average spectrum (LTAS)

比較的長い時間にわたって有声音区間の周波数スペクトルを求め，その平均を取ることによって声門体積流の平均的な周波数特性を調べる方法である．音声波の周波数スペクトルには声道の伝達特性も含まれているので，長時間にわたって平均化することで伝達特性の影響を最小化しようとするのである．singer's formant の研究などに利用されて成果を挙げている．
☞音響スペクトル（p.47）

聴神経
ちょうしんけい
auditory nerve
回cochlear nerve

第Ⅷ脳神経，前庭蝸牛神経，内耳神経とも呼ばれる．前庭から起こる前庭神経と蝸牛から起こる蝸牛神経が合流したもので，延髄から橋にかけて広がる前庭神経核と蝸牛神経核を通り，前庭覚（平衡覚）と聴覚を伝える．蝸牛神経は聴覚を，前庭神経は前庭覚すなわち平衡の感覚を伝える．

聴神経腫瘍
ちょうしんけいしゅよう
acoustic tumor
回acoustic neuroma
㊟聴神経鞘腫（vestibular schwannoma, acoustic neurinoma）

聴神経に発生する神経鞘腫または神経線維腫である．頻度的には下前庭神経由来のものが最も多い．典型的な症状は徐々に進行する一側性の感音難聴であるが，突発難聴を呈するものもある．内耳道内に限局する小腫瘍から小脳橋角部に突出する大腫瘍までさまざまな大きさを呈し，腫瘍の大きさ，聴力，年齢などを考慮して治療方法を決定する．

聴性喉頭反射
ちょうせいこうとうはんしゃ
acoustico-laryngeal reflex

突然の強い聴覚（音）刺激により声門が閉鎖する反射．動物実験において聴覚刺激により反回神経に一定の潜時の反射電位をみることが確認されている．生理的には聴覚による喉頭出力（音声）のフィードバックに関与していると考えられる．

聴性中間潜時反応
ちょうせいちゅうかんせんじはんのう
middle latency response (MLR)
回聴性中間反応

音刺激によって頭皮上から得られる一連の聴性誘発電位で，脳幹反応より長い潜時（10〜50 ms）をもって出現する反応．内側膝状体〜聴皮質の高位聴覚路に起源を有すると考えられている．刺激音としては一般にトーンピップが用いられるが，睡眠時検査では覚醒時と比較して振幅が低下し，反応閾値も上昇する．40 Hz 聴性定常反応は，聴性中間潜時反応の steady-state version といわれる．

聴性中間反応
ちょうせいちゅうかんはんのう
回 聴性中間潜時反応
(middle latency response：MLR)

☞聴性中間潜時反応（p.354）

聴性定常反応
ちょうせいていじょうはんのう
auditory steady-state response(ASSR)

高い繰り返し頻度の音刺激に対する誘発電位で，各反応波形が干渉しあってサイン波状を呈するもので，ASSRと略称される．刺激音の性状から高い周波数特異性を有する反応であり，低音域の聴力レベルを比較的よく反映するといわれる．覚醒時には刺激頻度（正弦波の振幅変調音の時は変調周波数）40 Hz（40 Hz ASSR）で，睡眠時には刺激頻度80～100 Hz（80 Hz ASSR）で良好な反応が得られる．

聴性脳幹インプラント
ちょうせいのうかんいんぷらんと
auditory brainstem implant(ABI)

延髄での聴覚ニューロンの中継核である蝸牛神経核上に電極を置き，これを直接に電気刺激して聴覚を取り戻す人工臓器．脳外科医Hitselbergerによって考案され，1979年に両側の聴神経腫瘍を有する神経線維腫症第2型の患者に第1例目の埋め込み手術が行われた．人工内耳と比べてピッチ弁別が難しく，語音聴取成績も劣る．両側の聴神経腫瘍に加えて，先天的な内耳・聴神経の形成不全，あるいは人工内耳埋め込み不可能な両側内耳の完全骨化などが適応となる．

聴性脳幹反応
ちょうせいのうかんはんのう
auditory brainstem (evoked)response (ABR)

音刺激によって頭皮上から得られる一連の聴性電位変動のうち潜時の短い反応．一般に頭頂－耳介（乳突部）誘導により加算法を用いて記録される．本反応は速波成分と呼ばれる5～7個の陽性ピークと速波成分が乗っている緩徐成分とからなる．ピーク潜時は10 ms以内で主に聴神経ならびに脳幹部の聴覚路に起源を有する．

聴性誘発反応（聴力）検査
ちょうせいゆうはつはんのう（ちょうりょく）けんさ
evoked response audiometry(ERA)

音刺激によって主として頭部などから得られる微少な電位変動を加算平均して聴覚検査に利用する検査法の総称．蝸電図，聴性脳幹反応，聴性中間潜時反応，聴性緩反応などが含まれる．聴力検査には反応閾値検査が行われる．一般的にはelectric response application（ERA）として聴覚のみならず広い意味に用いられる．

超選択的動注化学療法
ちょうせんたくてきどうちゅうかがくりょうほう
super selective intra-arterial chemotherapy

腫瘍の栄養血管内に超選択的にカテーテルを留置し，腫瘍局所に直接大量の抗癌剤を投与する治療法．1994 年に Robbins が進行頭頸部癌に対してシスプラチンによる動注化学療法と放射線療法を組み合わせた治療法にて良好な成績を発表し，わが国でも 1990 年代後半から同法が徐々に施行されるようになってきた．本治療法のポイントはいかに腫瘍灌流薬剤濃度を上昇させるかということにあり，そのため超選択的カテーテリゼーションを駆使してその目的を達することとなる．このことは同時に腫瘍周囲正常組織の抗癌剤曝露領域を最小限に抑えることにつながり，患者の苦痛の軽減や合併症の防止に役立つ．

聴能訓練
ちょうのうくんれん
auditory training
回 聴覚訓練

高度難聴児にもコミュニケーション上に活用可能な残存聴力を有する場合が多く，また，近年は人工内耳や高出力型補聴器の進歩によって，高度から重度難聴にもかかわらず音声を用いたコミュニケーションが可能となる場合が多い．こうした高度難聴児に対して音声言語を用いた（リ）ハビリテーションを行うことを聴能訓練という．

調波雑音比
ちょうはざつおんひ
harmonics to noise ratio

準周期性複合音を，同期加算によって調波成分と雑音成分とに分離し，調波成分と雑音成分のエネルギー比の対数をとって 10 倍し，dB で表したものである．くし型フイルタによる分離法の特殊な場合とみなすことができる．☞規格化雑音エネルギー（p.99），調波成分（同頁）

調波成分
ちょうはせいぶん
harmonic component
回 調和成分

有声音音声波などの準周期性複合音は，くし型フィルタなどによって調波成分（調和成分）と雑音成分とに分離することができる．この分離フィルタの出力を調波（調和）成分とする．
☞信号対雑音比（p.274），調波雑音比（同頁）

超皮質性失語
ちょうひしつせいしつご
transcortical aphasia

言語機能は全般に障害されているが，復唱能力だけはほとんど正常に保たれている．これはさらに感覚性と運動性に分けられる．①超皮質性感覚失語：感覚失語の不全型で，復唱は非常によいが，意味理解を伴っていない．そして日常生活でも了解が悪く，口頭命令の実行もよく失敗する．読みは可能だが内容の理解は悪く，書字も悪い．病巣は左外側溝周辺の言語領域（ウェルニッケ中枢，ブローカ中枢，弓状束）を残して，その周辺の広範囲に及んでいるといわれている．②超皮質性運動失語：運動失語の不全型で，理解と復唱は比較的よいが，自発性が低下しているので，放置すれば緘黙状態になりやすい．これ

は前頭葉性思考障害と関係が深い．

聴保中耳根治(手)術
ちょうほちゅうじこんち(しゅ)じゅつ
modified radical mastoidectomy

1893年にJansenがKonservative Roclikal Operationとして最初に発表した．1911年にBondyが詳しい研究を行い，変法を加え，modified radical mastoidectomyとして発表したため，Bondy手術とも呼ばれる．外耳道後壁を削除し，真珠腫debrisは除去するが，耳小骨や鼓室には操作は加えず，内側の真珠腫母膜は温存する．基本的に術前と同じ聴力を保つことができるため，比較的聴力の保たれている上鼓室型真珠腫（特に唯一良聴耳）がよい適応である．☞中耳根治(手)術（p.346），聴力保存耳根本術（同頁），保存的中耳根治手術（p.478）

聴野
ちょうや
auditory sensation area
㊜可聴周波数（audio frequency, audible frequency）

周波数の関数として聴覚閾値を結んだ線と痛覚閾値を結んだ線に囲まれた領域で，聴野は周波数に応じて変化する．おおよそ周波数16〜20,000 Hz，音圧レベル10〜130 dBの範囲にある．

聴力
ちょうりょく
auditory acuity
㊳hearing acuity

聴覚の諸機能の感度や精度．若年健聴者の聴覚機能を基準にして表すことが多い．さらに狭義には純音の最小可聴値のことをいうことが少なくない．

聴力型
ちょうりょくがた
types of audiogram

オージオグラムの形を特徴で分類したもの．水平型，低音障害型，高音漸傾（斜降）型，高音急墜型，dip型，谷型，山型，聾型に分類される．分類することにより，病変の考察，疾患の診断に用いられる．老人性難聴では高音漸傾型，音響外傷，薬物中毒では高音急墜型，騒音性難聴ではdip型，聴神経腫瘍では谷型が特徴的である．

聴力検査室
ちょうりょくけんさしつ
㊳聴覚検査室（audiometric room）

☞聴覚検査室（p.351）

聴力保存耳根本術
ちょうりょくほぞんじこんぽんじゅつ
Bondy modified radical mastoidectomy

慢性化膿性中耳炎や中耳真珠腫に対する手術方法の一つ．鼓膜や耳小骨連鎖を保存したまま乳突洞を開放して上鼓室側壁を除去する．病変によっては外耳道後壁も除去する．併せて外耳道を拡大して，術後の外耳道から乳突洞の観察や処置を容易に

㊩ボンディ手術
する．鼓室病変が軽度で耳小骨連鎖が保たれており，真珠腫が上鼓室あるいは乳突洞のみに限られている場合が適応となる．☞中耳根治(手)術（p.346），聴保中耳根治手術（p.357），保存的中耳根治手術（p.478）

聴力レベル
ちょうりょくれべる
hearing level

ある音において，定められた形のイヤホンにおいて，またその装置方法において，指定されたカプラないし人工耳でそのイヤホンによって得られたその音の音圧レベルから定められた標準聴覚閾値に対応するイヤホンで得られた音圧レベルを差し引いた値．

調和成分
ちょうわせいぶん
回 調波成分（harmonic component）

☞調波成分（p.356）

直接訓練
ちょくせつくんれん
direct therapy

食物を用いた段階の嚥下訓練を総称し摂食訓練とも呼ばれる．誤嚥や咽頭残留のリスクを最小限に設定し嚥下を繰り返すことで，摂食・嚥下状態の改善もしくは維持をめざす．訓練食には，嚥下動態の異常に応じて誤嚥や咽頭残留のリスクが少ない食形態を選択する．また，誤嚥のリスクを軽減できる嚥下姿勢や嚥下法を指導する．直接訓練の導入は，①意識が覚醒し摂食に対する意欲があること，②全身状態が安定していること，③姿勢の保持が可能である程度の咳嗽反射があることが目安となる．訓練では，誤嚥のリスクを常に伴うことからリスク管理の徹底が不可欠である．

直接的起炎菌
ちょくせつてききえんきん
direct pathogen

ある細菌性の感染症が存在した場合，その原因となる細菌のこと．一般的に感染部位から検体を採取し，細菌培養検査を行うがその結果には contamination や colonization が含まれることがあり，検出された細菌が直接的起炎菌とは限らないことがあるので注意が必要である．採取した臓器の常在菌の情報を念頭に置くことや，採取の手技で感染部位以外に触れないなどの注意が必要である．直接的起炎菌と診断するにはグラム染色での白血球貪食像や，培養検査での菌量に注目する必要がある．

直達喉頭鏡
ちょくたつこうとうきょう

喉頭内腔を観察する目的で作られた金属製の円筒形内視鏡．経口的に挿入し，喉頭展開を行う．喉頭内腔を直視でき，通常は手術用顕微鏡下に喉頭微細手術を行う目的で使用される．

ちんち 359

direct laryngoscope
㉛懸垂型喉頭鏡(suspension laryngoscope)

著効
ちょこう
complete response
回完全寛解

抗癌剤を投与した後の抗腫瘍効果の判定基準の一つ．評価は各標的病変の最長径の和の変化で行われ，1 臓器は 5 病変まで，複数臓器に測定可能で，病変がある場合は合計 10 病変まで最長径の順に選択する．すべての標的病変の消失が 4 週以上持続した場合をいう．完全寛解に同じ．☞有効（部分寛解，p.455），不変（安定，p.15）

著効期間
ちょこうきかん
complete response duration

悪性腫瘍が治療により消失した場合，腫瘍の消失を確認した日から再発を確認した日，もしくは死亡を確認した日までの期間．

貯留嚢胞
ちょりゅうのうほう
retention cyst

腺管の閉塞により粘液が腺管内に貯留して，嚢胞を形成する場合をいう．

治療的頸部郭清術
ちりょうてきけいぶかくせいじゅつ
curative neck dissection
回 therapeutic neck dissection

根治切除を目的とし，頸部の重要な血管，神経，臓器を除いたリンパ節や非リンパ組織を含めた頸部組織の郭清を意味する．郭清範囲により，全頸部郭清術（radical neck dissection），頸部郭清変法（modified neck dissection），選択的頸部郭清術（selective neck dissection），拡大郭清術（extended radical neck dissection）に分類することができる．

鎮咳薬
ちんがいやく
bronchospasmolytics

咳中枢の求心性刺激に対する閾値を低下させる中枢性作用を有するものがほとんどである．麻薬性と非麻薬性がある．麻薬性は強い鎮咳効果を有するが，便秘，高齢者では呼吸抑制を起こしたり，耐性を生じたりする．非麻薬性は効果が弱い．

沈着
ちんちゃく
deposition

エアロゾル粒子が呼吸気道の粘膜へ接触し吸着するかが治療の根本となる．慣性衝突で気道粘膜に接着したエアロゾル粒子は細胞間間隙などを通して組織内に取り込まれる．

ツァウファル手術
つぁうふぁるしゅじゅつ
Zaufal's operation
㊥スタッケ手術

1890年にZaufalが報告した手術法である．外耳道後壁を削除し，外耳道と乳突腔を単一腔とし，鼓膜・ツチ骨・キヌタ骨を除去し，さらに中耳粘膜を清掃除去する，いわゆる中耳根本術の一つである．ツァウファル手術では耳後部切開に続き乳突平面を削除して乳突蜂巣に入り，次いで外耳道後壁を削除していく．

椎骨脳底動脈循環不全
ついこつのうていどうみゃくじゅんかんふぜん
vertebrobasilar insufficiency
同Millikan-Siekert症候群（vertebral-basilar artery insufficiency）

椎骨脳底動脈領域の血流障害により発生する．同動脈系は前庭神経核をはじめとする脳幹，小脳，大脳後頭葉に血液を供給していることから，めまい，感覚障害，複視，霧視，構語・嚥下障害など多彩な脳神経症状を呈し，椎骨脳底動脈系のTIAとして取り扱われる．症状の発症が単独では診断が確定されないが，同時に発症しないこともあるので経過を注意して観察する．ほとんどに閉塞や狭窄，屈曲，ねじれなど，血管レベルの器質的病変が病態として存在するが，心機能や血圧などの血行動態因子や血管系を支配する自律神経系因子も発症に関係すると考えられている．

追跡眼球運動検査
ついせきがんきゅううんどうけんさ
同視標追跡検査(eye tracking test)

☞視標追跡検査（p.239）

通過帯域
つうかたいいき
pass band
同passing band

フィルタなどで，信号が通過できる周波数帯域．☞帯域幅

通年性アレルギー性鼻炎
つうねんせいあれるぎーせいびえん
perennial allergic rhinitis

通年性アレルギー性鼻炎とは，1年を通じて，鼻症状をきたしている状況であり，アレルゲンとして，ハウスダスト，ダニ，真菌などが知られている．アレルギー性鼻炎の病態は，鼻粘膜におけるⅠ型アレルギー反応である．感作が成立した個体の鼻粘膜に抗原が吸入されると，肥満細胞上でIgE抗体と結合し，架橋形成の結果，肥満細胞からヒスタミン，ペプチドロイコトリエンを主とする化学伝達物質が放出される．その結果，鼻粘膜の感覚神経終末，血管が（ヒスタミンH_1受容体やロイコトリエン受容体を介して）反応し，即時相反応としての，くしゃ

み，水様性鼻汁，鼻粘膜腫脹が起こる．さらに遅発相では，好酸球を中心とした種々の細胞浸潤が起こり，鼻閉や鼻粘膜の過敏性の亢進をきたす．

ツェンカー憩室
つぇんかーけいしつ
Zenker's diverticulum
同 咽頭食道憩室（pharyngoesophageal diverticulum）

下咽頭後壁の輪状咽頭筋からその部位の粘膜と粘膜下層が後方に囊状脱出することによって形成される．夜間同部からの逆流により嚥下性肺炎を生ずることがある．筋弛緩と嚥下時の咽頭内圧の異常が原因と考えられている．大きなものは切除術と輪状咽頭筋切断術を併せて行う．

継ぎ足歩行
つぎあしほこう
tandem walk

体平衡機能を評価する検査法の一つである．直線上を歩くように片足の足尖部に反対側のかかとを着けて左右交互に継いで行くように歩く．左右どちらに倒れそうになるか，どのくらいの時間継ぎ足歩行が続けられるかで体平衡機能を評価する．

ツチ骨
つちこつ
malleus（ラ）
同 hammer

耳小骨の最も外側にある．ツチ骨柄で鼓膜と接着し，ツチ骨頭でキヌタ骨と接着する．

ツベルクリン反応
つべるくりんはんのう
tuberculous reaction

ツベルクリン反応は結核診断に用いられる検査で，ツベルクリンとは結核診断用の抗原であり，ヒト型結核菌の培養液から分離された物質である．これを皮下に注射し，これに対するアレルギー反応をみることにより結核感染の有無を判定する．原理はクレメンス・フォン・ピルケが発見し，1890年にロベルト・コッホによりこの抗原が精製された．但し，この検査では結核菌感染なのか，非結核性抗酸菌による感染なのか，BCG接種の影響であるかは判定できない．近年では結核菌感染の検査として血中クオンティフェロンの測定が用いられるようになり，その検査意義が薄れつつある．

強さ－時間曲線
つよさ－じかんきょくせん
strength-duration curve

顔面神経の機能検査の一つである．顔面筋の収縮には，刺激強度が小だと長い持続時間の刺激が必要であり，大だと短い持続時間の刺激で十分である．筋収縮を起こす刺激閾値を刺激の強度と持続時間の相関関係で表したものである．神経変性による脱神経が起こると曲線に屈折がみられ，変性の程度によって曲線の位置が変化し，完全変性では長い持続時間の短形波刺激のみによる曲線となる．

強さの弁別閾値検査
つよさのべんべつきちけんさ
同 IDL 検 (intensity difference limen)

☞ IDL 検査 (p.2)

て

手足口病
てあしくちびょう
hand, foot and mouth disease (HFMD)

口腔粘膜および四肢末端に現れる水疱性発疹を主症状とする急性ウイルス性感染症であり，幼児の発症が多い．主たる原因ウイルスはエンテロウイルスであるコクサッキー A16，エンテロウイルス 71 が知られている．感染経路は経口，飛沫，接触ともに重要で，潜伏期間は 3〜4 日である．患児の 1/2〜1/3 程度は発症初期に 38℃ 前後の熱を伴うが，大部分は発疹のみである．症状が消失後も 3〜4 週間は糞便中にウイルスが排泄されることがある．

TRT 療法
てぃーあーるてぃーりょうほう
tinnitus retraining therapy

「耳鳴り順応療法」または「耳鳴り再訓練療法」とも呼ばれ，耳鳴りに順応（馴れ：habituation）させることにより，耳鳴による苦痛度を軽減させる治療法．主にノイズジェネレーターの TCI（Tinnitus Control Instrument））装置を用いた音響療法（sound therapy）と耳鳴に対する教育的あるいは説明的な指示的カウンセリング（directive counseling）からなる．

T＆T オルファクトメトリー
てぃーあんどてぃーおるふぁくとめとりー
T＆T olfactometry
同 基準嗅力検査

静脈性嗅覚検査法とともに，保険診療で認められている嗅覚検査の一つである．1971 年にわが国で開発された．A〜E までの日本人になじみのある嗅素を濾紙につけ，被検者にかがす検査法である．A はバラの花のニオイ，B は焦げたニオイ・カラメルのニオイ，C は汗臭いニオイ・古靴下のニオイ，D は桃の缶詰めのニオイ・甘いニオイ，E は糞のニオイ・いやなニオイと定義されている．−2〜＋5 までの 8 段階（B のみ ＋4 までの 7 段階）の濃度で各々の嗅素をかがし，「何かにおう」濃度を検知域値，「何のニオイか同定できる」濃度を認知域値とする．そして 5 嗅の平均値を算出する．嗅覚障害の評価には平均認知域値が用いられ，正常は 0〜1，軽度は 1.1〜2.5，中等度は 2.6〜4.0，高度は 4.1〜5.5，脱失は 5.6 以上となる．すべてがスケールアウトの場合は，検知域値，認知域値とも 5.8 となる．嗅覚障害の量（検知域値）と質（認知域値）が一度に検査できるが，検査に時間がかかり脱臭装置も必要である．

TE シャント
てぃーいーしゃんと
同 気管食道シャント
（tracheoesophageal shunt）

☞ 気管食道シャント（p.102）

Th1 リンパ球
てぃーえいち1りんぱきゅう
Th1lymphocyte
同 Th1 細胞（Th1cell）

IFN-γ や IL-12 の刺激でナイーブ T 細胞からの分化が誘導される CD4$^+$T 細胞である．Th1 細胞により産生される Th1 サイトカインは，ウイルスや細胞内抗原の除去，自己免疫疾患の発症，抗腫瘍免疫を担う細胞性免疫などに関与する．CD4$^+$CD8$^-$ T 細胞から Th1 細胞への分化誘導は IL-12 と IFN-γ の刺激による．IL-18 刺激を受けた Th1 細胞は，IFN-γ, IL-13, IL-3 を産生する特異な Super Th1 細胞へ分化する．

Th1 細胞
てぃーえいち1さいぼう
Th1cell
同 Th1 リンパ球（Th1 lymphocyte）

☞ Th1 リンパ球（同頁）

Th2 サイトカイン阻害薬
てぃーえいち2さいとかいんそがいやく
Th2 cytokine suppressor

Th2 サイトカインである IL-4, IL-5 産生を抑制する長期管理薬剤で，局所の IgE 産生を制御する．IL-13, Eotaxin, TARC 産生抑制や，ICAM-1, VCAM-1 の発現抑制作用がある．気管支喘息，アレルギー性鼻炎，アトピー性皮膚炎が適応で，小児アレルギー発症に対する Early intervention（早期介入）でも使用される．難治性紅斑での FK506 軟膏の減量効果がある．トシル酸スプラタストがこれに分類される．

Th2 細胞
てぃーえいち2さいぼう
Th2cell
同 Th2 リンパ球（Th2 lymphocyte）

☞ Th2 リンパ球（同頁）

Th2 リンパ球
てぃーえいち2りんぱきゅう
Th2lymphocyte
同 Th2 細胞（Th2cell）

IL-4 の刺激を受け転写因子 STAT6 を介して GATA-3 の転写活性化が亢進することによりナイーブ T 細胞から分化誘導される CD4$^+$T 細胞．Th2 細胞により産生される Th2 サイトカインは，IL-4, IL-5, IL-6, IL-10, IL-13, GM-CSF で，アレルギー性疾患に関与している．IL-4 による B 細胞の刺激が IgE 産生を亢進させる．IL-10 や TGF-β は Th1 反応を抑制する．IL-10 産生がなく他のサイトカイン産生が高い細胞は炎症性 Th2 細胞と呼ばれる．

TNF-α
てぃーえぬえふ-α
tumor necrosis factor-α
回腫瘍壊死因子α(tumor necrosis fator-α)

腫瘍壊死因子（TNF）αは，1975年マウスに移植した腫瘍に出血性壊死を起こさせる因子として発見された．しかし，現在では抗腫瘍作用よりはむしろ炎症や免疫における細胞の生死にかかわる因子として重視されている．

TNM分類
てぃーえぬえむぶんるい
TNM classification

悪性腫瘍の臨床病期分類．UICCによって提唱された分類が世界共通の指標として認識されている．わが国では，疾患ごとの癌取扱い規約が作成されUICCのTNM分類に準拠した臨床病期分類が用いられている．耳鼻咽喉科領域では頭頸部癌取扱い規約として2005年10月までに改訂第4版が出版されている．原発腫瘍（T）・所属リンパ節転移（N）・遠隔転移（M）の状況とこれを総合した病期分類（Stage）によって表現される．基本的には治療前の画像診断を含めた臨床病期分類であるが，病理所見に基づいた病期がpTNMとして表現される．

低域通過フィルタ
ていいきつうかふぃるた
low-pass filter

周波数0 Hzからf Hzまでを通過帯域とし，f Hzから無限大までを減衰帯域とするフィルタ．高域遮断フィルタ（high-cut filter）ともいう．この場合，fは0および無限大を除く任意の値とする．☞高域通過フィルタ（p.150）

低緊張性音声障害
ていきんちょうせいおんせいしょうがい
hypofunctional voice disorder
回低緊張性発声障害
hypofunctional dysphonia

☞低緊張性発声障害（p.365）

T細胞受容体
てぃーさいぼうじゅようたい
T cell receptor

T細胞抗原受容体，TCRと略す．TCRは主にα鎖とβ鎖で構成され，抗原と結合する免疫グロブリンと同様に可変領域（V領域）とコンスタント領域（C領域）からなる．TCRをコードする遺伝子は，免疫グロブリンの遺伝子と同様に，再構成され多様な抗原に特異的に反応する．TCRはCD3分子と非共有的に結合し複合体を形成する．TCRの抗原認識のシグナルは，CD3分子を介してT細胞内に伝達される

ディーゼル排気微粒子
でぃーぜるはいきびりゅうし

浮遊粒子状物質の中でディーゼルエンジンから排出されるもので DEP と略される．ベンツピレンなど発癌物質も含まれ，芳香族化合物はアレルギーの病態と深く関わる．DEPには，T細胞のIL-12発現抑制，樹状細胞やNKTからのIFN-γ産生を

diesel exhaust particles 抑制し Th2 を誘導する作用がある．アレルギー鼻炎患者に抗原を曝露させると抗原特異的な IgE 産生は 2～3 倍増強するが，DEP を同時に曝露すると 20～50 倍になる．

DP 皮弁
でぃーぴーひべん
deltopectoral flap
回胸三角皮弁

1965 年，Bakamjian によって紹介された皮弁であり，三角筋および大胸筋領域で内胸動脈肋間穿通枝を血管柄とした有茎皮弁である．薄く，顔面皮膚の色調と調和がよい．頸部や顔面皮膚欠損部または口腔・咽頭粘膜欠損部への移植のみならず，下咽頭や頸部食道等の再建にも使用される．作成に特別な手技を必要としないことが長所であるが，皮弁の到達範囲には制限があり，ボリュームを要する再建には適さない短所がある．近年では頭頸部再建に本皮弁が第一選択となることは少ないが，術後トラブルによる組織欠損例の再建には有用性が高い．

T レベル
てぃーれべる
T level (in cochlear implant)

人工内耳マッピングに用いられる用語で，人工内耳の各電極での通電状況を変化させ，自覚的に音が聞こえ始める電流量のこと．この値と C レベル（☞ p.216）との差を人工内耳のダイナミックレンジと呼ぶ．

低音障害型感音難聴
ていおんしょうがいがたかんおんなんちょう
low-tone sensorineural hearing loss

急性発症の感音難聴で低音が障害されるもの．明らかな眼振がみられるものを除外する．急性低音障害型感音難聴の診断基準（厚生省研究班，1999）は，低音域 3 周波数（125, 250, 500 Hz）の聴力レベルの合計が 70 dB 以上かつ高音域 3 周波数（2,000, 4,000, 8,000 Hz）の聴力レベルの合計が 60 dB 以下とされている．一部症例でのメニエール病への移行が報告されている．

低緊張性発声障害
ていきんちょうせいはっせいしょうがい
hypofunctional dysphonia
回低緊張性音声障害
(hypofunctional voice disorder)

喉頭や呼吸筋など発声に必要な筋の緊張低下により起こる発声障害．声門閉鎖不全や呼気流の不足を伴う．弱々しい無力性の声になり，発声持続時間も短くなる．重症筋無力症や筋ジストロフィーなど神経筋疾患が原因のこともあるが，多くの場合機能性であり，心因性失声症や声の酷使などによる音声衰弱症などが相当する．声の衛生指導，プッシング法などの音声治療，心理療法などを行う．

ディジョージ症候群
でぃじょーじしょうこうぐん
DiGeorge syndrome

胸腺無（低）形成に伴う免疫不全症を主徴として，副甲状腺無（低）形成に伴う低カルシウム血症，難聴，鼻咽喉閉鎖不全，先天性心疾患などを合併する症候群．以前は臨床症状の頭文字をとって CATCH22 と呼ばれていたが，現在は眼瞼裂狭

小・小耳介・鼻翼変形・小下顎症などの特徴的顔貌を認める円錐動脈幹異常顔貌症候群や微細欠失症候群などとともに，染色体22q11.2の部分欠失に由来することから22q11.2の部分欠失症候群に分類される．

低侵襲手術
ていしんしゅうしゅじゅつ
minimally invasive surgery

皮膚切開創をなくしたりできるだけ小さくするなど体に対する負担を軽減し，治療中や治療後のQOLをできるだけ良好にしようとする手術．従来の手術と比較して治療効果を減じるものではないことが前提となる．内視鏡手術やカテーテルによる血管内手術，腹腔鏡手術などがあげられる．耳鼻咽喉科領域では，鼻内内視鏡手術，咽頭の内視鏡手術などが代表的なものである．

低侵襲治療
ていしんしゅうちりょう
minimally invasive therapy

手術その他の治療による侵襲をできるだけ小さくして，体に対する負担を軽減し，治療中や治療後のQOLをできるだけ良好にしようとするもの．従来の治療方法と比較して治療効果を減じるものではないことが前提となる．内視鏡や手術器具，放射線機器の進歩，抗癌剤などの薬剤の進歩などがその背景となっている．

低親和性IgE受容体
ていしんわせいIgEじゅようたい
Fc ε receptor2
≡Fc ε 受容体 II（CD23）

CD23はIgEのFc部に対する低親和性IgE受容体（FcεRII）であり，B細胞，好酸球，単球/マクロファージ，血小板に発現する分子量45 kDaの糖蛋白で，遅延型アレルギー反応に関与している．CD23はIgE抗体生産を調節しており，アレルギー性疾患やリンパ腫の治療薬として抗CD23キメラ抗体が考案され，季節性アレルギー性鼻炎患者の総IgE濃度ならびに抗原特異的IgE濃度を低下させる．

ディスク法
でぃすくほう
disc test
≡拡散法（diffusion test）

細菌の抗菌薬に対する薬剤感受性を測定する際に行われる技法．分離された細菌に対して各濃度を含んだディスクを置いたプレートで培養し，そのディスクの周囲に阻止円ができるかどうかで判定する．MIC（最小発育阻止濃度）は阻止円が形成される最小の抗菌薬濃度で表され，静菌能力を示し，抗菌薬の効果の指標とされるが，近年はインフルエンザ菌の細胞内寄生による抗菌薬耐性などMICのみでは抗菌薬の効果が判定できない場合も報告されている．

ディスコ難聴
でぃすこなんちょう

ディスコ，ロックコンサートなどで強大音によって生じる音響障害を原因とした感音難聴．20歳代に多く，ロック音楽によ

disco hearing loss
同 コンサート難聴

るものが多い．dip 型のオージオグラムを示すことが多い．両側性となるか片側性であるかは音源からの位置と関係がある．突発性難聴に準じた治療を行うが難聴の改善率は突発性難聴より良好である．

定着
ていちゃく
colonization

ある部位に細菌やウイルスが存在するが，その量が少なく炎症反応を惹起していない状態．耳鼻咽喉科領域では鼻咽腔の細菌叢が身近な例である．この部位には *Streptococcus pneumoniae*, *Haemophilus influenzae*, *Moraxella catarrhalis* などの微生物が無症状の場合でも存在しているが，その時点では検出されないか，あっても微量である．しかし，いずれかの菌量が増加すると，それが原因となって急性中耳炎や急性鼻副鼻腔炎などの疾患を引き起こす．定着している病原微生物は宿主の免疫状態や局所の環境の変化により，増加し原因微生物となりうる．また，原因微生物同定のための細菌培養検査では検出された菌が定着なのか，原因菌なのかを常に考えておく必要がある．

TPHA 法
てぃーぴーえいちえーほう
TPHA test
同 Treponema pallidum hemagglutination test

TPHA 法は Toreponema pallidum hemagglutination 法の略であり，梅毒トレポネーマを抗原として血中の梅毒トレポネーマ抗体の有無を測定する方法．具体的には赤血球に *Treponema pallidum*（*TP*）の菌体成分を吸着させた感作血球が，TP 抗体により血球凝集反応を起こすことを用いた方法である．梅毒の感染の有無はこの TPHA 法と STS 法があるが，感染後 TPHA 法は STS 法よりやや遅れて陽性となり，陽性になるには約 1 ヵ月かかる．TPHA 法では一度感染し陽性になると終生陽性となるので，感染の既往はわかるが，現時点の感染の有無は判定できない．

定方向性眼振
ていほうこうせいがんしん
direction-fixed nystagmus

注視の方向や頭位に拠らず，眼振が常に一定方向を示す．末梢あるいは中枢前庭系において障害が左右偏在性に定常する場合にみられる．同方向への自発眼振が潜在していることが多い．注視眼振検査では，急速相方向に注視させた時に増強，緩徐相方向に注視した時に減弱する．頭位眼振検査では，患側下頭位で優位に認められる特徴がある．

定量噴霧式吸入器
ていりょうふんむしききゅうにゅうき
metered dose inhaler

喘息や鼻炎治療に薬剤をスプレー式で定量に吸入させる機器．鼻用も喘息用も当初はフロンガスに圧縮させた粉末の薬剤をエアロゾルにして定量に噴霧させていたが，地球環境の保護により代替フロンで圧縮するようになった．しかし，代替フロ

ンは鼻腔内の投与には刺激が強いため鼻炎用は薬液1回の噴霧で 0.05〜0.1 ml を噴霧させる．薬液に粘性をつけることで粘膜に吸着しやすくする工夫がなされている．

ティンパノグラム
tympanogram

　横軸に外耳道腔の空気圧，縦軸に等価空気容量をとり，空気圧の変化に伴う中耳のコンプライアンスの変化を図示したものである．外耳道腔の圧が±100 daPa 以内で最大のピークを示す A 型，ピークのみられない B 型，ピークが－100 daPa 以下にみられる C 型に分類する．滲出性中耳炎，耳硬化症，耳小骨連鎖離断などの診断において有用な検査法である．

てこ比
てこひ
leverage

　鼓膜の振動は中耳で増幅されるが，これには鼓膜とアブミ骨底板の面積比とツチ骨，キヌタ骨の長さの比が有効に働く．ツチ・キヌタ関節は通常は一体として動き，前ツチ骨靱帯と後キヌタ骨靱帯を結ぶ線を回転軸としてピストン運動する．回転軸からツチ骨柄とキヌタ骨長脚先端までの長さの比は 1.3：1 で，前者がやや長いため，てこの原理により 1.3 倍増幅される．これをてこ比と呼ぶ．面積比の 17 倍に比べると小さい．

デシベル
でしべる
decibel（dB）

　ベルの 1/10 値で，記号は dB．2つの量の比の表示方法として用いられており，音響関係では各種の単位として広く用いられる．あるパワー $P0$ に対し，別のパワーを P とすると，P は $P0$ に対し $\Delta L = 10 \log P/P0$［dB］……①だけ大きいという．これを利用して，たとえば強さ P［W/m^2］の音の強さのレベルの dB は，$P0 = 10 - 12$ W/m^2 にとって，①式によって定義される．デシベルを単位とする音響関係の量としては，上記以外に，音圧レベル，騒音レベル，聴力レベルなどがある．

伝音難聴
でんおんなんちょう
conductive hearing loss

　外耳・中耳・蝸牛窓・前庭窓のいずれかもしくは複数の部位を原因として伝音機能が障害されたために生じる聴覚障害．純音聴力検査で気導聴力閾値の上昇がみられるが，骨導聴力閾値は正常に保たれ，気導骨導差を認める．耳垢栓塞による外耳道の完全閉塞，各種類の中耳炎，耳硬化症などが原因疾患になる．

電気眼振
でんきがんしん
galvanic nystagmus

　頭部，特に耳後部に弱い電気刺激を加えると電気性身体動揺が起こる．さらに電流を強くすると陰極に向かう眼振が起こり，電気（性）眼振という．末梢前庭器や前庭神経から前庭核，内側縦束，眼筋核の経路を通って発生するとされるが，前庭系のどの部分に電気刺激が働いて眼振や身体動揺が誘発されている

かについては確定的でない．

電気眼振計
でんきがんしんけい
electronystagmograph
回 電気眼振図（electronys-tagmogram: ENG）

眼球の周囲に電極を装着し，外眼筋の活動電位を測定することで眼振や眼球運動を記録する方法である．利点としては，①記録・保存が可能，②暗所開眼・閉眼下でも記録可能，③客観的データが得られる，④コンピュータ解析により定量化できるなど，があげられる．欠点は回旋性眼振が記録できないことである．

電気眼振図
でんきがんしんず
electronystagmogram (ENG)
回 電気眼振計（electronys-tagmograph）

☞電気眼振計（同頁）

電気グロトグラム
でんきぐろとぐらむ
electroglottogram

両側声帯が発声時開閉する時の声門部付近のサイクルを検査する機器．両側頸部に電極版を装着し一方から他方に約 0.5V の微弱な電流を流す．声門部のインピーダンスは開放期に高く，閉鎖期に低くなる．閉鎖が強いとインピーダンスはさらに低くなる．但し，機械的に喉頭以外の頸部のゆっくりした振動はフィルタで除去されるが仮声帯，唾液など声帯開閉のサイクル以外の雑音成分が混在するのでビデオストロボスコピーなどの所見とあわせて観察することが必要である．正常人から得られた鋸歯状曲線では閉小期は開放期よりも時間が短いことがわかる．

電気口蓋図
でんきこうがいず
electropalatography

硬口蓋と舌との接触面を経時的に画像化する手法で，構音の生理学的研究や，病理的評価・訓練に用いられる．硬口蓋に密着して設置された人工口蓋上の数十個の電極それぞれと舌との接触の有無を経時的に画像化することができる．視覚的フィードバックが可能なため，訓練上の有用性が高い．しかし，患者ごとに口蓋の形態が異なるため，個々に人工口蓋を作らなければならない，あるいは汎用の軟性の人工口蓋では十分にフィットしないなどの問題点がある．

電気光学的線毛運動測定法
でんきこうがくてきせんもううんどうそくていほう
photoelectric method of

線毛運動測定法の一つ．ローズチャンバーの上に採取した鼻粘膜組織を置き，位相差顕微鏡で観察される線毛運動の光量の変化を硫化カドミウムの受光板で受け電気的に変換する．それをオシロスコープと記録計に接続し線毛脈波を記録する．

ciliary activity

電気喉頭
でんきこうとう
electrolarynx
同 電気式人工喉頭（electronic artificial larynx）

喉頭摘出後の代用発声法の一つ．1942 年に Greene が電気ブザー式の皮膚伝導型電気喉頭を考案した．習得が容易であるが，食道発声などほかの代用発声法と比較して，抑揚がなく，機械的な音声となる，常に片手を必要とする，子音の構音が区別しにくいなどの欠点がある．

電気刺激検査
でんきしげきけんさ
galvanic test

電気性身体動揺検査と同義で前庭神経炎や聴神経腫瘍などの後迷路性前庭障害の診断法である．耳後部に弱い電気刺激を加えて誘発される身体動揺を重心動揺検査装置で記録する．内耳障害例では正常，後迷路性障害例では異常例が多い．これと温度刺激検査との組み合わせで内耳性・後迷路性前庭障害を鑑別する．前庭神経炎では電気刺激検査結果改善例ほど自覚症状・眼振所見ともによく改善する傾向があり，前庭神経炎の予後判定基準ともなる．

電気式人工喉頭
でんきしきじんこうとう
electronic artificial larynx
同 電気喉頭（electrolarynx）

☞電気喉頭（同頁）

電気神経検査
でんきしんけいけんさ
electroneurography
同 イーエヌーオージー（ENoG）

☞イーエヌーオージー（ENoG）（p.16）

電気味覚検査
でんきみかくけんさ
electrogustometry

電気味覚計と呼ばれている検査機器を用いて舌に弱電流を流し，金属味が生じるかどうかをみる検査．金属味が生じる電流閾値を舌の左右で調べる．甘みや苦みといった個別の味覚を検査することはできない．

電気誘発耳音響放射
でんきゆうはつじおんきょうほうしゃ
electrically evoked otoacoustic emissions (EEOAE)

蝸牛の有毛細胞部分を電気刺激することによって誘発される耳音響放射．外有毛細胞における電気‐機械変換機構の指標として重要な現象である．☞耳音響放射（p.218）

デンケル手術
でんけるしゅじゅつ
Denker's operation
同 デンケル－和辻法（Denker-Watsuji method）
類 コールドウェル・ルック手術（Caldwell-Luc operation）

Denker が 1905 年に報告した術式で，同時期に和辻も同様の報告をしているため Denker-和辻法とも呼ばれる．上顎洞の前壁骨壁を除去し，さらに梨状口縁から下鼻道側壁を上顎洞内より大きく切除し鼻腔と巨大な交通路を作製する術式．

デンケル－和辻法
でんけるわつじほう
Denker-Watsuji method
同 デンケル手術（Denker's operation）

☞デンケル手術（同頁）

電子線
でんしせん
electron

放射線治療に用いられる線源の一つ．電子線治療は，体外からの外照射装置によって高エネルギーをもった電子を発生させ，これを用いて放射線治療を行うものである．電子線では有効な線量が X 線や γ 線照射と異なり，エネルギーに応じた一定の深さまでしか到達せず，その最大到達距離は MeV で示されるエネルギーの 1/2 cm とされる．この特性によって，深部に放射線をあてたくない場合や皮膚表面に近い病変の治療に用いられる．

伝染性単核球症
でんせんせいたんかくきゅうしょう
infectious mononucleosis
類 EB ウイルス感染症（EB virus infection）

EB ウイルス感染症（EBvirus infection）の一つ．多くは，エプスタイン・バーウイルス（EBV）の初感染によって発症し，発熱・リンパ節腫脹・咽頭痛を三徴とする．EBV は多くの人が小児期に軽度な症状のみで感染しているため，成人期に初感染することで発症する．発疹を伴うこともあり，特にペニシリン系抗菌薬は発疹を誘発するため禁忌である．有熱期間は一般的なウイルス感染症よりも長く，5～7 日程度続くことが多い．血液検査では，AST・ALT 値の上昇がみられ，リンパ球の増加と異型リンパ球の出現が特徴である．特効的な治療法はなく，対症療法が主体であるが，肝脾腫がみられるため腹部への衝撃を避けて安静が必要である．

伝染性単核球症様症候群
でんせんせいたんかくきゅうしょうようしょうこうぐん
infectious mononucleosis-like syndrome

全身リンパ節腫脹，発熱，肝脾腫などの臨床像や肝機能障害，白血球増多，異型リンパ球出現などの伝染性単核球症と同様の検査所見を呈する場合を総称する．*Epstein-Barr virus*（*EBV*）の感染の他，サラゾピリンなどの薬剤，*Human Immunodeficiency Virus*（*HIV*），*Cytomegalovirus*（*CMV*），*Human Herpes Virus*（*HHV*）などのウイルスが原因になることもある．

伝染性軟属腫
でんせんせいなんぞくしゅ
molluscum contagiosum
(ラ)

DNAウイルスであるポックスウイルス科伝染性軟属腫ウイルスによる小児皮膚疾患の一つ．成人にも発症することがある．主に接触感染により感染し，四肢，体幹に皮膚と同色か白色の表面平滑なドーム状の隆起生病変を呈する．放置しておいても1年以内に自然治癒するとされるが，鉗子などで除去するのが一般的である．この際，内容物はウイルスに富み，これに触れると感染を引き起こす可能性が高いので注意を要する．病理学的には表皮内に特徴的な封入体が観察される．伝染性膿痂疹と同じくアトピー性皮膚炎があると皮膚のバリア機能が低下し，罹患しやすい．

伝染性膿痂疹
でんせんせいのうかしん
impetigo contagiosa
(ラ)

"とびひ"ともいわれる細菌性の皮膚感染症の一種．原因は黄色ブドウ球菌やA群β溶血性連鎖球菌が皮膚表層に感染することによる．前者によるものは水疱性膿痂疹，後者によるものは痂皮性膿痂疹と呼ばれ，前者は水疱，びらんを特徴とし，後者は厚い痂皮を特徴とする．感染経路としては自身の鼻腔や咽頭，皮膚表面に存在する黄色ブドウ球菌が感染する自家感染と，伝染性膿痂疹患者からの接触感染によるものがある．幼小児に多く，特にプールなどを介して伝染することが多い．早期に水疱から細菌培養検査を行い，原因菌を同定する必要がある．治療は痂皮の除去と抗菌薬含有軟膏の塗布や亜鉛軟膏の塗布，抗菌薬の内服による．診断がつけば，患児は病変が乾燥するまで集団保育している場合は休ませる．アトピー性皮膚炎を有する患児では皮膚の状態がよくなく，伝染性膿痂疹に罹患しやすいとされる．爪は常に短く，手洗いを行って清潔を維持することが予防につながる．

伝導失語
でんどうしつご
conduction aphasia

流暢な発話や理解の良さに比較して，復唱が著しく障害されているのが特徴で，顕著な音韻性錯語（例：ハブラシ→ハブシナ）を示す．また読み書きも誤りが多い．病巣はウェルニッケ中枢とブローカ中枢を連絡している弓状束にある．このため，ウェルニッケ中枢で得た言語情報がブローカ中枢へうまく伝送されなくなり，その結果，強い復唱障害が生じると考えられている．

天然痘
てんねんとう
smallpox
同variola

天然痘ウイルスにより引き起こされる疾患で，飛沫感染や接触感染にて伝染し，潜伏期間は約7〜16日．伝染性が非常に強いとされる．症状はまず発熱が生じ，3〜4日目でいったん軽快するが，同時期より顔面を中心に丘疹が生じ，全身に広がる．

これは体表のみならず，鼻腔や咽頭などの粘膜，消化器や呼吸器といった内臓にも生じ，これにより呼吸器が障害され，肺炎や菌血症を引き起こし，最悪の場合には死にいたるケースもある．種痘を受けていない患者では致死率は30～50％にも達するといわれている．丘疹が膿胞となる7～9日目に再度高熱を発し，14～21日目には膿胞は，瘢痕を残して消失する．1798年ドイツのエドワード・ジェンナーによる天然痘ワクチンの開発によりその発症は激減し，1980年にはWHOにより撲滅宣言がなされている．現在では感染者の報告はないが，感染症法では1類感染症に分類されている．

天然痘ウイルス
てんねんとううぃるす
Smallpox virus

天然痘を引き起こすウイルスであり，ポックスウイルス科，オルソポックス属に分類される200～300 nmのエンベロープを有するDNAウイルスの一種である．自然宿主はヒトのみである．低温，乾燥に強く，エーテル耐性を示すが，アルコール，ホルマリン，紫外線で容易に不活化される．天然痘患者の痂皮内のウイルスは非常に安定しており，長期間保存した後でもその活性が認められる．現在天然痘ウイルスはアメリカとロシアのバイオセーフティレベル4の施設で厳重に管理されているのみである．

と

糖衣
とうい
同 グリコカリックス
（glycocalyx）

☞グリコカリックス（p.130）

頭位眼振
とういがんしん
positional nystagmus

非注視下条件で頭の位置をゆっくり変化させた時にみられる眼振である．仰臥位で行う方法，座位で行う方法がある．頭位眼振のパターンにより方向固定性頭位眼振，方向交代性頭位眼振などに分類される．末梢性障害，中枢性障害のいずれの場合にも出現する可能性がある．眼振の向きのほかに，眼振出現までの潜伏時間や頭位の変化の反復による眼振の減衰（疲労現象）の有無，まためまい感の有無についても注意する必要がある．

頭位変換眼振
とういへんかんがんしん

非注視下条件での急速な頭位の変化により出現する眼振．座位正面位と懸垂頭位正面の矢状面で頭位を変化させるStenger

positioning nystagmus 法と，座位正面位置と懸垂頭位側頭位で頭位を変化させる Dix-Hallpike 法が行われている．良性発作性頭位めまい症では座位と懸垂頭位で眼振の向きが逆転する回旋成分の強い眼振が観察される．潜伏時間や疲労現象にも注目する必要がある点は頭位眼振の場合と同様である．

頭位療法
とういりょうほう
canalith repositioning maneuver
同 浮遊耳石置換法（canalith repositioning procedure）

☞浮遊耳石置換法（p.455）

等価騒音レベル
とうかそうおんれべる
equivalent continuous sound level

ある時間範囲について，変動する騒音の騒音レベルをエネルギー的な平均値として表した値．ある指定された時間区間に与えられた標準の周波数重みづけ音圧の二乗時間平均値の基準音圧（20 μPa）の二乗に対する比の 10 を底とする対数（常用対数）の 10 倍で与えられる．単位記号は dB．もし，周波数重みづけ特性の指定がない場合には，通常，A 周波数重み付け特性が指定されているものとする．

導管乳頭腫
どうかんにゅうとうしゅ
ductal papilloma

唾液腺では頻度は低いが唾液腺導管に発生する乳頭状病変をいう．頻度順に intraductal papilloma 導管内乳頭腫, sialadenoma papilliferum 乳頭状唾液腺腫, inverted ductal papilloma 内反性導管乳頭腫の 3 つの type に分類される．口唇の小唾液腺に最も多くみられ，頬粘膜，口蓋，舌，大唾液腺の導管などにもみられる．症状のない粘膜下腫瘤を形成することが多い．治療は手術による摘出が適用される．

頭頸部癌
とうけいぶがん
head and neck cancer

頭蓋底から鎖骨の間に原発する，眼科領域を除く悪性腫瘍の総称．広義ではすべての悪性腫瘍が含まれ，狭義では上皮性悪性腫瘍をいう．種類は多彩であり，管腔内に発生するものとして，鼻副鼻腔癌・上咽頭癌・中咽頭癌・下咽頭癌・喉頭癌・舌癌を代表とする口腔癌があり，それ以外では，甲状腺癌・唾液腺癌が代表的な疾患である．上皮性の悪性腫瘍の 90％は扁平上皮癌である．発生頻度の高いものとして口腔癌，咽頭癌，喉頭癌，甲状腺癌があげられる．

動作の分解
どうさのぶんかい
decomposition
同 運動の分解

小脳半球障害の症状の一つ．小脳症状の検査として指鼻試験などを施行した時，指先が左右にゆれながら目標に近づいてゆくような状態，すなわち，1つの運動が連続的な運動としてスムーズに行われず，分解され，こま切れになった状態をさす．小脳障害のため，拮抗筋，協同筋を適度に収縮させるという制御ができず，これらの筋の協調が崩れてしまったことによるものである．

同種移植片
どうしゅいしょくへん
allograft, homograft

同じ種であるが遺伝学的に異なる個体間での臓器や組織の移植，たとえば，ヒトからヒトへの移植片．死体や他人の手術時に採取した耳小骨や軟骨を鼓室形成術における連鎖再建に利用した時代もあったが（同種鼓膜・耳小骨形成術），最近ではほとんど行われなくなった．

道上棘
どうじょうきょく
spine of Henle, spurameatal spine

骨部外耳道入口部の後上方に認められる，やや外側に突出する棘状構造．道上三角の前縁を構成し，乳突削開術に際しての指標となる．乳幼児や乳突部含気化が乏しい側頭骨では，その形状が判然としない場合もある．ヘンレ棘とも呼ばれる．

道上三角
どうじょうさんかく
同 マックイーンの三角
（Macewen triangle）

☞マックイーンの三角（p.486）

頭声
とうせい
head voice
同 裏声，ファルセット，仮声（falsetto）

声域のうち，中，高音域を示す．男性では胸声と顕著に異なるが女性では明確ではない．声帯は引き伸ばされて緊張し声帯縁は薄くなる．左右の声帯縁は対称性に振動するが完全には閉鎖しない．倍音成分は少ない．

糖蛋白
とうたんぱく
glycoprotein

蛋白質を構成するアミノ酸の一部に糖鎖が結合したもので，細胞表面に発現する蛋白質のほとんどがこの糖蛋白である．代表的なものに，ムチン，ムコイド，アミロイドがある．ウイルスによってはエンベロープからスパイクと呼ばれる表面突起を出しているが，これは糖蛋白で構成されており，ある種のウイルスではスパイクによって赤血球同士をくっつけあう．これによりウイルスの同定に役立つ．インフルエンザウイルスの型を決定する際に用いる赤血球凝集素（hemagglutinin：HA）やneuraminidase（NA）もこの糖蛋白の一種である．

動注化学療法
どうちゅうかがくりょうほう
intraarterial infusion therapy
回 局所動脈内化学療法（intra-arterial chemotherapy）

☞局所動脈内化学療法（p.122）

頭頂部緩反応
とうちょうぶかんはんのう
slow vertex response (SVR)

音刺激によって頭皮上から得られる一連の聴性誘発反応の一つで，中間潜時反応より長い潜時（50〜500 ms）で出現する反応．誘発反応聴力検査法として最も早くから臨床応用された．刺激音としては一般に周波数特異性の高い短音が用いられ，覚醒時には聴力レベルに近い反応閾値を示すが，睡眠時には反応の出現性が低下することから用いられなくなった．脳幹網様体など非特異的広範投射系と関係のある反応といわれる．

導入化学療法
どうにゅうかがくりょうほう
induction chemotherapy
回 neoadjuvant chemotherapy

初回治療として多剤または単剤の化学療法が単独で選択される場合をいう．後に放射線や放射線化学療法，手術などが予定されていることが前提となる．放射線に対する感受性の予測や化学療法が有効な場合に手術範囲の縮小や機能温存が可能になる場合のあることが利点としてあげられる．

糖尿病(昏睡)性大呼吸
とうにょうびょう（こんすい）せいだいこきゅう
Kussmaul-Kien respiration
回 クスマウル呼吸（Kussmaul respiration）

☞クスマウル呼吸（p.127）

頭部挙上訓練
とうぶきょじょうくんれん
head raising exercise

考案者の名をつけて，Shaker法ともいわれる．喉頭挙上筋群を強化する訓練法である．仰臥位で肩を床につけたままつま先が見えるまで頭部を挙上する．1分間挙上位を持続し，その後1分間休憩する．3回繰り返し1セットとし，1日に3回施行する．

動揺病
どうようびょう
motion sickness

別名「乗り物酔い」といわれている．通常，外界から内耳や視覚から入る動きの刺激に対応できなくなるために，自律神経症状である酔いの症状が出現する．遊園地や乗物によって起こることが多い．しかし，宇宙への滞在が可能になった今日，宇

宙酔いとして非常に重要な問題とされている．☞車酔い (p.131)

等ラウドネス曲線
とうらうどねすきょくせん
equal-loudness contour
同 音の大きさの等感曲線

☞音の大きさの等感曲線 (p.44)

トゥリオ現象
とぅりおげんしょう
Tullio phenomenon
同 トゥリオ徴候 (Tullio sign)

音刺激によってめまい感，眼振，平衡障害などの前庭症状が誘発される現象をさす．前庭迷路に生じた瘻孔，あるいはアブミ骨底と膜迷路の何らかの原因による接触によって生じる現象ではないかと考えられている．トゥリオ現象を生じる疾患としては，外リンパ瘻，メニエール病や内耳梅毒が知られていたが，近年，上半規管裂隙症候群（superior canal dehiscence syndrome）が注目されている．

トゥリオ徴候
とぅりおちょうこう
Tullio sign
同 トゥリオ現象 (Tullio phenomenon)

☞トゥリオ現象（同頁）

トーンバースト
tone burst

波形の始まりと終わりに傾斜（立ち上がり時間，立ち下がり時間）をもち，その間に定常振幅部分（プラトー）がある持続時間の短い音．☞周波数特異性 (p.245)

トーンピップ
tone pip

持続時間が短い音で振幅がほぼ直線的に増大し，定常振幅部分をもたずにほぼ直線的に減衰するように変調した波形の音．☞周波数特異性 (p.245)

トーンワルド病
とーんわるどびょう
Tornwaldt's disease
同 Tornwaldt nasopharyngeal bursitis

胎生期に遺残した鼻咽頭囊が存在し，囊胞の感染また周囲組織の二次感染により膿瘍を形成する状態をいう．後鼻漏と後頭部痛を主症状とし，咳，口臭，鼻閉，頸部リンパ節腫脹の原因になることもある．まれに反回神経麻痺，舌下神経麻痺などの脳神経症状を呈することもある．鼻咽頭ファイバーにて上咽頭正中部に囊状構造を認め，膿汁流出がみられることがある．感染に対して抗生剤，時に膿瘍の切開排膿が必要となる．

トキシックショック症候群
ときしっくしょっくし

黄色ブドウ球菌が産生する toxic shock syndrome toxin (TSST-1) や staphylococcal enterotoxin (SE) によって起こる．咽頭痛，頭痛，筋肉痛で始まりその後突然の高熱，全身の紅皮症様発疹，

ょうこうぐん
toxic shock syndrome
同(中)毒性ショック症候群

血圧低下，嘔吐，下痢，筋肉痛，肝機能障害，血小板減少，失見当識を生じる．副鼻腔手術のガーゼ挿入後に生ずることがある．抗菌薬投与，全身管理を要する．

トキソプラズマ感染症
ときそぷらずまかんせんしょう
toxoplasmosis

アピコンプレックス門胞子虫綱コクシジウム（亜）綱に属する原虫である *Toxoplasma gondii* によって引き起こされる感染症の総称．人獣共通感染症であり，終宿主はネコとされるが幅広い動物に感染している．感染経路はネコの糞便中に排泄されたオーシストやシストを含んだ生肉の摂取によって起こる．正常な免疫系をもつ個体が後天的に感染してもほとんど症状を引き起こさない．しかし，妊婦が初感染した場合は原虫が経胎盤的に胎児に移行して主に中枢系に作用し，水頭症や大脳症を引き起こし，流産や死産を起こすことがある．また，出産しても精神発達遅延や脈絡網膜炎，難聴の原因となりやすい．免疫不全患者ではトキソプラズマ脳症や肺炎，心筋炎を発症する可能性がある．検査はトキソプラズマ抗体の測定を行い，治療はピリメサミンとサルファ剤，妊婦にはサルファ剤を用いることができないため，スピラマイシンを用いる．

特異的言語障害
とくいてきげんごしょうがい
specific language impairment (SLI)

他の身体・知的発達に比べて言語の発達のみが遅れる障害．男児に多く，5歳で5％程度の有病率で，しばしば家族性に出現する．原則として発声発語器官の障害や難聴を認めず，神経学的異常，感情・社会性の異常（自閉），非言語 IQ の低下を認めない．典型的には文法障害があるが，言語症状は多岐にわたり個人差があり，単一の病態ではない．学童期にも問題が残る者は難読症を発症しやすい．一方，音声より文字のほうが理解容易な者もいる．

読字障害
どくじしょうがい
同読み書き障害(dyslexia)，失読，発達性失読症，発達性難読症，ディスレクシア

☞読み書き障害（p.514）

毒素産生性
どくそさんせいせい
toxigenicity

細菌がもつ毒素には外毒素と内毒素があるが一般的に毒素産生性は外毒素を菌体外に分泌する能力のあることをいう．代表的なものではコレラ菌の溶血毒やブドウ球菌の α 毒素，大腸菌の Vero 毒素などが挙げられる．

特発性顔面神経麻痺
とくはつせいがんめんしんけいまひ
idiopathic facial palsy
同 ベル麻痺(Bell's palsy)

☞ベル麻痺（p.467）

特発性両側性感音難聴
とくはつせいりょうそくせいかんおんなんちょう
idiopathic bilateral sensorineural hearing loss

原因が明らかでない感音難聴のうち，以下の条件を満たすもの．①原因不明，②進行する内耳性難聴，③両側性で高音障害型の感音難聴である．

突発性難聴
とっぱつせいなんちょう
同 idiopathic sudden deafness, idiopathic sudden hearing loss, idiopathic sudden sensorineural hearing loss

原因不明の急性発症の感音難聴．繰り返すことがない．原因が明らかになった場合は突発難聴と称し，区別する．

突発性難聴の診断基準（厚生省研究班，1975）
Ⅰ．主症状の特徴
1. 突然に難聴が発症すること
2. 難聴の性質は高度の感音難聴である
3. 難聴の原因が不明であること
Ⅱ．随伴症状の特徴
1. 耳鳴が難聴の発生と同時，または前後して生じる例が多い
2. めまい（嘔気，嘔吐を伴うことがある）が，難聴の発生と同時，または前後して生じることがあるが，めまい発作を繰り返すことはない
3. 第Ⅷ脳神経以外に顕著な神経症状を伴うことはない

以上のうちⅠおよびⅡの全条件を満たすものを確実例，Ⅰの1と2を満たすものを疑い例とする．

突発難聴
とっぱつなんちょう
hearing loss of acute onset

原因にかかわらず急性に発症した難聴を表す症状．

ドミナント－SP
どみなんとねがてぃぶえすぴー
dominant －SP

蝸牛電気現象には音刺激によって発生する反応性現象と静止電位現象がある．受容器電位（summating potential：SP）および蝸牛神経複合活動電位（action potential：AP）は前者に属す．蝸電図法と呼ばれる検査では，得られた波形から－SP/AP比を算

出する．一般に同比 0.4 以上を陽性として内リンパ水腫の存在を推定する．蝸電図法が陽性であることと同義．

ドライパウダー吸入器
どらいぱうだーきゅうにゅうき
dry powder inhaler

粉末による吸入薬を直接一気に吸入することで薬剤を気道に吸着させる方法．現在は薬剤と一体型のものと小さな吸入補助器（インヘラー）を介して投与する方法がある．喘息治療薬および抗ウイルス薬などに使用されている．刺激が少なく安全な方法であるが，自分で吸入するため十分な換気量が必要となる．したがって小児などの使用に難点がある．

ドラッグデリバリーシステム
drug delivery system

薬物を必要な部位に効率よく送達させるための工夫または技術．従来，薬効の持続性の延長，薬効発現の加速化または投与法の改善が行われてきたが，現在では標的組織に特異的かつ効率よく薬物を送達させる技術の開発が広く行われている．経口，経皮，経粘膜，吸入，注射の各経路において薬物放出の制御，標的指向化，吸収促進等の研究が行われている．

トランスフォーミング成長因子α
とらんすふぉーみんぐせいちょういんしα
transforming growth factor-α

アルファ型トランスフォーミング増殖因子，TGF-α は，癌細胞，脳細胞，ケラチノサイトのほか，活性化されたマクロファージ，好酸球，気道上皮細胞自身からも産生遊離される．EGF 受容体のリガンドで，ヒト培養気道上皮細胞分泌型気道ムチンMUC5AC 蛋白質の発現を亢進させる．気道上皮表面に接着している TGF-α 前駆体が遊離し TGF-α となる．好酸球性副鼻腔炎などでは好酸球からの TGF-α が EGF 受容体を介して腺増殖が生じる．

トリーチャー・コリンズ症候群
とりーちゃー・こりんずしょうこうぐん
Treacher Collins syndrome
同 下顎顔面異形成（mandibulofacial dysostosis）

難聴，下眼瞼欠損，耳介奇形，口蓋裂などを伴う症候群．頻度は 1/25,000～50,000 といわれている．頬骨や下顎の形成不全による小さい下顎，外側ほど下がる眼裂を伴う特徴的な顔貌を呈する．難聴はほとんど伝音難聴で時に感音難聴を伴う．TCOF1 遺伝子変異（ほとんどは突然変異）による．

トリクロール酢酸
とりくろーるさくさん
trichloroacetic acid

三塩化酢酸（CCl3COOH）．分子量 163.39．白色の固体で，その水溶液は酢酸よりも強い酸性度を示し，組織の腐食作用がある．鼻出血の治療やアレルギー性鼻炎に対する鼻粘膜焼灼に使用される．他科領域では，疣贅の治療や美容皮膚科領域のケミカルピーリングなどでも使用されている．

トリヨードサイロニン triiodothyronine (T3)	サイロキシン (T4) とともに甲状腺の濾胞細胞から分泌される甲状腺ホルモン．代謝に関連するホルモンであり生理活性はトリヨードサイロニン (T3) が T4 の数倍高い．血中 T4, T3 のほとんどは甲状腺ホルモン結合蛋白と結合して不活性であり，蛋白と結合していない遊離 T3 (FT3) 遊離 T4 (FT4) がホルモンとして働く．T3 は T4 から腎臓や肝臓で変換される．
努力性呼吸 どりょくせいこきゅう labored respiration	呼吸状態が悪化した時にみられる．体の換気需要に換気能力や換気量が見合わないために，換気を増やそうと呼吸補助筋などを用いて行う呼吸である．迅速な原因の探索と対応を要する．
努力性嗄声 どりょくせいさせい strained voice	聴覚心理的に，過大な発声努力を思わせる声の異常．強すぎる声門閉鎖や過大な呼気努力を行っているという印象を与える．痙攣性音声障害にみられる特徴的な音声を表現するのに用いられることがある．GRBAS 尺度では S 成分として評価される．
トルソー兆候 とるそーちょうこう Trousseau sign	低カルシウム血症による潜在性のテタニーがある場合に，前腕を収縮期血圧より 20 mmHg を超える圧で 3 分間圧迫することによって手の筋肉の痙攣が誘発され助産婦手位として知られる手の形をとる兆候．低カルシウム血症の兆候として診断に用いられる．
トロンボキサン thromboxane	エイコサノイドとして呼ばれる脂質群．アラキドン酸カスケードで主にシクロオキシゲナーゼからプロスタグランジン (PG) 類とトロンボキサンが産出される．主要なものは，TXA_2 と TXB_2 である．アレルギー性鼻炎では TXA_2 などで刺激されると ICAM-1 と VCAM-1 が鼻粘膜血管内皮細胞上に発現，血小板に作用するとケモカインが放出され好酸球が集まり，血管の透過性が亢進，鼻腔抵抗が上昇し鼻閉が生じる．
トロンボキサン A_2 受容体拮抗薬 とろんぼきさん A_2 じゅようたいきっこうやく thromboxane A_2 receptor antagonists	TXA_2 受容体拮抗薬は TXA_2 受容体に拮抗してその作用を示す．アレルギー性鼻炎に適応のあるラマトロパンは，TXA_2 受容体に拮抗する作用と PGD_2 受容体拮抗作用を併せもつ．血管透過性亢進抑制による鼻閉改善効果と PGD_2 とその非酵素的代謝物である PGJ_2 による好酸球遊走作用を抑制し抗炎症作用を示す．セラトロダストは気管支平滑筋収縮抑制作用による気管支喘息のみに適応である．

貪食作用
　どんしょくさよう
　phagocytosis

単球・マクロファージのもつ非特異的な免疫機能で生体内に侵入した細菌などの異物はこの貪食作用をもつ細胞の細胞膜で包みこむように取り込まれ細胞内に入った細菌は細胞のもつ殺菌と分解を経て排除される．

な

ナイアシンテスト
　niacin test

ヒト型結核菌と非定型抗酸菌の鑑別試験法．原法は小川培地に熱水を加えてナイアシン抽出を行い，臭化シアン・アニリン呈色反応の黄色をもって陽性とする．ヒト型結核菌は，代謝過程で生ずるナイアシンを菌体外に蓄積するため，菌量が十分なら93％以上が陽性となる．他の抗酸菌では，ナイアシンは転換酵素により代謝されるため陰性となるが，M.simiane などでは陽性となる．

ナイーブT細胞
　ないーぶてぃーさいぼう
　naïve T cell

胸腺から移出した抗原刺激を未だ受けていないT細胞．ナイーブT細胞は各リンパ節に移動し，リンパ節担当所属組織から移入してきた抗原提示細胞より抗原の情報を受け取る．抗原の種類がTCRに合致すれば機能型T細胞）へと分化し，細胞性免疫と体液性免疫の調節を担う．ナイーブT細胞は外来抗原に反応してTh2細胞へ分化しIL-4を産生する．樹状細胞から提示される抗原，共刺激分子，IL-12，IFN-γによりTh1細胞に分化する．

内筋
　ないきん
　internal laryngeal muscle
　回甲状披裂筋(thyroarytenoid muscle)

☞甲状披裂筋（p.166）

内頸静脈リンパ節
　ないけいじょうみゃくりんぱせつ
　internal jugular chain
　回内深頸リンパ節

内頸静脈に沿って上下に連なるリンパ節．上，中，下に分類する．国際的に用いられる頭頸部癌リンパ節転移のレベル分類では，レベルⅡ，Ⅲ，Ⅳに相当する．

内甲状披裂筋
　ないこうじょうひれつきん
　internal thyroarytenoid muscle

単に甲状披裂筋（内筋，声帯筋）と称されることもあるが，外甲状披裂筋と区別するためにこのように用いられる．甲状軟骨内面に起こり，声帯靱帯と平行に走行し披裂軟骨の声帯突起に停止する．声帯の内転，および緊張の調節にかかわる．反回神

経（下喉頭神経）支配.

内喉頭筋
ないこうとうきん
intrinsic laryngeal muscle

喉頭の筋のうち，喉頭の軟骨間を連結し声帯の運動に関与する筋肉の総称．輪状甲状筋，後輪状披裂筋，外側輪状披裂筋，披裂喉頭蓋筋，甲状披裂筋などをさす．輪状甲状筋は上喉頭神経，これ以外は反回神経（下喉頭神経）の支配を受け，声帯の緊張や声門の開閉を調整する．

内耳
ないじ
inner ear

外耳，中耳とともに耳を構成している部位．前から後に蝸牛，前庭，三半規管の3部があり，互いに交通し外リンパを満たし，その中に膜迷路を入れている．膜迷路は内リンパを満たす．前庭窓，蝸牛窓によって鼓室と接し，後頭蓋窩とは内耳道，蝸牛小管により連絡している．

内耳炎
ないじえん
inflammation of the inner ear, internal otitis, otitis interna（ラ）
同迷路炎（labyrinthitis）

内耳に起こる炎症性疾患であるが，内耳へ炎症が起こる原因で最も多いのは急性中耳炎や中耳真珠腫症である．この場合には，混合性難聴やめまい症状が起こる．中耳炎による細菌毒素が内耳に炎症を起こすことがいわれている．また，直接中耳腔や血管などからの細菌や毒物・薬物の内耳への進入によって内耳炎をきたすこともある．

内耳奇形
ないじきけい
inner ear malformation

先天性の内耳奇形は内耳の形成がまったくないものから，1つの半規管の形成不全だけのもの，内リンパ管の拡大のあるものなど程度はまちまちである．奇形の場所と程度により，症状や発症時期も異なる．生後すぐに発見される高度の感音難聴から，成人後も進行する感音難聴，定頸の遅れ，運動発育の遅れ，また日常生活では自覚されないような軽度の平衡障害と考えられるものもある．遺伝との関係が証明されるものが増えてきている．人工内耳の対象となる例も多い．

内耳気腫
ないじきしゅ
pneumolabyrinth

1984年にMafeeが初めて使用した用語で，外リンパ瘻に伴い内耳に気泡が存在する状態．本症の原因として，先天奇形，外傷，中耳手術後の報告がある．

内視鏡下鼻内副鼻腔手術
ないしきょうかびないふくびくうしゅじゅつ
endoscopic endonasal sinus surgery

内視鏡を用いて明視下に行う鼻内副鼻腔手術．内視鏡を用いた副鼻腔手術の報告は1978年にWigandとDrafによって別々に報告されているが，それ以前から内視鏡を鼻科領域に応用しようと試みられていた．現在では一般的な術式となっており，副鼻腔炎症例においては，各副鼻腔の換気と排泄を確保するこ

内視鏡下副鼻腔手術
(endoscopic sinus surgery)

とで病変の改善を図ることが期待される．一般的に可逆性のある粘膜はなるべく温存することが推奨される．

内視鏡下副鼻腔手術
ないしきょうかふくびくうしゅじゅつ
endoscopic sinus surgery
内視鏡下鼻内副鼻腔手術（endoscopic endonasal sinus surgery）

☞内視鏡下鼻内副鼻腔手術（p.383）

内視鏡検査
ないしきょうけんさ
endoscopic examination

鼻腔や喉頭，咽頭，中耳などの腔内を，グラスファイバーを通した光源からの光で照らして観察する器具．硬性鏡（rigid type telescope）とグラスファイバーを束ねて柔軟性を持たせたファイバースコープ（flexible fiberscope）とがある．電子内視鏡は，スコープの先端に内蔵された小型CCDによってとらえた画像信号を，ビデオプロセッサーで処理し，モニターテレビで観察するもので，従来より鮮明な画像が得られ，詳細な診断が可能である．

内視鏡的硬化療法
ないしきょうてきこうかりょうほう
endoscopic (injection) sclerotherapy

主に肝硬変の症例で食道胃静脈瘤に対して用いられる治療法．肝硬変が進行すると食道胃静脈瘤が増大し，出血の危険が高まるため，上部消化管内視鏡を用いて静脈瘤に直接硬化剤を注入する．硬化剤としては，エタノールアミン オレイトが用いられることが多い．このほか，最近では痔核に対しても内視鏡を用いて硬化剤を注入する治療法が試みられている．

内視鏡的超音波検査
ないしきょうてきちょうおんぱけんさ
endosonography

消化管などの腫瘍病変の進展範囲を，先端に超音波プローブを装着した内視鏡を用いて観察する方法．食道，胃，大腸などの腫瘍病変の縦方向への深達度や，周囲のリンパ節の腫大などを診断できる．近年，気管支鏡や血管内視鏡の先端にも超音波プローブが装着され，病変の範囲や程度の診断，生検などに応用されている．

内耳虚脱
ないじきょだつ
inner ear collapse

ウイルス感染や外リンパ瘻などが原因となる．ウイルス性内耳炎ではコルチ器が消失し，神経節細胞数も主として基底回転で減少している．同時に，内リンパ腔の狭小化によりライスネル膜は虚脱し，基底板に付着していることがある．また外リンパ瘻を起こすと，外リンパ腔の狭小化によりライスネル膜は膨

降し，外リンパ虚脱を引き起こすことがある．いずれも虚脱により高度の感音難聴および平衡障害を引き起こす．

内耳孔
ないじこう
porus acusticus internus
(ラ)

中頭蓋窩の錐体後面のほぼ中央にある内耳道の入口．前後に長い楕円形で，その前縁は錐体骨後面と鈍角をなし，後縁は鋭角をなす．上下径は約 4.4 mm，頭蓋正中から内耳孔後縁までの距離は約 28〜29 mm である．また顔面神経，内耳神経，迷路動静脈の通路である．

内耳骨包
ないじこっぽう
同迷路骨包(otic capsule)

☞迷路骨包（p.499）

内耳障害
ないじしょうがい
inner ear dysfunction

蝸牛，前庭の障害が生じ，内耳性難聴または末梢性前庭障害を呈する．

内耳神経
ないじしんけい
同前庭蝸牛神経(vestibulocochlear nerve)，第Ⅷ脳神経(8th cranial nerve)

☞前庭蝸牛神経（p.311）

内耳振盪症
ないじしんとうしょう
commotion labyrinthi
(ラ)
同迷路振盪症(concussion of labyrinth)

☞迷路振盪症（p.499）

内耳性難聴
ないじせいなんちょう
inner ear hearing loss
同 labyrinthine hearing loss

障害の部位が蝸牛に限局している場合の感音難聴．難聴の特徴として小さい音には反応しないが，音の変化に過敏になるリクルートメント現象が特徴である．

内耳窓
ないじそう
labyrinthine window

内耳は内耳窓によって鼓室と境されている．内耳窓には前庭窓（卵円窓），蝸牛窓（正円窓）がある．前庭窓はアブミ骨底板でおおわれ，蝸牛窓は蝸牛窓膜でおおわれる．

内耳窓破裂

ないじそうはれつ
labyrinthine window rupture
≡ 正円窓破裂（round window rupture），外リンパ瘻（perilymphatic fistula）

内耳窓破裂とは，さまざまな原因で卵円窓（前庭窓）や正円窓（蝸牛窓）が破裂した状態．破裂した卵円窓や正円窓から外リンパが漏出して外リンパ瘻が発症し，難聴，耳鳴，耳閉塞感，めまい，平衡障害などを呈する．原因として，1）特発性，2）頭部外傷や中耳外傷に伴う外傷性，3）アブミ骨手術後などの医原性，4）真珠腫性中耳炎や腫瘍による内耳瘻孔によるもの，5）内耳奇形などの先天性などがある．狭義の特発性外リンパ瘻は，まったく原因が認められない内耳窓破裂である．日本で広く用いられている外リンパ瘻の診断基準は広義の特発性外リンパ瘻を診断するもので，髄液圧や鼓室圧の急激な変動による内耳窓破裂を含んでいる．☞外リンパ瘻（p.62）

内耳道

ないじどう
internal auditory canal, internal auditory meatus

側頭骨後面に開口部をもつほぼ円筒状の陥凹で，開口部が内耳孔，最外側の底部を内耳道底という．中には顔面神経，中間神経，内耳神経の3種の神経および迷路動静脈が走行している．内耳道底は前記の神経が側頭骨内に入っていく場所であり，神経線維が貫通するための小孔が多数開いている．

内耳梅毒

ないじばいどく
inner ear syphilis
≡ 迷路梅毒（labyrinthine syphilis），梅毒性内耳炎（syphilitic labyrinthitis）

梅毒感染による内耳炎や内耳神経炎により内耳障害が起こることをいう．しかし，その診断は必ずしも容易ではない．梅毒血清反応陽性であることが基本になるが，先天性梅毒と後天性梅毒で症状が異なることが多い．難聴や進行性難聴などで梅毒反応が陽性に出ているからといって，梅毒が原因であると断定することは難しく，類似症状をきたす疾患との鑑別が必要である．

内耳破壊術

ないじはかいじゅつ
≡ 迷路摘出術（labyrinthectomy），迷路破壊術

☞迷路摘出術（p.500）

内耳瘻孔

ないじろうこう
≡ 迷路瘻孔（labyrinthine fistula）

☞迷路瘻孔（p.501）

内深頸リンパ節

ないしんけいりんぱせつ
≡ 内頸静脈リンパ節

☞内頸静脈リンパ節（p.382）

(internal jugular chain)

ナイセリア属
ないせりあぞく
Neisseria spp.

ナイセリア属は好気性グラム陰性球菌で炭酸ガス培養でも発育する．臨床的に重要な菌種は淋菌（*Neisseria gonorrhoeae*）と髄膜炎菌（*Neisseria meningitidis*）であり，その他のナイセリア属は上気道に常在する．

内側咽頭後リンパ節
ないそくいんとうごりんぱせつ
medial retropharyngeal lymph node

咽頭後リンパ節は外側咽頭後リンパ節と内側咽頭後リンパ節に分けられる．内側咽頭後リンパ節は外側咽頭後リンパ節の間に位置する．小児ではみられるが，成人では本リンパ節は明らかではなく，ヒトでの臨床的な意義は不明である．☞咽頭後リンパ節（p.24），ルビエールリンパ節（p.528）

内側縦束
ないそくじゅうそく
medial longitudinal fasciculus（MLF）

中脳の上縁から始まり，頸髄にいたる神経線維の縦束をさす．正中線に近く，中心灰白質の腹側にある．前庭神経核からの神経線維からなり，外眼筋（外転神経核，滑車神経核，動眼神経核）を神経支配する運動神経ニューロンへ上行し，一方，頸部の筋を支配している脊髄分節へと下行している．ここが障害されると，内側縦束症候群や核間性眼筋麻痺と呼ばれる特徴的な症候を示す．患側眼の内転の障害，健側眼の外転方向への注視眼振，輻輳運動は認めるなどの症候を示す．

内側縦束症候群
ないそくじゅうそくしょうこうぐん
medial longitudinal fasciculus syndrome
同核間性眼筋麻痺（internuclear ophthalmoplegia）

☞核間性眼筋麻痺（p.71）

内側上顎部分切除術
ないそくじょうがくぶぶんせつじょじゅつ
medial maxillectomy

上顎洞の内側壁を大きく削除する術式．上顎洞前壁に進展する病変へのアプローチとしては限界があるが，近年では内視鏡的なアプローチにより主に上顎洞に進展する良性腫瘍摘出に用いられている．

内側翼突筋
ないそくよくとつきん
medial pterygoid muscle

咬筋，側頭筋とともに下顎を閉鎖する筋肉．蝶形骨の翼状突起外側板の内側表面に起始し，外側，背側，下方に走行し下顎枝と下顎角の内側に停止する．下顎神経の支配を受けている．上顎癌，上咽頭癌，中咽頭癌において浸潤を受けやすい．

内転筋
ないてんきん
closer of larynx
同 声門閉鎖筋 (adductor of glottis)

☞声門閉鎖筋 (p.296)

内毒素
ないどくそ
endotoxin

グラム陰性菌の外膜成分であるリポ多糖であり，菌が破壊されたり，分裂する過程で遊離する．遊離されたエンドトキシンは細胞への直接作用とその結果産生されるサイトカインにより，生体に多大な害を起こし，エンドトキシンショックと呼ばれる病態に陥る．

内反性乳頭腫
ないはんせいにゅうとうしゅ
inverted papilloma

乳頭腫の一種で，上皮表面から発生し，その深部の支持組織に向かって乳頭状に成長する．鼻副鼻腔や尿路に好発する．病理組織学的には良性であるが，再発性が比較的強く，しばしば悪性変化することがある．

内分泌性鼻炎
ないぶんぴせいびえん
hormonal rhinitis

甲状腺機能低下などの内分泌異常により循環障害性うっ血を起こし鼻閉が生じるが，まれである．

内リンパ
ないりんぱ
endolymph

内耳液には内リンパと外リンパがあり，内耳の膜迷路の内部を満たすリンパを内リンパという．内リンパの電解質組成は細胞内液に近い組成をもち，外リンパなどの細胞外液と比較してカリウムの濃度が非常に高い．この電解質組成は，感覚細胞の興奮性に重要な役割を果たしている．内リンパの生成には蝸牛の血管条，半規管膨大部稜と卵形嚢の暗細胞領域が，吸収には内リンパ嚢が重要な働きをしていると考えられている．

内リンパ管
ないりんぱかん
endolymphatic duct

内リンパ管は膜迷路の一部で，球形嚢からの球形嚢管と卵形嚢からの卵形嚢管が合流して内リンパ管を形成し，内リンパ嚢にいたる．大部分が前庭水管の中に存在する．膜迷路においては，蝸牛は球形嚢と結合管で連結し半規管は卵形嚢と連結していることから，内リンパ管は蝸牛・前庭の膜迷路と内リンパ嚢を連絡する管である．

内リンパ水腫
ないりんぱすいしゅ
endolymphatic hydrops

内リンパ水腫は，メニエール病に特徴的な内耳の組織学的所見である．1938年に山川強四郎とHallpikeが，メニエール病患者の側頭骨病理標本における内リンパ水腫の存在を報告した．内リンパの産生過剰または吸収障害により膜迷路が拡張し，蝸

牛管のライスネル膜や球形嚢膜が膨出する．メニエール病は特発性内リンパ水腫が病態であるが，続発性の内リンパ水腫をきたす疾患として遅発性内リンパ水腫，原因が既知の内リンパ水腫をきたす疾患として内耳梅毒，ウイルス性内耳炎などがある．

内リンパ嚢
ないりんぱのう
endolymphatic sac

主として内リンパの吸収に関与する内耳組織．蝸牛，前庭，半規管および前庭水管における膜迷路は側頭骨内に存在するが，前庭水管を介して前者に連なる内リンパ嚢組織は一部を後頭蓋窩硬膜上に露出させる．骨内部を rugose portion，骨外部を smooth portion と呼ぶ．内リンパ嚢は内リンパ吸収能以外に，蛋白分泌能もあるとされる．メニエール病では発育不全例が多い．

内リンパ嚢手術
ないりんぱのうしゅじゅつ
endolymphatic sac surgery
同 endolymphatic sac enhancement surgery
勧 ポルトマン手術

難治性メニエール病に対する外科的治療法で，Portman が 1927 年に施行した内耳機能温存術．原法はメニエール病の本態である内リンパ水腫の減圧を意図して，内リンパ嚢外壁切開創を乳突腔に開放する内リンパ嚢−乳突腔シャント術である．切開創の閉鎖防止を意図して，同部位に留置チューブ，シリコン片，ゼラチンフィルムの挿入，マイトマイシンの塗布を行う場合がある．また内耳機能改善を期待して，同部位にステロイドの挿入を行う場合がある．

内リンパ嚢腫瘍
ないりんぱのうしゅよう
endolymphatic sac tumor

内リンパ嚢から発生するきわめてまれな低悪性度の腺癌で，孤発性に，あるいは腫瘍抑制遺伝子の変異疾患であるフォン・ヒッペル・リンドウ病に伴って生じる．難聴，耳痛，めまい，頭痛，顔面神経麻痺を含む種々の脳神経症状，歩行失調などを呈する．成人で発症し緩徐に進行し，錐体尖や小脳橋角部に進展，拡大する．治療は外科的切除による．

ナゾメーター
nasometer

音圧測定装置であり，これを使用することによって鼻腔共鳴状態や構音機能評価を行う．

ナチュラルキラー細胞
なちゅらるきらーさいぼう
natural killer cell

NK 細胞．T 細胞受容体，CD3，B 細胞受容体を発現していない大型顆粒性リンパ球であり CD16（FcγRⅢ）と CD56 を発現．IFN α/β，IL-2，IFNγ が NK 細胞を活性化し新たな蛋白質合成や再構成をせずに迅速に細胞傷害性を示す．Fc 受容体（FcγRⅢ）により感作された細胞を標的にした抗体依存性細胞傷害も行う．NK 細胞の細胞質の顆粒には，パーフォリンやグランザイムが含まれて標的細胞のアポトーシスを誘導する．

ナビゲーション手術
なびげーしょんしゅじゅつ
navigation surgery

CT や MRI などの画像上に手術器具の位置を表示させる画像支援システムを用いて，操作中の解剖学的位置を確認しながら行う手術．耳鼻咽喉科領域では，副鼻腔，頭蓋底，側頭部骨手術などをよい適応とし導入されている．これによって，操作をしている部位を確認しながら手術が行えるため，手術を安全確実に行う支援となる．

喃語
なんご
babbling

乳児の前言語期の口唇音と母音を中心とし，泣くなどの反射的発声や感情表出ではない無意味音声．生後 2 ヵ月程度で出現する発声は言語非特異的な声で，4 ヵ月前後には母音様の発声になり，6 ヵ月前後に周囲の言語の音韻に近い音（子音を含む）を使った多音節で繰り返しを含む発声になる（これのみを喃語と呼ぶこともある）．後者の喃語は難聴児では出現しにくい．喃語を通じて発話に必要な運動協調を習得するとされている．

軟口蓋
なんこうがい
soft palate

口蓋の後方 1/3 の骨を含まない部分をいう．口蓋帆張筋や口蓋帆挙筋などの口蓋筋を含み，後端は遊離縁となり口蓋帆と呼ばれる．その中央には口蓋垂がある．軟口蓋の運動には迷走神経などが関与し，その麻痺により食物の鼻咽腔への逆流や解放性鼻声を生じる．軟口蓋の知覚は舌咽神経支配であるが，味覚機能もあり，その支配神経は顔面神経膝神経節から分岐した大錐体神経である．

軟口蓋咽頭機能不全
なんこうがいいんとうきのうふぜん
velopharyngeal incompetence
▫velopharyngeal insufficiency

軟口蓋の異常により嚥下時，発声時に鼻咽腔が閉鎖されないため，嚥下時に食物が鼻咽腔へ逆流し，音声は開鼻声となる．原因として球麻痺，舌咽・迷走神経麻痺など神経異常や，筋萎縮症，ALS，パーキンソン病による軟口蓋の運動障害，ダウン症，扁桃肥大，粘膜下口蓋裂，口蓋裂，口腔咽頭手術後の口蓋欠損等の形態異常がある．軟口蓋の視診，呼気の鼻漏出を鼻息鏡で計測するブローイング検査，内視鏡，X 線検査により診断される．

軟口蓋挙上装置
なんこうがいきょじょうそうち
palatal prosthesis

軟口蓋を強制的に挙上することにより鼻咽腔を狭小化させ，鼻咽腔閉鎖機能を改善する発音補正装具．

軟口蓋麻痺
なんこうがいまひ
soft palate palsy

軟口蓋運動は咽頭収縮筋によって行われている．舌咽神経支配である茎突咽頭筋を除いたほかの咽頭収縮筋は迷走神経支配である．片側舌咽，迷走神経麻痺によって同側の軟口蓋麻痺が生じる．

軟骨腫
なんこつしゅ
chondroma

成熟した悪性像のない軟骨形成をする腫瘍．大多数を占める骨内発生の内軟骨腫 enchondroma と，少ないが骨表面に発生する骨膜性軟骨腫 periosteal chondroma がある．手足の基節骨など小さな骨に好発し，頭頸部にはまれである．頭頸部では，斜台やトルコ鞍周囲の頭蓋底や，鼻軟骨，頸椎，喉頭軟骨などにみられ，腫瘍の増大による神経の圧迫や，喉頭では気道の狭窄，嚥下障害が報告されている．

軟骨肉腫
なんこつにくしゅ
chondrosarcoma

軟骨を形成する悪性腫瘍で，骨肉腫と異なり腫瘍性類骨形成を示さない骨原発悪性腫瘍．原発性軟骨肉腫と骨軟骨腫や内軟骨腫などの先行する良性軟骨病変に続発する二次性軟骨肉腫がある．中高年成人の大腿骨骨盤などの大きな骨に好発する．頭頸部では，上顎，下顎，頭蓋底，頸椎，鼻腔，喉頭などが好発部位である．放射線や化学療法に対する感受性は低い．転移傾向は低いが，手術後局所への再発を繰り返すことが少なくない．

軟骨無形成症
なんこつむけいせいしょう
achondroplasia

3型線維芽細胞増殖因子受容体（FGFR3）異常の一つで，出生時に四肢短縮，細長い体幹，大頭，前額突出，顔面中央部低形成，三尖手などの特徴的な身体所見を呈する代表的骨系統疾患である．常染色体優性遺伝を示し，遺伝子診断ではFGFR3コドン380に変異が認められる．耳鼻咽喉科領域では睡眠時無呼吸が重要な合併症であり，中枢性の要因と顔面骨や胸郭の低形成に伴う閉塞性の要因があると考えられている．

難聴
なんちょう
hearing loss
類 auditory disturbance, deafness, impaired hearing, hearing impairment

一般に，言語音や環境音が聞こえないか，聞きづらい状態をいう．難聴の程度を大まかに表現するため，平均聴力レベルにより，軽度難聴（21〜40 dB），中等度難聴（41〜70 dB），高度難聴（71〜100 dB），聾（101 dB以上）とすることが多い．なお，周波数に関係なく一律に20 dBまでを正常範囲としている．聴覚伝導路の障害部位によって伝音難聴，感音難聴，混合性難聴に大別される．

軟部好酸球(性)肉芽腫
なんぶこうさんきゅう(せい)にくげしゅ
eosinophilic granuloma of soft tissue
回 Kimura disease（木村病）

☞ 木村病（p.110）

に

Ⅱ型コラーゲン
にがたこらーげん
type Ⅱ collagen

コラーゲンは多細胞動物の細胞外基質の主成分で，真皮，靱帯，腱，骨，軟骨を構成する蛋白質である．コラーゲン細線維をつくりさまざまな結合組織に力学的な強度を与え弾力性を増す．Ⅱ型コラーゲンは線維性コラーゲンで軟骨や眼球硝子体液の成分で，3本のα1（Ⅱ型）鎖から構成される．TGF-βの刺激により線維芽細胞からコラーゲンなどの細胞外マトリックス成分が産生される．

肉芽腫
にくげしゅ
granuloma

肉芽組織からなる境界明瞭な炎症性の結節をいう．結核菌，らい菌，梅毒スピロヘータ，真菌などによる感染性肉芽腫，縫合糸，油など種々の異物に対する生体内組織反応として現れる異物性肉芽腫などがある．喉頭では挿管性のものや胃食道逆流症による喉頭肉芽腫などがみられる．

二次癌
にじがん
second primary cancer

初発癌の治療で治癒した後または治療中に生じた二番目の癌をいう．2つ以上の原発癌が発生した場合を多重癌といいWarren & Gates による①悪性像を示していること②第一癌と離れて独立していること③第一癌の転移でないこと，という3条件を満たすものという定義がよく知られている．二次癌は多重癌でもある（多重癌は重複癌と同義に用いられるが，複数の癌が同じ臓器にある場合を多発癌，複数の臓器に発生している場合を重複癌として区別されることもある）．二次癌では，初発癌と同一部位または隣接した部位に生じたもので同じ組織型の場合には再発との区別が問題となる．

二重声
にじゅうせい
diplophonia
回 重複音声（diplonia）

声帯と仮声帯あるいは声帯の前方と後方のように音源が異なる部分から生成された音声である．喉頭の器質病変による場合と正常者で特徴的な歌声としている場合がある．

二次例
にじれい
secondary case
⇒既治療例(treated case)

⇨既治療例（p.106）

日中傾眠
にっちゅうけいみん
daytime drowsiness

普段，十分に睡眠を取っているにもかかわらず，運転中や仕事中など，通常寝てはならない状況で寝てしまう症状．ナルコレプシーや睡眠時無呼吸症候群などの，過眠症の症状である．睡眠不足による日中の眠気は含まれない．

乳頭癌
にゅうとうがん
papillary carcinoma

甲状腺濾胞上皮由来の癌で組織学的には乳頭状構造を示し，しばしば砂粒小体を伴う．甲状腺癌の約80％を占め，男女比は1：4～5である．頸部リンパ節転移が多いが，遠隔転移は少なく腫瘍の増殖は遅い．10年生存率は95％以上である．特に45～50歳未満は予後良好で低危険癌とされる．一方，45～50歳以上で腫瘍径の大きいもの，隣接臓器浸潤や遠隔転移のあるものは高危険癌とされる．治療の第一選択は手術であり，症例に応じて放射性ヨード治療が追加される．

乳頭腫
にゅうとうしゅ
papilloma

表皮，粘膜の乳頭状増殖を伴う良性腫瘍．頭頸部領域では，口腔，咽頭，喉頭，鼻副鼻腔などさまざまな部位に発生する．多くはヒト乳頭腫ウイルス6・11型が関与するとされている．切除で治癒しやすい口腔，咽頭にみられる扁平上皮性乳頭腫（squamous papilloma）と異なり，鼻副鼻腔に発生する内反性乳頭腫（inverted papilloma）や多発性喉頭乳頭腫は再発しやすいことが知られている．

乳頭腫症
にゅうとうしゅしょう
papillomatosis

乳頭腫は口腔・咽喉頭に発生する腫瘍の中で最も多い．特に喉頭乳頭腫は若年発症型乳頭腫症と成人発症型乳頭腫症に大別され若年型はHPV（*human papilloma virus*）が関与しており多発し再発しやすいが悪性化はまれである．成人型は単発で声帯膜様部に好発する．悪性化する可能性があり，完全切除が必要である．

乳突開放(型)鼓室形成術
にゅうとつかいほう(がた)こしつけいせいじゅつ
open method tympanoplasty

乳突削開（型）鼓室形成術（tympanoplasty with mastoidectomy）のうち，外耳道後壁を削開してmastoidectomyを行う術式で，削開した乳突腔は外耳道に開放される．

乳突腔充填術
にゅうとつくうじゅうてんじゅつ
mastoid obliteration

削開した（あるいはすでに削開された）乳突腔を充填する術式．canal wall up 法に伴う再形成性真珠腫の予防，および open cavity problem 耳における乳突腔の狭小化などに対して行われる．充填資材としては骨片，骨パテ，軟骨，人工資材（ハイドロキシアパタイトなど），結合織・筋肉皮弁，脂肪などが用いられる．外耳道後壁の有無は問題とされない．乳突尖端部などを部分的に充填し，開放乳突腔を縮小する術式は乳突腔部分充填術（partial mastoid obliteration）と呼ぶ．

乳突腔障害
にゅうとつくうしょうがい
mastoid cavity problem

canal wall down 法（open 法）術後に上皮化した削開腔が，年月を経て耳漏の出現や痂皮の付着，肉芽形成などを生じること．原因は乳突腔の処置が不適切な場合が多い．すなわち病的蜂巣の廓清が十分なされなかったり，削開腔が平滑でない場合，あるいは骨面が露出しているなどである．また開放腔の広がりに対して外耳道入口部の拡大が不十分な場合も換気が不良となり，術後の上皮の migration は障害され，清掃も困難で上皮化を妨げる．

乳突孔
にゅうとつこう
mastoid foramen

S 上静脈洞と後頭静脈または後耳介静脈を連絡する乳突導出静脈が通る．S 状洞溝に開口する．

乳突削開(型)鼓室形成術
にゅうとつさっかい(がた)こしつけいせいじゅつ
tympanoplasty with mastoidectomy

鼓室形成術に乳突腔削開を併用する術式で，外耳道後壁削除（型）鼓室形成術（canal wall down tympanoplasty）と外耳道後壁保存（型）鼓室形成術（canal wall up tympanoplasty：mastoidectomy を行い，かつ外耳道後壁を保存した術式，すなわち削開した乳突腔を外耳道に開放しない術式）の 2 つに大別される．なお，外耳道後壁削除（型）鼓室形成術（canal wall down tympanoplasty）は乳突開放（型）鼓室形成術（open method tympanoplasty）と，外耳道後壁保存（型）鼓室形成術（canal wall up tympanoplasty）は乳突閉鎖（型）鼓室形成術（closed method tympanoplasty）と同意語である．

乳突先端部蜂巣
にゅうとつせんたんぶほうそう
mastoid tip cell

乳様突起先端部にある乳突蜂巣を示す．急性乳様突起炎により乳突先端部蜂巣の骨が破壊されると，胸鎖乳突筋に沿って膿瘍を形成する Bezold 膿瘍となる．

乳突洞
にゅうとつどう
mastoid antrum

上鼓室の後上方に位置し，乳突洞口によって上鼓室と交通している．乳突削開を行う際に重要な目印となる．洞天蓋は中頭蓋底にあたり，洞底部には外側半規管隆起をみることができる．

乳突洞口
にゅうとつどうこう
aditus to mastoid antrum
圓 aditus ad antrum（ラ）

上鼓室後上方と乳突洞を交通する狭い通路である．キヌタ骨短脚がここに位置し，後キヌタ骨靱帯で固定されている．

乳突洞削開術
にゅうとつどうさっかいじゅつ
antrotomy

乳突洞を開放する手術であり，乳様突起削開術に含まれる．乳突蜂巣を広く削開する必要のない上鼓室から乳突洞の軟部陰影を伴った慢性中耳炎などに対して，乳突洞の病変を確認するためのコントロールホールとして用いられることがある．また乳突洞までの進展を認める真珠腫に対しては，上鼓室側壁と外耳道後壁を経外耳道的削開して乳突洞を開放する経外耳道的上鼓室乳突洞削開術（transcanal attico・antrotomy）が行われることがある．

乳突非削開（型）鼓室形成術
にゅうとつひさっかい（がた）こしつけいせいじゅつ
tympanoplasty without mastoidectomy

乳突腔の非削開によって行われた鼓室形成術．経外耳道的に上鼓室を開放する術式や上鼓室に限局する真珠腫などの疾患に対する transcanal atticotomy は tympanoplasty with transcanal atticotomy として乳突非削開（型）鼓室形成術に含まれる．

乳突部
にゅうとつぶ
mastoid, pars mastoidea（ラ）

側頭骨を4つの領域に分けた時の一つで，乳様突起を含む領域を示す．側頭骨は乳突部以外に鱗部，鼓室部，錐体部に分けられ，乳突部と錐体部を合わせて岩様部ともいう．内側面はS状静脈洞が通る弯曲したS状洞溝がある．

乳突閉鎖（型）鼓室形成術
にゅうとつへいさ（がた）こしつけいせいじゅつ
closed method tympanoplasty
圓 外耳道保存鼓室形成術

乳突削開（型）鼓室形成術（tympanoplasty with mastoidectomy）のうち，mastoidectomy を行い，かつ外耳道後壁を保存した術式．削開した乳突腔を外耳道に開放しない術式である．intact canal wall technique や combined approach tympanoplasty などがこれに相当する．

乳突蜂巣
にゅうとつほうそう
mastoid air cell

乳様突起の内部にある小さな洞穴の集まりであり，年齢とともに大きくなり思春期ころまで発達する．蜂巣はその部位により天蓋蜂巣，隅角蜂巣，先端部蜂巣，迷路周囲蜂巣などと呼ばれる．乳突蜂巣の粘膜ではガス交換が行われており，中耳腔から乳突腔にかけての換気や圧の調節を行っていると考えられている．

乳様突起
にゅうようとっき
mastoid process

側頭骨の外耳道後下方に突出している円錐状の突起である．下方表面には胸鎖乳突筋が付着し，またその内側には乳突切痕という深い溝があり，ここに顎二腹筋の後腹が付着する．乳突切痕は乳様突起先端部では顎二腹筋稜にあたる．

乳様突起炎
にゅうようとっきえん
mastoiditis

急性化膿性中耳炎から乳様突起蜂巣まで炎症が波及した状態．耳痛，発熱，難聴などの中耳炎症状が増悪し，耳後方（乳様突起）の疼痛と腫脹を呈する．耳介の発赤と腫脹，起立をきたすことがある．多くは鼓膜後上部から外耳道後壁にかけての腫脹を生じる．耳漏は多いことも，あるいは消失している場合もある．炎症が高度な場合は乳突蜂巣の骨の融解を起こす．合併症として髄膜炎，S状静脈洞血栓症，顔面神経麻痺，内耳炎などを引き起こすことがある．膿瘍が乳様突起先端から瘻孔により，胸鎖乳突筋の内側にそって頸部にまで膿汁が下降するものをBezold膿瘍と呼ぶ．多くは抗菌薬にて改善するが，乳様突起削開術による排膿が必要になる場合もある．

乳様突起削開術
にゅうようとっきさっかいじゅつ
mastoidectomy, simple mastoidectomy

1873年に初めてSchwartzeにより報告された，耳に関する手術では最も古いものであり，外耳道後壁を落とさずに乳突部の蜂巣を開放する手術である．最初は乳様突起炎などの急性炎症を対象に，感染病巣の除去と頭蓋内合併症などの合併症を予防することが目的の手術であった．しかし現在では中耳真珠腫における病巣の摘出目的に鼓室形成術と同時に用いたり，聴神経腫瘍に対する経迷路的アプローチの前段階などで用いたりする．
☞単乳突腔削開術（p.341）

二裂喉頭蓋
にれつこうとうがい
epiglottis bifida（ラ）

喉頭蓋が正中で分断された形を呈する．大変まれな先天奇形．多種多様な奇形を高率に合併する．2つに分かれた喉頭蓋の間隙から食物が気管内に入ると慢性的な誤嚥が生じ，軟骨に脆弱性があると吸気時に喉頭蓋が引き込まれ喘鳴や呼吸困難が生じる．

妊娠性鼻炎
にんしんせいびえん
gestational rhinitis
＝rhinitis of pregnancy

妊娠中，特に妊娠2～5ヵ月より鼻過敏症状の増悪がみられる．その原因として，女性ホルモンの影響や妊娠中の自律神経失調により副交感神経優位状態が続くためなどが考えられている．女性ホルモンにより鼻アレルギーが増悪する作用機序は，好酸球・単核球の機能を亢進し，鼻粘膜上皮細胞および血管内皮細胞上のH_1受容体の発現を亢進させ，さらに自律神経系の受容体を変化させることがあげられる．

ね

ネーザルサイクル
nasal cycle
＝鼻サイクル（nasal cycle），鼻周期

☞鼻サイクル（p.427）

猫鳴き症候群
ねこなきしょうこうぐん
cri-du-chat syndrome
＝cat cry syndrome

先天奇形．5番染色体短腕末端の部分欠失（5pモノソミー：5p－症候群）による．喉頭発育不全による甲高い子猫のような鳴き声が特徴．小頭，小顎な丸顔で外下がりの目である．成長すると特徴ある鳴き声は消失し，細顔となる．重度の知的障害がある．ヒルシュプルング病の併発もみられる．

熱ショック蛋白
ねつしょっくたんぱく
heat shock protein（HSP）

細胞が熱，感染，炎症，放射線などのさまざまな物理的化学的ストレスにさらされた際に発現が誘導され，蛋白の変性を抑制するとともに，変性した蛋白の修復を行う．分子量によりHSP27（27KDa），HSP70（70KDa）などと命名される．

ネブライザー療法
ねぶらいざーりょうほう
nebulizer therapy

エアロゾル療法の一つ．煙霧発生装置，すなわちネブライザーによって抗菌薬や副腎皮質ステロイドなどの薬液を副鼻腔などの気道へ加圧噴霧する治療法である．スチーム型，ジェット型，超音波ネブライザーなどがあり，特に超音波型ネブライザーは粒径が5μmと繊細でかつ均一な噴霧が可能である．局所に効率よく投与薬剤が到達する，薬剤容量が少なくてすむ，即効性がある，内服治療とは異なり腸管吸収や肝代謝の影響を受けないなどのメリットがある．一方，薬剤の種類によってはネブライザー治療といえどもアナフィラキシーなどの全身的副作用の可能性があること，器械を介して感染のリスクがあることに留意する．

粘液
ねんえき
mucus
回 mucus fluid, pituita

粘液腺と杯細胞はムチンと総称される糖蛋白質，糖などの混合物を分泌する．これが水解して粘液と呼ばれる粘性の高い潤滑液となる．多くの生物において体表の保護のほか，物質の輸送，味覚や嗅覚などの感覚受容の補助にも働く．

粘液腫
ねんえきしゅ
myxoma

比較的まれな，間葉系細胞由来の良性腫瘍である．組織学的には，主に細長い突起を有する星状および紡錘形の濃縮した核を有する細胞が粘液性基質中に存在する．心臓に好発するが，頭頸部では顎骨に多い．まれに，口腔軟部組織，咽頭，喉頭，耳下腺，扁桃，耳などにも発生する．

粘液性鼻漏
ねんえきせいびろう
mucous nasal discharge

粘液成分を多く含む鼻漏．鼻汁中の粘液は鼻副鼻腔の上皮杯細胞と粘液固有層の腺細胞に由来するが，持続的な炎症性刺激が存在すると杯細胞や腺細胞が増生して粘液分泌が亢進し，これに細胞成分遊出が加わることで生じる．原因には慢性副鼻腔炎，慢性鼻炎などがある．

粘液線毛機能
ねんえきせんもうきのう
mucociliary function

気道上皮などが有する外的異物のろ過と内的な過剰分泌物の排泄のための機能．上皮自由面の特殊構造である線毛の運動により表面の粘液の膜を動かすことで機能する．正常に働くためには，十分な数の線毛が協調して運動すること，適当な量で適当な物理化学的性状の粘液が存在すること，そして線毛運動の力が粘液に適切に伝達され，両者に有効な相互作用が生まれることの3要素が必要とされる．

粘液線毛輸送
ねんえきせんもうゆそう
mucociliary transport

粘膜線毛機能は，実際に異物を運搬排除する能力としての粘膜線毛輸送と粘液線毛クリアランスとして測定される．不溶性物質であるRI標識レジン球や可溶性物質であるサッカリンなどを用いて測定される．たとえば鼻腔であれば，粘液流動は前端以外では咽頭に向かうように輸送される．慢性炎症を伴う副鼻腔粘膜では，輸送は遅延している．また線毛細胞の活性は線毛打頻度により測定され，これは温度やpHなどに影響される．

粘液層
ねんえきそう
mucus blanket, mucus layer
回 slime layer

気道上皮表面は2層構造からなる粘液層に覆われている．狭義の粘液であるゲル状の外層粘液と低粘度，ゾル状の線毛間液の2層である．鼻粘膜の場合厚さは5～20 μm程度である．異物を捕捉し侵入を阻止するほか，線毛運動の円滑化にも役立っている．線毛打は線毛間液内で行われ，その先端は周期的線毛打の一時期に外層粘液を貫いてこの粘液層を一定方向に流動さ

せている．

粘液嚢胞
ねんえきのうほう
mucocele
同 ムコツェーレ

粘液を含む嚢胞で，耳鼻咽喉科領域では副鼻腔や口腔領域に多い．副鼻腔嚢胞は副鼻腔自然口の狭窄・閉塞などにより副鼻腔内に分泌液が充満し副鼻腔が拡大し，骨壁の圧排があるものをさし，原因により術後性，原発性，外傷性などがある．口腔領域では大小唾液腺の流出障害によって唾液が貯留し嚢胞状になって生じる．原因として歯牙による外傷が多く，下口唇に発生することが多い．

粘液防御機構
ねんえきぼうぎょきこう
mucus defence mechanism

気道における重要な非特異的な防御機構で鼻咽腔・気管より分泌された粘液は粘膜全体を覆い，細菌などの異物を捕え，線毛運動により粘液とともに体外へと排除する．また粘液内には粘膜内から産生される分泌型IgAが多く含まれており，局所免疫に大きく関与する．

粘弾性空気力学的理論
ねんだんせいくうきりきがくてきりろん
mucoviscoelastic-aerodynamic theory

声帯振動根本原理を示す（高速度映画の詳細な分析から提唱された）理論．胸声発声時，まず呼気圧によって声帯下唇から離開し始め上唇へと声帯が開放される．声門が開放された時の呼気圧がベルヌーイの理論で0となり，声門下圧が下がり，声帯の粘弾性などにより下唇から閉鎖が始まる．このように声帯の上唇と下唇の粘膜移動のサイクルに位相差がある．この位相差は声門上下圧を大きくし，結果として声帯振動を円滑にし安定させる機能がある．

捻髪音
ねんぱつおん
fine crackle

胸部聴診の際に聞く断続性ラ音（湿性ラ音）の一種で，毛髪を指と指で捻った時に聴こえる音に似たチリチリという高調で細かい音をさす．呼気時に閉塞していた末梢気道が吸気により爆発的に再開放し，その時に生じた音がより末梢の気腔で共鳴することで発生すると考えられている．胞隔の炎症を基本とする特発性間質性肺炎，膠原病肺，石綿肺，過敏性肺臓炎などのびまん性肺疾患で聴取される．病初期には吸気終末期に肺底部で聴かれる．

粘表皮癌
ねんひょうひがん
mucoepidermoid carcinoma

唾液腺原発の悪性腫瘍の一つで大・小両方の唾液腺に発生する．大唾液腺では耳下腺に，小唾液腺では口蓋に好発する．組織学的には粘液産生細胞，扁平上皮細胞および中間細胞が混在してみられる．組織像から低悪性，中等度悪性，高悪性に分類され，予後と相関している．高悪性ほど粘液産生細胞が少なく

扁平上皮細胞が多い．

粘膜下下鼻甲介骨切除術
ねんまくかかびこうかいこつせつじょじゅつ
submucosal turbinotomy
回 submucous turbinotomy

粘膜下に下鼻甲介骨を切除する術式．主に下鼻甲介骨の肥厚・変形に起因した構造性鼻閉が適応となるが，鼻アレルギー，薬剤性鼻炎などにも施行される．鼻甲介粘膜の腫脹が高度の場合には一部粘膜を切除する．

粘膜下口蓋裂
ねんまくかこうがいれつ
submucous cleft palate

口蓋裂のうち，粘膜の裂が口蓋垂裂にとどまり口蓋骨欠損が視診上確認できないもの．鼻咽腔閉鎖不全を伴うが，幼少時はアデノイドによる代償などにより開鼻声や異常構音が明確でない場合もあり，見落とされやすい．臨床家は，口蓋垂裂をみた場合，必ず口蓋骨の触診を行い，粘膜下口蓋裂の有無を確認しなくてはならない．正中において，口蓋骨後端のV字型欠損を触診することにより診断可能である．☞口蓋裂（p.154）

粘膜関連リンパ組織
ねんまくかんれんりんぱそしき
mucosa-associated lymphoid tissue

鼻咽腔，腸管，気管支や生殖器の粘膜組織に存在するリンパ組織のこと．被膜には被われておらず局所的なリンパ球浸潤やリンパ小節からなる．鼻咽腔関連リンパ組織，腸管関連リンパ組織，気管支関連リンパ組織，生殖器関連リンパ組織があり，これらを総称したもの．全身のリンパ系とは独立したIgA抗体産生に関連する粘膜免疫系を形成する．

粘膜疹
ねんまくしん
opaline plaque

口腔咽頭の粘膜に生じる病変であり，原因はさまざまで単純ヘルペスの水疱を形成するものや麻疹のKopllic斑などのウイルス感染によるものやベーチェット病や天疱瘡など全身皮膚疾患の部分症状として生じるものや薬物アレルギーによるものなどがある．

粘膜切除術
ねんまくせつじょじゅつ
demucosation, mucosal resection

粘膜にとどまる早期癌あるいは類似病変に対して行う切除治療のこと．内視鏡下に行われることが多く，胃，食道，大腸などに行う内視鏡的粘膜切除術（endoscopic mucosal resection）は確立されている．近年，解像度のよい消化器内視鏡により，中・下咽頭の表在癌が多く発見されるようになり，中・下咽頭の表在癌にもその適応が広がりつつある．

粘膜波動
ねんまくはどう

正常な発声時には声門の開閉現象が起こるが，この運動は声帯下面から上方に向かって伝播する波状の粘膜表面の動きであ

mucosal wave
回 進行波(traveling wave)

る．粘膜波動には声帯の層状構造が重要であり，声帯筋を主とする硬い構造（ボディー）の上に柔らかい粘膜（カバー）が覆うことで，波状の運動が生じやすくなる．下方から上方へ粘膜隆起が移動するため進行波とも呼ばれる．

粘膜免疫
ねんまくめんえき
mucosal immunity

粘膜面を介して侵入する病原微生物や抗原に対する局所作用の免疫機構であり，分泌型 IgA が主役をなす．粘膜関連リンパ組織（MALT）に代表される誘導組織で抗原が取り込まれ T 細胞や B 細胞といった免疫担当細胞が活性化されると，T 細胞・B 細胞は粘膜免疫循環帰巣経路（common mucosal immune system：CMIS）を介して実行組織にホーミングする．実行組織（上気道や腸管の粘膜固有層など）では抗原特異的分泌型 IgA が産生され，生体防御に働く．

の

ノイ
noy

音のうるささの単位．帯域音圧レベル 40dB，中心周波数 1,000 Hz の 1/3 オクターブバンドノイズのうるささを 1 ノイとし，この音の n 倍のやかましさを n ノイとする．

ノイジネス
noisiness
回 音のうるささ

☞音のうるささ（p.44）

ノイラミニダーゼ
neuraminidase

A 型インフルエンザウイルスはウイルス表面にヘムアグルチニン（HA）とノイラミニダーゼ（NA）という糖蛋白がスパイク状に突出しており，この HA と NA の抗原性の違いから HA は H1 から 16 まで，NA は N1 から 9 までの型に分類されている．

膿胸
のうきょう
pyothorax, empyema

胸腔内に膿が貯留した状態で細菌性肺炎（肺炎球菌や黄色ブドウ球菌，嫌気性菌など）や胸腔手術後に続発する．抗菌薬単独での治療は困難で穿刺排膿が必要となる．時に真菌や抗酸菌も原因となる．

脳磁図
のうじず
magnetoencephalography(MEG)

脳の電気的な活動によって生じる磁場を超伝導量子干渉計（SQUIDs）を用いて計測するイメージング技術．主に脳活動の時間変化を計測する目的で使用され，一次聴覚野，一次体性感覚野，一次運動野の電流源を正確に特定することができる．聴覚や言語処理などの認知処理の研究にも利用されている．神

経的なデータ（脳磁図）とヘモダイナミクスに基づくデータ（fMRI）は一致するとは限らず，両手法は補完し合うものである．

膿性鼻漏
のうせいびろう
purulent nasal discharge

膿汁成分を多く含む鼻漏．感染症，特に細菌感染による鼻副鼻腔粘膜への炎症性刺激により，鼻漏は初期には血管透過性亢進による血液成分の漏出による漿液性，続いて杯細胞や線細胞の増生・分泌亢進による粘液性，さらに膿性へと変化する．原因には，急性・慢性副鼻腔炎，鼻内異物，悪性腫瘍，真菌症などがある．

膿栓
のうせん
pus plug

扁桃の陰窩の白色でやわらかく悪臭のある貯留物で，陰窩の奥の細菌塊や食物残渣が表面に露出したもの．健常人でもみられることがあるが，時に口臭の原因となり，病巣感染扁桃の特徴的所見の一つでもある．

脳底動脈
のうていどうみゃく
basilar artery

主に脳幹と小脳を栄養する動脈であり，鎖骨下動脈から起始する両側の椎骨動脈が延髄の上縁で合わさってできる動脈である．脳幹の腹側を上行して，左右の前下小脳動脈，上小脳動脈を分枝した後に左右の後大脳動脈に分かれる．

脳底動脈型片頭痛
のうていどうみゃくがたへんずつう
basilar artery migraine

現在は脳底型片頭痛と呼ばれる．片頭痛には前兆を伴わないものと伴うものがあり，本症は後者の特殊型の一つである．片頭痛の前兆には視覚症状（閃輝暗点），物が歪んでみえる，感覚障害，運動麻痺，言語障害などがあるが，運動麻痺を伴わないもので構音障害，回転性めまい，耳鳴，難聴，複視，運動失調，意識障害，両側性感覚障害などがある場合，本症と診断する．両側性の後頭部痛が特徴的で若年女性に多い．治療にはNSAIDsを使用する．トリプタン系薬物使用の是非については明確なエビデンスが得られていない．

脳膿瘍
のうのうよう
brain abscess

化膿性脳炎の一病型で，細菌が脳実質内に化膿巣を形成して，膿を貯留した状態をいう．起炎菌は連鎖球菌およびブドウ球菌が多いが，最近では嫌気性菌が増加傾向にある．原因によって血行性（肺炎，心内膜炎などによる），非血行性（鼻，耳からの炎症の波及などによる），その他の膿瘍に分類される．鼻性脳膿瘍は副鼻腔炎が主な原因となり，前頭洞から炎症が波及することが多く，前頭葉下面に膿瘍を形成しやすい．一方，耳性脳膿瘍は中耳炎に続発することが多く，小脳や側頭葉に膿瘍を生

じやすい．治療は原因疾患に対する治療と膿瘍のドレナージである．

囊胞状リンパ管腫
のうほうじょうりんぱかんしゅ
cystic hygroma, cystic lymphangioma
回 ヒグローマ(hygroma)

リンパ管の先天性形成異常で，頸部に好発し，腸管膜や大小網にもみられる．典型例では，乳小児期に急速に拡大腫脹し，頸部腫瘤として受診する．咽頭，副咽頭に進展すると気道狭窄症状を呈する例もみられる．成長発達，機能的予後，審美性などを考慮して治療方針が決定される．治療の第一選択は，OK-432による硬化療法であるが，深部に進展している例やOK-432無効例には外科的摘出も考慮される．

囊胞腺癌
のうほうせんがん
cystadenocarcinoma

唾液腺腫瘍の分類（2005年，WHO）であらたに加わった組織型．囊胞腺腫の悪性 counterpart として位置づけられる．1991年WHO分類の乳頭状囊胞腺癌や粘液性腺癌はこれに含まれる．無症候性の腫瘤として緩慢な発育を示すものが多く，局所再発や遠隔転移はまれである．約60%が耳下腺に発生する．

囊胞腺腫
のうほうせんしゅ
cystadenoma

唾液腺に生じる非常にまれな良性腫瘍．大唾液腺よりも小唾液腺に発生しやすい．囊胞形成が増殖の主体をなし，肉眼的にも多囊胞性の境界明瞭な腫瘍である．女性に多い傾向がある．

膿瘍扁桃摘出術
のうようへんとうてきしゅつじゅつ
abscess tonsillectomy

扁桃周囲膿瘍を生じた口蓋扁桃を発症後3～5日目という早期に摘出術を実施することをいう．急性感染症の極期に口蓋扁桃摘出術を行う点で，賛否両論があるが，経過や以降の再発などの面から良好な結果が得られたという報告がある．手術時には膿瘍形成により口蓋扁桃被膜剥離の手技は比較的容易といわれる．しかし実施する施設は麻酔科の協力，習熟した扁摘手技，術前後の患者管理などの状況が整う必要がある．

ノズル
nozzle

吸入装置または点鼻容器の，液体または気体などの流体を噴霧するための部位．点鼻容器のスプレーノズルは鼻腔内に挿入するよう設計されている．ノズル孔は噴霧粒子の粒度および粒度分布を決定する重要因子である．

載せガラス沈降反応
のせがらすちんこうはんのう
microscopic slide precipitation test
回 ガラス板法(glass slide

☞ガラス板法（p.81）

のどアイスマッサージ
thermal stimulation

嚥下反射の惹起を促通するための手法である．前口蓋弓や軟口蓋，舌背，咽頭後壁を刺激することで，感覚入力を介した自発的な嚥下を促すことを企図している．刺激する方法には，凍らせた綿棒やアイス棒などを用いるが，綿棒から溶け落ちた液体が反射的な嚥下を誘発させている可能性もある．のどアイスマッサージは，①温度，②圧，③滴下する水分が嚥下反射の惹起促通に関与している．一方，thermal stimulation は，冷却した金属棒（間接喉頭鏡など）を用いて前口蓋弓を刺激する手法で，①温度，②圧が関与する．厳密にはのどアイスマッサージと thermal stimulation は同義でないが，わが国では，嚥下反射の惹起促通を企図した訓練を総称してのどアイスマッサージと呼ぶことが多い．

は

バーキットリンパ腫
ばーきっとりんぱしゅ
Burkitt lymphoma

1958 年にウガンダで勤務していた Denis Burkitt によって報告された，きわめて増殖速度の速い高悪性度群非ホジキン B 細胞リンパ腫である．新 WHO 分類では，EB ウイルス感染の関連性が強い endemic type，わが国発症例でみられる MYC 遺伝子の異常を有するが EB ウイルス感染を認めない sporadic type，HIV 感染者に多くみられる immunodeficiency type の 3 つの亜形に分けられている．

Hyrtl 裂
はーとるれつ
Hyrtl's fissure
同 鼓室髄膜裂（tympanomeningeal hiatus）

☞鼓室髄膜裂（p.195）

バーベキュー・ローテーション
barbecue rotation
同 earth horizontal axis rotation

回転検査を行う場合は一般的には水平半規管が地面と水平になるような位置に被験者を座らせて回転刺激を加える（垂直軸回転刺激）．回転角加速度により水平半規管が刺激され，半規管－眼反射により眼振が解発される．回転軸に傾斜を加えて回転刺激を加えると，回転に応じて被験者頭部に加わる重力加速度の方向が連続的に変化し，耳石－眼反射による眼振が外側半規管－眼反射により解発される眼振に加わる．これを偏垂直軸回転刺激と呼ぶ．回転軸の傾斜角度を 90 度にすると耳石器に対する刺激が最も強くなる．この場合をバーベキュー・ローテ

ーションと呼ぶ．刺激様式は，振子用回転刺激法と定速度回転刺激法の2種類がある．定速度回転刺激では耳石器のみが刺激され，耳石－眼反射に由来する定方向性，小振幅の眼振が持続的に解発される．振子様刺激では，半規管－眼反射と耳石－眼反射の両者に由来する，刺激周波数に一致した正弦波成分に，小振幅の高周波数成分が加わった眼振が解発される．

肺炎球菌
はいえんきゅうきん
Streptococcus pneumoniae

気道感染症に関与する細菌の中で重要な細菌でありグラム陽性球菌である．βラクタム薬に対する耐性化は有名であり，その機序はペニシリン結合蛋白質（PBP）1A，2X，2Bの遺伝子変異が原因でありペニシリン中等度耐性肺炎球菌（PISP）はこれらの遺伝子に一部変異があり，ペニシリン耐性肺炎球菌（PRSP）はこれらの遺伝子にすべての変異を認める．MIC（最小発育阻止濃度）ではペニシリンに対するMICが$2\,\mu g/ml$以上のものをPRSP，$0.125\sim1\,\mu g/ml$のものをPISPとしている．肺炎球菌の耐性化が近年中耳炎の反復化・遷延化の原因の一つとされているが，2007年第4回全国感染症サーベランスではその耐性化が減少傾向にあった．

肺炎球菌ワクチン
はいえんきゅうきんわくちん
pneumococcal vaccine

肺炎球菌の莢膜抗原性から90種類以上の血清型が存在しており，各疾患における肺炎球菌の血清型が判明しており，それがワクチンのターゲットとなっている．現在日本国内で使用可能なワクチンは23価の肺炎球菌莢膜ポリサッカライドワクチン（PPV）で，ワクチン接種により抗体産生を促すが持続期間が5～10年と短く，また2歳未満では免疫を惹起できないため適応年齢は2歳上である．小児用ワクチンは蛋白結合型の7価PCV（pneumococcal conjugate vaccine）があるが日本では申請中である．

バイオハザード
biohazard

生物災害．有害な生物あるいはその構成成分が環境中に漏れることによって発生する災害の源のこと．原虫，真菌，細菌，リケッチア，ウイルスなどの微生物による感染，またはこれらの毒性代謝産物，発癌性物質，アレルゲン，さらに未知の微生物を生み出す危険性のある組換えDNA技術，動物実験などによる人体への健康災害のこと．実験室内感染，院内感染もこれに当てはまる．

バイオフィルム
biofilm

一種または複数種の微生物が産生する粘着性の基質とその内部に生息する微生物から成る生態系．生物または無機物の表面

に付着し，粘着性の基質はムコ多糖類，蛋白，DNA などからなる．細菌は浮遊状態で存在するよりもバイオフィルムの状態であるほうが普遍的である．バイオフィルムの形成過程は第1段階として浮遊細菌が表面に付着．第2段階として細菌が凝集してマイクロコロニーを形成し，さらにバイオフィルムを形成する．第3段階では発達したバイオフィルムの一部が脱落して他所で新たなバイオフィルムを形成する．バイオフィルム内の細菌は，浮遊状態よりも抗菌薬や宿主の防御機構に対し抵抗性が強く，慢性感染症や医療機器感染症において難治性の原因となる．耳鼻咽喉科領域においても中耳炎，副鼻腔炎，扁桃炎などにおいてバイオフィルムの関連が報告されている．

倍音
ばいおん
harmonic tone
回 harmonics

周期性ないし準周期性の複合音を部分音に分けた時，基音の整数倍の周波数をもつ部分音をいう．☞基音（p.99）

肺活量
はいかつりょう
vital capacity
回 respiratory capacity

最大吸気位から最大呼気位までに得られる空気量のこと．肺活量は身長，性別，年齢によって異なり，健常成人男性ではおおよそ 3,000〜4,000cc，健常成人女性ではおおよそ 2,000〜3,000 cc である．

肺気腫
はいきしゅ
pulmonary emphysema

明らかな線維化を伴わない肺胞壁の破壊像と，終末気管支より末梢の気腔の非可逆性拡張を示す状態であり，形態学的診断名である．病因は，性，加齢，喫煙，大気汚染など多くの要因が複雑に関与していると考えられている．男性の喫煙者に圧倒的に多くみられる．呼吸困難，息切れが代表的な症状で，体動時に著明であるがしだいに安静時にも自覚するようになる．

背景雑音
はいけいざつおん
回 暗騒音（background noise）

☞暗騒音（p.15）

肺結核（症）
はいけっかく（しょう）
pulmonary tuberculosis

結核菌が原因の肺感染症．全結核の8割を占める．毎年約 25,000 人が発病し，2,000 人以上が死亡するわが国最大の感染症．

敗血症
はいけつしょう
sepsis

局所感染により惹起された SIRS（全身性炎症反応症候群）であり，この診断基準は①体温＜36℃，または 38℃＜　②脈拍数＞90 回/分　③呼吸数＞20 回/分，または $PaCO_2$＜32Torr　④白血球数＞12000/mm^3 または＜4000/mm^3，または未熟顆粒球＞10％　この①〜④のうち 2 つ以上を満たす時 SIRS と診断する．その病態は局所感染から炎症性サイトカインが放出され，これらがさらに各種免疫応答により多臓器に障害を及ぼし敗血症性ショック（septic shock）に陥る．

肺高血圧（症）
はいこうけつあつ（しょう）
pulmonary hypertension（PH）

肺動脈圧が上昇し，収縮期圧 30 mmHg，平均圧 20 mmHg を超えた場合をいう．原因不明のいわゆる原発性肺高血圧症と，左心不全，僧帽弁狭窄症，左-右シャントを伴う先天性心疾患，慢性閉塞性肺疾患など原因が明らかな二次性肺高血圧に大別される．

肺梗塞
はいこうそく
pulmonary infarct（ion）

血栓，脂肪，空気，異物などが肺血管床を閉塞することにより，肺血流障害をきたし，肺組織への出血性壊死を起こす場合をいう．右下葉に発生する頻度が高く，呼吸困難，胸痛，咳，血痰などの症状が出現しやすく，しばしばショック症状を伴う．治療は呼吸循環の管理を最優先し，その上で速やかに抗凝固療法，血栓溶解療法を行う．

肺コンプライアンス
はいこんぷらいあんす
pulmonary compliance
圓 lung compliance

肺の弾性特性を表す指標．肺は胸郭内にあり，胸郭運動は胸膜腔を介して肺に伝わる．胸腔内圧（＝胸膜腔の圧）は肺胞内圧より常に低いので，肺胞は膨らむ．この圧差の変化 ΔP に対する肺の容量変化 ΔV が肺コンプライアンスであり，肺の広がりやすさを示す．胸腔内圧の変化を食道内圧の変化によって表すこともある．成人の正常値は 0.21 L/cmH_2O である．

肺水腫
はいすいしゅ
pulmonary edema

肺毛細血管からの血漿成分の漏出による病態．進行すると呼吸不全となる．病因としては内因性と外因性があり，内因性は心不全などによる血管内圧上昇によるもの，肝硬変，ネフローゼ症候群などによる血清中の膠質浸透圧の低下によるもの，種々の感染症，肺炎などで血管透過性が亢進することによるものなどがある．外因性には種々の重症外傷，薬物によるものなどがある．症状は呼吸困難とピンク色，泡沫状の痰が特徴的であり，聴診では肺野に水泡性ラ音が認められる．胸部単純 X 線写真では，肺野全体に透過性が低下することが多い．治療は酸素の投与，利尿剤，ジギタリスなどの強心薬が中心となる．

肺性心
はいせいしん
cor pulmonale (CP)

もともとの心臓病でなく，肺疾患の存在による肺循環障害が原因で心臓に異常が起きたものをいう．慢性肺疾患（慢性閉塞性肺疾患，肺結核後遺症，肺線維症など）や，肺血栓塞栓症，原発性肺高血圧症などによって肺動脈圧の亢進をきたし，右室拡大や右心不全になった状態をいう．急性，亜急性，慢性に分類され，急性は大部分が肺塞栓症，亜急性は急性粟粒結核，血行性癌性播種などによる．症状は，進行するとチアノーゼ，頸静脈の怒張，静脈拍動，肝腫大，浮腫をきたす．X線撮影や超音波検査で，肺動脈の拡大，後大静脈の拡大所見，また肺のうっ滞や右心壁の拡大所見がそれぞれに認められる．心電図では右心室の拡大所見，P波の増高（肺性P）が認められる．治療は循環障害の原因となっている肺疾患の治療を行う．慢性呼吸不全を合併した肺性心では在宅酸素療法が有用である．右心不全に対しては，利尿薬，強心薬，血管拡張薬などを使用する．

肺性P
はいせいぴー
P-pulmonale, cor pulmonale (CP)

先天性心疾患や肺高血圧などで右心房に負荷がかかり，心電図のP波が変化する所見をいう．たとえば，呼吸性アシドーシスなどで肺動脈圧が高まって，右心房拡大がある時はⅡ，Ⅲ，aVF誘導でP波の高さが2.5 mm以上の尖った形態のP波になる．

肺線維症
はいせんいしょう
pulmonary fibrosis

肺炎などの炎症性変化の後に肺実質が線維化した状態．特に間質性肺炎の後に多いとされる．耳鼻咽喉科・頭頸部外科でよく遭遇するのは，咽頭癌や頸部食道癌，場合によっては胸部食道癌の放射線治療後の症例である．鎖骨上窩が照射野に含まれた場合は照射後，高頻度に肺尖部の線維症が認められる．高度の場合は呼吸困難，呼吸不全をきたす．治療として副腎皮質ステロイド剤が用いられることがある．

排痰・呼吸訓練，肺理学療法
はいたん・こきゅうくんれん・はいりがくりょうほう
chest physical therapy

誤嚥した際の異物を気道から効率的に排出し，嚥下性肺炎の予防・改善を企図した訓練法．咳嗽反射低下，呼気流量低下，腹圧上昇低下，声門下圧低下など呼吸機能や声門閉鎖機能の低下を補強することを目的としている．肺理学療法の手技は，①誤嚥を予防するための有効な咳嗽獲得を目的とした呼吸訓練，②誤嚥した異物を排出する誤嚥物喀出法，に大別できる．呼吸訓練には，呼吸筋トレーニング，呼吸コントロール訓練，ハッフィング法などがある．一方，誤嚥物喀出法には，スクイージング，バイブレーション，体位ドレナージなどが行われる．

胚中心
はいちゅうしん
germinal center

末梢リンパ組織においてB細胞が集団をなす濾胞のうち，二次濾胞の濾胞中心をさす．抗原未刺激の一次濾胞に，抗原刺激により活性化したB細胞が移動して増殖すると濾胞中心（胚中心）を形成し，既存の非活性化B細胞は周囲に移動し帽状域を形成し二次濾胞となる．胚中心はさらに，B細胞が分裂している暗調域と分裂したB細胞が濾胞樹状細胞に保持されている抗原と接触して成熟・分化する明調域からなる．

（肺）中葉症候群
（はい）ちゅうようしょうこうぐん
middle lobe syndrome

右中葉に認められる，反復する，慢性の無気肺をきたす症候群である．原因は中葉気管支の非特異的慢性炎症による閉塞や，リンパ節腫脹による外からの圧迫である．無気肺が中葉に起こりやすいのは，中葉気管支は入口部から区域支に分岐するまでの距離が長く内腔が狭いため，中葉気管支の周囲に多くのリンパ節があるため，葉間胸膜で分画されているので側副換気が起こりにくいためである．

肺（動脈）塞栓症
はい（どうみゃく）そくせんしょう
pulmonary embolism

産褥，伝染性疾患，心疾患，下腹部手術などで心臓内，下肢または骨盤静脈に生じた血栓が剥離して肺に移行した場合が最も多い．解剖学的関係から右肺の中・下葉に多く，太い動脈の塞栓では急激な胸痛，頻呼吸をきたし死亡する．中小動脈の塞栓では急な胸痛，ショック症状を呈するが，救命しうる．肺血流シンチグラフィによる多発性の血流欠損の有無は鑑別診断上有用であり，確定診断は選択的な肺血管造影による．

梅毒
ばいどく
syphilis

梅毒トレポネーマ（*Treponema pallidum*）が皮膚または粘膜の傷から体内に侵入し，血行性に散布され，さまざまな全身症状を引き起こす慢性の感染症．コロンブスのアメリカ大陸発見以来ヨーロッパに伝播され，その後世界に広がったとする説が有力である．日本には16世紀初めにもち込まれたものと考えられている．性行為などの直接接触によって感染する．ペニシリンおよびマクロライド系の抗生物質（抗菌薬）が有効である．

梅毒性アンギーナ
ばいどくせいあんぎーな
angina syphilica（ラ）

☞咽頭梅毒（p.25）

（梅毒性）乳白斑
（ばいどくせい）にゅう

梅毒の第2期，すなわち感染後3ヵ月から3年で，梅毒トレポネーマは全身の臓器に散布され，全身の皮膚にバラ疹が生じ

はくはん
Plaques opalines（ラ）

る．粘膜疹としては口腔内粘膜，口唇，口蓋，舌に白色の粘膜斑が生じる．アフタに似ているが疼痛が少ないのが特徴である．粘膜疹は多量のトレポネーマを含んでおり，梅毒の大きな感染源の一つとなる．症状が自然に消失し，多発性リンパ節腫脹のみがみられることもあり，潜在梅毒と呼ばれる．

梅毒トレポネーマ
ばいどくとれぽねーま
Treponema pallidum

梅毒の原因菌．1905年 Schaudein と Hoffmann が発見した．径 $0.1 \sim 0.4\,\mu m$，長さ $5 \sim 20\,\mu m$ のらせん菌である．自然感染はヒトに限られ，主に性行為による直接接触感染であるが，母体からの経胎盤感染（先天性梅毒）や汚染血液からの感染もある．

梅毒トレポネーマ赤血球凝集反応
ばいどくとれぽねーませっけっきゅうぎょうしゅうはんのう
Treponema pallidum hemagglutination test（TPHA）

梅毒トレポネーマ菌体抗原をホルマリン固定後，タンニン酸処理したヒツジ赤血球に吸着させ，被検血清との間で間接赤血球凝集反応を行う方法のこと．

ハイパーメトリア
hypermetria
類 overshoot

随意運動を目的のところで止めることができず，行き過ぎる測定障害現象である．たとえば，指鼻試験では指が鼻を通り越して顔面に接触したり，膝踵試験では踵がひざを通り越して大腿部まで移動する．また眼前に示される2点を交互に注視する二点交互注視検査では指示された点より行き過ぎる現象がみられ，ENG 上で眼球運動の原波形振幅が視標のそれより大きく示される．小脳や脳幹障害で認められるが，障害側方向に四肢や眼球が移動した時に著明になる傾向がある．

ハイポメトリア
hypometria
回 undershoot

随意運動を目的のところまで到達できず，手前で一時停止する測定障害現象．たとえば，指鼻試験では指が鼻の手前で停止し，その後に鼻まで到達する運動を示す．また眼前に示される2点を交互に注視する二点交互注視検査では指示された点に届かず，その後に修正する現象がみられる．ハイパーメトリアと同様，小脳や脳幹障害で認められる．

肺門陰影
はいもんいんえい
hilar shadow

胸部単純X線写真などの画像で肺門部に認められる陰影のこと．肺門には大血管が集まっているため，先天性心疾患や形成不全などでは肺門陰影は小さくなり，シャント型先天性心疾患，心不全，肺性心，動脈瘤などでは大きくなる．このほか，肺

門リンパ節の腫大により陰影が増強する．疾患としては肺癌をはじめ食道癌，悪性リンパ腫などの悪性疾患，サルコイドーシスなどの炎症性疾患が鑑別にあがる．

肺容量曲線
はいようりょうきょくせん
pneumogram
回 呼吸曲線(spirogram)

☞呼吸曲線（p.189）

ハウスダスト
house dust
回 室内塵

☞室内塵（p.237）

ハウスダストマイト
house dust mite
回 ヒョウヒダニ(*Dermatophagoides*)

☞ヒョウヒダニ（p.443）

白色雑音
はくしょくざつおん
white noise

本質的に周波数に依存しないパワースペクトル密度をもつ雑音．不規則に振動する波形を示し，フーリエ変換した場合に，すべての周波数で同じ強度になるノイズである．すべての周波数を含んだ光が白色であることからホワイト（ノイズ）の名称がある．

白苔
はくたい
white coat

肉眼的に白い苔状の付着物をさし，主に粘膜病変の表現に用いる．一般に伝染性単核球症の扁桃や口腔カンジダ症の所見が白苔と表現される．

白板症
はくばんしょう
leukoplakia

肉眼的に白色を呈する粘膜を示す用語．悪性所見のないhyperplasia（上皮肥厚）が大半を占めるが，前癌病変であるdysplasia（異型上皮），CISなどをすべて含めた概念である．臨床的には「前がん病変」として扱われる．

はしか
morbilli，rubeola
回 麻疹(measles)

☞麻疹（p.485）

橋本病
はしもとびょう

自己免疫疾患の一種で自己抗体が甲状腺細胞を攻撃することにより慢性甲状腺炎を発症する．1912年に橋本策が報告．び

Hashimoto thyroiditis
慢性甲状腺炎(choronic thyroiditis)

まん性の甲状腺腫大，血中の甲状腺自己抗体（抗甲状腺マイクロゾーム抗体，抗サイログロブリン抗体），細胞診におけるリンパ球浸潤などがみられる．甲状腺機能異常を伴うものには治療が必要である．甲状腺機能低下例には甲状腺ホルモン剤の補充が行われる．

バセドウ病
ばせどうびょう
Graves' disease

甲状腺刺激ホルモンの受容体である TSH レセプターに対する自己抗体が生じることにより，甲状腺ホルモンが必要以上に産生される疾患．1835 年に Grave（アイルランド人）が報告したのが最初で，英語圏では Graves' disease の名を用いるのが一般的だが，日本では 1840 年に報告した Basedow（ドイツ人）の名を用いている．中年女性に多く，甲状腺機能症の代表的な病気．抗甲状腺薬，手術，アイソトープ治療などが行われる．

はためき様眼球動揺
はためきようがんきゅうどうよう
flutter-like-oscillation
ocular flutter

眼球が一過性に速く左右に往復運動する異常眼球運動で，小脳障害によると考えられている．振幅4〜5度で，水平性，頻度10 Hz程度，2〜3秒持続するburstが注視点を変えた際に出現する．同様の運動が水平方向のみならず，垂直方向にも認められる場合は，オプソクロヌス（opsoclonus）と呼ばれる．

白血病性アンギーナ
はっけつびょうせいあんぎーな
leukemic angina

白血病に伴う扁桃炎・咽頭炎．咽頭粘膜への白血病細胞浸潤による潰瘍形成と壊死，出血傾向による歯肉や咽頭の粘膜下出血がみられる．診断は末梢血液検査と骨髄穿刺による．特殊型として腫瘍形成性白血病がある．

発語失行
はつごしっこう
apraxia of speech

失構音（anarthria）と同意語で，運動失語にみられる発話障害である．すなわち，音韻を発するに当たっての発声発語器官の位置や筋運動を順序だてるプログラミングに障害が起こった結果，構音がうまくできなくなった状態をいう．特徴は構音の誤り（置換）が多く，発話速度の低下とピッチの平坦化であり，そのため発音の明瞭性が悪く単調な話し方となる．この病巣は左中心前回下部の皮質と皮質下病変が最も有力視されている．

パッサーバン隆起
ぱっさーばんりゅうき
Passavant's ridge
Passavant's bar, Passavant's pad, Passavant's cushion

嚥下や発声などの際に生じる，口蓋咽頭筋と上咽頭収縮筋の収縮による咽頭粘膜の水平の隆起である．軟口蓋の高さに生じ，嚥下時に食物が上咽頭や鼻腔に侵入するのを防止する．特に口蓋裂患者では嚥下や発声時に顕著な隆起としてみられ，軟口蓋の挙上と併せて，鼻咽腔閉鎖に働く．

発声
はっせい
phonation
㊅声の生成(vocalization, voice production)

喉頭における発話音源生成のプロセス．発話の音源とは，振動体としての声帯と，駆動エネルギーとしての呼気流の相互作用により声門で生成されるパルス音である（喉頭原音）．言語音の生成には，発声のプロセスに加えて，喉頭原音に共鳴，雑音音源の付与を行うプロセス（構音，調音）が加わる．話し言葉として生成された音声は，発声，構音双方のプロセスによって付与された音響的特性をもっている．

発声障害
はっせいしょうがい
dysphonia
回音声障害(voice disorder)

☞音声障害（p.49）

パッチテスト
patch test

紙テープや綿など人工の膜により鼓膜穿孔を一時的に閉鎖して，聴力の改善の有無を検査する方法．パッチテストで聴力の改善が得られる場合は鼓膜形成術が有効となることが多い．一方改善しない場合は，聴力低下の原因が鼓膜穿孔だけでなく耳小骨の連鎖異常や可動性障害も関与していることが多く，耳小骨連鎖再建を含めた鼓室形成術の適応となる．

ハッチンソン徴候
はっちんそんちょうこう
Hutchinson's sign

先天性梅毒は梅毒トレポネーマによって母体から胎盤を通じて胎児に感染する多臓器感染症である．早期の特徴は特徴的な皮膚症状，リンパ節腫脹，肝脾腫など多彩な症状がある．そのうち実質性角膜炎，ハッチンソン歯牙，内耳性難聴をハッチンソン三徴候という．他に髄膜炎，水頭症，ゴム腫，貧血，梅毒性軟骨炎，回帰性関節症，神経梅毒，発達遅滞などがある．診断は臨床症状と血清学的検査により確定診断を行い，ペニシリンによる治療を行う．学童期以降は角膜炎，骨髄炎，内耳性難聴が出現する．

鼻・鼻反射
はな・はなはんしゃ
nasonasal reflex

一側性の求心性鼻刺激が両側の鼻に与える反射であり，一側鼻粘膜に対するヒスタミンチャレンジで両側鼻粘膜に粘膜腫脹と鼻汁分泌が発生する．この反射はアトロピン様物質でブロックされる．

鼻すすり
はなすすり
sniff

鼻腔中の鼻汁を咽頭に吸い込む動作である．耳管がゆるい場合，鼻すすり後の鼓膜は内陥し伝音難聴を呈する．鼻すすりにより鼻咽腔〜中耳腔が陰圧となり耳管が閉塞される．患者が閉塞状態に慣れると耳管が開放して正常になった状態を不快に感

じ鼻すすりを繰り返す．中耳腔陰圧状態の繰り返しは鼓膜陥凹や中耳腔液貯留，さらには滲出性中耳炎，癒着性中耳炎，真珠腫などを引き起す原因ともなる．鼻すすりは慢性副鼻腔炎や鼻アレルギーなどによる鼻症状のために行われるため，これら鼻疾患の治療も大切である．

鼻茸
はなたけ
nasal polyp
同 鼻ポリープ

鼻腔あるいは副鼻腔の粘膜から生じる炎症性増殖性腫瘤．通常は灰白色で表面平滑な寒天様，膠質様の腫瘤で，発症機序は多元性といわれている．近年，日本では喘息（特にアスピリン喘息）に合併する好酸球浸潤優位な鼻茸が増加し，しかも難治性ということで問題となっている．"びじょう"とも呼ばれている．

鼻茸切除術
はなたけせつじょじゅつ
nasal polypotomy

鼻内より鼻茸を切除する術式．内視鏡の導入により鼻茸茎部の出現部位，茎部の広さ，進展範囲の把握が容易となり的確な鼻茸切除が可能となっている．手術器具としては鼻手術用鉗子，鼻茸絞断器，マイクロデブリッダーなどを用いる．単純な鼻茸と思っていても嗅神経芽細胞腫，髄膜脳瘤，乳頭腫，血管腫，サルコイドーシスなども鼻茸様に鼻腔内に突出して現れることがあるため，その鑑別には注意する．

早口症
はやくちしょう
cluttering
同 速話症

発話が速く，構音が不明瞭になり，単語の繰り返しといい直しが多いために聞き取りにくい発話になる状態．障害の認識に乏しく，緊張するとかえって改善するなど，発達性吃音とは異なる病態を示す（但し合併例もある）．原因不明であるが，注意の持続障害，学習障害，構音障害その他の言語障害，脳波異常を伴うことがある．ゆっくりした発話で改善するが，病識がないために自己発話のモニターをする訓練を行う必要がある．

ハラー蜂巣
はらーほうそう
Haller's cell
同 眼窩下蜂巣（infraorbital ethmoid cell）

☞眼窩下蜂巣（p.84）

パラインフルエンザウイルス
Parainfluenza virus

パラミキソウイルス科のRNAウイルス．血清型は1〜4型に分類され，主に1〜3型がヒトの呼吸器感染症を引き起こす．感染経路は飛沫感染で，1〜3日間の潜伏期の後に発症する．子供や幼児の呼吸器感染症の原因．小児の初感染では気管支炎や肺炎を併発し，クループ症状も出現することがある．冬期に多

発する．

バラ疹
ばらしん
rose spot

薔薇（しょうび）疹ともいう．梅毒，腸チフス，パラチフスでみられるエンドウ豆大〜爪甲大のばら色の淡い紅斑．梅毒性バラ疹は第2期の始まりにみられ，体幹・四肢屈側などに播種状に出現し，掌蹠で発見されやすい．初期は小型のものが多発し晩期には大型で環状の斑が散発するが，自覚症状はなく1〜3週間で消退し，しばしば見過ごされる．発熱や全身倦怠感，関節痛，全身のリンパ節腫脹が併存することがある．腸チフス性バラ疹は第1病期に発熱した時に，腹部・胸部・背部に直径2〜5 mm 程度のピンク色〜紅色の小丘疹が数時間出現する．比較的徐脈，脾腫とともに三主徴と呼ばれる．毛細血管内にチフス菌が詰まってできると解釈されている．

原田病
はらだびょう
Harada disease
同 フォークト-小柳-原田病（Vogt-Koyanagi-Harada disease）

☞フォークト-小柳-原田病（p.448）

破裂音
はれつおん
plosive
同 閉鎖音

構音様式によって音素を分類した場合の範疇の一つ．声道内にまず閉鎖が作られ，呼気がいったん咳止められた後，閉鎖が開放され，その瞬間に雑音が生成される様式のもの．つまり閉鎖と開放の2つの相があり，後者の開放のほうに注目した用語である．なお，「閉鎖音」は，前者の閉鎖に注目した同義語であるが，たとえば英語における語尾の破裂音のように開放を伴わない場合があり，むしろ「閉鎖音」という用語のほうが適切であるかもしれない．

バレット症候群
ばれっとしょうこうぐん
Barrett syndrome
同 バレット食道（Barrett's esophagus）

☞バレット食道（同頁）

バレット食道
ばれっとしょくどう
Barrett's esophagus
同 バレット症候群（Barrett syndrome）

バレット粘膜とは胃側より連続して食道に伸びる円柱上皮で，腸上皮化生の有無を問わない．このバレット粘膜の存在する食道をバレット食道と呼ぶ．全周性に3 cm 以上のバレット粘膜を認める場合を long segment Barrett esophagus（LSBE），一部が3 cm 未満または非全周性の場合を short segment Barrett esophagus（SSBE）と呼ぶ．バレット食道腺癌はバレット粘膜に生じた腺癌で，胃食道接合部の胃粘膜から生じた腺癌（胃癌）とは発生母地が異なる．

パワースペクトル
power spectrum

時系列情報に含まれる周波数成分をそのパワー，つまり振幅強度とともに示したもの．バンドパスフィルタを用いたハードウェアのスペクトラムアナライザから入力をAD変換してフーリエ変換の結果をバンドパス表示に再計算して表示するタイプが多くみられる．高速フーリエ変換を用いるものはFFTアナライザと呼ばれる．楽器の倍音構成などはパワースペクトル分析の代表的なものである．

反回神経
　はんかいしんけい
　recurrent（laryngeal）nerve
　回 下喉頭神経（inferior laryngeal nerve）

迷走神経の枝であり，分岐後，右側は鎖骨下動脈，左側は大動脈弓を前方より後方に反回し，食道や気管への分枝を出しつつ，同側の気管食道溝に沿って上行する．甲状軟骨下角の後方を通過してから，後輪状披裂筋，披裂間筋，外側輪状披裂筋，甲状披裂筋に分布し，声帯運動を司っている．披裂間筋は両側支配である．左反回神経は，右反回神経より，走行経路の違いにより約10 cm長いが，神経線維がより太く伝導速度が速いとされている．発生学的な破格として，1％以下の頻度で反回しない反回神経が右側のみでみられる．

半規管
　はんきかん
　semicircular canal
　回 semicircular duct

末梢前庭系のうち回転加速度を受容する器官のこと．左右に3本ずつあり，外側半規管，前半規管，後半規管に分けられる．3本の半規管はそれらの存在する平面が互いに直角に交わり，三次元空間すべての方向の回転感覚を受容できる．半規管膨大部稜の内リンパ腔に存在するクプラは，頭部回転による内リンパ流動により容易に動き，クプラ直下に存在する感覚上皮細胞の感覚毛が同一方向に偏位する．これにより回転感覚は感覚上皮細胞，前庭神経，前庭神経核へと伝えられる．

半規管結石
　はんきかんけっせき
　回 半規管結石症（canalolithiasis）

☞半規管結石症（同頁）

半規管結石症
　はんきかんけっせきし

良性発作性頭位めまい症はどのような病態で起こるのかについては長い間論議となっていた．その答えの一つが半規管結

ょう
canalolithiasis
同 半規管結石

石症説である．小さい耳石の一部が半規管内に迷入して，重力方向に移動する時にめまいが起こるとした1979年にHallやBalohが唱えた説である．現在，この説が症状を説明する上で適しているとして広く受け入れられているが，迷入耳石だけではない異物の存在も考えられている．

半規管遮断術
はんきかんしゃだんじゅつ
canal plugging
同 canal occlusion

保存的治療により頭位めまいの改善をみない難治性の良性発作性頭位めまい症例に対してParnesが1990年に考案した術式で，半規管腔を遮断することで管内の浮遊耳石を物理的に塞ぎ止める外科的治療法．半規管膜迷路を露出させ，骨パテおよび筋膜にて遮断し，フィブリン糊で固定する．本術式はcanal pluggingのほか，canal occlusion，canal ablation，labyrinthine partitioningとも呼ばれる．

半規管膨大部
はんきかんぼうだいぶ
semicircular canal ampulla

半規管の一側がドーム状に拡大している部分を示し，前，後，外側半規管すべてに存在する．前後の半規管は非膨大部側が合わさって総脚を形成し，外側半規管の非膨大部側は独立して卵形嚢に入る．内部の膨大部稜には感覚細胞である有毛細胞が存在し，回転加速度を感知する．有毛細胞の感覚毛の上にはゼラチン状のクプラがあり，内リンパの流れによりクプラが動いて感覚毛を歪ませ，半規管の神経活動が変化する．

パンコースト症候群
ぱんこーすとしょうこうぐん
Pancoast syndrome
同 上肺溝症候群（superior pulmonary sulcus syndrome）
関 パンコースト腫瘍（Pancoast tumor）

肺尖部に発生した癌が胸壁から肋間神経，腕神経叢，頸部交感神経節に連続浸潤することにより上肢，特に内側の疼痛，肩から上肢にかけての筋萎縮，Horner症候群（同側の縮瞳，眼瞼下垂，顔面無汗症）の3症状を呈する状態．扁平上皮癌に多く胸部単純X線では発見されにくい．必ずしもすべての兆候が現れるわけではなくHorner症候群は初発から出現することは少ない．

反射性咳嗽
はんしゃせいがいそう
reflex cough

気道の咳受容体が刺激されることによって始まり，神経インパルスが延髄の咳中枢に伝達され，次いで遠心性神経から各種の呼吸筋に伝達されて咳嗽が発生する．喉頭には，上喉頭神経と反回神経からの求心性の神経末端が密に存在しており，肺内の受容体からは迷走神経の求心性線維を介して咳中枢に伝えられる．そのほかに，胸膜，横隔膜，心嚢などにも咳受容体が存在する．

反射性声門閉鎖
はんしゃせいせいもんへいさ
reflex glottic closure

声門上部の粘膜に物理的または化学的刺激が加わると上喉頭神経内枝が刺激され，反射性の声門閉鎖が生じる．下気道への異物侵入を防ぐための喉頭の機能であるが，刺激の強さや時間によって声門閉鎖の程度は変化する．

ハンセル染色
はんせるせんしょく
Hansel's stain

ハンセル液を用いた好酸球の染色方法．スライドグラスに鼻汁を塗抹し，乾燥，染色，蒸留水洗浄，アルコール洗浄の後，検鏡する．好酸球の顆粒が赤く染まり好中球と明瞭に区別できる．アレルギー性鼻炎の診断に用いられる．

搬送周波数
はんそうしゅうはすう
carrier frequency（CF）

低い周波数の信号を乗せて伝送するための高い周波数の波の周波数．乗せることを変調といい，振幅変調，周波数変調，混合変調（振幅変調と周波数変調を同時にかけるもの）などがある．聴性定常反応では，一般に周波数 500〜4,000 Hz の搬送波に振幅変調や混合変調をかけた刺激音が用いられるが，反応閾値は各々の搬送周波数に一致する周波数の聴力レベルを反映する．

ハンター舌炎
はんたーぜつえん
Moeller-Hunter glossitis

ビタミン B_{12} の欠乏による悪性貧血でみられる舌炎．悪性貧血は自己免疫機序により胃粘膜の委縮を生じ，胃内因子の分泌低下や欠乏が生じてビタミン B_{12} の吸収が低下し，その結果，DNA の合成障害による巨赤芽球性貧血が出現する．その臨床所見の一つに舌炎があり，糸状乳頭の著明な委縮のため舌表面は平滑となり，発赤や潰瘍もみられる．胃切除でも同様の病態が生じる．治療はビタミン B_{12} の筋注である．

反跳眼振
はんちょうがんしん
rebound nystagmus

小脳障害による測定障害（dysmetria）が注視時に眼球の測定障害として現れた眼振である．眼位を急に変化させた場合に誘発され，急速相の速度と緩徐相の速度の差が少なく，眼振は減衰性である．注視を保持すると，眼振の方向が逆転する場合や，眼位を戻すと眼振の方向が逆転する場合がある．

ハント症候群
はんとしょうこうぐん
Hunt syndrome
同 ラムゼイ ハント症候群
（Ramsay Hunt syndrome）

☞ラムゼイ ハント症候群（p.517）

バンドパスフィルタ
band-pass filter
≡帯域通過フィルタ
（band-pass filter）

☞帯域通過フィルタ（p.330）

パントモグラフィ
pantomography
≡panoramic tomography

オルソパントモグラフィの略で，上下顎の歯列弓をパノラマ状に投影するX線撮影法．X線管とフィルムを対向して配置し，互いに反対方向に円弧状に移動させて撮影する．上下顎骨や歯牙だけでなく，顎関節，上顎洞，鼻腔などもみることができる．

晩発性小脳皮質萎縮症
ばんぱつせいしょうのうひしついしゅくしょう
late cortical cerebellar atrophy

脊髄小脳変性症のうち病変部位がほぼ小脳皮質に限局しているもので，家族性，遺伝性はなく緩徐に発症し，ほぼ小脳失調症状のみを生じる．病理学的には小脳皮質のプルキンエ細胞の変性が主な所見である．薬物中毒，傍腫瘍症候群，甲状腺機能低下などによる二次性のものは除外する．

反復嚥下
はんぷくえんげ
repetitive swallow
⦿複数回嚥下

咽頭クリアランス能が低下した嚥下障害に対する代償的方法である．一定量の食塊を1回の嚥下運動で食道へ搬送できない場合，随意的に嚥下運動を反復し少量ずつ食道入口部を通過させることで代償させる．

反復拮抗運動不能症
はんぷくきっこううんどうふのうしょう
dysdiadochokinesis

小脳半球障害により，協働筋から拮抗筋への運動の変換がスムーズに働かないため，前腕の素早い回内・回外運動の繰り返し，指タッピングなどが遅くなり，各周期がばらばらになる現象．

反復性耳下腺炎
はんぷくせいじかせんえん
recurrent parotitis
⦿唾液管末端拡張症
（sialodochiectasis）

片側あるいは両側の耳下腺が腫脹，疼痛が生じる．主として口腔内からステノン管を通じての細菌感染と考えられ，ステノン管から流出する唾液からは*Streptococcus viridians*や*Neisseria*などが検出されることが多い．ペニシリン系抗菌薬で治療し，数日から10日程度で症状は消失する．乳幼児期から学童にかけて発症し，腫脹する側も反復回数もさまざまである．90％は10歳までに治癒する．先天性あるいは慢性の炎症による末梢導管の囊胞状拡張（唾液管末端拡張症）が背景にあるといわれる．エコー所見では唾液管末端の拡張を示す多発性小胞状所見がみられ，顎下腺が腫脹しない．

反復性多発性軟骨炎
はんぷくせいたはつせいなんこつえん
⦿再発性多発軟骨炎 (relapsing polychondritis)

☞再発性多発軟骨炎（p.208）

反復性中耳炎
はんぷくせいちゅうじえん
otitis prone

　反復性中耳炎は小児急性中耳炎診療ガイドライン（2009年版）によると，6ヵ月以内に3回以上，12ヵ月以内に4回以上の急性中耳炎罹患と定義されている．その病態は単純性の急性中耳炎を繰り返すタイプと，滲出性中耳炎に罹患している患耳が急性増悪として単純性の中耳炎を繰り返すタイプに分類される．リスクファクターとしては低年齢，起炎菌の薬剤耐性化，患者の免疫能，生活・環境要因などが提唱されている．治療としては，起炎菌の薬剤感受性に従った適切な抗菌薬選択および投与量による治療や，鼓膜換気チューブ挿入術などの外科的治療などがあげられる．免疫不全が認められる症例では，免疫グロブリン製剤の補充療法が有効な場合がある．

反復性扁桃炎
はんぷくせいへんとうえん
recurrent tonsillitis
⦿習慣性扁桃炎 (habitual tonsillitis)

　急性扁桃炎を反復する疾患で，単年か複数年に発症する回数で反復性扁桃炎といわれる．わが国では1年間の扁桃炎の罹患回数×罹患年数＝扁桃炎インデックス（tonsillitis index：TI）が提唱され，TIが8以上であれば扁桃摘出術の適応（4歳以上の場合）とされる．ウイルスや細菌などの起炎病原体は特定されておらず，扁桃自体の免疫能が低下しているとの報告がある．間欠期の口蓋扁桃の大きさとは無関係であり，急性増悪期には発赤腫脹，白苔，膿栓付着などがみられる．☞習慣性アンギーナ（p.243）

反復唾液飲みテスト
はんぷくだえきのみてすと
repetitive saliva swallowing test

　嚥下機能を簡易に検査する方法の一つである．被検者に「できるだけ何回もごっくんと飲み込むことを繰り返してください」と指示し，30秒間の嚥下回数を計測し，2回以下であれば異常と判定する．

ひ

ヒアルロニダーゼ試験
ひあるろにだーぜしけん
hyaluronidase test

　扁桃誘発試験の一つで，口蓋扁桃内に注射をして一定時間後に，体温，白血球数，赤沈，尿所見などを前後で比較する方法．

PspA 抗原ワクチン
ぴーえすぴーえーこうげんわくちん
pneumococcal surface adhesion antigen vaccine

肺炎球菌のワクチン抗原として現在検討されている．PspA ワクチンにより抗 PspA-IgG 抗体が血中に産生されれば，肺炎球菌による敗血症や肺炎など重症全身感染症を予防する効果が期待されるが，抗 PspA-IgG 抗体は，粘膜から分泌されにくいので，鼻咽頭への肺炎球菌の付着を予防する効果は，低いと考えられていて，ワクチンで産生される抗体は全身感染症を予防する効果よりも鼻咽頭へ肺炎球菌が付着するのを予防する効果が期待されている．母親の抗 IspA-IgG 抗体は，胎盤を経て胎児に移行する．

ピークイクイバレント音圧レベル
ぴーくいくいばれんとおんあつれべる
peak equivalent sound pressure level(peSPL)

クリックやトーンピップの音圧を表現する一方法．その最大振幅値 Vm を測定し，その値と同じ波高をもつ持続純音の音圧レベル（実効値 V，V＝Vm/2）をもって検査音の音圧レベルとする．

B 細胞
びーさいぼう
B cell

液性免疫に働くリンパ球であり，抗原刺激下で抗体産生細胞（形質細胞）とメモリー B 細胞へ分化・成熟する．B 細胞上の CD40 と活性化 T 細胞上の CD40 リガンドの結合を介した刺激とともに，サイトカインによる刺激によりクラススイッチが誘導されてさまざまな免疫グロブリンを産生する抗体産生細胞へ分化する．一部は胚中心に移動して抗原レセプターをもつメモリー B 細胞へ分化した後，体内を循環して次回の抗原刺激に備える．

ヴィルデルヴァンク症候群
びぃるでるばんくしょうこうぐん
Wildervanck syndrome

先天性感音難聴および Klippel-Feil 奇形（頸椎癒合），Duane 症候群（眼球の外転障害および内転時の眼球後退と眼裂狭小）を示すもの．これら三主徴の一つを欠く不全型の報告もある．多因子遺伝によるものと考えられている．

鼻咽腔
びぃんくう
Epipharyngeal space
回上咽頭(epipharynx)，鼻咽頭(nasopharynx)

☞上咽頭（p.250），鼻咽頭（p.422）

鼻咽腔関連リンパ組織
びぃんくうかんれんり

上気道における IgA 産生の誘導組織として中心的な粘膜免疫系組織．げっ歯類では鼻腔底にリンパ組織の集合体として存在する．ヒトでは Waldeyer's ring がそれに相当すると考えられ

んぱそしき
nasopharyngeal-associated lymphoid tissue
㋵ nasal-associated lymphoid tissue

ている．☞ワルダイエル咽頭輪（p.534）

鼻咽腔構音
びいんくうこうおん
nasopharyngeal articulation

異常構音の一つで，鼻咽腔において，軟口蓋と咽頭後壁との間が狭めで閉鎖開放が起こり，摩擦音や閉鎖音（破裂音）が生じるもの．この際，舌と口蓋との間で閉鎖が作られており，呼気は口唇方向には流れず鼻腔方向へのみ向かうため，このような構音が可能となる．聴覚印象としては，摩擦音の場合「ん」（鼻雑音 nasal snort を伴う），破裂音（nasal plosion）の場合，「くん」のように聞こえる．口蓋裂，機能性構音障害などでみられる．

鼻咽頭
びいんとう
nasopharynx
同 上咽頭（epipharynx），鼻咽腔（epipharyngeal space）

☞上咽頭（p.250）

ピエールロバン症候群
ぴえーるろばんしょうこうぐん
Pierre Robin syndrome
同 Pierre Robin sequence, Robin anomalad

小顎症，口蓋裂，舌根沈下を主訴とする，下顎骨の発育不全を示す比較的頻度の高い先天異常で，特徴的な顔貌のため新生児期に診断可能である．口蓋裂は通常の口蓋裂より幅が広い．吸気時の呼吸困難のため胸骨陥凹，チアノーゼを生じ，嚥下困難による栄養障害をきたす．6歳以降にならないと嚥下困難は改善しないことが多く，気管切開，経管栄養が必要となることもある．他の先天奇形に併発することもある．

鼻炎
びえん
rhinitis

鼻炎は広く鼻粘膜の炎症をさす．鼻粘膜の炎症は病理組織学的に，血管からの液性成分の滲出，浮腫，細胞浸潤，分泌亢進を特徴としている．鼻炎は感染性，過敏性非感染性，刺激性に分類され，感染性は急性鼻炎，慢性鼻炎に分かれる．過敏性非感染性のうち，くしゃみ，水性鼻漏，またはくしゃみ・水性鼻漏・鼻閉を伴う複合型（鼻過敏症）は，アレルギー性と非アレルギー性に分かれ，アレルギー性は好発時期から通年性と季節性に分かれる．非アレルギー性には血管運動性鼻炎，好酸球増多性鼻炎がある．そのほかにも，味覚性鼻炎・冷気吸入性鼻炎・老人性鼻炎などの鼻漏を主症状とした鼻漏型，薬物性鼻炎・心因性鼻炎・妊娠性鼻炎・内分泌性鼻炎・寒冷性鼻炎など

の鼻閉を主症状としたうっ血型，鼻茸形成を示す浮腫型，粘膜乾燥による乾燥型がある．刺激性については物理的，化学的刺激や放射線による刺激による鼻炎がある．

鼻音化
びおんか
nasality

通常，鼻音性を有さない語音（非鼻音）が鼻腔共鳴を伴って発音される現象で，開鼻声がその代表的である．不十分な鼻咽腔閉鎖により鼻音化として聴取され，口蓋裂，先天奇形，外傷性，医原性などがその原因となる．

鼻窩
びか
nasal(olfactory)pit

鼻腔の発生過程において出現する鼻腔の吻側部の原基で，近接した鼻突起の急速な成長の結果，鼻板が発育しつつある顔面の下方に横たわるようになった時に形成される，対になったくぼみ．

鼻外篩骨洞手術
びがいしこつどうしゅじゅつ
extranasal ethmoidectomy

経皮的に前方から篩骨洞を開窓する術式．眼窩内側部の皮膚を切開し，鼻骨，前頭骨，上顎骨前頭突起，涙骨を同定し，通常最も薄い涙骨から篩骨洞にアプローチする．侵入部周囲の骨を広げ，直視下に観察しながら，前部から後部篩骨蜂巣へと開放する．鼻内法に比べ最前部蜂巣へのアプローチに利点があったが，最近では内視鏡手術の発展に伴い適応となる症例は減少している．

鼻外前頭洞手術
びがいぜんとうどうしゅじゅつ
extranasal frontal sinusectomy
㊙キリアン手術(Killian operation)

経皮的に前頭洞前壁や眼窩壁を開窓し前頭洞内にアプローチする術式．前頭洞炎，前頭洞嚢胞，前頭洞腫瘍などに適応となる．前頭洞開放後，洞内を直視下に観察し病変を把握することができる．病変に対する処置後は洞内に脂肪などを充填する術式と，鼻前頭管を広く開存し鼻腔との交通路を保持することで術後嚢胞の発症を予防する方法がある．美容のため，開窓部の前頭洞前壁骨は可能な限り復元することが望ましい．

鼻過敏症
びかびんしょう
nasal hypersensitivity
同 hyperesthetic rhinitis

鼻過敏症はアレルゲン特異的あるいは非特異的に過敏性反応を示す疾患の総称であり，包括する範囲が広い．アレルギー性鼻炎，血管運動性鼻炎，好酸球増多性鼻炎などで，鼻過敏性の亢進がある．薬剤性鼻炎，妊娠性鼻炎，内分泌性鼻炎，心因性鼻炎などと称される特殊な背景を有する鼻炎でも過敏性の亢進により，鼻症状をきたしている．

光凝固療法
ひかりぎょうこりょう

レーザー光照射による凝固療法で当初網膜剥離に使われていた．各種のレーザーがあるが，一般に創部の縫合が不要である．

鼻鏡
びきょう
nasal speculum

前鼻鏡と後鼻鏡がある．前鼻鏡は前鼻孔を2枚のブレードで開大して鼻腔内を前方から観察する器具．後鼻鏡は先端に鏡がついていて口腔内に挿入し，舌圧子で舌を軽く圧迫しながら鼻腔内を後方（鼻咽腔）から観察する器具．

（ほう photocoagulation therapy）耳鼻咽喉科領域では声帯白板症，血管腫，小腫瘍，アレルギー性鼻炎，咽頭形成術などに応用される．

鼻鏡検査
びきょうけんさ
rhinoscopy

鼻鏡を用いて前鼻孔から鼻腔を観察する前鼻鏡検査と，後鼻鏡を用いて上咽頭から後鼻孔を観察する後鼻鏡検査がある．前鼻鏡検査においては，第1頭位（座位にて頭部が垂直な状態）で鼻前庭，下鼻甲介，鼻中隔下部などが，第2頭位（第1頭位より頭を上方に仰向かせる）では中鼻甲介，鼻中隔上部，嗅裂などが観察できる．後鼻鏡検査では，上・中・下鼻甲介の後端，耳管咽頭口，咽頭扁桃などが観察できる．

鼻腔癌
びくうがん
nasal cancer
回 cancer of nasal cavity
関 鼻・副鼻腔癌

鼻腔に発生する悪性腫瘍の総称．隣接する副鼻腔とは趣を異にし，副鼻腔では扁平上皮癌がほとんどを占めるが，鼻腔では組織型がより多様性に富み，悪性リンパ腫の比率が高い．そのほかに悪性黒色腫，嗅神経芽細胞腫，腺癌，腺様嚢胞癌などが発生する．治療は，悪性リンパ腫以外については三者併用療法が行われることが多い．

鼻腔関連リンパ組織
びくうかんれんりんぱそしき
nasal-associated lymphoid tissue (NALT)
回 nose-associated lymphoid tissue
関 鼻咽頭関連リンパ組織（nasopharyngeal-associated lymphoid tissue）

粘膜免疫システムにおいて，粘膜から侵入した病原微生物，抗原を取り込み，免疫応答を誘導する組織は粘膜関連リンパ組織（mucosa-associated lymphoid tissue：MALT）と総称される．MALTは抗原の侵入経路から腸管関連リンパ組織（GALT），気管支関連リンパ組織（BALT）などあり，上気道における粘膜免疫誘導組織が鼻腔関連リンパ組織（NALT）である．ヒトでは口蓋扁桃，アデノイドが相当すると考えられている．

鼻腔整復術
びくうせいふくじゅつ
corrective surgery of nasal cavity

鼻腔形態の正常化により副鼻腔炎を治癒に導くという理念に基づいた術式で高橋らによって提唱された．鼻内的に（最近では内視鏡下に）篩骨洞，上顎洞，前頭洞，必要があれば蝶形骨洞を開放し，篩骨洞と各洞との交通をつけ単洞化する．鼻中隔弯曲症例には鼻中隔矯正術を，また，下鼻甲介粘膜の腫脹や形態異常がある場合には下鼻甲介にも手を加える．

鼻腔側壁
びくうそくへき
lateral nasal wall

鼻腔の内側壁は鼻中隔で，外側壁は上顎洞，篩骨蜂巣と接していて，上，中，下の鼻甲介が内腔へ突出している．それぞれの副鼻腔の開口部（自然口）が存在する．蝶篩陥凹には蝶形骨洞が，上鼻道には後部篩骨洞が，中鼻道には前頭洞，前部篩骨洞，上顎洞が開口する．また，下鼻道には鼻涙管が開口する．

鼻腔タンポン
びくうたんぽん
nasal packing

鼻副鼻腔手術術後や止血困難な鼻出血に対し，止血目的で鼻腔内に挿入するタンポン．抗菌薬，ステロイド液や軟膏を塗布した鼻用ガーゼ，Gelform®，Suponzel®，Beskitin®などの外用止血剤を前鼻孔から挿入する前鼻タンポン法，後鼻孔への血液の流下が持続する場合に導尿用カテーテルや鼻腔専用カテーテルを用いて後鼻孔を閉鎖する後鼻孔バルーンカテーテルやベロックタンポンなどの後鼻タンポン法がある．

鼻腔通気度計
びくうつうきどけい
rhinomanometer

鼻腔を通過する気流の圧差と気流速を同時測定し鼻腔抵抗を算出する機器．日本鼻腔通気度標準化委員会によるガイドラインで推奨されているのは，JIS規格（日本工業規格）を満たしている測定機器で，測定方法は能動前方誘導法（アクティブ・アンテリオール法）である．測定器具はマスク，ノズルのどちらでもよい．

鼻腔通気度検査法
びくうつうきどけんさほう
rhinomanometry
㊩前方誘導法鼻腔通気度検査法（anterior rhinomanometry）

鼻腔を通過する気流の抵抗を測定する方法で，鼻閉の客観的評価法の一つである．鼻腔内に強制的に気流を送気しその送気性や気道抵抗性を測定する方法を受動法（パッシブ法）と呼び，自発的に呼吸をした際に鼻腔内を通過する気流の圧差と流速を測定し鼻腔抵抗を算出する方法を能動法（アクティブ法）という．アクティブ法では，気流の圧導出法によって前方誘導法（アンテリオール法）と後方誘導法（ポステリオール法）に分けられる．日本および国際鼻腔通気度標準化委員会ではアクティブ・アンテリオール法を標準法として推奨している．

鼻腔通気度受動法
びくうつうきどじゅどうほう
passive rhinomanometry

パッシブ法と呼ばれており，鼻腔内に強制的に気流を送気しその送気性や気道抵抗性を測定する方法である．送気する気流は，一定の定常流と波状のオシレート波の2種類がある．

鼻腔通気度能動法
びくうつうきどのうどうほう

アクティブ法と呼ばれており，自発的に呼吸をした際に鼻腔内を通過する気流の圧差と流速を測定し鼻腔抵抗を算出する方法である．圧差を導出する方法によって前方誘導法（アンテリ

active rhinomanometry オール法）と後方誘導法（ポステリオール法）に分類される．

鼻腔抵抗
びくうていこう
nasal airway resistance

鼻呼吸時に鼻腔を通過する気流抵抗のことで鼻閉の客観的指標となる．鼻呼吸中の鼻腔前後の圧差（Pa）を気流速（cm^3/s）で除した値（抵抗［$Pa/cm^3/s$］）で，日本人成人の安静鼻呼吸時100 Pa 点での平均的な両側鼻腔抵抗は 0.25 $Pa/cm^3/s$ である．

ヒグローマ
hygroma
回囊胞状リンパ管腫
（cystic hygroma, cystic lymphangioma）

☞囊胞状リンパ管腫（p.403）

鼻結核
びけっかく
nasal tuberuculosis
回tuberculosis of nose

鼻腔内に発症する結核のことで，非常にまれな疾患である．好発部位は鼻中隔，下甲介で，その前端部に病変が生じることが多い．高齢者と女性に発症が多いとされる．特徴的な症状はないが，悪臭を伴う鼻漏，鼻閉，鼻出血などが報告されている．塗抹検鏡，培養，PCR，病理的所見で診断される．治療は抗結核薬の全身投与，局所投与が行われるが，手術を併用することもある．

鼻孔
びこう
nostril, nare（ラ）

鼻の穴である．外部に開口している部分を外鼻孔と呼び，外鼻孔から鼻腔に入り咽頭に開く部分を後鼻孔と呼ぶ．外鼻孔は呼吸路の入り口であり外部の気体を吸入し鼻内の嗅覚細胞に運ぶと同時に鼻腔・後鼻孔・咽頭・喉頭・気管へと空気を運ぶ大切な場所である．発生の段階で外鼻孔，後鼻孔が開かない場合を前鼻孔閉鎖症，後鼻孔閉鎖症と呼ぶ．新生児では生後数週間から数ヵ月にわたり口呼吸が不能であるのでこれら閉鎖症は重篤な事態となる．

鼻甲介
びこうかい
turbinate
回concha（ラ）

固有鼻腔の鼻腔外側壁においてみられる巻紙状構造物．部位により最上鼻甲介，上鼻甲介，中鼻甲介，下鼻甲介に区別される．粘膜には多数の鼻腺と豊富な血管が分布し，鼻道の形成とともに粘膜面の拡大に関与している．

鼻硬化症
びこうかしょう
rhinoscleroma

鼻硬化症は結節性塊状発育を示す慢性進行性肉芽腫性疾患である．Klebsiella 感染が原因とされている．開発途上国に多く，わが国ではほとんどみられない．鼻中隔に最も多く発症し鼻腔・副鼻腔・喉頭・気管や眼，中耳にも及ぶ．局所を破壊し気

道閉塞で死にいたる場合もある．広域抗菌薬に反応する．急激な気道狭窄に対しては炭酸ガスレーザー治療も効果的である．

肥厚性鼻炎
ひこうせいびえん
hypertrophic rhinitis

アレルギーを除く感染による反復刺激や非特異的刺激による鼻炎のこと．すなわち，汚染された大気，室内空気，プール水，乾燥，冷気，防虫剤，消毒薬などの物理的・化学的刺激や鼻粘膜に充血をきたすような全身疾患による慢性的な鼻粘膜肥厚もこの範疇に入る．主症状は鼻閉であり，下鼻甲介をはじめとする鼻粘膜の肥厚により鼻腔内気道が狭窄あるいは閉塞した状態である．

鼻呼吸
びこきゅう
nasal breathing
同 nasal respiration

鼻腔，上・中・下咽頭，喉頭，気管を介して行う呼吸．これに対し鼻腔を通過せず，口腔を介して行う呼吸は口呼吸と呼ばれる．小児特に乳幼児では喉頭の位置が高いため，舌後半部が上方に位置し，鼻呼吸はしやすいが口呼吸がしにくい特徴がある．このため小児では鼻呼吸が障害される上気道疾患があると，覚醒時は意識的に口呼吸を行うが，睡眠時では無意識に鼻呼吸を行うため，いびきや無呼吸を引き起こす原因になりやすい．

鼻骨
びこつ
nasal bone

外鼻の鼻根部皮下の硬性組織で，左右一対の薄く平たい骨である．上方は前頭骨鼻部，外方は上顎骨前頭突起，下方は外側鼻軟骨と接している．顔面外傷で骨折しやすい部分．

鼻骨骨折
びこつこっせつ
nasal fracture

鼻骨は薄い骨で顔面の前方に突出しているため喧嘩やスポーツなどの受傷によって最も骨折しやすい部分である．診断は鼻背や鼻根の変形で容易につくものから単純X線撮影やCTで明確となるものまである．骨折の初期は非観血的な整復術が可能である．

鼻サイクル
びさいくる
nasal cycle
同 鼻周期，ネーザルサイクル

1927年，Heetderksにより初めて記述された交代制の下鼻甲介の腫脹である．鼻粘膜容積は左右交替性に変化し左右の鼻腔抵抗も変化するが全鼻腔抵抗は一定である．正常人の80%において観察され，2～3時間周期で左右交互に鼻の粘膜が腫脹する．鼻サイクルは自律神経によりコントロールされる中枢神経系の生体リズムの一環である．鼻サイクルの明確な役目はまだわかっていない．

皮脂腺癌
ひしせんがん

脂腺から発生した癌である．眼瞼のMeibom腺から発生するocular typeと眼瞼部以外から発生するextraocular typeがある．

sebaceous carcinoma　前者のタイプが圧倒的に多い．女性にやや多く上眼瞼に起こることが多い．リンパ節転移をきたしやすく5年生存率は20%程度である．後者は進展・増殖は緩徐で転移することも少ない．

皮脂腺腺腫
ひしせんせんしゅ
sebaceous adenoma

老人の頭頸部に好発する常色の孤立性結節である．真皮中層に存在することが多いが，表皮へ密着し開口することもある．結合織隔壁で隔てられた多数の脂腺小葉が密に集まっている．末梢部には基底細胞様の小型の細胞が存在し，1-2層の移行型細胞を経て中央部を成熟脂腺細胞が占める．内臓癌に伴って発生をみることがあり，Muir-Torre症候群と呼ばれる．

皮質性小脳萎縮症
ひしつせいしょうのういしゅくしょう
(cortical cerebellar atrophy)

☞晩発性小脳皮質萎縮症（p.419）

鼻汁細胞検査
びじゅうさいぼうけんさ
cytology of nasal smear

鼻汁を採取し鼻汁内の細胞を検査し，アレルギー性鼻炎の診断，ときに悪性腫瘍の診断を行う．アレルギー性鼻炎では，鼻汁中の好酸球は抗原刺激後約1時間で局所に出現し，3～4時間でピークになりその後減少する．染色はハンセル液を用いて行い，好酸球は原形質に赤色の顆粒が認められる．細菌感染による急性・慢性の鼻副鼻腔炎では好中球や細菌が特徴的であるが，喘息合併の好酸球性副鼻腔炎では好酸球も多く出現する．

鼻周期
びしゅうき
同 鼻サイクル(nasal cycle)，ネーザルサイクル

☞鼻サイクル（p.427）

鼻汁細胞診
びじゅうさいぼうしん
nasal cytology
同 鼻粘膜スメア(nasal smear)

☞鼻粘膜スメア（p.437）

鼻出血
びしゅっけつ
epistaxis
同 nasal bleeding

鼻腔に分布する血管には外頸動脈系の上口唇動脈，蝶口蓋動脈，大口蓋動脈と内頸動脈系の前篩骨動脈，後篩骨動脈などがある．鼻出血には局所的誘因と全身的誘因があり，局所的な要因では外傷が最も多く，鼻をほじる，鼻をかむなどの行為による粘膜の損傷が出血を起こす．そのほか，上気道感染，アレル

ギー性鼻炎などの粘膜炎症による出血，腫瘍からの出血，顔面外傷による出血などがある．全身的な要因には高血圧，オスラー病などの循環器疾患，白血病，血小板減少症など凝固系の異常による出血などがある．鼻中隔前下方のキーゼルバッハ部位は血管が豊富に分布し粘膜が薄く，外的刺激によって容易に損傷し前方の出血部位として最も頻度が高い．治療は薬物焼灼，電気凝固やタンポンによる圧迫を行う．難治性の後鼻出血では，ベロックタンポンを使用し，症例によっては動脈塞栓術や内視鏡下に蝶口蓋動脈のクリッピングを行うこともある．

非症候群性難聴
ひしょうこうぐんせいなんちょう
non-syndromic hearing loss

遺伝性難聴は随伴する症候の有無により症候群性・非症候群性に分類されるが，約 2/3 は難聴のみが症候である非症候群性難聴である．常染色体優性遺伝形式，常染色体劣性遺伝形式，X 連鎖性遺伝形式，ミトコンドリア遺伝形式などをとる難聴が知られており，現在までに 40 数種類の原因遺伝子が同定されている．

微小転移
びしょうてんい
micrometastasis

従来の病理学的診断では検出できない微小な転移．その診断法には免疫染色法や分子生物学的手法などがあり，センチネルリンパ節の転移診断などに用いられている．

鼻唇溝皮弁
びしんこうひべん
nasolabial flap

鼻唇溝に一致した皮弁で栄養動脈が必ずしも同定できない乱走型皮弁である．眼角筋，小頬骨筋，口角挙筋を茎に含ませると筋皮弁となる．皮弁は鼻唇溝部に沿って縦長に作図し，茎は上方，下方，内方，外方いずれにも作成することができるが，外鼻再建には上方茎が移動に便利である．粘膜を含めた全層の皮弁を作ることもでき，上口唇の全層欠損再建に利用できる．

ヒスタミン
histamine

多くの生理活性を有する物質で，肥満細胞，好塩基球で産生され，細胞質の顆粒に蓄えられる．侵入した抗原が肥満細胞上の IgE と結合すると抗原抗体反応の結果，ロイコトリエンなどとともに放出される．感覚神経終末を刺激しかゆみを生じる．鼻粘膜においてはくしゃみ反射を誘発し，同期的に副交感神経反射により鼻腺を刺激して水性鼻漏を生じる．平滑筋収縮，細静脈拡張，毛細血管透過性亢進を起こし，喘息患者では気道収縮，粘膜浮腫を起こす．中枢神経では覚醒をもたらす（ほかの作用は次頁のヒスタミン受容体を参照）．

ヒスタミン受容体
ひすたみんじゅようたい
histamine receptor

4種の受容体が知られており，ヒスタミンが結合した時の作用が異なる．H1受容体は平滑筋細胞，血管内皮細胞，神経細胞に分布し，炎症やアレルギー発症に関係している．H2受容体は胃壁細胞，心筋細胞などに分布し，胃酸分泌，心臓の作用に関与している．H3受容体は中枢神経系に発現し，ヒスタミンの生合成と遊離の調節に関与していると考えられている．H1受容体拮抗薬は抗アレルギー薬として，H2受容体拮抗薬は胃酸抑制薬として使用されている．

ヒスタミン受容体拮抗薬
ひすたみんじゅようたいきっこうやく
histamine receptor antagonist
回 抗ヒスタミン薬（anti-histamines）

☞抗ヒスタミン薬（p.184）

ヒスチオサイトーシス X
histiocytosis X
回 ランゲルハンス細胞組織球症（Langerhans cell histiocytosis）

☞ランゲルハンス細胞組織球症（p.517）

歪成分耳音響放射
ひずみせいぶんじおんきょうほうしゃ
distortion product otoacoustic emission (DPOAE)

耳音響放射の結合音現象のこと．2つの純音が同時に与えられる際に発生する耳音響放射の歪産物である．たとえば，周波数 f_1，f_2 の2音が周波数比1.2近辺の時，内耳の非線形に基づく $2f_1-f_2$ の放射が検出される．DPグラムは，横軸に f_2 の周波数を，縦軸にDPOAEの振幅をとり得られる図．☞耳音響放射（p.218）

鼻声
びせい
nasal speech, nasal voice
回 鼻声化（nasality, rhinolalia）

鼻腔および鼻咽腔における共鳴の変化による構音障害．発音時に過度な鼻腔共鳴が起こる状態を開鼻声といい，鼻腔共鳴，鼻からの音の放射が起こりにくいものを閉鼻声という．

鼻声化
びせいか
nasality, rhinolalia

☞鼻声（同頁）

鼻声(nasal speech, nasal voice)

鼻性 NK/T 細胞リンパ腫
びせいえぬけー/てぃーさいぼうりんぱしゅ
nasal NK/T-cell lymphoma
同 致死性正中肉芽腫，悪性肉芽腫(lethal midline granuloma)

鼻腔や咽頭に初発し，顔面正中部に沿って進行する破壊性，壊死性の肉芽腫性病変を主体とする NK 細胞あるいは $\gamma\delta$ T 細胞由来のまれなリンパ腫．以前には，致死性正中肉芽腫症，悪性肉芽腫，進行性鼻壊疽とも呼ばれていた．アジア，南米に好発する地域特異性がある．腫瘍細胞は，T 細胞と NK 細胞（$CD2^+CD34^+CD56^+$）の表面形質を示し，パーフォリン，Fas リガンド，granzyme B が陽性で，細胞傷害活性が高い．また，腫瘍細胞内に EB ウイルスが陽性となる．病理組織学的に多形性に富む腫瘍細胞と炎症性細胞浸潤が混在し，血管壁内浸潤を認める．細胞起源として，NK 細胞由来（$CD3^-CD56^+$，TCR 遺伝子再構成なし）と $\gamma\delta$ T 細胞由来（$CD3^+CD56^+TCR\gamma\delta^+$，TCR 遺伝子再構成あり）の 2 型に分類される．本疾患は多剤耐性遺伝子を高率に発現し，従来の CHOP 療法に抵抗性であり，肺，皮膚，消化管などの他臓器への浸潤も高頻度に出現するため予後がきわめて不良である．

鼻性視神経症
びせいししんけいしょう
rhinogenous optic neuropathy

副鼻腔病変を原因として生じた視神経疾患．視神経管の圧迫による圧迫性視神経症と副鼻腔の炎症が視神経に波及した視神経症もしくは視神経炎がある．症状は視力低下，眼痛，複視，視野障害などで，視野欠損は中心暗点が多いが，視神経の状態により多彩である．診断には CT，MRI が有用で，治療は早急に原因となる圧迫性疾患の排除や副鼻腔開放による消炎を行う．視力異常に対しては術前，術後にステロイドを投与する．

鼻性髄液漏
びせいずいえきろう
nasal cerebrospinal fluid leakage
同 liquorrehea from nose, 髄液(性)鼻漏(cerebrospinal fluid rhinorrhea)

鼻腔と頭蓋底の間に交通ができ髄液が鼻内に漏れる状態．原因には外傷，手術，特発性などがある．髄液は鼻汁に比べ糖含有量が高く，テステープなどで糖陽性なら髄液漏を疑う．確定診断は，腰椎穿刺で髄液腔にラジオアイソトープ（RI）を入れ鼻腔内に留置した小綿球の RI 量を測定する．治療は，保存的に瘻孔が自然閉鎖するのを待つか，長期間髄液漏が続くようなら手術加療を選択する．

鼻石
びせき
rhinolith

リン酸カルシウム，炭酸カルシウムを主成分とした硬い鼻腔内異物の一種．結石の中に核のあるものを有核結石，ないものを無核結石という．綿花や種子など核の原因が外部から侵入したものを外因性結石，骨や歯など人体に由来するものを内因性

結石という．

鼻癤
びせつ
furuncle of nose, nasal furuncle

鼻前庭周辺の皮脂腺・毛囊の急性感染が深部に及んだものをさす．鼻毛を抜くなどの不潔な皮膚外傷や，鼻漏過多で頻回の鼻かみをしたあとに生じやすく，起因菌は黄色ブドウ球菌である．鼻前庭や鼻翼の発赤・腫脹を呈し，強い疼痛を伴う．通常は局所の安静と抗生剤含有軟膏の塗布あるいは抗生剤の内服で治癒するが，膿瘍形成時には切開排膿を要する．

鼻切痕
びせっこん
incisura nasalis（ラ）

上顎骨の一部分で外鼻孔の梨状口縁にあたる骨の陥入部分のことをいう（外鼻孔空間を形成する上顎骨の陥入部分）．

鼻尖
びせん
tip of nose

外鼻の先端部分で鼻背の下部に当たる．皮下は中隔軟骨中隔板と大鼻翼軟骨の硬性組織で構成されている．

鼻腺
びせん
nasal gland

鼻粘膜に多数存在する管状房状の外分泌腺組織．漿液腺細胞と粘液腺細胞の混合腺である．鼻粘膜保護のため表面を覆うミューカスブランケットを形成する分泌液を分泌している．

非線形振動
ひせんけいしんどう
non-linear vibration

復元力が振幅に比例しない振動．固有（自由）振動数は振幅と共に変化する．線形振動（linear vibration）は復元力が振幅に比例する振動．固有（自由）振動数は振幅に無関係で，一定となる．

鼻前庭
びぜんてい
vestibule of nose, nasal vestibule

外鼻孔に続き鼻翼で囲まれる部分．軟骨で構築された外鼻の可動部分に存在し，鼻腔方向へは弓状の閾（鼻限）で境界されている．鼻前庭においては顔の皮膚（角化重層扁平上皮）はまず重層扁平上皮に移行し，鼻限で線毛円柱上皮へと移行する．

鼻前庭囊胞
びぜんていのうほう
nasolabial cyst

鼻前庭あるいは鼻翼周辺の皮下，粘膜下に発生する囊胞．胎生時の鼻涙溝あるいは粘液腺の貯留囊胞から生じると考えられている．

鼻前頭管
びぜんとうかん
nasofrontal duct

前頭洞の自然口管のこと．篩骨蜂巣の間を通るため不規則な通路となる．第1基板と第2基板の間に開口することが多い．

鼻泉門
びせんもん
nasal fontanelle
回膜様部（membranous portion）
㊅前鼻泉門

上顎骨鼻腔内側壁の鼻腔と上顎洞の間で骨が欠損している部分のことをいう．膜様部とも呼ばれ，前方を前鼻泉門，後方を後鼻泉門と呼ぶ．

鼻中隔
びちゅうかく
nasal septum

固有鼻腔を左右に分ける壁で，骨，軟骨および粘膜で構成されているが，前方へ行くと最終的には皮膚と結合織から構成されている．前方の内部構造は主に鼻中隔軟骨による構造物で，後方は骨性の篩骨垂直板からなる．下方は鋤骨（Vomer）である．鼻中隔の前下方の粘膜には海綿体様の静脈叢があり，鼻出血の最大の好発部位（キーゼルバッハ）である．しばしば弯曲を伴い，鼻腔形態異常の原因の多くを占める．

鼻中隔潰瘍
びちゅうかくかいよう
ulceration of nasal septum

鼻中隔に存在する潰瘍で，進行すると穿孔を生じる．出血や痂皮形成を伴う．原因として，特発性，外傷，電気焼灼，6価クロムなどによる薬剤性，Wegener肉芽腫，悪性リンパ腫，悪性腫瘍，サルコイドーシスなどがあげられる．原因に応じた治療が行われる．

鼻中隔矯正術
びちゅうかくきょうせいじゅつ
septoplasty

鼻閉，嗅覚障害，副鼻腔炎などの症状を呈する鼻中隔弯曲症に対して行う術式．鼻中隔粘膜を軟骨膜下に剥離し，軟骨（骨）を窓形に切除後に弯曲した軟骨・骨を除去して，粘膜弁を整復する．

鼻中隔結節
びちゅうかくけっせつ
spur of nasal septum

中鼻甲介前端に面する鼻中隔の紡錘状肥厚．鼻中隔軟骨が肥厚し，粘膜が下甲介粘膜と類似して鼻腺の増殖や静脈に富んでいる．tuberculum of nasal septum とも表記される．

鼻中隔穿孔
びちゅうかくせんこう
septal perforation, perforation of nasal septum

先天性もあるが，多くは鼻中隔潰瘍が進行して左右鼻腔がつながり穿孔を生じる．また，鼻中隔矯正術の合併症として生じる．出血や痂皮形成を伴い，小穿孔では呼吸時に音が生じる．鼻中隔軟骨部に多い．鞍鼻の原因となる．必要があれば，穿孔閉鎖術を行う．

鼻中隔軟骨
びちゅうかくなんこつ
septal cartilage

鼻中隔の前方はほぼ四角形の鼻中隔軟骨，後上方は篩骨垂直板，後方は鋤骨で構成され，前方下端では上顎骨鼻稜，後方下端には口蓋骨鼻稜と結合している．これら軟骨や骨の結合部に弯曲や櫛を生じやすい．

鼻中隔弯曲症
びちゅうかくわんきょくしょう
deflected nasal septum
🔲 deviatio septi nasi(ラ)

発育過程による不調和，外傷などによって生じる．成人の80〜90％に弯曲があり，症状がなく病的所見を引き起こさないものは疾患としない．鼻中隔軟骨，篩骨垂直板，鋤骨，上顎骨が縫合する部位に生じやすい．鼻閉塞，頭重感を生じ，鼻炎，副鼻腔炎，肥厚性鼻炎などを合併しやすい．

ピックウィック症候群
ぴっくうぃっくしょうこうぐん
Pickwick syndrome

高度の肥満，昼間の居眠り，夜間の呼吸の中断が基本的な症状である．上気道狭窄による睡眠呼吸障害が長期に続き，チアノーゼ，高炭酸ガス血症，多血症，右心不全などがみられ，睡眠時無呼吸症候群の最重症の状態である．これは19世紀に発表されたディケンズの小説「ピックウイッククラブ」に登場する少年ジョーが高度肥満で昼間もいつもうとうと居眠りをしていた，と記載されており，1956年にBurwellらがピックウイック症候群と名づけたことによる．

ピッチ周期のゆらぎ
ぴっちしゅうきのゆらぎ
jitter
🔲 period perturbation

母音定常部は準周期性複合音とみなすことができるが，その基本周期の長さは時間の経過とともに微妙に伸縮している．この伸縮のことをピッチ周期のゆらぎという．このゆらぎはヒト音声に必存するものであるが，値が大きくなると聴覚的嗄声印象の原因の一つとなる．そこで聴覚印象との関わりや喉頭病変との関係などが検討されている．☞振幅のゆらぎ（p.278），周期変動指数（p.243）

ピッチ・マッチ検査
ぴっち・まっちけんさ
pitch match test

耳鳴がどの周波数の純音，バンドノイズあるいはホワイトノイズに最もよく似ているかを調べる耳鳴検査法．耳鳴検査装置を用いた固定周波数ピッチマッチ検査（125，250，500，1,000，2,000，3,000，4,000，6,000，8,000，10,000，12,000 Hzの11周波数）と自記オージオメータを用いた連続周波数ピッチマッチ検査（100〜8,000 Hz）とがある．

ヒッツェルベルガー症候
ひっつぇるべるがーしょうこう
Hitselberger's sign

外耳道後壁感覚の低下をさし，聴神経腫瘍（acoustic tumor）の初期症状の一つとして報告されたものである．この症候は，顔面神経の感覚枝が外耳道後壁に存在することによると考えられている．

ヒットズィッグ現象
ひっとずぃっくげんしょう

口唇の運動時に不随意的に生じる眼輪筋の収縮をいう．末梢性顔面神経麻痺の後遺症としての病的共同運動の一種である．神経の迷入再生で従来の支配筋肉とは異なる筋肉を支配するこ

鼻堤
びてい
agger nasi（ラ）

中鼻甲介前端の前方にある鼻腔側壁が突出した部分をさす．この内側にはときに鼻堤蜂巣が存在する．この蜂巣は前頭洞の直下に位置し，前頭窩に近接し，涙囊や鼻涙管の内側に当たる．篩骨洞の中では最も前方に存在する蜂巣で，解剖学的にバリエーションに富む部位である．

鼻底
びてい
nasal floor
㊡nasal base

外鼻の底面すなわち外鼻孔が開く面で，英語表記は nasal base である．人種によって形態や向きが異なる．前鼻棘の最先端点と後鼻棘の最先端点を結んだ直線を nasal floor と呼ぶ例もみられる．鼻腔下壁は鼻腔底と呼ぶ．

ビディアン神経
びでぃあんしんけい
vidian nerve
同翼突管神経（pterygoid nerve）

副交感神経性の大錐体神経と交感神経性の深錐体神経が破裂孔において合流して形成される神経で，蝶形骨翼状突起基部にある翼突管の中を通る．副交感神経線維は延髄の上唾液核から出て，顔面神経を経由する．交感神経線維は上頸神経節に由来し，内頸動脈神経叢を経由する．これらの神経線維は最終的に鼻腔粘膜と涙腺に分布し，鼻汁と涙液の分泌を支配する．

ビディアン神経切断術
びでぃあんしんけいせつだんじゅつ
vidian neurectomy
同翼突管神経切断術

ビディアン神経を切断する手術．難治性のアレルギー性鼻炎や血管運動性鼻炎の治療として行われる．犬歯窩から上顎洞後壁を経由してアプローチする．比較的手術侵襲が大きく難易度も高く，また合併症として涙液分泌低下があるため，近年では経鼻的に節後神経を切断する後鼻神経切断術のほうが主流となっている．☞後鼻神経切断術（p.183）

非特異的過敏症
ひとくいてきかびんしょう
non-specific hyperresponsiveness

抗原といった特異的刺激による反応ではなく，温度変化などの非特異的刺激による反応が過敏な状態をいう．鼻粘膜においては，ヒスタミン，メサコリン，冷気吸入，物理的刺激などにより過敏に鼻症状が出現する．アレルギー性鼻炎においても非特異的過敏反応はみられ，血管運動性鼻炎，好酸球増多性鼻炎も同様である．自律神経系の変化，ホルモン，化学伝達物質の影響，受容体数の変化，神経ペプチドなど複雑に関与していると考えられている．

ヒトサイトメガロウイルス

体内で種々の細胞に感染し，増殖する．先天性感染と後天性感染で異なった病態を示す．後天性感染は宿主の免疫能が低下

Human cytomegalovirus した場合に生じ，伝染性単核球症様の病態，Guillain-Barré症候群，日和見感染などを起こす．臓器移植患者において本ウイルス抗体陽性ドナー臓器を抗体陰性レシピエントに移植した場合やAIDS患者では重篤な感染をきたす．☞サイトメガロウイルス（p.207）

ヒト白血球抗原
ひとはっけっきゅうこうげん
human leukocyte antigen(HLA)

主要組織適合性抗原の一つである．白血球の血液型として発見されたが，白血球以外にも存在するため，通常HLAと略される．分子構成によりクラスⅠ分子とクラスⅡ分子とに分類される．著しく遺伝的多型性（個体差）が大きい．

ヒトパピローマウイルス
Human papilloma virus

ヒトの皮膚や粘膜の上皮に感染していろいろな種類の疣（＝乳頭腫）を作る原因ウイルス．手足・皮膚・性器などにみられるイボ，性器外陰部にみられる有茎乳頭腫である尖圭コンジローマなどの良性腫瘍や子宮頸癌や外陰癌との関連が注目されている．

ヒト免疫不全ウイルス
ひとめんえきふぜんういるす
Human immunodeficiency virus

後天性免疫不全症候群（acquired immunodeficiency syndrome：AIDS）の原因ウイルスであり，俗称エイズウイルスという．エンベロープをもつプラス鎖の1本鎖RNAウイルスであるレトロウイルス科のレンチウイルス亜科に属する．1983年，Montagnierらにより発見された．HIV-1，HIV-2が存在する．ヒトからヒトへの感染は，ウイルスが直接血中内に入ることにより起こる．感染経路は性的交渉，輸血，血液製剤，母子感染などである．

鼻内潰瘍
びないかいよう
nasal ulcer

鼻腔の粘膜に起こる潰瘍で，出血や痂皮形成を伴う．顔面鼻部に起こる皮膚の潰瘍とは区別される．原因として，特発性，外傷，6価クロム使用などによる薬剤性，電気焼灼，Wegener肉芽腫，悪性リンパ腫，悪性腫瘍，サルコイドーシスなどが挙げられる．原因に応じた治療が行われる．

鼻内篩骨洞手術
びないしこつどうしゅじゅつ
intranasal ethmoidectomy, endonasal ethmoidectomy

鼻内より篩骨蜂巣を開放するために用いられる術式で，近年では内視鏡下に施行される．篩骨の基板を解剖学的な指標として蜂巣を開放していく．第1基板（鉤状突起），第2基板（篩骨胞）を開放して第3基板（中鼻甲介基板）を確認，これを破ると後部篩骨蜂巣に達する．さらに第4基板と後方へ進む．副鼻腔炎では病的粘膜のみを鉗除し，健常粘膜を温存し術後早期の上皮化を図る．術中操作による紙様板，天蓋，視神経の損傷に

注意する.

鼻内上顎洞開窓術
びないじょうがくどうかいそうじゅつ
intranasal antrostomy, endonasal antrostomy

下鼻道側壁に開窓し，上顎洞と下鼻道に交通をつける術式．開窓部位は上顎洞前壁の後方になるように留意し，また，眼窩底損傷に注意する．開窓部から上顎洞内の洗浄や上顎洞病変の処理もある程度可能である．

鼻入口部湿疹
びにゅうこうぶしっしん
eczema of nasal vestibule, eczema of nasal vestibulum

鼻入口部に頻回の慢性刺激が加わった場合に起こる上皮のびらんをさし，痂疲の付着を伴うことが多い．アトピー性皮膚炎に併発することもある．局所の安静と皮膚の保護だけでも軽快するが，高度の湿疹にはステロイドホルモン含有軟膏を，感染を伴う場合は抗生剤の含有軟膏が効果的である．

鼻粘膜
びねんまく
nasal mucosa

狭義には固有鼻腔の粘膜組織．下方は主に呼吸に関する機能をもち吸気の調整を行っている．上方は嗅覚に関わる機能をもち嗅覚器が存在する．呼吸部分は多列線毛上皮であり，線毛は咽頭方向へ向かう速い有効打とゆっくりした回復打をしていて，杯細胞と鼻腺で作られた分泌物を咽頭方向へ運んでいる．これらの機構により，鼻腔は吸気中の異物除去，排泄，加湿に関わっている．また粘膜は甲介部分で海綿体様の構造をしており，うっ血すると鼻粘膜が腫脹する．嗅部では感覚細胞と支持細胞からなる．粘膜下には嗅腺と嗅神経がある．

鼻粘膜腫脹
びねんまくしゅちょう
swelling of nasal mucosa
㊙鼻閉(nasal obstruction), nasal congestion

鼻腔粘膜の容積が増加した状態で，鼻閉の原因となる．種々の鼻腔の炎症性疾患が原因となる．病態としては鼻腔粘膜容積血管平滑筋の弛緩（うっ血）や血漿漏出による間質浮腫，粘膜下組織の線維性変化などがある．治療には病態に応じて，血管収縮剤やステロイドの点鼻，ロイコトリエン受容体拮抗薬，トロンボキサン A_2・プロスタグランジン D_2 受容体拮抗薬の内服などを行う．保存的治療で効果が得られない場合は，甲介粘膜焼灼術や切除術を行う．

鼻粘膜スメア
びねんまくすめあ
nasal smear
回 鼻汁細胞診(nasal cytology)

スライドグラスに鼻汁を塗布し染色した後に，採取された細胞を顕微鏡的に観察する検査．粘膜からの剥離細胞や遊走細胞，細菌，または癌細胞や異型細胞を観察できる．サランラップなどに鼻をかんでもらう，または綿棒で直接鼻腔より鼻汁を採取しスライドグラスに塗布する．アレルギー性鼻炎の診断にはHansel染色が，悪性腫瘍の診断にはPapanicolaou染色などが適している．

鼻粘膜誘発テスト
びねんまくゆうはつてすと
⦿鼻誘発試験（nasal provocation test）

☞鼻誘発試験（p.441）

鼻脳型接合菌症
びのうがたせつごうきんしょう
rhinocerebral zygomycosis
㊙鼻脳型ムーコル症 rhinocerebral mucormycosis

深在性真菌症．クモノスカビ，リゾムコール，アプシヂアなど多様な真菌種の菌糸の組織進入による感染症．菌糸には隔壁がなく，胞子嚢胞子を形成する．接合菌とムーコルとはほぼ同義語として使用されている．全身性真菌疾患．免疫不全者，コントロールがうまくいっていない糖尿病患者，血清鉄を低下させる鉄キレート薬のデスフェリオキサミン（接合菌の発育を促進させる）の投与を受けている患者で多い．通常劇症で，しばしば致命的．壊死性病変が鼻粘膜，ときに口蓋に現れる．疼痛，発熱，眼窩蜂巣炎，眼球突出，膿性鼻汁，粘膜壊死がある．壊死が進行性に拡大して脳を侵すと，海綿静脈洞血栓症，痙攣，失語症，あるいは片麻痺の徴候がでる．菌の分離培養はきわめて困難．感染は糖尿病性ケトアシドーシス患者が最多．☞接合菌（p.300），ムーコル症（p.492）

鼻背
びはい
dorsum of nose

外鼻中央の背の部分をいい，上部の鼻根と下部の鼻尖の間の部分をいう．皮下は中隔軟骨中隔板と外側鼻軟骨の硬性組織で構成されている．

鼻梅毒
びばいどく
nasal syphilis
⦿syphilis of the nose

梅毒の症状が鼻に現れたもの．第3期梅毒の一症状であるゴム腫の肉芽腫性病変が，鼻中隔粘膜下に生じ，徐々に皮下組織や筋層，骨にまで達し，鼻軟骨や鼻骨が破壊されることで鼻中隔軟骨の変位や突出，鼻尖の変位，鞍鼻などにいたる．治療は第3期梅毒に対し8～12週間のペニシリン系薬剤（抗菌薬）内服が一般的．

鼻板
びばん
nasal placode

胎生3～4週に形成される前頭鼻隆起両側の外胚葉が肥厚した部分．後に内側，外側鼻隆起（突起）を形成し，さらに後に鼻孔など顔面の中央部を形成していく．

非反回下喉頭神経
ひはんかいかこうとうしんけい
non recurrent inferior laryngeal nerve

右側の下喉頭神経で，鎖骨下動脈を反回せず，迷走神経から分枝して直接喉頭にいたるもの．発生段階での右鎖骨下動脈起始異常により生ずる．甲状腺・副甲状腺手術の際に注意が必要であるが，術前に鎖骨下動脈の走行異常が確認されれば術中の予測が可能である．

鼻・副鼻腔癌
び・ふくびくうがん
cancer of the sinonasal tract
同 sinonasal cancer
類 上顎洞癌，上顎癌

鼻・副鼻腔に発生する悪性腫瘍の総称．全悪性腫瘍の0.2～0.8％で上部呼吸器消化器の悪性腫瘍の3％を占める．頭頸部癌では喉頭癌，舌癌に次いで多い．組織型では扁平上皮癌が半数以上を占め，悪性リンパ腫，腺様嚢胞癌，悪性黒色腫，神経芽細胞腫，腺癌と続く．悪性リンパ腫では抗癌剤と放射線照射が一般的に行われる．それ以外の癌では，手術が主体であるが顔面に生じることもあり安全域をもった手術が困難なことも少なくない．そのため放射線療法，抗癌剤を組み合わせた三者併用療法が行われることが多い．扁平上皮癌以外は放射線感受性が低く拡大切除に再建手術を加えた治療を選択するのがよいとされる．近年では臓器温存と根治性も期待する大量動注化学療法や重粒子線による治療も行われており良好な成績が報告されてきている．

皮膚テスト
ひふてすと
skin testing
類 スクラッチテスト（scratch test）

アレルゲンを同定するための検査．真皮内へ抗原を直接注入する皮内テストと表皮に傷を付けて真皮に浸透させるスクラッチテスト，またはプリックテストがある．安価で患者が短時間で結果を直接明視できるのが長所である．

皮膚電気反応
ひふでんきはんのう
galvanic skin reaction

自律神経機能評価検査の一種．皮膚の電気抵抗の変化を記録したもの．この電気抵抗は，痛みなどの外因性の刺激のみならず，内因性の精神的動揺によっても影響を受ける．

鼻閉
びへい
nasal obstruction
同 nasal congestion, stuffy nose

鼻腔粘膜の腫脹などのため内腔が狭くなり，鼻による呼吸が障害される状態．鼻閉が高度になると口呼吸を伴う．アレルギー性鼻炎，鼻茸，腫瘍，アデノイド増殖症，上咽頭腫瘍などが原因となる．

鼻弁
びべん
nasal valve

鼻限より上方に続く外側鼻軟骨付近をさし，鼻腔内圧低下により鼻腔内方に変位する構造．鼻弁の内方への変位は鼻前庭の狭窄をきたす．生理学的な意義としては，鼻弁の内方変位の程度が吸気の陰圧の程度に平行し，吸気速度（吸気量）を調節することである．acoustic rhinometry の area-distance curves では鼻弁は最初のノッチとしてみられ，i-notch と呼ばれる．

鼻ポリープ
びぽりーぷ
同 鼻茸(nasal polyp)

☞鼻茸（p.414）

被膜外浸潤
ひまくがいしんじゅん
extracapsular invasion

癌の進展様式の一つのリンパ節転移においてリンパ節の被膜を越えて癌組織の進展が認められている状態．一般に頭頸部癌においてリンパ節転移は大きな予後因子の一つであるが，被膜外進展をきたしたリンパ節転移がみられる場合は予後が悪いといわれている．

飛沫感染
ひまつかんせん
droplet infection

感染患者のくしゃみ，咳，会話などで発生した飛沫が通常約3～6 m 移動し，顔面，上気道に直接かかったり吸入されたりした時に起こる感染の伝播様式のこと．接触感染に含まれる．

肥満細胞
ひまんさいぼう
mast cell
同 マスト細胞
㊥ 粘膜型マスト細胞
（mucosal type mast cell）
㊥ 結合織型マスト細胞

即時型アレルギー反応において最も重要な役を果たす細胞である．鼻粘膜，気管支粘膜，消化管粘膜などには粘膜型肥満細胞が分布する．細胞表面に IgE 受容体があり，産生された特異的 IgE 抗体が結合した状態を感作という．抗原が IgE 抗体と結合し，抗原抗体反応の結果，ヒスタミン，ロイコトリエンなど化学伝達物質を遊離し，即時型アレルギー反応を引き起こす．さらにサイトカインを産生・放出することにより好酸球などの炎症細胞を遊走・活性化して遅発型反応も引き起こす．

びまん性汎細気管支炎
びまんせいはんさいきかんしえん
diffuse panbronchiolitis

呼吸細気管支領域に病変の主座を認める炎症性疾患で，慢性副鼻腔炎を伴う慢性気道感染症の形をとり，閉塞性の呼吸障害をきたす疾患である．本症は，1970 年代に症例の集積と概念の形成・確立がなされたわが国および東アジア地域に独特な疾患である．わが国の DPB 患者は HLA-B54 と高い相関があり，遺伝的素因の関与がきわめて高い疾患と考えられる．1980 年代にエリスロマイシンの少量長期投与療法が導入されるや劇的に予後の改善がみられ，現在では本症自体も減少してきている．

鼻毛
びもう
vibrissae

鼻前庭に密生している毛をさし，ほかの部位の毛よりも濃く硬い．鼻呼吸の際に呼気中の塵埃や微粒子を取り込む機能をもつ．

鼻毛様体神経
びもうようたいしんけい
nasociliary nerve

眼神経の枝であり，眼球，涙嚢，鼻粘膜の一部および鼻背皮膚に分布する純感覚神経．上眼窩裂を通って眼窩に入り，毛様体神経節との交通枝，長毛様体神経，後篩骨神経，前篩骨神経，滑車神経などの枝を出す．

鼻毛様体神経痛
びもうようたいしんけ

☞ シャルラン症候群（p.241）

いつう
nasociliary neuralgia
同 シャルラン症候群
（Charlin syndrome）

百日咳
ひゃくにちぜき
pertussis
同 whooping cough

百日咳菌による呼吸器感染症．小児に多くみられる．飛沫により感染し，7～10日間の潜伏期ののち，感冒様の症状に似たカタル期が1～2週間続く．この時期は感染力がきわめて強い．さらに咳嗽は強くなり，百日咳特有の痙攣性咳嗽が発現し，チアノーゼと嘔吐を伴う．痙咳期が3～6週間続いた後，回復期に入りさらに2～3週間で全快する．治療にはγ-グロブリン，百日咳高度免疫ヒトγ-グロブリンの注射を初期に行うと軽快させることができる．抗生物質（抗菌薬）としてはマクロライド系，テトラサイクリン系が使われる．

鼻誘発試験
びゆうはつしけん
nasal provocation test
同 鼻粘膜誘発テスト

鼻粘膜における即時型反応をみるためのアレルギー性鼻炎の検査法の一つ．アレルゲンエキスをしみ込ませた濾紙の小片を下鼻甲介に付着させ，誘発後5分間のくしゃみ，鼻掻痒感，水様性鼻汁，鼻粘膜腫脹・蒼白を指標として判定する．

病院感染
びょういんかんせん
nosocomial infection
同 院内感染

☞ 院内感染（p.27）

病期分類
びょうきぶんるい
stage classification

悪性腫瘍の進行程度を0～Ⅳまでの5段階に分類したものである．stageともいい表され，原発腫瘍（T），所属リンパ節転移（N），遠隔転移（M）の進展度の組み合わせにより規定される．原発部位ごとに分類基準が異なるので，stageを取り決める際には注意が必要である．

表現型変換
ひょうげんがたへんかん
phenotypic switching

個体の機能や外観（phenotype）が変化することをさす．細菌の特性変化を表す上で使われることが多い．こういった表現型変換は一時的なものであり，永続する遺伝情報の変化に起因するものではなく，環境要因に起因した細菌の phase variation によるものとされている．P.aeruginosa（緑膿菌）におけるバイオフィルム形成能の変化や薬剤耐性度の変化もこうした表現型の変換によるものである．

病原真菌
びょうげんしんきん
pathogenic fungus
同 真菌性病原体（fungal pathogen）

ヒトに感染症を起こす真菌．外耳道真菌症ではアスペルギルス，副鼻腔ではアスペルギルス，ムーコル，口腔・咽頭ではカンジダなどが多い．

表在(型)食道癌
ひょうざい(がた)しょくどうがん
superficial carcinoma of esophagus

食道壁は内腔側から粘膜上皮（ep），粘膜固有層（lpm），粘膜筋板（mm），粘膜下層（sm），固有筋層，外膜で構成される．癌腫の壁深達度が肉眼的に粘膜下層までと推定される病変を表在癌とし，リンパ節転移の有無を問わない．固有筋層以深に及んでいると推定される病変を「進行型」とする．原発巣の壁深達度が粘膜内にとどまるものを早期癌と呼ぶ．食道癌取扱規約では「表在型」は0型とし，0〜Ⅰ（表在隆起型），0〜Ⅱ（表面型），0〜Ⅲ（表在陥凹型）に亜分類する．

表在性真菌症
ひょうざいせいしんきんしょう
superficial mycosis
同 浅在性真菌症

病変が皮膚や粘膜表層にとどまる真菌症．皮膚糸状菌による白癬は最も多くみられる真菌症である．

標準失語症検査
ひょうじゅんしつごしょうけんさ
standard language test for aphasia

わが国で失語症の統一した評価法として昭和50年（1975）に完成し，その後一部修正されて，現在広く使用されている．これは失語症の有無，タイプ，重症度，言語訓練効果などを把握するものであり，検査時間は外来治療でも利用できる長さになっている．本検査は失語型の診断よりも失語症リハビリテーションの道具としての有効性を重視している．WAB（Western Aphasia Battery）は欧米で広く利用されている検査法で，これは失語症の回復や増悪を評価しやすく，失語型の分類も可能である．また失語症以外に非言語性知能の検査も含んでいる．この日本語版を利用することによって，日本と欧米の失語患者の症状や研究を比較することが可能である．

病巣疾患
びょうそうしっかん
focal infection

身体のどこかに限局した慢性炎症病巣（原病巣）があり，それ自体は軽微な炎症であるのに，そこから遠隔の諸臓器に反応性の器質的または機能的障害（二次疾患）を引き起こす病像のことをいう．耳鼻咽喉科領域の原病巣として扁桃炎，歯周病，副鼻腔炎などがある．二次疾患として腎疾患，リウマチ性疾患，循環器疾患，皮膚疾患，眼疾患などさまざまある．とくに慢性扁桃炎と掌蹠膿疱症，IgA腎症，ブドウ膜炎，関節リウマチ，胸肋鎖骨過形成症が知られている．

(病的)共同運動
(びょうてき)きょうどううんどう
synkinesis
同 (病的)連合運動 (synkinesia)

神経の高度麻痺後に生じる支配筋の異常共同運動．顔面神経では閉眼時の患側口角運動や，口唇突出時の患側眼裂狭小が特徴的である．神経再生時に障害前と異なる支配領域の筋を再支配する過誤支配が主病態である．

(病的)連合運動
(びょうてき)れんごううんどう
synkinesia
同 (病的)共同運動 (synkinesis)

☞ (病的)共同運動 (同頁)

ヒョウヒダニ
Dermatophagoides
同 ハウスダストマイト (house dust mite)

ハウスダスト中の主要抗原であり，ヤケヒョウヒダニ，コナヒョウヒダニが優勢種として知られている．ダニ排泄物由来のDer 1，虫体由来のDer 2が主要アレルゲンである．じゅうたん，畳，ふとんなどに多く潜み，高温多湿の状態で繁殖する．

鼻翼
びよく
nasal ala

外鼻の一部で鼻尖の両翼に広がり外鼻孔を覆う部分．皮下は大鼻翼軟骨で構成され弯曲した軟骨は外側脚と内側脚を構成し外鼻孔と鼻前庭を形成している．

日和見感染(症)
ひよりみかんせん(しょう)
opportunistic infection

正常の排除能力をもつ生体には感染しないが，排除能力の低下に伴い侵襲能力の弱い微生物が感染すること．

鼻瘤
びりゅう
rhinophyma
同 酒さ鼻 (potato nose)

鼻尖に血管，皮脂腺および結合織の著明な増殖を起こし生ずる痤瘡．大酒家に多い．変形が高度な場合は，全層切除術などの形成外科的手術の適応となる．

非流暢性失語
ひりゅうちょうせいしつご
nonfluent aphasia

失語症は大きくウェルニッケ（感覚）失語とブローカ（運動）失語に分けられる．発話面を比較すると，前者は流暢だが多弁で錯語（言葉の誤り）が多いのに対して，後者は非流暢で構音障害があり発音も不明瞭で単調な印象を受ける．このように発話の非流暢性を強調して分類された失語型であり，ブローカ（運動）失語と同意語である．☞ ブローカ失語 (p.459)

鼻涙管
びるいかん
nasolacrimal duct

下鼻道に開口する涙液の排泄孔．鼻涙管は眼の結膜嚢から2本の涙小管と涙嚢により涙液を鼻涙管内に導き，下鼻道へ排泄する．

鼻涙管閉塞症
びるいかんへいそくしょう
atresia of nasolacrimal duct
同 nasolacrimal obstruction

鼻涙管が閉塞されて，流涙や粘膿性の液体の排出がみられる状態．多くは細菌，ウイルスによる涙嚢炎が原因である．鼻副鼻腔の腫瘍や嚢胞性疾患，上顎骨折，副鼻腔炎手術時の損傷も原因となることがある．治療は，内視鏡下鼻内手術にて涙嚢鼻腔吻合術（dacryocystorhinostomy）が行われる．

鼻涙溝
びるいこう
nasolacrimal sulcus

胎生5週以後に外側鼻隆起（突起）と上顎隆起（突起）の間にできる溝．後に鼻涙管と鼻涙嚢となる．鼻前庭嚢胞の原因の一つと考えられている．

ヒルトル裂
ひるとるれつ
Hyrtl's fissure
同 鼓室髄膜裂（tympanomeningeal hiatus）

胎生期にみられる鼓室腔と後頭蓋窩の間に存在する裂隙．正円窓窩の下内側から蝸牛水管の外側を経て頸静脈窩外側の後頭蓋窩クモ膜下腔にいたる．胎生24週までに迷路骨胞の骨化に伴い閉鎖するが，出生後も開存している例がまれにみられ，先天性耳性髄液漏や反復性髄膜炎の原因となり得る．☞鼓室髄膜裂（p.195）

ビル稜
びるりょう
Bill's bar
同 垂直稜（vertical crest）

☞垂直稜（p.280）

披裂（部）
ひれつ（ぶ）
arytenoids

左右2対の披裂軟骨が基底部で輪状軟骨と輪状披裂関節で結合し，声帯の内・外転運動を可能にしている部分．声門上部に位置する．

披裂筋
ひれつきん
arytenoid muscle
同 横筋（transverse laryngeal muscle）

内喉頭筋の一つ．披裂軟骨の筋突起間にあり声門を閉鎖する．横部と斜部に分かれ左右は癒合して1つの筋となっている．反回神経（下喉頭神経）の支配を受ける．

披裂喉頭蓋筋
ひれつこうとうがいきん
aryepiglottic muscle

斜披裂筋の線維の一部が喉頭蓋方向に延長していることがあり，このように称されることがある．披裂喉頭蓋ヒダの中にあり後端は披裂軟骨の上外側から出て前端は喉頭蓋軟骨に付着す

る弱い筋肉．披裂喉頭蓋ヒダを内転させ喉頭入口部を狭くする．反回神経（下喉頭神経）支配．

披裂喉頭蓋ヒダ
ひれつこうとうがいひだ
aryepiglottic fold

喉頭蓋外側縁と披裂軟骨外側とを結ぶ左右の粘膜ヒダ．斜披裂筋の一部の線維は披裂喉頭蓋ヒダに入り，披裂喉頭蓋筋をなす．仮声帯の内転は甲状披裂筋上端部筋束の収縮と披裂喉頭蓋筋の収縮が関与している．

披裂軟骨
ひれつなんこつ
arytenoid cartilage

輪状軟骨の上にのる左右一対のピラミッド状の硝子軟骨．前方に向かう声帯突起には声帯が付着し，後外側の筋突起には後輪状披裂筋，外側輪状披裂筋，披裂筋などの内喉頭筋が付着する．輪状軟骨と自由度の高い輪状披裂関節を形成し，披裂軟骨が外転することにより声帯突起が外上方に，内転することにより内下方に移動し，声門が開大，閉鎖する．

披裂軟骨脱臼
ひれつなんこつだっきゅう
arytenoid dislocation

気管内挿管・抜管などの内損傷や交通外傷，スポーツ外傷などの外損傷や喉頭外傷により，披裂軟骨が脱臼した状態である．脱臼の方向により前方（内方）脱臼と後方（外方）脱臼に分けられる．関節面における披裂軟骨の軸回旋と左右偏位運動が不能となり声帯の内転・外転がみられず，特に前方脱臼では声帯の弛緩を伴うため，一側喉頭麻痺との鑑別が重要である．軟骨の変位を把握するためにCT，特に3D-CTが有用．

披裂軟骨内転術
ひれつなんこつないてんじゅつ
arytenoid adduction

一側声帯麻痺に対し，披裂軟骨を内転させて音声を改善させる手術．声帯のレベル差や後部声門間隙の大きな症例がよい適応になる．頸部外切開の後，披裂軟骨筋突起を同定し，これに糸をかけて前下方に牽引することにより声帯が内転する．通常，局所麻酔下に声をモニターしながら行われるが，全身麻酔下に行う施設もある．

鼻漏
びろう
rhinorrhea
同 nasal discharge, runny nose

普通，鼻汁は認識されないが，粘液量が過剰となった場合を鼻漏という．前鼻漏と後鼻漏に分けられる．その性状から，漿液性，粘液性，膿性，血性などに分類される．漿液性鼻漏はアレルギー性鼻炎や血管運動性鼻炎の際にみられる．副鼻腔炎では膿性，粘膿性で後鼻漏となることが多い．血性鼻漏は悪性腫瘍などの際にみられる．

ビング・ジーベンマン型奇型

病理組織学的な分類による内耳形成不全の1型．骨迷路は正常に発育しているが，前庭ないしは蝸牛の膜迷路に形成不全を

びんぐ・じーべんまんがたきけい
Bing-Siebenmann type deformity

認めるもの.

ピンクノイズ
pink noise

周波数の逆数に比例するパワー密度の雑音.

貧血
ひんけつ
anemia

血液中の赤血球数または血色素量が減少した状態. 鉄分やビタミンの欠乏, 造血器官の疾患, 失血など種々の原因によって生じる. 血液の酸素運搬が円滑に行われず, 顔面蒼白, めまい, 立ちくらみ, 動悸, 息切れ, 頭痛, 耳鳴などの症状を起こす. 最多を占めるのは鉄欠乏性貧血であり, 治療として鉄剤の補充などが必要である. 耳鼻咽喉科領域では, 鉄欠乏性貧血, 萎縮性舌炎, 嚥下障害, 下咽頭癌などをきたす Plummer-Vinson 症候群が重要.

ふ

5-リポキシゲナーゼ
ふぁいぶりぽきしげなーぜ
5-lipoxygenase

アラキドン酸代謝酵素で, 酸素を付加し 5-ヒドロペルオキシエイコサテトラエン酸 (5-HPETE) を経てロイコトリエン A_4 (LTA_4) を生成する. LTA_4 は一連の LT 生合成の中間体であり, その後, ほかの酵素により LTB_4, LTC_4 に変換される.

Fas リガンド
ふぁすりがんど
Fas ligand
回 CD95L

細胞障害性 T 細胞の表面に発現する. Fas を発現している標的細胞と結合し, FasL-Fas 相互反応により細胞内にシグナルが入るとアポトーシスを誘導する. 免疫系ホメオスタシスや自己寛容において重要な役割を果たしている.

ファルセット
falsetto
回 頭声 (head voice), 裏声, 仮声

☞頭声 (p.375)

ファロピウス管
ふぁろぴうすかん
Fallopian canal
回 顔面神経管 (facial canal)

☞顔面神経管 (p.95)

ファンクショナルゲイン
functional gain

音場聴力検査（音場法）によって測定した補聴器の増幅効果．音場法における補聴器非装用時（裸耳）の最小可聴閾値から，補聴器装用時閾値を減じて求める．実耳測定によって求めた挿入利得に比し，測定周波数が限られること，入力音圧別に評価ができないこと，などに注意が必要である．

ファン・デア・ヘーベ症候群
ふぁん・であ・へーべしょうこうぐん
van der Hoeve syndrome
回 osteogenesis imperfecta（ラ）

青色強膜，骨形成不全症（易骨折，進行性骨変性），難聴が三主徴．象牙質形成不全も伴う．コラーゲンの質的ないし量的異常が原因で全身に種々の結合織の異常を示す．臨床症状からⅠ～Ⅳ型に分類される．Ⅰ型は軽症型で最も多く常染色体優性遺伝，Ⅱ型は最重症致死型で常染色体劣性遺伝，Ⅲ型は著明な成長障害があり，Ⅳ型は青色強膜は伴わない．難聴はアブミ骨底板の固着，脚と底板接合部の骨折などが原因である．

フィブリン糊
ふぃぶりんのり
fibrin glue

生体組織接着剤の一つで，フィブリノゲンと第Ⅷ因子をアプロチン液に溶解するA液と，トロンビンを塩化カルシウム水和液に溶解するB液からなる．両液を組織上で混和することにより，安定化フィブリン塊が生成される．組織を架橋することによる接着作用のほか，フィブリン塊内での線維芽細胞の増殖による組織修復作用が期待できる．鼓膜形成術，再建を要する耳科手術などで広く用いられている．

風疹
ふうしん
rubella
回 German measles, three-day measles

風疹ウイルス感染症で飛沫感染である．好発年齢は学童，生徒で主に春に流行する．潜伏期は通常16～18日．感染期間は発疹出現日の数日前から5～7日あとまで．学校の出席停止の基準は発疹が消失するまで．発疹，リンパ節腫脹，発熱が三大症状である．発疹は紅色の斑状丘疹で顔面に始まり，全身に広がり，約3日で消失する．リンパ節腫脹（後頭，耳後，頸部が目立つ）は発疹期に著明．数週間で消失する．発熱は一般に軽度（2～3日），15％は不顕性感染に終わる．妊娠初期の妊婦の感染により白内障，心疾患，難聴などの先天異常の子供が産まれる（先天性風疹症候群）．妊娠前のワクチン接種が重要で，接種後3ヵ月以内の妊娠は望ましくないとされている．診断：臨床症状，急性期の風疹ウイルスIgM抗体の上昇，または急性期と回復期の血清でIgG抗体の4倍以上の上昇を確認．

風疹ウイルス
ふうしんういるす
Rubella virus

トガウイルス科（toga＝外套）ルビウイルス属に属する1本鎖RNAウイルスで．直系60～70 nmの球状粒子で，正20面体のカプシド構造をもち，外側をエンベロープで囲まれている．

エンベロープ上には赤血球凝集素，補体結合抗原の2種類の糖蛋白が存在する．風疹（三日ばしか）の原因であるが不顕性感染になる場合が多い．1995年から生後12〜90ヵ月未満を対象に風疹ワクチンの接種を実施．現在の20〜30歳代の風疹抗体価陽性率（HI法8倍以上）は，女性で95％，男性で75％程度である．

フーリエ変換
ふーりえへんかん
Fourier transform

有声音の音声波はほぼ準周期性複合音とみなし得るから，基音と，基本周波数の整数倍の周波数をもつ多数の正弦波成分（倍音）の和で表現することができる（Fourier級数の理論）．そこで音声波のエネルギーを各成分正弦波エネルギー系列に分解する操作をフーリエ変換という．コンピュータの普及した今日では，この操作はFFT（fast Fourier transform）という計算法を用いたデジタル信号処理として実行される．☞基音（p.99），倍音（p.408），基本周波数（p.109）

プール熱
ぷーるねつ
pharyngoconjunctival fever
回咽頭結膜熱（pharyngoconjunctival fever）

☞咽頭結膜熱（p.23）

フェイシャルディスマスキングフラップ
facial dismasking flap

1993年にTajimaらが顔面骨骨折症例に対して用いた方法で，頭部環状切開に眼瞼縁切開を加えることで，顔面の上方2/3の広い範囲を展開する皮膚切開法・皮弁作製法である．顔面に目立った瘢痕を残さず顔面神経および顔面表情筋を温存でき，顔面の変形を最小限にとどめつつ，前，中頭蓋底，側頭下窩，頬骨，眼窩，鼻副鼻腔などにわたる広い術野を得ることができる．頭蓋底に達する鼻副鼻腔病変や側頭下窩病変がよい適応となる．

フォークト-小柳-原田病
ふぉーくと-こやなぎ-はらだびょう
Vogt-Koyanagi-Harada disease
回原田病

全身のメラノサイトを標的とする自己免疫疾患．遺伝的背景から日本人を中心としたアジア人に多く発症する．主病変は急激な視力低下を伴う両眼性汎ぶどう膜炎であり，眼底後極部を中心とした脈絡膜炎による限局性網膜剥離と虹彩毛様体炎を認める．内耳では内リンパの産生に関係する蝸牛の血管条，半規管膨大部稜と卵形嚢の暗細胞領域にメラノサイトが存在しているため，この時期に感音難聴，めまい，耳鳴などの内耳症状が発症する．その後の色素脱出により夕焼け状眼底，皮膚の白斑，白髪などがみられる．

フォルマント
formant
圓 ホルマント (formant)

☞ホルマント (p.482)

フォン
phon

音の大きさ (ラウドネス) のレベルの単位で，"ラウドネスレベル" または "算定ラウドネスレベル" の定義で指定されている方法によって判断あるいは計算される値に付して用いる．具体的には，ある音について，正常な聴覚をもつ人がその音と同じ大きさに聞こえると判断した 1,000 Hz 純音の音圧レベルの数値に付して用いる．

不快レベル検査
ふかいれべるけんさ
uncomfortable loudness test

音を閾値よりしだいに強くしていくと不快な音になり，「大きくて長くは聴いていられない」，「大きくて短時間でも耐えられない」レベルとなっていく．この「長くは聴いていられない」レベルを不快レベルとし，このレベルを測定する方法である．閾値との関連から補充現象が検出できるが，臨床的には補聴器を適合する際に最大出力音圧を調整するための目安として有用である．一般にオージオメータを用いて気導聴力検査を行う要領で，このレベルを検出する．

吹き抜け骨折
ふきぬけこっせつ
blowout fracture
圓 orbital wall fracture
関 眼窩下壁骨折

Smith と Reagan によって 1957 年に初めて用いた名称で，当初は眼窩下壁骨折をさしていた．画像検査の発達した近年では下壁骨折のみならず，内側壁骨折にも用いられる．ボールや拳，肘などの外力により眼窩内圧が急激に上昇し，眼窩下壁や内側壁が破れ，眼窩内の脂肪や筋が上顎洞内や篩骨洞内に嵌頓する．眼球陥凹，眼球運動障害，複視などの症状によって手術加療が検討される．

副咽頭間隙
ふくいんとうかんげき
圓 傍咽頭間隙 (parapharyngeal space)

☞ 傍咽頭間隙 (p.473)

副嗅覚器
ふくきゅうかくき
accessory olfactory organ
圓 鋤骨器 (vomeronasal organ)，ヤコブソン器官 (Jacobson's organ)

鼻中隔の前方底部に位置し，フェロモンを感知するフェロモン受容細胞が存在する．最近では鋤鼻器 (vomeronasal organ: VNO，☞ p.266) と呼ばれることが多い．感知されたフェロモンは，鋤鼻系と呼ばれる神経系を介して副嗅球や視床下部などで情報処理され，動物の行動や生理機能を制御する．ヒトでは胎児期には存在するが，成人では痕跡程度である．

副口
ふくこう
accessory ostium

上顎洞の自然口は中鼻道の半月裂孔の中央に相当する位置にあるが，その自然口の後方に時にみられる開口部．

複合音
ふくごうおん
complex sound
= complex tone

周波数の異なるいくつかの正弦波からなる音で，単純な音響振動ではない．

副甲状腺
ふくこうじょうせん
parathyroid gland

副甲状腺は甲状腺両葉の背面，上極および下極に1対ずつ，通常計4個存在する総重量 0.05〜0.3 g の内分泌腺であり，第3, 4鰓嚢から発生する．組織学的に主細胞と好酸性細胞よりなり，主細胞が上皮小体ホルモン（パラトルモン）を分泌する．パラトルモンは骨や腎臓に作用して血中の Ca 濃度を上げる働きをもち，Ca 代謝調節の中心的な役割を演じている．上皮小体とも呼ばれるが，副甲状腺と呼ぶ方が一般的である．

副甲状腺ホルモン
ふくこうじょうせんほるもん
parathyroid hormone (PTH)
= 上皮小体ホルモン

副甲状腺より分泌されるホルモンで，主にカルシウムとリンの代謝に関与している．骨において破骨細胞を活性化，骨芽細胞を抑制することにより骨吸収を促進させる．腎においては，カルシウムの再吸収を促進，リン酸の再吸収を抑制させる．さらにビタミン D を活性化させ腸管からのカルシウムの吸収を促進する．血中濃度の測定には，intact-PTH，whole-PTH，高感度 PTH などが用いられる．

複合免疫不全症
ふくごうめんえきふぜんしょう
combined immunodeficiency

T細胞，B細胞両者の機能に異常を認めるため，細胞性免疫と抗体産生による液性免疫がともに不全である病態をいう．B細胞に異常がなくても，ヘルパーT細胞，抗原提示細胞の機能不全があればB細胞による適切な抗体産生機能が障害されるため同様の病態となる．症状としては，生後早期から細菌，真菌，サイトメガロウイルス，カリニ肺炎などの重症感染，日和見感染を繰り返し，生育は困難である．

副耳
ふくじ
accessory ear, accessory auricle
= auricular appendage

耳介前方から耳珠と口角を結ぶ線上に発生する皮膚の先天性小隆起．ほとんどは内部に軟骨を含み，1〜2個が多い．第1鰓弓と第2鰓弓の癒合時の異所性耳介軟骨の形成により生じる．頻度は出生 1,000 人に 15 人といわれる．治療には手術的な切除のほか，出生直後に行われる結紮法がある．

ふくそ 451

腹式呼吸
ふくしきこきゅう
abdominal respiration

胸郭をあまり動かさずに行う呼吸法．腹筋の随意的収縮による腹圧上昇が内臓を圧迫させ，横隔膜を押し上げることで肺を圧縮させて呼気を起こす．その呼気努力が停止することで自然に吸気が開始し，さらに横隔膜の収縮がこれに続く．安静呼気時には活動しない腹筋群が意識的に収縮することが本呼吸法の特徴である．

副神経
ふくしんけい
accessory nerve

延髄根と脊髄根があり各々副神経内枝と外枝となり，後者は胸鎖乳突筋と僧帽筋を支配する．外傷や頸部リンパ節郭清術などの際，副神経の障害で胸鎖乳突筋と僧帽筋上部の筋力低下と萎縮を起こす．患側の肩甲骨は外下方に変位し，上肢水平挙上が障害される．

副神経顔面神経吻合術
ふくしんけいがんめんしんけいふんごうじゅつ
spinal accessory-facial nerve anastomosis

顔面神経が頭蓋内や側頭骨内で切断または障害され，顔面神経の不可逆的な完全麻痺が生じた際に行われる動的顔面神経吻合術の一種．本吻合術後に得られる顔面運動は舌下神経顔面神経吻合術後の顔面運動に劣ることや，術後に肩が下垂して肩痛が生じることなどから，本吻合術はあまり行われなくなってきている．

副神経リンパ節
ふくしんけいりんぱせつ
spinal accessory node

副神経に沿ったリンパ節で，僧帽筋の前縁より前にある．上方では内深頸リンパ節と区別できない．この区別できないものは内深頸リンパ節とする．

副腎皮質ステロイド
ふくじんひしつすてろいど
corticosteroid
同 ステロイド（steroid）

☞ステロイド（p.285）

副正中位
ふくせいちゅうい
paramedian position
同 傍正中位

発声時の声帯位である正中位と，安静呼吸時の声帯位である中間位の間の位置をいう．

輻輳眼振
ふくそうがんしん
convergence nystagmus

内転方向に急速相をもつ両眼の眼振で，若干上方注視をさせながら輻輳を行わせると明確になる．両眼球が共同性に眼窩の奥に引き込まれるような動きを呈する後退性輻輳眼振の一つとして発現することが多く，純粋な輻輳眼振はまれである．中脳後上部あるいは第三脳室後上部の障害が原因と考えられており，

臨床的には松果体腫瘍や，中脳水道周辺灰白質を含む血管障害の際に認める．

腹直筋皮弁
ふくちょくきんひべん
rectus abdominis musculocutaneous flap

臍周囲の皮膚を含めた腹直筋で構成される遊離皮弁で，下腹壁動静脈を栄養血管とする．本皮弁は，血流が豊富で解剖学的バリエーションが少なく，しかも比較的長い血管茎が得られるため非常に自由度が高く，特にボリュームの必要な頭頸部の再建においては第一選択となり得る．術後に腹壁ヘルニアの可能性があるが，筋体，腹直筋前鞘を温存する工夫により予防可能である．

複鼻
ふくび
cleft nose

外鼻奇形の一つで，胎生第 5 週に生じる左右の内側鼻突起の癒合不全によって起こる．口唇・口蓋裂を合併することがある．

副鼻腔
ふくびくう
paranasal sinus

副鼻腔は生後固有鼻腔方向から徐々に拡大して骨内に発育し，最終的には 15 歳から 20 歳くらいまでで最終的な大きさになる．左右一対の前頭洞，上顎洞，蝶形骨洞と眼窩内側に沿って発育する篩骨洞とに区分される．内側は鼻腔粘膜が折り返して存在し，固有鼻腔へと交通する自然口へ向かって線毛運動が存在する．また吸気の加温や，構音に関係しているとされている．副鼻腔内の交通が何らかの要因で閉鎖されると最終的には副鼻腔炎にいたる．現在の副鼻腔炎の手術はこの観点から粘膜掻爬ではなく，狭窄部分の開放と副鼻腔粘膜機能温存に主眼がおかれている．

副鼻腔炎
ふくびくうえん
sinusitis

副鼻腔粘膜および周囲に炎症を生じている病態．急性と慢性に分類される．症状は，頭痛，膿性鼻汁，鼻閉，後鼻漏など．急性副鼻腔炎では前頭部や頰部などの疼痛が著明．診断は視診，X 線検査，CT などで副鼻腔粘膜の腫脹やポリープ形成，膿の貯留などを確認する．治療は，抗生物質や蛋白分解酵素の投与，マクロライド少量長期投与などの保存的治療やネブライザー，上顎洞穿刺などの局所的処置，難治例では鼻内内視鏡手術を行う．

副鼻腔気管支症候群
ふくびくうきかんししょうこうぐん
sinobronchial syndrome

慢性副鼻腔炎と非特異的慢性気管支炎症性疾患（慢性気管支炎，びまん性汎細気管支炎，気管支拡張症など）を合併した病態．特殊例として，cystic fibrosis, Kartagener 症候群，Young 症候群，線毛不動症候群，原発性線毛運動不全症などがある．症

状は，鼻漏，後鼻漏，嗅覚障害などの副鼻腔炎症状および咳嗽，喀痰，喘鳴といった呼吸器症状がみられる．最近では体質素因として HLA 抗原 B54 の関与も考えられている．

副鼻腔真菌症
ふくびくうしんきんしょう
fungal sinusitis
回mycosis of paranasal sinus
働乾酪性副鼻腔炎（caseous sinusitis）

真菌（カビ）が副鼻腔に増殖し，真菌塊を形成し強い炎症を引き起こす．上顎洞が最多．アスペルギルスの頻度が高い．糖尿病，悪性腫瘍などの基礎疾患を有する人，抗生剤，ステロイド剤，免疫抑制剤の使用が誘因．一側鼻から悪臭を伴う膿性または粘性鼻汁，患側の鼻閉，痛み，鼻出血．乾酪性物質が鼻から出ることがある．CT 検査有用．骨破壊像有無．片側性病変で悪性腫瘍，歯性上顎洞炎，急性副鼻腔炎との鑑別診断が必要．

副鼻腔洗浄
ふくびくうせんじょう
irrigation of sinus

副鼻腔炎の治療目的にて行われる上顎洞や前頭洞の洗浄．上顎洞炎に対しては，下鼻道側壁を麻酔してから Schmidt の探膿針を下鼻道側壁より上顎洞に刺入し生理食塩水を用いて洗浄するのが一般的であるが，自然口からの洗浄も行われる．上顎洞穿刺洗浄に際しては歯肉部の損傷，脳貧血，空気塞栓，出血などの合併症をきたすことがある．

副鼻腔膿囊胞
ふくびくうのうのうほう
pyocele of sinus

副鼻腔の自然口の狭窄や閉塞により副鼻腔内に膿性分泌物が貯留している状態．副鼻腔手術後にも原発性としても生ずる．前頭洞あるいは前頭篩骨部位，篩骨蜂巣，蝶形骨洞に好発する．前頭洞の膿囊胞では前額部の腫脹や眼球の変位がみられることが多い．後部篩骨蜂巣や蝶形骨洞の膿囊胞では視力障害をきたすことがある．治療としては内視鏡的に鼻内から膿囊胞を開放するが，困難な場合は外切開を行うこともある．

副鼻翼軟骨
ふくびよくなんこつ
accessory alar cartilage

鼻尖部で接している外側鼻軟骨と大鼻翼軟骨は外側へいくにしたがって間隙が大きくなる．これらの間隙の強度を維持するためにある線維組織の中に存在するいくつかの小さな軟骨のことをいう．

不顕性感染
ふけんせいかんせん
inapparent infection

症状が現れる感染を顕性感染といい，症状が現れない感染を不顕性感染という．最初に感染する臓器で症状が現れる前にウイルスの増殖を止めて排除した場合である．ウイルスは分離されることがある．抗体価上昇．ヘルペス科ウイルス，日本脳炎ウイルス，ポリオウイルス，EB ウイルス，サイトメガロウイルスの頻度が高い．不顕性感染になるか否かは，ウイルスの感染力の強さ，感染経路，宿主の感受性により左右される．

不顕性誤嚥
ふけんせいごえん
回 無症候性誤嚥（silent aspiration）

☞無症候性誤嚥（p.495）

浮腫性ポリープ
ふしゅせいぽりーぷ
edematous polyp
関 鼻茸 nasal polyp

鼻茸のうち，粘膜下の浮腫を特徴とするもの．組織学的な特徴として浮腫のほかに上皮の杯細胞化生，基底膜の肥厚，好酸球を主体とした炎症細胞の浸潤がみられる．transforming growth factor-β などによる vascular endothelial growth factor の発現亢進が浮腫に関与しているものと考えられる．

不全角化
ふぜんかくか
回 錯角化（症）（parakeratosis）

☞錯角化（症）（p.211）

ブタクサ花粉
ぶたくさかふん
ragweed pollen

北米原産の帰化植物でキク科に属し，北米では主要な花粉症原因となっている．日本では花粉は8～10月に飛散し，秋の花粉症の代表的な抗原である．花粉は球状，単粒，大きさ20 μm ほどで，低い刺状の突起で覆われている．主要アレルゲンは Amb a 1 である．

プッシング法
ぷっしんぐほう
pushing method

声帯内転機能の強化を企図した発声訓練法．発声時に声門間隙がみられる症例や嚥下時の喉頭閉鎖不全を呈する症例に応用される．具体的な手技としては，壁や机などを押しながら上半身に力を入れて強く発声する（pushing），重いものを引き寄せながら発声する（pulling）などがある．

不動線毛症候群
ふどうせんもうしょうこうぐん
immotile cilia syndrome
回 原発性線毛運動不全症（primary ciliary dyskinesia）

☞原発性線毛運動不全症（p.149）

ブドウ糖非発酵グラム陰性桿菌
ぶどうとうひはっこうぐらむいんせいしょう

ブドウ糖を嫌気的に発酵しないグラム陰性桿菌の総称である．緑膿菌，*Burkholderia spp*，*Acinetobacter spp*，*Achromobacter spp* などがあり，土壌，環境中や人の皮膚，粘膜にも存在する．栄養要求性が低く，栄養分の乏しい湿潤環境でも増殖可能である

きん
glucose-nonfermenta-
tive gram negative rod

が乾燥に弱く数時間で死滅する．病原性は低いが日和見感染菌が起こり院内感染の面で問題となる．さまざまなβ-ラクタマーゼを産生するため，有効な抗菌剤の選択肢が少ない．院内感染の原因となる．

部分寛解
ぶぶんかんかい
partial response
回 有効

抗癌剤を投与した後の抗腫瘍効果の判定基準の一つ．評価は各標的病変の最長径の和の変化で行われ，1臓器は5病変まで，複数臓器に測定可能で，病変がある場合は合計10病変まで最長径の順に選択する．ベースライン長径和（治療開始前4週間以内に評価）と比較して標的病変の最長径の和が30％以上減少した状態が4週以上持続した場合をいう．有効と同じ．
☞著効（完全寛解）(p.359)，安定 (p.15)

不変
ふへん
no change
回 安定（stable disease）

☞安定 (p.15)

浮遊耳石置換法
ふゆうじせきちかんほう
canalith repositioning procedure
回 頭位療法，canalith repositioning maneuver

良性発作性頭位めまい症に対しては従来，他のめまい疾患と同様，対症療法が主に行われてきた．近年，半規管内に入り込んだ耳石小片を，卵形嚢に戻すことを目的に，積極的に頭位を変換する，浮遊耳石置換法あるいは頭位療法と呼ばれる理学療法が行われるようになった．後半規管型に対してはEpley法，Semont法，外側半規管型に対してはLempert法が施行される．いずれの方法でも高い改善率を示すことが報告されている．

フライ症候群
ふらいしょうこうぐん
Frey syndrome

耳下腺部の外傷，耳下腺腫瘍術後，特に浅葉全摘出や耳下腺全摘出など腺組織を広く切除した場合に多くみられる．摂食時に耳前部の発汗，発赤，知覚過敏が生じる症候で，耳下腺の分泌線維（副交感神経）と汗腺に分布する神経線維との誤連結が生じることから本症状を呈する．

プラウ・ワンサンアンギナ
Plaut-Vincent's angina
回 ワンサン・アンギナ（Vincent angina）

☞ワンサン・アンギナ (p.535)

プラギング
plugging

半規管を手術的に閉塞することを plugging，または canal plugging と称する．実験では，半規管からの静的信号を保持したまま動的信号を遮断する手技であり，膨大部破壊とは別な意味をもつ．臨床的には，難治性の良性発作性頭位めまい症や上半規管裂隙症候群などに対して適応されることがある．

ブラジキニン
bradykinin

血液凝固に際して，高分子キニノーゲンから血漿カリクレインによって分解されて生成される生理活性物質である．発痛作用，血管透過性亢進作用，細動脈拡張作用をもち炎症状を起こす．ほかに腸管・気管支の平滑筋収縮作用，利尿作用などがある．

プラダー・ウイリ症候群
ぷらだー・ういりしょうこうぐん
Prader-Willi syndrome

15番染色体の父方に由来する PWS/AS 領域の異常による内分泌・神経奇形症候群．約15,000人に1人に起こる．間脳の異常による過食に伴う肥満，低身長，性腺機能不全，2型糖尿病などの内分泌異常，パニック障害を中心とした性格障害，さらに小さな手足，アーモンド様の目，色素低下などの徴候を伴う．生命予後は，無呼吸による突然死や血管障害，糖尿病に関連する．

ブランハメラカタラーリス
Branhamella catarrhalis
同 モラキセラ・カタラーリス（*Moraxella catarrhalis*）

☞モラキセラ・カタラーリス（p.506）

プラ(ン)マー・ヴィンソン症候群
ぷら(ん)まー・びんそんしょうこうぐん
Plummer-Vinson syndrome
同 Patterson-Kelly syndrome

低色素性貧血，嚥下困難，口角炎，舌炎をきたすものである．中年女性に多く認められる．下咽頭と食道の移行部に web（水かき）を形成することがある．さらに，癌の合併を認めることもある．

フリーデンワルド現象
ふりーでんわるどげんしょう
Friedenwald phenomenon

眼球の随意的な運動に連動して眼瞼に不随的な挙上または下垂を生じる現象がある．フリーデンワルド現象は，眼球が外転すると同側の眼瞼が挙上するものをいう．軽度のものは健常者にもみられる．

フリードライヒ失調症
ふりーどらいひしっちょうしょう
Friedreich's ataxia

脊髄に限局した脊髄小脳変性症．常染色体劣勢遺伝で家族性に発生し，小児期から思春期に発症することが多い．脊髄後根，後索，錐体路，脊髄小脳路の変性により，深部感覚障害，失調性歩行などで初発し，慢性に進行して四肢末梢の筋萎縮をきたす．腱反射亢進，バビンスキー反射出現，眼振，視神経萎縮，骨格変形，心刺激伝導障害などを伴う．わが国ではまれ．

プリオン
prion

感染能をもつ蛋白質因子を示す英語（proteinaceous infectious particle）から作られたことばで，バクテリアやウイルス同様に病原体の種類として提唱された名称である．狂牛病問題で日本ではプリオンの知名度が爆発的に上昇している．プリオン仮説は蛋白質が病原菌に類似した行動を起こす場合について説明する一つの仮説にすぎない．動物の脳神経病の原因として注目されている．ヒツジのスクレイピー，牛海綿状脳症（BSE），人間のクロイツフェルト・ヤコブ病などの原因になる．プリオンはアルツハイマー病患者の脳にたまる物質，アミロイドの一種でもある．カリフォルニア大学教授ブルジナーが命名．彼は1997年ノーベル医学生理学賞を受けた．

振子様眼振
ふりこようがんしん
pendular nystagmus

眼振（nystagmus）とは，律動的に反復する眼球の不随意運動である．眼振の急速相の速度と緩徐相の速度の差が大きい眼振を jerky nystagmus，差が小さい眼振を pendular nystagmus（振子様眼振）と呼ぶ．代表的な振子様眼振は，先天性眼振である．

ブリンクマン指数
ぶりんくまんしすう
Brinkman's index

ブリンクマン指数は，過去から現在の喫煙総量を割り出す一つの指標である．1日当たりの平均喫煙量（本数）×喫煙年数＝ブリンクマン指数として算出される．

ブルーライン
blue line

迷路骨包の骨吸収により，膜迷路がごく薄い骨壁を通して青黒色に透見される状態をいう．中耳真珠腫による病的骨破壊で生じる blue line は外側半規管に多く，めまいを訴えたり瘻孔症状を呈することがあるが，この段階ではまだ内耳機能は保たれている場合が多い．また，半規管充填術や聴力保存をめざした内耳道手術の過程などでは積極的に blue line を出して骨削開の指標に用いる．

プルサック腔
ぷるさっくくう
Prussak's space

鼓膜弛緩部の内側，外側ツチ骨靱帯の外側下方，ツチ骨頸部の外側，短突起の上方に位置する小腔．中鼓室とは異なる換気ルートにより含気されていると考えられている．孤立した炎症

巣を形成しやすく，鼓膜弛緩部のこの腔への陥凹が弛緩部型真珠腫の成因に大きく関わっている．

プルスルー手術
ぷるするーしゅじゅつ
pull-through resection

下顎骨の連続性を保ったまま，舌，口腔底筋群を頸部組織とともに頸部側に引き抜き一塊にして摘出する手術法である．進行期舌，口腔底，中咽頭癌が適応となる．通常は頸部郭清にて顎下部に郭清物を集めた後，口腔内から腫瘍切除を行い，口腔底粘膜を切除して頸部と交通させ腫瘍切除側を頸部へ引き出す（pull-through）．最終的に頸部からの操作で舌根部などの口腔内からは見づらい部位を明視下に切除することができる．一塊切除のため根治性は高いが，頸部と口腔内が大きく交通するため，遊離皮弁などによる再建によりこの交通を完全に遮断する必要がある．

ブルンス眼振
ぶるんすがんしん
Bruns' nystagmus

注視方向に向かう眼振で，障害側注視では大振幅・低頻度眼振が，非障害側注視では小振幅・高頻度の眼振が観察される．小脳橋角部腫瘍の脳幹，小脳圧迫により生じる．

プレッツ置換法
ぷれっつちかんほう
Pröetz displacement method

Pröetz が考案した副鼻腔の洗浄方法．血管収縮薬を用いて鼻粘膜を収縮させ，患者を懸垂頭位として，微温の生食液か薬液を鼻孔に注入する．対側の外鼻孔を指で閉鎖して，発声させながら陰圧を加えると篩骨蜂巣内が相対的に陽圧となり，内容物が出て薬液と置換する．

フレンツェル眼鏡
ふれんつぇるがんきょう
Frenzel goggles, Frenzel lenses

めまい患者の非注視下眼振検査に用いられる．フレンツェル眼鏡は 15～20 ジオプトリーの凸レンズを付けたゴーグル内に豆電球を内蔵している．装着された被検者は外界がぼんやりとかすみ，検者には被検者の眼球が拡大して観察される．赤外線 CCD カメラに比べると非注視としての条件は不完全で眼振発現率も低いが，フレンツエル眼鏡で観察される眼振は病的と考えられている．

ブローイング
blowing

鼻咽腔閉鎖機能の強化を企図した訓練法．口から呼気を出す際に軟口蓋が挙上し，鼻咽腔が閉鎖することを利用する．口をすぼめて息を吹く，ストローを吹くなどが基本的な手技である．ローソクの灯を一気に吹き消す（hard blowing），できるだけ長く息を吹き続けたり（soft blowing）などのバリエーションがあり，適宜組み合わせて指導する．

ブローカ失語
ぶろーかしつご
Broca aphasia motor
同 運動失語 (motor aphasia)

言語理解は比較的よいが，構音障害と発音不明瞭が顕著であり発話障害が最もひどい失語型で，非流暢性失語（nonfluent aphasia）ともいわれている．読み書きと知能も程度の差はあれ障害されているので意志疎通が困難である．運動障害性構音障害（舌運動障害）との鑑別が必要であるが，こちらは筆談が可能である．病巣は左中心前回下部の皮質と皮質下であり，右半身麻痺を伴うことが多い．

フローネーザリティグラフ
flow nasality graph

呼吸および発音時，鼻腔および口腔からの呼気，吸気流率を分けて測定する検査法．鼻咽腔閉鎖機能の評価に用いられる．

プローブマイクロホン
probe microphone

極細の柔軟なシリコン性のチューブ（プローブチューブ）を取り付けた，その付近の音場をあまり乱すことなく測定するマイクロホン．プローブチューブを外耳道内深部に挿入して鼓膜面近くの音響情報を測定するため，などに用いられている．

FROS（形）補聴器
ふろす（がた）ほちょうき
fornt routing of signals (type) hearing aid
同 FROS (type) hearing aid

マイクロホンが眼鏡の前面に配置され，増幅された信号が耳に送られる眼鏡形補聴器．

プロスタグランジン
prostaglandin

アラキドン酸代謝物の一つ．トロンボキサン（TX）A_2とともにシクロオキシゲナーゼの働きにより産生される．特異的合成酵素によってプロスタグランジン（PG）D_2, PGE_2, $PGF_2\alpha$, PGI_2に変換され，これらの PG は細胞膜上の特異的受容体を介してさまざまな生理作用を発揮する．アレルギー疾患と最も関わりの深いPGはPGD_2である．PGD_2はⅠ型アレルギーでは即時相で肥満細胞から産生され，受容体（DPおよびCRTH2）を介して鼻閉や好酸球浸潤を引き起こす．

フロセミド検査
ふろせみどけんさ
furosemide test

フロセミドはループ利尿剤であり，蝸牛の血管条の$Na^+/K^+/2Cl^-$ co-transporterを阻害してNa^+の再吸収を抑制し，内リンパ水腫を軽減させる作用をもつ．フロセミドテストは内リンパ水腫推定検査の一つであり，フロセミドの静注により生ずる内リンパ水腫の軽減を，外側半規管機能検査（温度刺激検査の眼振緩徐相速度の増加または回転検査のVOR利得の左右差（DP）の改善）により評価するものである．

プロテーゼ（プロステーゼ）
prosthesis

喉頭摘出者の音声獲得の手段として，作成された気管食道瘻に挿入し，気管から食道に呼気を送り込む一方向弁を有する特殊な装置（voice prosthesis）．装置全体を毎日交換する non-indwelling type と数ヵ月間装着可能な indwelling type の2種類がある．発声の機序は，気管口を指あるいは専用の人工鼻で塞ぎ，呼気をプロテーゼを介して食道あるいは遊離空腸に送り込み，新声門あるいは粘膜を振動させて発声する．嚥下時は弁閉鎖によって誤嚥は防止される．従来の食道発声法に比べ，音声獲得までの期間が短く，発声持続時間も長い．特に遊離空腸再建例の発声を可能にする．

プロトンポンプ阻害薬
ぷろとんぽんぷそがいやく
proton pump inhibitor

胃酸分泌の最終段階では胃の壁細胞に存在するプロトンポンプにより HCL が生成される．この作用を阻害することで酸分泌を抑制する薬剤である．酸分泌の最終段階を阻害するため従来薬よりも強力な酸分泌抑制効果を有する．一般に治療対象は胃潰瘍・逆流性食道炎だが，酸逆流により咽喉頭に症状が出る場合（咽喉頭逆流症）は両者の因果関係を客観的に証明することが難しいため，酸分泌抑制効果の高い本剤が診断的投与に用いられる．

プロモントリテスト
promontory test

経鼓膜的に岬角などに針電極などを置き，電流を流すことによって音感覚の有無を確認する．これによって人工内耳などによってどの程度の音感覚が得られるかを推定する．音感覚が得られる閾値に加え，ギャップ検出閾値や，疲労現象の有無についても検討できる．実際には電極の位置によって再現性を担保するのが困難なことも多い．

分割嚥下
ぶんかつえんげ
piecemeal swallow

口腔内の食塊を一連の動作で咽頭へ移送できず，何回かに分割して咽頭へ移送する嚥下動態．嚥下口腔期の障害である．

分子標的治療
ぶんしひょうてきちりょう
molecular targeting therapy

疾患に特徴的もしくは特異的な分子を同定し，その分子を標的とした薬剤や治療法を用いることにより疾患を治療する治療法である．主に悪性腫瘍に対する治療をさして用いられることが多い．分子標的研究の対象は，癌遺伝子産物・シグナル伝達系・増殖因子/サイトカイン・転写因子・DNA 複製/修復・細胞周期・細胞形態形成・薬剤感受性/耐性因子・膜酵素・転移・免疫・分化・アポトーシスなど多岐にわたっている．

噴射式基準嗅力検査
ふんしゃしききじゅんきゅうりょくけんさ
jet stream olfactometry
類 T＆Tオルファクトメトリー

T＆Tオルファクトメトリーの長所を生かし短所を改良した検査法で，嗅素を直接鼻腔内に噴霧する方法である．周囲のニオイの汚染もなく脱臭装置も不要で，刺激量も一定である．嗅素も5種類で基本的にはT＆Tオルファクトメトリーと同様である．

文章了解度
ぶんしょうりょうかいど
sentence intelligibility

検査用素材（test material）として有意味な文章を用い，十分に聴こえる閾値上のレベルで聴かせて，どれだけ正確に聞き分けられるか，すなわち着目する単位の総数のうち，正しく聴き取れた単位の割合を百分率で表したもの．文章の検査用素材は67語表などに収録されているが，評価法や素材は標準化されていない．実生活における会話の困難度を評価したり，補聴効果の判定，または人工内耳埋め込み術後の訓練効果の評価に利用される．

分層植皮
ぶんそうしょくひ
split-thickness skin graft

遊離植皮は皮膚の厚さによって表皮植皮，分層植皮，全層植皮に分けられる．このうち分層植皮とは表皮と真皮の一部を含むもので，その真皮成分の量により薄い分層植皮と厚い分層植皮に分けられる．分層植皮を行うための採皮にはダーマトームを用いる．厚さのゲージを変えることによって表面からの厚さが決められるので，目的にあった厚さの採皮が可能である．一般的に薄いものほど感染に強く移植床に正着しやすいが，拘縮をきたしやすく外力に対して弱い．

分泌型IgA
ぶんぴつがたあいじーえー
secretory immunoglobulin A

2量体IgAで，唾液や気道分泌液など外分泌液中での主要免疫グロブリン．粘膜固有層に存在するIgA産生形質細胞によりJ鎖を介して2量体として分泌され，さらに気道上皮細胞内でsecretary component（SC：分泌成分）と結合し，管腔側へ分泌される．抗原を中和する能力が高く，粘膜からの異物侵入に重要な役割を果たしている．しかし，IgA腎症のようにIgAが病的に作用する場合もある．

噴門痙攣
ふんもんけいれん
cardiospasm
同 食道アカラシア（esophageal achalasia）

☞食道アカラシア（p.262）

へ

ペア血清
へあけっせい
paired serum

同一患者から採取された1組の，微生物感染前あるいは初期（急性期）血清と，感染後期（回復期）血清．両血清における特定微生物に対する抗体価を測定・比較することにより，感染症の診断，ワクチン効果の判定などを行う．回復期血清で，急性期血清の4倍以上の抗体価上昇を認めた場合，有意義とされている．

平滑筋腫
へいかつきんしゅ
leiomyoma

平滑筋由来の良性腫瘍．子宮や消化管などに由来するleiomyoma，血管壁の平滑筋に由来するangiomyoma，立毛筋や皮膚にある平滑筋に由来するepithelioidleiomyomaの3タイプに分類される．頭頸部には平滑筋腫全体の1％程度が発生し，皮膚，口腔に発生することが多い．病理学的に神経原性腫瘍との鑑別が問題となり，α平滑筋アクチンに対する免疫染色が有用である．治療は外科的摘出であり再発，悪性化はほとんどない．

平滑筋肉腫
へいかつきんにくしゅ
leiomyosarcoma

全悪性軟部腫瘍の6％程度を占め，中高年者の消化管，後腹膜，子宮，皮下などに好発する．そのうち頭頸部での発生は3％程度とまれで，口腔に次いで鼻腔，皮下の頻度が高い．病理学的に悪性線維性組織球症や線維肉腫などとの鑑別が問題となる．免疫染色でα平滑筋アクチンやデスミンなどの証明が手がかりとなる．治療の第一選択は外科的切除であり，放射線療法や化学療法が補助的に用いられる．局所再発に加えリンパ行性，血行性転移もみられる．

平均加算
へいきんかさん
averaging

自発放電をはじめ不規則な電位変動や装置からの雑音に埋まって，そのままでは検出不能な一定潜時の微少反応を刺激開始時刻を基点として多数回加算して反応を検出する信号処理方法．n回の加算によりSN比は$\sqrt{n}$倍改善される．

平均聴力レベル
へいきんちょうりょくれべる
pure tone average (PTA)

純音聴力検査結果より会話音に対する聴力を表現することを目的として計算された各周波数の純音聴力レベルの平均値．種々の計算方法がある．500 Hz，1,000 Hz，2,000 Hzの純音聴力レベルを算術平均した3分法，1,000 Hzの聴力レベルを2倍し，これに500 Hz，2,000 Hzの聴力レベルを加えて4で除した4分法がよく使用される．職業性難聴では4,000 Hzの障害が大きいので1,000 Hzと2,000 Hzの聴力レベルを2倍し，これに500 Hzと4,000 Hzの聴力レベルを加えて6分する方法が用い

られる．ISO では 3 分法が勧告されている．

平衡機能検査
へいこうきのうけんさ
equilibrium test

身体平衡の状態を評価するための検査．身体平衡を保つために協調的に働く深部感覚系，眼球運動系，前庭系の検査を各個または同時に検査する．自発的な状態をみる検査と負荷刺激検査がある．直立検査，自発眼振検査，視標追跡検査などがあり，負荷刺激試験には温度刺激検査などが含まれる．結果の評価は直接観察する場合と，電気眼振図やビデオ眼振計などで記録するもの，さらにそれをコンピュータ解析する場合がある．

平衡訓練
へいこうくんれん
vestibular rehabilitation

前庭機能，深部知覚，視覚など平衡機能に直接関係する 3 種類の感覚器への刺激を反復して与え，前庭性左右不均衡の中枢性代償，前庭系・視覚系・深部固有知覚系の相互作用，中枢神経系の運動学習を促進させることが目的である．指標を交互にみる，手指を左右・上下に動かしその先端を目で追う，頭を左右・上下に振る，単脚直立，足踏み，歩行などが基本となる．

平衡障害
へいこうしょうがい
equilibrium disturbance

平衡は，耳鼻咽喉科領域では体姿勢平衡状態について示す．平衡障害はめまい症状に代表されるが，必ずしもめまい症状の訴えだけではなく，歩行障害，平衡感覚異常などを含めた総称をいう．体の動きや姿勢保持の体平衡バランスが障害される状態．

平衡聴覚神経
へいこうちょうかくしんけい
statoacoustic nerve
回前庭蝸牛神経(vestibulocochlear nerve)，第Ⅷ脳神経(8th cranial nerve)，内耳神経

☞前庭蝸牛神経（p.311）

閉鎖音
へいさおん
stops
回破裂音(plosive)

☞破裂音（p.415）

閉鎖不全耳管
へいさふぜんじかん
floppy tube
回脆弱性耳管(flaccid tube)

☞脆弱性耳管（p.287）

閉塞性角化症
へいそくせいかくかしょう
keratosis obturans(ラ)
㊃外耳道真珠腫

表皮由来の角化物の異常堆積により外耳道が閉塞し，全周性に拡大する疾患．若年者に多く，両側にみられることが多い．角化物の堆積による伝音難聴，耳痛が症状となる．外耳道真珠腫（external auditory canal cholesteatoma）と同義に扱われていたが，外耳道の骨破壊が全周性であり，限局性の骨びらん病変を伴わないなどの特徴から，狭義の外耳道真珠腫とは別な疾患として扱われるようになっている．

閉塞性睡眠時無呼吸低呼吸症候群
へいそくせいすいみんじむこきゅうていこきゅうしょうこうぐん
obstructive sleep apnea hypopnea syndrome

睡眠時無呼吸症候群の中で，原因が上気道の狭窄，または閉塞によるもの．上気道閉塞の原因として，肥満，扁桃肥大，小顎などがあり，その治療には NCPAP が最も有用である．閉塞性睡眠時無呼吸症候群は，高血圧や心血管疾患のリスクを増加させ，予後を低下させることがわかっている．

閉(塞性)鼻声
へい(そくせい)びせい
hyporhinolalia
㊃rhinolalia clausa(ラ)

鼻茸，鼻中隔弯曲症，鼻甲介の肥厚や腫脹，アデノイド増殖症などで固有鼻腔や上咽頭が閉塞され鼻腔共鳴がなくなって起こる独特な響き．m，n や ng 音はそれぞれ b，d，g と聞こえる．

閉塞性無呼吸
へいそくせいむこきゅう
obstructive apnea
㊃末梢性無呼吸(peripheral apnea)

呼吸に伴う気流が，少なくとも 10 秒以上停止した状態で，無呼吸中に呼吸努力が認められ，胸郭と胸壁は奇異運動を示す．

β-ラクタマーゼ非産生アンピシリン耐性インフルエンザ菌
べーたらくたまーぜひさんせいあんぴしりんたいせいいんふるえんざきん
β-lactamase negative ampicillin resistant Haemophilus influenzae
㊃BLNAR

BLNAR ともいわれる．ペニシリン系薬を不活化する酵素である β-ラクタマーゼを産生する 1980 年代からの耐性菌と異なる耐性である．菌が 2 つの細胞に分裂する際の仕切りを作る酵素，すなわち隔壁合成酵素をコードする遺伝子上に変異が生じた菌である．1ヵ所だけの変異では耐性レベルが軽度なので Low-BLNAR，2ヵ所に変異が挿入されると耐性レベルが上昇する．薬剤を作用させてもインフルエンザ菌は単に隔壁形成が阻害されて伸長化するだけで，溶解し難いのである．抗菌剤が体内から消失すると，伸長化した菌は元の桿菌へと短時間に戻る．

β-ラクタム
べーたらくたむ
β-lactam

環状の N-CO 結合をもつ化合物をラクタム（lactam）と総称する．ラクタムには，α，β および γ があるが β-ラクタムだけが抗菌剤として開発されている．β-ラクタム剤は細菌の形と堅さ

を保つ細胞壁の主成分，ムレイン生合成の最終段階を抑えて抗菌力を示す．細胞壁ムレインの生合成が抑えられると，菌は堅い保護膜がなくなるので高い内部浸透圧のため，ふくれあがり破裂して殺菌される．すなわち β-ラクタム剤は殺菌性のすぐれた抗菌剤である．明らかな質的選択毒性を示し，副作用の最も少ない化学療法剤として広く使われている．

ベーチェット病
べーちぇっとびょう
Behçet disease

口腔粘膜の再発性アフタ性潰瘍，外陰部潰瘍，眼症状，皮膚症状を主症状とする難治性の炎症疾患．病因は不明であるが，HLA-B51 の高い陽性率や連鎖球菌感染症との関連が知られ，遺伝的素因と環境因子の関与が疑われる．20〜40 歳代の青壮年期に好発し，やや男性に多い．再発性アフタ性口内炎はほぼ全例でみられる．大部分は慢性の経過をたどるが，中枢神経病変（神経ベーチェット），消化器病変（消化器ベーチェット）や血管病変（血管ベーチェット）は予後を左右する．神経ベーチェットでは聴力障害や平衡障害を合併しうる．

ヘールフォルト症候群
へーるふぉるとしょうこうぐん
Heerfordt's syndrome
同 uveoparotid fever

サルコイドーシスによる末梢性顔面神経麻痺，虹彩ブドウ膜炎，耳下腺腫脹，発熱を主徴としたものをいう．サルコイドーシスは多臓器を障害する疾患であるが，その障害は肺門・縦隔リンパ節 86％，肺 32％，眼 45％，皮膚 11％と続き，末梢神経障害は 2％程度である．最も有効な薬剤は副腎皮質ステロイドである．

ベケシー型オージオメータ
べけしーがたおーじおめーた
Békésy audiometer
同 自記オージオメータ (self-recording audiometer)，ベケシー・オージオメータ

☞ 自記オージオメータ（p.223）

ベツォルト膿瘍
べつぉるとのうよう
Bezold abscess

急性乳様突起炎の波及により胸鎖乳突筋内側に膿瘍形成を生じたもので，流注膿瘍ともいわれる．乳様突起先端内側を膿瘍が穿破した場合に生じ，乳突腔外側の骨膜下に膿瘍を形成する通常の乳様突起炎とは病態が異なる．乳様突起先端およびその下方に強い腫脹がみられ，斜頸を生じる．

PET
ぺっと
同 ポジトロン断層撮影法
(positron emission tomography)

☞ポジトロン断層撮影法（p.478）

ペニシリン感受性肺炎球菌
ぺにしりんかんじゅせいはいえんきゅうきん
penicillin susceptible *Streptococcus pneumoniae*

米国臨床検査標準委員会（NCCLS）の標準法では，肺炎球菌のうちペニシリンGに対するMIC値が0.06μg/ml以下の株をペニシリン感受性肺炎球菌（PSSP）としている．但し，対象疾患や抗生物質投与方法別に再検討も行われている．☞ペニシリン耐性肺炎球菌（同頁）

ペニシリン結合蛋白質
ぺにしりんけつごうたんぱくしつ
penicillin binding protein

細菌の産生する，細菌細胞壁合成に関与する酵素群（ムレイン架橋酵素）．ペニシリン系などのβ-ラクタム系抗生物質の作用点で，結合すると酵素機能が阻害される蛋白質である．

ペニシリン耐性肺炎球菌
ぺにしりんたいせいはいえんきゅうきん
penicillin resistant *Streptococcus pneumoniae*
同 PRSP

1967年にオーストラリアで初めてペニシリン耐性肺炎球菌（PRSP）が分離され，1980年代後半からは，欧米のみならずわが国でも分離頻度が増加した．抗生物質の各細菌に対する感受性は，抗生物質の薬理動態と力学および最低阻止濃度（MIC）によって決定される．米国臨床検査標準委員会（NCCLS）の標準法では，肺炎球菌のうちペニシリンGに対するMIC値が2μg/ml以上の株を耐性としている．但し，対象疾患や抗生物質投与方法別に再検討も行われている．耐性は，ペニシリン結合蛋白質に異変が認められ，ペニシリンに対する結合性が低下しているもので，諸々の遺伝子が関与していると考えられている．

ヘリコトレマ
helicotrema
同 蝸牛孔

☞蝸牛孔（p.68）

ベルタン軟骨
べるたんなんこつ
Bertin cartilage
同 蝶形骨甲介(sphenoid concha)

蝶形骨の前面の鼻腔に面する正中線には鉛直に走る蝶形骨稜という線状隆起があるが，この両側部の薄い骨板をいい，蝶形骨洞を前方から被う．

ヘルツ
hertz

振動数または周波数の単位記号で，単位時間1秒あたりの周波数を示す．単位記号は，Hz．1960年，国際度量衡会議で決められた統一単位記号であり，サイクル/秒（cps）は旧称である．

ヘルパーT細胞
へるぱーてぃーさいぼう
helper T cell
回 Th

T細胞のうち，細胞表面にCD4抗原を発現する細胞．サイトカイン産生パターンによってTh1細胞，Th2細胞，Th17細胞に分けられる．Th1細胞はIL-12の作用によりナイーブT細胞から分化し，IFN-γなどを産生し，細胞内寄生体の排除や細胞性免疫に関与する．Th2細胞はIL-4の作用により分化し，IL-4，IL-5やIL-13などのサイトカインを産生し，細胞外寄生体の排除やアレルギー疾患の成立に関与する．Th17はTGF-βおよびIL-6やIL-23の刺激により分化し，IL-17Aなどを産生し，多発性硬化症などの自己免疫疾患の病態に関与する．

ヘルパンギーナ
herpangina

主としてコクサッキーA群ウイルス，ほかにエンテロウイルスにより起こり，乳幼児，小児に多い．咽頭痛，頭痛を伴い突然の発熱で発症する．口蓋垂，軟口蓋，扁桃周辺の粘膜に小水疱，小潰瘍が左右対称性に生じる．治療は対症療法．合併症はまれで7日目までに軽快する．

ヘルペスウイルス科
へるぺすういるすか
Herpesviridae

ヘルペスウイルス科に属するDNA型ウイルスの総称で，エンベロープを有する．その種類は約100種類に及ぶ．人を宿主とするヘルペスウイルスは8種類が知られている．ヘルペスウイルス感染の多くは不顕性感染として持続的に潜伏感染する．

ヘルペス性歯肉口内炎
へるぺすせいしにくこうないえん
herpetic gingivostomatitis

単純ヘルペス（I型）に初めて乳幼児が感染した時に発症する．1～3歳の乳幼児が急に39度近くの高熱が出て，咳，鼻水など急性上気道感染症の症状がないときに，本疾患を疑う．①舌の口内炎，②口唇の口内炎と発赤，腫脹，③歯肉の発赤，腫脹が特徴．口内炎は多発するため，食事も取れないほど痛くなる．潜伏期4～5日で症状持続7～10日．初期には診断が困難．治療法：ゾビラックス　1日4回服用，5日間．感染対策：よだれからうつる口内炎が完全に治るまで，保育所や幼稚園は休ませる．

ベル麻痺
べるまひ
Bell's palsy
回 特発性顔面神経麻痺
（idiopathic facial palsy）

最も頻度の高い顔面神経麻痺．顔面神経麻痺の6割以上はベル麻痺である．かつてベル麻痺は特発性顔面神経麻痺と呼ばれていたが，ベル麻痺の大半の症例では単純ヘルペスウイルスの再活性化が原因であることが明らかになってくるにつれて，特

発性顔面神経麻痺という呼称は使われなくなってきている．ベル麻痺は無治療であっても7割が完治する．治癒率を向上させるため発症早期にステロイドや抗ウイルス薬が投与されることがある．臨床的にベル麻痺と診断される症例の中には，完全麻痺をきたす頻度が高く予後不良な無疱疹性帯状疱疹（zoster sine herpete）が存在する．

ベロ毒素
べろどくそ
verotoxin

病原性大腸菌の一グループである腸管出血性大腸菌（EHEC）が産生する外毒素である．志賀様毒素とも呼ばれる．EHECや赤痢菌が主に腸内で産生したベロ毒素は腸管上皮細胞に作用して出血性の下痢を起こすだけでなく，一部は血液中に吸収されて全身に移行する．腎臓にベロ毒素が作用すると，溶血性尿毒症症候群（HUS）の原因になり，生命に関わる．

偏倚
へんい
deviation

迷路障害，中枢障害時の筋緊張不均衡により生じる現象．迷路は，眼筋・全身の骨格筋に一定の筋緊張を与えており，一側あるいは左右差のある両側性前庭機能障害があると眼筋，四肢，軀幹筋の筋緊張に左右差をきたし，姿勢に偏倚が現れる．偏倚現象の検出には，上肢では指示・書字検査，下肢では足踏み検査，歩行検査が行われる．

辺縁性歯周炎
へんえんせいししゅうえん
marginal periodontitis

炎症性病変が歯肉縁に始まり歯周組織に拡大したもので，以前は歯槽膿漏，最近は歯周病とも称されている．歯周炎は発生過程から辺縁性歯周炎と根尖性歯周炎に大別される．後者は歯髄の炎症が根尖孔を通して周囲組織に拡大したもので，両者の成立過程がまったく異なるため，病態，症状，治療もそれぞれに特徴があり，別個に考える必要がある．

変声
へんせい
mutation of voice

思春期に起こる声の変化．声変わりともいう．11～14歳ごろに比較的短期間に声の音域や音色が変化する．男女ともにみられるが，男性で顕著であり，第二次性徴として重要である．男性ホルモン作用による甲状軟骨の発達，声帯の長さ，厚み，質量の増加により起こる．声の高さが男性で約1オクターブ，女性で2全音程度低下する．

変声障害
へんせいしょうがい
disturbance of adolescent voice change
圓 mutational dysphonia

男性で思春期に起こる変声（声変わり）が正常に経過しない場合の音声障害．声変わりが長い期間に及び，声の翻転がしばしば起こる遷延性変声と変声期を過ぎても裏声様の発声が続く持続性裏声発声に分類される．甲状披裂筋と輪状甲状筋との協

調がうまくいかず，地声発声が円滑にできないことによると考えられているが，その背景には思春期の急激な心身の変化を受容できないなどの適応障害や心因性要因がみられることもある．治療としては喉頭隆起を後下方に押し下げながら発声させるKayser-Gutzmann法などの音声治療が有効である．

片側性鼻閉
へんそくせいびへい
unilateral nasal obstruction

乳幼児，小児における鼻内異物，鼻中隔弯曲症，急性副鼻腔炎，癌を含む鼻副鼻腔腫瘍，上顎洞性後鼻孔ポリープ（antrochoanal polyp）などにより起こる．

偏中心回転
へんちゅうしんかいてん
eccentric rotation

回転検査を行う場合は一般的には水平半規管が地面と水平になるような位置に被験者を座らせて回転刺激を加える（垂直軸回転）．回転角加速度により水平半規管が刺激され，半規管−眼反射により眼振が解発される．偏中心回転では被験者を，回転軸中心から離れた位置に座らせて回転刺激を加える．回転角加速度のみならず法線加速度・接線加速度が被験者頭部に加わる．刺激様式には，定速度回転刺激と振子用回転刺激の2種類がある．定速度回転刺激では半規管−眼反射は生じない．回転により生じた法線加速度と重力加速度（g）が耳石器で感受された結果被験者は，回転中心から外向きの傾斜感覚を覚える．振子様回転刺激では，回転角加速度のみならず法線および接線加速度が被験者頭部に加わる．この法線および接線加速度は耳石器により感受され，半規管−眼反射と耳石−眼反射の両者に由来する眼振が解発される．0.01 Hzのような低周波数では法線加速度，0.64 Hzのような高周波数では接線加速度が主体となる．

変調周波数
へんちょうしゅうはすう
modulation frequency (MF)

聴性定常反応に用いられる刺激音の変調波形の周波数．変調周波数40 Hz付近の刺激音に対する聴性定常反応は，覚醒時に良好な反応を示すが，睡眠時には反応振幅は低下する．これに対して80～100 Hzの刺激音に対する反応は睡眠時に良好な反応を示す．

変調周波数追随反応
へんちょうしゅうはすうついずいはんのう
amplitude modulation following response (AMFR)

正弦波的振幅変調音による聴性定常反応．変調周波数に一致するサイン波状の波形を呈する．混合変調音やAM^2（☞正弦波的振幅変調音）による聴性定常反応より反応性は劣るが，周波数特異性は高い．覚醒時に40 Hz AMFR，睡眠時に80 Hz AMFRを用い，フーリエ変換を応用した閾値解析法を用いて十

分な時間をかけて検査すれば，オージオグラムによく一致する反応閾値パターンが得られる．

扁桃
へんとう
tonsil

　口蓋扁桃，咽頭扁桃，舌扁桃，耳管扁桃からなり，粘膜関連リンパ組織に包括される．第2内鰓溝から発生し，組織学的には粘膜上皮とリンパ球が混在するリンパ上皮共生が存在する．年齢とともに退縮傾向がみられる．以上より中枢性リンパ組織に類似した特徴をもつ一方，抗体産生能があること，抗原刺激による増殖反応，リンパ濾胞形成をすることから，機能的には末梢リンパ組織の性格をもつとされる．☞ワルダイエル咽頭輪（p.534）

扁桃陰窩洗浄法
へんとういんかせんじょうほう
tonsillar crypts rinsing test

　扁桃打消し試験法の一つ．扁桃陰窩を生理食塩水などで洗浄し，扁桃膿栓などの陰窩内容物を洗い流す方法．通常約1週間連続して施行する．洗浄後の原疾患の症状の変化により診断する．

扁桃打消し試験
へんとううちけししけん
annulation test of tonsil

　扁桃病巣感染症の診断法の一つ．扁桃陰窩洗浄法，陰窩吸引法，インプレトール注射法がある．これらの処置で扁桃の炎症をとることにより原疾患の症状が軽快する（陽性）かどうかで扁桃との関連性について診断する．

扁桃窩
へんとうか
tonsillar fossa
回 扁桃洞

　扁桃洞と同義，前および後口蓋弓の間の凹窩．口蓋扁桃が入る．

扁桃結石
へんとうけっせき
tonsillolith

　拡大した扁桃陰窩の石灰性結石．炎症により生じるとされる．

扁桃周囲炎
へんとうしゅういえん
peritonsillitis

　急性扁桃炎がさらに進行し，扁桃床の被膜を超えて周囲に波及したものである．扁桃機能の年齢的退行が関係し，炎症が主として濾胞間組織に発生し被膜を破り周囲組織に波及しやすくなると考えられている．発熱，片側の咽頭痛，嚥下痛が著明である．さらに進行し被膜と扁桃収縮筋の間に膿瘍を形成すると扁桃周囲膿瘍となる．扁桃周囲炎では抗菌薬治療を行う．好気性菌ではA群β溶連菌が多く，膿瘍では嫌気性の検出頻度が高くなる．

扁桃周囲膿瘍
へんとうしゅういのうよう
peritonsillar abscess

扁桃周囲炎が進行し，扁桃被膜と扁桃収縮筋の間に膿瘍を形成したものである．発熱，咽頭痛，嚥下痛が高度で，含み声となる．咽頭は口蓋垂が健側に偏位し，患側の扁桃周囲の発赤腫脹が著明である．膿汁から好気性菌ではA群β溶連菌が多いが，嫌気性菌の検出率は半分以上にのぼる．抗菌薬治療と膿瘍の切開排膿を行う．放置すると膿瘍が自潰し症状が軽減することもあるが，深頸部膿瘍，縦隔膿瘍となり致命的ともなり得る．糖尿病などの合併症がある場合には特に注意が必要である．

扁桃組織
へんとうそしき
tonsillar tissue

粘膜上皮とリンパ球が混在するリンパ上皮共生が存在する．口蓋扁桃には陰窩と呼ばれる小洞が存在し，その表面積は咽頭粘膜全体の6.5倍あるとされる．このため外来抗原との接触に都合がよい．また陰窩上皮にはM細胞と類似の細胞が観察されることから，抗原の取り込み，情報伝達を行っていると考えられる．扁桃内には二次リンパ小節（リンパ濾胞）が多数みられる．リンパ濾胞は，中型から大型のリンパ球，濾胞樹状細胞やマクロファージなどが存在する胚中心と小リンパ球主体の暗殻からなる．暗殻にはIgM，IgD陽性B細胞が多く，胚中心ではIgG，IgM，IgA陽性B細胞がみられる．リンパ濾胞間領域は大部分T細胞が占めるが，形質細胞，マクロファージもみられる．

扁桃洞
へんとうどう
tonsillar sinus
回 扁桃窩(tonsillar fossa)

☞扁桃窩（p.470）

扁桃肥大
へんとうひだい
tonsillar hypertrophy

口蓋扁桃の肥大を単に扁桃肥大と呼ぶことが多い．扁桃を構成するリンパ球，間質成分，線維成分の増加によって肥大すると考えられている．一般には2，3歳ごろから肥大し，4，5歳で急激に大きくなり，就学後は退縮することが多いが，退縮の時期は個体差が大きい．肥大のために呼吸，嚥下に支障がある場合や反復性扁桃炎があると扁桃摘出術の適応となる．大きさの基準は第Ⅰ～Ⅲ度と3段階に分類されることが多い．

扁桃誘発試験
へんとうゆうはつしけん
provocation test of tonsil
旧 扁桃打ち消し試験

扁桃病巣感染症の診断法の一つ．扁桃を物理的・人工的に刺激することにより診断する．誘発試験の方法として，直接扁桃を刺激するマッサージ法と間接的に刺激する超短波刺激法がある．診断は原疾患の症状の増悪，体温の上昇，誘発前後の白血

球数の変化，尿所見の変化などで総合的に判断する．扁桃誘発試験，打消し試験ともに最近では一部の施設でしか行われなくなってきている．

ベント付きイヤモールド
べんとつきいやもーるど
vented earmold

補聴器で増幅した音を外耳道から鼓膜に導く音道とは別に，補聴器を装用することで遮断された外耳道内部と外気とをつなぐ側管（ベント）を設けたイヤモールド．このベントの作用は①外耳道内の通気と静圧を図る，②補聴器の音響的な特性を変化させる，③密閉効果（耳閉感）の軽減などがある．これらの効果は，ベントの太さ・長さ・形状など設計を変えることによって調整できる．

ペンドレッド症候群
ぺんどれっどしょうこうぐん
Pendred syndrome
⑭前庭水管拡大症

感音難聴と甲状腺腫を伴う症候群．小児期発症の感音難聴の約10%を占め症候群性難聴の中では最も多い．原因遺伝子として*SLC26A4*およびその転写因子を活性化する*FOXI1*が知られている．前庭水管拡大を伴う感音難聴と同じ原因遺伝子が引き起こす一連の疾患群と考えられている．難聴は変動しながら進行することが多く，約70%でめまいを伴う．甲状腺腫は思春期以降に顕著になる場合が多い．常染色体劣性遺伝形式を取る．

扁平上皮癌
へんぺいじょうひがん
squamous cell carcinoma

上皮性の悪性腫瘍の一つである．主に皮膚・粘膜などの重層扁平上皮より発生し，耳鼻咽喉科・頭頸部領域の悪性腫瘍において最も多い組織型である．分化度に応じて高分化型，中分化型，低分化型扁平上皮癌に分類される．他の組織型と比較して，放射線感受性が高い傾向がある．喫煙，飲酒の慢性的な曝露と，癌抑制遺伝子の欠落が発癌の要因としてあげられている．

扁平上皮性乳頭腫
へんぺいじょうひせいにゅうとうしゅ
squamous papilloma

扁平上皮より発生する良性腫瘍の一つである．頭頸部領域の良性腫瘍の中で最も多く，特に鼻副鼻腔と喉頭に多い．その発生にはヒト乳頭腫ウイルス（*human papilloma virus*：HPV）が関与しており，6型と11型が多い．臨床的特徴は，一次治療後の再発が多いこと，一定の率で癌化が起こることである．

鞭毛
べんもう
flagellum

すべてではないが多くの細菌が移動のために使用する運動器官である．エネルギーを利用して鞭毛を回転させ移動を可能にしている．鞭毛には2種類があって菌の周囲に数本の鞭毛構造（周鞭毛構造）を有する大腸菌，サルモネラ菌，枯草菌などと，1本の鞭毛構造（単鞭毛，極鞭毛構造）を有するコレラ菌，緑膿菌やカンピロバクターなどがある．鞭毛は蛋白質成分で構成

され，基本構造は基部，フック，フィラメントで構成されている．

ほ

ボイスプロテーゼ
voice prosthesis

気管食道シャント部に挿入する補綴物．喉頭摘出時に一期的に挿入する方法と後日二期的に挿入する方法がある．

ヴォイト神経
ぼいとしんけい
Voit's nerve

上前庭神経からの分枝で球形囊斑の上部に分布する．球形囊斑を支配する3つの神経（下前庭神経，Voit 神経，蝸牛神経）の中で，大きさは2番目だが，神経線維数は最多であるとされている．

母音
ぼいん・ぼおん
vowel

言語音を構成する音韻のうち，声帯原音が，舌の位置と形（前後・上下）で決まる口腔と咽頭腔の音響フィルタによって特有の音色になった持続音．日本語の標準語では5母音がある．音響フィルタの極大周波数をホルマント（formant）と呼び，低い周波数から2つの極大であるF1とF2でどの母音かほぼ決まる．母音と母音の間や子音との間は，舌の形と位置が変わるためにホルマントの推移があり，特に速い発話で音韻弁別の手掛かりになる．

傍咽頭間隙
ぼういんとうかんげき
parapharyngeal space
同 副咽頭間隙

頭蓋底を底面，舌骨大角を頂点とする逆三角錐の間隙で，咽頭収縮筋を内側に，内側翼突筋，耳下腺深葉を外側とし，後方は椎前筋膜を主な境界とする間隙．茎状突起やこれに起始をもつ茎突咽頭筋腱膜などにより茎突前間隙と茎突後間隙に分ける．茎突後間隙の内部に内頸動脈，静脈，舌咽，迷走，副，舌下，交感神経などがある．

傍咽頭間隙膿瘍
ぼういんとうかんげきのうよう
parapharyngeal abscess

原因は扁桃・咽喉頭炎，次いで歯牙の感染波及が多い．起炎菌はA群連鎖球菌と嫌気性菌の *Bacteroides*，*Peptostreptococcus* の混合感染が多い．高熱と頸部痛・腫脹を生じ，頸胸部造影CTが蜂窩織炎との鑑別や進展範囲の評価に有用である．縦隔に波及するとしばしば致死的となるので，早期に切開，排膿し，ペニシリン系もしくはカルバペネム系とクリンダマイシンを併用で点滴投与する．

防音室
ぼうおんしつ

外からの騒音を遮断できる室，または室の内部の騒音を外に漏らさない室．いいかえると，遮音構造の十分な室．純音聴力

sound proof room　検査の場合，30 フォン以下の騒音レベルであれば測定値に影響を与えない．

傍胸骨裂孔ヘルニア
ほうきょうこつれっこうへるにあ
parasternal hernia
同 モルガニー裂孔ヘルニア (Morgagni hernia)

☞モルガニー裂孔ヘルニア（p.506）

放射性(同)位体
ほうしゃせい(どう)いたい
radioisotope

同じ元素でありながら中性子数の異なる原子核（核種）を同位体と呼ぶが，その中で構造が不安定なため放射線を出しながら自然に壊れていくもの．シンチグラフィー（^{99m}Tc，^{67}Ga，^{123}I など），外照射（^{60}Co など），小線源治療（^{192}Ir，^{125}I など）など医療のさまざまな分野で応用されている．

放射性免疫吸着試験
ほうしゃせいめんえききゅうちゃくしけん
radioimmunosorbent test (RIST)

血清総 IgE 量を測定する検査法．原法では ^{125}I で標識された IgE を用いていたが，現在では酵素あるいは蛍光標識された抗 IgE 抗体を用いた抗原抗体反応による測定（CAP，FAST など）が一般的である．血清総 IgE 量は寄生虫感染やアレルギー疾患で高値を示し，アレルギーの有無の診断には有用である．しかしながら，アレルギー性鼻炎単独，特に花粉症単独の場合には正常値を示す場合が多い．アトピー性皮膚炎やアトピー型気管支喘息の合併例では高値をとることが多い．

放射線アレルゲン吸着試験
ほうしゃせんあれるげんきゅうちゃくしけん
radioallergosorbent test

血清抗原（アレルゲン）特異的 IgE 抗体の試験管内検出法．原法では ^{125}I で標識された抗 IgE 抗体を用いていたが，現在では酵素あるいは蛍光標識された抗 IgE 抗体を用いた抗原抗体反応による測定（CAP など）が一般的である．皮膚テストの欠点（疼痛，薬物使用による影響など）を補うことができるが，高価で結果を得るのに数日を要する欠点がある．最近では MAST など同時多項目測定法も行われているが，感度と特異性の高いテストを選ぶ必要がある．

放射線脊髄炎
ほうしゃせんせきずいえん
radiation myelitis

放射線治療後に晩期合併症として起こる．血管障害によるものと考えられている．障害を受けた部位から下位に麻痺症状が出現する．耳鼻咽喉科・頭頸部外科の場合は，転移病巣に対する照射以外は，ほとんどが頸部に対する照射であるため，放射線頸髄症に遭遇することが多くなる．手先のしびれなどの症状で発症することが多い．有効な治療法はないとされている．

放射線皮膚炎
ほうしゃせんひふえん
radiation dermatitis

放射線治療や放射線被曝事故などにより放射線を浴びることで発生する皮膚の異常．短期間に大量被曝したために起こる急性放射線皮膚炎では，症状の程度により，皮膚の発赤，水疱形成，びらん，痛みなどを認め，重傷の場合には潰瘍を生ずることもある．長期間にわたり少量被曝を繰り返したために起こる慢性放射性皮膚炎では，色素沈着や皮膚の萎縮がみられ，皮膚がんの発生を認めることもある．

放射線誘発癌
ほうしゃせんゆうはつがん
radiation induced cancer
回 radiation related cancer

放射線被曝が原因となって発生したと考えられる癌．原爆やチェルノブイリ原発事故など特殊な状況を除けば，現在ではそのほとんどが放射線治療によるものである．放射線誘発癌は放射線治療に伴う晩期有害事象の一つと考えられるが，その発生頻度は非常に低く，放射線治療例の1％程度と考えられている．

放射線療法
ほうしゃせんりょうほう
radiotherapy

放射線が有する生物学的特性を利用して疾患を治療する方法で，現在ではほとんどの場合，癌治療を目的として行われる．癌細胞と正常細胞とでは，放射線感受性および照射障害からの回復力が異なるため，癌細胞のみを選択的に傷つけることが可能となる．放射線療法は，放射線を体の外から当てる外照射と，体の内部に放射線源を入れて照射する腔内照射・組織内照射とに大きく分けられる．局所療法であり，全身への影響が比較的小さい．外科手術と異なり切らずに治すため，臓器の温存が可能である．外科手術や化学療法と組み合わせて集学的治療が行われる機会も増え，特に化学放射線療法は頭頸部癌などの治療において重要な役割を果たしている．照射計画へのコンピュータの導入，陽子線治療，重粒子線治療，強度変調放射線治療（IMRT）など近年の技術的進歩はめざましく，放射線療法の安全性および治療効果は大きく向上している．

傍神経節腫
ほうしんけいせつしゅ
paraganglioma
類 グロムス腫瘍（glomus tumor）

神経稜（neural crest）細胞由来の傍神経節から発生する神経内分泌腫瘍．副腎外褐色細胞腫とも呼ばれるが，臨床的にカテコールアミン分泌の認められる症例は1～3％程度である．後腹膜，後縦隔，肺，頭頸部に好発し，頭頸部では鼓室内，頸静脈球部，頸動脈小体，迷走神経から発生することが多い．通常は良性腫瘍であり切除により治癒するが，まれに悪性腫瘍も存在する．

疱疹後神経痛
ほうしんごしんけいつう

水痘・帯状疱疹ウイルス感染後に起こる神経因性疼痛である．帯状疱疹発症者の10～15％が本症に移行するといわれている．

postherpetic neuralgia

急性帯状疱疹による皮疹の部位に一致して，皮疹消失後に慢性の疼痛が出現する．痛みの性状は持続的な灼熱痛や拍動痛，刺痛のほか，間欠（歇）的な鋭い電撃痛などである．また軽微な刺激で痛みが誘発されるアロディニアも多くみられる．三環系抗うつ剤，抗けいれん剤，オピオイドなどの薬物療法の他，神経ブロックが治療として行われるが難治な場合も多い．

傍正中位
ほうせいちゅうい
回 副正中位（paramedian position）

☞副正中位（p.451）

傍正中橋網様体
ほうせいちゅうきょうもうようたい
paramedian pontine reticular formation

脳幹の橋にある傍正中橋網様体（PPRF）は，その障害により障害側への水平性共同注視が障害されることから，水平注視中枢（側方注視中枢）と呼ばれている．その機能は注視のためのsaccade（衝動性眼球運動）のgeneratorである．PPRF近傍のpause neuronがsaccadeのtriggerになり，PPRF内のburst neuronが興奮して同側眼の外直筋と対側眼の内直筋を収縮させると，水平性のsaccadeが発生し，両眼が興奮したPPRFの方向に向く．

傍声門間隙
ほうせいもんかんげき
paraglottic space
回 声門周囲腔

解剖学的には両側声帯と側方を甲状軟骨，輪状軟骨の軟骨膜，後方は梨状陥凹粘膜に囲まれた部位をさし，前上方は前声門間隙とつながっている．喉頭癌とりわけ声門癌の進展経路として重要なルートである．

放線菌症
ほうせんきんしょう
actinomycosis

ヒト消化管粘膜の固有細菌叢構成菌であるアクチノミセス・イスラエリイ（*Actinomyces israelii*）を中心とする，グラム陽性無芽胞の嫌気性または微好気性の細菌であるアクチノミセス属の菌種などが，粘膜の破綻部位から侵入することによって起こる，膿瘍形成や瘻孔形成などを特徴とする慢性感染症．放線菌症は臨床的に，①頸部・顔面，②胸部，③腹部，④中枢神経系に分類される．

蜂巣炎
ほうそうえん
phlegmon
回 cellulitis

化膿性炎症の一つの型．局所の強いびまん性浮腫と，組織内への多核白血球のびまん性浸潤を特徴とし，細胞間質を広範囲に融解し細胞実質を壊死分解させる疎性結合織に生じた進行性の急性化膿性炎症．膿が組織内や体腔などに限局する膿瘍や蓄膿とは区別される．

膨大細胞腫
ぼうだいさいぼうしゅ
oncocytoma
回好酸性細胞腺腫
(oxyphilic cell adenoma), 好酸性顆粒細胞腫(oxyphil granular cell adenoma), オンコサイトーマ

豊富なミトコンドリアを含む好酸性顆粒状の胞体を有し, 大きな核小体と小円形の核を伴う膨大細胞の増殖を主体とする上皮性良性腫瘍. 腎, 唾液腺, 甲状腺などに発生する. 甲状腺に発生する膨大細胞腫では, 個々の細胞の形態が癌と区別しにくいことが多く, 被膜浸潤, 脈管浸潤, 転移のいずれも認められないことにより良性と診断する. 甲状腺膨大細胞腫は濾胞腺腫の特殊型と考えられている.

膨大細胞腫癌
ぼうだいさいぼうしゅがん
oncocytic carcinoma

大きな好酸性の胞体を有する膨大細胞の増殖を主体とし, 浸潤性増殖を示す悪性腫瘍. 非常にまれな疾患であり, 唾液腺, 甲状腺, 乳腺, 副腎などにみられる. 甲状腺に発生する膨大細胞腫癌では, 個々の細胞の形態が良性の膨大細胞腫と区別しがたいものが多く, 被膜浸潤, 脈管浸潤, 転移のいずれかの存在により癌と判定する. 甲状腺膨大細胞腫癌は濾胞癌の特殊型と考えられている.

ボウハンター発作
ぼうはんたーほっさ
bow hunter's stroke

ボウハンター発作は, 頭部の回転によって椎骨動脈がC1-C2のレベルで狭窄し, 椎骨脳底動脈循環不全の症状を呈する疾患であり, 頸性めまいの一種である. 椎骨脳底動脈循環不全の原因の一つとして, 1978年にSorensenによって初めて報告された. 脳幹梗塞の危険性がある.

ボーマン腺
ぼーまんせん
Bowman's gland

腺房は嗅上皮の下の固有層に位置し, 排泄管が鼻腔に向かう. リゾチーム, アミラーゼ, IgAを分泌し, 漿液腺に似る. 腺からの分泌物の組成は不明であるが, 嗅素に結合する蛋白は産生しない. ☞嗅腺 (p.117)

歩行検査
ほこうけんさ
gait test

正面に向かって歩く時に, 平衡障害があると真っ直ぐ歩くことができない. 患側に左右差がある時には患側に偏倚していく現象を示す. 平衡障害や歩行障害の程度を評価するために, 直線歩行ができた数や距離についての定量的評価を行う. 身障者認定や労災認定などの歩行障害の評価としても使われる. 最近は, 足底面に圧センサーをつけた機器によって歩行を行わせ, 足圧からみた歩行解析なども行われている.

ボコーダ
vocoder

音声圧縮技術の一種. 音声の生成過程に関するモデルを想定し, 音声波からモデルを記述するパラメータを分析, 抽出し伝送し, 分析側と同一モデルを用いて音声波を合成する. 通常は無段階である人間の音声を単純なデジタル信号に変換すること

ポジトロン断層撮影法
ぽじとろんだんそうさつえいほう
positron emission tomography
⦿PET（ペット）

核医学検査の一つ．トレーサとして陽電子放出核種で標識した化合物を用い，陽電子と生体組織の水分子中の電子とが対消滅して生じる消滅放射線を計測する．トレーサとしてはブドウ糖類似物質18-フルオロデオキシグルコース（FDG）がよく用いられる．FDGは糖代謝の盛んな組織，例として脳や活動中の筋肉，炎症，悪性腫瘍に集積するため，FDG-PETは特に悪性腫瘍の転移・再発巣の検出に有用．

補充現象
ほじゅうげんしょう
recruitment(phenomenon)
⦿リクルートメント

内耳障害など，ある種の聴覚障害において，刺激音レベルの増加に対して，正常者よりも大きな割合で，音の大きさ（ラウドネス）が増大する現象．検査法としては，バランステスト，IDL検査，SISI検査，MCL検査，UCL検査などがあり，自記オージオメトリでもJerger分類Ⅱ型では補充現象陽性を示すものである．

補助化学療法
ほじょかがくりょうほう
adjuvant chemotherapy

悪性腫瘍の根治的治療を目的とした手術や放射線照射の効果を補助するために行われる化学療法であり，主に手術や照射の後に施行される．生存延長に寄与するかのエビデンスは，今のところ明確ではない．

補助-調節換気(呼吸)
ほじょ-ちょうせつかんき(こきゅう)
assist-control ventilation

調節換気とは自発呼吸のない患者に用いる人工呼吸器による強制換気方法である．補助換気とは患者の呼吸を感知して気道に陽圧をかけ，患者の自発呼吸を補助する換気方法である．補助-調節換気はこれらを組み合わせて行う換気法のことである．この場合，強制換気であっても，自発呼吸であっても，1回換気量としては設定された一定のものとなる．

補正的サッケード
ほせいてきさっけーど
⦿修正的サッケード(corrective saccade)，修正衝動運動

☞修正的サッケード（p.244）

保存的中耳根治手術
ほぞんてきちゅうじこんちしゅじゅつ

外耳道後壁削除による乳突削開を，鼓室腔を保存して行う術式である．中耳根治手術とは，中耳伝音系である鼓膜，耳小骨，鼓室腔を保存する点で異なる．1910年Bondyがこの方法を用

conservative radical operation
同 modified radical mastoidectomy
類 atticoantrotomy

いた真珠腫手術を発表したため，Bondy手術と称されることもある．しかし古典的なBondy手術とは乳突腔深部に真珠腫上皮を保存して外耳道に開放するものである．一方，保存的中耳根治術という名称は，真珠腫上皮温存の有無を問わずに用いられるので同義ではない．☞中耳根治(手)術（p.346），聴保中耳根治(手)術（p.357），聴力保存耳根本術（p.357）

補体結合反応
ほたいけつごうはんのう
complement fixation reaction

抗原抗体複合体と補体が結合する反応．抗原と抗体の特異的結合を定量する方法である補体結合試験（complement fixation test）に用いられる．一定量の補体を加えて抗原と抗体を反応させると，反応の強さに従って補体が消費される．残った補体量をヒツジ赤血球・抗ヒツジ赤血球抗体・補体複合体の形成による溶血反応で測定する．溶血が起こらない場合は補体が消費されたことを示し，十分量の抗体が存在したと考えられる．

補体第5成分
ほたいだい5せいぶん
complement factor5

補体成分の一つ．分子量約180,000の蛋白で，α鎖とβ鎖がS-S結合で架橋された構造をもっている．第1経路あるいは第2経路で生成されたC5転換酵素によりC5aおよびC5bに分解される．C5aはアナフィラトキシンとしての活性をもち，肥満細胞や好塩基球のレセプターに結合し，ケミカルメディエーターの分泌を誘導する．C5bにはC6-C9が結合し，膜侵襲複合体を形成し，細胞溶解反応が誘導される．本成分が欠乏する（C5欠損症）と膜侵襲複合体が形成できず，殺菌や溶菌が障害され，特にナイセリア属の細菌感染症を起こす．

母胎免疫
ほたいめんえき
maternal immunization

胎児が母胎内で受ける，母体からの受動免疫．胎児は，胎盤を介して母体から主にIgG分画の免疫グロブリンを受けるために，麻疹・水痘・風疹などの疾患に罹患しないか，罹患してもきわめて軽症ですむ．しかし，これらのIgG受動免疫は生後6ヵ月頃までには消失する．

補聴器
ほちょうき
hearing aid
同 hearing instrument

音を増幅して話声の聴取を援助する機能を備えた携帯できる医療機器で，聴覚に障害をもつ人の聞こえを支援することを目的とする．通常，マイクロホン，電子回路，イヤホンまたは骨導振動子からなる．マイクロホンで音を電気信号に変換し，電子回路に取り込んで増幅し，この増幅処理した電気信号をイヤホン（または骨導振動子）で音に戻して聞かせる仕組みである．電子回路がデジタルかアナログかによってデジタル補聴器とアナログ補聴器に大別され，外観上（形）からは，ポケット型，耳

かけ型，耳あな型，眼鏡型などに分類される．

補聴器の音響利得
ほちょうきのおんきょうりとく
acoustic gain

補聴器のマイクロホンの音口近くの音圧レベルと，電子回路で増幅されイヤホンから結合したカプラ内に出力された音圧レベルとの差．その補聴器の増幅を大まかに示す場合もあるが，入力音圧 60 dB（あるいは 50 dB）の時の 1,600 Hz の値などと，入力音圧と周波数を明記する．

（補聴器の）基準の状態
（ほちょうきの）きじゅんのじょうたい
stated reference setting of hearing aid

音質調整器を製造業者が定めた代表的音質にし，出力制限装置の作用を最小にした補聴器の調整状態．

（補聴器の）挿入利得
（ほちょうきの）そうにゅうりとく
ethymotic gain of hearing aid
回 insertion gain

補聴器を挿入することによって，鼓膜面において，どの程度増幅されて伝えられるかを表すものである．実耳での補聴器装用時の鼓膜直前の音圧レベル（実耳補聴利得または実耳装用利得）から，補聴器非装用時の鼓膜直前の音圧レベル（裸耳利得）を減じた値．実耳挿入利得をさすことが多い．但し，擬似耳挿入利得などもあり，単に「挿入利得」の用語を用いる時には測定条件を明記する必要がある．

ボツリヌス毒素
ぼつりぬすどくそ
botulinum toxin

分子量が 15 万ほどの蛋白質で，ボツリヌス菌が産生する毒素である．ボツリヌス菌中毒の原因菌であり，きわめて毒性が強い．しかし，加熱するかアルカリで処理すると失活して毒性がなくなる．抗原性の違いによって A～G 型に分類されている．ボツリヌス菌毒素は神経筋接合部でアセチルコリンの放出を阻害する．筋弛緩作用や鎮痛作用を有することが確認されている．顔面痙攣，眼瞼痙攣，斜頸などの治療に利用されている．

ボホダレク裂孔ヘルニア
ぼほだれくれっこうへるにあ
Bochdalek hernia

先天性の疾患で横隔膜後方に欠損孔があり，内臓が胸腔へと脱出し心臓や肺を圧迫する疾患である．出生時に呼吸困難，チアノーゼなどの症状を呈する．治療は手術的に内臓を元の位置に戻し，横隔膜欠損孔を縫合閉鎖する．

ポリープ様声帯
ぽりーぷようせいたい
polypoid vocal fold

声帯膜様部が全長にわたってびまん性に腫脹している状態であり，粘膜上皮下のラインケ腔の浮腫が本態であることから，ラインケ浮腫とも呼ばれる．通常，浮腫状腫脹は両側声帯にみ

（cord）
回 ラインケ浮腫（Reinke's edema）
られ，粗糙性の強い嗄声や声域の低音化を特徴とするが，気息性嗄声や二重声を呈することもある．緩徐に進行するため，患者が自覚していないことも多い．重症例では，気道狭窄により呼吸困難感も生じうる．本疾患の成因や発生機序には不明な点も多いが，喫煙の影響が最も大きいと考えられている．そのほか，音声酷使も増悪因子の一つとされている．わが国では安静呼吸時の形態からⅠ型からⅢ型までの病型に分類した米川らの分類が広く利用されている．軽症例では，禁煙や声の衛生指導，消炎剤の投与などにより改善する場合もあるが，重症例では外科的治療が必要となる．

ポリオウイルス
Poliovirus

ピコルナウイルス科エンテロウイルス属に分類されるウイルス．通常ヒトが自然宿主で，経口感染したウイルスが消化管経由で中枢神経細胞において増殖すると，急性灰白髄炎を発症する．中枢神経系内では運動神経に感受性が高く，脊髄前角の運動神経が障害され四肢に麻痺が起こる．感染予防対策として，弱毒性生ワクチンと不活化ワクチンが開発されている．

ポリソムノグラフィ
polysomnography

睡眠中の生理学的反応を連続記録するもの．通常，専門の技師や医師の監視のもとで検査が行われる．標準的な測定項目は脳波，眼球運動，顎の筋電図，下肢の筋電図，心電図，いびき，鼻口フロー，胸部と腹部の呼吸運動，SpO_2，体位である．解析は，自動ではなくマニュアル解析が必須である．睡眠時無呼吸症候群，不眠症，周期性四肢運動障害，レム睡眠行動異常症など，多様な睡眠障害の診断に必須の検査法である．

ポリツェル法
ぽりつぇるほう
Politzerization

耳管通気法の一つ．Politzerゴム球を患者の外鼻孔に圧抵し，他側鼻孔を指で塞ぎ，患者に「ガッコウ」などと発音させて，「コ」に会わせてゴム球を圧縮すると鼻腔に送り込まれた空気が耳管を押し開いて中耳腔に入る．この時の通気音を患者の外耳道からオトスコープで確認する．主にカテーテル通気が困難な小児に行われる．

ポリメラーゼ連鎖反応
ぽりめらーぜれんさはんのう
polymerase chain reaction

特定のDNA断片を人工的に増幅するための原理またはそれを用いた手法で，手法を示す場合はPCR法と呼ばれる．マリス（Mullis KB）により考案された．熱変性反応，アニーリング反応，伸長反応の3つの反応を繰り返すことによって，DNA断片が指数関数的に増幅される．

ホルツクネヒト徴候
ほるつくねひとちょうこう
Holzknecht's sign

気管支異物時にみられ，異物による患側気管支の閉塞により，胸部X線写真上，呼気時と比較して，吸気時に心縦隔陰影が患側に移動する徴候である．気道異物を疑う場合には呼気時と吸気時の胸部単純X線撮影が有用である．

ホルネル症候群
ほるねるしょうこうぐん
Horner syndrome
回 ホルネル徴候

頸部交感神経系（主にC8〜Th12）の障害によって生じる一連の諸症状である．典型的には，同側の縮瞳（瞳孔散大筋麻痺）・眼瞼下垂（上瞼板筋麻痺）・発汗低下・眼球陥没（Müller筋麻痺）を呈する．原因疾患は多彩で，Wallenberg症候群などの血管性疾患，頸部腫瘍，肺尖部腫瘍，縦隔腫瘍，脊髄腫瘍などの腫瘍性疾患，外傷によるものが知られている．

ホルネル徴候
ほるねるちょうこう
Horner sign
回 ホルネル症候群（Horner syndrome）

☞ホルネル症候群（同頁）

ホルマント
formant
回 フォルマント

もともとは「楽器の特有な音色を形成する周波数帯域」の意味で用いられ，「形成音」と訳されていた．現在では主に「声道の共鳴周波数帯域」の意味で用いられている．声道の共鳴周波数解析を行うと，きわめて高次まで共鳴周波数帯域が検出されるが，母音の種類を決めるのは主として最も低い2つの共鳴周波数帯域（F1，F2）であるとされている．

ホルモン産生腫瘍
ほるもんさんせいしゅよう
hormone producing tumor

ある特定のホルモンを大量に産生する腫瘍．もともとある特定のホルモンを産生していた細胞が，腫瘍化により分泌調節を受けつけなくなり，そのホルモンを大量分泌するようになったもの．この他に，腫瘍発生部位の細胞が本来産生しないはずのホルモンを産生することがあり，これを異所性ホルモン産生腫瘍と呼ぶ．

本態性鼻炎
ほんたいせいびえん
idiopathic rhinitis
回 血管運動性鼻炎（vasomotor rhinitis）

アレルギー性鼻炎と症状は類似するが，鼻汁中に好酸球がみられず，皮膚テスト，誘発テストなどのアレルギー検査が陰性である．鼻粘膜の自律神経異常が原因と考えられているが，原因不明との立場から本態性鼻炎と呼ばれることもある．

ま

マーカスガン現象
まーかすがんげんしょう
Marcus Gunn phenomenon

先天性の多くは一側性の眼瞼下垂があり，口を開けたりまたは下顎を反対側に動かすと眼瞼が挙上する現象．1883年にMarcus Gunnが発表した．同側の外側翼突筋の緊張で眼瞼挙筋が刺激されるため生じると考えられている．外側翼突筋の支配神経である三叉神経と，眼瞼挙筋の支配神経である動眼神経の神経支配異常によることが推定されている．

マールブルグウイルス
Marburg virus

人獣共通感染症であるマールブルグ熱の原因となるフィロウイルス科に属するウイルス．1967年にドイツのマールブルグと旧ユーゴスラビアのベオグラードで，実験用に輸入されたアフリカミドリザルに関わった人々のうち7名が死亡するという事件が発生し，原因はマールブルグウイルスによる出血性感染症であった．その後も時折小流行が発生し，致死率は高く，現在のところ根治療法はなく対症療法で対応していくしかない．

マイコプラズマ
Mycoplasma

真正細菌．一般細菌と異なり細胞壁がなく3層の限界膜で包まれており，そのため形は不定形で多様であり細菌濾過膜を通過する．自然界に広く存在し，ヒト，動物や植物に寄生する．ヒトから分離されるマイコプラズマは，マイコプラズマ属（*Mycoplasma*）やウレアプラズマ属（*Ureaplasma*）などが報告されているが，病原性が認められているのは，マイコプラズマ肺炎（原発性異型肺炎）の原因となっているマイコプラズマ・ニューモニアエ（*Mycoplasma pneumoniae*）である．

埋没耳
まいぼつじ
cryptotia
同 袋耳（pocket ear）

耳介上部の皮下への埋没による耳介奇形．耳輪軟骨は存在しており，軟骨を外方に牽引すると耳輪の輪郭が現れる．日本人に多く頻度は出生400人に1人といわれる．乳児期までは矯正装具による保存的治療が有効だが，それ以降は手術治療の適応となる．

膜電位
まくでんい
membrane potential

すべての細胞は，静止状態では細胞膜を隔てて細胞質側がマイナスの電位差（静止膜電位）を有している．これは細胞内外におけるイオン濃度差（たとえば細胞内では，K^+濃度が高く，Na^+，Cl^-，Ca^{2+}濃度は低い）に起因している．神経，筋などの興奮性細胞では刺激により電位依存性イオンチャネルを通して細胞外からNa^+流入，細胞内からK^+の流出が次々に起こり活動電位と呼ばれる電気的興奮を一過性に発生する．

膜様部
まくようぶ
Membranous portion
同 鼻泉門(nasal fontanelle)

☞鼻泉門（p.433）

枕縫合
まくらほうごう
pillar suture
㊞ tie over 法

皮膚移植部や皮下軟骨移植部などを圧迫・固定するために，枕型，俵型に形成したガーゼ（bolster）を皮膚上で縫合する手技である．tie over 法の一種．耳介形成や外鼻形成術の術後，耳介血腫の処置後など，創部の狭い範囲を局所的に圧迫・固定するのに適す．

マクロファージ炎症蛋白-1α
まくろふぁーじえんしょうたんぱく-1あるふぁ
macrophage inflammatory protein-1α
(MIP-1α)
同 CCL3

CC-ケモカインファミリーの一つ．LPS などの刺激によって主に単球，マクロファージやリンパ球などの造血器系細胞より産生される．受容体は G 蛋白共役型受容体スーパーファミリーに属する CCR1 および CCR5 であり，単球，T 細胞，好中球，好酸球などに発現する．マクロファージの細胞走化性，細胞接着，好酸球の活性化，T 細胞の増殖および分化，ヒト B 細胞からの IgE 産生の促進など炎症の惹起および慢性化に多彩な作用を示す．

マクロライド
macrolide

マクロライド薬には 14, 15, 16 員環の 3 種類が市販されている．難治性慢性気道感染症であるびまん性汎細気管支炎や慢性副鼻腔炎に対し，14 員環マクロライドのみの少量長期投与に有効性がある．その作用は抗菌作用とともに，免疫調整作用，バイオフィルム破壊作用によるとされる．エリスロマイシンの数倍の血中濃度を維持できるニューマクロライドであるクラリスロマイシンとロキシスロマイシンがある．

摩擦音
まさつおん
fricative

構音様式によって音素を分類した場合の範疇の一つ．声道内に狭窄が形成され，そこを呼気が流れる際に気流雑音が生成される様式のもの．閉鎖音（破裂音）などと違い，持続的に音を出すことが可能な音素である．日本語においては，無声の「さ行音」，「は行音」および「しゃ行音」，有声の「ざ行音」（破擦音の「じ」を除く）の子音がこの範疇に属する．

マシャド・ジョセフ病
ましゃど・じょせふびょう

20〜30 代で発症することが多い，常染色体優性遺伝性の脊髄小脳変性症．症状は小脳失調が主体だが，顔面筋のミオトニア，びっくり眼，異常眼球運動，アテトーゼなども伴う．MJD1 遺伝子の CAG リピートの異常伸展が原因で，脊髄小脳失調症 3

| Machado-Joseph disease | 型（SCA3）と命名された． |

麻疹
ましん
measles
同 はしか（morbilli, rubeola）

麻疹ウイルスの初感染による高熱，カタル症状，発疹を主症状とする小児期急性疾患．感染経路は空気飛沫経気道感染で，潜伏期間は 10〜12 日間．病期は通常，カタル期，発疹期，回復期の 3 期に分けられる．カタル期後半には，口腔粘膜にコプリック斑が出現する．免疫のある患者などでは，非典型的で軽症な経過をとる場合もある（修飾麻疹）．学校保健法により，解熱後 3 日を経過するまで登園・登校は禁止される．

麻疹ウイルス
ましんういるす
Measles virus

麻疹の原因となるウイルス．パラミクソウイルス科パラミクソウイルス亜科モルビリウイルス属に属する RNA ウイルス．空気飛沫経気道感染により呼吸器系粘膜に到達して感染が成立するが，発症まで 10〜12 日間かかる．

麻疹脳炎
ましんのうえん
measles encephalitis

麻疹患者の 1,000 人に 1〜2 人の割合で発症するとされている．発疹出現 2〜5 日後にみられ，持続性の発熱，意識障害，痙攣が主症状である．麻疹の重症度と麻疹脳炎の発症率とは相関しない．予後は不良で，発症すると，約 15%が死亡し，約 25%に後遺症を認めるとされている．

マスキング
masking
同 遮蔽

検査音の聴覚閾値が，ノイズなどの他の音の存在によって上昇（dB）する現象．閾値の上昇量を dB で表す．両耳の聴力差が大きい時には，難聴耳の聴力測定では健耳へマスキング刺激をしないと交差聴取が生じる．

マスト細胞
ますとさいぼう
mast cell
同 肥満細胞（mast cell）

☞肥満細胞（p.440）

マタステスト
Matas test

内頸動脈瘤や頭頸部腫瘍など内頸動脈を閉塞する可能性がある症例に対して，側副血行を評価する目的で行う検査で，頸動脈圧迫試験とも呼ばれる．経皮的に手指で患側の総頸動脈を圧迫して血流を一時的に遮断し，脳虚血症状（片麻痺，失語症など）の出現の有無をみる．最近では，バルーンカテーテルを用いた，balloon Matas test を行うことが多い．

マダニ
Hyalomma, tick

節足動物門鋏角亜門クモ綱ダニ目マダニ亜目マダニ科に属するダニの総称．林野などで野生動物に寄生し，嗅覚が発達していて偶発的にヒトなどの生物の上に飛び降り吸血行為を行う．日本紅斑熱（リケッチア感染による）やライム病（ボレリア感染による）などを媒介する種類もある．

マックイーンの三角
まっくいーんのさんかく
Macewen triangle
回道上三角

乳突削開術に際して，中頭蓋窩底，顔面神経，S状洞の損傷を避けて，安全に乳突洞に到達するための指標となる道上棘後方の三角形の小陥凹．

末梢神経鞘腫瘍
まっしょうしんけいしょうしゅよう
peripheral nerve sheath tumor

末梢神経の髄鞘を形成するシュワン（Schwann）細胞から発生する腫瘍．成人に多い．皮下組織や筋肉などの軟部組織に発生することが多いが，脳神経などに発生するものもある．脳神経に発生するものでは前庭神経鞘腫（聴神経鞘腫）が多く，三叉神経鞘腫がこれに続く．ほとんどは良性腫瘍であるが，まれに悪性のものも存在する．良性であれば切除により治癒するが，腫瘍の部位によっては定位放射線治療を行うこともある．

末梢性嗅覚障害
まっしょうせいきゅうかくしょうがい
peripheral olfactory disorder

主に嗅糸（嗅神経）の障害で起こる嗅覚障害．感冒罹患後，外傷性，薬剤性によるものが多い．嗅裂所見は正常で，予後は悪い．また外傷性嗅覚障害の診断にはMRIが有用で，鶏冠を中心とした3 mmスライスの冠状断・矢状断の両方で観察する必要がある．

末梢性無呼吸
まっしょうせいむこきゅう
peripheral apnea
回閉塞性無呼吸（obstructive apnea）

☞閉塞性無呼吸（p.464）

マッピング
mapping
回programming

人工内耳の各電極における通電条件を決定すること．制御用コンピュータに連結した状態のスピーチプロセッサを体内に埋め込んだインプラントと接続し，人工内耳の各電極での通電状況を変化させながら，自覚的に音が聞こえ始める電流量（Tレベル：最小可聴値）および不快にならない最大の電流量（Cレベル：最大快適値）などを測定する．こうした各電極での刺激レベルに加えて，コード化法，チャンネル刺激レート，パルス幅などのパラメータを調整することをいう．

麻痺性眼振
まひせいがんしん
paralytic nystagmus
同 脱落眼振

末梢性めまい疾患で認められる眼振で，健側向きの眼振のことである．特に内耳性めまいでは，めまい発作期の患側内耳の興奮期には，患側に向かう刺激性眼振が認められる．次いで患側内耳は麻痺期となり，刺激性眼振は健側に向かう麻痺性眼振に変化する．

麻痺性構音障害
まひせいこうおんしょうがい
同 運動障害性構音障害(dysarthria)，運動性構音障害(motor speech disorder)

☞運動障害性構音障害（p.30）

豆状突起
まめじょうとっき
lenticular process

キヌタ骨長脚の先端にある．アブミ骨頭と接着し，キヌタ・アブミ骨関節を形成する．

マリネスコ・シェーグレン症候群
まりねすこ・しぇーぐれんしょうこうぐん
Marinesco-Sjögren syndrome

乳幼児期に発症する遺伝性脊髄小脳変性症（spinocerebellar degeneration）の一つ．常染色体劣性遺伝疾患．小脳失調のほかに，骨格異常，性腺異常，精神発達遅滞，白内障などを伴う．

マロリー・ワイス症候群
まろりー・わいすしょうこうぐん
Mallory-Weiss syndrome
同 マロリー・ワイス病変（Mallory-Weiss lesion）
㊩ マロリー・ワイス裂傷（Mallory-Weiss tear）

繰り返して嘔吐することで，食道の胃接合近傍に胃軸に沿って左右に強い伸展力を受け，粘膜が縦方向に亀裂を起こし吐血する病態．George Kenneth Mallory と Soma Weiss によって報告された（1929）．嘔吐の原因としては飲酒が関与するものが最も多く（30〜50％），食中毒，乗り物酔い，妊娠悪阻などがある．

マロリー・ワイス病変
まろりーわいすびょうへん
Mallory-Weiss lesion
同 マロリー・ワイス症候群（Mallory-Weiss syndrome）

☞マロリー・ワイス症候群（同頁）

マン検査
まんけんさ
Mann test

体平衡機能を評価する検査法である．左右の足を前後に着けて立ち，開眼・閉眼での立位姿勢の保持時間を記録するとともに，転倒する方向を左右どちらであるかを評価する．平衡障害が強い場合には，姿勢の保持時間が短い．迷路障害の場合には患側への転倒傾向を示す．

慢性硬化性顎下腺炎
まんせいこうかせいがくかせんえん
chronic sclerosing sialadenitis of submandibular gland
同 キュットナー腫瘍
（Küttner's tumor）

☞キュットナー腫瘍（p.118）

慢性甲状腺炎
まんせいこうじょうせんえん
choronic thyroiditis
同 橋本病（Hashimoto thyroiditis）

☞橋本病（p.411）

慢性中耳炎
まんせいちゅうじえん
chronic otitis media

細菌感染の反復や耳管による排泄障害のために，中耳腔や乳突蜂巣の慢性炎症が持続する状態で，鼓膜緊張部の穿孔と持続反復性の粘膿性耳漏を認める．耳漏のない例では，伝音難聴が症状の中心となるが，鼓膜穿孔の大きさや耳小骨病変の程度でさまざまな聴力像を呈する．内耳への炎症波及や加齢により混合難聴を呈する例も多い．鼓膜緊張部の癒着や硬化性病変による耳小骨固着なども慢性中耳炎にしばしば伴う病態であるが，それぞれ癒着性中耳炎，鼓室硬化症として区別されるべき病態も含まれる．また，真珠腫形成を伴う場合には，中耳真珠腫に疾患分類される．☞中耳炎（p.345），急性中耳炎（p.117），滲出性中耳炎（p.276）

慢性肉芽腫症
まんせいにくげしゅしょう
chronic granulomatous disease

貪食細胞（好中球，単球，マクロファージなど）中のnicotinamide adenine dinucleotide phosphate（NADPH）酸化酵素の機能異常に起因する先天性免疫不全．男児に多い．生後数ヵ月からカタラーゼ産生能をもつ細菌（黄色ブドウ球菌，大腸菌，クレブシエラなど）および真菌（アスペルギルス，カンジダなど）に対する難治性の感染症を繰り返す．治療としてST合剤（バクタ，バクトラミン）の予防投与や組換型ヒトインターフェロンγ予防投与が有効であり，根治治療として造血幹細胞移植が

行われる.

慢性粘膜皮膚カンジダ症
まんせいねんまくひふかんじだしょう
chronic mucocutaneous candidiasis

内分泌疾患,糖尿病,鉄代謝異常,遺伝性免疫不全などの免疫異常などにより,粘膜や皮膚に再発性で難治性のカンジダ感染を反復する疾患である.鵞口瘡,皮膚カンジダ症,爪カンジダ症や外陰・腟カンジダ症などを生じるが,より高度で,いくつかの病型が同時にみられたりする.治療により改善するが,中止すると再発し難治性である.

慢性肥厚性カンジダ症
まんせいひこうせいかんじだしょう
chronic hyperplastic candidiasis

主に口腔カンジダ症(鵞口瘡)のうちの急性偽膜性白板症から移行したものである.カンジダ白板症とも呼ばれる.白い偽膜は固くなり白斑が認められるようになる.好発部位は口角部近くの口唇や口腔内頬粘膜.ほかの原因による白板症と鑑別するために,生検による病理組織学的検査が必要となる場合がある.抗真菌薬に対する抵抗性があることが多い.

み

ミオキミア
myokymia
回筋波動(症)

☞顔面筋波動(p.93)

味覚
みかく
gustation

味覚は水溶性化学物質が味覚受容器に作用して感じる化学感覚である.甘味,塩味,酸味,苦味に,最近はうま味を加えたものが基本味とされる.受容器は味蕾と呼ばれ,舌の茸状乳頭,有郭乳頭,葉状乳頭を主体に,さらに軟口蓋や下咽頭,喉頭の粘膜に広く分布する.味覚に関与する神経は舌前方 2/3 が鼓索神経,舌後方部が舌咽神経,軟口蓋が大錐体神経であり,下咽頭・喉頭などで迷走神経も関与する.味覚神経は延髄孤束核に投射し,二次ニューロンは視床後内側腹側核を経て,大脳皮質味覚野(ヒトでは頭頂弁蓋部と島の移行部とされている)にいたる.最近,味覚の受容機構の解明が進んでいる.味蕾の味細胞先端には受容体の存在する微絨毛があり,味孔からの呈味物質を感知する.味覚の受容体は塩味と酸味はチャネル型受容体であり,甘味,うま味,苦味は G 蛋白質共役型受容体であることが近年明らかとなった.さらに,味覚受容体として発現する遺伝子に,T1R 遺伝子と T2R 遺伝子の存在が報告された.さらに T1R には T1R1,2,3 の 3 つのサブユニットがあり,T1R1/T1R2 のヘテロ複合体がうま味に関与し,T1R1/T1R3 が甘味に

関与する．T2R 遺伝子ファミリーは苦味受容に関与しており，ヒトでは少なくとも 26 種が知られている．

味覚性鼻炎
みかくせいびえん
gustatory rhinitis

食物アレルギーで出現するような蕁麻疹，下痢，腹痛などがないのにもかかわらず，食物の摂取時に水様性鼻漏が出現する現象をいう．特に熱いものや辛いものを摂取する時に多いが，その他の食物も原因となりうる．鼻腺のムスカリン受容体が刺激され副交感神経が興奮して起こるとされており，抗ヒスタミン剤の投与は症状改善には効果がなく，抗コリン剤投与が有効である．後鼻神経切断術が症状改善に効果があったとの報告もある．

ミクリッツ症候群
みくりっつしょうこうぐん
Mikulicz syndrome

両側涙腺，耳下腺，顎下腺の腫脹を示す症候群で，基礎疾患としてサルコイドーシス，悪性リンパ腫，白血病，木村病，結核などが存在する．一方でシェーグレン症候群と考えられていたミクリッツ病は近年 IgG4 関連疾患としてシェーグレン症候群と鑑別され，さらにミクリッツ症候群とも区別される．

味孔
みこう
taste pore

味覚物質が，味覚細胞の塊（味蕾（みらい））に入る入り口．ヒトでは舌乳頭では，茸状（じょうじょう），葉状（ようじょう），有郭（ゆうかく）乳頭に存在し，糸状乳頭には存在しない．

ミシェル型内耳奇形
みしぇるがたないじきけい
Michel type deformity
圓 迷路無形成型内耳奇形

病理組織学的な分類による内耳形成不全の 1 型．内耳発育が完全に欠如したものをいう．内耳形成不全の分類上，最も高度なものとされるが，出現頻度はきわめて低い．

水嚥下
みずえんげ
water swallow
㊜ 水飲みテスト

咀嚼を伴わない液体嚥下のこと．嚥下運動を口腔，咽頭，食道の 3 期，3 相に分類して評価が可能である．嚥下機能の簡易評価法の一つとして水飲みテストがあり，これは水を嚥下させて嚥下運動を観察するものである．

ミスマッチ反応
みすまっちはんのう
mismatch field, mismatch negativity
（MMN）

緩反応に含まれる事象関連電位の一つ．緩反応の N1 は同一音の反復からなる一連の刺激により誘発されるが，ここに逸脱した刺激が挿入された時に N1 に続いて新たに生じる陰性波（持続約 100 msec）であり，ミスマッチ陰性電位とも呼ばれる．刺激音の周波数，強度，持続時間，空間的変化，音質の変化のいずれでも生じ，主な起源は大脳皮質聴覚領と考えられている．

未治療例
みちりょうれい
untreated case
同 一次例 (primary case)

対象疾患について発症後これまで治療を受けたことがない症例をいう．この場合，治療とは医療機関での医師からの標準治療を示すことが多く，代替医療や民間医療は含まれないことが多い．

密着結合
みっちゃくけつごう
tight junction

上皮自由面側から順に，密着結合，接着結合，デスモゾーム，ギャップ結合などのからなる細胞同士の結合構造の一つ．密着結合は断面で長さ 0.1〜0.3 μm で，これにより物質が自由に組織の中に出入りすることを防ぎ，浸透圧勾配の形成にも働く．管腔を形成する上皮細胞同士の結合であれば，管腔側と組織内を隔てるバリアとなり，また細胞の膜蛋白質自体の自由な拡散を防ぐことで頂端部側と基底部側の極性の維持にも関わる．

MIC 法
みっくほう
MIC test
同 希釈法 (dilution method)

☞希釈法 (p.105)

ミッドフェイシャルデグロビング
midfacial degloving
同 顔面正中展開法

☞顔面正中展開法 (p.95)

ミトコンドリア遺伝子：1555A＞G 変異，3243A＞G 変異
みとこんどりあいでんし：1555A＞G へんい，3243A＞G へんい
mitochondrial 1555A＞G mutation, mitochondrial 3243A＞G mutation

ミトコンドリア遺伝子の変異は難聴の原因となることが知られている．母系遺伝する．16569 塩基のうち 1555 位 (12SrRNA 遺伝子) の A＞G 塩基変異，3243 位 (tRNALeu (UUR) 遺伝子) の A＞G 塩基変異は特に頻度が高い．1555A＞G 変異があるとアミノ配糖体抗菌薬に対し感受性が高くなる．1555A＞G 変異による難聴は，両側性，対称性，進行性，高音障害型のオージオグラムを呈し，耳鳴を伴うことが多い．アミノ配糖体抗菌薬の投与を避けることにより難聴の予防が可能である．3243A＞G 変異は糖尿病を伴う感音難聴患者において認められる．脳卒中様症状と高乳酸血症を伴うミトコンドリア筋症，脳症 mitochondrial encephalopathy lactic acidosis and stroke-like episodes (MELAS) 症例などの中枢神経症状を呈することもある．

未分化癌
みぶんかがん
undifferentiated carcino-

腫瘍を構成する個々の細胞に上皮などへの分化傾向が認められず，幹細胞に近い状態の悪性細胞が増殖する腫瘍．一般に発育が速く，難治性と考えられている．特に甲状腺未分化癌は，

ma わが国における頻度は約1%とまれではあるものの，悪性度が高く，治療の難しいことで知られている．

耳覆い形イヤホン
みみおおいがたいやほん
circumaural earphone

耳と耳介を十分覆うことのできる空洞をもつクッション付きのイヤホン．

耳載せ形イヤホン
みみのせがたいやほん
supraaural earphone

耳介上に圧抵して装着するタイプのイヤホン．

脈管浸潤
みゃっかんしんじゅん
vascular invasion
㊎血管浸潤(blood vessel invasion)，リンパ管浸潤(lymphatic invasion)

癌の切除標本に対する病理組織学的検査により得られる所見で，標本中の血管内および/またはリンパ管内に癌細胞が入り込んだ状態を示す．癌細胞が血管内に存在する場合には血行性転移，リンパ管内に存在する場合にはリンパ行性転移の存在が疑われる．

む

ムーコル症
むーこるしょう
mucormycosis
㊎接合菌症(zygomycosis)

日和見感染症の一種で，ムーコル科に属する真菌感染症である．白血病，悪性リンパ腫，悪性腫瘍などの悪性疾患がある症例や，重症糖尿病症例，ステロイド治療，腎透析治療を受けている症例など全身性免疫不全を有する症例に好発する．病型は内臓ムーコル症，皮膚ムーコル症に分類され，内臓ムーコル症はさらに鼻脳型，肺型，胃腸管型，汎発播種型に分けられる．本真菌は血管内に侵入しやすく，血栓を形成し，他臓器に播種することが多い．治療は，原疾患の治療，アムホテリシンBの投与，外科的切除があげられるが，予後不良の経過をたどることが多い．☞接合菌（p.300），鼻脳型接合菌（p.438）

無隔菌糸
むかくきんし
aseptate hypha

真菌の基本的形態は菌糸と酵母様細胞である．菌糸は非分岐性または分岐性フィラメントの個々をさし，菌糸が絡み合って線維状の塊として発育する．菌糸は隔壁で仕切られているものと仕切られてないものに分類され，後者を無隔菌糸という．無隔菌糸は接合菌門にみられる．

無カタラーゼ血症
むかたらーぜけっしょう
acatalasemia

1946年耳鼻咽喉科医，高原滋夫が口腔内手術時に過酸化水素水を使用した時に発泡が起こらず，血液が黒褐色に変色したことに注目し，発見した常染色体劣性遺伝を示す先天性疾患であ

る．カタラーゼが欠損すると過酸化水素が蓄積し，酸素供給の障害が起こり，細菌の二次感染のために口腔内に壊死性炎症が形成される．遺伝子発現の著しい低下を示す日本人型と活性低下型蛋白を示すスイス人型がある．

無関位発声
むかんいはっせい
easy phonation
回 comfortable phonation

被検者に最も出しやすい高さ，大きさで楽に発声させた時の発声をいう．種々の声を音響分析する際に基本となる声のサンプルとして用いられる．

無気肺（アテレクタシス）
むきはい（あてれくたしす）
atelectasis

気道の圧迫や閉塞などによって肺内の含気量が減少し，肺容量が縮小した状態．ガス交換能が低下し，シャント効果による低酸素血症をきたす．右中葉気管支は細く入口部付近のリンパ節腫大や内腔の分泌物によって無気肺をきたしやすく，中葉症候群と呼ばれる．無気肺に陥った肺野は，打診音が短縮し，呼吸音も聴取不能となる．

無嗅症
むきゅうしょう
回 嗅覚脱失（anosmia）

☞ 嗅覚脱失（p.112）

無嗅脳症
むきゅうのうしょう
arrhinencephaly

一側あるいは両側の嗅脳の欠如もしくは痕跡．嗅索・嗅球の無形成を伴い，全前脳胞症，エマヌエル症候群，Kallmann症候群においてみられる．

無響室
むきょうしつ
anechoic room
回 free field room

楔状のグラスウールを，床，壁，天井に隙間なく多数設置した残響がほとんどない特別な実験室．楔面に到達した音波が隣り合う楔の表面で反射を繰り返すたびに吸音される．残響がほとんどないので，周囲の音の反射具合に影響されずに，スピーカーの周波数特性やマイクロホンの指向性などを忠実に測定できる．工業製品や家電製品の動作音測定や音響機器開発などに用いられる．

無菌性髄膜炎
むきんせいずいまくえん
sterile meningitis

発熱，頭痛，嘔気の症状を示すが，細菌感染が証明されない髄膜炎で，エンテロウイルス，ムンプス，ヘルペスウイルスなどのウイルス感染が原因である．髄液の所見で，圧上昇，蛋白増加，単核球優位の細胞増加を認めるが，細胞増多は化膿性髄膜炎のように著明ではなく，肉眼的には漿液性で，細菌培養も陰性である．流行的に発生するが，予後は良好である．

無喉頭音声
むこうとうおんせい
alaryngeal speech
⑲代用音声

喉頭原音以外の音を音源とする発話．通常喉頭全摘出術後に獲得された音声をさす．喉頭全摘出によって発声機能は一次的には失われるが，手術操作が構音器官に及ばない限り，構音機能は健常に保たれるので，喉頭摘出術後の音声リハビリテーションの第一目的は音源の再獲得である．振動源を器具によって得る方法（人工喉頭音声）と，自己器官に求める方法（食道音声，シャント音声）に分けられる．

無呼吸
むこきゅう
apnea

呼吸に伴う気流が10秒以上停止した状態．意図的に呼吸を停止させる息こらえとは区別する．短時間の無呼吸は，入眠時やレム睡眠時にしばしばみられ，低酸素血症を伴わないものや頻度が多くない時は，臨床上問題となることはほとんどない．無呼吸は，呼吸運動が完全に停止しているかどうかで中枢性，閉塞性，混合性に分類される．

無呼吸低呼吸指数
むこきゅうていこきゅうしすう
apnea hypopnea index
⑲無呼吸指数（apnea index）

睡眠中の呼吸異常を示す指数．呼吸に伴う気流が10秒以上停止した状態を無呼吸（apnea），10秒以上換気量が50%以下に低下した状態を低呼吸（hypopnea）とし，両者を合わせた（apnea＋hyponea）1時間あたりの回数となり，AHIと略する．AHIが5以上15未満が軽症，15以上30未満が中等症，30以上で重症となる．無呼吸のみの1時間あたりの回数は，無呼吸指数（apnea index）となる．

ムコ多糖症
むこたとうしょう
mucopolysaccharidosis

グリコサミノグリカンを分解するリソソーム酵素の欠損によって多臓器骨の結合組織にグリコサミノグリカンが蓄積する遺伝性疾患である．多様な臨床症状を呈し，それぞれの病型で特有のリソソーム欠損がみられる．耳鼻科咽喉科領域では，滲出性中耳炎に対する換気チューブや感音難聴に対する補聴器適合と聴覚管理，気道狭窄症状に対する口蓋扁桃摘出術やアデノイド切除術，CPAP療法，気管切開術とその後の管理が要求される．

ムコツェーレ
mucocele
⑲粘液嚢胞（mucocele）

☞粘液嚢胞（p.399）

無言症
むごんしょう
mutism

☞緘黙症（p.96）

◉ 緘黙症，おし状態

無再発生存
むさいはつせいぞん
relapse-free survival

起算日から「再発」か「死亡」のうち早い方までの期間．起算日には，「手術日」など無病状態が達成された日が用いられる．臨床試験では「登録日」を用いる．「死亡」にはあらゆる原因によるすべての死亡を含める．

無再発生存率
むさいはつせいぞんりつ
relapse-free survival rate

「再発」も「死亡」も認められない症例（再発なく生存している症例）の，ある時点における割合．「死亡」にはあらゆる原因によるすべての死亡を含める．「ある時点」は起算日からの期間で示す（3年，5年など）．

無作為比較試験
むさくいひかくしけん
randomized controlled trial

新しい治療法が既存の治療法と比べて優れているか否かについて，多数例を無作為割付けすることにより，結論を出す目的で行われる臨床試験．登録症例を新治療群と既存治療群のいずれに割り付けるかを乱数表などに基づいて無作為に決めることにより，両群における治療法以外の背景因子を同一にして，科学的に厳密な比較を可能とする．治療成績に大きく影響する背景因子が知られている場合には，その背景因子についてあらかじめ層別化して無作為化を行うこともある．新たな治療法について，安全性確認や最大許容量の確認（第1相試験）および少数例における安全性・有効性の確認（第2相試験）が終わった後で，第3相試験として行われることが多い．

無症候性キャリア
むしょうこうせいきゃりあ
asymptomatic carrier

B型肝炎ウイルス（HBV），C型肝炎ウイルス（HCV）が持続感染しているにもかかわらず，肝機能検査，特に血清トランスアミナーゼ（asparate transaminase：AST, alanin transaminase：ALT）値が持続的に正常である症例をHBV無症候性キャリア，HCV無症候性キャリアという．またHIV感染者おいて，HIVが持続感染しているにもかかわらずエイズを発症せず無症状に経過している症例をHIV無症候性キャリアという．

無症候性誤嚥
むしょうこうせいごえん
silent aspiration
◉ 不顕性誤嚥

咳嗽や呼吸促迫，声の変化などの明らかな臨床徴候を伴わない誤嚥．睡眠中に起こる唾液や胃食道逆流物の誤嚥を含めることもある．

無声音
むせいおん

声帯振動を伴わない音素．基本的には無声子音と同義．声道内の狭めあるいは閉鎖解放により気流雑音（非周期的音）が生

無声音
  voiceless sound
  同 unvoiced sound

じるが，その際声帯振動による周期的音を伴わないもの．後続の母音の開始まで声門は解放され，声帯振動は伴わない．なお，/h/ においては，無声音の中でも声門が狭く，声門を音源とする非周期音の生成が起こる．☞無声子音（同頁），有声音（p.509），有声子音（p.509）

無声子音
  むせいしおん
  voiceless consonant

声帯振動を伴わない子音．声道内の狭めあるいは閉鎖解放により気流雑音（非周期的音）が生じるが，その際声帯振動による周期的音を伴わないもの．後続の母音の開始まで声門は解放され，声帯振動は伴わない．なお，/h/ においては，無声音の中でも声門が狭く，声門を音源とする非周期音の生成が起こる．☞無声音（p.495），有声音（p.509），有声子音（p.509）

無増悪生存
  むぞうあくせいぞん
  progression-free survival

起算日から「増悪」「再発」「死亡」のうちいずれか早いものまでの期間．起算日としては，観察研究では「治療開始日」や「診断確定日」臨床試験では「登録日」（ランダム化比較試験の場合は割付日）が用いられる．「増悪」には，画像判定での「PD：progressive disease」と，画像によらない「臨床判断による増悪」の両者を含むことが一般的である．「死亡」にはあらゆる原因によるすべての死亡を含める．

ムチン
  mucin

粘液の主成分であり，分子量数百万の高分子の糖蛋白．粘弾性をもち，気道，消化管，生殖器の表面の粘膜を覆い，感染や異物から保護する機能を有する．アポムチンと呼ばれるコア蛋白が，無数の糖鎖によって修飾されている．コア蛋白の主要領域は大半がセリンかスレオニンからなる 10〜80 残基のペプチドの繰り返し構造であり，このセリンまたはスレオニンの水酸基に対し，糖鎖の還元末端の N-アセチルガラクトサミンが α-O-グリコシド結合（ムチン型結合）により高頻度で結合している．上皮細胞などが産生する分泌型ムチンと，疎水性の膜貫通部位をもち細胞膜に結合した状態で存在する膜結合型ムチンがある．ムチンのコア蛋白は総称して MUC と呼ばれており，発見順に番号が振られている．このコア蛋白をコードする遺伝子は，ヒトでは少なくとも 20 種類あることがわかっている．

無難聴性耳鳴
  むなんちょうせいじめい
  tinnitus without hearing loss

耳鳴を訴える症例のうち難聴が確認されないものをいう．広義には筋性耳鳴，血管性耳鳴などの他覚的耳鳴が含まれるが，一般には自覚的耳鳴症例に対してこの用語が用いられている．出現頻度は耳鳴症例の 5〜10% といわれる．「無難聴性」の定義

を純音聴力検査の聴力閾値が 20 dB 以内とした上での検討が多いが，同検査で検出不能な軽微な，あるいは検査周波数以外の難聴をもつ症例が潜在している可能性が示唆されている．

無病生存
むびょうせいぞん
disease-free survival

起算日から「再発」「死亡」「二次癌の診断」のうちいずれか早いものまでの期間．起算日としては，「手術日」など無病状態が達成された日が用いられる．臨床試験では「登録日」を用いるのが一般的である．「死亡」にはあらゆる原因によるすべての死亡を含める．「無病生存」を「無再発生存」とまったく同じ意味で使用することもある．

無疱疹性帯状疱疹
むほうしんせいたいじょうほうしん
zoster sine herpete

Hunt 症候群の一亜型．帯状疱疹ウイルス再活性化による顔面神経麻痺でありながら帯状疱疹・第Ⅷ脳神経症状を欠き，臨床的には Bell 麻痺と鑑別困難である．その診断にはペア血清を用いたウイルス抗体価測定，唾液などを用いたウイルス DNA の検出が必要である．☞ラムゼイ ハント症候群（p.517）

無力性嗄声
むりょくせいさせい
asthenic voice

聴覚心理的に，弱々しい，力の入らない発声と感じられる声の異常．呼気努力の低下，声門閉鎖不全などに起因する，声の強さの低下や有響成分の減少が特徴である．GRBAS 尺度では A 成分として評価される．

ムンプス
mumps
回流行性耳下腺炎
（epidemic parotitis）

☞流行性耳下腺炎（p.519）

ムンプス難聴
むんぷすなんちょう
mumps deafness

ムンプスウイルス感染による急性感音難聴．発症率はムンプス 20,000 例に 1 例とされてきたが，最近ではより高頻度であるとの指摘が多い．通常，耳下腺，顎下腺腫脹の出現後から 1 週間以内に片側性難聴を発症し短時間で高度感音難聴（聾）となるが，両側難聴症例，軽度・中等度難聴症例の報告もまれにみられる．一般に突発性難聴に準じた治療が行われるが，予後は極めて悪い．わが国ではワクチン接種率の低下に伴い，本症の罹患の増加が懸念されている．

め

明細胞癌
めいさいぼうがん
clear cell carcinoma

組織学的に淡明な胞体と小型核を有する細胞が胞巣形成を示して増生し，核の腫大や異型を伴う．頭頸部領域では唾液腺由来の明細胞癌がある．

迷走神経
めいそうしんけい
vagus nerve

舌咽神経，副神経とともに頸静脈孔より頭蓋外へ出る．頸部，胸部，腹腔内に分布し，感覚，運動，副交感性の線維で構成される混合性神経（第Ⅹ脳神経）であるが，主に副交感性である．気管と食道の間を下行し，胸腔内で右側では右鎖骨下動脈の前で，左側では大動脈弓の前で反回神経を分岐する．反回神経は第6頸椎の高さで下喉頭神経を分岐した後，喉頭粘膜に分布し，輪状甲状筋を除く喉頭筋を支配する．

明領域
めいりょういき
light zone

リンパ濾胞は暗殻と胚中心からなる．胚中心では明領域と暗領域が区別され，明領域には濾胞樹状細胞やマクロファージなどが存在する．

明瞭度検査
めいりょうどけんさ
intelligibility test
回 了解度検査
㊀ 語音弁別検査（speech discrimination test）

単音節または無意味な音節である検査用素材（test material）を用い，十分に聴こえる閾値上のレベルで聴かせて，どれだけ正確に聞き分けられるか，すなわち着目する単位の総数のうち，正しく聴き取れた単位の割合（百分率）を測定する方法．一般に「単音節リスト（無意味）」を用い，検査語音を提示した各レベルにおける「正答率（%）」として表す．明瞭度の程度は社会適応の指標となり，身体障害程度等級の認定にも用いられる．また，補聴器適合においての適用，装用耳の選択，補聴効果の判定，または人工内耳埋め込み術後の訓練効果の評価に有用である．

迷路
めいろ
labyrinth

迷路骨包に包まれて側頭骨錐体部に存在する．骨迷路と膜迷路に分かれ，骨迷路は迷路骨包の内側にあり，前から後ろに蝸牛，前庭および三半規管の3部があり，中には外リンパ液があってその中に膜迷路を入れている．膜迷路は卵形嚢と球形嚢，半規管，内リンパ管と内リンパ嚢を含み，盲管嚢で中に内リンパ液が存在する．前庭窓，蝸牛窓によって鼓室と交通し，後頭蓋窩とは内耳道，蝸牛小管により連絡している．

迷路炎
めいろえん

☞内耳炎（p.383）

labyrinthitis
同 内耳炎(inflammation of the inner ear, internal otitis, labyrinthitis, otitis interna(ラ))

迷路骨包
めいろこっぽう
otic capsule
同 内耳骨包

厚い骨からなる迷路を内包する側頭骨錐体部の一部．胎生期には軟骨迷路と呼ばれ，これが多数の骨化中心から順次骨化して生じる．外側より periosteal layer, enchondral layer, endosteal layer と呼ばれる骨化の過程から生じた3層からなり，最内層の endosteal layer は外リンパ腔と接する．側頭骨では迷路骨包以外の部分は含気化されて含気腔となりうる．

迷路周囲蜂巣
めいろしゅういほうそう
perilabyrinthine cells

乳突蜂巣(mastoid cells)前内側の半規管周囲に存在する側頭骨含気蜂巣で，前方は蝸牛軸を通る垂直面で錐体尖蜂巣(petrous apex cells)と画される．迷路上(spralabyrinthine region)と迷路下(infralabyrinthine region)に分類される．迷路上の蜂巣は内耳道上方，錐体骨後内側面，弓下窩で，迷路下の蜂巣は下鼓室，顔面神経内側で，乳突蜂巣と錐体尖蜂巣との間の複雑な含気路を形成する．臨床上，錐体尖への手術アプローチで重要な意味をもつ．

迷路出血
めいろしゅっけつ
labyrinthine hemorrhage

外傷や出血性素因を伴う血液疾患などで生じる迷路血管の出血で，血管壁に顕微鏡的変化を伴うか伴わないかで破綻性出血と漏出性出血に区別される．蝸牛の鼓室階壁に分布する細静脈に漏出性出血が起こりやすいとされている．従来は死後の側頭骨病理検索によってのみ診断可能であったが，現在は MRI を用いて臨床診断が可能となってきた．

迷路静脈
めいろじょうみゃく
labyrinthine vein

蝸牛の静脈は前庭階静脈と鼓室階静脈に流入した後，総蝸牛軸静脈となる．卵形嚢，前および外側半規管膨大部の血流は前前庭静脈に，球形嚢，後半規管膨大部および基底回転の一部の血流は後前庭静脈にそれぞれ集められて前庭蝸牛静脈となり，総蝸牛静脈と合流して蝸牛小管静脈となる．その後，蝸牛小管に沿って小管骨中を通り下錐体静脈洞へ注ぐ．残る半規管や前庭の静脈血は前庭水管静脈に流入し，S状静脈洞に合流する．内耳の静脈系は動脈系に比べ複雑である．

迷路振盪症
めいろしんとうしょう

頭部外傷により迷路に衝撃が加わって障害が起きた状態で，骨折がないもの．通常外傷直後に起こるが，数日程度遅発性に

concussion of labyrinth
同 内耳振盪症(commotion labyrinthi)(ラ)

発症する場合もある．めまい，難聴，耳鳴など迷路障害の症状を示し，しばしば一過性で回復をみるが，不可逆的な内耳障害を起こし，高音域を中心とする聴力障害を残すことがある．また衝撃による耳石膜の障害によって半規管または半規管クプラの結石症が起こり，頭位性めまいが持続する場合がある．

迷路性耳硬化症
めいろせいじこうかしょう
labyrinthine otosclerosis, far advanced otosclerosis
同 蝸牛型耳硬化症（cochlear otosclerosis）

☞蝸牛型耳硬化症（p.67）

迷路摘出術
めいろてきしゅつじゅつ
labyrinthectomy
同 迷路破壊術，内耳破壊術

迷路機能を破壊する手術の総称．一側性の高度難聴を伴うメニエール病を代表とする末梢性めまい疾患に対して，患側迷路機能を廃絶して中枢性の代償を促し，症状の安定を得るのが目的．ゲンタマイシンなどの耳毒性薬物を鼓膜経由で蝸牛窓，あるいは乳突削開後に外側半規管に投与し迷路を破壊する方法（chemical labyrinthectomy）や経外耳道的に鼓室に入り前庭窓，蝸牛窓を開放し卵形嚢を摘出する方法（transcanal labyrinthectomy）などがある．

迷路動脈
めいろどうみゃく
labyrinthine artery
同 internal auditory artery

脳底動脈あるいは前下小脳動脈から分岐し内耳動脈とも呼ばれる．総蝸牛動脈と前前庭動脈に分かれ，前者はさらに固有蝸牛動脈と前庭蝸牛動脈に分かれていく．固有蝸牛動脈は基底回転上部の蝸牛に血液を送る．前庭蝸牛動脈から分かれた蝸牛枝は基底回転下部に分布し，前庭枝（後前庭動脈）は球形嚢，後半規管を支配する．前前庭動脈は卵形嚢，前および水平半規管に血流を送る．これらは終末動脈であり血流障害がめまいや聴覚障害の発症の一因と考えられている．

迷路梅毒
めいろばいどく
labyrinthine syphilis
同 内耳梅毒(inner ear syphilis)，梅毒性内耳炎(syphilitic labyrinthitis)

☞内耳梅毒（p.386）

迷路破壊術
めいろはかいじゅつ
≡迷路摘出術(labyrinthectomy)，内耳破壊術

☞迷路摘出術（p.500）

迷路部
めいろぶ
labyrinthine segment

顔面神経の内耳道底から膝神経節の遠位端までの，長さ3〜5 mm の部分をさす．内耳道底の部分の直径は平均 0.68 mm であり，顔面神経管の中で最も狭い．これに加えてウイルスの再活性化の初発部位である膝神経節があるため神経浮腫による絞扼が生じやすい．膝神経節からは，大錐体神経，小錐体神経，外錐体神経などの分枝が出る．

迷路無形成型内耳奇形
めいろむけいせいがたないじきけい
≡ミシェル型内耳奇形（Michel type deformity）

☞ミシェル型内耳奇形（p.490）

迷路瘻孔
めいろろうこう
labyrinthine fistula
≡内耳瘻孔

内耳の骨迷路が真珠腫や腫瘍などで破壊され，形成された瘻孔のことである．真珠腫により外側半規管に瘻孔が形成される場合が最も多い．迷路瘻孔が存在する場合，中耳腔の圧を変化させたり病巣に触れたりすると，内リンパ流動が生じ，めまいが誘発されて眼振が解発される．これを瘻孔症状という．

メージュ症候群
めーじゅしょうこうぐん
Meige syndrome

ジストニアの一亜型で，フランスの神経学者，Meige が最初に記載した眼瞼痙攣と口腔下顎ジストニアの合併したものをいう．発症年齢は 40〜70 歳の高齢者で，女性に多い．口腔下顎の症状は，開口障害，歯ぎしり，開口時の下顎痙攣・偏倚・前方突出，口唇の強いすぼめ，口角後退，舌突出・偏倚，下顎痛，摂食困難，構音障害．眼瞼痙攣症状は，不随意の，または会話時の斜視・閉眼，羞明と多彩．原因は不明．

メービウス症候群
めーびうすしょうこうぐん
Möbius syndrome, Moebius syndrome

先天性の両側顔面神経麻痺にしばしば外転神経麻痺を伴う症候群．麻痺のため仮面様顔貌で，水平注視麻痺を伴う．両側の顔面神経核，外眼筋支配神経群を中心にした脳幹の低形成による．舌下神経麻痺などの他の脳神経麻痺や顔面・骨格・四肢の奇形を伴うことも多い．詳細を検討した Mobius（1888 年）にちなむ．

メチシリン感性黄色ブドウ球菌
めちしりんかんせいおうしょくぶどうきゅうきん
methicillin susceptible *Staphylococcus aureus*

耐性黄色ブドウ球菌は，薬剤不活化酵素である β-lactamase を産生しているものと，β-ラクタム薬の作用点である penicillin binding protein（PBP）が変異しているものに分類される．メチシリンは，β-lactamase に不活化されない細胞壁合成阻害剤であるペニシリン系抗菌薬で，1960年に実用化された．これに感受性を示す黄色ブドウ球菌をメチシリン感性黄色ブドウ球菌という．PBP が変異していない黄色ブドウ球菌で，メチシリンが PBP に作用し細胞壁合成が阻害されることにより溶菌を引き起こし，菌が死滅する．

メチシリン耐性遺伝子
めちしりんたいせいいでんし
methicillin-resistant gene
同 mecA 遺伝子

メチシリン耐性黄色ブドウ球菌の耐性機序は，黄色ブドウ球菌が β-ラクタム剤に親和性の弱い penicillin binding protein2'（PBP2'）を獲得したことによる．この PBP2' をコードしている遺伝子（mecA 遺伝子）をメチシリン耐性遺伝子という．

メチシリン耐性黄色ブドウ球菌
めちしりんたいせいおうしょくぶどうきゅうきん
methicillin resistant *Staphylococcus aureus*

メチシリン感性黄色ブドウ球菌の penicillin binding protein（PBP）1〜4 は，メチシリンなどの β-ラクタム剤に強い親和性をもつ．この PBP1〜4 に加えて，β-ラクタム剤に親和性の弱い penicillin binding protein2'（PBP2'）を獲得し，β-ラクタム剤に耐性を示す黄色ブドウ球菌を，メチシリン耐性黄色ブドウ球菌という．PBP2' の獲得により，β-ラクタム剤を投与しても，黄色ブドウ球菌の細胞壁合成が阻害されず耐性を示す．

メッケル軟骨
めっけるなんこつ
Meckel cartilage

ツチ骨とキヌタ骨の上部，蝶下顎靱帯を形成する第1鰓弓由来の軟骨原基．顎関節の内側に出現し，腹側部分が孤立してツチ骨頭，キヌタ骨体部および短脚を形成する．前下方部分は下顎軟骨を形成するが，後に大部分が下顎骨に置換され一部が蝶下顎靱帯となる．ツチ骨柄，キヌタ骨長脚，アブミ骨上部構造は第2鰓弓由来のライヘルト軟骨が原基といわれている．☞ ライヘルト軟骨（p.515）

メニエール病
めにえーるびょう
Ménière's disease

一般には何らかの原因で蝸牛血管条，前庭暗細胞からの過剰内リンパ産生か，内リンパ嚢での内リンパ吸収不良による特発性内リンパ水腫を病態とする疾患をいう．1938年に大阪の山川，ロンドンの Hallpike らにより，この側頭骨病理が明らかにされた．臨床症状として，反復する回転性めまい，難聴，耳鳴の三徴候を示す場合のみをメニエール病と呼ぶ場合もある．初期の

難聴は低音障害型が特徴であるが，進行すると高度で不可逆的となる．メニエール病の2〜3割は両側に移行する．

目の周りのくま
めのまわりのくま
allergic shiner

主に小児アレルギー性鼻炎でみられる身体徴候の一つ．小児アレルギー性鼻炎では粘膜は鼻腔を閉塞し，前鼻漏があるにもかかわらず，患者の訴えは少ない．主に痒みに対する身体徴候として，目をこすって下眼瞼が紫色に浮腫状になることをいう．その他の身体徴候として，鼻をこする（アレルギー性会釈 allergic salute）や顔しかめ（facial mannerism），鼻尖部を横に走るすじ（allergic crease）がある．

めまい
vertigo
㊩dizziness

安静時あるいは運動中に，自分自身の体と周囲の空間との相互関係・位置関係が乱れていると感じ，不快感を伴った時に生じる症状，と定義することができる．狭義には，回転感の強い回転性めまいをめまいとし，浮動性めまいや平衡障害は別個に扱う場合もある．一般用語としては，起立性低血圧の際にみられる眼前暗黒感なども「めまい」として訴えられる場合があるので診療に際しては鑑別が必要となる．

メル
mel

音の高さ（ピッチ）の心理尺度．正面から提示された，周波数1,000 Hz，音圧レベル40 dBの純音の高さを1,000メルとする．1,000メルを基準としてn倍の高さと判断する音の高さが，n×1,000メルになる．

免疫グロブリン
めんえきぐろぶりん
immunoglobulin
回Ig

血清蛋白の一つで，主に形質細胞により産生され，抗体活性を有する．基本構造は2つのH鎖とL鎖がS-S結合している．H鎖の種類によりヒトではIgG, IgM, IgA, IgD, IgEの5クラスに分けられる．パパイン消化により可変部領域（Fab）および定常部領域（Fc）に分かれる．抗原結合部位はHおよびL鎖の可変部領域で形成される．

免疫蛍光法
めんえきけいこうほう
immunofluorescence technique
回蛍光抗体法（fluorescent antibody technique）

☞蛍光抗体法（p.134）

免疫担当細胞
めんえきたんとうさい

免疫反応に関与する細胞の総称．多能性幹細胞から分化する．骨髄球系幹細胞からは単球（マクロファージ），樹状細胞，好中

ほう
immunecompetent cells

球，好酸球，好塩基球，血小板などが分化する．リンパ球系幹細胞からはT細胞，B細胞，NK細胞などが分化する．

免疫沈降法
めんえきちんこうほう
immunosorbent precipitation

細胞，組織や血液中から目的とする蛋白質を特異的に検出するための方法である．試料より調整した蛋白質抽出液を，目的とする蛋白質を特異的に認識する抗体と反応させ，抗原-抗体複合体を形成させる．これにprotein Aあるいはprotein Gを添加し抗原-抗体複合体を沈降させる．洗浄後加熱して抗体から蛋白複合体を遊離した後に，SDS電気泳動により目的とする蛋白質を分離する．目的とする蛋白質に対する抗体を用いて，ウエスタンブロッティングを行い検出する．

免疫粘着赤血球凝集反応
めんえきねんちゃくせっけっきゅうぎょうしゅうはんのう
immune adherence hemagglutination

抗原および抗体の測定に使用する免疫反応である．ウイルス抗原検出の場合は，抗血清と被検ウイルス稀釈液を混合し抗原抗体結合物を作り，これに補体を加える．C1，C4，C2，C3と反応が進んで活性化された補体成分C3bがウイルス粒子表面のIgG抗体と結合する．これにヒト赤血球を加えると，赤血球表面にあるC3bレセプターに抗原抗体結合物が結合し血球凝集が起こる．血清診断の場合は，ウイルス抗原に階段稀釈された患者血清を反応させると，同じ原理で血球凝集が起こり，血清の抗体価を測定できる．ロタウイルス下痢症（糞便）やB型肝炎（血清）などの診断に用いられる．

免疫賦活薬
めんえきふかつやく
biological modulator
同生物活性物質（immunostimulant）

免疫を向上させる目的で使用する医薬品．

免疫溶菌現象
めんえきようきんげんしょう
immune bacteriolysis

グラム陰性桿菌の細胞表面に特異抗体と補体が結合すると，溶菌が起きる．この機構は細胞膜表面の抗原決定基に特異抗体が結合し，補体がC1から順次活性化し，その結果C5b-9複合体が形成される．この複合体によって細菌の細胞膜外層から原形質膜までが障害され溶菌が起きる．この機構は補体の活性化が必要であり，補体結合能があるIgG$_1$，G$_2$，G$_3$とIgM抗体は有効に働くが，補体結合能がないIgG$_4$，IgA抗体は働かない．

メンデルソン手技
めんでるそんしゅぎ
Mendelsohn maneuver

喉頭の挙上運動を強調し食道入口部開大を促す嚥下法．嚥下時に喉頭が挙上することを意識化させ，嚥下した後も意図的に喉頭位を挙上した位置に留めておくように指導する．嚥下後に

喉頭挙上位を随意的保持することで食道入口部の開大を促し咽頭残留を軽減することを目的としている．喉頭挙上障害や咽頭クリアランスの低下した場合に応用される．

も

モアレトポグラフィー法
もあれとぽぐらふぃーほう
moiré topography

光の干渉現象を応用した顔面神経麻痺の客観的程度評価法．モアレ縞と呼ばれる等高線情報により顔面の三次元形状をとらえる．閉眼と口角運動を撮影した画像から，モアレ縞の数を左右で比較するモアレ指数により麻痺程度を評価する．

毛細管性血管腫
もうさいかんせいけっかんしゅ
capillary hemangioma

血管腫瘍の中で最も多く，皮膚や頭頸部領域の粘膜にみられるが真正の腫瘍ではなく血管奇形といわれている．組織学的な特徴は壁の薄い毛細血管が密に存在し被膜はない．毛細血管の多くは血液が充満しているが血管拡張は目立たない．正常の上皮で覆われており，時に有茎性の変化を有することがある．

毛細血管拡張性失調症
もうさいけっかんかくちょうせいしっちょうしょう
ataxia-teleangiectasia

常染色体劣性遺伝の変性疾患で，幼児期に発症する．小脳失調，構音障害，眼球運動障害，ミオクローヌスに加え，精神運動発達遅滞，性腺内分泌障害，免疫不全による易感染性がみられる．病名になっている毛細血管拡張は，眼瞼結膜，耳介，顔面，肘，膝などに認められる．さらに悪性腫瘍を合併しやすく，20歳前後で死亡することが多い．

網状膜
もうじょうまく
reticular lamina

基底板の上にのるコルチ器の屋根に当たる部分で，蝸牛有毛細胞上面（stereocilia 側）が連なってできる固い面のこと．蓋膜を取り除くと表面に現れる．網状膜は，蝸牛内・外有毛細胞の上面とその間を埋める支持細胞（ダイテルス細胞の突起，ピラー細胞の上面）で構成される．網状膜が接しているのは内リンパ液である．

モニリア症
もにりあしょう
moniliasis

カンジダ属の諸種，特に Candida albicans によって生じる感染症である．カンジダは健康人の皮膚，口腔内に常在しているが，抗菌薬連用時や免疫能が低下した時に増殖し病原性を発揮する．表在性では皮膚および粘膜カンジダ症があり，皮膚，口腔，腟にカンジダを認める．深在性では内臓カンジダ症があり，食道，腸管，気管支，肺，心内膜，心筋，脳，髄膜，腎，血液，骨，関節にカンジダがみられる．治療には，アムホテリシンB，

フルトシン，ミコナゾール，ケトコナゾールなどの抗真菌剤が用いられる．

モラキセラ・カタラーリス
Moraxella catarrhalis
同 ブランハメラカタラーリス（*Branhamella catarrhalis*）

ナイセリア科に属するグラム陰性球菌である．上気道に常在しているが，呼吸器ウイルス感染症時に増加し，呼吸器感染症を惹起する．特に小児における上気道感染症（急性中耳炎，急性副鼻腔炎），下気道感染症（気管支炎や肺炎）に関与する．急性中耳炎，急性副鼻腔炎では，*Streptcoccus pneumoniae*，*Haemophilus influenzae* との混合感染として検出される場合が多い．そのほとんどがペニシリナーゼ産生菌で，ペニシリン系抗菌薬に耐性を示す．β-lactamase 阻害剤を配合した amoxicillin/clavulanic acid（14:1）が有効である．

モルガニー裂孔ヘルニア
もるがにーれっこうへるにあ
Morgagni hernia
同 傍胸骨裂孔ヘルニア（parasternal hernia）

横隔膜ヘルニアのまれな型であり，横隔膜と肋骨部の境界の裂隙に発生する．脱出臓器は肝臓，結腸がみられ，無症状のことも多いが，軽い呼吸症状や消化器症状を呈する例もある．

モロー反射
もろーはんしゃ
Moro reflex, Moro response
類 驚愕反射，びっくり反射（startle reflex）

脳幹レベルの生理的反射で，背臥位の児に各種の刺激（音など）を与えると腕を対照的に伸ばし外転・伸展し，指を広げたのち，直ちに内転・屈曲し抱きつくような姿勢をとる現象．出生直後からみられ，生後 3～4 ヵ月に消失して首が据わる．新生児でこの反応が消失または減弱していれば脳幹障害，左右差があれば分娩麻痺などが疑われる．頭を約 30 度に挙げた位置から急に支えの手をはずし頭を下げ，反射を診る．

や

薬剤性食道炎
やくざいせいしょくどうえん
drug-induced esophagitis
同 pill-induced esophagitis

薬剤が原因で惹起した食道炎．症状は胸痛（胸焼け），嚥下痛が多いが，無症状な場合もある．発症は薬剤の適切でない服薬方法に起因することが多い．すなわち原因薬剤を就寝前に服用したり，飲水なしあるいは少量の飲水で服用した場合に起こる．生理的狭窄部位に好発し，特に中部食道に多い．胃酸の逆流に伴い薬剤成分が上行して起こる場合もある．原因薬剤は抗生剤が最も多いが，カリウム製剤，気管支拡張薬などでも起こる．

薬物吸入
やくぶつきゅうにゅう
drug inhalation

呼吸器疾患の治療に一般的に用いられる治療法．薬物が患部に直接送達できる利点を有するため，経口投与または注射の場合に必要とされる投与量より低用量で効果が得られ，全身吸収による副作用を回避できる安全な方法とされている．喘息やCOPDの治療に β アドレナリン作動薬，副腎皮質ステロイド，抗コリン薬などが吸入薬として用いられている．付属の専用デバイスを用いる場合，電動式ネブライザー機器を用いて吸入する場合がある．☞ネブライザー療法（p.397）

薬物性感音難聴
やくぶつせいかんおんなんちょう
同 薬物性難聴（drug-induced hearing loss），薬剤性難聴

☞薬物性難聴（同頁）

薬物性難聴
やくぶつせいなんちょう
drug-induced hearing loss
同 薬物性感音難聴
同 薬剤性難聴
関 ストマイ難聴

薬剤の副作用として引き起こされる難聴．代表的な薬剤としてアミノグリコシド系抗菌薬（ストレプトマイシン，カナマイシン，ゲンタマイシンなど），抗癌剤（シスプラチンなどの白金製剤），サリチル酸剤（アスピリンなど），ループ利尿剤（フロセミドなど）がある．アミノグリコシド系抗菌薬に対する感受性にはミトコンドリア遺伝子変異が関与していることが明らかになっている．

薬物性鼻炎
やくぶつせいびえん
rhinitis medicamentosa（ラ）
関 nose drop abuse

治療のために使用している薬物による反応性充血のために鼻粘膜が腫脹し，かえって強い鼻閉を起こした状態．点鼻薬（血管収縮剤）と内服薬（降圧剤，利尿剤，抗精神病薬など）によるものがあるが，頻度が高いのは鼻閉に対する点鼻用血管収縮薬の乱用である．鼻閉が主たる症状で，鼻漏や乾燥感を訴える場合もある．治療は可能であれば常用している薬剤を中止し，重症例では下鼻甲介手術を行う．

ヤコブソン器官
やこぶそんきかん
Jacobson's organ
同 鋤鼻器（vomeronasal organ），副嗅覚器（accessory olfactory organ）

☞鋤鼻器（p.266）

ヤコブソン神経
やこぶそんしんけい
Jacobson's nerve
同 鼓室神経（N. tympanicus）（ラ）

舌咽神経の第1枝で鼓室神経と同義．感覚性と分泌性節前線維（副交感根）を含む．鼓室神経小管を通って鼓室に入り，そこで内頸動脈神経叢由来の交感性線維とともに鼓室神経叢を作る．この神経は鼓室と耳管の粘膜の感覚を司る．分泌性線維は小錐体神経として耳神経節へ行き節後線維と繋がり，最終的に耳下腺の分泌刺激を行う．臨床的には，鼓膜穿孔を通して鼓室の内側壁の小溝（岬角溝）を縦走するいくすじかの白い線維として確認できる．☞鼓室神経（p.195）

ヤコブ病
やこぶびょう
Jakob disease
同 クロイツフェルト・ヤコブ病（Creutzfeldt-Jakob disease）

☞クロイツフェルト・ヤコブ病（p.132）

YAMIK（ヤミック）療法
やみっくりょうほう
Yaroslavl, Markov and Kozlov methods

ラテックス製のヤミックカテーテルを用いた副鼻腔炎の治療法．患者を座位とし，ヤミックカテーテルを一側鼻腔へ挿入しバルーンを上咽頭と鼻前庭で拡張させる．閉鎖腔となった鼻副鼻腔内に陰圧，陽圧を交互に加えることにより副鼻腔内の貯留液の排泄を促す．仰臥位として抗生剤やステロイドなどの薬液を副鼻腔に注入することも可能である．

ゆ

ユーイング肉腫
ゆーいんぐにくしゅ
Ewing's sarcoma

主として若年者の骨に生じる未分化で悪性度の高い腫瘍．骨腫瘍の6.8％を占める．男女比は3：2．5〜15歳に好発し，20歳までに約3/4が発症する．大腿骨と骨盤に好発．病理所見では大きさがほぼ均一な小円形細胞の増殖で円形の核を有し，細胞質にはグリコーゲン顆粒がみられる．免疫組織ではビメチンおよびユーイング腫瘍に比較的特異な MIC-2 gene product（CD99）に陽性．85％に染色体転座が認められる．症状は疼痛，伸展に伴う局所の熱感，圧痛．周囲の軟部組織への拡大が早いのが特徴で周囲の軟部腫瘤が著しい．

有隔菌糸
ゆうかくきんし
septate hypha

真菌の基本的形態は菌糸と酵母様細胞である．菌糸は非分岐性または分岐性フィラメントの個々をさし，菌糸が絡み合って線維状の塊として発育する．菌糸は隔壁で仕切られているものと仕切られてないものに分類され，前者を有隔菌糸という．有隔菌糸には隔壁部にかすがい連結のあるもの（担子菌門）とな

いもの（子嚢菌門，不完全菌門）がある．

有郭乳頭
ゆうかくにゅうとう
circumvallate papilla

ヒトの舌には味覚受容器の存在する3種類の乳頭がある．舌前半は茸状乳頭，舌の後側面に葉状乳頭があり，さらに舌の後部には7〜15固の円形の有郭乳頭が逆V字型に1列に配列して存在する．味覚神経として舌咽神経が分布している．有郭乳頭周囲は乳頭溝という溝があり，乳頭溝に面する上皮には多数の味蕾が配列している．この乳頭溝にはエブナー腺の導管が開口する．

有茎皮弁
ゆうけいひべん
pedicled flap

栄養血管の血流を維持したまま再建を行う場合の皮弁をいう．DP皮弁が歴史的にも有名である．筋肉も一緒につける場合は筋皮弁 myocutaneous flap という．

有効
ゆうこう
partial response

☞部分寛解（p.455）

有声音
ゆうせいおん
voiced sound

声帯振動を伴う音素．母音と有声子音が含まれる．抽象的・心理的な範疇であり，実際の発話においては声帯振動を伴わないこともある．そのような現象を「有声音の無声化」と呼ぶ．たとえば東京方言における助詞の「です」の語尾の /u/ は，無声化することが多い．☞有声子音（同頁），無声音（p.495），無声子音（p.496）

疣贅癌
ゆうぜいがん
verrucous carcinoma

扁平上皮癌の亜型で別名 Ackerman tumor といわれる．超高分化でありエオジン好性の癌細胞が間質を圧するように進展する．予後は比較的よく転移することはまれである．頭頸部では口腔，舌，喉頭に起こりやすい．

有声子音
ゆうせいしいん
voiced consonant

声帯振動を伴う子音．構音点における雑音（非周期音）と声帯振動による周期音が混在するが，必ずしも両者が重なるとは限らない．たとえば英語においては，語頭の有声破裂音に母音が後続する場合，破裂音の生成よりも声帯振動の開始が後にくる．すなわち，有声開始時間（voice onset time：VOT））が正の値をとる．なお，有声破裂音において破裂よりも先に声帯が振動を始める場合，有声開始時間が負の値をとる，と表現する．☞有声音（同頁），無声子音（p.496），無声音（p.495）

遊走因子
ゆうそういんし
chemotactic factor

炎症に際して，マクロファージや顆粒球など血球成分の血管外への遊走を促進する物質．プロスタグランジンやロイコトリエンなどのケミカルメディエーター，あるいはケモカインが代表的である．たとえばプロスタグランジン D_2 は CRTH2 との結合を介して，Th2 細胞や好酸球の遊走を促進する．またケモカインは細胞遊走を主要な作用とするサイトケインの一群である．たとえば RANTES は CCR1，CCR3 および CCR5 に結合することにより単球や T 細胞，好酸球の遊走活性を示す．

誘発耳音響放射
ゆうはつじおんきょうほうしゃ
transient(ly) evoked otoacoustic emission (TEOAE)
同 evoked otoacoustic emission (EOAE)

音刺激に対して加算法により記録される音響放射．外有毛細胞に連係した能動的基底板振動に起因すると考えられている．
☞耳音響放射（p.218）

遊離空腸
ゆうりくうちょう
free jejunal autograft

下咽頭・頸部食道癌の根治切除術である咽頭・喉頭・頸部食道全摘出術を施行した後の咽頭を再建する方法の一つ．空腸を採取し頸部にて咽頭と食道の間の欠損部に縫合する．栄養血管を一旦切離する遊離組織であるため，空腸の血管（腸間膜動静脈）と頸部の血管（外頸動脈の分枝，内頸静脈など）を顕微鏡下の拡大視野で吻合することが必要である．

遊離皮弁
ゆうりひべん
free flap

動静脈をつけた皮弁を切断し，再建部位の動静脈と吻合して再建する皮弁をいう．自由に移動ができる点や，血行に優れる点が利点である．血管閉塞や血栓，出血などの合併症の危険もある．

癒着型真珠腫
ゆちゃくがたしんじゅしゅ
adhesive type cholesteatoma
同 tensa-retraction cholesteatoma
関 緊張部型真珠腫
関 後上部型真珠腫

鼓膜緊張部全体の内陥・癒着に加え，鼓膜後上部がポケット状に深く内陥し鼓室後部や上鼓室・乳突洞方向に真珠腫を形成したもの．時に鼓膜前上部から耳管上陥凹への深い陥凹も合併する．ポケット内腔に堆積した上皮落屑物は容易に感染し悪臭性の耳漏をきたす．一方，鼓室前半部分に含気腔を認め，鼓膜後上部に限局した癒着鼓膜から鼓室洞さらに上鼓室・乳突洞方向に真珠腫を形成したものを後上部型真珠腫（sinus cholesteatoma と同義）と呼んで区別する場合もある．緊張部型真珠種とは，一般に上記の 2 病型（癒着型，後上部型）の総称として用いられることが多い．いずれも高率にアブミ骨上部構造が破壊され，連鎖離断による高度伝音難聴を示す．弛緩部のポケッ

トから生じる上鼓室型真珠腫に比べ半規管瘻孔，顔面神経麻痺，内耳障害などの頭蓋外，ならびに頭蓋内合併症をきたす頻度が高い．

癒着性中耳炎
ゆちゃくせいちゅうじえん
adhesive otitis media
回 chronic adhesive otitis
菊 鼓膜弛緩症（tympanic membrane atelectasis, atelectatic ear）

　反復する中耳炎や慢性的な耳管機能不全のために鼓膜の陥凹・虚脱を生じた状態．内陥・菲薄化した鼓膜が，鼓室粘膜やキヌタ骨長脚・アブミ骨頭などの構造物と接してはいるものの器質的な癒着はなく乾燥したものを鼓膜弛緩症，炎症の反復により多少とも肥厚した鼓膜が前記構造物と器質的に癒着したものを癒着性中耳炎と呼び区別する．後者では耳小骨の固着，離断による伝音難聴，さらに骨導聴力の悪化に伴う混合難聴を呈することもまれではない．癒着部位が後上部に限局した部分癒着型，緊張部全体に及んだ全癒着型がある．後上部の内陥ポケットが鼓室狭部を越えて深く鼓室洞，上鼓室方向に入り込むと内腔に上皮落屑物が溜まり癒着型真珠腫へと進展する．癒着性中耳炎における耳管は，解剖学的には開存例が多いが機能的な閉塞がみられるという．手術による聴力改善率は，再癒着防止策が無効な例もあり半数程度に留まる．

輸入真菌症
ゆにゅうしんきんしょう
imported mycosis

　真菌の中で，本来わが国に存在せず海外で風土病の原因となっている真菌がある．この真菌による感染症が日本国内で発症した場合，輸入真菌症という．コクシジオイデス症，ヒトプラズマ症，パラコクシジオイデス症，マルネッフェイ型ペニシリウム症などがあげられるが，特にコクシジオイデス症，ヒトプラズマ症は近年急速に患者数が増加している．特徴は，日本の真菌症が基本的に日和見感染症であるのに対して，健常人でも感染すること，重症化しやすいこと，検体の採取時に感染事故を起こしやすいため，事前に十分な注意が必要なことである．流行地はアメリカ合衆国，メキシコ北部，中南米であり，診断の契機としては流行地の滞在歴，渡航歴が重要である．胞子の吸入により肺に感染し，ここから全身の諸臓器に播種する．治療はイトラコナゾール，アムホテリシンBなどが用いられる．

指－鼻試験
ゆび－はなしけん
finger to nose test

　主に小脳障害時の運動失調をみるための検査．被検者のやや斜め前方70〜80 cmの位置に検者の示指を示し，被検者の示指で被検者の鼻と検者の間を行き来させる．2点間を正確に行き来できない場合（測定障害）や指の動きが滑らかでない時は，小脳による運動のフィードバック制御がきかない状態と考えられる．

よ

溶血性尿毒症症候群
ようけつせいにょうどくしょうしょうこうぐん
hemolytic uremic syndrome

微小血管障害による溶血性貧血，血小板減少，急性腎不全を三主徴とする，小児期でも最も頻度が高い腎不全．志賀毒素産生菌による下痢症に伴うものが90％以上を占めており，その大部分が腸管出血性大腸菌（EHEC）感染症によるものである．EHECの中でもO157による頻度が高く，約90％を占める．腎外症状として20％に意識低下，昏睡，麻痺，痙攣などの中枢神経症状がみられ，これらが死亡原因となることもある．

陽子線
ようしせん
proton

陽子とは水素の原子核で，プラスに荷電した素粒子のことで水素ガスを材料として高温のプラズマ状態の水素原子から電子を引き離して作られる．この陽子を電磁力で加速することで真空中を直進する陽子線となる．陽子線は体内に入っても表面近くではエネルギーを放出せず，停止する直前にエネルギーを放出して大きな線量を組織に与える性質があり，ブラッグピークと呼ばれる．病巣の深さや大きさに合わせてこのピークの深さや幅を広げることができ，病巣のみに線量を集中でき副作用を少なくすることができる．生物学的な治療効果はX線照射と差は少ないと考えられている．現在の適応疾患には脳腫瘍，頭蓋底腫瘍，頭頸部腫瘍，肺癌，肝細胞癌，転移性肝癌，骨軟部肉腫，前立腺癌などがある．2009年の時点で先進医療の扱いで指定された一部の施設による治療が可能であり，保険診療外の費用負担が必要となる．

翼口蓋窩
よくこうがいか
fossa pterygopalatina（ラ），pterygopalatine fossa

上顎骨体と翼状突起の接合する間にできる翼上顎裂の深部にある空間．前壁は上顎骨体の後縁，口蓋骨眼窩突起，後壁は翼状突起，内側壁は口蓋骨垂直板，上壁は蝶形骨体からなる．この窩において上顎神経，顎動脈の終末部が分枝し，翼口蓋神経節が位置する．周囲との交通は，翼上顎裂により側頭下窩と，蝶口蓋孔により鼻腔と，下眼窩裂により眼窩と，翼突管により頭蓋底と，口蓋管により口腔と連絡している．

翼口蓋神経
よくこうがいしんけい
Nn. Pterygopalatini（ラ），pterigopalatine nerves

上顎神経の最後の枝．一部は翼口蓋神経節に終わるが，大部分はそのまま通過し分枝する．涙腺への自律性線維および眼窩後部よりの求心性線維を含む．

翼口蓋神経節
よくこうがいしんけいせつ
ganglion pterygopalatinum（ラ）．pterigopalatine ganglion

上顎神経の所属神経節で翼口蓋窩にある．ここでニューロンを交換するのは深錐体神経（交感性）と大錐体神経（副交感性）である．眼窩枝 Rami orbitalis は眼窩の後内側部へと向い，下眼窩裂から眼窩に入り骨膜に分布する．一部は，後篩骨孔を通って，篩骨洞，蝶形骨洞の粘膜に分布する．後鼻枝 Rami nasales posteriores は蝶口蓋孔から鼻腔に入りとして鼻腔後部の粘膜に分布する．鼻口蓋神経 N. nasopalatinus は鼻中隔の骨膜と粘膜の間を通り，さらに切歯管を通り口腔粘膜前部および上切歯の歯肉へ分布する．口蓋神経は口蓋管に入ったのちに，大口蓋神経 Nn.palatinus major と小口蓋神経 Nn. palatini misores に分枝し，大口蓋神経は硬口蓋，小口蓋神経は口蓋扁桃，軟口蓋，口蓋帆下部に分布する．咽頭枝 N. pharyngeus は咽頭粘膜への小枝である．

翼状突起
よくじょうとっき
processus pterygoideus（ラ）．pterygoid process

蝶形骨の一部で，蝶形骨体と蝶形骨大翼との間の下面から下方に向かい，頭蓋底面に対してほぼ直角に出る突起．内側板と外側板の2枚の板状の骨よりなり，内外両側板は前縁で接し翼口蓋窩の後壁を構成し，口蓋骨垂直板および上顎体後部に接する．外側板の外側より外側翼突筋が起始する．内外両側板は後方に開いた翼突窩を作り，そこより内側翼突筋が起始する．

翼突管
よくとつかん
pterygoid canal
同 vidian canal

蝶形骨の翼状突起内側板基部を前後に貫いて翼口蓋窩と外頭蓋底を交通する管のことで，翼突管動脈・静脈・神経が通る．翼突管神経は，顔面神経の膝神経節より起こった大錐体神経（副交感神経）と内頸動脈神経叢からの交感神経性の深錐体神経（交感神経）が合流したものである．Vidian canal ともいわれるが，Vidian とは，「Vidius（イタリアの解剖学者・内科医，1500〜1569）の記した」という意味である．

翼突管神経
よくとつかんしんけい
pterygoid nerve
同 ビディアン神経（vidian nerve）

☞ビディアン神経（p.435）

翼突管神経切断術
よくとつかんしんけいせつだんじゅつ
同 ビディアン神経切断術（vidian neurectomy）

☞ビディアン神経切断術（p.435）

翼突筋静脈叢
よくとつきんじょうみゃくそう
pterygoid plexus

側頭下窩の中で側頭筋・内側翼突筋・外側翼突筋の間にある静脈叢である．海綿静脈洞の下方に位置し交通している．

予後因子
よごいんし
prognostic factor

疾病の将来的予後に影響する要因のことである．頭頸部癌であればUICC分類での原疾患の大きさ広がり，所属リンパ節の転移の有無，遠隔転移の有無，病期ステージ分類，治療法の選択などが予後に影響する因子となる．

予防的頸部郭清術
よぼうてきけいぶかくせいじゅつ
elective neck dissection

頭頸部癌の術前評価において頭頸部所属リンパ節への転移がないものの，将来的な転移の可能性を考慮して行う術式である．選択的頸部郭清術として所属リンパ節の郭清が主体となり，根治的頸部郭清術に比べて患者侵襲度は低い．

読み書き障害
よみかきしょうがい
dyslexia
同 失読，読字障害，発達性失読症，発達性難読症，ディスレクシア

発達性に知能発達や音声言語の発達に比べ文字の読み書きの正確性や流暢性の困難があり，家族的集積も認める．読みのみが障害される純粋失読（pure alexia）は後天性の失語症である．例外的な読みをする単語の読みと非語の読みの能力により，表層失読，音韻失読，深層失読を区別するが混合型もある．イタリア語や日本語のように文字表記と発音が1対1対応に近い言語で発症頻度がやや低い．義務教育での学習障害の主要原因になっている．視覚性，聴覚性，音節認識の問題などが原因となり，それぞれの対応が求められる．教科学習では教材の聴覚提示併用が有効で，視覚性では数文字～1行ずつの提示や単色フィルタが有効なことがある．

ら

らい
leprosy

ハンセン病（Hansen's disease）といわれ，らい菌（*Mycobacterium leprae*）の皮膚のマクロファージ内寄生および末梢神経細胞内寄生によって引き起こされる感染症である．感染は，鼻汁などを介した経鼻・経気道的感染や，接触感染により引き起こされるが，伝染力は非常に低い．症状は末梢神経障害と皮膚症状で，診断には皮膚スメア検査と末梢感覚検査で行う．治療はジアフェニルスルホン，クロファジミン，リファンピシンの3者を併用する多剤併用療法が主体となっている．

ライノウイルス
Rhinovirus

ピコルナウイルス科ライノウイルス属に属するRNAウイルス．感冒の代表的な原因ウイルスとして知られており上気道炎を引き起こす．頭痛・咽頭痛，鼻閉，くしゃみとともに水様性の鼻漏がみられる．通常，発熱はない．ライノウイルスによるかぜは一年中みられるが，特に春と秋に多くみられ，飛沫感染や接触感染により伝播する．ライノウイルスには数百種類の血清型が存在するためワクチンを作ることは事実上不可能とされている．

ライヘルト軟骨
らいへるとなんこつ
Reichert cartilage

発生の段階で第2鰓弓から形成される軟骨．耳小骨（ツチ骨柄，キヌタ骨長脚，アブミ骨上部構造），茎状突起，茎突舌骨靱帯へと分化する．

ライマー三角
らいまーさんかく
Laimer triangle

下咽頭後壁で輪状咽頭筋の下方と食道上部の境界部位で食道の縦走筋が斜走している部分で，筋層は薄く脆弱な三角形の部分を示す．ツェンカー憩室を形成する部位でもある．

ライム病
らいむびょう
Lyme disease
回 Lyme borreliosis

Borrelia burgdorferi sensu lato を起炎菌としてマダニ（シュルツェマダニの雌成虫）を媒介として生じる全身性感染症（経皮感染）．日本を含む東アジアでは *B. garinii* と *B. afzelii* が存在する．皮膚症状として特徴的な慢性遊走性紅斑やボレリアリンパ球腫を生じ，全身症状としてはインフルエンザ様症状（発熱，倦怠感，頭痛）とともに，未治療で進行すると顔面神経麻痺やリウマチ様関節炎も呈する．治療にはアモキシシリンやセフトリアキソン，ペニシリンGを投与する．

ラインケ腔
らいんけくう
Reinke's space

声帯粘膜固有層浅層の別称．線維成分（コラーゲン線維と弾性線維）が少なく，基質の多い疎性結合組織より成り立っている．喫煙者や甲状腺機能低下症では，浮腫状変化を生じることがある．

ラインケの浮腫
らいんけのふしゅ
Reinke's edema
回 ポリープ様声帯
(polypoid vocal fold (cord))

☞ ポリープ様声帯（p.480）

ラウドネス
loudness

☞ 音の大きさ（p.44）

⇨音の大きさ

裸耳利得
らじりとく
open ear gain
⇨オープンイヤ・ゲイン
（real-ear unaided gain）

外耳は外耳道の共鳴および耳介面から狭い外耳道に集音されたことによって，音を大きくする作用をもつ．この音響的な増幅を裸耳利得という．これは自由音場における被検者（裸耳）の鼓膜直前の音圧レベルと，被検者を除いたその位置での音圧レベルの差であり，実耳測定装置を用いて測定する．個人差が大きいが，成人ではほぼ2,500～3,500 Hz の範囲で最大となり，約 10～20 dB の増幅がある．

ラセン縁
らせんえん
⇨ラセン板縁（spiral limbus）

⇨ラセン板縁（同頁）

ラセン血管
らせんけっかん
vas spirale（ラ）

蝸牛基底板の鼓室階被覆層の中を走る血管のうち，コルチトンネルの直下を走行するもの．

ラセン神経束
らせんしんけいそく
spiral bundle

ラセン器をらせん状に走向する神経束のうち，内有毛細胞の下方に位置する神経束を内ラセン神経束，外有毛細胞列の下方に位置する 3 列の神経束を外ラセン神経束と呼ぶ．これらの神経束には有毛細胞からの求心線維とラセン神経節細胞からの遠心線維が混じり合っているとされる．

ラセン板縁
らせんばんえん
spiral limbus
⇨ラセン縁

蝸牛軸から続く骨ラセン板の外側にある結合組織の高まり．さらに外側にいくと前庭唇と鼓室唇に分かれ，前庭唇は蓋膜の基部をなす．前庭唇と鼓室唇の間には内ラセン溝が形成される．

ラッサ熱
らっさねつ
Lassa fever

皮膚や内臓に出血を認める，いわゆるウイルス性出血熱 4 疾患の一つで，西アフリカ一帯にみられる急性ウイルス感染症．ラッサウイルスにより引き起こされ，野ネズミの一種マストミスを自然宿主として伝搬する．突発的な発熱，頭痛，咽頭痛を主症状とする重症インフルエンザ様症状を呈するが，重症化すると出血（吐血，下血）によりしばしば死にいたる．感染患者の血液や体液，排泄物によりヒトからヒトへ感染が伝播して院内感染や家族内感染を生じる．

ラテックスアレルギー
latex allergy

天然ゴム製の医療用具や日用品との接触により引き起こされる即時型アレルギー反応．症状は接触蕁麻疹が多いが，全身への蕁麻疹の拡大や，アナフィラキシーショックを起こしうる．手袋パウダーなどに吸着したラテックス抗原を吸入することによりアレルギー性鼻炎や喘息発作を起こすことがある．他の植物・食物との交叉抗原性が強く，バナナ，アボカド，キウイ，クリなどの果物による口腔アレルギー症候群を合併することがある．

ラトケ嚢
らとけのう
Rathke's pouch

胎生期に口咽頭膜付近の外胚葉上皮が上方の間脳底に向かって袋状に膨出した部分．間脳の下方への伸長である漏斗と合わさって下垂体を形成する．ラトケ嚢は下垂体前葉を形成する．遺残すると頭蓋咽頭腫となる．

ラムゼイ ハント症候群
らむぜい はんとしょうこうぐん
Ramsay Hunt syndrome
同 ハント症候群 Hunt syndrome

末梢性顔面神経麻痺に耳介または口腔咽頭の帯状疱疹，難聴，めまいなど第Ⅷ脳神経症状を呈する症候群であり，水痘帯状疱疹ウイルス再活性化が原因である．第Ⅷ脳神経症状を伴わない例も半数程度みられる．Bell 麻痺に比べ Hunt 症候群は重症例が多く，顔面神経麻痺の回復も不良である．

ラリンゴツェーレ
laryngocele
同 喉頭気嚢胞（laryngocele）

☞喉頭気嚢胞（p.174）

卵円窓
らんえんそう
oval window
同 前庭窓（vestibular window）

☞前庭窓（p.315）

卵円窓窩
らんえんそうか
oval window niche
同 前庭窓小窩（fossula fenestrae vestibuli（ラ））

☞前庭窓小窩（p.315）

ランゲルハンス細胞組織球症
らんげるはんすさいぼ

樹状細胞に由来する抗原提示細胞であるランゲルハンス細胞の増殖と炎症性細胞浸潤により溶骨性変化，肉芽腫形成，皮疹，尿崩症，眼球突出などを呈する疾患．骨病変は溶骨変化

うそしききゅうしょう
Langerhans cell histiocytosis
同 ヒスチオサイトーシスX（histiocytosis X）
旧 特発性組織球症

(punched out lesion), 地図状頭蓋を呈し, 側頭骨病変による中耳炎, 外耳道炎, 視床下部下垂体異常（尿崩症, 下垂体前葉障害）などの頻度が高い. 肝, 脾, 肺, 骨髄, リンパ節, 胸腺, 消化管などさまざまな臓器に病変を生ずる.

ランテス
RANTES (regulated on activation, normal T cell expressed and secreted)

CC-ケモカインの一種. T細胞, 顆粒球, マクロファージ, 線維芽細胞, 気道上皮細胞, 血管内皮細胞などが産生し, NF-κB依存的に単球, 好酸球, 好塩基球, メモリーT細胞に対する遊走活性を示す. アレルギー性鼻炎の下鼻甲介や鼻茸での発現亢進がみられる. 鼻茸においては好酸球浸潤と相関する. 受容体はCCR1, CCR3, CCR5である.

り

リヴィニ切痕
りびぃにせつこん
Rivini notch
同 鼓膜切痕 (tympanic notch)

鼓膜輪はツチ骨短突起の上方部分でV字状に欠損しており, この間を橋渡しされた線維性鼓膜輪を欠く部分をリヴィニ切痕という. ここからツチ骨短突起に向かってプルサック線条とともに弛緩部を形成している. ☞鼓膜切痕 (p.200)

リガ・フェーデ病
りが・ふぇーでびょう
Riga-Fede disease

乳幼児期に歯牙の萌出時に舌小帯や舌尖部に一致してできる潰瘍をいう. 哺乳時の不慣れなど下顎乳中切歯による機械的刺激が原因であり, 舌小帯短縮症があると起こりやすい.

リクルートメント
同 補充現象 (recruitment, phenomenon)

☞補充現象 (p.478)

リケッチア感染症
りけっちあかんせんしょう
rickettsial disease

リケッチア属に属する病原体が節足動物を介して感染することにより惹起される急性・熱性・発疹性感染症. わが国に現存するものとしては, ツツガ虫病と日本紅斑熱, 発疹熱, ヘルベチカ感染症が報告されている. リケッチアはマダニ, コナダニ, ノミ, シラミを媒介して感染し, 宿主の細胞内にのみ生息して増殖するという特徴がある. 発熱, 激しい頭痛, 特徴のある発疹, けん怠感などの症状が現れ, 進行するとDICや多臓器不全を起こし死にいたることもある. 治療にはテトラサイクリン系抗生剤が第一選択薬となる.

梨状陥凹
りじょうかんおう
piriform sinus
同 pyriform recess, pyriform sinus

喉頭の両側で，上方は喉頭蓋上縁に始まり，漸次下方に細くなり輪状軟骨下縁の高さで食道に移行する部位．前上方には喉頭口が開く．下咽頭癌が発生する3亜部位の一つで，同癌の好発部位でもある．

梨状口縁
りじょうこうえん
pyriform aperture

梨状口の縁．梨状口とは骨鼻腔が顔面に開く口であり，顔面頭蓋の中央に位置し，西洋梨状の形態を有している．鼻骨と上顎骨とで囲まれ，正中矢状面にある鼻中隔によって左右に分けられる．

リズム障害
りずむしょうがい
defect of speech rhythm

発話のリズムが乱れる障害．原因は末梢性・中枢性両方があり，構音器官の解剖的・機能的異常によって構音動作が困難になる，神経筋疾患で発話・構音器官の動作が困難ないし不安定になる，失語症の部分症状，小脳障害，基底核障害（パーキンソン病，脳性麻痺を含む）などがある．さらに，吃音や早口症など，発話のリズムの乱れを主症状とする言語障害がある．

リトル野
りとるや
Little's area
同 キーゼルバッハ部位（Kiesselbach's plexus）

☞キーゼルバッハ部位（p.99）

隆起血管
りゅうきけっかん
vas prominens（ラ）

蝸牛のらせん靱帯が基底板に移行する途中の結合織の高まりをラセン隆起（spiral prominence）といい，そこに分布する血管を隆起血管と呼ぶ．中央階に接して並ぶ，ラセン隆起細胞（spiral prominence cells）や外溝細胞（external sulcus cells）の直下を走るこの血管は，外溝細胞の root process や type II 線維芽細胞と接触をもつ．

流行性耳下腺炎
りゅうこうせいじかせんえん
epidemic parotitis
同 ムンプス（mumps）

ムンプスウイルスによる全身性ウイルス感染症で，耳下腺のびまん性腫脹と疼痛を主症状として発症する．ムンプスウイルスは飛沫感染や唾液の接触感染によりヒトからヒトに感染し，潜伏期間は2〜3週間であるが，30〜40％は不顕性感染の経過をとる．顎下腺腫脹を伴うこともあり，合併症として睾丸炎や髄膜炎，片側性高度感音難聴があげられる．治療は対症療法としてアセトアミノフェンなど解熱鎮痛剤の投与であり，予防法はワクチン接種となる．

粒子線治療
りゅうしせんちりょう
particle-beam radiation therapy

粒子とは原子を構成している電子や原子核のことをいい，粒子線は高エネルギー粒子の流れで，放射線の一つである．陽子線，速中性子線，重粒子線（炭素，ネオン，アルゴンなど陽子より重い原子核を用いたもの）を粒子線と呼んでいる．粒子線の物理的特性は体内に入っても表面近くではエネルギーを放出せず，停止する直前にエネルギーを放出して大きな線量を組織に与える性質があり，ブラッグピークと呼ばれる．病巣の深さや大きさに合わせてこのピークの深さや幅を広げ，病巣のみに線量を集中でき副作用を少なくすることができる．

流涎
りゅうぜん
drooling
≡ salivation

唾液が口腔から流れ出る状態である．5歳以下の正常な幼少児でみられる流涎は，多くの場合生理的な唾液分泌量に基づくもので病的ではない．唾液分泌過剰によるものが真性流涎症といわれ，唾液の嚥下障害によるものは仮性流涎症である．真性流涎症には中枢性の原因として薬物中毒，脳性麻痺，パーキンソン病などがある．仮性流涎症には咽頭・食道異物，舌咽神経や舌下神経麻痺による嚥下障害などがある．口腔・咽頭の炎症では両者が同時に関与している．すなわち疼痛刺激による唾液分泌亢進がみられ，かつ疼痛による嚥下障害が加わって流涎が生じる．

流体力学的直径
りゅうたいりきがくてきちょっけい
aerodynamic diameter

空気（流体）中の粒子の形状は不規則であるため，粒子径を幾何学的に測定するのではなく，形と密度が異なる粒子を分類するため流体力学的直径が定義された．流体力学的直径はその粒子と沈降速度が同じで，密度が 1 g/cm³ の球形である粒子の粒径と定義される．吸入製剤の粒径分布は，カスケードインパクターにより粒子を気体から捕集し，捕集板に衝突させて測定される．

隆鼻術
りゅうびじゅつ
augmentation rhinoplasty

奇形，外傷，特殊炎症（梅毒，ウェゲナー肉芽腫），腫瘍などによって変形をきたした鼻を高くする外鼻形成手術．美容外科領域でも行われる．素材として自家軟骨，自家骨，シリコンプロテーゼなどが用いられる．

流涙検査
りゅうるいけんさ
tear test

膝神経節で顔面神経より分岐する涙液分泌神経の機能を定量化し，膝神経節レベルでの顔面神経の障害度を評価する検査．検査法としては，Schirmer 第1法，Schirmer 第2法，綿糸法，Jones 検査法などがある．これらの検査は，顔面神経麻痺の部位診断として必須の検査であったが，ベル麻痺，Hunt 症候群

の初期病巣が膝神経節にあることが判明した現在ではこの検査が施行されることは少なくなった．☞シルマー試験（p.267）

流涙現象
りゅうるいげんしょう
回ワニの涙症候群（crocodile tears syndrome），空涙現象

☞ワニの涙症候群（p.534）

領域発癌
りょういきはつがん
field cancerization

発癌における概念の一つで，重複癌や放射線誘発癌などに対する考え方である．口腔咽頭領域の粘膜上皮は主に扁平上皮であるが，食事や嗜好品などによって一様に影響を受けている．その領域で1ヵ所に発癌すると，その他複数箇所で発癌する可能性がある．頭頸部領域は解剖学的に狭い範囲で区分けされているが，基本的に組織学的に同一形態が連続する領域のため，重複癌が発症しやすい．

了解度検査
りょうかいどけんさ
回明瞭度検査（intelligibility test）

☞明瞭度検査（p.498）

両眼隔離症
りょうがんかくりしょう
hypertelorism
回眼窩離開症，眼窩間隔離症

眼窩が水平方向に離れた状態．内眼角間距離が標準の2σ以上をいう．簡易基準は内眼角距離／外眼角距離×100≧38，内眼角距離／頭囲≧7.16など．成人の平均は正常男性で25 mm，女性で22 mmであるのに対し30 mm以上ある．

両耳間音圧差
りょうじかんおんあつさ
interaural (intensity) level difference

両耳で，ある音を聞く時，聴取者の左右の耳内に生じる音圧の差．頭による音の回折現象によって生じ，音源と聴取者の頭の位置関係によって変化する．両耳間時間差とともに音源定位に関与する要因の一つである．

両耳間時間差
りょうじかんじかんさ
interaural time difference

音場で，ある音を聞く時に，その音が聴取者の左右の耳内に到達する時間の差．両耳間音圧差とともに音源定位に関与する要因の一つである．

良性発作性頭位めまい症
りょうせいほっさせいとういめまいしょう
benign paroxysmal positional vertigo
囲 BPPV

卵形嚢の耳石由来の小耳石片が半規管内に落下して入り込むことにより，頭位の変化に伴う重力の方向の変化を感受するようになり，急激に頭位を変えるとめまいが出現するようになると考えられている．更年期以降の女性に多い．また頭部外傷，中耳手術，慢性中耳炎などの既往歴を有することが多い．解剖学的な位置関係から多くは後半規管に生じる．特定の体位（めまい体位）をとると，回転性ないし動揺性のめまいが出現，めまいはしだいに増強し，次いで減弱ないし消失する．引き続いて同じ頭位をとると，めまいは軽くなるか，起こらなくなる．めまいと直接関連をもつ蝸牛症状，頸部異常および中枢神経症状を認めない．めまい頭位を付加すると，回旋成分の強い特徴的な眼振が解発される．眼振の出現には潜時があり，頭位を維持すると眼振はしだいに増強し，ついで減弱ないし消失する．めまい頭位を反復して取らせると眼振は，軽快または消失する．

緑膿菌
りょくのうきん
Pseudomonas aeruginosa

シュードモナス属に属するグラム陰性好気性桿菌で免疫力の低下した人に日和見感染を引き起こす．後天的に薬剤耐性を獲得したものが多く多剤耐性緑膿菌などは院内感染の原因菌として問題になっている．緑膿菌は色素やムコイド，外毒素など特有の物質を産生し，これらはクオラムセンシングとよばれる機構により菌数に応じて制御されている．臨床的には，ムコイドを産生したりバイオフィルムを形成することで宿主の免疫機構による排除から逃れやすくなり，抗菌薬の感性が低下して難治化する．

淋菌
りんきん
Neisseria gonorrhoeae

ヒトに淋病やそのほかの感染症を起こすナイセリア属の菌．

輪状咽頭圧痕像
りんじょういんとうあっこんぞう
cricopharyngeal bar

輪状咽頭筋の機能障害がある場合にみられる嚥下造影検査の異常所見の一つで，食道入口部が後方より指で押されたように陥凹し造影剤の陰影欠損像を呈する．造影剤が食道入口部を通過している最中に輪状咽頭筋が十分に弛緩しなかったり早期収縮したりすることで，食道入口部が後方より絞扼されることにより起こる．食塊の通過障害による嚥下困難や誤嚥などをきたす．

輪状咽頭筋
りんじょういんとうきん

輪状軟骨を起始とし咽頭縫線に停止し，下部は輪状に走行する．主として嚥下時の咽頭運動に関与する．この咽頭縫線は咽

cricopharyngeal muscle　頭後壁正中に結合織性に形成されたもので頭蓋底に付着する．舌咽・迷走神経に支配される．

輪状咽頭筋切断術
りんじょういんとうきんせつだんじゅつ
cricopharyngeal myotomy

食道入口部括約筋である輪状咽頭筋の筋線維を切断することで食道入口部の開大を図り，食塊の食道入口部通過の改善を目的とする手術．最も代表的な嚥下機能改善手術の一つである．切断した筋線維の再癒着防止のため，一定の幅をもって筋線維を切除する方法が多く用いられる．切断部位では側方で切断する方法と後方正中部で切断する方法とがある．術後には食道から咽頭への逆流を起こしやすくなるため，食後すぐには臥位にならないなどの指導が必要である．

輪状咽頭部嚥下困難症
りんじょういんとうぶえんげこんなんしょう
cricopharyngeal dysfunction
回 cricopharyngeal dysphagia

食道入口部での食塊の通過障害によって起こる嚥下困難症の総称で，嚥下造影検査にて食道入口部後壁に輪状咽頭圧痕像が観察されることを特徴とする．輪状咽頭筋の弛緩不全，弛緩開始の遅延，早期収縮，胃酸刺激などによる痙攣，線維化による伸展障害などが原因となる．脳血管障害や神経・筋疾患などを原因とする二次性輪状咽頭嚥下困難症と原因不明の一次性輪状咽頭嚥下困難症に分けられる．

輪状（気管軟骨間）靱帯
りんじょう（きかんなんこつかん）じんたい
anular (intercartilaginous) ligaments

気管の軟骨輪を連結する線維弾性組織．気管の弾性を保ち，頭部・頸部の運動で容易に長さを変えうる．

輪状甲状関節
りんじょうこうじょうかんせつ
cricothyroid joint

甲状軟骨下角と輪状軟骨後板外側部が接する関節である．この関節を軸とする回転運動により甲状軟骨と輪状軟骨の位置関係が変化し，声帯の伸張・短縮が生じる．

輪状甲状筋
りんじょうこうじょうきん
cricothyroid muscle
回 前筋 (anterior laryngeal muscle)

内喉頭筋の一つ．声帯緊張筋．輪状軟骨の外側から起こり後上方に走り甲状軟骨の下縁および下角に付着する．内側の直部（pars recta）と外側の斜部（pars obliqua）に分けられる．筋の収縮により輪状軟骨の弓がやや後方に倒れ，披裂軟骨と甲状軟骨の距離が広がることにより声帯は引き伸ばされ緊張する（声のピッチをあげる）．ほかの内喉頭筋と異なり運動神経は上喉頭神経の外枝の支配を受ける．

輪状甲状膜
りんじょうこうじょうまく
cricothyroid membrane

輪状軟骨上縁と甲状軟骨下端を連結する膜様構造のこと．声門下腔の前壁にあたり，緊急時の気道確保の際，横一線に切開を行うことで声門下腔に到達できる．

輪状後部
りんじょうこうぶ
postchricoid
回 postchricoid area

下咽頭癌が発生する亜部位の一つで，喉頭の披裂部下方輪状軟骨の後面をさす．この外・後方は下咽頭癌のあと2つの亜部位である梨状陥凹・咽頭後壁と隣接し，前方は喉頭によって境される．

臨床的耳硬化症
りんしょうてきじこうかしょう
clinical otosclerosis

耳硬化症は前庭窓前縁の迷路骨包にある裂隙（fissula ante fenestram）を好発部位とするが，この病変がアブミ骨底に及ぶとアブミ骨が固着して伝音障害をきたす．固着が進行し難聴や耳鳴などの臨床症状が現れた場合を臨床的耳硬化症と称し，無症候段階の組織学的耳硬化症と区別される．

輪状軟骨
りんじょうなんこつ
cricoid cartilage
回 cricoid ring

喉頭を下方から支える輪状の硝子軟骨で尾側は気管に連続する．甲状軟骨と輪状甲状関節を形成し，披裂軟骨と輪状披裂関節を形成する．

輪状軟骨後壁開大術
りんじょうなんこつこうへきかいだいじゅつ
posterior cricoid split

先天性あるいは外傷や高度の炎症による喉頭狭窄症のうち，声門後部の癒着や狭窄が高度で輪状軟骨自体が肥厚し内腔の狭窄がみられる場合に，喉頭の枠組みそのものを拡大する方法の一つ．喉頭截開により瘢痕や肉芽の除去を行った後に輪状軟骨の後面中央を切断し，輪状軟骨と食道壁との間を剥離，切断面に間隙を作成した後，遊離軟骨を移植する．肋軟骨や甲状軟骨を移植することが多い．

輪状軟骨上喉頭摘出術
りんじょうなんこつじょうこうとうてきしゅつじゅつ
supracricoid laryngectomy（SCL）
類 喉頭亜全摘術

喉頭癌に対する機能温存手術の一つで，嚥下機能ならびに新声門による音声機能，気管孔を開存しない自然気道での呼吸機能の保存をめざした術式．両側の声帯，仮声帯と傍声門間隙を含む声門周囲腔を甲状軟骨とともに一塊として輪状軟骨上で摘出する．一側の披裂部までは切除可能であるが，術後の誤嚥防止のためには小角軟骨の保存が必要である．進行T2または披裂部の可動性が残ったT3声門癌が主な適応とされ，輪状披裂関節への浸潤による披裂部固着など癌が輪状軟骨に及ぶ場合は適応外である．摘出後は輪状軟骨を残った舌骨，喉頭蓋と縫縮する（輪状軟骨舌骨喉頭蓋固定術；cricohyoidoepiglottopexy：

CHEP）．癌浸潤が喉頭蓋側に及ぶ場合は喉頭蓋や喉頭蓋前間隙まで切除範囲を拡大し，輪状軟骨と舌骨を縫縮する（輪状軟骨舌骨固定術 cricohyoidopexy：CHP）が，CHEP に比べ誤嚥を生じやすいので症例の選択に注意が必要である．

輪状軟骨前方切開術
りんじょうなんこつぜんぽうせっかいじゅつ
anterior cricoid split

長期間挿管された後に抜管困難となった体重 1,500g 以上の 2 歳以下の幼児で，声門下狭窄が抜管不能の唯一の原因で，自発呼吸可能で酸素補給不要な症例に適応される声門下腔拡大手術．第 1，2 気管輪，輪状軟骨，さらに甲状軟骨を上端 2 mm を残して正中切開し，切開断端を糸で気道を拡大するように左右に牽引し皮膚に固定する．経鼻挿管し，皮下組織のみを粗に縫合し，術後 10 日目に挿管チューブを抜去する．

輪状披裂関節
りんじょうひれつかんせつ
cricoarytenoid joint

輪状軟骨後板とその上に乗った披裂軟骨の間の関節である．軸回旋と左右の偏位運動により声帯を内転，外転させるとともに，前後への揺れ運動により声帯長を調節する多機能関節である．

リンデマン手術
りんでまんしゅじゅつ
Lindeman's surgery
回 tracheoesophageal diversion
㊗喉頭気管分離術

Lindeman（1975 年）が考案した誤嚥防止手術の術式．いくつかの変法が報告されているが，気管を分断して気管孔を形成し喉頭側の気管を食道に吻合する気管食道吻合術を総称してリンデマン手術と呼ぶ．手術の目的は，食塊や唾液が気道内に流入するのを確実に防止し全身管理を容易にすることで，必ずしも嚥下機能の改善をめざした手術でない．喉頭が温存され，喉頭に直接的な侵襲も加わらないことから，将来的に喉頭機能再獲得の可能性が残されている症例に合目的な術式となる．

リンパ管腫
りんぱかんしゅ
lymphangioma

以前はリンパ管由来の良性腫瘍と考えられていたが，現在は腫瘍ではなく先天性のリンパ管の組織奇形とみなされている．生下時〜小児期までに認めることが多く，頭頸部，体幹，四肢に多く発生するが，まれに他の臓器にも発生することがある．組織学的には①毛細血管性リンパ管腫，②海綿状リンパ管腫，③嚢胞状リンパ管腫の 3 型に分類されている．特に新生児期における巨大な嚢胞状リンパ管腫はヒグローマといわれている．

リンパ管浸潤
りんぱかんしんじゅん
lymphatic invasion

癌の切除標本に対する病理組織学的検査により得られる所見で，標本中のリンパ管内に癌細胞が入り込んだ状態を示す．癌細胞がリンパ管内に存在するため，リンパ行性転移の存在を疑わせる所見である．

リンパ球幼弱化試験
りんぱきゅうようじゃくかしけん
lymphocyte stimulation test

薬剤アレルギーの起因薬剤を検索する方法の一つ．患者末梢血から比重遠心法にてリンパ球を分離し，薬剤とともに培養してリンパ球の幼若化（DNA合成）を観察する検査である．幼若化は ^{3}H-サイミジンの細胞内への取り込み量をシンチレーションカウンターで測定する．通常は刺激指数が2以上，すなわち薬剤無添加で培養した場合の2倍以上の ^{3}H-サイミジンの細胞内取り込みがみられた場合を陽性とする．また薬剤の代わりにConAやPHAなどのマイトジェンにてリンパ球を刺激し，患者の細胞性免疫を検討する方法もある．

リンパ上皮腫
りんぱじょうひしゅ
lymphoepithelioma

扁桃および上咽頭に発生し大型の核小体と明るい核と中等度好塩基性細胞質をもつ細胞が集塊を形成し，集塊内や周囲に多数のリンパ球がみられる腫瘍である．未分化型扁平上皮癌が扁桃のようなリンパ組織に発生した特異像と考えられている．腫瘍細胞内にEBウイルスゲノムが検出されており，腫瘍の発生との関連が示唆されている．

鱗部
りんぶ
pars squamosa（ラ）

外耳道上方に位置する側頭骨の半円形の骨板で，体に垂直に立つ．その上縁〜後縁は頭頂骨との間に鱗状縫合を，前縁は蝶形骨大翼との間に蝶鱗縫合を作る．鱗部の下外面から前方に伸びた頬骨突起は頬骨の側頭突起と連結して頬骨弓を作る．

リンホカイン活性化キラー細胞
りんほかいんかっせいかきらーさいぼう
lymphokine activated killer cell

リンホカインの働きにより活性化したリンパ球．リンパ球をIL-2の存在下で数日培養すると，強力な非特異的細胞傷害活性をもつ細胞が誘導され，これをリンホカイン活性化キラー（lymphokine activating killer cell：LAK）細胞という．LAK細胞の前駆細胞はNK細胞およびT細胞である．抗腫瘍活性が認められる．癌患者の末梢血リンパ球をIL-2の存在下で培養し，得られたLAK細胞を患者に投与する養子免疫療法をLAK療法という．

類宦官症
るいかんがんしょう
eunuchoidism

精巣からの男性ホルモンの分泌低下あるいは欠如による男性化徴候（第二次性徴）の発現障害．性腺機能低下症の一つ．喉頭の発育が未熟で，喉頭隆起が目立たず声変わりしない，体毛が薄い，性器の発育が悪いなどの症状が現れる．精巣における男性ホルモン分泌障害による原発性と下垂体からの性腺刺激ホルモンの分泌低下による続発性のものがある．原因に応じて性

腺刺激ホルモンや男性ホルモンの補充を行う.

類上皮細胞
るいじょうひさいぼう
epithelioid histiocyte, epithelioid cell

上皮細胞に類似した活性化マクロファージで，細長く細かい顆粒を伴った薄いエオジン好性（ピンク）の細胞質と中央にリンパ球より密度の低い卵形の核をもつ．その形成機序には，遅延型過敏反応の成立やTリンパ球の分泌するサイトカインの関与が示唆されている．類上皮細胞は取り込んだ物質の処理のために活性化したマクロファージとも考えられ，取り込み機能は保たれているが貪食能殺菌能が低く，むしろ分泌が活発な細胞と考えられる．

類上皮細胞肉芽腫
るいじょうひさいぼうにくげしゅ
epithelioid cell granuloma

通常外来性異物が生体内に長期間消化されずに存在すると，マクロファージ系の細胞を中心とした炎症細胞が集積し，境界が明らかな慢性炎症病巣が形成される．このうち類上皮細胞より形成されるものを類上皮細胞肉芽腫と呼ぶ．らい病，野兎病，結核症，真菌症，サルコイドーシス，ベリリウム症などの疾患においてみられる．その形成機序については諸説があり，結核症においては結果として菌の囲い込みに有利な形式であり，高度な生体防御機構の発動といえる．

累積生存率
るいせきせいぞんりつ
cumulative survival rate

生存率を計算する方法の一つで，生命表を用いた生存率をいう．生命表法による累積生存率（cumulative survival rate）の計算は古くから生命保険で使用されていたので生命保険数理法または単に生命表法と呼ばれている．生命保険数理法による生存率は各区間の生存率を掛け合わせて導くので累積生存率と呼ばれる．一般に，生存率の計算に必要な期間を年単位または，月単位で数個から10個程度に区切り，生命表において，区間ごとの死亡率と生存率を計算し，これに基づいて全期間を通じての累積生存率を求める．

類白血病反応
るいはっけつびょうはんのう
leukemoid reaction

白血球の著明な増加と骨髄球より上流の幼弱白血球が末梢に出現する2つの所見から血液所見が白血病に類似するが，それが白血病以外の基礎疾患に基づくものである場合をさす．骨髄性，単球性，リンパ性，形質細胞性に分類され，原因としては癌の骨髄転移で骨髄の類洞壁が破壊されて，幼弱白血球が漏出する場合が最も多く，そのほかに細菌感染，特に粟状結核で分化した好中球が末梢血に出現するものもある．

類表皮癌
るいひょうひがん
epidermoid carcinoma

正常の皮膚や食道にみられる重層扁平上皮組織に類似した構造を示す癌で，扁平上皮癌と同意語である．現在では国内，国外ともに扁平上皮癌の名称の方が主に用いられている．

ルードウイッヒアンギーナ
Ludwig angina
同 口腔底蜂巣炎

口腔底の疎な結合組織に生じた蜂窩織炎で，嫌気性菌が起炎菌であることが多い．歯槽骨炎，顎下腺唾石，外傷などの感染を契機に生じる．口腔底部の顎下，舌下，オトガイ下隙などの組織間隙に炎症が波及し，口腔底部の顕著な腫脹，疼痛，発熱，開口障害を伴い，時に呼吸困難を生じる．

ルビエールリンパ節
るびえーるりんぱせつ
Rouviere's node
同 Rouvière's node, 外側咽頭後リンパ節
英 lateral retropharyngeal lymph node

咽頭後リンパ節は 1932 年 Rouviere により詳しい検討結果が報告され，特にその臨床的に意義が大きな外側咽頭後リンパ節はルビエールリンパ節ともいわれている．頸動脈孔に近い頭蓋底の内頸動脈の内側で椎前筋膜の前面に存在し，上咽頭，鼻腔後方，副鼻腔のみならず中咽頭，下咽頭からのリンパを受け，内深頸リンパ節，さらに副神経リンパ節へ注ぐ．咽頭癌，副鼻腔癌，あるいは甲状腺癌などからの転移が問題となる．特に下咽頭の梨状陥凹や後壁粘膜のリンパは上方に向かうことが多く，臨床的な対応が問題となる．転移では激しい痛みを伴うことも少なくない．☞内側咽頭後リンパ節（p.387）

ルビンシュタイン・テイビ症候群
るびんしゅたいん・ていびしょうこうぐん
Lubinstein-Taybi syndrome

特異的顔貌，幅広い母指趾，精神発達遅滞を主徴とする多発奇形症候群である．顔貌は眼瞼裂斜下，眼間の開離，長い睫毛，前額部の突出，かぎ鼻，高口蓋などで特徴付けられる．心疾患，白内障，尿路奇形，停留睾丸などの合併も認められる．遺伝形式は常染色体優性遺伝を示し，16p13.3 に存在する CREBBP（CREB binding protein）遺伝子が責任遺伝子と考えられている．耳鼻咽喉科関連の症候として，難聴，逆流性食道炎，滲出性中耳炎，閉塞性睡眠時無呼吸に注意をはらう必要がある．

ルフォール骨切り
るふぉーるこつきり
Le Fort osteotomy

顎顔面形態機能異常に対する顎矯正手術法で，頭蓋からの上顎骨の切断再建術である．Ⅰ型からⅢ型に分類されるが顔面骨骨折における同名の分類に準じている．Ⅰ型は上顎骨を下方で水平離断する方法，Ⅱ型は鼻骨複合体を含めて上顎骨を下眼窩裂から垂直離断する方法，Ⅲ型は頬骨をも含め顔面中央部を全体として頭蓋骨と離断する方法である．

ルフォール骨折
るふぉーるこっせつ

Le Fort により分類された顔面骨折の 3 型をいう．Ⅰ型は，上顎横断骨折で，骨折線は梨状口縁から上顎洞前壁を横断し，翼

| Le Fort fractures | 状突起に達する．Ⅱ型は，錐体型（ピラミッド型）骨折ともいわれ，骨折線が鼻骨から上顎骨前頭突起を経て，下眼窩裂，眼窩下壁にいたり，さらに頬骨上顎縫合を通り，後方は上顎洞後壁，翼状突起に及ぶ骨折である．Ⅲ型は，鼻骨から上顎骨前頭突起，下眼窩裂，眼窩外側壁を通り，前頭頬骨縫合，側頭頬骨縫合にいたり，後方は上顎洞後壁，翼状突起に及ぶ骨折である． |

ルミエール症候群
るみえーるしょうこうぐん
Lemierre syndrome

嫌気性菌の上気道感染に伴う頸部静脈の血栓症．

れ

レーザー手術
れーざーしゅじゅつ
laser surgery

レーザー光線の発生物質によって区別される各種レーザーのうち，Nd-YAG，argon，CO_2 などが用いられる．主としてレーザーの有する熱作用・光化学作用で，切開・切離，焼灼，蒸散，凝固，止血を行う．出血や組織傷害が少なく，清潔である利点を有する．耳鼻咽喉科領域での臨床応用はアレルギー性鼻炎の下鼻甲介手術，喉頭微細手術，血管腫，悪性腫瘍手術，いびきに対する軟口蓋切除術など多岐にわたる．

霊菌
れいきん
回 セラチア菌（*Serratia marcescens*）

☞セラチア菌（p.305）

レジオネラ症
れじおねらしょう
legionellosis
回 在郷軍人病 veteran's disease

1976年米国フィラデルフィアのホテルで開催された在郷軍人の大会で発症した肺炎．原因菌はレジオネラ属菌で，空調施設の冷却塔水などに生息するアメーバなどの細胞内で増殖し，温水から発生するエアロゾルを介してヒトに感染する．好気性グラム陰性桿菌で食細胞内でも殺菌されない細胞内寄生体である．喀痰のヒメネス染色で染まり，確定診断は，細菌培養，尿中抗原検査，血清抗体価の上昇により行われる．成人症例の治療としてはマクロライドやキノロン系が有効である．

レックリングハウゼン病
れっくりんぐはうぜん

全身に多発する神経線維腫，カフェオレ斑，神経腫瘍など多彩な症候がみられる常染色体優性遺伝の疾患．神経線維腫症Ⅰ型と呼ばれ，17番染色体にある neurofibromin をコードする遺

びょう von Recklinghausen disease	伝子に変異がある．この蛋白質は，細胞の増殖シグナルを消す働きがあり，この蛋白質が変化した結果，細胞の増殖シグナルが消されなくなり多彩な症状が起こる．人口約3,000人に対して1人の割合でみられる．☞神経線維腫症（p.271）
レプトスピラ症 れぷとすぴらしょう leptospirosis 同 ワイル病（黄疸出血性レプトスピラ症）Weil disease	病原性レプトスピラ感染により引き起こされる人獣共通感染症．レプトスピラ感染した動物の尿に汚染させた土壌，水が直接的に経口あるいは皮膚から入り感染する．ヒトだけでなくイヌ，ウシ，ブタなどほとんどの哺乳類が感染する．ヒトでは感染後，発熱・頭痛を伴うかぜ様の症状が出現し，軽症例から，肝障害，黄疸，出血，腎障害を起こす重症なものまで多彩な症状を呈する．診断は菌の培養，PCR法，抗体検査で行われ，治療はテトラサイクリン系抗生物質やペニシリン系抗生物質が投与される．
レベルレコーダ level recorder	電気信号の振幅をデシベル化し，記録紙に記録する装置で，騒音レベルや振動レベルの記録を目的とするものである．音響信号は，音圧レベルや騒音レベルなどにレベル化して表示，処理される．高速度レベルレコーダや指数応答形レベルレコーダなど数種類の方式のものがある．
レルモワイエ症候群 れるもわいえしょうこうぐん Lermoyez syndrome 関 メニエール病	メニエール病と同じくめまい，難聴，耳鳴を主症状とするが，めまい発作により聴力が回復するという特徴をもつ症候群である．耳鳴を伴う難聴が先行し，それがしだいに進行すると突然の激しいめまい発作が起こり，その直後より耳鳴が治まり難聴も回復する症例を1919年にLermoyezが記載して以来，レルモワイエ症候群と呼ばれている．メニエール病の亜型と考えられている．
連鎖球菌 れんさきゅうきん Streptococcus	数珠状に連鎖を形成するグラム陽性球菌の総称で，溶血性により α, β, γ 溶血性の3群に分けられる．重要な α 溶血性連鎖球菌としては，肺炎や急性中耳炎，細菌性髄膜炎を引き起こす肺炎球菌（Streptococcus pneumoniae）や，細菌性心内膜炎を引き起こす緑色連鎖球菌（Streptococcus viridans）があげられる．A群 β 溶血性連鎖球菌（Group A Streptococcus, Streptococcus pyogenes）は溶血性連鎖球菌（溶連菌）もしくは化膿連鎖球菌とも呼ばれ，咽頭扁桃炎や伝染性膿痂疹（いわゆる「とびひ」）などの急性感染症やまれに猩紅熱，リウマチ熱，急性糸球体腎炎を引き起こす．B群 β 溶血性連鎖球菌（Group B Streptococcus,

Streptococcus agalactiae）は新生児の細菌性髄膜炎，敗血症の起炎菌となる．これらの連鎖球菌には一般にペニシリン系抗生物質が第一選択薬となる．

ろ

ロイコトリエン
leukotriene

アラキドン酸代謝物の一つ．5-リポキシゲナーゼの働きにより産生される．ロイコトリエン（LT）B_4 およびシステイニルロイコトリエン（LTC_4, LTD_4, LTE_4）に大別できる．LTB_4 は白血球，特に好中球の活性化因子であり，走化性亢進，脱顆粒亢進，血管内皮細胞への接着促進などを誘導する．ペプチドロイコトリエンはアレルギー性炎症に密接に関与する．肥満細胞や好酸球などから産生され，鼻閉や鼻汁の誘導，血管透過性の亢進，気道分泌の亢進，好酸球やリンパ球などの炎症細胞の遊走亢進などを誘導する．

ロイコトリエン受容体拮抗薬
ろいことりえんじゅようたいきっこうやく
leukotriene receptor antagonists

システイニルロイコトリエンの主な受容体には CysLT1 および CysLT2 がある．ロイコトリエン受容体拮抗薬は CysLT1 受容体にアンタゴニストとして作用する．プランルカストやモンテルカストが代表的な薬剤であり，アレルギー性鼻炎に対する治療薬として認可されている．鼻粘膜の血管拡張や血管透過性を抑制し，鼻閉を改善する．腺分泌を抑制し，鼻閉にも有効である．また好酸球浸潤を抑制することで鼻粘膜の過敏性を軽減し，くしゃみにも効果を認める．

聾
ろう
deafness

言語音，一般環境音が聴取不能の状態であり，平均聴力レベルがおおよそ 100 dB 以上の場合がこれに相当する．

瘻孔
ろうこう
fistula

皮膚や粘膜などの体内と体外の間，または，管腔臓器間に生じた管状の穴（欠損）のことをいう．その原因としては炎症性に発生するものが多いが，ほかにも先天性のものや，外傷や医原性に発生するものもある．先天奇形によりできた瘻孔では先天性耳瘻孔が有名である．また，嚥下困難な患者に対する栄養補給を目的として，皮膚から直接消化管へつながる穴を人工的に造設したものでは，胃瘻・腸瘻などがある．

ローズ・ベンガル試験

シェーグレン症候群でみられる乾燥性角結膜炎の検査法の一つ．1% ローズベンガル液を点眼後，生理食塩水を点眼し，細隙

ろーず・べんがるしけん
Rose-Bengal test
同 ローズベンガルテスト

灯顕微鏡で角結膜の障害を調べる．涙液分泌低下で角結膜が障害されると，ローズベンガル液で染色される．van Bijsteveld スコアで判定する．すなわち，角膜および鼻側・耳側球結膜の3部位における染色程度を得点法により点数化し，合計点9点のうち4点以上を陽性とする．

ローズベンガルテスト
Rose-Bengal test
同 ローズ・ベンガル試験（Rose-Bengal test）

☞ローズ・ベンガル試験（p.531）

ローゼンタール管
ろーぜんたーるかん
Rosenthal canal

蝸牛軸と骨ラセン板基部が接合する部分の骨管のこと．骨管内部にはミエリン鞘で被覆された求心性の蝸牛神経，ミエリン鞘で被覆されていない遠心性の蝸牛神経が走行し，これらの双極細胞がラセン神経節を形成している．

ローゼンミュ（ー）ラー窩
ろーぜんみゅ（ー）らーか
Rosenmüller fossa
同 咽頭陥凹（pharyngeal recess）

耳管隆起と上咽頭後壁の間に存在する陥凹部であり，咽頭陥凹ともいう．耳管咽頭口は上咽頭の外側壁に存在するが，耳管咽頭口の上部は耳管軟骨により隆起し（耳管隆起），その隆起の基部と上咽頭後壁粘膜との接続部位には深い陥凹が生じることになる．

67-S語表
ろくななえすごひょう
67-S word list

1967年に日本オージオロジー学会（現 日本聴覚医学会）によって定められた数字語表および日本語単音節20語よりなる語音聴力検査用語表である67式語表の改訂版．数字語音の配列は57-S語表と同じになっている．

濾紙ディスク味覚検査法
ろしでぃすくみかくけんさほう
disc gustometry

味覚を定性的定量的に検査する方法である．一定濃度（5段階）の甘味，塩味，酸味，苦味溶液を濾紙ディスクに浸し，検査部位に置き，閾値を調べる．左右の鼓索神経，舌咽神経，大錐体神経の領域別に検査を行う．

濾胞癌
ろほうがん
follicular carcinoma

濾胞構造を基本とする濾胞上皮由来の悪性腫瘍で，甲状腺癌の6～7％を占める．細胞異型からではなく，腫瘍細胞の被膜浸潤，脈管浸潤，甲状腺外への転移のいずれかの存在により確定診断される．浸潤様式からは濾胞性腫瘍に特徴的な腫瘍被膜

が比較的保たれ，組織学的に被膜浸潤もしくは脈管侵襲像を認める微小浸潤型と周囲甲状腺組織ないし脈管に広範囲に浸潤を示す広汎浸潤型とに分けられる．前者は後者に比べ予後は良好．また，組織学的分化度により高分化型と低分化型に分類することもある．

濾胞形成
ろほうけいせい
follicular formation

リンパ節皮質に存在する．一次濾胞は主に小型 B 細胞より構成される．二次濾胞は抗原刺激に反応して胚中心を形成したものをさす．

ロンベルグ現象
ろんべるぐげんしょう
同 ロンベルグ徴候
（Romberg sign）

☞ロンベルグ徴候（同頁）

ロンベルグ徴候
ろんべるぐちょうこう
Romberg sign
同 ロンベルグ現象

Romberg が脊髄癆患者にみられた症状として，直立姿勢で立たせた場合に，開眼では姿勢保持可能であるが，閉眼にすると体の揺れが大きくなり転倒する現象を記載した．この現象は，深部感覚異常によってもたらされる現象であるが，開眼と閉眼での直立姿勢で，閉眼時の体動揺が大きくなる現象をロンベルグ徴候や現象陽性と呼ぶ．

わ

ワーラー変性
わーらーへんせい
Wallerian degeneration

末梢神経線維が切断，坐滅などにより神経細胞との連絡が断たれた時に生じる変化．神経線維の断端遠位部より始まり，軸索は腫大した後に萎縮し，断片化していく．髄鞘もそれに伴い脱髄する．ワーラー変性の名は A. V. Waller により初めて記載されたことにちなむ．

ワールデンブルグ症候群
わーるでんぶるぐしょうこうぐん
Waardenburg syndrome

内眼角解離，鼻根部過形成，眉毛の癒合，虹彩異色，難聴，前頭部の限局的白髪などを示す症候群．わが国での頻度は 1/50,000 とされる．内眼角の解離の有無によって，さらに WSI および WSII に分けられる．WSI 型に上肢の奇形を伴ったものを WSIII，WSII に Hirschsprung 病の特徴を示すものを WSIV と呼ぶ．すでにそれぞれの原因遺伝子が特定されている．

ワイル病
わいるびょう

☞レプトスピラ症（p.530）

Weil disease
≒ レプトスピラ症（leptospirosis），黄疸出血性レプトスピラ症

ワイル・フェリックス反応
わいる・ふぇりっくすはんのう
Weil-Felix reaction

リケッチア感染症の診断法として用いられてきた血清反応であり，感染リケッチアの種類により，変形菌プロテウス（Proteus vulgaris）OX19 株，P.vulgaris OX2 株，P.mirabilis OXK 株のいずれかと凝集する現象を利用して血清診断に用いられる．1916 年にドイツの医師 Weil とプラハの細菌学者 Felix により報告された．発疹チフス群リケッチア症，紅斑熱群リケッチア症そしてツツガ虫病の診断法として利用されている．

ワクチン
vaccine

病原体の弱毒株や含まれている感染防御抗原をヒトなどの動物に接種して，体内に免疫を誘導し以後感染症にかかりにくくする．生ワクチン，不活化ワクチン，遺伝子ワクチンの 3 つに大別される．生ワクチンは野生型病原体の弱毒変異株で，体液性免疫のみならず細胞性免疫をも誘導し，一般に獲得免疫力が強く免疫持続期間も長いが，ワクチン株の感染を引き起こす危険性がある．一方，不活化ワクチンは化学処理によって感染性を失わせて免疫原性のみを保持してもので，生ワクチンと比べて副反応が少ないものの，体液性免疫しか獲得できず免疫持続期間も短い．

話声位
わせいい
speaking fundamental frequency

話し声に用いられる声の高さの平均である．成人男性は約 120 Hz，成人女性は約 240 Hz である．測定した総ピッチの平均値をとる場合と中央値をとる方法があり，前者が一般的である．

ワニの涙症候群
わにのなみだしょうこうぐん
crocodile tears syndrome
≒ 空涙現象，流涙現象

顔面神経麻痺の後遺症として，食事に際して流涙量が増える現象を，ワニ（crocodile）が摂食中に目に涙をためる現象を模して，ワニの涙という．顎下神経節に走行すべき唾液分泌神経が膝神経節のレベルで大錐体神経に過誤支配したために生じる．

ワルダイエル咽頭輪
わるだいえるいんとうりん
Waldeyer's ring
≒ lymphatic ring of Waldeyer

上咽頭の咽頭扁桃，耳管扁桃，中咽頭の口蓋扁桃，舌扁桃，咽頭側索など上咽頭と中咽頭のリンパ組織をつなげると 1 つの輪になる．これをワルダイエル（Waldeyer）の咽頭輪という．

ワルチン腫瘍
わるちんしゅよう
Warthin's tumor
⊞腺リンパ腫

唾液腺に発生する腫瘍の一種．ほとんどが耳下腺に生じ，良性腫瘍でも多形腺腫についで多い．50歳以上の男子に多く発生する．多発性，両側性に発生することもある（10%）．軟らかい腫瘤として触知する．^{99m}Tcシンチグラムで高集積を呈するのが特徴である．肉眼所見では薄い被膜をもち，ゼラチン様の実質で充満し，時に茶褐色の泥状液が混在する．組織学的には，管腔状，乳頭状に配列した好酸性の細胞質をもった2層の円柱上皮細胞と，リンパ球が密に集積した間質とからなる．

ワルトン管
わるとんかん
Wharton's duct
⊞submandibular duct

顎下腺の唾液排出管であり，舌下腺の排出管の一部も合流する．約5cmの導管で顎下腺内前方より始まり，顎舌骨筋を貫き舌小帯近傍の舌下小丘に開口する．唾石症の好発部位である．

ワレンベルグ症候群
われんべるぐしょうこうぐん
Wallenberg syndrome
⊞延髄背外側症候群，延髄外側症候群

延髄の背外側の梗塞で生じる．主に椎骨動脈の梗塞によるが，後下小脳動脈が原因血管となることもある．障害側の顔面感覚解離，下位脳神経麻痺（Ⅸ，Ⅹ，Ⅺ），めまい（眼振），小脳失調と，反対側半身の感覚解離をきたす．

ワンアンドハーフ症候群
わんあんどはーふしょうこうぐん
one and a half syndrome
⊞paralytic pontine exotropia

一側の傍正中橋網様体と同側の内側縦束の障害によって生じる水平性の眼球運動異常．障害側の眼球は同側の注視麻痺と反対側向きの内転障害のために左右に動かない．反対側眼球は注視麻痺のために内転できないが外転は可能で，注視方向性の眼振を伴う．垂直方向の注視や輻輳は可能である．

ワンサン・アンギナ
Vincent angina
⊞プラウ・ワンサンアンギーナ
Plaut-Vincent's angina
㊳潰瘍偽膜性扁桃炎

口腔内に常在する紡錘状桿菌とスピロヘータ*Borrelia vincinti*の混合感染によって起こる扁桃炎．成人男子に多く，健康状態不良や口腔内不衛生が誘因となる．咽頭痛や嚥下痛，微熱を訴え，口臭が強い．片側の扁桃・歯肉に境界明瞭な白～黄灰色の偽膜や潰瘍を形成する．確定診断は偽膜の細菌検査で菌を同定する．治療は口腔内の清掃やうがい，ペニシリン系，セフェム系薬投与を行う．予後は良好．

略語編

A

AABR	automated auditory brainstem response	自動聴性脳幹反応
AAO-HNS	American Academy of Otolaryngology-Head and Neck Surgery	米国耳鼻咽喉科・頭頸部外科学会
AB gap	air bone gap	気導骨導差，気骨導差
ABI	auditory brainstem implant	聴性脳幹インプラント
ABLB test	alternate binaural loudness balance test	バランステスト，両耳音の大きさ平衡検査
ABPA	allergic bronchopulmonary aspergillosis	アレルギー性気管支肺アスペルギルス症
ABR	auditory brainstem (evoked) response	聴性脳幹反応
AC/DC ratio	alternating current-direct current ratio	AC/DC 比，交流直流比
ACE	angiotensin converting enzyme	アンギオテンシン変換酵素
ACS	anterior cricoid split	輪状軟骨前方切開術
ADC	analog digital converter	アナログ・デジタル変換
ADCC	antibody-dependent cellular cytotoxicity	抗体依存性細胞傷害
ADL	activity of daily life	日常生活動作
ADNase-B	antideoxyribonuclease B	抗デオキシリボヌクレアーゼ B
AFS	allergic fungal sinusitis	アレルギー性副鼻腔真菌症，アレルギー性真菌性副鼻腔炎
AGC	automatic gain control	自動感度調節
AHI	apnea hypopnea index	無呼吸低呼吸指数
AI	apnea index	無呼吸指数
AIA	aspirin induced asthma	アスピリン喘息
AICA	anterior inferior cerebellar artery	前下小脳動脈
AIDS	acquired immunodeficiency syndrome	後天性免疫不全症候群
AJCC	American Joint Committee on Cancer	
ALA	anti-laminin antibody	抗ラミニン抗体
ALP	alkaline phosphatase	アルカリフォスファターゼ
ALS	amyotrophic lateral sclerosis	筋萎縮性側索硬化症
ALT	alanine aminotransferase	アラニン・アミノ転移酵素
ALT	alanin transaminase	血清トランスアミナーゼ
ALTB	acute laryngotrache (obronch) itis	急性喉頭気管（気管支）炎
AM	amplitude modulation	振幅変調
AMA	anti-mitochondorial antibody	抗ミトコンドリア抗体
AMFR	amplitude modulation following response	変調周波数追随反応
AMP	adenosine monophosphate	アデノシン 1 リン酸
AMPH-B	amphotericin B	アムホテリシン B

ANCA	anti-neutrophil cytoplasmic antibody	抗好中球細胞質抗体
AP	(whole nerve) action potential	(全神経)活動電位
APC	antigen presenting cell	抗原提示細胞
APQ	amplitude perturbation quotient	振幅変動指数
AR	acoustic rhinometry	音響鼻腔計測法
ARDS	adult respiratory distress syndrome	成人呼吸促進症候群
ARF	acute respiratory failure	急性呼吸不全
ARV	average rectified value	平均電位
ASK	antistreptokinase	抗ストレプトキナーゼ
ASMA	anti-smooth muscle antibody	抗平滑筋抗体
ASO	antistreptolysin O	抗ストレプトリジン O
ASP	antistreptococcal polysaccharide	抗 A 群溶連菌多糖体抗体
ASSR	auditory steady-state response	聴性定常反応
AST	aspartate aminotransferase	アスパラギン酸・アミノ基転移酵素
AST	aspartate transaminase	血清トランスアミナーゼ
ATL	adult T-cell leukemia	成人 T 細胞性白血病
ATP	adenosine triphosphate	アデノシン三リン酸
AUC	area under the curve	血中濃度曲線下面積

B

BAL	bronchoalveolar lavage	気管支肺胞洗浄法
BALT	bronchus-associated lymphoid tissue	気管支リンパ装置，気管支関連リンパ組織
BHL	bilateral hilar lymphadenopathy	両側肺門リンパ節腫大
BJP	Bence Jones protein	ベンスジョーンズタンパク
BLNAR	β-lactamase negative, ampicillin resistant *Haemophilus influenzae*	β-ラクタマーゼ非産生アンピシリン耐性インフルエンザ菌
BN	burst neuron	バースト細胞
BO syndrome	Branchio-oto syndrome	鰓弓耳症候群
BOR syndrome	Branchio-oto-renal syndrome	鰓弓耳腎(BOR)症候群
BPPV	benign paroxysmal positional vertigo	良性発作性頭位めまい症
BRM	biological response modifier	生体応答調整剤
BSE	bovine spongiform encephalopathy	牛海綿状脳症
BTE HA	behind-the-ear hearing aid	耳掛け形補聴器

C

C5	complement factor 5	補体第 5 成分
cAMP	cyclic adenosine3',5'-monophosphate	サイクリックアデノシン 3',5'-1 リン酸
C-ANCA	cytoplasmic-anti-neutrophil cytoplasmic antibody	細胞質性抗好中球細胞質抗体
CAP	compound action potential of the cochlear nerve, cochlear nerve compound action potential	蝸牛神経複合活動電位
CCA	cortical cerebellar atrophy	皮質性小脳萎縮症
CCD	charge coupled device	電荷結合素子
CCL3	CC-chemokine ligand 3	CC ケモカインリガンド 3
CDDP	cis-diamine-dichloroplatinum	シスプラチン
cDNA	complementary deoxyribonucleic acid	相補デオキシリボ核酸
CEA	carcinoembryonic antigen	癌胎児抗原
CF	carrier frequency	搬送周波数
CF	characteristic frequency	特徴周波数
CF	complement fixation reaction	補体結合反応
CGD	chronic granulomatous disease	慢性肉芽腫症
CGRP	calcitonin gene-related peptide	カルシトニン遺伝子関連ペプチド
CHEP	cricohyoidoepiglottopexy	輪状軟骨舌骨喉頭蓋固定術
CHOP	cyclophosphamide, hydroxydaunomycin, oncovin, prednisone	サイクロホスファミド, ハイドロキシダウノマイシン, オンコビン, プレドニゾン
CHP	cricohyoidopexy	輪状軟骨舌骨固定術
CIC HA	completely-in-the-canal hearing aid	挿耳型補聴器
CIS	carcinoma in situ	上皮内癌
CM	cochlear microphonics	蝸牛マイクロフォン電位
CMI	Cornell Medical Index	CMI テスト
CMIS	common mucosal immune system	粘膜免疫循環帰巣経路
CMV	*Cytomegalovirus*	サイトメガロウイルス
CMV	controlled mechanical ventilation	調節機械換気(呼吸)
CNV	contingent negative variation	期待陰性波
COPD	chronic obstructive pulmonary disease	慢性閉塞性肺疾患
COR	conditioned orientation response audiometry	条件詮索反応聴力検査
COX	cyclooxygenase	シクロオキシゲナーゼ

CP	canal paresis	半規管麻痺
CP	cerebral palsy	脳性麻痺
CP myotomy	cricopharyngeal myotomy	輪状咽頭筋切断術
CPAP	continuous positive airway pressure	持続陽圧気道圧
CPE	cytopathic effect	細胞変性効果
CPPB	continuous positive pressure breathing	持続的陽圧呼吸
CPPV	continuous positive pressure ventilation	持続的陽圧換気(呼吸)
CR	complete response	著効, 寛解
CREBBP	CREB binding protein	CREB 結合蛋白質
CREST	calcinosis, Raynaud phenomenon, esophageal hypomotility, sclerodactylia, telangiectasia	クレスト
CRP	C-reactive protein	C 反応性蛋白
CRS	congenital rubella syndrome	先天(性)風疹症候群
CRTH2	chemoattractant receptor-homologous molecule expressed on Th2 cells	
CSF	cerebrospinal fluid	脳脊髄液
CT	computed tomography, computerized tomography	コンピュータ断層撮影
CTL	cytotoxic T lymphocyte	組織傷害性 T 細胞
CTLA-4	cytotoxic T lymphocyte antigen-4	細胞障害型 T リンパ球抗原 4
CVPI	congenital velopharyngeal incompetence	先天性鼻咽腔閉鎖機能不全症
cyclic AMP	adenosine cyclic monophosphate	サイクリック AMP
cyclic GMP	guanosine cyclic monophosphate	サイクリック GMP
CysLT	cysteinyl leukotriene	システイニルロイコトリエン

D

DAC	digital-to-analog conversion	デジタルアナログ変換
DAF	delayed auditory feedback	遅延聴性フィードバック
dB	decibel	デシベル
DC	dendritic cell	樹状細胞
DDS	drug delivery system	ドラッグデリバリーシステム
DEH	delayed endolymphatic hydrops	遅発性内リンパ水腫
DEP	diesel exhaust particles	ディーゼル排気微粒子
Df	*Dermatophagoides farinae*(ラ)	コナヒョウヒダニ
DFT	discrete Fourier transformation	離散的フーリエ変換
DNA	deoxyribonucleic acid	デオキシリボ核酸
DNASE-B	deoxyribonuclease B	デオキシリボヌクレアーゼ B

DP	deltopectoral flap	胸三角皮弁
DP	directional preponderance	方向優位性
DP	directional preponderance	眼振方向優位性
Dp	*Dermatophagoides pteronyssinus*（ラ）	ヤケヒョウヒダニ
DPB	diffuse panbronchiolitis	びまん性汎細気管支炎
DPI	dry powder inhaler	ドライパウダー吸入器
DPOAE	distortion product otoacoustic emission	歪成分耳音響放射
DPT	diphtheria, pertussis and tetanus vaccine	ジフテリア，百日咳，破傷風3種混合ワクチン

E

EABR	electrically evoked auditory brainstem response	電気刺激聴性脳幹反応
EBM	evidence-based medicine	科学的根拠に基づく医療
EBNA	EBV-determined nuclear antigen	EBウイルス核抗原
EBV	*Epstein-Barr virus*	エプスタイン・バーウイルス，EVウイルス
ECAP	electrically evoked compound action potentials	電気誘発複合電位
ECoG, ECochG	electrocochleography, electrocochleogram	蝸電図検査，蝸電図
ECP	eosinophil cationic protein, eosinophilic cationic protein	好酸球カチオン蛋白
EDN	eosinophil-derived neurotoxin	好酸球由来神経毒
EEOAE	electrically evoked otoacoustic emissions	電気誘発耳音響放射
EG2	eosinophilic granule 2	好酸性顆粒2
EGD	esophagogastroduodenoscopy	食道胃十二指腸鏡検査
EGF	epidermal growth factor	上皮成長因子
EGG	electroglottogram	電気グロトグラム
EHEC	enterohemorrhagic Escherichia. coli	腸管出血性大腸菌
EIA	enzyme immunoassay	酵素免疫測定法
EIS	endoscopic injection sclerotherapy	内視鏡的硬化療法
ELISA	enzyme linked immunosorbent assay	酵素免疫抗体法，酵素免疫吸着測定法
EMCF	extended middle fossa approach	拡大中頭蓋窩法
ENG	electronystagmogram, electronystagmograph, electronystagmography	電気眼振図，電気眼振計，電気眼振検査
ENoG	electroneurography	電気神経検査

EOAE	evoked otoacoustic emission	誘発耳音響放射
EOG	electrooculogram, electrooculograph, electrooculography	電気眼球運動図，電気眼球運動計，電気眼球運動検査
EOG	electro-olfactogram	嗅覚電図
EP	endocochlear potential	内リンパ電位
EPO	eosinophil peroxidase	好酸球過酸化酵素
EPO	erythropoietin	エリスロポエチン
EPX	eosinophil protein X	好酸球蛋白 X
ERA	evoked response audiometry	聴性誘発反応(聴力)検査
ERP	event-related potential	事象関連電位
ESS	endoscopic endonasal sinus surgery	内視鏡下鼻内副鼻腔手術
ESWL	extracorporeal shock wave lithotripsy	体外衝撃波結石破砕術
ET-1	endothelin-1	エンドセリン-1
ETT	eye tracking test	視標追跡検査
EV	*Enterovirus*	エンテロウイルス
EVL	endoscopic variceal ligation	内視鏡的静脈瘤結紮

F

5-HPETE	5-hydroperoxyeicosatetraenoic acid	5-ヒドロペルオキシエイコサテトラエン酸
5-LO	5-lipoxygenase	5-リポキシゲナーゼ
FA	fluorescent antibody technique	蛍光抗体法
Fc γ RIII	Fc gamma receptor III	Fc ガンマ受容体Ⅲ
Fc ε RI	Fc epsilon receptor I	高親和性 IgE 受容体
Fc ε RII	Fc epsilon receptor II	低親和性 IgE 受容体
FDC	follicular dendritic cell	濾胞樹状細胞
FDG	F-fluoro-2-d-deoxy-D-glucose	フルオロデオキシグルコース
FEES	fiberoptic endoscopic evaluation of swallowing	嚥下内視鏡検査
FESS	functional endoscopic sinus surgery	機能的内視鏡下鼻内副鼻腔手術
FEV	forced expiratory volume	(最大)努力呼気肺活量
FFR	frequency-following response	周波数追随反応，周波数対応反応
FFT analyzer	fast Fourier transformation analyzer	FFT 分析器
FGFR	Fibroblast growth factor receptor	線維芽細胞増殖因子受容体
FGFR3	Fibroblast growth factor receptor 3	3 型線維芽細胞増殖因子受容体
FM	frequency modulation	周波数変調
fMRI	functional magnetic resonance imaging	機能的磁気共鳴描画法

FNAC	fine needle aspiration cytology	穿刺吸引細胞診
FRC	functional residual capacity	機能的残気量
FROS（type）hearing aid	front routing of signals［FROS］（type）hearing aid	FROS（型）補聴器
FTA-ABS	fluorescent treponema antibody test	蛍光トレポネーマ抗体吸収試験
FU	fluorouracil	フルオロウラシル

G

GALT	gut-associated lymphoid tissue	腸管リンパ装置，腸管関連リンパ組織（装置）
GBST	galvanic body sway test	電気性身体動揺検査
G-CSF	granulocyte-colony stimulating factor	顆粒球コロニー刺激因子
GER	gastroesophageal reflux	胃食道逆流
GERD	gastroesophageal reflux disease	胃食道逆流症
GF	growth factor	成長因子
GM-CSF	granulocyte macrophage-colony stimulating factor	顆粒球マクロファージコロニー刺激因子
GNF-GNR	*Glucose-nonfermentative gram negative rods*	ブドウ糖非発酵グラム陰性桿菌
GnRH	gonadotropin releasing hormone	ゴナドトロピン分泌ホルモン
GRBAS 尺度	grade rough breathy asthenic strained scale	グラバス尺度
GSR	galvanic skin reaction	皮膚電気反応
GTP	guanosine triphosphate	グアノシン三リン酸
Gy	gray	グレイ（放射線の単位）

H

HA	hemagglutinin	赤血球凝集素（ヘムアグルチニン）
HBV	*hepatitis B virus*	B 型肝炎ウイルス
HCV	*hepatitis C virus*	C 型肝炎ウイルス
HD	house dust	室内塵，ハウスダスト
HFMD	hand, foot and mouth disease	手足口病
HHT	hereditary hemorrhagic teleangiectasia	遺伝性出血性毛細［血］管拡張症
HHV	*Human Herpes Virus*	ヒトヘルペスウイルス
HI test	hemagglutination inhibition test	HI 試験，赤血球凝集抑制反応
Hib	*Haemophilus influenzae type B*	インフルエンザ菌 b 型
HIV	*human immunodeficiency virus*	ヒト免疫不全ウイルス

HL	hearing level	聴力レベル
HLA	human leukocyte antigen	ヒト白血球抗原
HNPP	hereditary neuropathy with liability to pressure palsy	遺伝性圧脆弱性ニューロパチー
HNR	harmonics to noise ratio	調波雑音比
HPV	*human papilloma virus*	ヒトパピローマウイルス，ヒト乳頭腫ウイルス
HRCT	high resolution computed tomography	高分解能 CT
HSP	heat shock protein	熱ショック蛋白
HSV	*Herpes simplex virus*	単純ヘルペスウイルス
HTLV-1	*human T-lymphotropic virus type 1*	ヒトTリンパ球向性ウイルス1型
HUS	hemolytic uremic syndrome	溶血性尿毒症症候群
Hz	hertz	ヘルツ
HZV	*herpes zoster virus*	水痘・帯状疱疹ウイルス

I

IAHA	immune adherence hemagglutination	免疫粘着赤血球凝集反応
ICAM-1	intercellular adhesion molecule-1	細胞間接着分子-1
IDL	intensity difference limen	（音の）強さ弁別閾
IFA	indirect fluorescent antibody technique	間接蛍光抗体法
IFN	interferon	インターフェロン
IFN-α	Interferon-alpha	インターフェロンアルファ
IFN-γ	interferon-gamma	インターフェロンガンマ
Ig	immunoglobulin	免疫グロブリン
IgA	immunoglobulin A	免疫グロブリンA
IgD	immunoglobulin D	免疫グロブリンD
IgE	immunoglobulin E	免疫グロブリンE
IgG	immunoglobulin G	免疫グロブリンG
IgM	immunoglobulin M	免疫グロブリンM
IHA	indirect hemagglutination	間接赤血球凝集反応
IL	interleukin	インターロイキン
IL-2	interleukin-2	インターロイキン-2
IL-4	Interleukin-4	インターロイキン-4
IL-4Rα	Interleukin-4 receptor alpha chain	インターロイキン-4受容体アルファ鎖
IL-5	Interleukin-5	インターロイキン-5
IMRT	intensity modulated radiotherapy	強度変調放射線治療

IMV	intermittent mandatory ventilation	間欠(歇)的強制換気(呼吸)
IP3	inositol trisphosphate	イノシトール3リン酸
IPEX	Immunodysregulation, polyendocrinopathy, enteropathy, X-linked	IPEX症候群
IPL	interpeak latency	波間潜時，ピーク間潜時
IPPB	intermittent positive pressure breathing	間欠(歇)的陽圧呼吸
IPPV	intermittent positive pressure ventilation	間欠(歇)的陽圧換気(呼吸)
IQ	intelligence quotient	知能指数
IROS	ipsilateral routing of signals (type) hearing aid	アイロス(IROS)形補聴器
ISAAC	International study of asthma and allergies in childhood	小児喘息アレルギー疾患国際調査
ITE HA	in-the-ear hearing aid	耳あな形補聴器，挿耳形補聴器

J

JIS	Japan Industrial Standard	日本工業規格
JSO	jet stream olfactometry	噴射式基準嗅力検査

K・L

kD	kilodalton	キロダルトン
LAK	lymphokine activated killer cell	リンホカイン活性化キラー細胞
LAUP	laser-assisted uvulopalatoplasty	レーザー口蓋垂口蓋形成術，軟口蓋・咽頭形成術
LD50	median lethal dose	50%致死量
LDH	lactic acid dehydrogenase	乳酸脱水素酵素
LEDT	laryngeal elevation delay time	喉頭挙上遅延時間
LES	lower esophageal sphincter	下部食道括約筋
LMG	laser midline glossectomy	レーザー舌根正中部切除術
LOH	loss of heterozygosity	ヘテロ接合性喪失
LPRD	laryngopharyngeal reflux disease	咽喉頭逆流症
LPS	lipopolysaccharide	リポ多糖
LSD	lysergic acid diethylamide	リゼルグ酸ジエチルアミド
LT	leukotriene	ロイコトリエン
Lt	lower intra-thoracic esophagus	胸部下部食道
LTA$_4$	leukotriene A$_4$	ロイコトリエンA$_4$
LTAS	long-term average spectrum	長時間平均スペクトル
LTB$_4$	leukotriene B$_4$	ロイコトリエンB$_4$

LTR	leukotriene receptor	ロイコトリエン受容体
LTRA	leukotriene receptor antagonists	ロイコトリエン受容体拮抗薬

M

M cell	membrane cell	M 細胞
MAF	minimum audible field	最小可聴音場
MALT	mucosa associated lymphoid tissue	粘膜関連リンパ組織
MAP	minimum audible pressure	最小可聴音圧
MAST	multiple antigen simultaneous test	多抗原検索検査
MBC	minimum bactericidal concentration	最小殺菌濃度
MBP	major basic protein	主要塩基性蛋白
MCL	most comfortable loudness level	快適閾値レベル
MCP	monocyte chemoattractant protein	単球化学遊走誘起蛋白
MDC	macrophage-derived chemokine	マクロファージ由来ケモカイン
MDI	metered dose inhaler	定量噴霧式吸入器
MEG	magnetoencephalography	脳磁図
MELAS	mitochondrial encephalopathy lactic acidosis and stroke-like episodes	脳卒中を伴うミトコンドリア脳筋症
MEN	multiple endocrine neoplasm	多発内分泌腫瘍
MF	modulation frequency	変調周波数
MFH	malignant fibrous histiocytoma	悪性線維性組織球腫
MFR	mean flow rate	平均呼気流率
MHC	major histocompatibility complex	主要組織適合抗原複合体
MIC	minimum inhibitory concentration	最小発育阻止濃度
MIP-1α	macrophage inflammatory protein-1α	マクロファージ炎症蛋白-1α
MLC	mixed lymphocyte culture	混合リンパ球培養
MLD	minimum lethal dose	最少致死量
MLD	masking level difference	遮閉レベル較差
MLF	medial longitudinal fasciculus	内側縦束
MLR	middle latency response	中間潜時反応, 聴性中間潜時反応
MM	mixed modulation	混合変調
MM	muscularis mucosae	粘膜筋板
MMN	mismatch negativity	ミスマッチ反応
MMP	matrix metalloproteinase	マトリックスメタロプロテイナーゼ
MP	microphonic potential in cochlea	蝸牛マイクロホン電位
MPO	myeloperoxidase	ミエロペルオキシダーゼ

MPT	maximum phonation time	最長（持続）発声時間
MR	minimum response	微小寛解
MRA	magnetic resonance angiography	核磁気共鳴血管撮影法
MRI	magnetic resonance imaging	磁気共鳴画像（法）
mRNA	messenger ribonucleic acid	情報伝達リボ核酸，メッセンジャー RNA
MRSA	methicillin-resistant *Staphylococcus aureus*	メチシリン（セフェム）耐性黄色ブドウ球菌
MS	multiple sclerosis	多発性硬化症
MSA	multiple system atrophy	多系統萎縮症
Mt	middle intra-thoracic esohagus	胸部中部食道
MYC	myelocytomatosis	骨髄細胞腫症

N

NA	neuraminidase	ノイラミニダーゼ
NADPH	nicotinamide adenine dinucleotide phosphate	ニコチンアミドアデニンジヌクレオチドリン酸
NALT	nasal-associated lymphoid tissue	鼻腔関連リンパ組織
NALT	nasopharyngeal-associated lymphoid tissue	鼻咽頭関連リンパ組織
NARES	non-allergic rhinitis with eosinophilia syndrome	好酸球増多性鼻炎
NC	no change	不変
NCCLS	National Committee for Clinical Laboratory Standards	米国臨床検査標準委員会
NCPAP	nasal continuous positive airway pressure	経鼻的持続陽圧呼吸，経鼻的持続陽圧送気
ND	neck dissection	頸部郭清術
NERD	nonerosive gastroesophageal reflux disease	非びらん性胃食道逆流症
NET	neuroexcitability test	神経興奮性検査
NF-κB	nuclear factor κB	カッパー B 核内因子，NF カッパー B
NGF	nerve growth factor	神経成長因子
NIPPU	non-invasive positive pressure ventilation	非侵襲的陽圧換気
NIPTS	noise induced permanent threshold shift	騒音性永続性聴覚閾値変化
NIRS	near-infrared spectroscopy	近赤外分光法
NITTS	noise induced temporary threshold shift	騒音性一過性聴覚閾値変化

NK cell	natural killer cell	ナチュラルキラー細胞
NKT cell	natural killer T cell	ナチュラルキラーT細胞
NNE	normalized noise energy	規格化雑音エネルギー
NO	nitric oxide	一酸化窒素
NOS	nitric oxide synthase	一酸化窒素合成酵素
NPY	neuropeptide Y	ニューロペプチドY
NRT	neural response telemetry	神経反応テレメトリー
NSAID	non-steroidal anti-inflammatory agent（drug）	非ステロイド系抗炎症薬
NT	neutralization test	中和反応試験
NT	neurotrophin	神経成長因子

O

OAE	otoacoustic emission	耳音響放射
OAS	oral allergy syndrome	口腔アレルギー症候群
OAV	oculo-auriculo-vertebral spectrum	眼・耳介・脊椎スペクトル
OCB	olivo-cochlear bundle	オリーブ蝸牛神経束
OH	orthostatic hypotension	起立性低血圧
OK432	Okamoto-Koshimura 432	ピシバニール（岡本・越村昭和43年2号）
OKAN	optokinetic after nystagmus	視運動性後眼振
OKN	optokinetic nystagmus	視運動性眼振
OKP	optokinetic nystagmus pattern	視運動性眼振パターン
OMC	ostio-meatal-complex	オスティオメアタルコンプレックス
OMU	ostio-meatal-unit	オスティオメアタルユニット
OPDS	otopalatodigital syndrome	耳口蓋指症候群
OPSD	otopalatodigital spectrum disorders	耳口蓋指スペクトル障害
OQ	open quotient	開放時間率
OSAHS	obstructive sleep apnea hypopnea syndrome	閉塞性睡眠時無呼吸低呼吸症候群
OSAS	obstructive sleep apnea syndrome	閉塞性睡眠時無呼吸症候群
OSIT	odor stick identification test	スティック型嗅覚識別検査
$OSPL_{90}$	output sound pressure level for an input sound pressure level of 90dB	90dB最大出力音圧レベル
OT	occupational therapist	作業療法士

P

Pa	pascal	パスカル
PaCO₂	arterial carbon dioxide tension	動脈血炭酸ガス分圧
PAE	postantibiotic effect	抗生物質治療後効果
PAF	platelet activating factor	血小板活性化因子
p-ANCA	perinuclear anti-neutrophil cytoplasmic antigen	抗好中球細胞質ミエロペルオキシダーゼ抗体
PAS	periodic acid-Schiff stain	PAS染色
PBC	primary biliary cirrhosis	原発性胆汁性肝硬変
PBP	penicillin binding protein	ペニシリン結合蛋白質
PBP2'	penicillin binding protein 2'	ペニシリン結合蛋白質2
PCD	primary ciliary dyskinesia	原発線毛運動不全症
PCR	polymerase chain reaction	ポリメラーゼ連鎖反応
PCV	pneumococcal conjugate vaccine	肺炎球菌性共役ワクチン
PCV	post capillary venule	後毛細管細静脈
PD	pharmacodynamics	薬力学
PD	progressive disease	進行
PDD	pervasive developmental disorder	広汎性発達障害
PDT	pharyngeal delay time	咽頭期遅延時間
PEEP	positive end expiratory pressure	呼気終末陽圧（換気）
PEG	percutaneous endoscopic gastrostomy	経皮的内視鏡下胃瘻造設術
PES	pharyngoesophageal segment	下咽頭食道入口部
peSPL	peak equivalent sound pressure level	ピークイクイバレント音圧レベル
PET	positron emission tomography	ポジトロン断層撮影法
PG	prostaglandin	プロスタグランジン
PGHS	prostaglandin H synthase	プロスタグランジンH合成酵素
pH	hydrogen ion exponent	水素イオン指数
PICA	posterior inferior cerebellar artery	後下小脳動脈
PISP	penicillin insensitive *Streptococcus pneumoniae*	ペニシリン低感受性肺炎球菌
PIVC	parieto-insular vestibular cortex	頭頂-島前庭性皮質
PK	pharmacokinetics	薬物動態学
PLA₂	phospholipase A₂	ホスフォリパーゼA₂
PNPB	positive-negative pressure breathing	陽陰圧呼吸
PORP	partial ossicular replacement prosthesis	人工耳小骨
PPI	proton pump inhibitor	プロトンポンプ阻害薬

PPP	palmoplantar pustulosis	掌蹠膿疱症
PPQ	period perturbation quotient	周期変動指数
PPRF	paramedian pontine reticular formation	傍正中橋網様体
PPV	pneumococcal polysaccharide vaccine	肺炎球菌莢膜ポリサッカライドワクチン
PQ	phonation quotient	発声指数
PR	partial response	有効,部分寛解
PR3	proteinase3	プロテイナーゼ3
PR3-ANCA	protease 3-ANCA	細胞質性抗好中球細胞質抗体
PRSP	penicillin resistant streptococcus pneumoniae	ペニシリン耐性肺炎球菌
PSA	prostatic-specific antigen	前立腺特異抗原
PspA	pneumococcal surface adhesion antigen vaccine	PspA抗原ワクチン
PSSP	penicillin susceptible Streptococcus pneumoniae, penicillin sensitive streptococcus pneumoniae	ペニシリン感受性肺炎球菌
PT	physical therapist	理学療法士
PTA	pure tone audiometry, pure tone average	純音聴力検査,平均聴力レベル
PTH	parathyroid hormone	副甲状腺ホルモン
PTP	press through package	圧迫包装薬包,プレススルーパック
PTS	permanent threshold shift	永久的聴力閾値上昇
PTSD	post-traumatic stress disorder	外傷後ストレス障害
PTT	pharyngeal transit time	咽頭通過時間

Q

QOL	quality of life	生活の質
QT	QT interval	QT時間

R

RA	rheumatoid arthritis	関節リウマチ
RANTES	regulated on activation normal T cell expressed and secreted	ランテス
RAST	radioallergosorbent test	放射アレルゲン吸着試験
Rb gene	retinoblastoma gene	網膜芽細胞腫遺伝子

RCT	randomized controlled trial	無作為比較試験，ランダム化比較試験，無作為化対照試験
RI	radioisotope	核医学検査，ラジオアイソトープ
RIA	radioimmunoassay	放射免疫測定法
RIST	radioimmunosorbent test	放射性免疫吸着試験
RMS	root mean square	二乗平均平方根
RMV	respiratory minute volume	分時呼吸量
RNA	ribonucleic acid	リボ核酸
RPHA	reversed passive hemagglutination	逆受身赤血球凝集反応
RPR test	rapid plasma reagin test	急速血漿レアギン試験
RQ	respiratory quotient	呼吸商
RSV	*respiratory syncytial virus*	呼吸器合胞体ウイルス，RSウイルス
RV	residual volume	残気量

S

SAM	sinusoidally amplitude modulated tone	正弦波的振幅変調音
SAPHO	synovitis-acne-pustulosis-hyperostosis osteomyelitis syndrome	SAPHO症候群
SARS	severe acute respiratrory syndrome	重症急性呼吸器症候群
SAS	sleep apnea syndrome	睡眠時無呼吸症候群
SBS	sinobronchial syndrome	副鼻腔気管支症候群
SC	secretary component	分泌成分
SCA	spinocerebellar ataxia	脊髄小脳失調症
SCA	superior cerebellar artery	上小脳動脈
SCA3	spinocerebellar ataxia type 3	脊髄小脳失調症3型
SCA6	spinocerebellar ataxia type 6	脊髄小脳失調症6型
SCCH	sternocostoclavicular hyperostosis	胸肋鎖骨過形成症
SCL	supracricoid laryngectomy	輪状軟骨上喉頭摘出術
SCM	sternocleidomastoid muscle	胸鎖乳突筋
SDS	sodium dodecyl sulfate	ドデシル硫酸ナトリウム
SE	staphylococcal enterotoxin	ブドウ球菌エンテロトキシン
SFF	speaking fundamental frequency	話声位
SFOAE	stimulus-frequency otoacoustic emission	同時耳音響放射
SGB	stellate ganglion block	星状神経節ブロック
SI	speed index	速度率
SIMV	self-induced intermittent mandatory ventilation	自己誘発性間欠(歇)的強制換気

SIRS	systemic inflammatory response syndrome	全身性炎症反応症候群
SISI test	short increment sensitivity index test	シーシーテスト
SIT	serum inhibition test	血清抑制試験
SJS	Stevens-Johnson syndrome	スティーブンス・ジョンソン症候群
SL	sensation level	感覚レベル
SLE	systemic lupus erythematosus	全身性エリテマトーデス
SLI	specific language impairment	特異的言語障害
SLIT	sublingual immunotherapy	舌下免疫療法
SLTA	standard language test for aphasia	標準失語症検査
SMCP	submucous cleft palate	粘膜下口蓋裂
SMS	symptom-medication score	症状薬物スコア
SNP	single nucleotide polymorphism	一塩基多型
SNR	signal-to-noise ratio	信号対雑音比
SOAE	spontaneous otoacoustic emission	自発耳音響放射
SOM	somatostatin	ソマトスタチン
SP	summating potential	加重電位，集合電位，荷重電位，受容器電位
SP	substance P	サブスタンス P
SPE	streptococcal pyrogenic exotoxin	化膿性連鎖球菌外毒素
SPECT	single photon emission computed tomography	単一光子放射断層撮影
SPL	sound pressure level	音圧レベル
SPN	speech noise	スピーチノイズ
SPQ	spectrum perturbation quotient	スペクトル変動指数
SQ	speed quotient	開閉速度率
SQUID	superconducting quantum interference device	超伝導量子干渉計
SR	stapedial reflex	アブミ骨筋反射
SRT	speech recognition threshold	語音了解閾値
SS	symptom score	症状スコア
SSc	systemic scleroderma	全身性強皮症
SSPE	subacute sclerosing panencephalitis	亜急性硬化性全脳炎
SSR	steady-state (evoked) response	定常反応
ST	speech therapist	言語聴覚士
STAT	signal transducer and activator of transcription	シグナル伝達性転写因子
STD	sexually transmitted disease	性感染症
STS	standard test for syphilis	梅毒標準検査

SVC	superior vena cava syndrome	上大静脈症候群
SVR	slow vertex response	頭頂部緩反応

T

TAA	tumor-associated antigen	癌関連抗原
TARC	thymus and activation regulated chemokine	胸腺および活性化制御ケモカイン
TBLB	transbronchial lung biopsy	経気管支肺生検
TCI	Tinnitus Control Instrument	TC機器
TCR	T cell receptor	T細胞受容体
TE	echo time	エコー時間
T-E shunt	tracheo-esophageal shunt	気管食道シャント
TEF	tracheoesophageal fistula	気管食道瘻
TEN	toxic epidermal necrolysis	中毒性表皮壊死剥離症（別名：ライエル症候群）
TEOAE	transient(ly) evoked otoacoustic emission, evoked otoacoustic emission	誘発耳音響放射
TGF	transforming growth factor	形質転換成長因子
TGF-β	transforming growth factor-β	形質転換成長因子β
Th	helper T cell	ヘルパーT細胞
TI	tonsillitis index	扁桃炎インデックス
TIA	transient (cerebral) ischemic attack	一過性脳虚血（発作）
TNF	tumor necrosis factor	腫瘍壊死因子
TNF-α	tumor necrosis factor-α	腫瘍壊死因子アルファー
TORP	total ossicular replacement prosthesis	人工耳小骨
TOS	thoracic outlet syndrome	胸郭出口症候群
TP	*Treponema pallidum*	梅毒トレポネーマ
TPHA	Treponema pallidum hemagglutination test (assay)	梅毒トレポネーマ赤血球凝集反応
TR	repetition time	繰り返し時間
Treg	regulatory T cell	制御性T細胞
TRH	thyrotropin releasing hormone	甲状腺刺激ホルモン放出ホルモン
TSA	tumor-specific antigen	癌特異的抗原
TSH	thyroid stimulating hormone	甲状腺刺激ホルモン
TSLS	toxic shock-like syndrome	劇症A群溶連菌感染症
TSS	toxic shock syndrome	トキシックショック症候群
TSST	toxic shock syndrome toxin	中毒性ショック症候群毒素

TTS	temporary threshold shift	一過性聴覚閾値変化
TV	tidal volume	一回換気量
TX	thromboxane	トロンボキサン
TXA$_2$ RA	thromboxane A$_2$ receptor antagonists	トロンボキサン A$_2$ 受容体拮抗薬

U

UCL	uncomfortable loudness level	不快閾値レベル
UICC	Unio-International's Contra Cancrum（ラ）	国際対癌協会
UIP	usual interstitial pneumonia	通常型間質性肺炎
UNHS	universal newborn hearing screening	新生児聴覚スクリーニング
UPPP	uvulo-palato-pharyngoplasty	口蓋垂・軟口蓋・咽頭形成術
UPSIT	The University of Pennsylvania Smell Identification Test	ペンシルバニア大学嗅覚識別検査
Ut	upper intra-thoracic esophagus	胸部上部食道

V

VAS	visual analogue scale	視覚的アナログ尺度
VATS	video-assisted thoracic surgery	胸腔鏡下手術
VBI	vertebrobasilar insufficiency	椎骨脳底動脈循環不全
VC	vital capacity	肺活量
VCA	viral capsid antigen	カプシド抗原
VCAM	vascular cell adhesion molecule	血管細胞接着分子
VCAM-1	vascular cell adhesion molecule-1	血管細胞接着分子-1
VCR	vestibulocollic reflex	前庭頸反射
VEMP	vestibular evoked myogenic potential	前庭誘発筋電位
VIP	vasoactive intestinal peptide	血管作動性腸管ペプチド
VLA	very late activation antigen	最晩期活性化抗原
VNO	vomeronasal organ	鋤鼻器
VOR	vestibuloocular reflex	前庭眼反射
VOT	voice onset time	有声開始時間
VS	visual suppression	視性抑制
VZV	varicella-zoster virus	水痘・帯状疱疹ウイルス

W

WAB	Western Aphasia Battery	WAB 失語症検査

WG	Wegener granulomatosis	ウェゲナー肉芽腫症
WS	Waardenburg syndrome	ワールデンブルグ症候群

X

X-MFT	X-ray mucous membrane function test	X線的上顎洞粘膜機能検査

Y

YAMIK	Yaroslavl, Markov and Kozlov methods	ヤミック(YAMIK)療法

索引編

日本語索引

あ

アーノルド・キアリ奇形 2
RNA ウイルス 2
IgA 腎症 2, 442, 461
アイソトープ治療 165
IDL 検査 2, 362
アイロス（IROS）形補聴器 2
アカラシア 3
アキソネム 347
亜急性壊死性リンパ節炎 3, 104, 327
亜急性甲状腺炎 3
悪臭 17
悪性外耳道炎 3, 32
悪性筋上皮腫 4
悪性黒色腫 4, 439
悪性混合腫瘍 4, 335
悪性持続性頭位めまい症 4
悪性腫瘍 364, 399, 478
悪性線維性組織球腫 4
悪性唾液腺腫瘍 334
悪性肉芽腫 5, 342, 431
悪性貧血 418
悪性末梢神経鞘腫瘍 5
悪性リンパ腫 5, 70, 433, 439
アクセント法 49
アクチノミセス・イスラエリイ 476
アクティブ・アンテリオール法 425
アクティブ法 425
あくび・ため息法 49
足踏み検査 5
アスピリン過敏症 5
アスピリン喘息 6, 162, 414
アスピリン不耐症 5
アスペルガー障害 6
アスペルガー症候群 6
アスペルギルス 55, 97, 269, 453
アスペルギルス症 6, 162, 300
アセチルコリン 282

アセチルコリン受容体 160
頭振り眼振 7
圧外傷 7, 98
圧格差 7
アッシャー症候群 7, 255
圧迫性視神経症 431
アップルツリー様所見 7
アデノイド 26
アデノイド顔貌 8
アデノイド切除 276
アデノイド切除術 8, 494
アデノイド増殖症 8, 464
アデノウイルス 8, 23, 110
アデノ随伴ウイルスベクター 8
アテレクタシス 493
アトピー咳嗽 9, 91
アトピー型気管支喘息 474
アトピー性皮膚炎 9, 437, 474
アトピー素因 9
アドミタンス 27
アドレナリン 9
アドレナリン作動神経 9
アドレナリン受容体 9
アトロピン 413
アナフィラキシー 10
アナフィラキシーショック 151, 517
アフタ 10, 410
アフタ性口内炎 10, 465
アブミ骨 10, 108, 230
アブミ骨可動術 10, 11
アブミ骨強直 10, 11
アブミ骨筋 10
アブミ骨筋性耳鳴 11
アブミ骨筋反射検査 11
アブミ骨形成不全 230
アブミ骨固着 230
アブミ骨固着症 10, 11
アブミ骨手術 11, 61
アブミ骨神経 11
アブミ骨全切除術 11, 12
アブミ骨前庭関節 192

アブミ骨底開窓術 11
アブミ骨底板 192, 226
アブミ骨摘出術 11
アブミ骨動脈 12
アブミ骨動脈遺残 12
アペルト（アペール）症候群 12, 283
アポクリン腺 226
アポトーシス 75, 83, 389, 446
アプローチ法 242
アミノ配糖体抗菌薬 491
アミロイド 375
アミロイドーシス 12, 185
アムホテリシン B 12, 131
アラキドン酸 12, 224
アラキドン酸カスケード 12, 381
アラキドン酸代謝酵素 446
アラキドン酸代謝物 459, 531
アリナミン試験 12, 191, 261
アルゴンプラズマ凝固法 13
アルゼンチン出血熱 126
α 溶血性連鎖球菌 530
アルポート症候群 13, 255
アレイ型腫瘍 13, 341
アレキサンダーの法則 13
アレルギー性会釈 503
アレルギー性炎症 161, 531
アレルギー性眼瞼炎 90
アレルギー性疾患 158, 366
アレルギー性真菌性副鼻腔炎 13, 14, 328
アレルギー性肉芽腫 13, 343
アレルギー性肉芽腫性血管炎 32, 162
アレルギー性鼻炎 14, 65, 79, 139, 151, 161, 183, 250, 282, 325, 360, 418
アレルギー性副鼻腔炎 14
アレルギー性副鼻腔真菌症 14
アレルギー反応 14, 56

あ

アレルゲン……133, 158, 405, 439
アレルゲンエキス……299
アレルゲン特異的 IgE
　……15, 158
アレルゲン特異的 IgE 抗体
　測定法……133
暗細胞……15
安静呼吸時……344
暗騒音……15, 406
安定……15, 455
アンテリオール法……320, 425
鞍鼻……15, 28, 208, 433, 438
暗領域……498

い

イーエヌーオージー……370
EB ウイルス……16, 34
異音……51
異角化……16
息切れ……406
息こらえ嚥下法……16
息止め嚥下……16
異嗅症……16, 112
異型上皮……411
異形成……17, 180
医原性真珠腫……17
遺残性真珠腫……17
胃酸分泌……460
維持化学療法……17, 67
萎縮性鼻炎……17, 93, 245
異常型プリオン蛋白……132
異常眼球運動
　……42, 45, 170, 215, 412
異常嗅感……16
異常共同運動……443
異常構音
　……26, 152, 295, 324, 422
異常所見……522
移植性真珠腫……17
胃食道逆流症……18, 79, 179
胃食道ヘルニア……18, 265
移植片……310
異所性胃粘膜……18
異所性甲状腺……301
異所性甲状腺腫……18
異所性ホルモン産生腫瘍……482

位相……331
位相スペクトル解析……18
Ⅰ型アレルギー……18, 90, 159
Ⅰ型アレルギー反応
　……14, 80, 151, 360
1555A＞G 変異……491
イチゴ状血管腫……19, 61
一次結核……262
一次性輪状咽頭嚥下困難症
　……523
一次治療……114
一質量モデル……290
一次例……19, 491
一次濾胞……533
異聴……19
1 回大線量小分割……197
一過性 LES 弛緩……79
一過性脳虚血（発作）……19, 93
一側咽頭筋麻痺……166
一側声帯麻痺……181
一側無気肺……98
一般内臓求心性線維……197
遺伝子クローン……19, 20
遺伝子治療……8, 19
遺伝子ワクチン……534
遺伝性疾患……494
遺伝性出血性末梢血管拡張症
　……20, 43
遺伝性脊髄筋萎縮症……127
遺伝性脊髄小脳変性症……487
遺伝性難聴……20, 255, 429
遺伝の多型性……436
稲妻様眼運動……20, 307
イネ科……81
いびき
　……20, 64, 152, 252, 352, 427
異物性肉芽腫……392
イヤディフェンダ……20, 21, 351
イヤプロテクタ……20, 351
イヤモールド……21, 53
胃瘻……138
陰窩……21, 402, 471
陰窩吸引法……470
陰窩性扁桃炎……21
陰窩洗浄……21
咽喉頭異常感（症）……22
咽喉頭逆流症……21, 460

咽喉頭頸部食道全摘出術……21
咽後膿瘍……21, 23
飲酒量……209
インターフェロン……22
インターロイキン……22, 207
インテグリン……303
咽頭炎……22
咽頭癌……374
咽頭陥凹……23, 532
咽頭期
　……25, 35, 36, 37, 38, 173, 175
咽頭期嚥下……175
咽頭期遅延時間……23, 39
咽頭弓……205
咽頭筋麻痺……51
咽頭クリアランス
　……166, 419, 505
咽頭形成術……152
咽頭結膜熱……8, 23, 448
咽頭溝……23, 205
咽頭後壁……23, 524
咽頭後間隙……23, 104
咽頭後リンパ節……24, 387, 528
咽頭残留……35, 37, 358
咽頭ジフテリア……24
咽頭収縮筋……24, 391
咽頭静脈……24
咽頭食道憩室……24, 361
咽頭食道形成術……24
咽頭食道全摘出術……510
咽頭神経叢……153
咽頭側索……25, 534
咽頭側切開術……25
咽頭通過時間……25
咽頭ぬぐい液……32
咽頭粘膜……26, 412
咽頭囊……25
咽頭梅毒……25
咽頭皮膚瘻……26
咽頭弁……26
咽頭弁形成術……36
咽頭扁桃
　……8, 26, 250, 304, 470, 534
咽頭摩擦音……26
咽頭瘤……153
咽頭流入……26, 39, 175
イントロデューサー法……138

日本語索引　い〜え

院内感染 …… **27**, 236, 305, 405, 441
インバースプラン …… 121
インピーダンス …… 11
インピーダンスオージオメータ
　…… **27**
インフルエンザ …… **27**, 281
インフルエンザウイルス
　…… 27, 159
インフルエンザ菌 …… **27**, 92
インプレトール注射法 …… 470
隠蔽性乳様突起炎 …… **28**
インヘラー …… 380

う

ヴァイス徴候 …… **28**, 128
ウィリス錯聴 …… 226
ウイルス …… **28**
ウイルス感染 …… 303
ウイルス性出血熱 …… 131, 516
ウイルス性内耳炎 …… 389
ウィルヒョウ転移 …… 210
ウェーバー腺 …… **28**
ウェゲナー肉芽腫 …… 520
ウェゲナー肉芽腫症 …… 15, **28**, 32
ウェルナー（ヴェルナー）症候群
　…… **29**
ウェルニッケ失語 …… **29**, 443
ウェルニッケ中枢
　…… 29, 237, 309, 356
ウェルニッケ野 …… 202
ウォーターズ法 …… **29**, 171
受身凝集反応 …… 120
兎の口症候群 …… **29**
宇宙酔い …… **29**, 376
ウッドマン手術 …… 293
うま味 …… **30**, 489
埋め込み型補聴器 …… 274
裏声 …… 375, 446
運動失語
　…… **30**, 160, 237, 309, 412, 459
運動失調 …… 335, 511
運動障害性構音障害
　…… **30**, 50, 151, 459, 487
運動障害性嚥下障害 …… 37, 109
運動性構音障害 …… **30**, 487
運動ニューロン …… 123

運動の分解 …… **30**, 375

え

エアロゾル …… 139
エアロゾル粒子 …… **30**, 31, 91, 191
エアロゾル療法 …… **31**, 397
永久気管孔 …… **31**, 99
エイコサノイド …… 381
エイズ …… **31**, 170, 436
エイズ関連症候群 …… 31
衛生仮説 …… 283
栄養菌糸 …… 124
A群β溶血性連鎖球菌 …… 530
エオタキシン …… **32**, 161
液性免疫 …… 421, 450
エコーウイルス …… **32**
壊死性炎症 …… 77, 493
壊死性外耳道炎 …… 3, **32**
壊死性血管炎 …… **32**
壊死巣 …… 97
SN比 …… **32**, 274, 462
SLC26A4(*PDS*)遺伝子 …… **33**
S状静脈血栓症 …… 283
S状静脈洞 …… **33**
S状静脈洞炎 …… 283
S状静脈洞血栓症 …… 3, **33**, 130
S状洞溝 …… 395
壊疽 …… 75
壊疽性口内炎 …… **33**, 279
XXY症候群 …… 129
X線検査法 …… 329
X線撮影法 …… 246, 285
X線照射 …… 512
X染色体遺伝 …… 82
NFカッパーB …… **34**
エファプシス伝達 …… **34**
エプスタイン・バーウイルス
　…… 16, **34**, 371
エブナー腺 …… **34**, 509
エボラウイルス …… **35**
エボラ出血熱 …… 35
エマヌエル症候群 …… 493
エリスロポエチン …… **35**
エリスロマイシン …… 440
エルゴステロール …… 12
嚥下

　…… **35**, 37, 181, 289, 328, 358, 390
嚥下圧 …… **35**
嚥下圧検査 …… **35**
嚥下圧伝播 …… 264
嚥下咽頭期 …… 175
嚥下運動 …… 109, 328, 490
嚥下運動後誤嚥 …… **35**, 173
嚥下運動前誤嚥 …… **35**, 175
嚥下運動中誤嚥 …… **36**, 175
嚥下運動不全型誤嚥 …… **35**
嚥下改善手術 …… 166, 175
嚥下機能 …… 420
嚥下機能改善手術 …… **36**, 301, 523
嚥下機能回復手術 …… **36**
嚥下機能検査 …… 37
嚥下訓練 …… **36**, 92, 358
嚥下困難 …… 456
嚥下困難症 …… 523
嚥下障害
　…… 22, **36**, 39, 80, 109, 157, 166,
　181, 188, 288, 299, 337, 419
嚥下性肺炎 …… **37**, 408
嚥下前咽頭流入 …… 26
嚥下造影検査 …… 25,
　26, **37**, 157, 175, 202, 522, 523
嚥下第一期 …… **35**, 37
嚥下第一相 …… 37
嚥下第三期 …… **35**, 37
嚥下第三相 …… 37
嚥下第二期 …… **35**, **37**, 38
嚥下第二相 …… 37
嚥下中枢 …… **38**
嚥下痛 …… **38**
嚥下内視鏡検査 …… 26, **38**
嚥下反射 …… 37, **38**, 211, 404
　――，遅延 …… 23, **39**
嚥下不能 …… **36**, **39**
嚥下法 …… 504
炎症性刺激 …… 402
炎症性増殖性腫瘤 …… 414
遠心性神経 …… 94
延髄 …… 2, 37,
　38, 59, 99, 106, 118, 191, 355
延髄外側症候群 …… **39**, 535
延髄梗塞 …… 535
延髄孤束核 …… 489
円錐動脈幹異状顔貌症候群 …… 366

え

延髄背外側症候群 **39**, 535
延髄背側 197, 313
円柱上皮細胞 209
エンテロウイルス **39**, 191, 467
エンテロウイルス 71 362
エンテロトキシン 59
エンドセリン-1 .... **40**
エンドトキシン 388
エンドトキシンショック 388
エンヌベール徴候 **40**
円盤投げ姿勢 **40**

お

横隔膜欠損孔 480
横隔膜ヘルニア 506
横顔面裂 96
横筋 **40**, 296, 444
横骨折 244, 251, **326**
黄色ブドウ球菌
  .... **40**, 282, 372, 432
横舌筋 201
黄疸出血性レプトスピラ症
  .... 530, 534
オウム病 129
横紋筋 78
横紋筋細胞 **40**
横紋筋腫 **40**
横紋筋肉腫 **41**, 82
横稜 **41**, 280
オージオグラム **41**
――, dip 型 367
オージオメータ **41**, 107
オーディトリーニューロパチー
  .... **41**
オープンイヤ・ゲイン ... **42**, 516
オープン形イヤモールド
  .... 2, **42**, 53
オールト吻合 42
オキュラーフラッター **42**, 45
オキュラーボビング **42**
オクターブ **42**
おし状態 495
オシレート波 425
オスティオメアタル
  コンプレックス **42**, 349
オスラー病 20, **43**, 429

音入れ **43**
頤下三角 **43**
頤下リンパ節 **43**
オトガイ舌筋 55
頤(オトガイ)舌骨筋
  .... **43**, 52, 175, 301
音刺激 377
音のうるささ **44**, 401
音の大きさ **44**, 329, 449, 516
音の大きさの等感曲線 ... **44**, 377
音の大きさの弁別限 **44**
音の高さ 503
音の高さの弁別限 **44**
音の強さ **44**
音の強さのレベル **44**, 46
オノディ蜂巣 **45**, 353
オピオイド **45**
オプソクロヌス **42**, **45**, 412
おもて声 **45**, 120
重み付け音圧レベル **45**, 209
オリーブ橋小脳萎縮症 ... **45**, 335
オルソパントモグラフィ 419
折れ耳 **46**
音圧 105
音圧測定装置 389
音圧レベル **44**, **46**, 105
音響インテンシティレベル
  .... **44**, **46**
音響インピーダンス 27, **46**
音響カプラ **46**
音響コンプライアンス **46**
音響耳管検査法 222
音響スチフネス **46**
音響スペクトル **47**
音響性外傷 **47**
音響性耳小骨筋反射 27
音響性障害 215
音響性聴覚障害 **47**, 262
音響抵抗 **46**
音響曝露量 **47**
音響鼻腔計測法 **47**, 132
音響分析 351, 493
音響分析器 **47**
音響リアクタンス **46**
音響利得 207
音響療法 362
音源 265, 274

オンコサイトーマ **47**, 477
音叉 **48**
音場 **48**
音場聴力検査 447
音声 **48**, 49, 50, 181, 291, 292
音声圧縮技術 477
音声獲得 460
音声可視化装置 **48**, 209
音声訓練 106
音声外科 **48**
音声酷使 **48**, 179, 290, 481
音声再建 21
音声障害
  .... **48**, 49, 50, 166, 413, 468
音声振戦 **49**
音声衰弱症 **49**, 365
音声代用法 102
音声治療
  ...... **48**, **49**, 50, 70, 268, 344, 365
音声の大きさ **50**
音声の高さ **50**
音声のゆらぎ 278
音声リハビリテーション **50**
音節明瞭度 **50**
音素 **50**, 509
温痛覚消失 258
温度覚 298
温度眼振 **51**
温度刺激 **51**, 155, 314
温度刺激眼振 327
温度刺激検査 **51**, 82, 463
温熱エアロゾル吸入器 **51**

か

カーテン徴候 **51**
カーハルトの陥凹 **51**, 226
カーペンター症候群 283
開(放性)鼻声 **60**, **61**
外因性結石 431
外陰部潰瘍 465
咳嗽下性肺炎 157
外眼角 223
外眼筋 88, 387
外眼筋運動障害 88
外眼筋炎 88
外眼筋麻痺 88

外頸静脈 64, 306
外頸動脈 72, 254, 310
開口障害 52, 67, 345
外甲状披裂筋 52, 166, 382
外喉頭筋 52, 286
外骨症 67
外骨腫 154, 204
開散眼振 52
外耳 218, 383
外耳炎 52, 53
外指節細胞 333
外耳道 27, 53
外耳道炎 52, 53, 218
(外耳道)開放形イヤモールド
 42, 53
外耳道癌 53
外耳道狭窄(症) 53
外耳道形成術 54
外耳道後壁削除(型)鼓室形成術
 54, 194, 394
外耳道後壁保存鼓室形成術
 54, 194
外耳道再建術 54, 194
外耳道湿疹 54
外耳道真菌症 55, 269
外耳道真珠腫 55, 464
外耳道閉鎖(症) 54, 55, 210
外耳道保存鼓室形成術 54, 395
外傷 15
外照射 55, 474, 475
外頭蓋底 513
外舌筋 55
回旋偏位 177
咳嗽 91, 495
外層粘液 398
咳嗽反射 56, 211
開窓部閉鎖 331
外側咽頭後リンパ節
 56, 387, 528
外側嗅索 56
外側嗅索核 113
外側嗅条 56
外側後鼻動脈 56, 344, 353
外側前額皮弁 306
外側前庭脊髄路 57
外側内嗅野 113
外側半規管 416

外側鼻切開 57
外側鼻突起 57
外側鼻軟骨 57, 261, 333
外側鼻隆起 438, 444
外側翼突筋 58, 326, 328, 513
外側輪状披裂筋
 58, 296, 324, 383, 416, 445
外損傷 172, 445
開大 445
開大位 58
開大期 60, 61, 296
外転筋 58, 293
回転検査 58, 312, 404
回転刺激 314
回転刺激法 58
外転障害 85
外転神経核 71
外転神経麻痺 129, 501
回転性めまい 59, 313, 402, 502
外毒素 59, 378, 468, 522
下位脳神経麻痺 59, 535
蓋板 59, 128
外鼻 59, 443
外鼻奇形 452
外鼻形成 327
外鼻形成手術 520
外鼻孔
 59, 60, 201, 426, 432, 435, 443
外鼻孔閉鎖術 43
外鼻孔閉鎖症 60
外鼻錐体 60
開鼻声 60, 61, 400, 423, 430
回復期眼振 60, 225
外分泌腺 226
開閉運動 290
開閉現象 400
開閉速度率 60, 61, 296
開放期 61, 120, 296, 369
開放時間率 61, 297
開放ドレナージ 185
蓋膜 61
海綿状血管腫 61
海綿静脈洞 352
海綿静脈洞炎 319
海綿静脈洞血栓症 438
海綿静脈洞血栓性静脈炎 353
海綿状リンパ管腫 525

外有毛細胞 69, 202
潰瘍偽膜性扁桃炎 535
外ラセン神経束 516
解離性眼振 339
外リンパ 61, 388
外リンパガッシャー 62
外リンパ管 62, 68, 69
外リンパ虚脱 385
外リンパ腔 61
外リンパ瘻 62, 287, 384, 386
下咽頭 62, 181
下咽頭癌 62, 63, 374, 519
下咽頭収縮筋 63, 123, 164
下咽頭食道入口部 63, 76, 277
下咽頭部分切除術 63
下咽頭梨状窩瘻 63
下咽頭梨状陥凹瘻 63, 64
顔しかめ 503
下顎 387
過角化 64
下顎窩 64
下顎顔面異形成 64, 380
下顎挙上法 302
下顎交感神経節 288
下顎後静脈 64
下顎後退症 64
下顎骨亜全摘出術 64
下顎骨オトガイ部 43
下顎骨外側離断法 65
下顎骨区域切除術 65
下顎骨正中離断法 65
下顎骨辺縁切除 65
化学剤手術 65
下顎神経 73, 153, 155, 326, 387
下顎正中離断 303
下顎前進法 302
化学的内耳破壊術 65
化学伝達物質 14, 65, 146, 360
化学伝達物質遊離抑制薬 150
下顎半側切除 66
化学物質過敏症 112
化学放射線同時併用療法 174
化学放射線同時療法 66
化学放射線併用療法 66
化学放射線療法 66, 203
化学予防 66
下顎隆起 67

化学療法
　　　‥‥‥‥ 66, **67**, 106, 156, 213, 323
下眼窩裂 ‥‥‥‥‥‥‥‥‥‥‥‥ 83
過換気症候群 ‥‥‥‥‥‥‥‥‥‥ 74
牙関緊急 ‥‥‥‥‥‥‥‥‥‥ 52, **67**
下眼瞼欠損 ‥‥‥‥‥‥‥‥‥‥‥ 380
下眼瞼向き眼振 ‥‥‥‥‥‥‥‥‥ **67**
蝸牛 ‥‥‥‥‥ 10, 240, 351, 383, 385
蝸牛開窓術 ‥‥‥‥‥‥‥‥‥‥‥ **67**
蝸牛化骨 ‥‥‥‥‥‥‥‥‥‥‥‥ **67**
蝸牛型耳硬化症 ‥‥‥‥‥‥ **67**, 500
蝸牛管 ‥‥‥‥‥‥‥‥‥‥ 144, 312
蝸牛感覚細胞 ‥‥‥‥‥‥‥‥‥ 333
蝸牛管瘻孔 ‥‥‥‥‥‥‥‥‥‥‥ **68**
蝸牛基底回転鼓室階 ‥‥‥‥‥‥‥ **68**
蝸牛孔 ‥‥‥‥‥‥‥‥‥‥ **68**, 466
蝸牛硬化症 ‥‥‥‥‥‥‥‥‥‥‥ **67**
蝸牛コルチ器 ‥‥‥‥‥‥‥‥‥‥ 85
蝸牛軸 ‥‥‥‥‥‥‥‥‥‥ 68, 532
蝸牛小管 ‥‥‥‥‥‥ 61, 62, **68**, 69
蝸牛小管静脈 ‥‥‥‥‥‥‥‥ 499, 75
蝸牛神経 ‥‥‥‥ 41, 42, 275, 311, 532
蝸牛神経炎 ‥‥‥‥‥‥‥‥‥‥‥ **68**
蝸牛神経核 ‥‥‥‥‥‥‥‥‥‥ 355
蝸牛神経複合活動電位
　　　‥‥‥‥‥‥‥‥‥‥ **68**, 78, 379
蝸牛窓 ‥‥‥‥‥‥ **69**, 286, 315, 385
蝸牛窓小窩 ‥‥‥‥‥‥‥‥ **69**, 286
蝸牛窓小窩膜 ‥‥‥‥‥‥‥‥‥‥ 69
蝸牛電気現象 ‥‥‥‥‥‥‥‥‥ 379
蝸牛(導)水管 ‥‥‥‥‥‥‥‥ 62, **68**
蝸牛マイクロフォン電位
　　　‥‥‥‥‥‥‥‥‥‥‥‥ **69**, 78
蝸牛有毛細胞 ‥‥‥‥‥‥‥‥‥‥ **69**
蝸牛ラセン器 ‥‥‥‥‥‥‥‥‥‥ 69
過緊張状態 ‥‥‥‥‥‥‥‥‥‥ 344
過緊張性音声障害 ‥‥‥‥‥‥ **69**, 70
過緊張性発声障害 ‥‥‥‥‥‥‥‥ 70
核医学検査 ‥‥‥‥‥‥‥‥‥‥ 478
角化 ‥‥‥‥‥‥‥‥‥‥‥‥‥‥ 70
顎下 ‥‥‥‥‥‥‥‥‥‥‥‥‥‥ 70
顎下間隙 ‥‥‥‥‥‥‥‥‥‥‥‥ 70
角化細胞 ‥‥‥‥‥‥‥‥‥‥‥‥ 70
顎下三角 ‥‥‥‥‥‥‥‥‥‥‥‥ 71
核下性顔面神経麻痺 ‥‥‥‥‥ **70**, 71
顎下腺 ‥‥‥‥‥‥‥‥ **70**, 305, 535
顎下腺腫瘍 ‥‥‥‥‥‥‥‥‥‥‥ 70

顎下腺唾液量検査法 ‥‥‥‥‥‥ **71**
顎下腺唾石症 ‥‥‥‥‥‥‥‥‥ 337
顎下リンパ節 ‥‥‥‥‥‥‥‥‥ **71**
核間性眼筋麻痺 ‥‥‥‥ **71**, 339, 387
顎関節強直症 ‥‥‥‥‥‥‥‥‥‥ 64
顎顔面形態機能異常 ‥‥‥‥‥‥ 528
顎矯正手術法 ‥‥‥‥‥‥‥‥‥ 528
拡散法 ‥‥‥‥‥‥‥‥ **71**, 156, 366
角質細胞 ‥‥‥‥‥‥‥‥‥‥‥‥ 70
角質層 ‥‥‥‥‥‥‥‥‥‥‥ 64, 70
核種 ‥‥‥‥‥‥‥‥‥‥‥‥‥ 474
核上性顔面神経麻痺 ‥‥‥‥‥ 70, **71**
核上性麻痺 ‥‥‥‥‥‥‥‥‥‥ 106
顎静脈 ‥‥‥‥‥‥‥‥‥‥‥‥‥ 64
顎舌骨筋 ‥‥‥‥‥‥ 52, 70, **71**, 301
拡大郭清術 ‥‥‥‥‥‥‥‥‥‥ 359
拡大頸部郭清術 ‥‥‥‥‥‥‥‥‥ 72
拡大上顎全摘出術 ‥‥‥‥‥‥‥‥ 72
拡大声門上喉頭切除術 ‥‥‥‥‥‥ 72
拡大前側方喉頭切除術 ‥‥‥‥‥‥ 72
拡大中頭蓋窩法 ‥‥‥‥‥‥ **72**, 136
顎動脈 ‥‥‥‥‥‥ **72**, 310, 326, 353
核内封入体 ‥‥‥‥‥‥‥‥‥‥‥ 73
顎二腹筋 ‥‥‥‥‥‥‥ 52, **73**, 396
顎二腹筋後腹 ‥‥‥‥‥‥‥‥‥ 301
顎二腹筋枝 ‥‥‥‥‥‥‥‥‥‥‥ 73
顎二腹筋前腹 ‥‥‥‥‥‥‥‥ 70, 301
顎引き頭位 ‥‥‥‥‥‥‥‥ **73**, 140
角片 ‥‥‥‥‥‥‥‥‥‥‥‥‥‥ 70
顎補綴 ‥‥‥‥‥‥‥‥‥‥‥‥ 254
角膜炎 ‥‥‥‥‥‥‥‥‥‥ 188, 332
過形成 ‥‥‥‥‥‥‥‥‥‥‥‥ 180
下行口蓋動脈 ‥‥‥‥‥‥‥‥‥‥ 73
下甲状腺動脈 ‥‥‥‥‥‥‥‥‥‥ 73
鵞口瘡 ‥‥‥‥‥‥‥‥ **73**, 156, 489
下喉頭動脈 ‥‥‥‥‥‥‥‥‥‥‥ 73
下喉頭神経 ‥‥‥‥‥‥‥‥ 52, 58,
　73, 187, 383, 416, 438, 444, 445
過呼吸 ‥‥‥‥‥‥‥‥‥‥ **74**, 190
下鼓室 ‥‥‥‥‥‥‥ **74**, 192, 307, 345
下鼓室開放 ‥‥‥‥‥‥‥‥ **74**, 192
過誤支配 ‥‥‥‥‥‥‥‥‥ **74**, 534
過誤腫 ‥‥‥‥‥‥‥‥‥‥‥‥ 197
化骨性線維腫 ‥‥‥‥‥‥‥ **74**, 197
下歯槽神経 ‥‥‥‥‥‥‥‥‥‥‥ 65
加重電位 ‥‥‥‥‥‥‥‥‥‥‥‥ 78
加重不規則雑音 ‥‥‥‥‥‥‥‥ 286

下神経節(迷走神経)
　　　‥‥‥‥‥‥‥‥ **74**, 258, 302
下唇小帯 ‥‥‥‥‥‥‥‥‥‥‥ 258
下垂(症) ‥‥‥‥‥‥‥‥‥ **75**, 89
下垂体腫瘍 ‥‥‥‥‥‥‥‥‥‥ 337
下錐体静脈洞 ‥‥‥‥‥‥‥‥‥‥ **75**
下垂体前葉 ‥‥‥‥‥‥‥‥ 165, 517
ガス壊疽 ‥‥‥‥‥‥‥‥‥‥‥‥ **75**
カスケードインパクター ‥‥‥‥ 520
ガストリン様物質 ‥‥‥‥‥‥‥ 329
ガストログラフィン® ‥‥‥‥‥ 264
カスパーゼ ‥‥‥‥‥‥‥‥‥‥‥ **75**
カスパーゼカスケード ‥‥‥‥‥‥ **75**
ガスパック法 ‥‥‥‥‥‥‥‥‥ 147
仮声 ‥‥‥‥‥‥‥‥‥‥‥ 375, 446
仮性球麻痺 ‥‥‥‥‥‥‥‥ **75**, 106
仮性口臭症 ‥‥‥‥‥‥‥‥‥‥ 164
仮声帯 ‥‥‥‥‥‥‥‥ **75**, 177, 392
仮声帯発声 ‥‥‥‥‥‥‥‥‥‥‥ **75**
仮声門 ‥‥‥‥‥‥‥‥ 63, **76**, 277
仮性流涎症 ‥‥‥‥‥‥‥‥‥‥ 520
かぜ症候群 ‥‥‥‥‥‥‥ 8, 40, **76**
下前庭神経
　　　‥‥‥‥ 41, 185, 313, 339, 340, 354
加速過分割照射法 ‥‥‥‥‥‥‥ 338
家族性アミロイドポリ
　ニューロパチー ‥‥‥‥‥‥‥ **76**
家族性顔面神経麻痺 ‥‥‥‥‥‥‥ **76**
家族性低フォスファターゼ症
　　　‥‥‥‥‥‥‥‥‥‥‥‥‥ 331
加速多分割照射 ‥‥‥‥‥‥‥‥‥ **76**
加速分割照射法 ‥‥‥‥‥‥‥‥ 338
下唾液核 ‥‥‥‥‥‥‥‥‥‥‥ 195
カタラーゼ ‥‥‥‥‥‥‥‥‥‥‥ **77**
カタル性扁桃炎 ‥‥‥‥‥‥‥‥‥ **77**
滑車上動静脈 ‥‥‥‥‥‥‥‥‥ 306
滑車神経核 ‥‥‥‥‥‥‥‥‥‥ 259
滑車神経麻痺 ‥‥‥‥‥‥‥‥‥‥ 87
活性型好酸球 ‥‥‥‥‥‥‥‥‥ 343
活性化マクロファージ ‥‥‥‥‥ 527
活性酸素 ‥‥‥‥‥‥‥‥‥‥‥ 168
滑動性眼運動 ‥‥‥‥‥‥‥‥‥‥ **77**
滑動性眼球運動 ‥‥‥‥‥‥ **77**, 239
カップ耳 ‥‥‥‥‥‥‥ **77**, 187, 338
合併症死 ‥‥‥‥‥‥‥‥ **77**, 78, 247
合併切除 ‥‥‥‥‥‥‥‥‥‥‥‥ **78**
括約筋 ‥‥‥‥‥‥‥‥‥‥‥‥‥ **78**

日本語索引　か

蝸電図 33, 193, 355
蝸電図検査 68, 69, **78**, 196
カドヘリン 303
下内深頸リンパ節 **78**, 273, 325
化膿性炎症 476
化膿性髄膜炎 283, 319
化膿性肉芽腫 **78**
化膿性脳炎 402
化膿性レンサ球菌 282
化膿連鎖球菌 530
カバノキ科 266
痂皮 15, 17
下鼻甲介 **79**, 324, 426
下鼻甲介骨 253, 400
下鼻甲介切除術 **79**
下鼻甲介粘膜広範切除術 **79**
痂皮性膿痂疹 372
下鼻道 **79**
下鼻道側壁 331
カフェオレ斑 271, 529
下腹壁動静脈 452
カプサイシン **79**
下部食道括約筋 **79**
下部食道括約筋亢進症 80
下部食道括約筋部 262
カプラン・マイヤー法 80
花粉 118, 158
過分割照射法 338
花粉症
　80, 81, 106, 156, 283, 454
芽胞 **80**
カポジ肉腫 **80**
ガマ腫 **80**, 299
　――，顎下型 80
　――，舌下・顎下型 80
　――，舌下型 80
過眠症 393
カモガヤ花粉 **81**
空嚥下 **81**
ガラス板法 **81**, 134, 403
カリニ肺炎 450
カリフラワー耳 **81**
顆粒球減少(症) **81**, 170
顆粒球コロニー刺激因子
　　　　　 81, 348
顆粒細胞腫 **82**
顆粒層 70

ガルサン症候群 **82**
カルシトニン遺伝子関連
　ペプチド 273
カルシトニン分泌 281
カルタゲナー症候群 **82**, 101
カルマン症候群 **82**, 118
ガレン吻合 **82**
カロリックテスト 51, **82**
川崎病 **82**, 260
癌遺伝子 **83**
感音難聴 47,
　67, 82, **83**, 317, 354, 448, 472
感音難聴患者 275
眼窩 **83**
眼窩下孔 83
眼窩下神経 **83**, 252
眼窩下動脈 73
眼窩下壁骨折 **84**, 449
眼窩下蜂巣 **84**, 414
眼窩間隔離症 **84**, 86, 521
眼窩偽腫瘍 **84**
眼窩頬骨到達法 **84**
感覚解離 306, 535
眼角形成術 **84**, 89
感覚細胞 417
感覚失語 29, 237, 309
感覚上皮 **84**
感覚神経節 237
感覚毛 **85**
感覚レベル **85**
眼窩腫瘍 87
眼窩上蜂巣 **85**, 324
眼窩前頭皮質 113
眼窩側壁 **85**
眼窩内合併症 **85**
眼窩内側壁骨折 **84**, 85
眼窩内膿瘍 85
眼窩内容除去術 **86**
眼窩膿瘍 **86**
眼窩板 **86**, 227
眼窩吹き抜け骨折 87
眼窩蜂窩織炎 86
眼窩蜂巣炎 **86**, 87, 438
眼窩離開症 **84**, **86**, 521
癌関連抗原 **86**
換気 274
含気化 87

換気方法 478
眼球 83
眼球運動 213, 297, 369
眼球運動異常 535
眼球運動障害 71
眼球陥凹 84, **86**, 449
眼球陥没 482
眼球傾斜反応 **87**
眼球振盪 91
眼球前出 87
眼球突出 84, 86, **87**, 251
眼球反対回旋 **87**, 332
眼球不随意運動 457
眼鏡形補聴器 459
眼筋麻痺 **88**
間欠(歇)的経口食道経管栄養法
　　　　　 88
間欠(歇)的口腔食道経管栄養法
　　　　　 88
間欠(歇)的陽圧換気 **88**, 89
間欠(歇)的陽圧呼吸 **88**
眼瞼縁切開 448
眼瞼荷重法 **89**
眼瞼下垂 75, 86, **89**, 482
眼瞼挙上 456
眼瞼痙縮口下顎ジストニア **89**
眼瞼形成術 **84**, **89**, 147
眼瞼痙攣 94, 480
眼瞼痙攣口下顎ジストニア **89**
眼瞼腫脹 86, **90**, 319
眼瞼切開 **90**
眼瞼膿瘍 **90**
眼瞼浮腫 251
眼瞼蜂窩織炎 **90**
眼瞼蜂巣炎 **90**
眼瞼攣縮 94
肝硬変 263
感作 14, **90**
幹細胞 **90**
癌細胞特異的免疫療法 328
癌死 334
カンジダ 55, 91
カンジダ症 **91**, 300
カンジダ属 505
カンジダ属菌 110
カンジダ膣炎 287
カンジダ白板症 489

か

感受性ディスク法	156
冠状縫合	131
眼症状	465
冠状切開	**91**
冠状断	**91**, 232
肝初回通過効果	134
緩徐相	**91**, 259
眼振	2, 4, 42, **91**, 243, 316, 368, 369, 405, 418, 487, 522
眼振緩徐相速度	312
眼神経	440
眼振電図	51
乾性咳嗽	8, **91**, 171
慣性衝突	**91**
癌性疼痛	**91**
間接 Coombs 試験	**92**
間接訓練	36, **92**
間接蛍光抗体法	**92**
間接喉頭鏡検査	**92**
間接赤血球凝集反応	**92**
間接の起炎菌	**92**
間接法	134
関節リウマチ	442
乾癬	211
汗腺	455
眼前暗黒感	93
完全寛解	93, 359, 455
感染経路	302
完全骨化	355
感染症治療	156
感染性肉芽腫	392
完全奏効	323
感染能	457
感染病巣	258
乾燥性角結膜炎	216, 531
乾燥性鼻炎	17, **93**
眼痛	86, 114
寒天平板希釈法	156
癌疼痛	98
眼動脈	164, 232, 308
癌特異的抗原	**93**
癌肉腫	4
緩反応	490
感冒	76, 515
γグロブリン	**93**
ガンマグロブリン静注療法	14
甘味	489, 532
顔面感覚解離	535
顔面筋波動	**93**, 96
顔面痙攣	34, **94**, 270, 480
顔面肩甲上腕型筋ジストロフィー	**94**
顔面拘縮	34, **94**
顔面骨骨折	147
顔面骨折	528
顔面静脈	64
顔面神経	41, **94**, 137, 192, 197, 218, 249, 345, 361, 385, 386, 501
顔面神経窩	74, **94**, 195
顔面神経核	70
顔面神経管	**95**, 138, 154, 446
顔面神経減荷手術	**95**
顔面神経三叉神経吻合	**95**
顔面神経膝部	237
顔面神経主幹	220
顔面神経障害度	520
顔面神経鞘腫	**95**, 208
顔面神経節	**95**, 237
顔面神経本幹	16
顔面神経麻痺	3, 11, 71, 94, **95**, 142, 270, 276, 281, 288, 299, 326, 332, 334, 467, 505, 534
顔面神経麻痺後遺症	326
顔面正中展開法	**95**, 491
顔面動静脈	70
顔面動脈	96
顔面部位別評価法	**96**
顔面ミオキミア	93, **96**
顔面裂	96
緘黙症	**96**, 495
緘黙状態	356
間葉系細胞	398
間葉成分	335
岩様部	**97**, 280, 326
(癌)抑制遺伝子	**97**
乾酪壊死巣	**97**
乾酪性副鼻腔炎	7, **97**, 453
乾酪様物質	**97**
眼輪筋の収縮	434
寒冷凝集素	98
寒冷凝集反応	98
寒冷性鼻炎	98
緩和医療	246
緩和ケア	92, **98**
緩和照射	197

き

気圧外傷	**98**
気圧性中耳炎	**98**, 157
奇異呼吸	**98**
奇異性鼻閉	**99**
キーゼルバッハ部位	**99**, 344, 353, 429, 433, 519
起炎菌	**99**
基音	**99**, 109, 406, 448
機械的刺激	290
疑核	**99**, 118
規格化雑音エネルギー	32, **99**
気管	285
気管開窓術	**99**
気管カニューレ	100, 102
気管気管支鏡	**100**, 101
気管気管支リンパ節	**100**
気管形成術	**100**
気管孔	188
気管骨形成(症)	**100**, 101
気管骨新生(症)	100, **101**
気管支異物	482
気管支炎	101
気管支拡張作用	101
気管支拡張(症)	82, **101**
気管支拡張薬	**101**, 297
気管支関連リンパ組織	352, 400, 424
気管支鏡	100, **101**
気管支狭窄	285
気管支喘息	**102**, 151, 161, 162, 297
気管支直達鏡	101
気管支肺胞洗浄法	100
気管支ファイバースコープ	100, **101**, 102
気管食道溝	**102**
気管食道シャント	**102**, 363, 473
気管食道吻合術	174, 525
気管切開	**102**, 182
気管切開術	175
気管前リンパ節	**102**

き

気管挿管 179, 185, 294
気管軟弱症 **103**
気管傍(旁)リンパ節 **103**
気胸 98, **103**, 288
キク科 454
菊池病 3, **103**
奇形腫 **104**
危険間隙 23, **104**
気骨導差 **104**, 107
起座(位)呼吸姿勢 **104**
キサンチン誘導体 101
擬似音声 **104**, 273
擬似口 **104**, 273
擬似耳 275
擬似耳挿入利得 480
基質菌糸 124
器質性嚥下障害 36, 109
器質的音声障害 49
器質的構音障害 151
擬似マストイド **105**, 275
希釈法 **105**, 156, 491
基準音圧 **105**
基準嗅力検査 **105**, 261, 362
基準周波数レスポンス **105**
基準の音 44
擬似裸耳利得 **105**
起声 **106**, 188
寄生型，副鼻腔真菌症分類 328
偽性球麻痺 75, **106**, 123
寄生性細菌 129
季節性アレルギー性鼻炎 80, **106**, 366
気息性 129, 268
気息性嗄声 **106**, 182, 290, 481
基礎の訓練 92
期待陰性波 **106**
期待生存率 323
既治療例 **106**, 393
吃音 **107**, 414, 519
キッス病 34
基底核 38, 236
基底細胞 125
基底細胞癌 **107**
基底細胞腫 **107**
基底細胞腺癌 **107**
基底層 70
基底膜 261
気導 **107**, 197
気道 181
気道炎症 108
気道確保 117, 208
気道感染症 405
気道狭窄 102, 208
気導検査 249
気導骨導差 83, 104, **107**, 368
気導聴力 107
気道抵抗 108
気道内異物 99
気道分泌物 108
企図振戦 108
稀突起神経膠腫 270
キヌタ・アブミ関節 **108**
キヌタ・アブミ関節離断 230
キヌタ骨 **108**, 230, 502
キヌタ骨長脚 487
キヌタ骨長脚先端 368
キヌタ・ツチ関節 109
機能温存手術 181, 524
機能型T細胞 382
機能検査 316, 361
気脳症 221
機能診断 224
機能性嚥下障害 **109**
機能性音声障害 49
機能性嗅覚脱失 113
機能性構音障害 26, 151, 152, 324, 422
機能性難聴 **109**, 268
機能性発声障害 268
機能的頸部郭清術 139
気囊胞 109
基本周期 243
基本周波数 50, 99, **109**, 290, 448
基本振動数 **109**
偽膜 73, **110**
偽膜形成 24
偽膜性大腸炎 124
偽膜性腸炎 133
ギムザ染色法 25
木村病 **110**, 162, 392
逆受身凝集反応 120
逆受身ラテックス凝集反応 **110**
逆転写酵素 **110**
逆流圧 **110**
逆流性食道炎 **111**, 263
逆行性顔面神経誘発電位 **111**
逆行性顔面神経誘発電位検査 **111**
ギャップ結合 491
ギャップ結合蛋白 215
ギャップ検出閾値 460
吸引細胞診 **111**, 308
牛海綿状脳症 457
弓下窩動脈 **111**
嗅覚 **111**
嗅覚過敏 **112**
嗅覚幻覚 **112**, 147
嗅覚検査法 **112**, 362
嗅覚減退 **112**
嗅覚錯誤 16, **112**
嗅覚識別検査 **112**, 113
嗅覚受容器 111
嗅覚受容体 **112**
嗅覚障害 16, 82, 129, 162, 203, 362
嗅覚上皮 266
嗅覚脱失 82, **112**, 493
嗅覚低下 6
嗅覚伝導路 113
嗅覚同定検査 **112**, **113**
嗅覚野 **113**
吸気性呼吸困難 **113**, 179
吸気性呼吸障害 **113**
吸気性喘鳴 24, **113**, 293
嗅球 56, **114**, 116, 306
嗅球糸球体 113
球形囊 144, 234
嗅結節 113
臼後三角 **114**
球後視神経炎 **114**
臼後部 **114**
臼後隆起 **114**
救済手術 **114**
嗅細胞 **114**, 115, 116, 118
嗅索 114
嗅三角 56
嗅糸 **115**, 116, 486
90 dB最大出力音圧レベル **115**

き

嗅樹状突起	**115**
嗅条	56
弓状窩	**115**
弓状束	356
嗅上皮	113, 114, **115**, 117, 118, 477
嗅上皮性嗅覚障害	**115**, 203
嗅小胞	**115**, 118
弓状隆起	116
嗅神経	115, **116**
嗅神経芽細胞腫	**116**, 269
嗅神経細胞	112, 113
嗅神経線維	227, 239
急性咽頭炎	22, 109
急性ウイルス性感染症	362
急性壊死性歯肉炎	**116**
急性音響性聴力障害	47
急性灰白髄炎	481
急性化膿性炎症	86
急性化膿性甲状腺炎	63
急性感音難聴	379, 497
急性偽膜性カンジダ症	73
急性偽膜性白板症	489
急性口蓋扁桃炎	21
急性喉頭炎	116
急性喉頭蓋炎	116
急性喉頭気管(気管支)炎	117
急性浸潤型	328
急性声門下喉頭炎	**116**
急性騒音性難聴	323
急性中耳炎	**117**, 345, 383
急性中耳炎罹患	420
急性難聴	379
急性乳様突起炎	341, 465
急性鼻炎	250
急性副鼻腔炎	250
急性扁桃炎	243, 420, 470
嗅腺	115, **117**
嗅線毛	**117**, 118
急速眼球運動	**117**, 259
急速相	91, 259
嗅電図	**117**
吸入抗原	**117**
吸入補助器	380
吸入補助具	286
嗅皮質	306
嗅部	118

球麻痺	106, **118**, 123
嗅毛	116, 117, **118**
嗅盲	118
嗅裂	115, **118**, 184, 206, 260
嗅覚伝導路	**113**
キュットナー腫瘍	**118**, 488
橋	191, 347
橋延髄網様体	117
強化	376
胸郭コンプライアンス	**118**
胸郭動揺	99
驚愕反射	506
橋下部	71
胸腔穿刺術	119
胸腔ドレーン	119
胸腔内圧	407
胸肩峰動脈	147, 300
頬骨弓	526
頬骨弓単独骨折	123
胸骨甲状筋	52, **119**, 301
胸骨縦切開	242
胸骨正中切開	119
胸骨舌骨筋	52, **119**, 301
頬骨到達法	119
頬骨突起	**64**
狭窄	210
狭窄症	54
胸鎖乳突筋	**120**, 451, 465
胸鎖乳突筋表面	306
胸三角皮弁	24, **120**, 365
胸式呼吸	**120**
凝集反応	**120**, 145
胸水	**120**, 122
胸声	45, **120**, 287, 375, 399
胸腺	382
胸腺腫	120
胸腺無(低)形成	365
協調運動障害	237
共通腔	**121**
共通抗原	**121**
共同性注視麻痺	346
強度変調放射線治療	**121**, 475
胸背神経	182
胸背動脈	182
狭部	53
胸部気管リンパ節	100
頬部腫脹	**121**, 251

胸部単純X線写真	410
莢膜	**121**
莢膜抗原性	405
胸膜滲出液	120, **121**
共鳴	430
共鳴腔	292
共鳴性子音	151
胸肋鎖骨過形成症	**122**, 258, 442
極位眼振	**122**
局所動脈内化学療法	**122**, 376
局所免疫	399
極鞭毛構造	472
巨口症	96, **122**, 155
巨舌症	**122**
キラーT細胞	328
キリアン三角	**123**
キリアン手術	423
キリアン束	**123**
キリアン披裂	**123**
ギリース法	**123**
起立試験	217
起立性低血圧	93, 217
気流雑音	151, 495
気流阻止法	**123**, 177, 293
筋萎縮性側索硬化症	**123**
筋緊張性ジストロフィー	89
筋緊張発声障害	141
筋緊張不均衡	468
筋形成術	**123**
筋原性耳鳴	124
菌交代現象	133
菌交代症	**124**
菌糸	**124**
筋耳管管	**124**
筋弛緩作用	480
菌糸状真菌	**124**, 230
筋ジストロフィー	88
菌腫	278
筋上皮細胞	**124**
筋上皮腫	4, **125**
近赤外分光法	**125**
菌体外毒素	133
緊張性頸反射	**125**
緊張性迷路反射	**125**
緊張低下	**125**
緊張部	**125**, 199

緊張部型真珠腫 …… **126**, 256, 510	グリコカリックス ……… **130**, 373	形質細胞腫 …………………… **134**
筋波動(症) ……………………… 93, 489	グリセロールテスト ……………… **130**	経上顎篩骨洞手術 ……………… **135**
筋皮弁 ………………… 330, 429, 509	クリック …………………………… **130**	茎状突起 ………… **135**, 137, 326
筋無力症 ………………………………… 88	クリック音 ………………………… 33	茎状突起過長症 …………………… 38
菌力 …………………………………… **126**	クリッペル・ファイル症候群	頸静脈窩 …………………………… **135**
	…………………………………… **130**	頸静脈球 …………………………… **135**
	クリプトコッカス症 … **130**, 300	頸静脈血栓症 ……………………… **135**
く	クリミア・コンゴ出血熱 …… 131	頸静脈孔 ……………………… 59, 498
	クリミア・コンゴ出血熱	頸静脈神経節 …………… **136**, 258
グアナリトウイルス …………… **126**	ウイルス …………………………… **131**	頸静脈二腹筋リンパ節 ……… 259
隅角蜂巣 ……………………… **126**, 396	グルーイヤー …………………… **131**	頸神経叢 ……………………………… 331
空間識 ………………………………… **126**	クルーゾン症候群 ……………… 283	頸神経ワナ ………………………… 148
空気感染 ……………………… **126**, 130	クルーゾン病 …………………… **131**	頸髄 ……………………………………… 288
空気伝導 ……………………………… 107	クループ ………………… 117, 141	頸髄損傷 ………………………………… 99
空気力学的検査 …………………… 351	くる病 ………………………………… 331	頸性めまい ………………………… **136**
クーゲルバーグ・	車酔い ………………………………… **131**	経舌骨咽頭切開術 ……………… **136**
ウェーランダー病 ……………… **127**	グレイビル分類 ………………… **132**	形態形成障害 ……………………… 211
腔内照射 ……………………… 258, 475	グレーツェル鼻息計 …………… **132**	経中頭蓋窩法 ……………………… **136**
偶発癌 …………………………………… 319	クレスト症候群 ………………… **132**	頸洞 ……………………………………… **136**
空涙現象 ……………… **127**, 521, 534	クロイツフェルト・ヤコブ病	経頭蓋二重磁気刺激法 ……… **136**
クオンティフェロン …………… 361	…………………… **132**, 457, 508	頸動静脈瘻 ………………………… 143
矩形波様衝動性眼球運動 …… **127**	グロームス腫瘍 ………… 74, 143	頸動脈圧迫試験 ………………… 485
口口感染 ……………………………… 133	クローン病 ………………………… 162	頸動脈狭窄 ………………………… 143
くしゃみ ……………… 14, 80, **127**, 325	CROS(形)補聴器 ……………… **132**	頸動脈鞘 …………………………… **137**
クスマウル呼吸 ……………… **127**, 376	クロストリジウム性ガス壊疽	茎突咽頭筋 ……… **137**, 298, 391
クチクラ板 …………………… 59, **128**	……………………………………… 75	茎突下顎靱帯 ……………………… 341
口すぼめ呼吸 …………………… **128**		茎突後間隙 ……………… **137**, 138
クバイムテスト ………………… **128**	**け**	茎突舌筋 ………………………… 56, **137**
Kveim 反応 ………………………… **128**		茎突舌骨筋 …………… 52, **137**, 301
クブラ ………………………… 416, 417	経外耳道的アプローチ ……… **133**	茎突前間隙 ………………………… **137**
クブラ結石症 ……………………… **128**	経外耳道的上鼓室乳突洞削開術	軽度難聴 …………………………… 391
クヴォステク徴候 ………… 28, **128**	…………………………………… 395	茎乳突孔 …………………………… **138**
クモ膜下腔 ………………………… 68	経外耳道的迷路摘出術 ……… **133**	茎乳突孔動脈 …………………… **138**
クラインフェルター症候群	鶏冠 …………………………… **133**, 309	経乳突の迷路摘出術 ………… **138**
…………………………………… **129**	経管栄養法 …………………………… 88	経乳突法 …………………………… **138**
クラススイッチ ………………… 215	経気管支肺生検 ………………… 100	経鼻持続陽圧送気 ……………… **138**
グラデニーゴ症候群 …………… **129**	頸筋性反射 ………………………… 337	経皮的眼瞼挙筋短縮術 ………… 89
クラドスポリウム ……………… **129**	蛍光アレルゲン吸着試験 …… **133**	経皮的内視鏡下胃瘻造設術
グラバス尺度 …………………… **129**	経口感染 …………………………… 133	…………………………………… **138**
クラミジア ………………………… **129**	蛍光抗体法 ……………… **134**, 503	経鼻内薬物投与 ………………… **139**
クラミジア感染症 ……………… 287	経口投与 …………………………… **134**	経鼻免疫療法 ……………………… **139**
クラミジア肺炎 ………………… 129	蛍光トレポネーマ抗体 ……… **134**	頸部郭清術 …………………… 72, **139**
グラム陰性桿菌 ………………… 305	蛍光トレポネーマ抗体吸収試験	頸部郭清変法 …………… **139**, 359
グラム陰性球菌 ………………… 506	…………………………………… **134**	頸部間隙 …………………………… 272
グラム染色 ………………………… 358	警告刺激 …………………………… 106	頸部気管前リンパ節 …………… 103
グラム陽性桿菌 ………………… 201	頸鼓小管 …………………………… **134**	頸部交感神経系 ………………… 482
グラム陽性球菌 ………………… 530	経耳管感染 ………………………… 117	頸部食道癌 ………………………… 408
グリージンゲル症候 …………… **130**		

頸部食道切除術⋯⋯⋯⋯⋯⋯**139**
頸部食道全摘出術⋯⋯⋯⋯⋯510
頸部正中リンパ節⋯⋯⋯⋯⋯**140**
頸部前屈位⋯⋯⋯⋯⋯⋯73, **140**
頸部突出法⋯⋯⋯⋯⋯⋯⋯⋯**140**
頸部膿瘍⋯⋯⋯⋯⋯⋯⋯⋯⋯⋯63
頸部副耳⋯⋯⋯⋯⋯⋯⋯⋯⋯⋯**140**
頸部リンパ節⋯⋯⋯⋯⋯⋯⋯266
頸部リンパ節転移⋯⋯⋯⋯⋯344
経迷路法⋯⋯⋯⋯⋯⋯**140**, 172
痙攣性音声障害⋯⋯⋯⋯⋯⋯381
痙攣性咳嗽⋯⋯⋯⋯⋯⋯⋯⋯441
痙攣性クループ⋯⋯⋯⋯⋯⋯**140**
痙攣性発声障害⋯⋯⋯⋯**141**, 166
劇症A群溶連菌感染症⋯⋯**141**
血液凝固⋯⋯⋯⋯⋯⋯⋯⋯⋯456
血液迷路関門⋯⋯⋯⋯⋯⋯⋯**141**
結核⋯⋯⋯⋯⋯⋯3, 17, 97, **141**
結核症⋯⋯⋯⋯⋯⋯⋯⋯⋯⋯527
結核診断⋯⋯⋯⋯⋯⋯⋯⋯⋯361
結核性中耳炎⋯⋯⋯⋯⋯**142**, 346
結核性リンパ節炎⋯⋯⋯⋯**142**
血管運動性鼻炎⋯⋯⋯⋯⋯**142**,
⋯⋯⋯250, 282, 422, 423, 435, 482
血管炎⋯⋯⋯⋯⋯⋯⋯⋯⋯⋯188
血管拡張性ポリープ⋯⋯⋯**142**
血管奇形⋯⋯⋯⋯⋯⋯⋯⋯⋯**142**
血管減圧術⋯⋯⋯⋯⋯⋯⋯⋯298
血管細胞接着分子-1⋯⋯⋯**143**
血管作動性腸管ペプチド⋯273
血管腫⋯⋯⋯⋯⋯⋯61, 122, **143**
血管収縮剤⋯⋯⋯⋯⋯⋯⋯⋯507
血管収縮作用⋯⋯⋯⋯⋯⋯⋯40
血管浸潤⋯⋯⋯⋯⋯⋯⋯⋯⋯492
血管性耳鳴⋯⋯⋯⋯⋯⋯⋯⋯**143**
血管透過性亢進⋯⋯⋯⋯⋯456
血管内皮細胞⋯⋯⋯14, **143**, 208
血管肉腫⋯⋯⋯⋯⋯⋯⋯⋯⋯**143**
血管閉塞⋯⋯⋯⋯⋯⋯⋯⋯⋯510
血管ベーチェット⋯⋯⋯⋯465
血管迷走神経反射⋯⋯⋯⋯**144**
血胸⋯⋯⋯⋯⋯⋯⋯⋯⋯⋯⋯⋯99
結合音現象⋯⋯⋯⋯⋯⋯⋯⋯430
結合管⋯⋯⋯⋯⋯⋯⋯⋯⋯⋯**144**
結合構造⋯⋯⋯⋯⋯⋯⋯⋯⋯491
結合織型肥満細胞⋯⋯⋯⋯**144**
結合織型マスト細胞⋯⋯⋯**144**

血行性感染⋯⋯⋯⋯⋯⋯⋯⋯251
血行性嗅覚検査⋯⋯⋯⋯⋯261
血行性転移⋯⋯⋯⋯⋯⋯⋯⋯462
血腫⋯⋯⋯⋯⋯⋯⋯⋯⋯⋯⋯291
血漿カリクレイン⋯⋯⋯⋯456
楔状軟骨⋯⋯⋯⋯⋯⋯⋯⋯⋯**144**
楔骨動脈⋯⋯⋯⋯⋯⋯⋯⋯⋯322
血小板活性化因子⋯⋯⋯⋯**144**
血清⋯⋯⋯⋯⋯⋯⋯⋯⋯⋯⋯504
血清型⋯⋯⋯⋯⋯⋯⋯⋯⋯⋯**145**
血清総 IgE 量⋯⋯⋯⋯⋯⋯⋯474
血清蛋白⋯⋯⋯⋯⋯⋯⋯⋯⋯503
血性鼻漏⋯⋯⋯⋯⋯⋯**145**, 445
結節⋯⋯⋯⋯⋯⋯⋯⋯⋯⋯⋯⋯49
結節性紅斑⋯⋯⋯⋯⋯⋯⋯⋯**145**
血栓⋯⋯⋯⋯⋯⋯⋯⋯⋯⋯⋯409
血栓性静脈炎⋯⋯⋯⋯⋯⋯⋯**145**
血栓溶解療法⋯⋯⋯⋯⋯⋯⋯407
欠損⋯⋯⋯⋯⋯⋯⋯⋯⋯⋯⋯276
血中濃度曲線下面積⋯⋯⋯**145**
結膜炎⋯⋯⋯⋯⋯⋯⋯⋯⋯⋯332
血流遮断試験⋯⋯⋯⋯⋯⋯⋯**145**
血瘤腫⋯⋯⋯⋯⋯⋯⋯⋯⋯⋯**146**
ケミカルメディエーター
⋯⋯⋯⋯⋯⋯⋯65, **146**, 342, 510
ケミカルメディエーター
受容体拮抗薬⋯⋯⋯⋯⋯**146**
ケミカルメディエーター
遊離抑制薬⋯⋯⋯⋯⋯⋯**146**
ケモカイン
⋯⋯⋯14, **146**, 207, 339, 342, 510
ケラチノサイト⋯⋯⋯⋯⋯⋯70
ケルナー中隔⋯⋯⋯⋯⋯⋯⋯**147**
ケロイド体質⋯⋯⋯⋯⋯⋯185
瞼縁切開⋯⋯⋯⋯⋯⋯⋯⋯⋯**147**
嫌気ジャー法⋯⋯⋯⋯⋯⋯⋯**147**
嫌気性菌⋯⋯⋯⋯⋯⋯⋯⋯⋯**147**
嫌気性培養⋯⋯⋯⋯⋯⋯⋯⋯**147**
嫌気チャンバー法⋯⋯⋯⋯**147**
嫌気バッグ法⋯⋯⋯⋯⋯⋯⋯**147**
幻嗅⋯⋯⋯⋯⋯⋯⋯⋯112, **147**
肩甲回旋動脈⋯⋯⋯⋯⋯⋯⋯**147**
肩甲上動脈⋯⋯⋯⋯⋯⋯⋯⋯**147**
肩甲舌骨筋⋯⋯⋯⋯52, **148**, 301
肩甲舌骨筋上頸部郭清術⋯148
言語音⋯⋯⋯⋯⋯⋯⋯⋯⋯⋯202
言語獲得途上難聴⋯⋯⋯⋯148

言語習得期⋯⋯⋯⋯⋯⋯⋯⋯148
言語障害⋯⋯⋯⋯⋯⋯⋯⋯⋯**148**
言語聴覚士⋯⋯⋯⋯⋯**148**, 324
言語治療⋯⋯⋯⋯⋯⋯⋯⋯⋯154
言語の発達⋯⋯⋯⋯⋯⋯⋯⋯378
言語発達障害⋯⋯⋯⋯⋯⋯⋯**148**
言語発達遅延⋯⋯⋯⋯**149**, 149
言語発達遅滞⋯⋯⋯⋯⋯⋯⋯148
検査法⋯⋯⋯⋯⋯⋯⋯⋯⋯⋯441
犬歯窩⋯⋯⋯⋯⋯⋯⋯⋯**149**, 188
原始反射⋯⋯⋯⋯⋯⋯⋯⋯⋯125
原小脳⋯⋯⋯⋯⋯⋯⋯⋯**149**, 312
減衰帯域⋯⋯⋯⋯⋯⋯⋯⋯⋯**149**
懸垂頭位正面⋯⋯⋯⋯⋯⋯⋯373
顕性感染⋯⋯⋯⋯⋯⋯⋯⋯⋯453
健側向き⋯⋯⋯⋯⋯⋯⋯⋯⋯487
検知域値⋯⋯⋯⋯⋯⋯⋯⋯⋯362
犬吠様咳嗽
⋯⋯⋯⋯⋯⋯24, 116, 140, 239, 293
原発性アメーバ性髄膜脳炎
⋯⋯⋯⋯⋯⋯⋯⋯⋯⋯⋯⋯**149**
原発性気管腫瘍⋯⋯⋯⋯⋯100
原発性線毛運動不全症
⋯⋯⋯⋯⋯⋯⋯⋯**149**, 452, 454
原発性線毛機能不全症⋯⋯82
原発性軟骨肉腫⋯⋯⋯⋯⋯391
原発性肺高血圧症⋯⋯⋯⋯407
原発性無月経⋯⋯⋯⋯⋯⋯⋯330
原病死⋯⋯⋯⋯⋯⋯⋯⋯⋯⋯**150**
原病巣⋯⋯⋯⋯⋯⋯⋯⋯⋯⋯442
健忘失語⋯⋯⋯⋯⋯⋯**150**, 339
肩峰動脈網⋯⋯⋯⋯⋯⋯⋯⋯147

こ

5母音⋯⋯⋯⋯⋯⋯⋯⋯⋯⋯473
5類感染症⋯⋯⋯⋯⋯⋯⋯⋯141
50%致死量⋯⋯⋯⋯⋯⋯⋯⋯126
57-S語表⋯⋯⋯⋯50, 189, **198**, 532
コアグラーゼ⋯⋯⋯⋯⋯⋯⋯40
高悪性度群非ホジキンB細胞
リンパ腫⋯⋯⋯⋯⋯⋯⋯404
高圧蒸気滅菌⋯⋯⋯⋯⋯⋯⋯80
抗アレルギー薬⋯⋯⋯⋯⋯**150**
高域遮断フィルタ⋯⋯⋯⋯364
高域通過フィルタ⋯⋯⋯⋯**150**
高位頸静脈球⋯⋯⋯⋯⋯⋯⋯135

高位除脳	337	
抗ウイルス活性	22	
抗A群溶連菌多糖体抗体	**150**	
好塩基球	34, 167, 325, 429	
好塩基性細胞	**150**	
構音	**151**, 159, 274, 369, 413, 414, 415, 509	
構音訓練	274	
構音障害	30, 107, 148, **151**, 153, 236, 297, 299, 443	
構音点	151, 152	
口蓋	**151**, 153	
口蓋咽頭弓	**152**, 159	
口蓋咽頭筋	151, **152**, 412	
口蓋化構音	**152**	
口蓋形成術	154	
口蓋骨欠損	400	
口蓋神経	**152**, 255	
口蓋垂	151, **152**	
口蓋垂形成術	**152**	
口蓋垂筋	151	
口蓋垂裂	400	
口蓋舌弓	**153**, 307	
口蓋舌筋	56, 151, **153**	
口蓋穿孔	**153**	
口蓋帆挙筋	151, 152, **153**	
口蓋帆張筋	**153**	
口蓋扁桃	21, **153**, 304, 307, 344, 470, 534	
口蓋扁桃摘出術	**154**, 494	
口蓋隆起	**154**	
口蓋裂	60, 82, 152, **154**, 324, 380, 400, 422	
岬角	**154**	
口角炎	456	
岬角支脚	**154**	
岬角小橋	**154**	
口角裂	122, **155**	
後下小脳動脈	535	
抗癌剤	67, 455	
抗癌剤動注法	310	
光感受性物質	168	
後眼振	**155**, 216	
交感神経	9	
交感神経節	288	
交感神経麻痺	87	
口顔面ジストニア	89	
硬気声	106	
好気性グラム陰性桿菌	529	
硬起声発声	70	
抗凝固療法	407	
咬筋	**155**, 328	
後筋	**155**, 187	
抗菌剤	156	
咬筋神経	155	
咬筋動脈	73	
抗菌薬	**155**, 366, 409	
抗菌薬感受性試験	**156**, 332	
口腔アレルギー症候群	**156**, 517	
口腔咽頭カンジダ症	156	
口腔癌	**156**, 374	
口腔カンジダ症	73, 124, **156**, 269, 411, 489	
口腔期	35, 37, 460	
口腔ケア	157	
航空性中耳炎	98, **157**	
口腔舌	**157**, 299	
口腔前庭	156, **157**	
口腔通過時間	157	
口腔底	458, 528	
口腔底蜂巣炎	**157**, 528	
口腔内投与	134	
口腔乳頭腫症	157	
口腔毛様白板症	158	
後頭三角	158	
抗原	158	
抗原抗体反応	10, 169	
抗原除去・回避	158	
抗原提示細胞	**158**, 382	
抗原提示能	247	
抗原特異的IgE	15, **158**	
抗原特異的IgE抗体検査法	133	
抗原特異的減感作療法	**159**, 299	
抗原特異的免疫療法	**159**, 299	
抗原不連続変異	159	
抗原連続変異	159	
口腔アレルギー症候群	266	
硬口蓋	151, 154, **159**, 369	
後口蓋弓	152, **159**, 307	
硬口蓋裂	154	
抗甲状腺マイクロゾーム抗体	412	
抗好中球細胞質抗体	29, **160**	
後鼓室	**160**, 192, 195, 307	
後鼓室開放	**160**	
抗コリン薬	29, 101, **160**	
虹彩異色	533	
抗サイログロブリン抗体	412	
交叉性失語	**160**	
交差聴取	485	
好酸球	**14**, **160**, 162, 163, 249, 414, 418, 440, 484, 531	
好酸球過酸化酵素	**161**	
好酸球カチオン蛋白	**161**	
好酸球性胃腸炎	162	
好酸球性炎症	**161**	
好酸球性中耳炎	**161**, 162	
好酸球性副鼻腔炎	**161**, **162**	
好酸球増多症	162	
好酸球増多性鼻炎	**162**, 422, 423	
好酸球遊走因子	**162**	
好酸球由来神経毒	163	
好酸性顆粒2	163	
好酸性顆粒細胞腫	48, **163**, 477	
好酸性細胞腺腫	**163**, 477	
後耳介静脈	64	
後篩骨孔	164, 318	
後篩骨洞	**163**, 164, 184, 227	
後篩骨動脈	**164**	
後篩骨蜂巣	163, **164**, 354	
高次脳機能障害	88	
口臭	**164**, 535	
口臭恐怖症	164	
抗腫瘍効果	455	
甲状咽頭筋	63, **164**	
甲状喉頭蓋筋	**164**	
甲状喉頭蓋靭帯	**164**	
後上歯槽動脈	73	
甲状舌管	291	
甲状舌管嚢胞	70, 233	
甲状舌骨筋	52, **164**, 175, 301	
甲状舌骨膜	**165**	
甲状腺亜全摘出術	**165**	
甲状腺癌	100, 374, 393, 532	
甲状腺機能亢進症	87	
甲状腺機能低下	388	
甲状腺刺激ホルモン	**165**	

甲状腺刺激ホルモン放出
　　ホルモン ················ **165**
甲状腺腫 ············· 309, 472
甲状腺髄様癌 ············ 338
甲状腺全摘出術 ········ **165**
甲状腺乳頭癌 ············ 212
甲状腺膨大細胞腫 ····· 477
甲状腺膨大細胞腫癌 ·· 477
甲状腺傍濾胞細胞 ····· 281
甲状腺未分化癌 ········ 491
甲状腺葉切除術 ········ **165**
鉤状突起 ·· **165**, 228, 349, 436
甲状軟骨 · **166**, 177, 523, 524
甲状軟骨下角 ············ 523
甲状軟骨形成術 ···· 48, **166**
甲状軟骨截開 ············ 179
甲状軟骨舌骨固定術 ··· **166**, 175
甲状軟骨翼板切除術 ··· **166**
甲状披裂筋 ····· 52, **166**, 241,
　　290, 296, 382, 383, 416, 445
後上部型真珠腫 ··· 276, 510
抗糸粒体抗体 ············ 186
口唇 ·························· 153
口唇音 ·············· 265, 390
抗真菌薬 ··········· 131, 156
口唇ヘルペス ······ **167**, 340
口唇裂 ······················ 167
高親和性 Fcε 受容体 ····· 34
高親和性 IgE 受容体 ··· **167**, 325
抗ストレプトキナーゼ ··· **167**
抗ストレプトリジン O
　···················· 150, **167**
硬性気管気管支鏡 ····· 100
硬性鏡 ·············· 102, 384
――, Jackson 式 ········· 100
――, Killian 式 ·········· 100
――, Lemoine 式 ······· 100
――, Robert 式 ········· 100
硬性下疳 ············ 25, **167**
抗精神病薬 ··············· 343
硬性直達食道鏡 ········ **168**
抗生物質治療後効果 ··· **168**
光線過敏症 ··············· **168**
後内庭静脈 ··············· 499
光線力学的治療法 ····· **168**
高速度撮影 ··············· **168**
高速フーリエ変換 ····· **169**

酵素免疫吸着測定法 ····· **169**
酵素免疫抗体法 ········ **169**
抗体 ························· 158
抗体産生 ·················· 421
抗体産生細胞 ············ 421
交代性顔面神経麻痺 ··· **169**
後退性輻輳眼振 ········ 451
交代性無呼吸 ······ **169**, 342
交替療法 ···················· 66
好中球 ·············· 81, 214
好中球減少（症） ···· 81, **170**
抗デオキシリボヌクレアーゼ B
　·························· **170**
光電グロトグラム ····· **170**
後天性真珠腫 ······ 223, 276
後天性声門下狭窄 ····· 294
後天性聾聴 ··············· 148
後天性梅毒 ··············· 386
後天性振子様眼振 ····· **170**
後天性免疫不全症候群
　················ 31, **170**, 436
喉頭 ······ 48, 166, 294, 295, 413
喉頭亜全摘術 ············ 524
喉頭亜全摘出術 ········ **171**
喉頭アレルギー ········ **171**
喉頭異型上皮症 ··· **175**, 180
喉頭横隔膜症 ······ **171**, 180
後頭額法 ············ 29, **171**
喉頭温存 ············ **172**, 181
喉頭温存手術 ············ 174
喉頭蓋 ·············· **172**, 396
後頭蓋窩 ·········· 314, 444
後頭蓋窩法 ········ **172**, 186
喉頭蓋茎 ················· 172
喉頭蓋谷 ················· **172**
喉頭外傷 ················· **172**
喉頭蓋前間隙 ··········· **172**
喉頭外損傷 ··············· **173**
喉頭蓋軟骨 ········ 164, **173**
喉頭蓋囊胞 ··············· 180
喉頭蓋披裂部縫合術 ··· 181
喉頭過角化症 ····· **173**, 180
喉頭下降期型誤嚥
　············ 35, **173**, 188, 203
喉頭癌 72, 76, 171, **173**, 181, 374
喉頭気管狭窄 ············ 174
喉頭気管形成術 ········ **174**

喉頭気管分離 ············· 31
喉頭気管分離術 ··· **174**, 188, 525
喉頭気管裂 ··············· **174**
喉頭機能温存術式 ······ 72
喉頭気嚢胞 ········ **174**, 517
喉頭狭窄 ············ **174**, 285
喉頭狭窄症 ··············· 524
喉頭挙上 ··········· 35, 36, 37, 38,
　140, 164, **175**, 188, 202, 505
喉頭挙上期型誤嚥
　················ 36, 39, **175**, 188, 202
喉頭挙上筋群 ············ 376
喉頭挙上術
　··············· 36, 140, 166, **175**, 301
喉頭挙上遅延時間 ·· 39, **175**
喉頭筋 ······················ 498
喉頭形成術 ··············· **176**
喉頭痙攣 ·················· **176**
喉頭原音 ··· **176**, 290, 292, 413
喉頭顕微鏡下手術 ··· **176**, 181
喉頭効率 ······· 123, **176**, 177, 187
喉頭室 ······················ **177**
喉頭斜位 ··················· **177**
喉頭小囊，external type ··· 174
喉頭小囊，internal type ···· 174
喉頭小囊，mixed type ····· 174
喉頭（小）囊胞 ·········· **177**
喉頭上皮過形成症 ··· **177**, 180
喉頭食道全摘出術 ····· 510
喉頭食道裂 ········ **178**, 182
喉頭真菌症 ··············· **178**
喉頭侵入 ·················· **178**
喉頭垂直半側切除術 ··· 180
喉頭垂直部分切除術
　············ **178**, 180, 181, 280
喉頭水平部分切除術
　····················· 178, 181, 294
喉頭ストロボスコピー 168, **178**
喉頭截開
　······ **171**, **179**, 290, 294, 296, 524
喉頭截開術 ········ 175, 181
喉頭前庭 ·················· 166
喉頭全摘出 ··············· 31
喉頭全摘 ·················· 303
喉頭全摘出術 ······ **179**, 188
後頭前撮影法 ······ **179**, 188
喉頭摘出 ·········· 102, 473

こ

喉頭摘出後·· 370
喉頭摘出者·· 460
喉頭摘出術·· 26
喉頭内損傷··· **179**
喉頭軟弱症······························· 113, 176, **179**
喉頭肉芽腫··· **179**
喉頭肉芽腫症······································· 70, 181
喉頭乳頭腫······································· 181, 393
喉頭乳頭腫症··· **179**
喉頭熱傷··· 179
喉頭囊胞······································· 177, **180**
喉頭白色病変
································· 173, 175, 177, **180**
喉頭反射··· **180**
喉頭半側切除術······································· **180**
喉頭微細手術························· 48, 176, **180**
喉頭皮膚瘻··· 181
喉頭ファイバースコープ··················· 117
喉頭部咽頭······································ 62, **181**
喉頭部分切除術······························· 178, **181**
喉頭閉鎖············· 16, 31, 36, 175, 202
喉頭閉鎖術······································ 181, 188
喉頭閉鎖不全·· 454
喉頭保存······································· 172, **181**
喉頭マッサージ······································· 49
喉頭麻痺································ 106, **181**, 290, 291
喉頭隆起······································· 166, 526
喉頭流入······················· 16, 35, 36, 178
喉頭裂······································ 178, **182**
喉頭枠組み手術······························· 48, 176
高度難聴······································· 275, 391
口内乾燥症······································· **182**, 216
広背筋皮弁·· **182**
後半規管··· 416
後半規管型良性発作性頭位
　めまい症·· 182
後半規管遮断術······························· **182**, 183
後半規管閉塞術······························· **182**, 183
後半規管膨大部稜····························· 185
広汎性発達障害······································· **183**
紅斑熱群リケッチア症······················ 534
後鼻鏡·· 424
後鼻鏡検査······································· 183, 424
後鼻孔······················· 184, 201, 253, 426
後鼻孔鼻茸··· 183
後鼻孔バルーンカテーテル
··· 425
後鼻孔閉鎖(症)······························ **183**, 426
紅皮症様発疹······································· 377
後鼻神経切断術······························· **183**, 435
抗ヒスタミン薬
································· 9, 150, 184, 430
後鼻タンポン法······································· 425
抗ヒト免疫グロブリン抗体····· 92
口鼻膜·· **184**
高病原性鳥インフルエンザ
·· 27, 273
後鼻漏······································· **184**, 445
後部歯茎音·· 152
後部篩骨洞·· 232
後部篩骨蜂巣······························ **184**, 260
後部声門狭窄症··································· **185**
後部声門側壁··· **185**
後部声門瘢着症··································· 185
高分子キニノーゲン······················ 456
後壁型，下咽頭癌································ 62
後壁癌，中咽頭癌······························ 344
後方(外方)脱臼······························ 445
後膨大部神経······································· **185**
向膨大部流·· **185**
後方誘導法······················· 320, 425, 426
酵母状真菌·· 124
酵母様細胞·· 508
硬膜外膿瘍·· **185**
硬膜下膿瘍·· **185**
厚膜胞子·· 300
抗ミトコンドリア抗体················· **186**
後迷路性前庭障害······························ **186**, 370
後迷路性難聴······················· 68, 83, **186**
後迷路法·· **186**
絞扼耳·· 186, 338
交流直流比··· 32, **187**
口輪筋の筋電図····································· 16
後輪状披裂筋
······················· 155, **187**, 293, 383, 416, 445
後連合·· **187**
交連性抑制·· **187**
声変わり·· 468
声たて······································ 106, **187**
声の大きさ·· 123
声の生成·· 413
声のゆらぎ·· 243
誤嚥············· 26, 35, 36, 37, 72, 123,
　157, 173, 174, 178, **188**, 202,
　279, 298, 358, 408, 495, 522
誤嚥防止効果······································· 166
誤嚥防止手術······························ **188**, 525
誤嚥防止術·· 296
コーガン症候群··································· **188**
5-リポキシゲナーゼ···················· **446**, 531
ゴールデンハー症候群
·· **188**, 202
コールドウェル・ルック手術
·· **188**, 371
コールドウェル法······················ 179, **188**
語音検査·· 286
語音聴取閾値検査······························ 198
語音聴力検査用語表···················· 532
語音聴力レベル··································· **189**
語音弁別検査··· 50
語音弁別能······································· **189**, 286
語音明瞭度·· 68
語音了解閾値······································· 286
語音了解閾値レベル··························· **189**
呼気圧··· 293
呼気性狭窄音··· **189**
呼気性呼吸障害··································· 113
呼気性喘鳴·· **189**
呼吸··· 289
呼吸器感染症·· 506
呼吸曲線······································· **189**, 411
呼吸気流計·· 190
呼吸筋運動ニューロン················· 191
呼吸器合胞体ウイルス················· 190
呼吸訓練·· **408**
呼吸亢進······································ 74, **190**
呼吸困難
··························· 102, 116, 293, 406, 407
呼吸循環不全·· 103
呼吸障害·· 22
呼吸性アシドーシス·························· **190**
呼吸性アルカローシス···················· **190**
呼吸性嗅覚障害······························ **190**, 203
呼吸性嗅覚脱失··································· 112
呼吸促迫·· 495
呼吸中枢··· **191**
呼吸同期間欠(歇)的強制換気
·· **191**, 229
呼吸複雑音·· 321
呼吸不全·· 190
呼吸法··· 451

呼吸用エアロゾル……………**191**	骨代謝異常……………………331	固有細菌叢構成菌……………476
呼気流率………………123, 190, **191**	骨導……………………………**197**	固有舌筋………………………**201**
呼気流量………………………191	骨部外耳道……………………53	（固有）鼻腔…………………**201**, 234
コクサッキーウイルス………191	骨導検査………………………249	コリオリ刺激…………………**201**
コクサッキー A 群ウイルス	骨導受話器……………………**198**	コリオリ力……………………201
……………………………467	骨導振動子……………………**198**, 479	コリネバクテリア属…………**201**
コクサッキー A16……………362	骨導聴力………………………107	コルチ器…………………61, 505
コクシジオイデス症…………511	骨導聴力レベル………………107, 249	コルチトンネル………………**202**, 516
黒質……………………………309	骨破壊…………………………97	ゴルドナー症候群……………188, **202**
黒色真菌感染症………………278	骨パテ…………………………**198**	コルメラ………………………231
コケイン症候群………………**192**	骨部外耳道入口部……………375	コレステリン結晶……………229
鼓索神経………………94, **192**, 489, 532	骨膜下膿瘍……………………319	コレステリン肉芽腫
固視眼振………………………**192**	骨膜性軟骨腫…………………391	…………………………54, **202**, 288
鼓室……………………**192**, 195, 345	骨迷路…………………………498	コレステリン囊胞……………**202**
鼓室アブミ骨結合……………**192**	骨ラセン板基部………………532	誤連結…………………………455
鼓室鱗裂………………………**196**	固定周波数ピッチマッチ検査	語彙……………………………**202**
鼓室階…………………………68	……………………………434	混合期型誤嚥…………………188, **202**
鼓室階静脈……………………499	コナヒョウヒダニ……………443	混合性嗅覚障害………………**203**
鼓室開放術……………………**192**	コプリック斑…………………**198**, 485	混合性喉頭麻痺………………181
鼓室外誘導……………………193	個別化医療……………………**198**	混合性難聴……………………108, 391
鼓室隔膜………………………193	個別選別検査…………………320	混合変調…………………**203**, 245, 278
鼓室峡部………………………193	鼓膜……………125, **198**, 199, 230, 511	コンサート難聴………………**203**, 367
鼓室棘…………………………193	──，菲薄化…………………199	昏睡時…………………………127
鼓室形成術……………**194**, 231, 338, 394	鼓膜アテレクターシス	根尖性歯周炎…………………**203**, 229
鼓室形成術再手術……………**194**	……………………………**199**, 200	根治照射………………………**203**
鼓室腔…………………………444	鼓膜インピーダンス…………11	根治切除………………………**203**
鼓室硬化症……………10, 11, **194**, 488	鼓膜炎…………………………**199**	根治的頸部郭清術
鼓室神経………………………**195**, 508	鼓膜換気チューブ……………195, **199**	…………………139, **204**, 310, 514
鼓室髄膜裂……………**195**, 404, 444	鼓膜換気チューブ挿入術……420	コンデンサマイクロホン
鼓室チューブ…………………**195**, 199	鼓膜緊張部穿孔………………488	……………………………**204**, 292
鼓室天蓋………………………116, **195**	鼓膜形成術……………………**199**	根本的頸部郭清術……………204
鼓室洞…………………………154, **195**	鼓膜溝…………………………**200**	
鼓室内誘導……………………193, **196**	鼓膜弛緩症………………199, **200**, 511	## さ
鼓室乳突裂……………………**196**	鼓膜切開………………………276	
鼓室粘膜ヒダ…………………**196**	鼓膜切開術……………………195, **200**	サーファーズイヤー…………**204**
鼓室部……………………**196**, 326, 395	鼓膜切痕…………………**200**, 518	再活性化………………………**204**
鼓室裂…………………………196	鼓膜線維層……………………199	細管……………………………347
コステン症候群………………**196**	鼓膜穿孔…………157, **200**, 345, 413	催奇形性………………………**204**
孤束核……………………38, 192, **197**	鼓膜穿刺………………………**200**	鰓弓………………………**205**, 325
姑息照射………………………**197**	鼓膜張筋………………………**200**	鰓弓耳腎（BOR）症候群……255
骨芽細胞………………………450	鼓膜張筋ヒダ…………………**201**	鰓弓耳腎症候群………………**205**
骨形成性線維腫………………74, **197**	鼓膜輪……………………**201**, 307	細菌感染………………………419
骨形成不全症…………………**197**, 447	コミュニケーション…………309	細菌性肺炎……………………401
骨腫……………………………121, **197**	コミュニケーション不全……96	鰓原性奇形……………………267
骨髄腫細胞……………………134	ゴム腫……………………25, **201**, 438	鰓（原性）耳腎形成不全……**205**
骨髄転移………………………527	固有蝸牛動脈………………312, 500	鰓原性組織……………………207
骨線維腫………………………74	固有口腔………………………157	鰓溝………………23, **205**, 209, 325

再興感染症 205	杯細胞 209, 398	霰粒腫 90
在郷軍人病 206, 529	錯倒現象 278	
最後部篩骨蜂巣 44, 206, 260	酒指数 209	**し**
最上咽頭動脈 57	鎖骨下動脈 147, 210, 402	
最小可聴値 206, 350, 486	鎖骨下動脈スチール症候群 210	シアログラフィー 213, 334
最小殺菌濃度 156, 206	鎖骨下動脈盗血症候群	シアロCT 214
最少致死量 126	136, 210	シアロシンチグラフィー 214
最小発育阻止濃度	鎖骨上窩リンパ節 210, 325	死因特異的生存 214, 236
156, 206, 366	ささやき声検査 210	CXC-ケモカイン 214
最上鼻甲介 206, 426	鎖耳 55, 210	GJB2遺伝子 215
最上鼻道 206, 260	匙状突起 211	シーソー眼振 215, 238
座位正面位 373	嗄声 49, 129, 179, 291, 481	G蛋白共役型受容体 215
鰓性癌 207	左前頭葉下部 236	c^5ディップ 215, 322
最大音響利得 207	詐聴 211, 342	CMIテスト 215
最大開大 293	雑音成分 32, 99, 356	死因不明 334
最大快適値 486	錯角化(症) 211, 454	視運動後眼振 327
最大吸気位 406	サッカリンテスト 211	視運動性眼振 117, 216, 314
最大呼気位 406	サッケード 211, 259	視運動性後眼振 155, 216
最長発声持続時間 207	サブスタンスP 79, 211	シェーグレン症候群
最低阻止濃度 466	サリドマイド胎芽病 211, 212	7, 186, 216, 334, 531
サイトカイン 14, 22, 34,	サリドマイド中毒 212	ジェットネブライザー 217
81, 146, 161, 207, 282, 292, 342	砂粒腫様石灰化 212	ジェルベル・ランゲニールセン
サイトメガロウイルス 207, 450	サルコイドーシス 3, 128, 162,	症候群 217
鰓嚢 25, 325	212, 411, 433, 436, 465, 527	シェロング試験 217
再発(反復)性顔面神経麻痺	三角波 297	耳炎性顔面神経麻痺 217
207	3型線維芽細胞増殖因子-受容体	塩味 489, 532
再発性アフタ性潰瘍 465	異常 391	子音 48, 216, 496, 509
再発性多発軟骨炎 15, 208, 420	三叉神経 58, 83,	耳音響放射 218, 370, 430
細胞外基質 392	127, 249, 252, 303, 483	歯牙 399
細胞外マトリックス 392	三叉神経-顔面神経反射 212	耳介 46, 187, 218
細胞間結合 208	三叉神経鞘腫 486	耳介奇形 77, 186,
細胞間接着分子-1 208	三叉神経第2枝 152	202, 218, 247, 308, 380, 483
細胞質性抗好中球細胞質抗体	三叉神経痛	耳介挙上術 257
209	34, 129, 212, 269, 270	耳介筋 218
細胞傷害 389	三次元解析法 213	耳介形成術 218
細胞障害性T細胞 446	三者併用療法 213, 439	耳介血腫 218, 244
細胞性免疫 450, 526	三種混合ワクチン 24	耳介再建術 218
細胞接着 143, 208, 303	酸素分圧 74	耳介聳立 218
細胞毒 59	算定ラウドネスレベル 449	自家移植片 219
細胞表層抗原 145	サンドイッチ法 199	耳介靱帯 219
細胞壁ムレイン 465	産道感染 333	紫外線 192
鰓裂 324, 325	サントリーニ裂(溝) 213	耳介側頭神経 53
鰓裂性瘻 209	3243A>G変異 491	耳介軟骨 208, 230
サイロキシン 381	三半規管 383	耳介軟骨膜炎 81
サウンドスペクトログラフ	酸分泌抑制効果 460	視覚情報 234
48, 209	酸味 489, 532	視覚性反応 337
サウンドレベル 45, 209		視覚前庭相互作用 219

日本語索引　し　575

視覚-前庭矛盾刺激 219	色素レーザー治療 19	篩骨蜂巣炎 **228**
自覚的耳鳴 **219**	四基本味 30	篩骨漏斗 **228**
耳下腺 **219**,	子宮頸癌 436	自己複製能 90
285, 298, 305, 320, 419, 535	糸球体腎炎 28	自己免疫 337
耳下腺悪性腫瘍 220	軸位断 **224**	自己免疫疾患
耳下腺拡大全摘出術 **219**	軸索切断 **224**	208, 216, **228**, 363, 411, 448
耳下腺腫瘍術後 455	軸索断裂 **224**, 272	自己免疫性感音難聴 **228**
耳下腺深葉切除 220	シクロオキシゲナーゼ	自己免疫性内耳炎 **229**
耳下腺全摘出術 **220**	5, 12, **224**, 381, 459	自己免疫性溶血性貧血 98
耳下腺浅葉 220	シクロペンタノ-ペルヒドロ	自己誘発性間欠（歇）的強制換気
耳下腺浅葉切除術 220	フェナントレン核 285	191, **229**
耳下腺摘出術 220	歯茎音 152	歯根嚢胞 **229**
耳下腺部分切除術 **220**	歯茎摩擦音 26	歯根膜炎 203, **229**
耳下腺リンパ節 306	刺激音 69	指示検査 **230**
志賀様毒素 468	刺激期眼振 **225**	支持細胞 202, 333
耳管 201, **220**, 345	刺激性眼振 **225**, 487	四肢失調 297
耳管咽頭筋 **221**	刺激性鼻炎 **225**	耳珠 **230**
耳管咽頭口 **221**, 223, 250	試験的鼓室開放術 **225**	歯周病 **230**, 235, 238, 468
耳管炎 **221**	始語 **225**, 265	耳出血 326
耳管開口部 220	篩孔 115, 116	思春期 468
耳管開大 153	耳垢 **225**	視床 232
耳管開放症 220, **221**	耳甲介 **225**	視床下部 165
耳管カタル **221**	耳口蓋指趾症候群 **225**	視床下部下垂体異常 518
耳管カテーテル（法） **221**	耳硬化症 10,	事象関連電位 106, **230**, 490
耳管機能 **222**	11, 51, 67, **226**, 315, 327, 368	糸状菌 124, **230**, 268
耳管機能検査 222	耳垢水 **226**	耳小骨 108, **230**, 361
耳管機能障害 199	耳垢腺 225, **226**	耳小骨奇形 **230**, 231
耳管機能不全 276	耳垢腺腫 **226**	耳小骨筋 200
耳管狭窄 220	耳垢栓塞 **226**	耳小骨形成術 **231**, 232
耳管狭窄症 **222**	地声 45, 120	耳小骨形態異常 **231**
耳管鼓室気流動態法 **222**	自己抗体 412	耳小骨固着 **231**, 232
耳管鼓室口 220	篩骨 133, **227**, 309	耳小骨靱帯 **231**
耳管上陥凹 201, **222**	篩骨陥凹 239	耳小骨偏倚 244
耳管通気 276	篩骨眼窩板 85, 86, **227**	耳小骨離断 **231**, 232
耳管通気法 **222**, 481	篩骨篩板 227	耳小骨連鎖 108
耳管半管 **223**	篩骨上顎板 84, **227**	耳小骨連鎖形成術 **231**, **232**
弛緩部 125, 198, **223**, 249	篩骨垂直板 **227**, 433	耳小骨連鎖固着 **231**, **232**
弛緩部型真珠腫 **223**, 256, 458	篩骨切痕 318	耳小骨連鎖再建術 **231**, 232
弛緩不全 262	篩骨洞 85, **227**, 228, 423, 452	耳小骨連鎖離断 **231**, **232**, 368
耳管扁桃 **223**, 250, 470, 534	篩骨洞炎 241	視床出血 346
耳眼面 **223**	篩骨洞癌 86, **227**	視床性失立症 **232**
耳管隆起 532	篩骨動脈 **227**, 239	矢状断 **232**
自記オージオメータ **223**, 465	篩骨嚢胞 **227**	糸状乳頭 303
自記オージオメトリー 109	篩骨胞 **228**, 349, 436	茸状乳頭 490, 509
磁気共鳴画像（法） **223**	篩骨胞陥凹 228	矢状縫合 131
磁気刺激装置 136	篩骨蜂巣	視神経 232, 352
磁気刺激誘発筋電図 **224**	84, 135, 227, **228**, 436, 458	視神経萎縮 457

視神経炎 …………………… 85, **431**	湿性咳嗽 ………………………… **237**	遮断周波数 ……………………… **241**
視神経管 ………… 83, **232**, 309	湿性ラ音 ………………………… 399	斜頭蓋 …………………………… 283
視神経管隆起 …………………… **232**	失調 ………………………… 2, 5, **237**	斜披裂筋 ………………………… 444
耳垂 ……………………………… **233**	失調性 …………………………… 77	遮蔽 ………………………… **241**, 485
耳垂裂 …………………………… **233**	失調性発話障害 ………………… 341	遮蔽検査 ………………………… **241**
システィニルロイコトリエン	失読 ………………………… 378, 514	斜偏視 …………………………… **241**
……………………………… 5, **531**	室内塵 ………… 118, **237**, 411	ジャルゴン・スピーチ ……… 29
ジストニア ……… 94, 141, **233**, 501	失名詞 …………………………… 150	シャルラン症候群 ……… **241**, 441
ジストニー ……………………… **233**	自動聴性脳幹反応 ……………… **238**	シャント音声 …………………… 494
シストランク手術 ……………… **233**	耳毒性 ………………………… **238**, 352	ジャンプリング現象 …… **242**, 340
姿勢異常 ………………………… **233**	耳毒性薬物 ……………………… 65	シュヴァルツェ徴候 ………… 226
耳性眼瞼反射 …………………… **233**	シドフォビア ………………… 180	臭覚 ……………………………… 111
歯性上顎洞炎 …………………… **233**	シナプス結合 ………………… 114	縦隔 ……………………………… **242**
耳性髄膜炎 ……………………… 281	歯肉炎 …………………………… **238**	縦隔炎 …………………………… **242**
姿勢反射 ………………………… 315	子嚢歯門 ………………………… 509	縦隔郭清 ………………………… **242**
視性抑制 ………………………… **234**	歯胚 ……………………………… **238**	縦隔気腫 ………………………… **242**
歯石 ……………………………… 235	自発音声 ………………………… 351	集学的治療 …… 213, **242**, 243, 253
耳石器 ……………… 87, **234**, 316	自発眼振 ……………………… **238**, 316	縦隔膿瘍 ………………………… 471
耳石膜 …………………………… **234**	自発眼振検査 …………………… 463	習慣性アンギーナ ……… **243**, 420
耳瘤 ………………………… **234**, 267	自発耳音響放射 ……… 218, **238**	習慣性扁桃炎 …………… **243**, 420
耳栓 ……………………………… 324	篩板 ………… 133, 227, **239**, 308, 309	周期性 …………………………… 109
自然口 ……………… 14, **234**, 425	指鼻試験 ………………………… 375	周期性運動失調症 ……………… **243**
自然口開大処置 ………………… 235	視標追跡検査 …… **239**, 360, 463	周期性交代性眼振 ……………… **243**
耳前瘻孔 ………………………… 317	ジフテリア ……… 24, 110, **239**	周期変動指数 ………… **243**, 278
歯槽突起 ………………………… 235	ジフテリア毒素 ……………… 59	縦骨折 ………………………… **244**, 326
歯槽膿漏 ……………………… **235**, 468	耳閉 ……………………………… 157	周産期障害 …………………… 204
持続感染 ………………………… 207	耳閉感 …………………………… **239**	舟状窩 ………………………… **244**, 267
持続時間, 短い音 ……………… 377	自閉症 …………………………… 6	重症急性呼吸器症候群 ……… 273
持続的陽圧換気 ……………… 235	脂肪腫 …………………………… **239**	重症筋無力症 ………… 89, 121
持続的陽圧呼吸 ……………… 235	島皮質 …………………………… 38	舟状頭蓋 ………………………… 283
耳帯状疱疹 ……………… **236**, 332	耳鳴 ………… 270, 502, 530	修飾麻疹 ………………………… 485
指端硬化 ………………………… 132	耳鳴検査法 ……………………… 434	重心動揺計 ……………………… **244**
市中感染 ………………………… 27	耳鳴遮蔽治療 ………………… 240	重心動揺検査装置 …………… 370
市中感染症 ……………………… **236**	シャイ・ドレーガー症候群	修正手術 ……………………… 338
耳痛 ……………………… 157, **236**	………………… 113, **240**, 335	修正衝動運動 ………… **244**, 478
疾患特異的生存 ……… 214, **236**	シャイベ奇形 ………………… **240**	修正的サッケード …… **244**, 478
実験室内感染 ………………… 405	斜顔面裂 ………………………… 96	集団選別検査 ………………… 320
失語 ……………………………… 148	斜顔裂 …………………………… 57	重度難聴 ………………………… 356
失行 ……………………………… 236	弱毒性生ワクチン …………… 481	周波数 ………………… 331, 466
失構音 ………………………… **236**, 412	若年性血管線維腫 …… **240**, 241	周波数スペクトル …………… 354
失語症 ………………………… 96,	若年性歯周炎 …………… **240**, 276	周波数帯域 …………………… 149
150, 202, **236**, 438, 442, 519	若年性鼻咽喉血管線維腫 …… **240**	周波数対応反応 ……………… **244**
実耳装用利得 ………………… 480	若年発症型気道乳頭腫症 …… 179	周波数特異性 ………………… **245**
実質性角膜炎 ………………… 413	若年発症型乳頭腫症 ………… 393	周波数変調 ………… 203, **245**, 278
実耳補聴利得 ………… **237**, 480	斜頸 ……………………………… 480	周波数レスポンス …………… **245**
失神 ……………………………… 144	斜甲状披裂筋 ………………… **241**	臭鼻症 ……………… 17, 93, **245**
膝神経節 ………… 95, **237**, 332	斜台 …………………………… 297	重複音声 ………………… **245**, 392

重複癌 **245**, 392	純粋失読 514	小管状腺腫 **254**
周辺双微細管 347	瞬目反射 **249**	上気道 421
周辺微小管 321, 333, 347	上衣腫 270	上気道抵抗症候群 **254**
周鞭毛構造 472	上咽頭 **250**, 421, 422	上気道粘膜免疫応答 139
終末期医療 **246**, 330	上咽頭炎 250	上気道閉塞 464
シューラー撮影法 **246**	上咽頭癌 34, **250**, 374	上行咽頭動脈 254
重粒子線 55, **246**, 439, 520	上咽頭血管線維腫 240, 241	小口蓋神経 255
重粒子線治療 475	上咽頭収縮筋 **250**, 412	症候群性難聴 255
宿主特異性 27	漿液性鼻漏 **250**, 282, 445	上甲状腺動脈 255
縮瞳 482	漿液腺 70	上口唇裂 167
酒さ鼻 **246**, 443	消化器ベーチェット 465	上喉頭神経
手術関連死 247	上顎悪性腫瘍 252	38, **255**, 383, 417, 418
手術死 77, **247**, 248	上顎癌 86, 145, **251**, 253, 310	上喉頭神経外枝 523
手術療法 106	上顎骨 251	上喉頭神経内枝 82, 180
樹状細胞 158, **247**	上顎骨骨髄炎 251	上喉頭動脈 255
シュタール耳 **247**	上顎骨スイング法 251	猩紅熱 255
シュタッケ手術 **247**	上顎骨折 **251**	小鼓室 255
術後照射 **247**	上顎骨前頭突起	上鼓室 192,
術後性上顎嚢胞 **247**	251, 252, 427, 529	193, 195, **256**, 307, 345, 395
術後性真珠腫 17	上顎骨体 512	上鼓室開放 192
術後性頬部嚢胞 189, **247**	上顎試験開洞 252	上鼓室開放術 **256**
術死 **247**, 248	上顎腫瘍 121	上鼓室型真珠腫
術前化学療法 **248**	小顎症 **252**, 422	223, **256**, 276, 357
術前照射 **248**	上顎神経	小鼓室棘 200
術前放射線療法 **248**	152, **252**, 331, 512, 513	上鼓室側壁 **256**
出力音圧レベル 245	上顎全摘 72	上鼓室側壁形成術 **256**
出力制限装置 **248**	上顎全摘出術 **252**	上鼓室乳突洞削開術 **256**
受動的耳管開大圧 **249**	上顎洞	常在菌叢 **256**, 257, 288
受動的耳管閉鎖圧 249	84, 251, **252**, 450, 452, 453	常在細菌叢 **257**, 288
受動免疫 479	上顎洞炎 121, 188, 233, **252**	常在微生物叢 256, **257**, 288
腫瘍壊死因子アルファー	上顎洞癌 251, **253**	上肢緊張反応 40
249, 364	上顎洞根治手術後 247	小耳症 218, **257**
主要塩基性蛋白 **249**	上顎洞根本手術 135	硝子軟骨 445
受容器電位 379	上顎洞試験穿刺検査 **253**	上肢偏倚反応 40
腫瘍性病変 93	上顎洞手術 331	上斜筋麻痺 87
主要組織適合抗原分子 158	上顎洞性後鼻孔ポリープ	上縦隔上部リンパ節 103, **257**
主要組織適合抗原 436	142, **253**, 469	症状対処の治療 49
シュラップネル膜 223, **249**	上顎洞膜様部 165	茸状乳頭 303
腫瘍形成性白血病 412	上顎突起 **253**	上小脳動脈 **257**
シュワン細胞 5, 486	小角軟骨 **253**	上神経節(迷走神経) 136, **258**
純音 **249**	上顎部分切除術 254	上唇小帯 **258**
純音聴力検査 **249**, 462	上顎プロテーゼ **254**	小唾液腺 399
循環障害性うっ血 388	上顎隆起 444	小錐体神経 195
準周期性 109	消化性潰瘍 329	掌蹠膿疱症 122, 153, **258**, 442
準周期性信号 32	松果体腫瘍 346	小節 313
準周期性複合音 99, 278, 356	上眼窩裂 83, **254**	小線源治療 **258**, 328, 474
純粋語聾 202	上眼瞼向き眼振 **254**	常染色体性優性遺伝 43

常染色体劣性遺伝 ……………… 7	上壁癌 …………………… 344	鋤骨 …………………… **265**, 433
上前庭神経 ………… 41, 313, 473	静脈還流異常 …………… 258	鋤骨器 …………………… **265**, 449
上大静脈症候群 ………………… **258**	静脈性嗅覚検査法 … 13, 112, **261**	助産婦手位 …………………… 381
小唾液腺 ………………… 254, **258**	静脈性血管奇形 ………… 142	書字検査 …………………… **265**
衝動性眼運動 …………… 211, **259**	静毛 …………………… 85	所属リンパ節 …………………… **266**
衝動性眼球運動	常用対数 …………………… 44	触覚 …………………… 298
………………… 117, 211, **259**, 476	聳立耳 …………………… 337	ショック …………………… 10, 159
衝動性眼振 …………………… **259**	少量長期投与 …………… 484	肋軟骨移植術 …………………… 257
常同的不随意運動 ………… 343	少量長期投与療法 ……… 440	鋤鼻器 ……………… **266**, 449, 507
上内深頚リンパ節	初感染結核 …………… **262**	シラカンバ花粉 …………………… **266**
………………… **259**, 273, 325	初期硬結 …………………… 25	自律神経 …………………… 427
小児アレルギー性鼻炎 ……… 503	初期変化群 …………… **262**	自律神経異常 …………………… 482
小児急性熱性皮膚粘膜リンパ節	食塊 …………………… 26, **262**	自律神経異常症状 …………… 314
症候群 …………………… 82, **259**	食塊形成 …………… 37, **262**	自律神経機能評価検査 ……… 439
小脳 …………… 45, 67, 239, 243, 402	食塊搬送 …………………… 37	自律神経失調 …………………… 268
小脳機能不全 …………………… 108	職業性難聴 …………… **262**	自律神経失調症 ………………… **266**
小脳橋角部 …………………… 72	褥瘡(創) …………… **262**	自律神経障害 …………………… 240
小脳橋角部腫瘍 ………… **260**, 458	食道アカラシア ……… **262**, 461	視力障害 ………………… 317, 453
小脳失調 ………………… 484, 535	食道胃静脈瘤 …………… 384	耳輪 ……………… 247, **267**, 329
小脳障害 ……… 42, 418, 511, 519	食道ウェッブ …………… **263**	耳輪脚 …………………… **267**
小脳損傷 …………………… 341	食道炎 …………………… **263**	耳輪脚瘻孔 …………………… 317
小脳虫部 …………………… 2	食道音声 ………… **263**, 265, 494	耳輪軟骨 …………………… 483
小脳半球 …………………… 125	食道癌 ………………… 100, 210	シルマー試験 ………… **267**, 521
小脳半球障害 ……………… 375, 419	食道カンジダ症 ……… 124	シルマーテスト ……………… **267**
小脳皮質 …………………… 419	食道期 …………………… 35, 37	耳漏 …………………… **267**
小脳扁桃 …………………… 2	食道狭窄 …………………… 285	耳瘻孔難聴症候群 ……… 205, **267**
上肺溝症候群 ………… **260**, 417	食道狭窄部 …………… **263**, 265	脂漏性皮膚炎 …………………… 211
紙様板 ………… **85**, 86, 227, 228	食道空腸縫合 …………… **263**	塵埃感染 …………………… 126
上半規管裂隙症候群 …… 377, 456	食道形成術 …………… **263**	心因性音声障害 …………… 49
上皮-筋上皮性癌 ………… **260**	食道静脈瘤 …………… **263**	心因性失声症 ………… **268**, 365
上鼻甲介 …………… **260**, 261, 426	食道蠕動低下 ………… 132	心因性難聴 …………………… **268**
上皮細胞 …………………… 14	食道造影法 …………… 264	心因性鼻炎 …………………… **268**
上皮小体過形成 ………… 337, 338	食道内圧 ………………… 264, 293	震音 …………………… 268
上皮小体ホルモン ……… **260**, 450	食道内圧測定法 ……… 264	新型インフルエンザ ……… 27, 273
薔薇(しょうび)疹 ……………… 415	食道内逆流 …………………… 79	真菌 ……… 6, 14, **268**, 300, 360, 453
上皮性悪性腫瘍 …………… 472	食道内視鏡検査 ……… 264	真菌塊 …………………… 97, **269**
上皮成長因子 …………… **261**, 292	食道入口部 …………………… 39	真菌感染症 ………………… **269**, 492
上皮成分 …………………… 335	食道入口部	真菌種 …………………… 438
上鼻道 ………………… 227, 260, **261**	………… 25, 35, 37, 78, 140, 173,	真菌症 …………………… **269**, 527
上皮内癌 …………………… **261**	175, 261, 419, 504, 522, 523	真菌性病原体 ………… **269**, 442
上皮杯細胞 …………………… 398	食道入口部括約筋 ……… 63, 78	神経因性疼痛 …………………… 475
上皮肥厚 …………………… 411	食道の生理的狭窄部位	神経栄養因子 …………………… 271
小鼻翼軟骨 ………………… **261**, 333	………………… 263, 264	神経芽細胞腫 ……… **269**, 271, 439
上部消化管内視鏡機器 ……… 264	食道発声 ………… 263, **265**, 370	神経芽腫 …………………… **269**
上部食道括約機構 …………… 261	食道ヘルニア …………… 18, **265**	神経奇形症候群 …………… 456
上部食道括約筋 ……………… **261**	食物アレルギー ……… 156	深頚筋膜深葉 …………………… 104
小分割照射法 …………… 197	初語 ………………… 225, **265**	神経血管圧迫症候群 ……… **269**

神経血管圧迫説	270	
神経血管減圧術	270	
神経膠腫	270	
神経興奮性検査	270	
神経支配異常	483	
神経遮断	272	
神経周囲浸潤	270	
神経腫瘍	529	
神経鞘腫	**270**, 272, 354	
神経成長因子	**271**, 292	
神経節芽細胞種	269, **271**	
神経節細胞種	269	
神経節腫	**271**	
神経節神経腫	271	
神経線維腫	5, 122, **271**, 354, 529	
神経線維腫症	**271**	
神経線維腫症Ⅰ型	271, 529	
神経線維腫症Ⅱ型	271, **272**	
神経断裂	**272**	
神経痛	241	
神経伝達物質	272	
神経毒	59	
神経反応テレメトリー	**272**	
深頸部感染症	**272**	
神経複合活動電位	**272**	
深頸部膿瘍	471	
神経吻合	95	
神経ベーチェット	465	
神経ペプチド	211, **272**	
神経変性疾患	240, 297	
神経麻痺	74	
神経無動作	**273**	
深頸リンパ節	**273**, 306	
進行	323	
人工音声	104, **273**	
新興感染症	**273**	
進行期舌	458	
人工口	104, **273**	
人工口蓋	**274**, 369	
人工喉頭	**274**	
人工喉頭音声	494	
人工呼吸	**274**	
人口呼吸管理	**274**	
人工呼吸器	88	
人工耳小骨	**274**	
進行性核上性麻痺	346	
進行性腎炎	13	
進行性早期老化	192	
進行性鼻壊疽	431	
信号成分	32	
人工臓器	355	
信号対雑音比	32, **274**	
人工中耳	**274**	
人工内耳	**275**, 281, 486	
人工内耳埋め込み術	43, 61, 67, 272, **275**	
人工内耳マッピング	216, 365	
人工内耳手術	148, **275**	
進行波	**275**, 401	
人工マストイド	105, **275**	
人工耳	**275**	
深在性真菌症	269, **275**	
心刺激伝導障害	457	
心疾患	317	
人獣共通感染症	130, 378, 483, 530	
侵襲性歯周炎	240, **276**	
深縦舌筋	201	
真珠腫	**276**, 414	
真珠腫性中耳炎	40, 54, 68, **276**, 288	
滲出性胸水	120	
滲出性中耳炎	8, 131, 154, 194, 199, 220, **276**, 334, 345, 368, 414	
浸潤型真菌症	328	
浸潤癌	**276**	
深錐体神経	435, 513	
真性悪性混合腫瘍	4	
真性クループ	24, 239	
真性口臭	164	
真正細菌	483	
新生児	125	
新生児型甲状腺機能低下症	122	
新生児呼吸窮迫症候群	**276**	
新生児上顎骨骨髄炎	**277**	
新生児聴覚スクリーニング	238	
新生児鼻炎	**277**	
新生児ヘルペス	340	
真正耳鳴	219	
新声門	63, 76, 102, **277**	
真性流涎症	520	
振戦	108	
深側頭神経	326	
身体回転反応	40	
身体傾斜反応	40	
身体動揺	368	
深達度	**277**	
シンチグラフィー	474	
人中	**277**	
人中窩	**277**	
人中稜	**277**	
振動源	**277**	
振動数	466	
振動レベル	530	
真皮	310	
振幅	312, 331	
振幅のゆらぎ	**278**	
振幅変調	245, **278**	
振幅変動指数	244, **278**	
深部知覚異常	533	
深部皮膚真菌症	**278**	
じんましん	151	
深葉	220	
心理尺度	503	
心理テスト	215	
心理療法	365

す

随意眼振	**278**	
随意的咳	**279**	
スイート病	**279**	
髄液(性)耳漏	**279**	
髄液(性)鼻漏	**279**, 281, 431	
髄液腔	61	
髄液ドレナージ	62	
髄液漏	244, 250	
水癌	33, **279**	
錐体	**279**, 318	
錐体型骨折	529	
錐体鼓室裂	**279**, 311	
錐体尖(先端)炎	**279**	
錐体先端	72	
錐体尖病変	136, 140	
錐体尖蜂巣	**280**, 499	
錐体乳突部	97, **280**	
錐体部	395	
錐体隆起	195, **280**, 315

錐体鱗裂 196, **280**	頭蓋底腫瘍 82	性器ヘルペス 287, 340
垂直感染 333	頭蓋内合併症 185, **283**, 511	制御性 T 細胞 **287**
垂直喉頭部分切除術 178, **280**	スギ 80	生菌 97
垂直軸回転刺激 404	スギ花粉 158, **283**	声区 **287**
垂直性眼振 254	スクラッチテスト 439	正弦波的振幅変調 203, 278
垂直舌筋 201	スクリーニング 210	正弦波的振幅変調音 **287**
垂直注視麻痺 346	スクレイピー 457	脆弱性耳管 **287**, 463
垂直稜 **280**, 444	スタージ・ウェーバー症候群 **283**	星状細胞腫 270
水痘 **280**, 332	スタッケ手術 360	星状神経節ブロック **288**
膵島細胞 329	スタティック・パラトグラフィ 274	正常聴覚閾値 **288**
膵島腫瘍 337	スティーブンス・ジョンソン症候群 **284**	正常微生物叢 256, 257, **288**
水頭症 2	スティック型嗅覚識別検査 112	生殖器関連リンパ組織 400
水痘・帯状疱疹ウイルス **280**, 332	スティックラー症候群 **284**	青色強膜 447
水痘・帯状疱疹ウイルス感染後 475	ステノン管 219, **284**	生殖菌糸 124
水平・回旋混合性眼振 314	ステロイド 84, 156, **285**, 451	青色鼓膜 **288**
水平性眼振 59	ステロイド大量療法 **285**	成人呼吸促進症候群 **288**
水平性共同注視 476	ステロイドパルス療法 2	成人 T 細胞性白血病 **289**
水平注視中枢 476	ステント **285**	成人発症型乳頭腫症 393
水平注視麻痺 501	ステント留置 294	精神発達遅滞 317
水疱性鼓膜炎 199, **281**	ステンナート法 **285**	性腺機能低下症 526
水疱性出血性鼓膜炎 281	ステンバース撮影法 **285**	性腺機能不全 456
水疱性膿痂疹 372	ストロボ光 178	性腺刺激ホルモン 526
水疱性発疹 362	スパーク 47	精巣発育障害 129
髄膜炎 3, 67, 90, 114, **281**, 332	スパイログラム 189	生存率 80, **289**
髄膜炎菌 387	スパイロメトリー 189	声帯 58, 177, **289**, 290, 292, 293, 369, 392, 413
髄膜炎後難聴 **281**	スピーチオージオグラム **286**	声帯位 58
髄膜刺激症状 281	スピーチノイズ **286**	声帯萎縮 76
髄膜腫 272	スピロヘータ 535	声帯運動 416
髄膜脳嚢瘤 281	スペーサー **286**	声帯横切開術 **289**, 293
髄膜脳瘤 **281**	スポロトリコーシス 278	声帯外転 295
髄膜瘤 281	スモッグ 31	声帯外方移動術 293
睡眠呼吸障害 20, 254, 302	すりガラス状陰影 305	声帯緊張筋 **290**, 523
睡眠時無呼吸 64, 252, 304, 352		声帯結節 48, 70, 106, 180, **290**
睡眠時無呼吸症候群 8, 152, **281**, 393, 434, 464, 481	**せ**	声帯原音 295, 473
髄様癌 **281**	声域 **286**, 287	声帯固定 **290**
水様性鼻汁 250, 251, **282**, 325, 361	正円孔 252	声帯質量 286
水様性鼻漏 14	正円窓 69, **286**, 385	声帯靱帯 166, 289
スーパー抗原 **282**	正円窓小窩 69, **286**	声帯振動 120, 169, 176, 178, 216, 289, **290**, 293, 296, 495, 496, 509
頭蓋咽頭管 **282**	正円窓破裂 **286**, 386	声帯振動根本原理 399
頭蓋咽頭腫 **282**, 517	性格障害 456	声帯振動様式 168
頭蓋顔面(骨)異骨症 12, **283**	性感染症 **287**	声帯切除術 **290**
頭蓋骨早期癒合症 **283**, 318	性器クラミジア感染症 129	生体組織接着剤 447
頭蓋底手術 **283**		声帯注射 **291**
		声帯長 286

日本語索引　せ

声帯内注入術 …………………… 176
声帯内転 ………………………… 295
声帯内転機能 …………………… 454
声帯内方移動術 …………… 36, 291
声帯軟骨部 ………………… 289, 294
声帯粘膜固有層浅層 …………… 515
声帯囊胞 ………………………… 180
声帯白板症 ……………………… 424
声帯ポリープ ………… 49, 180, **291**
声帯膜様部 ………………… 289, 294
声帯麻痺 …………… 76, 181, 288, **291**
声帯遊離縁 ……………………… 289
正中位 …………………… **291**, 451
正中顔面裂 ……………………… 96
正中頸囊胞 ………………… 18, **291**
正中頸瘻 ………………………… **291**
正中前額皮弁 …………………… 306
正中鼻突起 ……………………… 57
成長因子 ………………………… **292**
静的体平衡機能 ………………… 244
静電マイクロホン ………… 204, **292**
声道 …… 32, 151, **292**, 294, 484, 495
性同一性障害 …………………… 166
声道形態 ………………………… 151
声道の共鳴周波数帯域 ………… 482
生物学的偽陽性 ………………… 81
生物活性物質 …………… **292**, 504
生物災害 ………………………… 405
生命表法 ………………………… 527
生命保険数理法 ………………… 527
声門 …… 32, 58, 178, 295, 400, 445
声門音源 ……………… 176, **292**, 294
声門下 …………………………… 294
声門下圧
　………………… 123, 177, 187, 264, **293**
声門開大期 ………………… 176, **293**
声門開大筋 ………………… 58, 187, **293**
声門開大術 ……… 176, 182, 289, **293**
声門開大相 ……………………… **293**
声門下癌 ………………………… 173
声門下狭窄 ………………… 171, **293**
声門下腔 ………………………… 524
声門下部 …………………… **294**, 295
声門癌 ………………… 173, 290, 476
声門間隙 ………………………… 170
声門逆フィルタ法 ……………… **294**
声門後部間隙 …………………… **294**

声門後壁 …………………… 187, **294**
声門越え嚥下 …………………… 16
声門周囲腔 …………… **294**, 476, 524
声門上 …………………………… 295
声門上圧 ………………………… 177
声門上癌 …………………… 72, 173
声門上喉頭切除術 …… 72, 178, **294**
声門上部
　………………… 75, 294, **295**, 418, 444
声門体積流 ……………………… 177
声門抵抗 ………………………… **295**
声門破裂音 ……………………… **295**
声門部 ……………………… 294, 295
声門閉鎖
　………………… 106, 207, **295**, 296, 418
声門閉鎖期 ……………………… 176
声門閉鎖筋 ……………… 176, **296**, 388
声門閉鎖術 ………………… 181, **296**
声門閉鎖反射 …………………… 180
声門閉鎖不全 …………………… 49,
　　76, 106, 207, 268, 365, 497
声門閉小期 ………………… 176, **296**
声門閉小相 ……………………… **296**
声門縫着術 ……………………… **296**
声門面積 ……………… 61, 170, 176
声門面積波形 ……………… 61, **296**
声門流量 ………………………… 295
生理的(極位)眼振 ……………… 346
生理的反射 ……………………… 506
赤外線 CCD カメラ …………… **297**
脊索腫 …………………………… **297**
脊髄 ……………………………… 457
脊髄小脳変性症
　………… 113, **297**, 335, 419, 457, 484
脊髄小脳失調 …………………… **297**
脊髄小脳失調症 3 型 …………… 484
脊髄性運動失調 ………………… 237
咳喘息 …………………… 8, 91, **297**
咳払い様の子音 ………………… 295
積分筋電図 ……………………… **298**
赤緑色盲 ………………………… 82
舌亜全摘出術 …………………… **298**
舌咽神経 ………………………… 38,
　　59, 99, 137, 152, 153, 197,
　　298, 391, 489, 508, 523, 532
舌咽神経痛 …………… 38, 270, **298**
舌炎 ………………………… 418, 456

舌下型 …………………………… 80
舌下口唇瘻合術 …………… **298**, 335
舌下小丘 …………………… 70, 535
舌下神経
　… 52, 59, 70, 137, 164, 201, **298**
舌下神経核 ……………………… 118
舌下神経管 ……………………… 59
舌下神経顔面神経吻合術 …… **299**
舌下腺 …………………………… **299**
舌下腺管 ………………………… **299**
舌下腺全摘出術 ………………… 81
舌可動部 …………………… 157, **299**
舌下投与 ………………………… 134
舌下免疫療法 …………………… **299**
舌癌 ………………… **303**, 304, 310
舌強直症 ………………………… **299**
赤血球凝集素 …………… **300**, 375
赤血球凝集阻止反応 ………… **300**
赤血球凝集反応 ……………… **300**
赤血球凝集抑制試験 ………… **300**
接合菌 ……………… **300**, 301, 438
接合菌症 …………………… **300**, 492
接合菌門 …………………… **300**, 492
接合胞子 ………………………… **300**
舌骨 ………………………… 70, 136
舌骨下筋 …… 52, 119, 148, 164, **301**
舌骨下筋群切断術 …………… **301**
舌骨喉頭蓋靱帯 ………………… **301**
舌骨上筋 …………… 52, 137, **301**
舌骨上筋群 ………………… 71, 73
舌骨舌筋 ………………………… 56
舌骨前方牽引術 ……………… **301**
舌骨体部 ………………………… 43
舌根 ……………………………… 298
舌根甲状腺 …………………… **301**
舌根正中部切除術 …………… **302**
舌根沈下 …………………… **302**, 422
舌根扁桃 ………………………… 344
節状神経節 …………… 74, 255, **302**
舌小帯 …………………………… 302
舌小帯短縮症 ……… **299**, **302**, 518
接触感染 ………… **302**, 440, 515
摂食訓練 ………………………… 358
摂食障害 ………………………… 299
接触性蕁麻疹 …………………… 156
切除断端 ……………………… **303**
舌神経 ………………………… **303**

舌全摘出術 303	前鼓膜陥凹 311	穿通外側大腿回旋動脈穿通枝
接着因子 303	潜在癌 307	皮弁 311
接着結合 491	浅在鼓膜 307	穿通枝皮弁 311
接着分子 208	浅在性真菌症 308, 442	前ツチ骨靱帯 311
間接的嚥下訓練 157	潜在梅毒 410	前ツチ骨ヒダ 311
舌乳頭 303	腺細胞 398	前庭 383, 385
舌半側切除術 304	尖耳 308	前庭(半規管)眼反射 58
舌部分切除術 304	穿刺吸引細胞診 111, 308	前庭(卵円)窓縁 192
舌扁桃 304, 470, 534	前篩骨孔 308, 318	前庭階 68
舌扁桃肥大症 304	前篩骨洞 227, 228, 308, 318	前庭階静脈 499
舌盲孔 299	前篩骨動脈 308	前庭蝸牛静脈 499
セファロメトリー 304	前篩骨蜂巣 227, 308	前庭蝸牛神経
セフェム系抗菌薬 304	全失語 309	311, 333, 354, 385, 463
セラチア菌 305, 529	穿刺排膿 401	前庭蝸牛神経吻合枝 311
セレウス菌 80	全死亡 323	前庭蝸牛動脈 311, 500
セロトニン 151	腺腫 309, 329	前庭眼反射 312, 313, 315, 316
全悪性軟部腫瘍 462	浅縦舌筋 201	前庭眼反射利得 312
線維芽細胞 14	腺腫内癌 309	前庭虚脱症 312
線維化瘢痕化 194	腺腫様甲状腺腫 309	前庭頸反射 312, 316
線維腫 74, 305	線状体 309	前庭鼓室階隔壁 312
線維性化骨 305	線条体黒質変性症 309, 335	前庭症状 377
線維性骨異形成症 121, 305	前床突起 309	前庭小脳 149, 312
線維性鼓膜輪 518	全身性ウイルス感染症 519	前庭静脈 499
線維性コラーゲン 392	全身性炎症反応症候群 407	前庭自律神経反射 314
線維性被膜 335	全身性感染症 515	前庭神経 42, 311, 313
線維性ポリープ 142	全身性強皮症 132	前庭神経炎 186, 313
線維素性唾液管炎 305	全身性真菌疾患 438	前庭神経核 187, 313, 387
線維肉腫 305	全身性真菌症 276	前庭神経鞘腫 486
前額断 91	全身播種性結核 141	前庭神経節 311, 313
前額皮弁 306	全生存 310	前庭神経切断術 313
前下小脳動脈 306, 500	腺性ポリープ 142	前庭水管 314, 389
腺癌 306, 320, 439	前前庭動脈 312, 500	前庭水管拡大症 33, 314
前がん病変 411	全前脳胞症 493	前庭性運動失調 237
閃輝暗点 402	全層植皮 310, 461	前庭性眼振
前嗅核 306	喘息 161, 268, 297	117, 234, 297, 314, 346
前筋 306, 523	浅側頭静脈 64	前庭性頸筋電位 314, 316
尖圭コンジローマ 287, 436	浅側頭動脈 310	前庭脊髄反射 315
線形振動 432	浅側頭動脈カテーテル留置術	前庭脊髄路 57
全頸部郭清術 359	310	前庭脊椎反射 315
前頸部リンパ節 102, 103	浅側頭動脈挿管術 310	前庭窓 10, 69, 230, 315, 385, 517
浅頸リンパ節 306, 325	前側方喉頭切除術 72	前庭窓後小窩 315
前口蓋弓 153, 307	喘息様喘鳴 310	前庭窓小窩 315, 517
閃光様眼運動 20, 307	選択的頸部郭清術	前庭窓前小溝裂隙 315
前交連 307, 322	139, 148, 310, 359, 514	前庭代償 315, 347
前鼓室 192, 193, 307	先端巨大症 122	前庭動眼反射 312, 316
前鼓室開放術 307	先端部蜂巣 396	前庭迷路障害 186
前鼓室棘切除術 194	センチネルリンパ節 311	前庭誘発筋電位 314, 316

前庭誘発頸筋電位 ……… 315, 316	前半規管 ……………………… 416	総蝸牛軸動脈 ………………… 499
前庭有毛細胞 ………………… **316**	前鼻鏡 ………………………… 424	総蝸牛静脈 …………………… 499
先天異常 ……………… 130, 131, 192	前鼻鏡検査 …………… 183, **319**, 424	総蝸牛動脈 …………………… 500
先天奇形 ……………………… 154,	前鼻孔閉鎖症 ………………… 426	走化性 ………………… 146, 484
174, 182, 383, 396, 397, 422	前鼻タンポン法 ……………… 425	槽間中隔 ……………………… 235
先天性感音難聴 ……………… 421	前鼻漏 ………………………… 445	早期咽頭流入 ………………… 26, 35
先天性眼球後退症 …………… 87	潜伏癌 ………………………… **319**	臓器温存 ……………………… **323**
先天性眼瞼下垂 ……………… 483	潜伏眼振 ……………………… **319**	臓器温存手術 ………… 178, 180
先天性眼振 …………………… 192,	潜伏感染 ……………… 207, **319**	早期頭蓋骨縫合癒合症 ……… 331
216, **316**, 317, 319, 346, 457	潜伏期 ………………………… **320**	臓器保存 ……………………… **323**
先天性嗅覚脱失 ……………… 112	前部篩骨蜂巣 ………………… 184	早期癒合 ……………………… 131
先天性巨細胞封入体症 ……… 317	前部弁蓋部 …………………… 38	双極型ニューロン …………… 313
先天性形成異常 ……………… 403	前壁癌 ………………………… 344	早期老化疾患 ………………… 29
先天性頸椎瘻合症 …………… 130	選別聴覚検査 ………………… **320**	総頸動脈 ……………………… 310
先天性喉頭横隔膜症 ………… 171	選別聴力検査 ………………… **320**	造血幹細胞移植 ……………… 488
先天性サイトメガロウイルス	腺扁平上皮癌 ………………… **320**	奏効期間 ……………………… **323**
感染症 ……………………… 317	腺房細胞 ……………………… 124	奏効率 ………………………… **323**
先天性耳性髄液漏 …………… 444	腺房細胞癌 …………………… **320**	相対生存率 …………………… **323**
先天性耳瘻孔 ………………… **317**	前方(内方)脱臼 ……………… 445	挿入形イヤホン ……………… **324**
先天性真珠腫 ………………… **317**	前方誘導法 …………… 320, 425	層板骨 ………………………… 197
先天性声門下狭窄 …………… 293	前方誘導法鼻腔通気度検査	総鼻道 …………………… 79, **324**
先天性喘鳴 …………………… **317**	………………………… 320, 425	増幅効果 ……………………… 447
先天性線毛運動機能障害 …… 149	喘鳴	僧帽筋 ………………………… 451
先天性梅毒 ……… 277, 386, 410, 413	……… 116, 159, 171, 177, 317, **321**	僧帽細胞 ……………………… 114
先天性白内障 ………………… 317	線毛 ……………………… **321**, 347	側音化構音 …………………… **324**
先天性風疹症候群 ……… **317**, 447	線毛運動 ……………………… 398	側窩 …………………………… **324**
先天性免疫不全 ……………… 488	線毛運動測定法 ……………… 369	側筋 …………………………… 58
先天性両側顔面神経麻痺 …… 501	線毛間液 ……………… **321**, 398	側頸嚢胞 ……………………… **324**
先天性瘻孔 …………………… 209	線毛形成不全 ………………… 149	側頸部郭清術 ………………… **324**
前頭蓋窩 ……………………… **309**	線毛細胞 ……………………… **321**	側頸リンパ節 ………………… 325
前頭蓋底 ………………… 91, **309**	線毛周囲液 …………………… 321	側頸瘻 …………………… 267, **325**
前頭陥凹 ……………………… **318**	線毛不動症候群 ……………… 452	即時(相)反応 ………………… **325**
前頭頬骨縫合 ………………… **318**	腺様嚢胞癌 ………… 53, 125, **321**, 439	即時型アレルギー反応
前頭筋 ………………………… 71	腺リンパ腫 …………… **322**, 535	………………………… 144, 440
前頭骨 ………………………… 309	前連合 ………………… 307, **322**	即時型反応 …………………… 441
前頭篩骨縫合 ………………… **318**	前腕皮弁 ……………………… **322**	速中性子線 …………………… 520
尖頭症 ………………………… **318**		測定障害 ……………………… **325**
蠕動性収縮消失 ……………… 262	**そ**	測定障害現象 ………………… 410
尖頭多合指趾症 ……………… **318**		側頭下窩 ……………………… **325**
前頭断 ………………………… 91	造影剤 ………………………… 37	側頭下窩病変 ………………… 448
前頭洞 ………… 85, **318**, 432, 452	騒音 …………………………… 47	側頭筋 …………………… **326**, 328
前頭洞炎 ……………………… **319**	騒音計 ………………………… **322**	側頭筋移行術 ………………… **326**
前頭洞低形成 ………………… 150	騒音性難聴 …………… 47, **322**	側頭経由法 …………………… 123
前頭洞嚢胞 …………………… **319**	――, dip 型 ………………… 357	側頭骨
前頭鼻隆起 …………………… **319**	騒音性聾 ……………………… **323**	…… 138, 246, 285, **326**, 395, 526
前頭部の限局的白髪 ………… 533	騒音の許容基準 ……………… **323**	側頭骨外外傷性顔面神経障害
前頭葉性思考障害 …………… 357	騒音レベル …………………… 530	………………………………… **326**

側頭骨含気蜂巣 499	第一狭窄部 263	体性反射 337
側頭骨岩様部 279	第1胸部交感神経節 288	対側型遅発性内リンパ水腫
側頭骨骨折 244, **326**	第1経路 479	343
側頭骨手術 138	第1鰓弓 205	代替医療 491
側頭骨錐体尖端症候群 129	第1鰓溝 205	大唾液腺 219, 258, 299
側頭骨内神経分枝 **326**	第1相試験 495	ダイテルス細胞 **333**, 505
側頭法 123	第1頭位 424	大動脈炎症候群 228, 229
速度蓄積機構 **327**	体位ドレナージ 408	大動脈弓下リンパ節 100
側吻 **327**	ダイオティックヒアリング	胎内感染 317
側壁癌 344	**330**	第Ⅶ脳神経 345
側方顔面裂 96	体幹失調 297	ダイナミック・パラトグラフィ
側方注視眼振 319	大胸筋皮弁 **330**	274
側方注視中枢 476	対孔 188, **331**	ダイナミックレンジ 365
側方注視麻痺 346	大口蓋孔 331	第二狭窄部 263
粟粒結核 141	大口蓋神経 **331**	第2経路 479
速話症 **327**, 414	第5鰓弓 205	第2鰓弓 205
組織学的耳硬化症 **327**, 524	大鼓室棘 200	第2鰓溝 205
組織球性壊死性リンパ節炎	ダイコティックヒアリング	第二次性徴 468, 526
3, **327**	**331**	第2相試験 495
組織傷害 161	第3期梅毒 201, 438	第2頭位 424
組織傷害性T細胞 **328**	第三狭窄部位 263	ダイニン腕 321, **333**
組織侵襲型 **328**	第3鰓弓 205	大脳皮質聴覚領 490
――，電撃型 **328**	第3鰓溝 205	第Ⅷ脳神経
組織内照射 258, **328**, 475	第3相試験 495	311, 313, **333**, 345, 385, 463
組織非侵襲型 **328**	第三大臼歯 342	第Ⅷ脳神経症状 517
咀嚼 159, **328**, 490	袋耳 77, **331**, 483	胎盤感染 **333**
咀嚼筋 **328**	大耳介神経 **331**	大鼻翼軟骨 57, 261, **333**, 432
咀嚼法 49, 344	体姿勢平衡状態 463	体プレスチモグラフ 108
粗生存率 323	胎児毒物 204	体平衡機能 361, 488
粗糙性嗄声 **329**	代謝性頭蓋癒合症 **331**	代用音声 277
側筋 296, **324**	体重心 244	代用発声法 370
ソマトスタチン 273	代償 36	第4鰓弓 205
ゾリンジャー・エリソン	代償性眼球反対回旋 87, **332**	第4鰓溝 205
症候群 **329**	代償性呼吸 127	大量動注化学療法 439
ソン **329**	代償性肥大 **332**	他因死 **334**
ゾンネンカルプ撮影法 **329**	帯状疱疹 280, **332**, 517	ダウン症候群 **334**
	帯状疱疹後神経痛 280	唾液嚥下 81
た	対耳輪 77, 244, 267	唾液管内視鏡 336
	対耳輪脚 244	唾液腺
ダーウィン結節 **329**	退神経症 431	4, 260, 322, 374, 403, 535
ターナー症候群 **329**	大睡液線 399	唾液線原発 399
ターミナルケア 246, **330**	大錐体神経	唾液腺腫瘍 107, 403
帯域雑音 **330**	332, 435, 489, 513, 532, 534	唾液腺造影法 213, **334**
帯域通過フィルタ **330**, 419	対数周波数間隔 42	唾液導管癌 **334**
帯域幅 330	体性嚥下 **333**	唾液分泌 303
第1・第2鰓弓症候群 330	耐性菌 304	唾液分泌亢進 520
第1期梅毒 167	耐性検査 156, **332**	唾液分泌神経 534

唾液分泌腺 ················ 70	弾音 ···················· 216	置換 ···················· 295
唾液瘻 ··················· **334**	短音刺激 ················· 78	智歯 ···················· 342
他覚的嗅力検査 ·········· 117	単音明瞭度 ·············· **338**	智歯周囲炎 ·············· **342**
他覚的耳鳴 ·············· **334**	段階的鼓室形成術 ······ 194, **338**	致死性正中肉芽腫 ···· 5, **342**, 431
他覚的聴力検査法 ········ 106	坦癌 ···················· 150	チック ·················· **342**
多型紅斑 ················ 284	単眼性眼振 ·············· **338**	膣トリコモナス症 ········ 287
多型腺腫 ·················· 4	単球化学遊走誘起蛋白 ···· **339**	知的障害 ··················· 6
多形滲出性紅斑 ·········· **335**	短頭症 ·················· 130	遅発型反応 ·············· 440
多形性低悪性度腺癌 ····· **335**	単孔 ················· 185, **339**	遅発性ジスキネジア ······ **343**
多形腺腫 ········· 4, 125, **335**	団子鼻 ·················· **339**	遅発性内リンパ水腫 ··· **343**, 389
多形腺腫内癌 ········· 4, **335**	単語明瞭度 ·········· **339**, 340	遅発（相）反応 ········· **342**
多形腺腫由来癌 ······· 4, **335**	単語了解度 ·············· **339**	チャーグ・ストラウス症候群
多系統萎縮症 ····· 45, 240, **335**	単細胞腺 ················ 209	····················· 14, **343**
多抗原検索検査 ·········· **336**	炭酸ガス分圧 ············· 74	チャージ症候群 ·········· **343**
多剤耐性緑膿菌 ·········· 522	炭酸ガスレーザー治療 ···· 427	チャージ連合 ············ **343**
多剤併用療法 ········ 135, **336**	担子菌門 ················ 508	着色水 ··················· 38
多耳症 ·················· **336**	単純失語 ············ 150, **339**	チューイング法 ·········· 344
多重癌 ·················· 392	単純性血管腫 ········ 283, **340**	中咽頭 ·················· 344
多周波数同時刺激 ········ **336**	単純ヘルペス（I 型）······ 467	中咽頭癌 ······· **344**, 374, 458
唾石症 ··········· 334, **336**, 535	単純ヘルペスウイルス	中咽頭収縮筋 ············ 344
唾疝痛 ·············· **336**, 337	················ 167, **340**, 467	中隔後鼻動脈 ····· 56, **344**, 353
多臓器不全 ·············· 141	単神経 ·············· 339, **340**	中間位 ············· **344**, 451
立ち上がり時間 ·········· 377	単神経切断術 ············ 340	中間唇 ·················· 344
立ち直り反射 ············ **337**	弾性円錐 ················ **340**	中間神経 ············ **345**, 386
立ち耳 ·················· **337**	男性化音声 ·············· **340**	中鼓室 ······· 192, 193, 307, **345**
脱臭装置 ················ 362	男性化現象 ·············· **340**	中鼓室開放 ··········· 192, **345**
脱髄 ···················· 94	男性化徴候 ·············· 526	中鼓室後方 ·············· 195
脱髄性疾患 ·············· 114	炭疽菌 ··················· 80	中耳 ············ 69, **345**, 368, 383
脱落眼振 ············ **337**, 487	断続性ラ音 ·············· 399	中耳炎 ········ 129, **345**, 346, 406
ダニ ········ 118, 159, 237, 360	端々吻合 ·················· 95	中耳癌 ·················· **345**
多能性幹細胞 ············ 503	断端陽性 ················ 340	中耳換気チューブ留置 ···· 276
多発癌 ·················· 245	断綴性言語 ·············· **341**	注視眼振 ············ **346**, 387
多発奇形症候群 ·········· 528	単洞炎 ·················· **341**	注視眼振検査 ········ 122, 367
多発筋炎 ················ **337**	短頭蓋 ·················· 283	中耳結核 ············ 142, **346**
多発性原発癌 ············ **337**	単乳突腔削開術 ·········· **341**	中耳根治（手）術 ······ 247, **346**
多発性硬化症 ···· 88, 93, 108, 341	蛋白質因子 ·············· 457	中耳根本術 ·········· **346**, 360
多発性喉頭乳頭腫 ········ 393	蛋白質分解酵素 ··········· 75	中耳真珠腫 ·········· 126, 357
多発性骨髄腫 ············ 134	ダンベル型腫瘍 ······· 13, **341**	中耳真珠腫症 ············ 383
多発性内分泌腫瘍症 2 型 ···· 282	単鞭毛 ·················· 472	注視方向性眼振 ·········· 346
多発内分泌腺腫瘍 ········ **337**		注視麻痺 ················ 346
タピアの笛 ·············· 274	**ち**	注視麻痺性眼振 ·········· 346
他病死 ·················· **338**		中心芽細胞 ·············· 347
多分割照射 ·············· **338**	チアノーゼ ·········· 341, 408	中心軸糸 ················ 347
多分化能 ················· 90	チェーン・ストークス呼吸	中心前回 ················ 160
ダリエー病 ··············· 16	················ 169, **341**, 348	中心対微小管 ············ 347
多列線毛上皮 ············ 437	遅延型アレルギー反応 ···· 366	中耳貯留液 ·············· 200
垂れ耳 ·················· **338**	遅延側音検査 ············ **342**	中心微小管 ·········· 321, 347

中枢神経症状 491
中枢性眼振 346
中枢性代償 316, **347**
中枢性チアノーゼ 341
中枢性難聴 **347**, 348
中枢性無呼吸 341, **348**
中枢聾 347, **348**
中頭蓋窩 72, 195, **348**
中頭蓋窩法 172
中等度難聴 391
中毒性顆粒 **348**
(中)毒性ショック症候群
　　　　　　　　　　　348, 378
中毒性表皮壊死症 284
中内深頸リンパ節　273, 325, **348**
中脳被蓋 347
中脳網様体 117, 215
中鼻甲介 260, 261, **349**, 426
中鼻甲介基板 227, 436
中鼻甲介蜂巣 **349**
中鼻道 79, 165, **349**
中鼻道自然口ルート 42, **349**
チューブ発声法 49
チューブ留置 **349**
中和抗体 **349**, 350
中和作用 350
中和試験 **350**
治癒切除 203, 350
調音 413
超音波ネブライザー **350**, 397
頂回転 68
蝶下顎靱帯 502
聴覚 50
聴覚閾値 206, **350**
聴覚閾値レベル **350**
聴覚異常感 219
聴覚印象 129, 434
聴覚機能検査装置 41
聴覚訓練 **351**, 356
聴覚検査室 **351**, 357
聴覚障害 317, 368
聴覚心理検査法 342
聴覚心理の音声評価 **351**
聴覚の範疇化 351
聴覚のフィードバック **351**
聴覚伝導路 347
聴覚フィルタ **351**

聴覚保護具 20, 21, **351**
鳥顔 **352**
腸管関連リンパ組織(装置)
　　　　　　　　　　352, 400, 424
腸管出血性大腸菌 110, 468
腸管出血性大腸菌感染症 512
腸管毒 59
腸管リンパ装置 **352**
聴器癌 267
聴器毒性 238, **352**
蝶形骨 309, 513
蝶形骨甲介 **352**, 466
蝶形骨洞
　　　　　44, 232, **352**, 354, 452
蝶形骨洞炎 **353**
蝶形骨洞自然口 354
蝶形骨洞手術 **353**
蝶形篩骨蜂巣 44, 45, **353**
蝶口蓋孔 56, 353
蝶口蓋静脈 **353**
蝶口蓋動脈 56, 73, 344, **353**
蝶口蓋動脈中隔枝 344
蝶篩陥凹 234, 261, 352, **354**
長時間平均スペクトル **354**
聴取不能 531
聴神経 345, **354**
聴神経腫瘍 136, 140, 172,
　　　186, 260, 271, 272, **354**, 434
聴神経鞘腫 486
聴性緩反応 355
聴性喉頭反射 **354**
聴性中間潜時反応 **354**, 355
聴性中間反応 **354**, 355
聴性定常反応
　　　　　　287, 336, **355**, 469
聴性脳幹インプラント **355**
聴性脳幹反応 68, **355**
聴性誘発電位 354
聴性誘発反応 376
聴性誘発反応(聴力)検査
　　　　　　　　　　33, 78, **355**
調節呼吸 88
超選択的動注化学療法 **356**
超選択的動注療法 310
超短波刺激法 471
腸チフス 415
超伝導量子干渉計 401

聴能訓練 351, **356**
調波雑音比 32, 99, **356**
調波成分 99, **356**, 358
超皮質性運動失語 356
超皮質性失語 **356**
超皮質性感覚失語 356
鳥貌 64, 252, 352
聴保中耳根治手術 **357**
聴毛 61
聴野 **357**
聴力 346, **357**
聴力型 **357**
聴力計 41
聴力検査室 351, **357**
聴力保存耳根本術 **357**
聴力レベル 249, **358**
調和成分 356, **358**
直接訓練 36, 92, **358**
直接的の起炎菌 **358**
直接法 134
直線加速度 234
直達喉頭鏡 180, **358**
直立検査 463
著効 93, 323, **359**
著効期間 **359**
貯留嚢胞 80, **359**, 432
治療的頸部郭清術 **359**
鎮咳薬 **359**
沈着 **359**
鎮痛作用 480

つ

ツァウファル手術 247, **360**
椎骨動脈 402
椎骨脳底動脈循環不全
　　　　　　　　　　360, 477
追跡眼球運動検査 239, **360**
椎前間隙 104
痛覚 298
通過帯域 330, **360**
通性嫌気性菌 147
通年性アレルギー性鼻炎 **360**
ツェンカー憩室 24, **361**, 515
継ぎ足歩行 **361**
ツチ骨 108, 230, 311, **361**, 502
ツチ骨・キヌタ骨固着 230

日本語索引 つ〜と

ツチ骨前突起 311
ツチ骨柄 368
ツツガ虫病 518, 534
ツベルクリン反応 361
強さ－時間曲線 361
強さの弁別閾値検査 2, 362
手足口病 39, 191, 362
Th1 細胞 363, 382, 467
Th2 サイトカイン阻害薬 150
Th2 細胞 14, 363, 382, 467
Th2 リンパ球 342, 363
Th2 サイトカイン阻害薬 363
Th17 細胞 467

て

TRT 療法 362
T＆T オルファクトメトリー
　　　　105, 191, 261, **362**, 461
TE シャント 102, 363
TMN 分類 364
低域通過フィルタ 150, 364
T 細胞受容体 364
低位除脳 337
ディーゼル排気微粒子 364
T レベル **365**, 486
低音障害型感音難聴 365
低カルシウム血症 381
低緊張性音声障害 **364**, 365
低緊張性発声障害 **364**, 365
低呼吸 494
低ゴナドトロピン性性腺機能
　　低下症 82
低酸素血症 277
低色素性貧血 456
ディジョージ症候群 365
低侵襲縦隔郭清 242
低侵襲手術 366
低侵襲治療 366
低身長 329
低親和性 IgE 受容体 366
低親和性 Fcε 受容体 34
ディスク法 71, 366
ディスコ難聴 203, 366
ディスレクシア 378
定速度回転刺激法 405
定着 367

TPHA 法 367
ディフィシル菌 110
低分化腺癌 306
定方向性眼振 367
停留睾丸 82
定量噴霧式吸入器 367
ティンパノグラム 368
ティンパノメトリー 27
テーラーメイド医療 198
デオキシリボヌクレアーゼ B
　　　　170
笛式人工喉頭 274
てこ比 368
デシベル 105, **368**
テステープ 431
デスモゾーム 491
テタニー 128
デュアン症候群 87
転移性多形腺腫 4
伝音難聴
　　200, 226, 231, 257, **368**, 391
天蓋蜂巣 396
転換性障害 96, 268
電気眼振 368
電気眼振計 369
電気眼振図 369
電気グロトグラム 369
電気口蓋図 369
電気光学的線毛運動測定法 369
電気喉頭 370
電気式人工喉頭 370
電気刺激 16, 275, 368
電気刺激検査 370
電気神経検査 16, 370
電気性身体動揺検査 370
電気味覚計 370
電気味覚検査 370
電気誘発耳音響放射 218, 370
デンケル手術 189, 371
デンケル‐和辻法 371
点検手術 338
電子線 371
電子内視鏡 384
転写因子 34
伝染性単核球症
　　　　3, 21, 34, 98, **371**, 411
伝染性単核球症様症候群 371

伝染性軟属腫 372
伝染性膿痂疹 9, 372
電動式ネブライザー機器 507
伝導失語 372
天然痘 **372**, 373
天然痘ウイルス **372**, 373
天疱瘡 400

と

糖衣 130, **373**
頭位眼振 373
頭位眼振検査 367
頭位性めまい 500
頭位変換眼振 373
頭位療法 **374**, 455
等価騒音レベル 374
導管上皮細胞 124
動眼神経 483
動眼神経核 71, 259
導管内乳頭腫 374
導管乳頭腫 374
頭頸部癌 36, 210, 374
頭頸部癌取扱い規約 364
頭頸部再建 330
統合失調症 96
頭後部後屈頂部挙上法 302
動作の分解 30, 375
同時併用療法 66
同種移植片 375
道上棘 375
道上三角 **375**, 486
塔状頭蓋 318
動静脈奇形 143
頭声 287, **375**, 446
糖蛋白 375
動注化学療法 122, 376
動注療法 310
頭頂部緩反応 376
動的顔面神経吻合術 451
導入化学療法 66, **376**
糖尿病 456
糖尿病(昏睡)性大呼吸
　　　　127, 376
糖尿病性ケトアシドーシス
　　　　127
頭部 X 線規格写真 304

頭部環状切開	448	
頭部挙上訓練	**376**	
動脈塞栓術	429	
動脈閉塞試験	110	
同名神経	58	
動揺視	242	
動揺病	29, 131, 132, **376**	
等ラウドネス曲線	44, **377**	
トゥリオ現象	**377**	
トゥリオ徴候	**377**	
ドーパミン遮断作用	343	
トーンバースト	**377**	
トーンピップ	**377**	
トーンワルド病	**377**	
トキシックショック症候群	348, **377**	
トキシン A	133	
トキシン B	133	
トキソイド	59	
トキソプラズマ	3	
トキソプラズマ感染症	**378**	
トキソプラズマ脳症	378	
特異的言語障害	378	
読字障害	**378**, 514	
特殊内臓求心性線維	197	
毒素産生性	**378**	
特発性眼窩炎症	84	
特発性顔面神経麻痺	**379**, 467	
特発性高カルシウム血症	331	
特発性内リンパ水腫	389	
特発性両側性感音難聴	379	
毒力	126	
吐血	487	
床ずれ	262	
突発性難聴	62, 69, 78, **379**	
突発難聴	354, **379**	
とびひ	530	
ドミナントーSP	**379**	
ドライアイ	217	
ドライパウダー吸入器	380	
ドラッグデリバリーシステム	**380**	
トラフ形成	175	
トランスフォーミング成長因子α	**380**	
トリーチャー・コリンズ症候群	64, 255, **380**	
鳥インフルエンザ	27
トリクロロ酢酸	65, **380**
トリソミー型	334
トリヨードサイロニン	**381**
努力呼気曲線測定	189
努力性	75, 129
努力性呼吸	**381**
努力性嗄声	**381**
トリル・ハミング法	49
トルコ鞍	282
トルソー兆候	**381**
ドレナージ	119
トレポネーマ・パリズム菌	167
トロンボキサン	12, 65, 224, **381**, 459
トロンボキサン A₂	150
トロンボキサン A₂ 受容体拮抗薬	146, **381**
貪食作用	**382**

な

ナイアシンテスト	**382**
ナイーブ T 細胞	**382**
内因性結石	431
内眼角解離	533
内眼筋	88
内胸動脈肋間穿通枝	365
内筋	52, 166, 241, 296, **382**
内頸静脈リンパ節	**382**, 386
内頸静脈	64
内頸動脈	352
内甲状披裂筋	166, **382**
内喉頭筋	52, 58, 166, 187, 241, 286, 295, **383**, 444, 445, 523
内耳	69, 315, **383**
内耳炎	**383**, 499
内耳奇形	121, 240, **383**
内耳気腫	**383**
内耳機能	218
内耳機能障害	238
内視鏡	383
内視鏡下鼻内手術	353
内視鏡下鼻内副鼻腔手術	**383**, 384
内視鏡下副鼻腔手術	**384**
内視鏡検査	**384**
内視鏡的硬化療法	**384**
内視鏡的超音波検査	**384**
内視鏡的粘膜切除術	400
内耳虚脱	**384**
内耳形成不全	445, 490
内耳孔	**385**
内耳骨包	154, **385**, 499
内耳コルチ器	333
内耳障害	**385**, 478
内耳神経	311, 333, 354, **385**, 386, 463
内耳振盪症	**385**, 500
内耳性(迷路性)難聴	83
内耳性難聴	262, 379, **385**, 413
内耳窓	62, 69, 315, **385**
内耳窓破裂	286, **386**
内耳電気現象	69
内耳道	**385**, 386
内耳道底	41
内耳動脈	306, 500
内耳梅毒	**386**, 389, 500
内耳破壊術	**386**, 500, 501
内耳補充現象検査	2
内耳瘻孔	**386**, 501
内深頸リンパ節	382, **386**
内舌筋	55, 201
ナイセリア	479
ナイセリア属	**387**
内臓逆位	82
内臓真菌症	275
内臓ムーコル症	492
内側咽頭後リンパ節	**387**
内側縦束	71, 339, **387**
内側縦束症候群	71, 346, **387**
内側上顎部切除術	**387**
内側前庭神経路	57
内側鼻突起	57
内側壁骨折	449
内側翼突筋	328, **387**, 514
内損傷	172, 294, 445
内転筋	296, **388**
内毒素	378, **388**
内軟骨腫	391
内反性導管乳頭腫	374
内反性乳頭腫	**388**, 393
内分泌腫瘍	475
内分泌性鼻炎	388

日本語索引　な〜ね

な

内包	106
内有毛細胞	69, 202
内ラセン溝	516
内ラセン神経束	516
内リンパ	**388**
内リンパ管	**388**
内リンパ水腫	130, **388**, 502
内リンパ水腫推定検査	459
内リンパ嚢	314, **389**
内リンパ嚢手術	**389**
内リンパ嚢腫瘍	**389**
ナゾメーター	**389**
ナチュラルキラー細胞	**389**
ナビゲーション手術	**390**
生ワクチン	534
ナルコレプシー	393
軟起声	106
喃語	**390**
軟口蓋	151, 153, **390**, 391
軟口蓋咽頭機能不全	**390**
軟口蓋・咽頭形成術	153
軟口蓋挙上装置	**390**
軟口蓋形成術	152
軟口蓋粘膜	152
軟口蓋破裂音	295
軟口蓋麻痺	60, **391**
軟口蓋裂	154
軟骨腫	**391**
軟骨性化骨	305
軟骨肉腫	**391**
軟骨部外耳道	53
軟骨無形成症	**391**
軟骨迷路	499
難治性副鼻腔炎	162
難治性メニエール病	**389**
軟性気管気管支鏡	100
難聴	141, 210, 270, 281, 326, 380, **391**, 447, 491, 502, 517, 530, 533
難読症	149
難発	107
軟部悪性腫瘍	4
軟部好酸球性肉芽腫	**392**
軟部好酸球肉芽腫症	110, 162
南米出血熱	126

に

2 cm³ カプラ	275
ニオイ	16, 111, 112
ニオイ受容体	114
II型コラーゲン	208, **392**
2型糖尿病	456
苦味	489, 532
肉芽腫	**392**
肉芽腫性血管炎	28
肉芽腫性鼓膜炎	199
二形性真菌	124, 268
ニコチン受容体	160
二次癌	**392**
二次性徴	129
二次性徴発現不全	330
二次性軟骨肉腫	391
二次性肺高血圧	407
二次性輪状咽頭嚥下困難症	523
二次治療	114
二質量モデル	290
21 trisomy	334
二重声	245, **392**, 481
二次リンパ小節	471
二次例	106, **393**
二次濾胞	409, 533
日光アレルギー	168
日光角化癌	16
日光角化症	211
日中傾眠	**393**
二分脊椎	2
日本紅斑熱	486, 518
乳児	390
乳頭癌	**393**
乳頭腫	388, **393**
乳頭腫症	**393**
乳頭状腺癌	306
乳頭状唾液腺腫	374
乳頭状病変	374
乳突開放(型)鼓室形成術	194, **393**
乳突腔充填	198
乳突腔充填術	194, **394**
乳突腔障害	**394**
乳突腔部分充填術	394
乳突孔	**394**
乳突削開(型)鼓室形成術	194, **394**, 395
乳突削開術	486
乳突小管	196
乳突先端部蜂巣	**394**
乳突洞	345, **395**
乳突洞口	**395**
乳突洞削開術	**395**
乳突導出静脈	394
乳突非削開(型)鼓室形成術	194, **395**
乳突部	**395**
乳突閉鎖(型)鼓室形成術	194, **394**, 395
乳突蜂巣	87, 126, 345, **396**
乳白斑	25
ニューモウイルス	2
ニューモタコグラフ	190
乳様突起	**396**
乳様突起炎	218, **396**
乳様突起削開術	28, 395, **396**
乳突開放(型)鼓室形成術	**393**, 394
尿毒症	127
二裂喉頭蓋	**396**
妊娠悪阻	487
妊娠性鼻炎	**397**
認知域値	362

ね

音色	120
ネーザルサイクル	**397**, 427, 428
猫鳴き症候群	**397**
熱ショック蛋白	**397**
ネブライザー療法	349, **397**
粘液	**398**, 496
粘液腫	**398**
粘液性鼻漏	**398**
粘液性ポリープ	142
粘液腺	70, **398**
粘液線毛機能	**398**
粘液線毛クリアランス	**398**
粘液線毛輸送	**398**
粘液線毛輸送機能	321
粘液層	321, **398**

粘液囊胞 **399**, 494	脳脊髄液 279	肺結核(症) **406**
粘液防御機構 **399**	膿栓 **402**	肺血管造影 409
粘弾性空気力学的理論 **399**	脳卒中 108	敗血症 **407**
粘膿性耳漏 488	脳底型片頭痛 **402**	敗血症性ショック 141, **407**
捻髪音 **399**	脳底動脈 **402**	肺血流障害 **407**
粘表皮癌 **399**	脳底動脈型片頭痛 **402**	肺高血圧(症) **407**
粘膜壊死 438	能動凝集反応 120	肺梗塞 **407**
粘膜下下鼻甲介切開術 **400**	能動前方誘導法 425	肺コンプライアンス **407**
粘膜下口蓋裂 154, **400**	脳動脈瘤クリッピング 110	肺サーファクタント 276
粘膜型肥満細胞 144	脳軟膜血管腫 283	胚細胞性腫瘍 104
粘膜型マスト細胞 440	脳膿瘍 319, **402**	肺実質線維化 408
粘膜関連リンパ組織	脳囊腫 281	肺循環障害 408
352, **400**, 401, 424, 470	囊胞状リンパ管腫	肺硝子膜症 277
粘膜疹 **400**	**403**, 426, 525	肺浮腫 277
粘膜神経節神経腫症 338	囊胞腺癌 **403**	肺水腫 **407**
粘膜切除術 **400**	囊胞腺腫 **403**	肺性 P 408
粘膜線毛機能 398	膿瘍扁桃摘出術 **403**	肺性心 8, **408**
粘膜線毛輸送 398	脳瘤 281	肺線維症 408
粘膜波動 275, **400**	ノズル **403**	排痰訓練 408
粘膜斑 410	載せガラス沈降反応 81, **403**	胚中心 **409**, 533
粘膜付着型製剤 139	のどアイスマッサージ **404**	(肺)中葉症候群 **409**
粘膜メラノーマ 4	のどつめ 70	肺(動脈)塞栓症 **409**
粘膜免疫 **401**	乗り物酔い 132, 314, 376	梅毒 15,
粘膜免疫系 **400**	ノルアドレナリン 9	17, 287, 367, **409**, 410, 415, 520
粘膜免疫系組織 421		梅毒感染 386
粘膜免疫循環帰巣経路 401	**は**	梅毒血清反応 134
		梅毒検査 81
の	バーキットリンパ腫 34, **404**	梅毒脂質抗原 81
ノイ **401**	パーキンソニズム 309	梅毒性アンギーナ **409**
ノイジネス 44, **401**	パーキンソン病	梅毒性内耳炎 386, 500
ノイズ 47	49, 113, 266, 519	(梅毒性)乳白斑 **409**
ノイズジェネレーター 362	Hyrtl 裂 195, **404**	梅毒沈降反応 81
ノイラミニダーゼ 300, **401**	バーベキュー・ローテーション	梅毒トレポネーマ **409**
脳炎 332	**404**	梅毒トレポネーマ菌体抗原
脳活動 **401**	肺炎球菌 92, **405**, 421	410
脳幹	肺炎球菌莢膜ポリサッカライド	梅毒トレポネーマ抗体 367
2, 45, 67, 191, 239, 402, 506	ワクチン 405	梅毒トレポネーマ赤血球凝集
脳幹梗塞 37, 477	肺炎球菌ワクチン **405**	反応 81, 410
脳幹病変 243	バイオハザード **405**	肺の弾性特性 407
膿胸 **401**	バイオフィルム 130, **405**	ハイパーメトリア 410
脳磁図 **401**, 402	バイオフィルム破壊作用 484	バイパス術 110
囊腫性ポリープ 142	倍音 **406**, 448	バイフェル症候群 283
脳症症例 491	肺活量 **406**	肺胞呼気送出圧 295
膿性鼻汁 438	肺癌 100	ハイポメトリア 410
膿性鼻漏 **402**	肺気腫 **406**	肺門陰影 410
脳性麻痺 519	肺気量分画測定 189	肺容量曲線 189, **411**
	背景雑音 15, **406**	肺理学療法 408

ハウスダスト	発達性難読 378	反回神経(下喉頭神経)後枝 82
158, 237, 360, **411**, 443	発達性難読症 514	反回神経麻痺 49, 166
ハウスダストマイト 311, 443	パッチテスト 413	晩期合併症 474
歯茎 26	ハッチンソン歯牙 413	半規管 185, 316, **416**, 456
白色硬化性病変 64	ハッチンソン徴候 **413**	半規管結石 **416**
白色雑音 **411**	発熱毒素 255	半規管結石症 **416**
白癬 442	ハッフィング法 408	半規管遮断術 182, **417**
白苔 **411**	発話 265, 414, 519	半規管膨大部 185, **417**
拍動性耳鳴 334	発話障害 160, 412	半規管瘻孔 276, 511
白内障 487	鼻・鼻反射 413	晩期障害 338
白板症 **411**	鼻すすり 413	半月裂孔
破骨細胞 450	鼻茸 6, 142, 150,	227, 234, 308, 318, 349, 450
破擦音 26	162, 253, **414**, 439, 454, 518	パンコースト症候群 260, **417**
パジェット病 16	鼻茸切除術 **414**	バンコマイシン 133
はしか **411**, 485	パニックコントロール 128	反射性咳嗽 **417**
橋本病 **411**, 488	バネ式減衰方式 58	反射性声門閉鎖 **418**
破傷風 24, 52	パパニコロウ染色 308	ハンセル液 428
破傷風菌 80	パパニコロウ分類 308	ハンセル染色 **418**
破傷風毒素 59	バビンスキー反射出現 457	ハンセン病 15, 514
バセドウ病 412	早口症 327, **414**, 519	搬送周波数 287, **418**
パターン形成器 38, 39	ハラー蜂巣 84, **414**	ハンター舌炎 **418**
はためき様眼球動揺 **412**	パラインフルエンザウイルス	反跳眼振 **418**
破綻性出血 499	**414**	ハント症候群 111, **418**, 517
発育異常 195	パラコクシジオイデス症 511	バンドノイズ 240, 330
発音補正装具 390	バラ疹 409, **415**	バンドパスフィルタ 330, **419**
発汗低下 482	原田病 **415**	パントモグラフィー **419**
白血球 150, 527	パラチフス 415	ハンノキ 266
白血球貪食像 358	バラニー式回転検査 58	晩発性小脳皮質萎縮症 **419**
白血病 289	バランステスト 478	反復 502
白血病性アンギーナ **412**	バリウム造影 182	反復嚥下 **419**
発現ベクター 19	パリビズマブ 2	反復拮抗運動不能症 **419**
発語失行 **412**	バルーン拡張術 262	反復性耳下腺炎 **419**
パッサーバン隆起 37, 250, **412**	バルーンカテーテル 110	反復性髄膜炎 444
パッシブ法 425	バルサルバ法 98	反復性多発性軟骨炎 208, **420**
発疹チフス群リケッチア症	パルス 287	反復性中耳炎 **420**
534	パルボウイルス 8	反復性扁桃炎 243, **420**
発声 36, 286, 289, 390, **413**	破裂 509	反復唾液飲みテスト **420**
発声訓練法 454	破裂音 **415**, 463, 484	汎副鼻腔炎 341
発声時 293	バレット症候群 **415**	半母音 151, 216
発声時開閉 369	バレット食道 **415**	
発声時声門面積 60	バレット食道腺癌 416	**ひ**
発声持続時間 290, 365	バレット粘膜 **415**	
発声障害 6, 49, 70, **413**	ハロゲン化オキシダント 161	鼻・上咽頭静脈叢 353
発声発語器官 378	パワースペクトル **416**	ヒアルロニダーゼ試験 **420**
発達性吃音 107	反回神経 52, 58,	鼻アレルギー 400, 414
発達性言語障害 148	73, 102, 166, 187, 241, 382,	PspA 抗原ワクチン **421**
発達性失読症 378, 514	383, **416**, 417, 444, 445, 498	B群β溶血性連鎖球菌 530

ピークイクイバレント音圧
　レベル ·· **421**
ピーククリッピング方式 ·············· 248
ピーク振幅 ·· 278
B 細胞 ········· 158, 347, 409, **421**, 450
B 細胞リンパ腫 ··· 5
ヴィルデルヴァンク症候群
　·· **421**
鼻咽腔 ······················· 250, 390, **421**, 422
鼻咽腔関連リンパ組織
　·· 400, **421**
鼻咽腔構音 ··· **422**
鼻咽腔閉鎖 ·· 37
鼻咽腔閉鎖機能 ················ 458, 459
鼻咽腔閉鎖不全 ········ 26, 295, 400
鼻咽頭 ······················· 250, 421, **422**
鼻咽頭関連リンパ組織 ········· 352
鼻咽頭囊 ··· 377
ピエールロバン症候群 ········· **422**
鼻炎 ·· **422**
鼻音 ··· 151, 216
鼻音化 ·· **423**
鼻窩 ··· 57, **423**
鼻外篩骨洞手術 ······················ **423**
鼻外前頭洞手術 ······················ **423**
皮下気腫 ·· 221
被殻 ··· 309
皮下石灰化 ··· 132
鼻過敏症 ···························· 162, **422**, **423**
鼻過敏症状 ··· 397
光凝固療法 ····································· **423**
鼻鏡 ··· 15, 319, **424**
鼻鏡検査 ······································· **424**
非共同性眼振 ······················· 52, 339
非共同性注視麻痺 ·················· 346
非共鳴性子音 ···································· 151
鼻腔 ··························· 201, 322, **424**
鼻腔癌 ··· **424**
鼻腔関連リンパ組織 ········· **424**
鼻腔共鳴 ······························ 60, 464
鼻腔腫瘍 ··· 281
鼻腔整復術 ····································· **424**
鼻腔側壁 ······································· **425**
鼻腔タンポン ···························· **425**
鼻腔通気抵抗測定法 ············ 132
鼻腔通気度 ······································ 132
鼻腔通気度計 ···························· **425**

鼻腔通気度検査法 ········ 320, **425**
鼻腔通気度受動法 ················ **425**
鼻腔通気度能動法 ················ **425**
鼻腔底 ······················ 221, 324, 435
鼻腔抵抗 ··· **426**
鼻腔内異物 ······································ 431
鼻腔粘液線毛輸送機能 ········· 211
ヒグローマ ············· 403, **426**, 525
非クロストリジウム性ガス壊疽
　·· 75
鼻結核 ··· **426**
鼻限 ··· 432
鼻孔 ··· **426**
鼻甲介 ····················· 201, **426**
鼻硬化症 ··· **426**
肥厚性鼻炎 ····················· 79, **427**
鼻呼吸 ··· **427**
鼻骨 ································· 57, 59, **427**
鼻骨骨折 ··· **427**
鼻根 ·· 60, 438
鼻根部過形成 ······························ 533
鼻サイクル ·············· 397, **427**, 428
微細欠失症候群 ··················· 366
皮脂腺 ··· 225
皮脂腺癌 ··· **427**
皮脂腺腺腫 ····································· **428**
皮質延髄路 ······································ 106
皮質性小脳萎縮症 ················ **428**
皮質聾 ·· 202
鼻周期 ························ 397, 427, **428**
鼻汁細胞検査 ························· **428**
鼻汁細胞診 ····················· **428**, 437
鼻出血 ····················· 43, 99, 425, **428**
びじょう ·· 414
微小圧トランスデューサ ········ 264
微小血管障害 ···································· 512
非症候群性難聴 ··················· **429**
微小転移 ··· **429**
非上皮性悪性腫瘍 ················ 305
鼻唇溝 ··· 326
鼻唇溝皮弁 ····································· **429**
ヒスタミン ·······14, 18, 65, 127, 151,
　184, 325, 413, **429**, 435, 440
ヒスタミン受容体 ·········· 184, **430**
ヒスタミン受容体拮抗薬
　·· 146, 184, **430**
ヒスチオサイトーシス X

　··· **430**, 518
歪成分（結合音）耳音響 ·········· 218
歪成分耳音響放射 ················ **430**
鼻声 ·· **430**, 431
鼻性 NK/T 細胞リンパ腫
　·· 5, 342, **431**
鼻声化 ··· **430**
鼻性視神経症 ························· **431**
鼻性髄液漏 ····································· **431**
鼻性髄膜炎 ······································ 281
鼻石 ·· **431**
鼻癤 ·· **432**
鼻切痕 ··· **432**
鼻尖 ······························ 60, **432**, 438, 443
鼻腺 ·· **432**
非線形振動 ····································· **432**
鼻前庭 ··········· 201, **432**, 439, 440, 443
鼻前庭囊胞 ······················· **432**, 444
鼻前頭管 ······································· **432**
鼻泉門 ··· **433**, 484
ビタミン A ··· 66
ビタミン B$_{12}$ 欠乏 ··········· 418
ビタミン E ··· 66
鼻中隔 ··· 99,
　201, 227, 265, 324, 332, **433**
鼻中隔潰瘍 ····································· **433**
鼻中隔矯正術 ············· 15, 424, **433**
鼻中隔血腫 ·· 15
鼻中隔結節 ····································· **433**
鼻中隔穿孔 ····························· 15, **433**
鼻中隔軟骨 ·························· 333, **433**
鼻中隔弯曲症 ··········· 65, 433, **434**
ピックウィック症候群 ········· **434**
びっくり反射 ································ 506
ピッチ・マッチ検査 ·········· **434**
ピッチ周期のゆらぎ
　·· 244, 278, **434**
ヒッツェルベルガー症候 ········ **434**
ヒットズィッグ現象 ·············· **434**
鼻堤 ··· **435**
鼻底 ··· **435**
ビディアン神経 ·············· **435**, 513
ビディアン神経切断術 **435**, 513
非定型抗酸菌 ··························· 382
鼻堤蜂巣 ··· 435
鼻道 ··· 349
ヒト型結核菌 ··························· 382

非特異的過敏症……………435	……………274	日和見感染(症)………73, 91, 130,
非特異的慢性気管支炎症性疾患	皮膚粘膜眼症候群…………284	276, 436, **443**, 455, 492, 522
……………452	皮膚ムーコル症……………492	ピラミッド型骨折……………529
ヒトサイトメガロウイルス	皮膚メラノーマ………………4	鼻瘤…………………246, **443**
……………**435**	鼻閉………………14, 15, 79,	非流暢性失語…………**443**, 459
ヒトTリンパ球向性ウイルス	80, 98, 268, 324, 437, **439**, 507	鼻涙管………………79, 435, **444**
1型……………289	鼻弁…………………**439**	鼻涙管閉塞症……………**444**
ヒト乳頭腫ウイルス	鼻弁狭窄……………57	鼻涙溝……………**444**
……………179, 393, 472	非ホジキンリンパ腫……5, 134	鼻涙嚢……………444
ヒト白血球抗原……………**436**	鼻ポリープ……………414, **439**	ヒルシュプルング病…………397
ヒトパピローマウイルス……**436**	被膜外口蓋扁桃摘出術……154	ヒルトル裂……………**444**
ヒトパピローマウイルス感染	被膜外浸潤……………**440**	ビル稜………………280, **444**
……………157	被膜浸潤……………532	比例尺度……………44
ヒトプラズマ症……………511	被膜内口蓋扁桃摘出術……154	披裂(部)……………**444**
ヒト免疫不全ウイルス	飛沫核感染……………126	披裂間筋……………416
……………170, **436**	飛沫感染………126, **440**, 515	披裂筋……………40, 296, **444**, 445
鼻内異物……………469	肥満細胞……………14, 18,	披裂喉頭蓋筋……383, **444**, 445
鼻内潰瘍……………**436**	34, 127, 144, 146, 167, 184,	披裂喉頭蓋ヒダ
鼻内篩骨洞手術……………**436**	249, 325, 429, **440**, 485, 531	……75, 144, 164, 178, **445**
鼻内上顎洞開窓術……………437	びまん性汎細気管支炎	披裂軟骨………58, **445**, 525
皮内テスト……………**439**	……………**440**, 452	披裂軟骨脱臼……………173, **445**
鼻内副鼻腔手術…………42, 383	ヒメネス染色……………529	披裂軟骨摘出術……………293
鼻内内視鏡手術……………366	鼻毛……………**440**	披裂軟骨内転術……176, **445**
鼻内内視鏡手術……………452	眉毛の癒合……………533	披裂部周辺軟部組織の瘢痕性
鼻入口部湿疹……………**437**	鼻毛様体神経………241, **440**	変化……………290
鼻粘膜……………139, **437**	鼻毛様体神経痛……241, **440**	鼻漏………………80, 98, **445**, 507
鼻粘膜炎症……………422	百日咳…………24, 91, **441**	疲労現象……………373
鼻粘膜腫脹……343, 361, 325, **437**	鼻誘発試験……………438, **441**	ビング・ジーベンマン型奇型
鼻粘膜焼灼……………13	病院感染……………27, **441**	……………**445**
鼻粘膜スメア………428, **437**	評価法……………505	ピンク色の痰……………407
鼻粘膜皮膚置換術……………43	病期分類……………**441**	ピンクノイズ……………**446**
鼻粘膜誘発テスト……**438**, 441	表現型変換……………**441**	貧血……………**446**
鼻脳型接合菌症……………**438**	病原真菌……………269, **442**	
ヒノキ……………283	病原性大腸菌……………468	**ふ**
鼻背……………60, **438**	病原性レプトスピラ感染症…530	
鼻梅毒……………**438**	表在(型)食道癌……………**442**	ファイバースコープ………384
鼻板……………**438**	表在性真菌症………269, 308, **442**	Fasリガンド……………**446**
非反回下喉頭神経……………**438**	標識抗体……………92	ファルセット…………375, **446**
鼻副鼻腔炎………………82, 161	標準失語症検査……………**442**	ファロピウス管…………95, **446**
鼻・副鼻腔癌………374, **439**	病巣感染扁桃……………402	ファンクショナルゲイン……**447**
鼻副鼻腔病変……………448	病巣疾患……………**442**	ファン・デア・ヘーベ症候群
皮膚切開法……………448	(病的)共同運動……74, **443**	……………197, **447**
皮膚常在細菌……………201	標的病変……………15	フィブリン糊……………**447**
皮膚症状……………465	(病的)連合運動……………**443**	風疹……………**447**
皮膚テスト……………**439**	表皮植皮……………461	風疹ウイルス…………317, **447**
皮膚電気反応……………**439**	ヒョウヒダニ………411, **443**	風疹ウイルス感染症…………447
皮膚伝導型電気式人工喉頭	鼻翼…………57, 59, 60, **443**	フーリエ変換……………**448**

フーリエ変換法 ……………… 18	副鼻腔気管支症候群 …… 101, **452**	プリックテスト ……………… 439
プール熱 …………………… 8, 23, **448**	副鼻腔真菌症	ブリンクマン指数 ………… **457**
フェイシャルディスマスキング	………………… 85, 97, 269, 328, **453**	ブルーライン ……………… **457**
フラップ ………………… **448**	副鼻腔洗浄 ………………… **453**	プルキンエ細胞 …………… 419
フェロモン ………………… 449	副鼻腔粘膜機能温存 ……… 452	フルコナゾール …………… 131
フォークト-小柳-原田病	副鼻腔膿囊胞 ……………… **453**	プルサック腔 …………… 223, **457**
………………………… 415, **448**	副鼻腔囊胞 ……………… 85, 399	フルシトシン ……………… 131
フォルマント ……………… **449**, 482	副鼻腔病変 ………………… 431	プルスルー手術 …………… **458**
フォン ……………………… **449**	副鼻軟骨 …………………… 333	プル法 ……………………… 138
フォン・ヒッペル・リンドウ病	副鼻翼軟骨 ………………… **453**	ブルンス眼振 ……………… **458**
…………………………… 389	不顕性感染 …………… **453**, 467	プレッツ置換法 …………… **458**
不快レベル検査 …………… 449	不顕性誤嚥 …………… 37, **454**, 495	フレンツェル眼鏡 … 51, 297, **458**
不活化ワクチン ………… 481, 534	浮腫性ポリープ …………… **454**	ブローイング ……………… **458**
不完全菌門 ………………… 509	腐食作用 …………………… 380	ブローイング検査 ………… 390
不完全菌類モニリア目 …… 129	不全角化 …………………… 211, **454**	ブローカ失語 … 30, 236, 443, **459**
吹き抜け骨折 …………… 84, **449**	ブタクサ花粉 ……………… **454**	ブローカ中枢 …………… 237, 356
副咽頭間隙 ……………… **449**, 473	普通感冒 …………………… 76	フローネーザリティグラフ
副嗅覚器 ……… 265, 266, **449**, 507	プッシュ法 ………………… 138	…………………………… **459**
副口 ………………………… **450**	プッシング法 …… 49, 365, **454**	プローブチューブ ………… **459**
複合音 ………………… 109, **450**	不動線毛症候群 … 149, 150, **454**	プローブマイクロホン …… **459**
副交感神経 ………………… 183	ブドウ糖非発酵グラム陰性桿菌	FROS（形）補聴器 ………… **459**
副交感神経線維 …………… 345	…………………………… **454**	プロスタグランジン … 5, 12, **459**
副交感神経反射 …………… 282	ブドウ膜炎 ………………… 442	プロスタグランジン D₂ … 146
副交感性 …………………… 195	ぶどう膜血管病変 ………… 284	プロスタグランジン D₂ 受容体
副甲状腺 …………………… **450**	部分寛解 …………………… **455**	拮抗薬 …………………… 150
副甲状腺ホルモン ……… 260, **450**	部分奏効 …………………… 323	プロスタグランジン H 合成
複合性副鼻腔炎 …………… 341	不変 …………………… 15, **455**	酵素 …………………… 224
複合免疫不全症 …………… **450**	浮遊耳石置換法 …… 374, **455**	プロスタノイド …………… 224
複視 …………………… 84, 360, 449	フライ症候群 ……………… **455**	フロセミド検査 …………… **459**
副耳 …………………… 140, 336, **450**	ブラウ・ワンサンアンギ（一）ナ	プロソディ ………………… 30
腹式呼吸 …………………… **451**	…………………… **455**, 535	プロテーゼ（プロステーゼ）
副腎外褐色細胞腫 ………… 475	プラギング ………………… **456**	…………………………… **460**
副腎褐色細胞腫 ……… 282, 338	ブラジキニン ……………… **456**	プロトオンコジーン ……… 83
副神経 ……………… 59, 99, **451**	ブラジル出血熱 …………… 126	プロトンポンプ阻害薬 …… **460**
副神経顔面神経吻合術 …… **451**	プラダー・ウイリ症候群 … **456**	ブロモントリテスト ……… **460**
副神経リンパ節 ……… 325, **451**	ブラッグピーク …… 246, 512, 520	分割嚥下 …………………… **460**
副腎皮質ステロイド … 285, **451**	ブランハメラカタラーリス	糞口感染 …………………… 133
複数回嚥下 ………………… 419	…………………… 456, 506	分子標的治療 ……………… **460**
副正中位 ……………… **451**, 476	プラ（ン）マー・ヴィンソン	噴射式基準嗅力検査 ……… **461**
輻輳運動 …………………… 387	症候群 …………………… **456**	文章了解度 ………………… **461**
輻輳眼振 …………………… **451**	フリーデンワルド現象 …… **456**	粉じん ……………………… 30
腹直筋皮弁 ………………… **452**	フリードライヒ失調症 …… **457**	分層植皮 …………… 310, **461**
複鼻 ………………………… **452**	プリオン …………………… **457**	分泌成分 …………………… **461**
副鼻腔 …………… 234, **452**, 453	振子用回転刺激法 ………… 405	分泌型 IgA ………… 399, 401, **461**
副鼻腔炎 …………… 85, 184,	振子様眼振 …… 238, 259, **457**	文法障害 …………………… 378
281, 402, 406, 424, **452**, 453	振子様刺激 ………………… 405	噴霧粒子 …………………… 403
副鼻腔癌 …………………… 253	振子様方式 ………………… 58	噴門痙攣 …………… 262, **461**

日本語索引　へ〜ほ

へ

ペア血清	**462**
平滑筋	78
平滑筋腫	**462**
平滑筋肉腫	**462**
閉眼障害	326
平均加算	**462**
平均聴力レベル	**462**
閉瞼障害	84
閉瞼不全	89
平衡感覚異常	463
平衡機能検査	463
平衡機能障害	317
平衡訓練	313, **463**
平衡失調	316
平衡障害	383, **463**, 477
平衡聴覚神経	311, 333, 463
閉鎖	390, 445
閉鎖音	415, 422, **463**, 484
閉鎖期	120, 296, 369
閉鎖不全	296
閉鎖不全耳管	287, 463
閉小期	61, 120, 296, 369
閉塞	456
閉塞性角化症	55, **464**
閉塞性睡眠時無呼吸	138
閉塞性睡眠時無呼吸症候群	99
閉塞性睡眠時無呼吸低呼吸症候群	**464**
閉(塞性)鼻声	**464**
閉塞性無呼吸	**464**, 486
閉鼻声	430
ベータカロチン	66
β-ラクタム	**464**
ベーチェット病	10, 400, **465**
ヘールフォルト症候群	**465**
ベクター	8
ベケシー型オージオメータ	223, **465**
ベツォルト膿瘍	**465**
ペット	478
ヘテロ接合体欠失	97
ペニシリン感受性肺炎球菌	**466**
ペニシリン結合蛋白質	405, **466**
ペニシリン耐性肺炎球菌	
	405, **466**
ペニシリン中等度耐性肺炎球菌	405
ベネズエラ出血熱	126
ヘパリン	151
ペプチドロイコトリエン	65, 531
ヘムアグルチニン	401
ヘム蛋白	77
ヘモグロビン性チアノーゼ	341
ヘリコトレマ	68, **466**
ベリリウム症	527
ベルタン軟骨	352, **466**
ヘルツ	**467**
ベルヌーイ効果	295, 296
ベルヌーイの理論	399
ヘルパーT細胞	**467**
ヘルパンギーナ	39, 191, **467**
ヘルペスウイルス科	**467**
ヘルペス性歯肉口内炎	**467**
ヘルベチカ感染症	518
ベル麻痺	11, 76, 111, 207, 379, **467**
ベロックタンポン	425, 429
ベロ毒素	**468**
偏倚	**468**
辺縁性歯周炎	235, **468**
偏倚検査	265
変形耳	338
ベンス・ジョーンズ蛋白質	135
偏垂直軸回転刺激	404
変声	**468**
偏性寄生性	28
偏性嫌気性菌	147
変性疾患	505
変声障害	49, 166, **468**
ヘンゼン細胞	61
片側顔面痙攣	94, 269, 270
片側性高度感音性難聴	519
片側性鼻閉	**469**
偏中心回転	**469**
変調周波数	287, **469**
変調周波数追随反応	**469**
扁桃	402, **470**
扁桃陰窩	470
扁桃陰窩洗浄法	**470**
扁桃打消し試験	**470**
扁桃炎	406, 535
扁桃炎インデックス	420
扁桃窩	**470**, 471
扁桃結石	**470**
扁桃周囲炎	**470**, 471
扁桃周囲膿瘍	403, **470**, 471
扁桃組織	**471**
扁桃摘出術	243, 258
扁桃洞	**470**, 471
扁桃皮質核	113
扁桃肥大	**471**
扁桃病巣感染症	153, 470, 471
扁桃誘発試験	420, **471**
ベント付きイヤモールド	**472**
ペンドレッド症候群	33, 255, **472**
扁平上皮	64
扁平上皮癌	62, 156, 345, 439, **472**, 509, 528
扁平上皮性乳頭腫	393, **472**
弁別限	44
鞭毛	**472**
片葉	313
ヘンレ襻	375

ほ

ボイスプロテーゼ	**473**
ヴォイト神経	**473**
母音	48, 243, 278, 390, 434, **473**, 509
傍咽頭間隙	449, **473**
傍咽頭間隙膿瘍	**473**
防音室	**473**
蜂窩織炎	528
包括的治療	49
膨化反応	145
傍胸骨裂孔ヘルニア	**474**, 506
放射性(同)位体	**474**
放射性免疫吸着試験	**474**
放射性ヨード治療	393
放射線アレルゲン吸着試験	**474**
放射線化学療法	376
放射線照射法	247, 248
放射線脊髄炎	**474**
放射線治療	55, **474**, 475

放射線被曝 475	ボツリヌス毒素 141, **480**	マシャド・ジョセフ病 **484**
放射線皮膚炎 475	母乳感染 333	麻疹 198, 411, **485**
放射線誘発癌 475	哺乳障害 167, 277, 299	麻疹ウイルス **485**
放射線療法	ボホダレク裂孔ヘルニア **480**	麻疹脳炎 **485**
66, 106, 213, 323, **475**	ポリープ 48, 183	マスキング 241, **485**
傍神経節腫 **475**	ポリープ様声帯 180, **480**, 515	マスキング刺激 **485**
疱疹後神経痛 **475**	ポリオウイルス **481**	マスト細胞 158, 440, **485**
紡錘状桿菌 535	ポリソムノグラフィ **481**	マタステスト **485**
傍正中位 **476**	ポリツェル法 **481**	マダニ **486**, 515
傍正中橋網様体 **476**	ボリビア出血熱 126	マックイーンの三角 375, **486**
傍声門間隙 294, **476**, 524	ポリフェノール 66	マッサージ法 471
放線菌症 **476**	ポリメラーゼ連鎖反応 **481**	末梢神経鞘腫瘍 **486**
蜂巣 256	ホルツクネヒト徴候 **482**	末梢神経線維坐滅 533
蜂巣炎 **476**	ポルトマン手術 389	末梢神経線維切断 533
膨大細胞 477	ホルネル症候群 87, 288, **482**	末梢性顔面神経麻痺
膨大細胞腫 47, 163, **477**	ホルネル徴候 **482**, 482	136, 285, 465, 517
膨大細胞腫癌 **477**	ホルマント 48, 449, 473, **482**	末梢性嗅覚障害 115, **486**
ボウハンター発作 **477**	ホルモン産生腫瘍 **482**	末梢性前庭障害 385
泡沫状の痰 407	ホルモン治療 43	末梢性チアノーゼ 341
ボーエン病 16	ホワイト（ノイズ） 411	末梢性無呼吸 464, **486**
ポートワイン母斑 283	本態性音声振戦症 49	末梢性めまい疾患 313
ボーマン腺 117, **477**	本態性嗅覚脱失 112	末梢前庭系 416
歩行検査 **477**	本態性鼻炎 142, **482**	末梢リンパ組織 409
歩行障害 309, 463	ボンディ手術 358	マッピング 43, **486**
ボコーダ **477**		麻痺性眼振 60, 225, 337, **487**
ポジトロン断層撮影法 466, **478**	**ま**	麻痺性構音障害 30, **487**
補充現象 **478**, 518		豆状突起 **487**
補助 – 調節換気 **478**	マーカスガン現象 **483**	マリネスコ・シェーグレン
補助 – 調節呼吸 **478**	マールブルグウイルス **483**	症候群 **487**
補助化学療法 66, **478**	マールブルグ熱 483	マルチリーフコリメータ装置
ポステリオール法 320, 426	マイクロデブリッダー 414	121
補正的サッケード 244, **478**	マイコトキシン症 269	マルネッフェイ型ペニシリウム
補足運動野 38	マイコプラズマ 98, **483**	症 511
保存的頸部郭清術 139	マイコプラズマ・	マロリー・ワイス症候群 **487**
保存的中耳根治手術 **478**	ニューモニアエ 483	マロリー・ワイス病変 **487**
補体結合試験 479	埋没耳 331, **483**	マン検査 **488**
補体結合反応 **479**	膜電位 **483**	慢性咽頭炎 22
補体成分 **479**	膜迷路 61, 312, 388, 498	慢性炎症病巣 527
補体第 5 成分 **479**	膜様部 433, **484**	慢性音響性聴力障害 47
母胎免疫 **479**	枕縫合 **484**	慢性咳嗽 304
補聴器 21, 447, **479**	マクロファージ 158, 471, 527	慢性化膿性中耳炎 357
補聴器の音響利得 **480**	マクロファージ炎症蛋白 -1α	慢性乾性咳 297
（補聴器の）基準の状態 **480**	214, **484**	慢性乾性咳嗽 8
（補聴器の）挿入利得 **480**	マクロライド **484**	慢性硬化性顎下腺炎 118, **488**
発疹 **485**	マクロライド少量長期投与	慢性甲状腺炎
発疹熱 518	452	186, 411, 412, **488**
ボツリヌス菌 80, 480	摩擦音 422, **484**	慢性糸球体腎炎 2

日本語索引　ま〜め

慢性歯性上顎洞炎⋯⋯⋯⋯⋯234
慢性進行性肉芽腫性疾患⋯⋯⋯426
慢性浸潤型⋯⋯⋯⋯⋯⋯⋯⋯⋯328
慢性騒音性難聴⋯⋯⋯⋯⋯⋯⋯323
慢性中耳炎
　⋯⋯⋯⋯54, 161, 194, 345, **488**
慢性肉芽腫症⋯⋯⋯⋯⋯⋯⋯⋯**488**
慢性肉芽性疾患⋯⋯⋯⋯⋯⋯⋯212
慢性粘膜皮膚カンジダ症⋯⋯⋯**489**
慢性肥厚性カンジダ症⋯⋯⋯⋯**489**
慢性副鼻腔炎⋯⋯⋯⋯⋯⋯79, **203**, 331, 398, 414, 452, 484
慢性扁桃炎⋯⋯⋯⋯⋯⋯⋯⋯⋯442
慢性涙嚢炎⋯⋯⋯⋯⋯⋯⋯⋯⋯90

み

ミオキミア⋯⋯⋯⋯⋯⋯⋯93, **489**
味覚
　⋯⋯192, 197, 298, 303, **489**, 532
味覚性鼻炎⋯⋯⋯⋯⋯⋯⋯⋯⋯**490**
味覚線維⋯⋯⋯⋯⋯⋯⋯⋯⋯⋯345
右中葉⋯⋯⋯⋯⋯⋯⋯⋯⋯⋯⋯409
ミクリッツ症候群⋯⋯⋯⋯⋯⋯**490**
ミクリッツ病⋯⋯⋯⋯⋯⋯⋯⋯**490**
味孔⋯⋯⋯⋯⋯⋯⋯⋯⋯⋯⋯⋯**490**
ミシェル型内耳奇形⋯⋯⋯**490**, 501
水嚥下⋯⋯⋯⋯⋯⋯⋯⋯⋯⋯⋯**490**
水かき⋯⋯⋯⋯⋯⋯⋯⋯⋯⋯⋯456
水飲みテスト⋯⋯⋯⋯⋯⋯⋯⋯**490**
ミスマッチ陰性電位⋯⋯230, **490**
ミスマッチ反応⋯⋯⋯⋯⋯⋯⋯**490**
未治療例⋯⋯⋯⋯⋯⋯⋯⋯19, **491**
MIC法⋯⋯⋯⋯⋯⋯⋯⋯⋯⋯⋯**491**
密着結合⋯⋯⋯⋯⋯⋯⋯⋯⋯⋯**491**
ミッドフェイシャル
　デグロビング⋯⋯⋯⋯⋯⋯⋯**491**
ミトコンドリア遺伝子⋯⋯⋯⋯**491**
ミトコンドリア遺伝子変異 507
ミトコンドリア筋症⋯⋯⋯⋯⋯**491**
ミトコンドリアミオパチー⋯⋯88
未分化癌⋯⋯⋯⋯⋯⋯⋯⋯⋯⋯**491**
耳覆い形イヤホン⋯⋯⋯⋯⋯⋯**492**
耳鳴り再訓練療法⋯⋯⋯⋯⋯⋯362
耳鳴り順応療法⋯⋯⋯⋯⋯⋯⋯362
耳載せ形イヤホン⋯⋯⋯⋯⋯⋯**492**
脈絡叢乳頭腫⋯⋯⋯⋯⋯⋯⋯⋯270

脈管浸潤⋯⋯⋯⋯⋯⋯⋯**492**, 532
ミューラー筋・結膜短縮術⋯⋯89
味蕾⋯⋯⋯⋯⋯⋯⋯⋯⋯303, 509
味蕾乳頭⋯⋯⋯⋯⋯⋯⋯⋯⋯⋯**490**
民間医療⋯⋯⋯⋯⋯⋯⋯⋯⋯⋯491

む

無意味音声⋯⋯⋯⋯⋯⋯⋯⋯⋯390
ムーコル⋯⋯⋯⋯⋯⋯⋯438, 442
ムーコル症⋯⋯⋯⋯⋯⋯⋯300, **492**
無隔菌糸⋯⋯⋯⋯⋯⋯⋯⋯124, **492**
無カタラーゼ血症⋯⋯⋯⋯77, **492**
無顆粒球症⋯⋯⋯⋯⋯⋯⋯⋯⋯81
無関位発声⋯⋯⋯⋯⋯⋯⋯⋯⋯**493**
無気肺⋯⋯⋯⋯⋯⋯⋯⋯⋯409, **493**
無嗅症⋯⋯⋯⋯⋯⋯⋯⋯⋯113, **493**
無嗅脳症⋯⋯⋯⋯⋯⋯⋯⋯⋯⋯**493**
無響室⋯⋯⋯⋯⋯⋯⋯⋯⋯⋯⋯**493**
無菌性髄膜炎⋯⋯⋯⋯⋯⋯⋯⋯**493**
ムコイド⋯⋯⋯⋯⋯⋯⋯⋯⋯⋯375
無喉頭音声⋯⋯⋯⋯⋯⋯265, 274, **494**
無呼吸⋯⋯⋯⋯⋯⋯⋯⋯⋯427, **494**
無呼吸指数⋯⋯⋯⋯⋯⋯⋯⋯⋯**494**
無呼吸低呼吸指数⋯⋯⋯⋯⋯⋯**494**
ムコ多糖症⋯⋯⋯⋯⋯⋯⋯⋯⋯**494**
ムコツェーレ⋯⋯⋯⋯⋯399, **494**
無言症⋯⋯⋯⋯⋯⋯⋯⋯⋯96, **494**
無再発生存⋯⋯⋯⋯⋯⋯**495**, 497
無再発生存率⋯⋯⋯⋯⋯⋯⋯⋯**495**
無作為比較試験⋯⋯⋯⋯⋯⋯⋯**495**
霧視⋯⋯⋯⋯⋯⋯⋯⋯⋯⋯⋯⋯360
無症候性キャリア⋯⋯⋯⋯31, **495**
無症候性誤嚥⋯⋯⋯⋯⋯454, **495**
ムスカリン受容体⋯⋯⋯⋯160, 490
無声音⋯⋯⋯⋯⋯⋯⋯⋯⋯**495**, 509
無声子音⋯⋯⋯⋯216, 495, **496**, 509
無増悪生存⋯⋯⋯⋯⋯⋯⋯⋯⋯**496**
ムチン
　⋯⋯⋯⋯14, 162, 209, 375, 398, **496**
ムチン抗原⋯⋯⋯⋯⋯⋯⋯⋯⋯86
無動緘黙症⋯⋯⋯⋯⋯⋯⋯⋯⋯96
無難聴性耳鳴⋯⋯⋯⋯⋯⋯⋯⋯**496**
無病生存⋯⋯⋯⋯⋯⋯⋯⋯⋯⋯**497**
無疱疹性帯状疱疹⋯⋯95, 468, **497**
無力性⋯⋯⋯⋯⋯⋯⋯⋯⋯129, 365
無力性嗄声⋯⋯⋯⋯⋯49, 268, **497**

ムレイン架橋酵素⋯⋯⋯⋯⋯⋯466
ムンプス⋯⋯⋯⋯⋯⋯⋯**497**, 519
ムンプスウイルス⋯⋯⋯⋯⋯⋯519
ムンプスウイルス感染⋯⋯⋯⋯497
ムンプス難聴⋯⋯⋯⋯⋯⋯⋯⋯**497**

め

明細胞癌⋯⋯⋯⋯⋯⋯⋯⋯⋯⋯**498**
迷走神経⋯⋯⋯⋯⋯51, 59, 63, 99, 153, 197, 221, 255, 258, 344, 391, 416, 417, 489, **498**, 523
迷走神経耳介枝⋯⋯⋯⋯⋯⋯⋯53
明領域⋯⋯⋯⋯⋯⋯⋯⋯⋯⋯⋯**498**
明瞭度検査⋯⋯⋯⋯⋯⋯**498**, 521
迷路⋯⋯⋯⋯⋯⋯⋯⋯⋯314, **498**
迷路炎⋯⋯⋯⋯⋯⋯⋯⋯⋯383, **498**
迷路機能⋯⋯⋯⋯⋯⋯⋯⋯⋯⋯65
迷路骨包⋯⋯⋯⋯⋯⋯⋯61, 385, **499**
迷路周囲蜂巣⋯⋯⋯⋯⋯396, **499**
迷路出血⋯⋯⋯⋯⋯⋯⋯⋯⋯⋯**499**
迷路障害⋯⋯⋯⋯⋯⋯⋯⋯⋯⋯468
迷路静脈⋯⋯⋯⋯⋯⋯⋯⋯⋯⋯**499**
迷路振盪症⋯⋯⋯⋯⋯⋯385, **499**
迷路性耳硬化症⋯⋯⋯⋯⋯67, **500**
迷路性反射⋯⋯⋯⋯⋯⋯⋯⋯⋯337
迷路摘出術⋯⋯⋯138, 386, **500**, 501
迷路動静脈⋯⋯⋯⋯⋯⋯385, 386
迷路動脈⋯⋯⋯⋯⋯⋯⋯311, **500**
迷路梅毒⋯⋯⋯⋯⋯⋯⋯386, **500**
迷路破壊術⋯⋯⋯⋯386, 500, **501**
迷路部⋯⋯⋯⋯⋯⋯⋯⋯⋯⋯⋯**501**
迷路無形成型内耳奇形
　⋯⋯⋯⋯⋯⋯⋯⋯⋯⋯**490**, **501**
迷路瘻孔⋯⋯⋯⋯⋯⋯⋯386, **501**
メージュ症候群⋯⋯⋯⋯⋯⋯⋯**501**
メービウス症候群⋯⋯⋯⋯⋯⋯**501**
メサコリン⋯⋯⋯⋯⋯⋯⋯⋯⋯435
メチシリン感性黄色ブドウ球菌
　⋯⋯⋯⋯⋯⋯⋯⋯⋯⋯⋯⋯⋯**502**
メチシリン耐性遺伝子⋯⋯⋯⋯**502**
メチシリン耐性黄色ブドウ球菌
　⋯⋯⋯⋯⋯⋯⋯⋯⋯⋯⋯⋯⋯**502**
メッケル軟骨⋯⋯⋯⋯⋯⋯⋯⋯**502**
メニエール病⋯⋯⋯⋯33, 40, 62, 65, 78, 313, 365, 389, **502**, 530
目の周りのくま⋯⋯⋯⋯⋯⋯⋯**503**

め

めまい ……126, 142, 210, 326, 448, **503**
めまい発作 ……270, 343, 530
メモリーB細胞 ……421
メラニン色素産生細胞 ……4
メラノサイト ……448
メル ……**503**
免疫グロブリン ……93, 461, **503**
免疫蛍光法 ……134, **503**
免疫原 ……158
免疫担当細胞 ……**503**
免疫沈降法 ……504
免疫粘着赤血球凝集反応 ……504
免疫反応 ……503
免疫賦活薬 ……292, 504
免疫不全症 ……170, 365
免疫不全状態 ……158
免疫溶菌現象 ……504
免疫抑制剤 ……14
免疫療法 ……139
綿糸法 ……520
面積比 ……368
メンデルソン手技 ……**504**

も

モアレ指数 ……505
モアレトポグラフィー法 ……505
毛細管性血管腫 ……505
毛細血管拡張 ……132
毛細血管拡張性失調症 ……505
毛細血管性リンパ管腫 ……525
網状膜 ……333, 505
網膜色素変性症 ……7
毛様体神経節 ……241
モザイク型 ……334
モニリア症 ……505
モノカイン ……22
モラキセラ・カタラーリス
 ……456, **506**
モルガニー裂孔ヘルニア
 ……474, **506**
モルヒネ ……44, 92
モロー反射 ……**506**

や

薬剤アレルギー ……526
薬剤感受性 ……366
薬剤感受性検査法 ……105
薬剤感受性試験 ……206
薬剤性食道炎 ……**506**
薬剤性難聴 ……507
薬剤耐性菌 ……156
薬物アレルギー ……400
薬物吸入 ……**507**
薬物性感音難聴 ……**507**
薬物性難聴 ……**507**
薬物性鼻炎 ……**507**
ヤケヒョウヒダニ ……443
ヤコブソン器官
 ……265, 266, 449, **507**
ヤコブソン神経 ……508
ヤコブソン軟骨 ……266
ヤコブ病 ……**508**
野兎病 ……527
柳原法 ……96
ヤミックカテーテル ……508
ヤミック療法 ……508

ゆ

有意味語 ……265
ユーイング腫瘍 ……508
ユーイング肉腫 ……508
有隔菌糸 ……124, **508**
有郭乳頭 ……303, 490, **509**
有響音 ……268
有棘層 ……70
有茎皮弁 ……54, 306, 365, **509**
有効 ……323, 455, **509**
有声音 ……354, 448, **509**
疣贅癌 ……**509**
有声子音 ……216, **509**
遊走因子 ……**510**
遊走活性 ……339, 518
有痛性甲状腺疾患 ……3
誘発筋電図 ……224
誘発耳音響放射 ……218, **510**
誘発電位 ……355
有棘細胞 ……16
有毛細胞 ……185, 333, 417

遊離空腸 ……**510**
遊離空腸再建例 ……460
遊離植皮 ……461
遊離組織移植 ……263
遊離軟骨 ……524
遊離皮弁 ……54, 304, 322, 452, **510**
癒着型真珠腫 ……276, **510**
癒着性中耳炎 ……414, 488, **511**
輸入真菌症 ……**511**
指-鼻試験 ……**511**
ゆらぎ ……329

よ

40点法 ……96
溶血性尿毒症症候群 ……468, **512**
溶血性連鎖球菌 ……530
陽子線 ……55, 246, **512**, 520
陽子線治療 ……475
葉状乳頭 ……303, 490, 509
翼口蓋窩 ……83, **512**, 513
翼口蓋神経 ……**512**
翼口蓋神経節 ……513
翼状突起 ……**512**, 513
翼突窩 ……513
翼突管 ……435, **513**
翼突管神経 ……435, **513**
翼突管神経切断術 ……435, **513**
翼突管動脈 ……73
翼突筋静脈叢 ……514
予後因子 ……514
予防的頸部郭清術 ……310, **514**
読み書き障害 ……378, **514**
Ⅳ型コラーゲン遺伝子 ……13

ら

らい ……**514**
ライエル症候群 ……284
らい菌 ……514
ライナック ……55
ライノウイルス ……**515**
らい病 ……527
ライヘルト軟骨 ……502, **515**
ライマー三角 ……**515**
ライム病 ……486, **515**
ラインケ腔 ……480, **515**

ら

ラインケの浮腫……480, 481, **515**
ラウドネス…………44, 449, **515**
ラクナ梗塞……………………106
裸耳………………………………447
裸耳利得…………42, 480, **516**
ラセン縁…………………………**516**
ラセン血管………………………**516**
ラセン神経節……………………275
ラセン神経束……………………**516**
ラセン板縁………………………**516**
ラセン隆起………………………**519**
ラセン隆起細胞…………………**519**
ラッサ熱…………………………**516**
ラテックスアレルギー 156, **517**
ラトケ囊…………………………**517**
ラムゼイ ハント症候群
……………281, 332, 418, **517**
ラリンゴツェーレ………174, **517**
ラリンゴマイクロサージャリー
………………………48, 180, 290
卵円窓……………315, 385, **517**
卵円窓窩…………154, 315, **517**
卵円窓閉鎖………………………231
卵形囊………………………234, 240
ランゲルハンス細胞組織球症
……………………………430, **517**
乱走型皮弁………………………429
ランテス…………………………**518**

り

リヴィニ切痕
……………193, 200, 223, **518**
リガ・フェーデ病………………**518**
リクルートメント………478, **518**
リクルートメント現象…………385
リケッチア感染症………**518**, 534
リザーバー………………………286
梨状陥凹……………62, **519**, 524
梨状陥凹型………………………62
梨状口……………………………**519**
梨状口縁……………………95, **519**
梨状葉皮質………………………113
リズム障害………………………**519**
利得調整器………………………115
リトル野……………………99, **519**
リポオキシゲナーゼ……………12

リモデリング……………………102
流音………………………………151
隆起血管…………………………**519**
流行性角結膜炎…………………8
流行性耳下腺炎…………497, **519**
粒子線治療………………………**520**
流涎………………………………**520**
流体力学的直径…………………**520**
隆鼻術……………………………**520**
流涙検査……………………267, **520**
流涙現象………………127, **521**, 534
領域発癌…………………………**521**
了解度検査…………………498, **521**
両眼隔離症……………84, 86, **521**
両眼性汎ぶどう膜炎……………448
両耳間音圧差……………………**521**
両耳間時間差……………………**521**
良性腫瘍……………………254, 535
良性発作性頭位めまい症
…………………4, 128, 340,
374, 416, 417, 455, 456, **522**
両側性感覚障害…………………402
両側性複合性副鼻腔炎…………341
両側性副鼻腔炎…………………162
両側陳旧性高度感音難聴………343
尿路系奇形………………………82
緑内障…………………………284, 317
緑膿菌…………………3, 441, **522**
淋菌……………………………387, **522**
淋菌感染症………………………287
リン脂質…………………………144
輪状咽頭圧痕像…………………**522**
輪状咽頭筋………………………38,
63, 140, 164, 173, 261, **522**, 523
輪状咽頭筋切断術
………………36, 140, 175, 361, **523**
輪状咽頭部嚥下困難症…………**523**
輪状(気管軟骨間)靱帯…………**523**
輪状甲状関節………………**523**, 524
輪状甲状筋
……………255, 290, 306, 383, **523**
輪状甲状膜………………………**524**
輪状甲状膜穿刺…………………176
輪状後部……………………62, **524**
輪状靱帯…………………………226
臨床的耳硬化症……………327, **524**
輪状軟骨………………166, 177,

261, 445, 522, 523, **524**, 525
輪状軟骨後外側部………………523
輪状軟骨後部型…………………62
輪状軟骨後壁開大術……………**524**
輪状軟骨固定術…………………525
輪状軟骨上喉頭摘出術…………**524**
輪状軟骨截開……………………179
輪状軟骨舌骨喉頭固定術 524
輪状軟骨前方切開術……………525
輪状軟骨板………………………294
輪状披裂関節の拘縮……………290
輪状披裂関節の固着……………290
臨床病期…………………………364
輪状披裂関節……………………**525**
リンデマン手術…………174, **525**
リンパ管…………………………403
リンパ管腫………………70, 122, **525**
リンパ管浸潤……………………**525**
リンパ球幼弱化試験……………**526**
リンパ行性………………………462
リンパ行性転移…………………266
リンパ腫…………………………366
リンパ上皮腫……………………**526**
リンパ水腫………………………329
リンパ節…………………………103
リンパ節腫脹……………………447
リンパ節転移……………………70
リンパ節皮質……………………533
リンパ組織………………………534
リンパ濾胞………………………471
リンパ濾胞胚中心………………347
淋病………………………………522
鱗部………………326, 395, **526**
リンホカイン………………22, 207
リンホカイン活性化キラー細胞
……………………………………**526**

る

涙液分泌…………………………267
類宦官症………………82, **526**
類基底細胞癌……………………107
涙小管……………………………444
類上皮細胞………………………**527**
類上皮細胞肉芽腫………………**527**
累積生存率………………………**527**
涙腺………………………………322

日本語索引　る〜わ

涙腺腫瘍 ……………………… 87
涙囊 ………………………… 435, 444
涙囊前陥凹 ………………… 252
涙囊鼻腔吻合術 …………… 444
類白血病反応 ……………… **527**
類皮囊腫 …………………… 90
類表皮癌 …………………… **528**
ルードウイッヒアンギーナ
　………………………… 157, **528**
ループ利尿剤 ……………… 459
流注膿瘍 …………………… 465
ルビエールリンパ節
　……………… 23, 24, 56, 387, **528**
ルビンシュタイン・テイビ
　症候群 …………………… **528**
ルフォール ………………… 251
ルフォール骨切り ………… **528**
ルフォール骨折 …………… **528**
ルミエール症候群 ………… 529

れ

冷気吸入 …………………… 435
霊菌 ………………………… 305, **529**
レイノー現象 ……………… 132
レーザー …………………… 168
レーザー手術 ……… 178, 290, **529**
レーザー治療 ……………… 43
レジオネラ症 ……… 206, **529**
レジオネラ属菌 …………… 529
レックリングハウゼン病
　…………………………… 271, **529**
レトロウイルス …………… 19

レプトスピラ症 …… **530**, 534
レベルレコーダ …………… **530**
レルモワイエ症候群 ……… **530**
連鎖球菌 ……………… 167, **530**
連鎖球菌感染症 …………… 465
連続周波数ピッチマッチ検査
　……………………………… 434

ろ

ロイコトリエン
　……… 14, 161, 440, 446, 510, **531**
ロイコトリエン（LT）B_4 …… **531**
ロイコトリエン受容体 …… 14
ロイコトリエン受容体拮抗薬
　…………………… 146, 150, **531**
聾 …………………… 162, 391, **531**
瘻孔 ………………………… **531**
瘻孔症状 …………………… 501
漏出性胸水 ………………… 120
漏出性出血 ………………… 499
老人性鼻炎 ………………… 422
漏斗胸 ……………………… 8
ローズ・ベンガル試験
　……………………… **531**, 532
ローゼンタール管 ………… **532**
ローゼンミュ（ー）ラー窩
　……………………… 23, **532**
67-S語表 ………… 50, 189, **532**
濾紙ディスク味覚検査法 … **532**
ロタウイルス ……………… 110
ロタウイルス下痢症 ……… 504
6価クロム ………… 433, 436

ロップ耳 ………………… 186, 338
濾胞癌 …………………… 477, **532**
濾胞形成 …………………… **533**
濾胞状腺癌 ………………… 306
濾胞中心 …………………… 409
ロンベルグ現象 …………… **533**
ロンベルグ徴候 …………… **533**

わ

ワーラー変性 ……………… **533**
ワールデンブルグ症候群
　……………………… 255, **533**
ワイル病 ……………… **530**, **533**
ワイル・フェリックス反応
　…………………………… **534**
ワクチン …………………… **534**
ワクチン効果 ……………… 350
ワクチン抗原 ……………… 421
ワクチン接種 ……………… 447
話声位 ……………………… **534**
ワニの涙症候群 …… 127, 521, **534**
ワルダイエルリンパ輪 …… 26
ワルダイエル咽頭輪
　……………… 153, 422, 470, **534**
ワルチン腫瘍 ……… 70, 322, **535**
ワルトン管 ……………… 70, 71, **535**
ワレンベルグ症候群 ……… 39, **535**
ワンアンドハーフ症候群 … **535**
ワンウェイバルブ ………… 109
ワンサン・アンギーナ … 455, **535**

外国語索引

A

α受容体 ………………………………… 9
α毒素 ………………………………… 378
A群β溶血性連鎖球菌
　………………………………… 255, 372
A群溶血性連鎖球菌 …… 167, 170
A群溶連菌感染症 ………… 150
AB gap …………………………… **107**, 314
abdominal respiration ……………… **451**
abductor of glottis …………… 58, **293**
abductory position ………………… **58**
ABI ………………………………………… **355**
abnormal sensation syndrome of throat …………………………………… **22**
ABO式血液型 ……………………… 130
ABR ………………… 68, 109, 211, **355**
abscess tonsillectomy ………… **403**
AC ………………………………………… 31
AC/DC ratio ……………… **32**, 177, 187
Acanthamoeba culbertosoni … 149
acatalasemia …………………………… **492**
accelerated hyperfractionated radiation …………………………… **76**
accessory alar cartilage ……… **453**
accessory auricle ………………… **450**
accessory ear ……………………… **450**
accessory nerve …………………… **451**
accessory olfactory organ
　………………………… 265, 266, **449**, 507
accessory ostium ………………… **450**
ACE ……………………………………… 212
achalasia ………………………………… 3
achondroplasia …………………… **391**
Achromobacter spp ……………… 454
Acinetobacter spp ……………… 454
acinic cell carcinoma …………… **320**
Ackerman tumor ………………… 509
acoustic compliance …………… 46
acoustic coupler ………………… 46
acoustic gain ……………………… **480**
acoustic hearing loss …………… 47
acoustic impedance …………… 46
acoustic neuroma ……………… 354

acoustic rhinometry ……… **47**, 132
acoustic tumor ……………… **354**, 434
acoustico-laryngeal reflex …… **354**
acquired immunodeficiency syndrome ………… 31, **170**, 436
acquired pendular nystagmus
　……………………………………………… **170**
acrocephalosyndactyly …… 12, **318**
acrocephaly ……………………… **318**
Actinomyces israelii ……………… 476
actinomycosis ……………………… **476**
action potential …………… 272, 379
activation ………………………………… 43
active rhinomanometry …… **426**
acute epiglottitis …………………… **116**
acute laryngotrache（obronch）itis
　……………………………………………… 117
acute necrotizing gingivitis …… **116**
acute or fulminant fungal rhinosinusitis ……………………… 328
acute otitis media ………………… **117**
acute subglottic laryngitis ……… **117**
Adams-Stokes 症候群 ……………… 93
adductor of glottis ………… **296**, 388
adeno-associated virus vector … **8**
adenocarcinoma ……………… **306**
adenoid cystic carcinoma …… **321**
adenoid face ……………………………… **8**
adenoid hypertrophy …………………… 8
adenoid vegetation …………………… **8**
adenoidectomy ……………………… **8**
adenoma ……………………………… **309**
adenomatous goiter …………… **309**
adenosquamous carcinoma …… **320**
adenotomy ……………………………… 8
Adenovirus ……………………………… **8**
adhesion molecule ……………… **303**
adhesive otitis media …… 199, **511**
adhesive type cholesteatoma … **510**
aditus ad antrum ………………… 395
aditus to mastoid antrum …… **395**
adjuvant chemotherapy … **17**, 478
ADL ……………………………………… 262
ADNase-B ……………………………… **170**

adrenergic nerve ………………………… 9
adrenergic receptor …………………… 9
adrenoceptor …………………………… 9
adult respiratory distress syndrome
　……………………………………………… **288**
adult T-cell leukemia ……………… **289**
aerodynamic diameter ………… **520**
aerootitis ………………………… 98, **157**
aerosol particle …………………… 31
aerosol therapy ………………… 31
after-nystagmus ………………… **155**
AGC 方式 ……………………………… 248
agger nasi …………………………… **435**
agglutination ……………………… 120
agglutination reaction ………… 120
aggressive periodontitis …… 240, **276**
aglutition ……………………………… 36, 39
agranulocytosis …………………… 81
AHI ……………………………………… **494**
AIDS ………………… **31**, 170, 287, 436
AIDS-related complex …………… **31**
air bone gap ……………… 104, **107**
air conduction ……………………… **107**
air flow interruption method …… **123**
air infection ………………………… **126**
airflow rate ………………… 190, **191**
airplane otitis media …… 98, **157**
airway interruption method …… **123**
airway resistance ………………… **108**
AJCC …………………………………… 78
alaryngeal speech ……………… **494**
Alexander's law ……………………… **13**
Alinamin test ……………… **13**, 261
Allen テスト ………………………… 322
allergen avoidance …………… **158**
allergen specific hyposensitization
　……………………………………………… **159**
allergen specific immunotherapy
　……………………………………………… **159**
allergen-specific IgE …… **15**, 159
allergic crease ……………………… **503**
allergic fungal rhinosinusitis … 328
allergic fungal sinusitis …… 13, **14**
allergic granulomatosis …… **14**, 343

allergic rhinitis ······ **14**	anterior cranial fossa ······ **309**	antistreptokinase ······ **167**
allergic salute ······ 503	anterior cricoid split ······ **525**	antistreptolysin O ······ **167**
allergic shiner ······ **503**	anterior ethmoid (al) sinus ······ **308**	antrochoanal polyp ··· **183**, **253**, 469
allergic sinusitis ······ **14**	anterior ethmoid (al) arteries	antrotomy ······ **395**
allograft ······ **375**	······ **308**	anular (intercartilaginous)
allophone ······ 51	anterior ethmoidal foramen ······ **308**	ligaments ······ **523**
Alport syndrome ······ **13**	anterior fold of malleus ······ 311	anvil ······ 108
ALP 低値 ······ 331	anterior inferior cerebellar artery	AP ······ 68, 379
ALS ······ **123**	······ **306**	Apert syndrome ······ **12**
alternating current-direct current	anterior laryngeal muscle	aphasia ······ **236**
ratio ······ 32, **187**	······ **306**, 523	aphtha ······ **10**
alveolar process ······ **235**	anterior ligament of malleus ······ 311	aphthous stomatitis ······ **10**
alveolar pyorrhea ······ **235**	anterior mallear fold ······ **311**	apnea ······ **494**
AM ······ **278**	anterior mallear ligament ······ **311**	apnea hypopnea index ······ **494**
AMFR ······ **469**	anterior nare ······ **60**	apnea index ······ **494**
amnestic aphasia ······ **150**, 339	anterior olfactory nucleus ······ **306**	apple tree appearance ······ **7**
amphotericin B ······ **12**	anterior palatine arch ······ 153, **307**	APQ ······ **278**
amplitude modulation ······ **278**	anterior palatine nerve ······ 331	apraxia of speech ······ **236**, **412**
amplitude modulation following	anterior rhinomanometry ······ **321**	AR ······ **47**
response ······ **469**	anterior rhinoscopy ······ **319**	arachidonic acid ······ **12**
amplitude perturbation ······ 278	anterior skull base ······ **309**	archicerebellum ······ **149**, 312
amplitude perturbation quotient	anterior traction of hyoid bone	arcuate eminence ······ **116**
······ **278**	······ **301**	area under the curve ······ **145**
ampullopetal flow ······ **185**	anterior tympanotomy ······ **307**	Argon ······ 529
amyloidosis ······ **12**	anterior/posterior cricoid split	argon plasma coagulation ······ **13**
amyotrophic lateral sclerosis ······ **123**	······ 174	Arnold-Chiari's malformation ······ **2**
anaerobe ······ **147**	anthoplasty ······ **89**	Arnold's nerve ······ **236**, 327
anaerobic culture ······ **147**	anti-allergic drug ······ **150**	arrhinencephaly ······ **493**
anaphylaxis ······ **10**	anti-allergic medicine ······ **150**	articulation ······ **151**
anarthria ······ **236**, 412	antibacterial drug ······ 156	articulation disorder ······ **151**
ANCA ······ 29, **160**	anti-cholinergic drug ······ **160**	artificial ear ······ **275**
andropohonia ······ **340**	anticholinergics ······ **160**	artificial larynx ······ **274**
anechoic room ······ **493**	antideoxyribonuclease B ······ **170**	artificial mastoid ······ 105, **275**
anemia ······ **446**	antidromically evoked facial nerve	artificial mouth ······ 104, **273**
angina habitualis ······ **243**	electromyography ······ **111**	artificial palate ······ **274**
angina syphilitica ······ **409**	antigen ······ **158**	artificial respiration ······ **274**
angioectatic polyp ······ **142**	antigen presenting cell ······ **158**	artificial ventilation ······ **274**
angiosarcoma ······ **143**	antigenic drift ······ **159**	artificial voice ······ 104, **273**
angiotensin converting enzyme	antigenic shift ······ **159**	ARV 法 ······ **298**
······ 212	antigen-specific IgE ······ 15, **158**	aryepiglottic fold ······ **445**
ankyloglossia ······ **299**	anti-histamines ······ **184**, 430	aryepiglottic muscle ······ **444**
annulation test of tonsil ······ **470**	antimicrobial drug ······ **155**	aryepiglottoplasty ······ 179
annulus tympanicus ······ **201**	anti-mitochondorial antibody ······ **186**	arytenoid adduction ······ **445**
anosmia ······ **112**, 493	anti-neutrophil cytoplasmic	arytenoid cartilage ······ **445**
anterior clinoid process ······ **309**	antibody ······ **160**	arytenoid dislocation ······ **445**
anterior commissure ······ **307**, **322**	antistreptococcal polysaccharide	arytenoid muscle ······ 40, **444**
anterior cranial base ······ 309	······ 150	arytenoids ······ **444**

ascending pharyngeal artery ····· **255**	atticoantrotomy ················· **256**, 479	axonotmesis ······················· **224**, 272
aseptate hypha ························ **492**	atticomastoidectomy ··················· 256	axotomy ·································· **224**
ASK ······································· **167**	atticotomy ······················· 192, **256**	
ASO ······························ **167**, 170	atticotympanoplasty ··················· 256	## B
Asperger disorder ······················· **6**	AUC ······································· 145	
Asperger syndrome ····················· **6**	AUC/MIC ································ 145	β 2 刺激薬 ····························· 101
aspergillosis ·························· **6**, 300	audiogram ································· **41**	β-lactam ······························· **464**
aspiration ································ 188	audiometer ································· **41**	β-lactamase ····················· 455, 502
aspiration after swallow ··············· **35**	audiometric room ················ **351**, 357	β-lactamase negative ampicillin
aspiration before swallow ············· **35**	auditory acuity ························· **357**	resistant Haemophilus
aspiration during laryngeal descent	auditory brainstem (evoked)	influenzae ··························· **464**
··· **173**	response ····························· **355**	β-ラクタマーゼ産生アモキシリ
aspiration during laryngeal	auditory brainstem implant ········ **355**	ン／クラブラン酸耐性
downward movement ·········· **173**	auditory disturbance ·················· 391	（BLPACR）インフルエンザ菌
aspiration during laryngeal	auditory feedback ····················· 351	··· 27
elevation ···························· **175**	auditory filter ··························· 351	β-ラクタマーゼ非産生アンピシ
aspiration during laryngeal	auditory nerve ························· **354**	リン耐性（BLNAR）インフル
movement ·························· **202**	auditory nerve disease ················· 41	エンザ菌 ························ 27, **464**
aspiration during laryngeal upward	auditory neuropathy ·············· **41**, 78	β-ラクタム ······························· **464**
movement ·························· **175**	auditory ossicle ························ 230	β-ラクタム系抗生物質 ··············· 304
aspiration during swallow ············· **36**	auditory sensation area ············· **357**	β-ラクタム剤 ··························· 502
aspiration pneumonia ·················· **37**	auditory steady-state response **355**	β 受容体 ·································· 9
aspirin sensitivity ························ **5**	auditory test using six whispered	B 型インフルエンザ菌 ············· 116
aspirin-induced asthma ················· **6**	words ································ **210**	B 細胞 ········· 158, 347, 409, **421**, 450
aspirin-intolerant asthma ··············· **6**	auditory training ··············· 351, **356**	B 細胞リンパ腫 ······················· 134
assist-control ventilation ············ **478**	auditory tube ··························· **220**	B cell ···································· **421**
ASSR ····································· **355**	augmentation rhinoplasty ·········· **520**	babbling ································· **390**
asthenic ································· 129	aural atresia ······················· **55**, 210	*Bacillus fusiformis* ···················· 116
asthenic voice ·························· **497**	aural fullness ··························· **239**	*Bacillus* 属 ································ 80
asthmatoid wheeze ··················· **310**	aural stenosis ···························· **53**	background noise ··············· **15**, 406
asymptomatic carrier ·········· 31, **495**	auricle ···································· **218**	bad breath ······························ **164**
ataxia ···································· **237**	auricular appendage ·················· 450	BAL ······································· 100
ataxia-teleangiectasia ················ **505**	auricular deformity ··················· **218**	balloon Matas test ·············· **145**, 485
ataxic ······································ 77	auricular hematoma ·················· **218**	balloon occlusion test ······· 110, 145
atelectasis ······························ **493**	auricular muscle ······················ **218**	BALT ······························· 352, 424
atelectatic ear ·························· **200**	auropalpebral reflex ················· **233**	band noise ······························ **330**
atopic background ······················ **9**	autograft ································· **219**	band width ····························· **330**
atopic cough ······························ **9**	autoimmune disease ················· **228**	band-pass filter ················· **330**, 419
atopic dermatitis ························· **9**	autoimmune labyrinthitis ········· **229**	band-pass noise ························ 330
atopic diathesis ·························· **9**	autoimmune sensorineural hearing	barbecue rotation ···················· **404**
atresia of anterior nare ················ **60**	loss ··································· **229**	barotrauma ····················· **7**, 98, 157
atresia of nasolacrimal duct ······ **444**	automated auditory brainstem	Barre-Lieou 症候群 ·················· 136
atrophic rhinitis ················· **17**, 245	response ····························· **238**	Barrett syndrome ····················· **415**
attack of voice ·················· 106, **187**	autonomic imbalance ··············· **266**	Barrett's esophagus ·················· **415**
attenuation band ······················ **149**	average recrified value ············· **298**	basal cell adenocarcinoma ······· **107**
attic ······································· 256	averaging ································ **462**	basal cell adenoma ·················· **107**
attic cholesteatoma ·················· **256**	axial section ···························· **224**	basal cell carcinoma ················ **107**

外国語索引　B〜C

basaloid cell carcinoma 107
basic frequency response 105
basilar artery **402**
basilar artery migraine **402**
basophilic cell 151
bat ear **337**
Behçet disease **465**
Békésy audiometer 223, **465**
Bell's palsy
　........................ 95, 169, 379, **467**, 517
benign paroxysmal positional
　vertigo **522**
Bertin cartilage 352, **466**
Bezold abscess 394, 396, **465**
BHL 212
bilateral hilar lymphadenopathy
　... 212
Bill's bar 41, 280, **444**
Bing-Siebenmann type deformity
　... **446**
biofilm **405**
biohazard **405**
biological modulator 292, **504**
birch pollen 266
bird-like face 352
BJP 135
black out **93**
blepharoptosis 75, **89**
blepharospasm-oromandibular
　dystonia **89**
blink reflex **249**
BLNAR 464
blood vessel invasion 492
blood-labyrinth barrier 141
bloody rhinorrhea 145
blowing **458**
blowout fracture **449**
blue ear drum **288**
blue line **457**
BO syndrome 267
Bochdalek hernia **480**
bolster 484
bolus 262
bolus of food **262**
Bondy modified radical
　mastoidectomy 357
Bondy 手術 357, 479

bone conduction **197**
bone putty **198**
bone-conduction vibrator **198**
BOR syndrome 205, 267, 314
Botulinum toxin **480**
bow hunter's stroke 136, **477**
Bowen 病 211
Bowman's gland **477**
Bowman 腺 117
BPPV 340, **522**
brachytherapy **258**, 328
bradykinin **456**
brain abscess **402**
branchial arch **205**
branchial cleft 23, **205**
branchial cleft fistula **209**, 325
branchial groove 23, **205**
branchiogenic carcinoma **207**
Branchio-oto syndrome 267
branchio-oto-renal dysplasia ... **205**
branchio-oto-renal syndrome
　..................................... 205, 267
Branhamella catarrhalis ... **456**, 506
breath holding swallow 16
breathy 129
breathy voice **106**
Brinkman's index **457**
Broca aphasia motor 30, **459**
bronchial asthma **102**
bronchiectasis **101**
bronchitis **101**
bronchodilator **101**
bronchofiberscope **102**
bronchoscope **101**
bronchospasmolytics **359**
Bruns' nystagmus **458**
BSE **457**
bucconasal membrane **184**
bulbar palsy **118**
bulbar paralysis **118**
bulbous nose **339**
bullar recess **228**
bullous myringitis **281**
Burkholderia spp 454
Burkitt lymphoma **404**
burst neuron 259

C

C level (in cochlear implant) ... 216
c⁵dip **215**, 322
C5 欠損症 479
calcitonin-gene related peptide
　... 273
Caldwell method **179**
Caldwell view **188**
Caldwell-Luc 135, 331
Caldwell-Luc operation .. **189**, 371
caloric nystagmus **51**
caloric test **51**, 82
canal ablation 417
canal occlusion 417
canal plugging **417**
canal reconstruction **54**
canal wall down tympanoplasty
　... **54**
canal wall down 法 54, 394
canal wall up 法 394
canal wall up tympanoplasty ... 54
canalicular adenoma **254**
canalith repositioning maneuver
　..................................... 374, 455
canalith repositioning procedure
　..................................... 374, 455
canalolithiasis **416**
C-ANCA 160, **209**
cancer death 334
cancer of nasal cavity 424
cancer of the external auditory
　canal 53
cancer of the sinonasal tract ... **439**
cancer pain **91**
Candida albicans 91, 156, 505
candidiasis **91**, 300
canine fossa **149**
canthoplasty **84**
CAP **68**, 474
CAP 法 336
capillary hemangioma **505**
capsaicin **79**
capsule **121**
car sickness **131**
carbon dioxide acidosis 190
carcinoma ex-pleomorphic

adenoma 335	cephalometry 304	canal 55
carcinoma in pleomorphic	cephem 304	cholesteatomatous otitis media
adenoma 335	cerebellopontine angle tumor 260	276
carcinoma *in situ* 261	cerebrospinal fluid rhinorrhea	cholesterol cyst 202
cardiospasm 262, 461	279, 431	cholesterol granuloma 202
Carhart's notch 51, 226	cerebrospinal otorrhea 279	chondroma 391
caroticotympanic canaliculus 134	cerumen 225	chondrosarcoma 391
carotid sheath 137	cerumenolytic agent 226	chorda tympani nerve 160
Carpenter 症候群 318	ceruminal adenoma 226	chorda tympani 192
carpits deafness syndrome 205	ceruminous gland 225, 226	chordoma 297
carrier frequency 418	cervical esophagectomy 140	choronic thyroiditis 412, 488
caseous material 97	cervical sinus 136	CHP 525
caseous necrosis nest 97	cervical tag 140	chronic adhesive otitis 199, 511
caseous sinusitis 97, 453	cervical vertigo 136	chronic granulomatous disease
caspase 75	cervical wattle 140	488
cat cry syndrome 397	CF 418	chronic hyperplastic candidiasis
catalase 77	CGRP 273	489
catarrhal tonsillitis 77	Charcot-Marie-Tooth 病 41, 76	chronic invasive fungal
CATCH22 365	CHARGE association 183, 343	thinosinusitis 328
cauliflower ear 81	CHARGE syndrome 343	chronic mucocutaneous
causatire pathogen 99	Charlin syndrome 241, 441	candidiasis 489
causespecific survival 214, 236	cheek swelling 121	chronic otitis media 488
cavernous hemangioma 61	chemical labyrinthectomy 65, 500	chronic sclerosing sialadenitis of
CC-chemokine 214	chemical mediator 65, 146	submandibular gland 118, 488
CCL3 214, 484	chemical mediator receptor	Churg-Strauss syndrome
CCl3COOH 380	antagonist 146	14, 162, 343
CC-ケモカイン 32, 214, 518	chemical mediator release inhibitor	Chvostek sign 28, 128
CC-ケモカインファミリー 484	146	cilia（複） 321
CD16 389	chemokine 146	ciliated cell 321
CD23 34, 366	chemoprevention 66	cilium（単） 321
CD4 31, 467	chemoradiotherapy 66	circumaural earphone 492
CD4$^+$T 細胞 363	chemosurgery 65	circumvallate papilla 509
CD40 ligand 215	chemotactic factor 510	CIS 411
CD40 リガンド 215	chemotherapy 67	*Cladosporium* 129
CD4 陽性ヘルパー T 細胞 289	CHEP 525	clear cell carcinoma 498
CD56 389	chest physical therapy 409	cleft lip 167
CD8$^+$T 細胞 328	chest voice 45, 120	cleft lobule 233
CD95L 446	chewing method 344	cleft nose 452
CEA 86	Cheyne-Stokes respiration	cleft palate 154
cellulitis 476	169, 342	click 130
central apnea 348	chickenpox 280, 332	clinical otosclerosis 524
central compensation 316, 347	chin down 73, 140	close to margin 303
central deafness 347, 348	*Chlamydia* 129	closed method tympanoplasty
central hearing loss 347, 348	chlamydospore 300	54, 395
central microtubule 347	choanal atresia 183	closer of larynx 296, 388
central pattern generator 38	cholesteatoma 276	closing phase 61, 296
centroblast 347	cholesteatoma of external auditory	closing phase of glottis 296

Clostridium difficile 124, **133**	complement fixation reaction **479**	(type) hearing aid 132
clostridium infection 75	complement fixation test 479	conus elasticus **340**
Clostridium 属 80	complete response **93**, **359**	convergence nystagmus **451**
cluttering 327, **414**	complete response duration **359**	Coombs & Gell 18
CM **69**	complex sound **450**	Coombs 血清 92
CMI テスト **215**	complex tone **450**	COPD **507**
CMIS **401**	composite resection **78**	cor pulmonale **408**
CMV **371**	compound (nerve) action potential	cordectomy **290**
CO_2 **529**	272	Coriolis stimulation **201**
CO_2 ナルコーシス **190**	compound action potential of the	corneal reflex 212
cochlear aqueduct **62**, **68**, **69**	cochlear nerve **68**	Cornell Medical Index **215**
cochlear canaliculus **62**, **68**, **69**	compressed air nebulizer 217	corniculate cartilage **253**
cochlear duct fistula **68**	concha auriculae **225**	coronal incision **91**
cochlear hair cell **69**	concha bullosa **349**	coronal section **91**
cochlear implant **275**	concha 426	corrective saccade **244**, **478**
cochlear implantation **275**	concomitant chemoradiotherapy	corrective surgery of nasal cavity
cochlear microphonics **69**	**66**	**424**
cochlear nerve 313, **354**	concurrent chemoradiotherapy **66**	cortical cerebellar atrophy **428**
cochlear neuritis **68**	concussion of labyrinth 385, **500**	corticosteroid **285**, **451**
cochlear otosclerosis **67**, **500**	condenser microphone **204**, 292	*Corynebacterium diphtheriae*
cochlear window **69**, **286**	conduction aphasia **372**	24, 202
cochleariform process **211**	conductive hearing loss **368**	*Corynebacterium spp.* **201**
cochleopalpebral reflex **233**	confusion in phoneme perception	coryza neonatorum 277
cochleostomy **67**	19	costal respiration **120**
Cockayne syndrome **192**	congenital cholesteatoma **317**	Costen syndrome **196**
Cogan syndrome **188**, 228, 229	congenital cytomegalovirus	cough reflex **56**
cold agglutination **98**	infection **317**	cough-variant asthma **297**
cold rhinitis **98**	congenital nystagmus **316**	counter opening **331**
coloboma lobuli **233**	congenital rubella syndrome **318**	Cowdry A 型 **73**
colonization 358, **367**	congenital stridor **317**	*Coxsackie virus* **191**
combination chemotherapy **336**	congenital aural fistula **317**	CP **408**
combined approach tympanoplasty	connective tissue type mast cell	CPAP 療法 **494**
395	**144**	CPG **38**
combined immunodeficiency **450**	conservative neck dissection **139**	CPPB **235**
combined olfactory disorder **203**	conservative radical operation **479**	CPPV **235**, 236
comfortable phonation **493**	consonant **216**	CR 17, **323**
commissural inhibition **187**	constricted ear **186**, 338	craniofacial dysostosis **283**
common antigen **121**	contagion **302**	craniopharyngeal duct **282**
common cavity **121**	contamination 358	craniopharyngioma **282**
common cold (syndrome) **76**	contingent negative variation **106**	craniosynostosis **283**
common mucosal immune system	continuous positive airway	CREST syndrome **132**, 186
401	pressure via the nasal route 138	Creutzfeldt-Jakob disease
common nasal meatus **324**	continuous positive pressure	**132**, 508
commotio labyrinthi **385**, 500	breathing **235**	cribriform plate **239**
community-acquired infection 236	continuous positive pressure	cricoarytenoid joint **525**
compensatory hypertrophy **332**	ventilation **235**	cricohyoidoepiglottopexy **524**
complement factor 5 **479**	contralateral routing of signals	cricohyoidopexy **525**

cricoid cartilage	524	
cricoid ring	524	
cricopharyngeal bar	**522**	
cricopharyngeal dysfunction	**523**	
cricopharyngeal dysphagia	**523**	
cricopharyngeal muscle	**523**	
cricopharyngeal myotomy	**523**	
cricothyroid joint	**523**	
cricothyroid membrane	524	
cricothyroid muscle	306, **523**	
cricotomy	179	
cri-du-chat syndrome	**397**	
Crimea-Congo hemorrhagic fever virus	**131**	
crista galli	**133**	
crocodile tears syndrome	127, 521, **534**	
CROS (type) hearing aid	**132**	
crossed aphasia	**160**	
croup	117	
Crouzon disease	**131**	
crus of helix	**267**	
crypt	21	
cryptococcosis	**130**, 300	
cryptotia	331, **483**	
CT	253, 353	
CT sialography	**214**	
CTL	328	
cumulative survival rate	**527**	
cuneiform cartilage	**144**	
cup ear	**77**	
cupped ear	**77**, 187	
cupulolithiasis	**128**	
curative neck dissection	**359**	
curative resection	**350**	
curtain sign	**51**	
cuticular plate	59, **128**	
cut-off frequency	**241**	
CXC chemokine	**214**	
cyanosis	**341**	
cyclic AMP	101	
cyclic GMP	101	
cyclooxygenase	**224**	
CysLT1	531	
CysLT2	531	
cystadenocarcinoma	**403**	
cystadenoma	**403**	
cystic fibrosis	452	
cystic hygroma	**403**, 426	
cystic lymphangioma	**403**, 426	
cytokine	**207**	
cytology of nasal smear	**428**	
Cytomegalovirus	**207**, 333, 371	
cytoplasmic ANCA	160	
cytoplasmic-anti-neutrophil cytoplasmic antibody	**209**	
cytotoxic T lymphocyte	**328**	
C レベル	**216**, 486	
C 細胞	281	

D

dacryocystorhinostomy	444
DAF	351
damage-risk criteria	**323**
Dandy symptom	242, **340**
danger space	23, **104**
dark cell	15
Darwin tubercle	**329**
daytime drowsiness	**393**
deafness	391, **531**
death of cancer	**150**
death of complication	**77**
death of other causes	**334**
death of other diseases	**338**
death of surgery	**247**, 248
death of unknown cause	334
debris	357
decibel (dB)	**368**
decomposition	30, **375**
decubitus	**262**
deep lateral cervical node	**273**
deep mycosis	269, **276**
deep neck infection	**272**
defect of speech rhythm	**519**
definitive radiation	**203**
deflected nasal septum	**434**
deglutition	**35**
deglutition reflex	**38**
Deiters cell	**333**
delay of swallowing reflex	23, **39**
delayed auditory feedback	**351**
delayed endolymphatic hydrops	**343**
delayed language development	**148**, 149
delayed side-tone test	**342**
delayed speech	**149**
deltopectoral flap	**120**, 365
demucosation	**400**
dendritic cell	**247**
Denker's operation	**371**
Denker-Watsuji method	**371**
dental germ	**238**
dental sinusitis	**234**
DEP	**364**
deposition	**359**
depth of invasion	**277**
Dermatophagoides	411, **443**
deviatio septi nasi	**434**
deviation	**468**
dichotic hearing	**331**
dichotic listening	**331**
diesel exhaust particles	**365**
difference limen for loudness	**44**
difference limen for pitch	**44**
diffuse panbronchiolitis	**440**
diffusion test	**71**, 366
digastric muscle	**73**
DiGeorge syndrome	**365**
dilution method	**105**, 491
diotic hearing	**330**
diphtheria	**239**
diplonia	245, **392**
diplophonia	245, **392**
direct laryngoscope	**359**
direct pathogen	**358**
direct therapy	**358**
direction-fixed nystagmus	**367**
disc gustometry	**532**
disc test	**71**, 366
disco hearing loss	**203**, 367
discus-thrower position	**40**
disease-free survival	**497**
disease-specific survival	**214**, 236
dislocation of ossicles	**231**, 232
disorders of articulation	151
distortion product otoacoustic emission	**430**
disturbance of adolescent voice change	**468**

divergence nystagmus	52	
Dix-Hallpike 法	374	
DNA	110	
DNase-B	170	
DNA ウイルス	28, 467	
dominant-SP	379	
dorsum of nose	438	
double cancer	245	
Douglas の手術	298, 334	
Down syndrome	334	
downbeat nystagmus	67	
DPB	440	
DPOAE	218, 430	
DPT	24	
DP 皮弁	24, 120, 365, 509	
drooling	520	
droplet infection	440	
drug delivery system	12, 380	
drug inhalation	507	
drug-induced esophagitis	506	
drug-induced hearing loss	507	
dry cough	91	
dry eye	267	
dry nose	93	
dry powder inhaler	380	
dry swallow	81	
Duane 症候群	421	
ductal papilloma	374	
ductus reunions	144	
dumbbell-shaped tumor	13, 341	
dynein arm	333	
dysarthria	30, 151, 487	
dysdiadochokinesis	419	
dyskeratosis	16	
dyslexia	378, 514	
dysmetria	325, 418	
dysosmia	16, 112	
dysphagia	36, 39	
dysphonia	413	
dysplasia	17, 411	
dystonia	141, 233

E

ear defender	20, 21, 351	
ear drum	198	
ear lobe	233	
ear mold	21	
ear pit	317	
ear protector	20, 351	
ear stimulator	275	
ear wax	225	
ear wax plugging	226	
earache	236	
early phase reaction	325	
earpits deafness syndrome	267	
earth horizontal axis rotation	404	
easy phonation	493	
EB virus	16, 34, 250	
EB virus infection	371	
Ebner gland	34	
Ebola virus	35	
EBV	34, 158, 371	
EB ウイルスゲノム	526	
EB ウイルス感染症	371	
ecalectin	162	
eccentric rotation	469	
Echovirus	32	
ECP	161, 163	
ectopic gastric mucosa	18	
ectopic goiter	18	
eczema of auditory meatus	54	
eczema of nasal vestibule	437	
eczema of nasal vestibulum	437	
eczematous external otitis	54	
edematous polyp	454	
EDN	163	
EEOAE	218, 370	
EG1	163	
EG2	163	
EGF	261	
EHEC	468, 512	
eighth cranial nerve	311, 333, 385, 463	
elective neck dissection	514	
electrically evoked otoacoustic emissions	370	
electrocochleography	78	
electroglottogram	369	
electrogustometry	370	
electrolarynx	370	
electron	371	
electroneurography	16, 224, 370	
electronic artificial larynx	370

electronystagmogram	369	
electronystagmograph	213, 369	
electro-olfactogram	117	
electropalatography	369	
electrostatic microphone	204, 292	
elevated pinna	218	
elevation of optic canal	232	
ELISA	169	
EMCF Ⅰ型	136	
EMCF Ⅱ型	136	
EMCF Ⅲ型	136	
emerging infectious disease	273	
emotional rhinitis	268	
empyema	401	
enchondroma	391	
endolaryngeal injury	179	
endolymph	388	
endolymphatic duct	388	
endolymphatic hydrops	388	
endolymphatic sac	389	
endolymphatic sac enhancement surgery	389	
endolymphatic sac surgery	389	
endolymphatic sac tumor	389	
endomeatal approach	133	
endonasal antrostomy	437	
endonasal ethmoidectomy	436	
endoscopic endonasal sinus surgery	383, 384	
endoscopic examination	384	
endoscopic mucosal resection	400	
endoscopic sinus surgery	384	
endoscopic（injection） sclerotherapy	384	
endosonography	384	
endothelin-1	40	
endotoxin	388	
end-position nystagmus	122	
ENG	51, 213, 369	
enlarged vestibular aqueduct	314	
ENoG	16, 224, 370	
enophthalmos	86	
Enterovirus	39	
enzyme immunoassay	169	
enzyme linked immunosorbent assay	169

EOAE ……… 218, 510
eosinophil ……… 161
eosinophil cationic protein
　……… 161, 163
eosinophil chemoattractant ……… 162
eosinophil peroxidase ……… 161
eosinophil-derived neurotoxin 163
eosinophili cationic protein ……… 161
eosinophilia ……… 162
eosinophilic granule 2 ……… 163
eosinophilic granuloma of soft
　tissue ……… 110
eosinophilic inflammation ……… 161
eosinophlic otitis media ……… 162
eosinophlic sinusitis ……… 162
eotaxin ……… 32, 162
ephaptic transmission ……… 34
epidemic parotitis ……… 497, 519
epidermal growth factor ……… 261
epidermoid carcinoma ……… 528
epiglottic cartilage ……… 173
epiglottis ……… 172
epiglottis bifida ……… 396
epipharyngeal space 250, 421, 422
epipharyngitis ……… 250
epipharynx ……… 250, 421, 422
episodic ataxia ……… 243
epistaxis ……… 428
epithelial hyperplasia of larynx
　……… 177, 180
epithelial pearl ……… 17
epithelial-myoepithelial carcinoma
　……… 260
epithelioid cell ……… 527
epithelioid cell granuloma ……… 527
epithelioid histiocyte ……… 527
epi-tympanotomy ……… 192, 256
epitympanum ……… 256
Epley 法 ……… 455
EPO ……… 161
Epstein-Barr virus ……… 16, 34, 371
equal-loudness contour ……… 44, 377
equilibrium disturbance ……… 463
equilibrium test ……… 463
equivalent continuous sound level
　……… 374
ERA ……… 355

ERP ……… 230
erythema exudativum multiforme
　……… 335
erythema nodosum ……… 145
erythropoietin ……… 35
esophageal achalasia ……… 262, 461
esophageal constrictions ……… 263, 265
esophageal speech ……… 263, 265
esophageal varices ……… 263
esophageal web ……… 263
esophagitis ……… 263
esophagocele ……… 18, 265
esophagography ……… 264
esophagojejunostomy ……… 263
esophagoplasty ……… 263
esophagoscope ……… 264
essential voice tremor ……… 49
esthesioneuroblastoma ……… 116
estibulocochlear nerve ……… 333
ethmoid bone ……… 227
ethmoid cancer ……… 227
ethmoid (al) sinus ……… 227
ethmoidal bulla ……… 228
ethmoidal cells ……… 227, 228
ethmoidal cribriform plate ……… 227
ethmoidal cyst ……… 228
ethmoidal infundibulum ……… 228
ethmoidal sinus ……… 228
ethmoiditis ……… 228
ethmoidomaxillary plate ……… 227
ethmomaxillary plate ……… 227
ethymotic gain of hearing aid ……… 480
eunuchoidism ……… 526
eustachian tube ……… 220
eustachitis ……… 221
EV ……… 39
event-related potential ……… 230
evoked otoacoustic emission ……… 510
evoked response audiometry ……… 355
Ewing's sarcoma ……… 508
exophthalmos ……… 87
exostosis ……… 67, 204
exotoxin ……… 59
expiratory stridor ……… 189
exploratory antrotomy ……… 252
exploratory puncture of maxillary
　sinus ……… 253

exploratory tympanotomy
　……… 192, 225
extended frontolateral
　laryngectomy ……… 72
extended middle fossa approach
　……… 72
extended radical neck dissection
　……… 72, 359
extended supraglottic
　laryngectomy ……… 72
extended total maxillectomy ……… 72
extended total parotidectomy ……… 219
extensive turbinectomy ……… 79
external acoustic meatus ……… 53
external auditory canal ……… 53
external auditory canal
　cholesteatoma ……… 55, 464
external auditory meatus ……… 53
external beam irradiation ……… 55
external canal ……… 53
external ear canal ……… 53
external laryngeal muscle ……… 52
external laryngeal trauma ……… 173
external nasal pyramid ……… 60
external nose ……… 59
external otitis ……… 52, 53
external thyroarytenoid muscle ……… 52
extracapsular invasion ……… 440
extracapsular tonsillectomy ……… 154
extracochlear recording ……… 193
extradural abscess ……… 185
extranasal ethmoidectomy ……… 423
extranasal frontal sinusectomy
　……… 423
extratemporal facial nerve injury
　……… 326
extrinsic laryngeal muscle ……… 52
extrinsic ligament ……… 219
extrinsic muscle of tongue ……… 55
EYA1 ……… 205
eye tracking test ……… 239, 360
eyelid swelling ……… 90

F

57-S word list ……… 198
5-HPETE ……… 446

外国語索引　F

5-lipoxygenase … **446**	fiberoptic endoscopic evaluation of swallowing … **38**	fossa incudis … 160
facial artery … **96**		fossa jugularis … 135
facial canal … **95**, **446**	fibrin glue … **447**	fossa pterygopalatina … **512**
facial cleft … **96**	fibroma … **305**	fossula fenestrae vestibuli … **315**, 517
facial contracture … **94**	fibrosarcoma … **305**	
facial dismasking flap … 147, **448**	fibrous dysplasia … **305**	fossula of round window … **69**
facial dismasking 法 … **91**	fibrous ossification … **305**	fossula of round window niche … 286
facial mannerism … 503	field cancerization … **521**	
facial myokymia … **93**, **96**	fila olfactoria … 115	fossula post fenestram … **315**
facial nerve … **94**	filamentous fungus … 124, **230**	Fourier transform … **448**
facial nerve paralysis … **95**	fimbriae … 321	Fovile 症候群 … 346
facial neurinoma … **95**	fine crackle … **399**	FoxP3 … 287
facial palsy … **95**	fine needle aspiration cytology … 111, **308**	free field room … 493
facial recess … **94**, 160, 280		free flap … **510**
facial recess approach … 160	finger to nose test … **511**	free jejunal autograft … **510**
facial spasm … **94**	first and second branchial arch syndrome … **330**	frenulum labii superior … **258**
facial-trigeminal nerve anastomosis … **95**		Frenzel goggles … **458**
	first stage of swallowing … **37**	Frenzel lenses … **458**
facio-scapulo-humeral muscular dystrophy … **94**	first word … 225, **265**	frequency modulation … **245**
	fissura ante fenestram … **315**	frequency response … **245**
falciform crest … **41**	fissure of Santorini … 213	frequency-following response … **244**
Fallopian canal … **95**, **446**	fistula … **531**	frequency-specificity … **245**
false bottom … 147, 280	fixation nystagmus … **192**	Frey syndrome … **455**
false cord phonation … **76**	flaccid tube … **287**, 463	fricative … **484**
false (vocal) cord (fold) … **75**	flail chest … **99**	Friedenwald phenomenon … **456**
falsetto … 375, **446**	flaring ear … 337	Friedreich's ataxia … 41, **457**
familial amyloid polyneuropathy … **76**	floppy tube … **287**, 463	frontal cyst … 319
	flow nasality graph … **459**	frontal mucocele … 319
familial facial nerve palsy … **76**	fluorescence allergosorbent test … **133**	frontal process of maxilla … 252
far advanced otosclerosis … 67, **500**		frontal recess … **318**
Fas ligand … **446**	fluorescent antibody technique … **134**, 503	frontal sinus … **318**
FAST … 474		frontal sinusitis … 319
fast Fourier transform … 169	fluorescent treponemal antibody … **134**	frontoethmoidal suture … 318
Fcε受容体 … **34**, 90, 167		frontonasal process … 319
Fcε receptor1 … **34**, 167	flutter-like-oscillation … 42, 45, **412**	frontozygomatic suture … 318
Fcε receptor2 … **34**, 366	FM … **245**	FROS (type) hearing aid … **459**
FDG-PET … 478	focal infection … **442**	FTA-ABS … 134
feeding training … **36**	folded ear … **46**	full-on acoustic gain … **207**
feigning … **211**	follicular carcinoma … **532**	full-thickness skin grafting … **310**
fenestration of cochlea … 67	follicular formation … **533**	functional articulation disorder … 151
fenestration of inner ear … 67	foramen singulare … 185, **339**	
FESS … 43	forced duction test … 84, 85	functional dysphagia … **109**
FFR … **244**	forearm flap … **322**	functional endoscopic sinus surgery … 43
FFT … **448**	forehead flap … **306**	
FGFR2 遺伝子 … 131	formant … **449**, 473, **482**	functional gain … **447**
FGFR3 異常 … 391	fornt routing of signals (type) hearing aid … **459**	functional hearing loss … **109**
fiagellum … **472**		functional MRI … 224

fundamental frequency 109
fundamental tone 99
fungal ball 328
fungal external otitis 55
fungal infection 269
fungal pathogen 269, 442
fungal sinusitis 453
fungus 268, 300
fungus ball 269
furosemide test 459
furuncle of nose 432

G

γ globulin 93
gait test 477
Galen anastomosis 82
GALT 352, 424
galvanic nystagmus 368
galvanic skin reaction 439
galvanic test 370
ganglion pterygopalatinum 513
ganglioneuroblastoma 271
ganglioneuroma 271
gangrenous stomatitis 33, 279
Garcin syndrome 82
gas gangrene 75
gastroesophageal hernia 18, 265
gastroesophageal reflux disease 18
gaze nystagmus 346
gaze palsy 346
gaze paretic nystagmus 347
G-CSF 81, 348
Gellé 法 48
gene therapy 19
geniculate(facial)ganglion
　　　 95, 237
genioglossus muscle 43
geniohyoid muscle 43
GERD 18
German measles 447
germinal center 409
gestational rhinitis 397
Giemsa 染色法 25
Gillies' method 123
gingivitis 238
GJB2 gene 215

GJB2 遺伝子変異 215
gland of Bowman 117
Glaser 裂 279
glass slide test 81, 403
glassertian fissure 279
Glatzel rhinometer 132
glioma 270
global aphasia 309
glossopharyngeal nerve 298
glossopharyngeal neuralgia 298
glossoptosis 302
glottal area waveform 296
glottal closing phase 296
glottal closure 296
glottal inverse filtering 294
glottal opening phase 293
glottal resistance 295
glottal sound source 176, 292
glottal stop 295
glottic closure 295
glottic dilatation 293
glottic region 295
glottis 295
glucose-nonfermentative gram
　　negative rod 455
glue ear 131
glycerol test 130
glycocalyx 130, 373
glycoprotein 375
goblet cell 209
Goldenhar syndrome 188, 202
Goodman 症候群 318
GPCR 215
G-protein-coupled receptor 215
grade 129
Gradenigo syndrome
　　　 129, 279, 280
granular cell tumor 82
granulocyte-colony stimulating
　　factor 81
granulocytopenia 81, 170
granuloma 392
grass plloen 81
Graves' disease 412
Graybiel's criteria 132
GRBAS 尺度
　　 106, **129**, 329, 351, 381, 497

greater alar cartilage 333
greater auricular nerve 331
greater palatine nerve 331
greater petrosal nerve 332
Griesinger syndrome 130
gross system 96
growth factor 292
Guanarito virus 126
Guillain-Barré 症候群 436
gumma 201
gustation 489
gustatory rhinitis 490
gut-associated lymphoid tissue
　　　 352

H

H1N1 273
H$_1$ 受容体 14, 184, 397, 430
H$_2$ ブロッカー 111
H$_2$ 受容体 430
H$_3$ 受容体 430
H5N1 273
HA 300, 375, 401
Habitual tonsillitis 243, 420
Haemophilus influenzae 27
halitosis 164
Haller's cell 84, 414
Haller 蜂巣 84
Hamman 徴候 242
Hammer 361
hand, foot and mouth disease 362
Hansel's stain 418
Hansel 染色 437
Hansen's disease 514
Harada disease 415
hard blowing 458
hard chancre 167
hard palate 159
harmonic component 356, 358
harmonic tone 406
harmonics 406
harmonics to noise ratio 356
Hashimoto thyroiditis 412, 488
HBV 110
HBV 無症候性キャリア 495
HCV 無症候性キャリア 495

head and neck cancer ········ **374**	Hess 氏の赤緑試験 ········ 84, 85	*Human Herpes Virus* ········ 371
head down ········ 140	HFMD ········ **362**	*Human immunodeficiency virus* ········ 371, **436**
head raising exercise ········ **376**	HHV ········ 371	human leukocyte antigen ········ **436**
head shaking nystagmus ········ 7	Hib ワクチン ········ 28	*Human papilloma virus* ········ 393, **436**, 472
head voice ········ **375**, 446	high dose therapy of corticosteroids ········ **285**	human T-lymphotropic virus type 1 ········ 289
hearing acuity ········ 357	high jugular bulb ········ 288	Hunt syndrome ········ 11, **418**, 497, 517
hearing aid ········ **479**	highest mediastinal node ········ **257**	HUS ········ 468
hearing impairment ········ **391**	high-pass filter ········ **150**	Hutchinson's sign ········ 413
hearing instrument ········ 479	high-speed imaging ········ **168**	hyaline membrane disease of newborn ········ **277**
hearing level ········ **358**	hilar shadow ········ **410**	*Hyalomma* ········ **486**
hearing level for speech ········ **189**	Hirschsprung 病 ········ **533**	hyaluronidase test ········ **420**
hearing loss ········ **391**	histamine ········ **429**	hygroma ········ 403, **426**
hearing loss of acute onset ········ **379**	histamine receptor ········ **430**	hyoepiglottic ligament ········ **301**
hearing protector ········ 20, 21, **351**	histamine receptor antagonist ········ 184, **430**	hyperesthetic rhinitis ········ **423**
hearing threshold level ········ **350**	histiocytic necrotizing lymphadenitis ········ 3, **327**	hyperfractionated radiation ········ **338**
heat shock protein ········ **397**	histiocytosis X ········ **430**, 518	hyperfunctional dysphonia ········ **70**
heavy -ion ········ **246**	histological otosclerosis ········ **327**	hyperfunctional voice disorder ········ **69**, 70
Heerfordt's syndrome ········ 212, **465**	Hitselberger's sign ········ **434**	hyperkeratosis ········ **64**
helicotrema ········ **68**, 466	HIV ········ 371	hypermetria ········ **410**
helix ········ **267**	HIV 感染症 ········ 156, 158	hypernasality ········ **60**
helper T cell ········ **467**	HIV 無症候性キャリア ········ **495**	hyperosmia ········ **112**
hemaggluination inhibition test ········ **300**	HI 価 ········ **300**	hyperplasia ········ **411**
hemagglutination inhibition reaction ········ **300**	HLA ········ **436**	hyperpnea ········ **74**, 190
hemagglutinin ········ **300**, 375	HLA-B54 ········ **440**	hyperrhinolalia ········ **60**, **61**
hemangioma ········ **143**	HNPP ········ **76**	hypertelorism ········ 84, 86, **521**
hemangioma simplex ········ **340**	Hodgkin 病 ········ 5	hypertensive lower esophageal sphincter ········ **80**
hemiglossectomy ········ **304**	Holzknecht's sign ········ **482**	hypertrophic rhinitis ········ **427**
hemilaryngectomy ········ **180**	homograft ········ **375**	hypha ········ **124**
hemimandibulectomy ········ **66**	horizontal partial laryngectomy ········ 178, **294**	hypofunctional dysphonia ········ 364, **365**
hemolytic uremic syndrome ········ **512**	hormonal rhinitis ········ **388**	hypofunctional voice disorder ········ 364, **365**
Hennebert's sign ········ **40**	hormone producing tumor ········ **482**	hypoglossal nerve ········ **298**
hereditary hearing loss ········ **20**	Horner sign ········ **482**	hypoglossal-facial nerve anastomosis ········ **299**
hereditary hemorrhagic telangiectasia ········ **20**, 43	Horner syndrome ········ 417, **482**	hypometria ········ **410**
hereditary neuropathy with liability to pressure palsy ········ **76**	hospital-acquired infection ········ **236**	hypopharyngeal cancer ········ **62**
herpangina ········ **467**	house dust ········ **237**, **411**	hypopharyngeal carcinoma ········ **62**
herpes labialis ········ **167**	house dust mite ········ **411**, 443	hypopharynx ········ **62**, 181
Herpes simplex virus ········ **340**	HOX ········ **161**	hypopnea ········ **494**
herpes zoster oticus ········ **236**	HPV ········ 393, **472**	hyporhinolalia ········ **464**
herpes zoster ········ **332**	HSP ········ **397**	
Herpesviridae ········ **467**	HSV-1 ········ **340**	
herpetic gingivostomatitis ········ **467**	HSV-2 ········ **340**	
Hertel 眼球突出計 ········ **87**	HTLV-1 ········ **289**	
hertz ········ **467**	*Human cytomegalovirus* ········ **436**	

外国語索引　H〜I　613

hyposmia ……………………… 112
hypotonia ……………………… 125
hypotympanotomy …………… 74, 192
hypotympanum ……………… 74
Hyrtl's fissure ………… 195, 404, 444
HZV ……………………………… 95

I

^{131}I 療法 ……………………… 302
iatrogenic cholesteatoma …… 17
ICAM-1 ………………… 161, 208
idiopathic bilateral sensorineural
　hearing loss ………………… 379
idiopathic facial palsy …… 379, 467
idiopathic rhinitis ……… 142, 482
idiopathic sudden deafness … 379
idiopathic sudden hearing loss 379
idiopathic sudden sensorineural
　hearing loss ………………… 379
IDL 検査 ……………………… 2, 362
Ig ……………………………… 503
IgA nephropathy …………… 2
IgA 産生 ……………………… 421
IgA 腎症 …………… 2, 442, 461
IgE-10, 14, 34, 110, 158, 363, 503
IgE 抗体 ……… 9, 90, 325, 360, 474
IgE 受容体 ……… 34, 144, 167, 440
IgG4 関連疾患 ……………… 490
IL ……………………………… 207
IL-1 …………………………… 22
IL-2 …………………………… 22
IL-4 …………………………… 162
IL-5 …………………………… 161, 162
IL-16 ………………………… 162
immotile cilia syndrome …… 150
immune adherence
　hemagglutination ………… 504
immune bacteriolysis ……… 504
immunecompetent cells …… 504
immunofluorescence technique
　………………………… 134, 503
immunogen ………………… 158
immunoglobulin …………… 503
immunosorbent precipitation 504
immunostimulant ……… 292, 504
impacted cerumen ………… 226

impaired hear ……………… 391
impedance audiometer …… 27
imperfectance of bone formation
　……………………………… 197
impetigo contagiosa ……… 372
implantable hearing aid …… 274
implantation cholesteatoma … 17
imported mycosis ………… 511
impression of esophagus … 263, 265
IMRT ………………………… 475
inapparent infection ……… 453
incisura nasalis …………… 432
incubation ………………… 320
incudomalleal articulation … 109
incudomalleal joint ……… 109
incudostapedial articulation … 108
incudostapedial joint …… 108
incus ………………………… 108
indigenous bacterial flora
　…………………… 256, 257, 288
indigenous microbial flora
　…………………… 256, 257, 288
indirect fluorescent antibody
　technique ………………… 92
indirect hemagglutination test 92
indirect laryngoscopy …… 92
indirect pathogen ………… 92
indirect therapy …………… 92
induction chemotherapy … 376
inertial impaction ………… 91
infantile hemangioma …… 143
infectious mononucleosis … 371
infectious mononucleosis-like
　syndrome ………………… 371
inferior constrictor muscle … 63
inferior cranial nerve palsy … 59
inferior ganglion ……… 74, 302
inferior internal jugular nodes … 78
inferior laryngeal artery … 74
inferior laryngeal nerve … 73, 416
inferior meatus …………… 79
inferior orbital wall fractures … 84
inferior petrosal sinus …… 75
inferior pharyngeal constrictor
　muscle …………………… 63
inferior turbinate ………… 79
inflammation of the inner ear

　……………………………… 383, 499
inflation-deflation test …… 222
influenza …………………… 27
infrahyoid muscle ………… 301
infrahyoid myotomy ……… 301
infranuclear facial paralysis … 70
infraorbital ethmoid cell … 84, 414
infraorbital nerve ………… 83
infrared CCD camera …… 296
infratemporal fossa ……… 325
inhaled antigens ………… 118
injection laryngoplasty …… 176
inlay 法 ……………………… 199
inner ear …………………… 383
inner ear collapse ………… 384
inner ear dysfunction …… 385
inner ear hearing loss …… 385
inner ear malformation … 383
inner ear syphilis ……… 386, 500
i-notch ……………………… 439
insert earphone …………… 324
insertion gain …………… 480
inspiratory obstruction … 113
inspiratory stridor ……… 113
intact canal wall technique … 395
intact canal wall tympanoplasty
　……………………………… 54
intact-PTH ………………… 450
integrated electromyogram … 298
intelligibility test ……… 498, 521
intensity difference limen … 2, 362
intensity level difference … 521
intensity modulated radiotherapy
　……………………………… 121
intention tremor ………… 108
interaural level difference … 521
interaural time difference … 521
intercellular adhesion molecule-1
　……………………………… 208
interferon ………………… 22
interleukin ……………… 22, 207
intermediate nerve ……… 345
intermediate position …… 344
intermittent oro-esophageal tube
　feeding …………………… 88
intermittent positive pressure
　breathing ………………… 88

intermittent positive pressure
　ventilation **88**, 89
internal auditory artery **500**
internal auditory canal **386**
internal auditory meatus **386**
internal jugular chain **382**, 387
internal laryngeal muscle 166, **382**
internal laryngeal trauma **179**
internal otitis **383**, 499
internal thyroarytenoid muscle
　382
internuclear ophthalmoplegia
　71, 387
interscaler septum 312
intraarterial chemotherapy
　122, 376
intraarterial infusion therapy
　122, 376
intracapsular tonsillectomy 154
intracranial complication **283**
Intraductal papilloma 374
intraepithelial cancer 261
intraesophageal pressure
　measurement **264**
intranasal antrostomy **437**
intranasal drug delivery **139**
intranasal ethmoidectomy **436**
intranasal immunotherapy **139**
intranuclear inclusion body **73**
intraorbital complications **85**
intratemporal branching **327**
intratemporal palsy **326**
intravenous olfactometry 13, **261**
intrinsic laryngeal muscle **383**
intrinsic muscle of tongue **201**
Introduser 法 138
invasive carcinoma **276**
invasive type **328**
inverted ductal papilloma 374
inverted papilloma **388**, 393
IPEX 症候群 287
IPPB **88**, 89
IPPV **88**, 89, 235
ipsilateral routing of signals（type）
　hearing aid 3
IROS（type）hearing aid 3
irrigation of sinus **453**

irritant rhinitis **225**
irritative nystagmus **225**
Ishizaka-Flanagan 290

J

Jackson-小野式 101
Jacobson's nerve 236, **508**
Jacobson's organ
　265, 266, 449, **507**
Jakob disease **508**
Japanese cedar pollen **283**
Jerger のⅡ型 **478**
Jerger のⅤ型 **109**
jerky nystagmus **259**, 457
jerky 型，眼振 316
Jervell and Lange-Nielsen
　syndrome **217**
jet nebulizer **217**
jet stream olfactometry **461**
jitter **434**
Jones 検査法 520
jugular bulb **135**
jugular fossa **135**
jugular thrombophlebitis 135
jugular thrombosis **135**
jugulodigastric node 259
jumbling phenomenon **242**, 340
jump graft **299**
junctional complex **208**
juvenile angiofibroma **240**, 241
juvenile onset recurrent respiratory
　papillomatosis 180
juvenile periodontitis **240**, 276

K

Kadish 分類 116
Kallmann syndrome **82**, 493
Kaplan-Meier's method **80**, 289
Kaposi's sarcoma **80**
Kartagener syndrome **82**, 452
Kawasaki disease **82**, 260
Kayser-Gutzmann 法 49, 469
keratosis **70**
keratosis obturance 55
keratosis obturans **464**

Kiesselbach's plexus **99**, 519
Kikuchi disease 3, **104**
Killian's bundle **123**
Killian's triangle **123**
Kimura disease **110**
Klebsiella 感染 426
Klinefelter syndrome **129**
Klippel-Feil syndrome **130**
Klippel-Feil 奇形 421
Koplik's spots **198**
Körner septum **147**, 280
Kugelberg-Welander disease **127**
Kussmaul respiration **127**, 376
Kussmaul-Kien respiration
　127, 376
Küttner **118**
Küttner's tumor **118**, 488
Kveim test **128**
Kveim 反応 **128**

L

labio-palpebral synkinesia **435**
labored respiration **381**
labyrinth **498**
labyrinthectomy 386, **500**, 501
labyrinthine artery **500**
labyrinthine fistula 386, **501**
labyrinthine hearing loss 385
labyrinthine hemorrhage **499**
labyrinthine otosclerosis 67, **500**
labyrinthine partitioning 417
labyrinthine segment **501**
labyrinthine syphilis 386, **500**
labyrinthine vein **499**
labyrinthine window 385
labyrinthine window fistula 62
labyrinthine window rupture
　286, **386**
labyrinthitis 383, **499**
lacuna **21**
lacunar tonsillitis **21**
Laimer triangle **515**
LAK 療法 526
lamellar bone 197
lamina cribrosa 239
lamina papyracea 86, **227**

外国語索引　L　615

Langerhans cell histiocytosis ……………… 430, 518
language disorder ……… 148
language retardation ……… 148, 149
large vestibular aqueduct syndrome ……… 314
laryngeal allergy ……… 171
laryngeal cancer (carcinoma) ……… 173
laryngeal cleft ……… 178, 182
laryngeal closure ……… 181
laryngeal cyst ……… 177, 180
laryngeal deviation ……… 177
laryngeal diaphragm ……… 171
laryngeal dysplasia ……… 175, 180
laryngeal efficiency ……… 176
laryngeal elevation ……… 175
laryngeal elevation delay time ……… 175
laryngeal granuloma ……… 179
laryngeal hyperkeratosis ……… 173, 180
laryngeal microsurgery ……… 176, 181
laryngeal mycosis ……… 178
laryngeal papillomatosis ……… 179
laryngeal paralysis ……… 181, 291
laryngeal penetration ……… 178
laryngeal reflex ……… 180
laryngeal saccular cyst ……… 177
laryngeal spasm ……… 176
laryngeal stenosis ……… 174
laryngeal stroboscope ……… 178
laryngeal suspension ……… 175
laryngeal trauma ……… 172
laryngeal web ……… 171
laryngocele ……… 174, 517
laryngocutaneous fistula ……… 181
laryngofissure ……… 179
laryngomalacia ……… 179
laryngopharyngeal reflux disease ……… 21
laryngopharynx ……… 62, 181
laryngoplasty ……… 176
laryngospasm ……… 176
laryngostroboscope ……… 178
laryngotracheal cleft ……… 174
laryngotracheal separation ……… 174
laryngotracheoplasty ……… 174
laryngo-videostroboscopy ……… 178

larynx preservation ……… 172, 181
laser assisted uvulopalatoplasty ……… 153
laser midline glossectomy ……… 302
laser surgery ……… 529
laser-assisted midline glossectomy ……… 302
Lassa fever ……… 516
late cortical cerebellar atrophy ……… 419
late phase reaction ……… 342
latent carcinoma ……… 319
latent infection ……… 207, 319
latent mastoiditis ……… 28
latent nystagmus ……… 319
lateral articulation ……… 324
lateral cervical cyst ……… 324
lateral cervical fistula ……… 325
lateral cervical node ……… 325
lateral cricoarytenoid muscle ……… 58, 324
lateral healing of the tympanic membrane ……… 307
lateral laryngeal muscle ……… 58, 324
lateral mandibulotomy ……… 65
lateral nasal process ……… 57
lateral nasal wall ……… 425
lateral neck dissection ……… 311, 324
lateral olfactory stria ……… 56
lateral olfactory tract ……… 56
lateral orbital wall ……… 85
lateral pharyngeal band ……… 25
lateral pharyngeal cord ……… 25
lateral pharyngotomy ……… 25
lateral position ……… 58
lateral pterygoid muscle ……… 58, 328
lateral recess ……… 85, 324
lateral retropharyngeal lymph node ……… 56
lateral rhinotomy ……… 57
lateral thyrolaminectomy ……… 166
lateral vestibulospinal tract ……… 57
lateral wall of posterior glottis ……… 185
latex allergy ……… 517
latissimus dorsi musculocutaneous flap ……… 182
LAUP ……… 153

LD50 ……… 126
Le Fort ……… 251
Le Fort fractures ……… 529
Le Fort osteotomy ……… 528
Le Fort Ⅰ型骨折 ……… 251
Le Fort Ⅱ型骨折 ……… 251
Le Fort Ⅲ型骨折 ……… 251
LEDT ……… 175
legionellosis ……… 206, 529
leiomyoma ……… 462
leiomyosarcoma ……… 462
Lemierre syndrome ……… 529
Lempert 法 ……… 455
lenticular process ……… 487
leprosy ……… 514
leptospirosis ……… 530, 534
Lermoyez syndrome ……… 530
LES ……… 79
lesser palatine nerve ……… 255
lethal midline granuloma ……… 5, 342, 431
leukemic angina ……… 412
leukemoid reaction ……… 527
leukoplakia ……… 411
leukotriene ……… 531
leukotriene receptor antagonists ……… 531
level recorder ……… 530
leverage ……… 368
lid loading ……… 89
light zone ……… 498
lightning eye movement ……… 20, 307
Lindeman's surgery ……… 525
linear vibration ……… 432
lingual nerve ……… 303
lingual papilla ……… 303
lingual thyroid ……… 301
lingual tonsil ……… 304
lingual tonsillar hypertrophy ……… 304
lipoma ……… 239
liquorrhea from nose ……… 431
liquorrhea ……… 279
Little's area ……… 99, 519
lobule of auricle ……… 233
longitudinal fracture ……… 244, 326
long-term average spectrum ……… 354
lop ear ……… 186, 338

外国語索引 L〜M

loudness ……………………… **44**, **515**
loudness of voice ……………………… **50**
low-cut filter ……………………… 150
lower esophageal sphincter ……………………… **79**
low-pass filter ……………………… **364**
low-tone sensorineural hearing loss
　……………………… **365**
LPRD ……………………… 21
LSD ……………………… 112
LTAS ……………………… **354**
Lubinstein-Taybi syndrome ……………………… **528**
Lucae 音叉 ……………………… 48
Ludwig angina ……………………… 157, **528**
lung compliance ……………………… 407
Lyme borreliosis ……………………… 515
Lyme disease ……………………… **514**
lymphangioma ……………………… **525**
lymphatic invasion ……………………… **525**
lymphatic ring of Waldeyer ……………………… 534
lymphocyte stimulation test ……………………… **526**
lymphoepithelioma ……………………… **526**
lymphokine ……………………… 207
lymphokine activated killer cell
　……………………… **526**

M

M 蛋白質 ……………………… 134
M. levator veli palatini ……………………… 153
M. tensor veli palatini ……………………… 153
Macewen triangle ……………………… 375, **486**
Machado-Joseph disease ……………………… **485**
macrocystic ……………………… 143
macroglossia ……………………… **122**
macrolide ……………………… **484**
macrophage inflammatory ……………………… 214
macrophage inflammatory
　protein-1α ……………………… **484**
macrostomia ……………………… **122**, 155
magnetic resonance imaging ……………………… 223
magnetic stimulated evoked
　electromyography ……………………… **224**
magnetoencephalography ……………………… **401**
maintenance chemotherapy ……………………… **17**
major basic protein ……………………… 161, **249**
malignant external otitis ……………………… **3**, 32
malignant fibrous histiocytoma ……………………… **4**

malignant lymphoma ……………………… **5**
malignant melanoma ……………………… **4**
malignant mixed tumor ……………………… **4**
malignant myoepithelioma ……………………… **4**
malignant peripheral nerve sheath
　tumor ……………………… **5**
malignant persistent positional
　vertigo ……………………… **4**
malingering ……………………… 211
malleus ……………………… **361**
Mallory-Weiss lesion ……………………… **487**
Mallory-Weiss syndrome ……………………… **487**
MALT ……………………… 153, 352, 401, 424
mandibular fossa ……………………… **64**
mandibular swing approach ……………………… **65**
mandibulofacial dysostosis
　……………………… 64, 380
manikin unoccluded ear gain ……………………… 105
Mann test ……………………… **488**
mapping ……………………… **486**
Marburg virus ……………………… **483**
Marcus Gunn phenomenon ……………………… **483**
marginal mandibulotomy ……………………… **65**
marginal periodontitis ……………………… 468
Marinesco-Sjögren syndrome ……………………… **487**
Markov and Kozlov methods ……………………… **508**
masked mastoiditis ……………………… **28**
masker treatment of tinnitus ……………………… **240**
masking ……………………… 241, **485**
masseter ……………………… **155**
masseter muscle ……………………… 155, 328
MAST ……………………… 474
mast cell ……………………… **440**, **485**
mastication ……………………… **328**
masticatory muscle ……………………… **328**
mastoid ……………………… **395**
mastoid air cell ……………………… **396**
mastoid antrum ……………………… **395**
mastoid cavity problem ……………………… **394**
mastoid foramen ……………………… **394**
mastoid obliteration ……………………… 198, **394**
mastoid process ……………………… **396**
mastoid simulator ……………………… **105**, 275
mastoid tip cell ……………………… **394**
mastoidectomy ……………………… **396**
mastoiditis ……………………… **396**
MAST 法 ……………………… 336

Matas test ……………………… **485**
maternal immunization ……………………… **479**
maxilla ……………………… **251**
maxillary artery ……………………… **72**
maxillary cancer ……………………… **251**, 253
maxillary fracture ……………………… **251**
maxillary nerve ……………………… **252**
maxillary osteomyelitis ……………………… **251**
maxillary process ……………………… **253**
maxillary prosthesis ……………………… **254**
maxillary sinus ……………………… **252**
maxillary sinusitis ……………………… **252**
maxillary sinusitis of dental origin
　……………………… 234
maxillary swing approach ……………………… **251**
maxillary (sinus) cancer ……………………… 251, **253**
maximum comfortable level (in
　cochlear implant) ……………………… **216**
maximum discrimination score
　……………………… **189**
maximum phonation time ……………………… **207**
maximum power output control
　system ……………………… **248**
MBC ……………………… 156, **206**
MBP ……………………… 161, **249**
MCP ……………………… 162
measles ……………………… 411, **485**
measles encephalitis ……………………… **485**
Measles virus ……………………… **485**
meatal atresia ……………………… 55, **210**
meatal stenosis ……………………… 53
meatoplasty ……………………… **54**
mecA 遺伝子 ……………………… **502**
Meckel cartilage ……………………… **502**
Meckel 軟骨 ……………………… 230
medial longitudinal fasciculus
　……………………… 339, **387**
medial longitudinal fasciculus
　syndrome ……………………… 71, **387**
medial maxillectomy ……………………… **387**
medial meatal fibrosis ……………………… 307
medial orbital wall fractures ……………………… **85**
medial pterygoid muscle ……………………… 328, **387**
medial retropharyngeal lymph
　node ……………………… **387**
median cervical cyst ……………………… **291**
median cervical fistula ……………………… **291**

median position **291**	176, **180**	MLD 126
median sternotomy **119**	microscopic slide precipitation test	MLF 339, 346, **387**
mediastinal dissection **242**	81, **403**	MLR **354**, 355
mediastinal emphysema **242**	microtia **257**	MM **203**
mediastinal space 242	mid internal jugular nodes 348	MMN **490**
mediastinitis **242**	middle cranial fossa 348	mobile tongue 157, **299**
mediastinum **242**	middle cranial fossa approach	Möbius syndrome **501**
medullary carcinoma **282**	136, 172	modal voice **45**, 120
MEG **401**	middle ear 345	modified neck dissection 359
Meiborm 腺 427	middle ear cancer 345	modified radical mastoidectomy
Meige syndrome 89, 94, **501**	middle ear implant 274	**357**, 479
mel **503**	middle fossa approach **136**	modified radical neck dissection
MELAS **491**	middle latency response **354**, 355	**139**
Melkersson-Rosenthal 症候群	middle lobe syndrome **409**	modiolus **68**
76, 169	middle meatus 349	modulation frequency **469**
membrane potential **483**	middle pharyngeal constrictor	Moebius syndrome 76, 501
Membranous portion 433, **484**	muscle 344	Moeller-Hunter glossitis **418**
Mendelsohn maneuver **504**	middle turbinate 349	moiré topography **505**
Ménière's disease **502**	midfacial degloving **95**, **491**	mold 268
meningitis **281**	midline cervical node **140**	molecular targeting therapy **460**
meningoencephalocele **281**	midline mandibulotomy 65	molluscum contagiosum **372**
Merlin 271	Mikulicz syndrome **490**	Mondini 奇形 314
mesopharyngeal cancer **344**	Mikulicz 病 90	moniliasis **505**
mesopharynx **344**	Millikan-Siekert 症候群 360	monocyte chemoattractant protein
meso-tympanotomy 192, **345**	minimally invasive surgery **366**	**339**
mesotympanum **345**	minimally invasive therapy **366**	mono-ocular nystagmus **338**
metabolic craniosynostosis **331**	minimum bactericidal	monosinusitis **341**
metered dose inhaler **367**	concentration **206**	Montgomery 296
methicillin resistant	minimum inhibitory concentration	*Moraxella catarrhalis*
Staphylococcus aureus **502**	**206**	92, 456, **506**
methicillin susceptible	minor alar cartilage **261**	morbilli **411**, 485
Staphylococcus aureus **502**	minor salivary gland **259**	Morgagni hernia 474, **506**
methicillin-resistant gene **502**	MIP-1α 214, 484	Moro reflex **506**
MF **469**	misdeglutition **188**	Moro response **506**
MHC 分子 158	misdirection **74**	motion sickness **376**
MIC 156, **206**, 366, 466	mismatch field **490**	motor aphasia **30**, 459
MIC test 105, **491**	mismatch negativity **490**	motor speech disorder **30**, 487
MIC 法 105, **491**	misswallowing 188	mouth administration 134
Michel type deformity **490**, 501	mitochondrial 1555A＞G	mouth simulator **104**, 273
micro aspiration 37	mutation **491**	MPO（myeloperoxidase）-ANCA
microbial substitution **124**	mitochondrial 3243A＞G	160
microcystic 143	mutation **491**	MRA 224
micrognathia **252**	mitochondrial encephalopathy	MRI **223**, 253
micrometastasis **429**	lactic acidosis and stroke-like	MSA 45
microphonic potential in cochlea	episodes 491	MUC **496**
69	mixed modulation **203**	MUC5AC 380
microscopic laryngeal surgery	MLC 156	mucin **496**

外国語索引　M〜N

mucocele ……………… **399, 494**
mucociliary function ……………… **398**
mucociliary transport ……………… **398**
mucocutaneous lymphnode syndrome ……………… 82, **260**
mucoepidermoid carcinoma …… **399**
mucopolysaccharidosis ……………… **494**
mucormycosis ……………… 300, **492**
mucosa-associated lymphoid tissue ……………… 153, 352, **400**, 424
mucosal immunity ……………… **401**
mucosal resection ……………… **400**
mucosal wave ……………… 275, **401**
mucous nasal discharge ……………… **398**
mucoviscoelastic-aero-dynamic theory ……………… **399**
mucus ……………… **398**
mucus blanket ……………… **398**
mucus defence mechanism ……… **399**
mucus fluid ……………… **398**
mucus layer ……………… **398**
Muir-Torre 症候群 ……………… **428**
Müller 筋麻痺 ……………… **482**
multidisciplinary therapy ……… **243**
multimodal therapy ……………… 243
multiple antigen simultaneous test ……………… **336**
multiple cancer ……………… **245**
multiple endocrine neoplasm …… **337**
multiple primary cancer ………… **337**
multiple simultaneous stimulation ……………… **336**
multiple system atrophy ………… **336**
mumps ……………… **497**, 519
mumps deafness ……………… **497**
muscle tension dysphonia ……… 141
muscular tinnitus ……………… **124**
musculotubal canal ……………… **124**
mutation of voice ……………… **468**
mutational dysphonia ……………… 468
mutism ……………… 96, **494**
mycelial fungus ……………… **124**, 230
Mycobacterium leprae ……………… 514
Mycobacterium tuberculosis …… 141
Mycoplasma ……………… **483**
Mycoplasma pneumoniae ……… 483
mycosis ……………… 269

mycosis of paranasal sinus …… 453
mycotic disease ……………… **269**
myeloma cell ……………… 134
mylohyoid muscle ……………… **71**
myocutaneous flap ……………… 509
myoepithelial carcinoma ……………… **4**
myoepithelial cell ……………… **124**
myoepithelioma ……………… **125**
myokymia ……………… **489**
myoplasty ……………… **123**
myringitis ……………… **199**
myringoplasty ……………… **199**
myringotomy ……………… **200**
myxoma ……………… **398**

N

N. tympanicus ……………… 508
NA ……………… 300, 375, 401
Naegleria fowleri ……………… 149
Nager 症候群 ……………… 298
naive T cell ……………… **382**
NALT ……………… 352, **424**
nare ……………… 426
nasal airway resistance ……… 426
nasal ala ……………… **443**
nasal bleeding ……………… 428
nasal bone ……………… 427
nasal breathing ……………… 427
nasal cancer ……………… **424**
nasal cavity ……………… **201**
nasal cerebrospinal fluid leakage ……………… **431**
nasal congestion ……………… 439
nasal continuous positive airway pressure ……………… **138**
nasal cycle ……………… 99, **397, 427**, 428
nasal cytology ……………… **428**, 437
nasal discharge ……………… 445
nasal floor ……………… **435**
nasal fontanelle ……………… **433**, 484
nasal fracture ……………… 427
nasal furuncle ……………… **432**
nasal gland ……………… **432**
nasal hypersensitivity ……… **423**
nasal lateral-posterior artery … **56**
nasal mucosa ……………… 437

nasal NK/T-cell lymphoma ……………… 5, 342, **431**
nasal obstruction ……………… **439**
nasal packing ……………… **425**
nasal placode ……………… **438**
nasal polyp ……………… **414**, 439
nasal polypotomy ……………… **414**
nasal provocation test ……… **438**, 441
nasal respiration ……………… 427
nasal septum ……………… **433**
nasal smear ……………… **428**, **437**
nasal speculum ……………… **424**
nasal speech ……………… **430**, 431
nasal syphilis ……………… **438**
nasal tuberuculosis ……………… **426**
nasal ulcer ……………… **436**
nasal valve ……………… **439**
nasal vestibule ……………… **432**
nasal voice ……………… **430**, 431
nasal (olfactory) pit ……………… **423**
nasal-associated lymphoid tissue ……………… **424**
nasality ……………… **423, 430**
nasoantral window ……………… **331**
nasociliary nerve ……………… **440**
nasofrontal duct ……………… **432**
nasolabial cyst ……………… **432**
nasolabial flap ……………… **429**
nasolacrimal duct ……………… **444**
nasolacrimal obstruction ……… 444
nasolacrimal sulcus ……………… **444**
nasometer ……………… **389**
nasonasal reflex ……………… **413**
naso-nasopharyngeal plexus … 353
nasopharyngeal angiofibroma ‥ 241
nasopharyngeal articulation … **422**
nasopharyngeal cancer ………… **250**
nasopharyngeal-associated lymphoid tissue ……………… **422**
nasopharynx ……………… 250, 421, **422**
natural killer cell ……………… **389**
natural ostium ……………… **234**
navigation surgery ……………… **390**
NCPAP ……………… **464**
Nd-YAG ……………… 529
near-infrared spectroscopy …… **125**
near-total laryngectomy ……… **171**

外国語索引　N〜O　619

nebulizer therapy **397**	noise-induced deafness 323	syndrome **464**
neck dissection **139**	noise-induced hearing loss 322	occipitofrontal view 188
neck protrusion **140**	noisiness **44**, **401**	occipitomental view 29, **171**
necrotizing external otitis 3, **32**	noma 33, **279**	occult carcinoma **307**
necrotizing vasculitis **32**	non recurrent inferior laryngeal	occupational hearing loss **262**
Neisseria 419	nerve **438**	octave **42**
Neisseria gonorrhoeae 387, **522**	non-allergic rhinitis with	ocular bobbing **42**
Neisseria meningitidis 387	eosinophilia **162**	ocular counter-rolling **87**, 332
Neisseria spp. **387**	nonerosive gastroesophageal reflux	ocular flutter **42**, 45, **412**
neoadjuvant chemotherapy 376	disease 111	ocular muscle palsy 88
neoglottis 63, 76, **277**	nonfluent aphasia **443**, 459	ocular tilt reaction **87**
neonatal maxillary osteomyelitis	non-invasive type **328**	oculo-auriculo-vertebral spectrum
.... **277**	non-linear vibration **432**	.... **202**
neonatal rhinitis **277**	non-specific hyperresponsiveness	odontogenic maxillary sinusitis
NERD 111	.... **435**	 234
nerve excitability test **270**	non-syndromic hearing loss **429**	odynophagia 38
nerve growth factor **271**	normal hearing level **33**	OK-432 403
nervus intremedius **345**	normal microbial flora 257	olfaction **111**
neural response telemetry **272**	normal threshold of hearing **288**	olfactometry **112**
neuraminidase 300, 375, **401**	normalized noise energy 99	olfactory blindness **118**
neurapraxia 272, **273**	normalmicrobial flora 257, **288**	olfactory bulb **114**
neurilemoma **271**	nose-associated lymphoid tissue	olfactory cell **114**
neurinoma 271	 424	olfactory cilium 117, **118**
neuroblastoma **269**	nosocomial infection **27**, **441**	olfactory cleft **118**
neurofibromin 529	nostril **60**, **426**	olfactory dendrite **115**
neurofibroma **271**	notch of Rivinus 223	olfactory disorders 16
neurofibromatosis **271**	Notch 所見 52	olfactory epithelial disorder **115**
neurofibromatosis II **272**	noy **401**	olfactory epithelium **115**
neurofibromin 271	nozzle **403**	olfactory field **113**
neuropeptide **272**	NRT 272	olfactory filament **115**
neurotmesis **272**	nuclear factor κ B **34**	olfactory fissure **118**
neurovascular compression	nucleus ambiguus 99	olfactory gland **117**
syndrome **270**	nucleus of solitary tract **197**	olfactory hallucination 112, **147**
neutral position 317	nystagmus **91**, 457	olfactory nerve **116**
neutralization test **350**	nystagmus alternans 243	olfactory neuroblastoma **116**
neutralizing antibody **349**		olfactory receptor **112**
neutropenia 81, **170**	**O**	olfactory tract conduction **113**
NF2 272		olfactory vesicle **116**
NF-κB **34**, 518	O157 512	olivopontocerebellar atrophy **45**
nHL **33**	OAE **218**	OMC 235
niacin test **382**	OAV 202	omohyoid muscle **148**
NIRS **125**	objective tinnitus **334**	OMU 235
NK/T 細胞リンパ腫 15	oblique thyroarytenoid muscle	oncocytic carcinoma **477**
NK 細胞 389	.... **241**	oncocytoma **47**, 163, **477**
Nn. Pterygopalatini **512**	obliteration of mastoid bowl **394**	oncogene **83**
no change 15, **455**	obstructive apnea **464**, 486	one airway 161
Noack 症候群 318	obstructive sleep apnea hypopnea	one and a half syndrome **535**

one disease　161	orbital pseudotumor　84	ototoxicity　238, 352
one and a half 症候群　346	orbital wall fracture　449	outer phalangeal cell　333
Onodi cell　45, 353	orbito-meatal line　188, 223	oval window　315, 517
Oort's anastomosis　42	orbito-zygomatic approach　84	oval window niche　315, 517
opaline plaque　400	organ preservation　323	overlay 法　17, 199
open ear gain　42, 516	organaized hematoma　146	overall survival　310
open method tympanoplasty　54, 393	organic articulation disorder　151	oxyphil granular cell adenoma　48, 163, 477
open nasality　60, 61	oropharyngeal cancer　344	oxyphilic cell adenoma　163, 477
open period　61	oropharyngeal candidiasis　156	ozena　17, 93, 245
open quotient　61	oropharynx　344	ozostomia　164
open then closed method　54	*orthomyxoviridae*　27	
open (canal) earmold　42, 53	orthopnea position　104	**P**
opener of glottis　58, 293	orthopneic position　104	
opening phase　61, 296	Osler disease　20, 43	P 波　408
opening phase of glottis　293	ossicular discontinuity　231, 232	*P.aeruginosa*　441
ophthalmoplegia　88	ossicular fixation　231, 232	p53 遺伝子　97
opioid　45	ossicular ligament　231	PAE　168
opportunistic infection　443	ossicular malformation　231	PAF　144, 161
OPSD　226	ossiculoplasty　231, 232	pain on swallowing　38
opsoclonus　45, 412	ossification of cochlea　67	paired serum　462
optic canal　232	ossifying fibroma　74, 197	palatal elevator muscle　153
optic canal eminence　232	osteogenesis imperfecta　197, 447	palatal prosthesis　390
optokinetic afternystagmus　216	osteoma　197	palatal tensor muscle　153
optokinetic nystagmus　216	ostiomeatal complex　42, 43, 349	palatalized articulation　152
OQ　61, 297	ostiomeatal unit　42, 235, 349	palate　151
oral administration　134	ostio-meatal-complex　235	palatine nerves　152
oral allergy syndrome　156	otalgia　236	palatine tonsil　153
oral cancer　156	otic capsule　385, 499	palatoglossal arch　153, 307
oral candidiasis　156	otitis externa　52, 53	palatoglossal muscle　153
oral care　157	otitis interna　383, 499	palatopharyngeal arch　152, 159
oral hairy leukoplakia　158	otitis media　345	palatopharyngeal muscle　152
oral infection　133	otitis media with effusion　276	palliative care　98, 246
oral papillomatosis　158	otitis prone　420	palliative radiation　197
oral stage　37	otoacoustic emission　218	palmoplantar pustulosis　258
oral tongue　157, 299	otofuruncle　234	palpebral incision　90
oral transit time　157	otogenic facial paralysis　217	p-ANCA　160
oral vestibule　157	otohematoma　218	Pancoast syndrome　260, 417
orbit　83	otolithic membrane　234	Pancoast tumor　417
orbital abscess　86	otolithic organ　234	panoramic tomography　419
orbital cellulitis　86	otomycosis　55	pantomography　419
orbital complication　85	otopalatodigital spectrum disorders　226	Papanicolaou 染色　437
orbital exenteration　86	otopalatodigital syndrome　226	papillary carcinoma　393
orbital fossa　83	otoplasty　218	papilloma　393
orbital plate　86, 227	otorrhea　267	papillomatosis　393
orbital plate of the ethmoid　86, 227	otosclerosis　226	paracentesis　200
	otospongiosis　226	paradoxical nasal obstruction　99

paradoxical respiration	98	
paraganglioma	475	
paraglottic space	294, 476	
Parainfluenza virus	414	
parakeratosis	211, 454	
paralytic nystagmus	337, 487	
paralytic pontine exotropia	535	
paramedian pontine reticular formation	476	
paramedian position	451, 476	
paranasal sinus	452	
parapharyngeal abscess	473	
parapharyngeal space	449, 473	
parasternal hernia	474, 506	
parathyroid gland	450	
parathyroid hormone	260, 450	
paratracheal nodes	103	
paretic nystagmus	60, 225	
Parinaud症候群	346	
parosmia	16, 112	
parotid duct	284	
parotid gland	219	
parotidectomy	220	
pars flaccida cholesteatoma	223	
pars flaccida	223, 249	
pars mastoidea	395	
pars squamosa	526	
pars tensa cholesteatoma	126	
pars tensa	125	
pars tympanica	196	
part of esophageal constriction	263, 265	
partial glossectomy	304	
partial hypopharyngectomy	63	
partial laryngectomy	181	
partial mastoid obliteration	394	
partial maxillectomy	254	
partial ossicular replacement prosthesis	274	
partial parotidectomy	220	
partial response	455	
particle-beam radiation therapy	520	
pass band	360	
Passavant's bar	152, 412	
Passavant's cushion	412	
Passavant's pad	412	

Passavant's ridge	412	
passing band	360	
passive opening pressure	249	
passive rhinomanometry	425	
past-positioning test	230	
patch test	413	
pathogenic fungus	269, 442	
Patterson-Kelly syndrome	456	
patulous eustachian tube syndrome	221	
PBP	405, 502	
PCR法	481	
PCV	405	
PD	145, 323	
PDT	23, 39	
peak equivalent sound pressure level	421	
pectoralis major musculocutaneous flap	330	
pedicled flap	509	
PEEP	235, 288	
PEG	138	
PEGカテーテル	138	
Pendred syndrome	314, 472	
pendular nystagmus	259, 457	
pendular-jerky型，眼振	316	
pendular型，眼振	316	
penicillin binding protein	466, 502	
penicillin resistant *Streptococcus pneumoniae*	466	
penicillin susceptible *Streptococcus pneumoniae*	466	
percutaneous endoscopic gastrostomy	138	
perennial allergic rhinitis	360	
perforation of nasal septum	433	
perforation of palate	153	
perforator flap	311	
periauricular fistula	317	
periciliary fluid	321	
pericoronitis of wisdom tooth	342	
perilabyrinthine cells	499	
perilinguistic deafness	148	
perilymph	61	
perilymph fistula	62	
perilymph gusher	62	

perilymphatic duct	62, 68, 69	
perilymphatic fistula	62, 287, 386	
perilymphatic gusher	62	
perineural invasion	270	
perinuclear ANCA	160	
period perturbation	434	
period perturbation quotient	243	
periodic ataxia	243	
periodical alternating nystagmus	243	
periodontal disease	230	
periodontitis	203, 229	
periosteal chondroma	391	
peri-palpebral incision	147	
peripheral apnea	464, 486	
peripheral nerve sheath tumor	486	
peripheral olfactory disorder	486	
peritonsillar abscess	471	
peritonsillitis	470	
permanent tracheal stoma	31	
permanent tracheostoma	31	
permaxillary ethmoidectomy	135	
perpendicular plate of ethmoid bone	227	
persistent infection	207	
persistent stapedial artery	12	
pertussis	441	
pervasive developmental disorder	183	
PES	63, 76, 277	
peSPL	421	
PET	466, 478	
petiolus	172	
petrositis	279	
petrosquamous fissure	280	
petrotympanic fissure	279	
petrous apicitis	279	
petrous portion	97, 280	
petrous pyramid	279	
petrous tip cell	280	
Pfeiffer症候群	318	
PGHS	224	
PH	407	
phagocytosis	382	
phantosmia	112, 147	
Pharmacodynamic	145	
Pharmacokinetic	145	

pharyngeal bursa ⋯⋯⋯⋯⋯⋯⋯⋯ 25
pharyngeal constrictor muscle ⋯ 24
pharyngeal delay time ⋯⋯⋯ 23, 39
pharyngeal diphtheria ⋯⋯⋯⋯⋯ 24
pharyngeal flap ⋯⋯⋯⋯⋯⋯⋯⋯ 26
pharyngeal fricative ⋯⋯⋯⋯⋯⋯ 26
pharyngeal orifice of Eustachian
　tube ⋯⋯⋯⋯⋯⋯⋯⋯⋯⋯⋯⋯ 221
pharyngeal pouch ⋯⋯⋯⋯⋯⋯⋯ 25
pharyngeal recess ⋯⋯⋯⋯ 23, 532
pharyngeal syphilis ⋯⋯⋯⋯⋯⋯ 25
pharyngeal tonsil ⋯⋯⋯⋯⋯⋯⋯ 26
pharyngeal transit time ⋯⋯⋯⋯ 25
pharyngeal vein ⋯⋯⋯⋯⋯⋯⋯⋯ 24
pharyngitis ⋯⋯⋯⋯⋯⋯⋯⋯⋯⋯ 22
pharyngoconjunctival fever
　⋯⋯⋯⋯⋯⋯⋯⋯⋯⋯⋯⋯ 23, 448
pharyngocutaneous fistula ⋯⋯⋯ 26
pharyngoesophageal diverticulum
　⋯⋯⋯⋯⋯⋯⋯⋯⋯⋯⋯⋯ 24, 361
pharyngoesophageal segment
　⋯⋯⋯⋯⋯⋯⋯⋯⋯ 63, 76, 277
pharyngoesophagoplasty ⋯⋯⋯ 25
pharyngolarngeal paresthesia
　foreign body ⋯⋯⋯⋯⋯⋯⋯⋯ 22
phase coherence 法 ⋯⋯⋯⋯⋯⋯ 18
phase spectral analysis ⋯⋯⋯⋯ 18
phenomenon ⋯⋯⋯⋯⋯⋯⋯⋯ 518
phenotypic switching ⋯⋯⋯⋯ 441
philtrum ⋯⋯⋯⋯⋯⋯⋯⋯⋯⋯ 277
phlegmon ⋯⋯⋯⋯⋯⋯⋯⋯⋯⋯ 476
phon ⋯⋯⋯⋯⋯⋯⋯⋯⋯⋯⋯⋯ 449
phonasthenia ⋯⋯⋯⋯⋯⋯⋯⋯ 49
phonation ⋯⋯⋯⋯⋯⋯⋯⋯⋯ 413
phoneme ⋯⋯⋯⋯⋯⋯⋯⋯⋯⋯ 50
phonosurgery ⋯⋯⋯⋯⋯⋯⋯⋯ 48
photocoagulation therapy ⋯⋯ 424
photodynamic therapy ⋯⋯⋯ 168
photoelectric method of ciliary
　activity ⋯⋯⋯⋯⋯⋯⋯⋯⋯ 369
photo-electrical glottogram ⋯ 170
photosensitivity ⋯⋯⋯⋯⋯⋯⋯ 168
physiological block ⋯⋯⋯⋯⋯ 273
Pickwick syndrome ⋯⋯⋯⋯⋯ 434
piecemeal swallow ⋯⋯⋯⋯⋯ 460
Pierre Robin sequence ⋯⋯⋯ 422
Pierre Robin syndrome
　⋯⋯⋯⋯ 252, 298, 352, 422
pili ⋯⋯⋯⋯⋯⋯⋯⋯⋯⋯⋯⋯⋯ 321
pillar suture ⋯⋯⋯⋯⋯⋯⋯⋯ 484
pill-induced esophagitis ⋯⋯⋯ 506
pink noise ⋯⋯⋯⋯⋯⋯⋯⋯⋯ 446
pinna ⋯⋯⋯⋯⋯⋯⋯⋯⋯⋯⋯ 218
piriform (pyriform) sinus fistula
　⋯⋯⋯⋯⋯⋯⋯⋯⋯⋯⋯⋯ 63, 64
piriform sinus ⋯⋯⋯⋯⋯⋯⋯ 519
PISP ⋯⋯⋯⋯⋯⋯⋯⋯⋯⋯⋯⋯ 405
pitch match test ⋯⋯⋯⋯⋯⋯ 434
pitch of voice ⋯⋯⋯⋯⋯⋯⋯⋯ 50
pituita ⋯⋯⋯⋯⋯⋯⋯⋯⋯⋯⋯ 398
PK ⋯⋯⋯⋯⋯⋯⋯⋯⋯⋯⋯⋯⋯ 145
placental infection ⋯⋯⋯⋯⋯ 333
planned staged tympanoplasty 338
Plaques opalines ⋯⋯⋯⋯⋯⋯ 410
platelet activating factor ⋯ 144, 161
Plaut-Vincent's angina ⋯ 455, 535
pleomorphic adenoma ⋯⋯⋯ 335
pleuracentesis ⋯⋯⋯⋯⋯⋯⋯ 119
pleural effusion ⋯⋯⋯⋯ 120, 122
pleural exudate ⋯⋯⋯⋯ 120, 122
pleurocentesis ⋯⋯⋯⋯⋯⋯⋯ 119
plosive ⋯⋯⋯⋯⋯⋯⋯⋯ 415, 463
plugging ⋯⋯⋯⋯⋯⋯⋯⋯⋯ 456
Plummer-Vinson syndrome
　⋯⋯⋯⋯⋯⋯⋯⋯ 263, 446, 456
pneumatization ⋯⋯⋯⋯⋯⋯⋯ 86
pneumatocele ⋯⋯⋯⋯⋯⋯⋯ 109
pneumococcal conjugate vaccine
　⋯⋯⋯⋯⋯⋯⋯⋯⋯⋯⋯⋯⋯ 405
pneumococcal surface adhesion
　antigen vaccine ⋯⋯⋯⋯⋯ 421
pneumococcal vaccine ⋯⋯⋯ 405
pneumogram ⋯⋯⋯⋯⋯ 189, 411
pneumolabyrinth ⋯⋯⋯⋯⋯⋯ 383
pneumosinus dilatans ⋯⋯⋯⋯ 109
pneumotachograph ⋯⋯⋯⋯⋯ 190
pneumothorax ⋯⋯⋯⋯⋯⋯⋯ 103
pocket ear ⋯⋯⋯⋯⋯⋯ 331, 483
pointed ear ⋯⋯⋯⋯⋯⋯⋯⋯ 308
Poliovirus ⋯⋯⋯⋯⋯⋯⋯⋯⋯ 481
Politzerization ⋯⋯⋯⋯⋯⋯⋯ 481
Politzer 法 ⋯⋯⋯⋯⋯⋯⋯⋯⋯ 222
pollinosis ⋯⋯⋯⋯⋯⋯⋯⋯⋯⋯ 80
polymerase chain reaction ⋯⋯ 481
polymorphous low-grade
　adenocarcinoma ⋯⋯⋯⋯ 335
polymyositis ⋯⋯⋯⋯⋯⋯⋯⋯ 337
polyotia ⋯⋯⋯⋯⋯⋯⋯⋯⋯⋯ 336
polypoid vocal fold (cord)
　⋯⋯⋯⋯⋯⋯⋯⋯⋯⋯⋯ 480, 515
polysomnography ⋯⋯⋯⋯⋯ 481
ponticulus promontorii ⋯⋯⋯ 155
PORP ⋯⋯⋯⋯⋯⋯⋯⋯⋯⋯⋯ 274
Portman ⋯⋯⋯⋯⋯⋯⋯⋯⋯ 389
port-wine stains ⋯⋯⋯⋯⋯⋯ 142
porus acusticus internus ⋯⋯ 385
positional nystagmus ⋯⋯⋯⋯ 373
positioning nystagmus ⋯⋯⋯ 374
positive margin ⋯⋯⋯⋯⋯⋯ 340
positron emission tomography
　⋯⋯⋯⋯⋯⋯⋯⋯⋯⋯⋯ 466, 478
postantibiotic effect ⋯⋯⋯⋯⋯ 168
postchricoid ⋯⋯⋯⋯⋯⋯⋯⋯ 524
postchricoid area ⋯⋯⋯⋯⋯ 524
posterior ampullary nerve ⋯⋯ 185
posterior commissure ⋯⋯⋯ 187
posterior cricoarytenoid muscle
　⋯⋯⋯⋯⋯⋯⋯⋯⋯⋯⋯ 155, 187
posterior cricoid split ⋯⋯⋯⋯ 524
posterior ethmoid (al) sinus
　⋯⋯⋯⋯⋯⋯⋯⋯ 163, 164, 184
posterior ethmoidal artery ⋯⋯ 164
posterior glottic adhesion ⋯⋯ 185
posterior glottic gap ⋯⋯⋯⋯ 294
posterior glottic stenosis ⋯⋯ 185
posterior laryngeal muscle
　⋯⋯⋯⋯⋯⋯⋯⋯⋯⋯⋯ 155, 187
posterior nasal drip ⋯⋯⋯⋯ 184
posterior nasal neurectomy ⋯ 183
posterior palatine arch ⋯ 152, 159
posterior pharyngeal wall ⋯⋯ 23
posterior rhinoscopy ⋯⋯⋯⋯ 183
posterior semicircular canal
　occlusion ⋯⋯⋯⋯⋯⋯ 182, 183
posterior semicircular canal
　plugging ⋯⋯⋯⋯⋯⋯ 182, 183
posterior tympanotomy ⋯ 74, 160
posterior tympanum ⋯⋯⋯⋯ 160
posterior walls of glottis ⋯⋯ 294
posterior (cervical) triangle ⋯ 158
postherpetic neuralgia ⋯ 281, 476

postmeningitis hearing loss 281	promontory 154	pulmonary infarct(ion) 407
postnasal drip 184	promontory test 460	pulmonary tuberculosis 406
postoperative maxillary cyst 247	proptosis 87	pure alexia 514
post-operative radiation 247	prostaglandin 459	pure sound 249
potato nose 246, 443	prosthesis 460	pure tone 249
power spectrum 416	protein-1α 214	pure tone audiometry 249
Powers 症候群 136	proton 512	pure tone average 462
PPI 111	proton pump inhibitor 111, 460	pursed lips breathing 128
PPQ 243	protruding ear 337	purulent nasal discharge 402
PPRF 476	protympanum 307	pus plug 402
P-pulmonale 408	provocation test of tonsil 471	pushing 454
PPV 405	PRSP 405, 466	pushing method 454
PR 323	Prussak's space 223, 457	pyocele of sinus 453
PR-3ANCA 160, 209	PSA 86	pyogenic granuloma 78
Prader-Willi syndrome 456	psammomatous calcification 212	pyothorax 401
preauricular fistula 317	pseudobulbar palsy 75, 106	pyramidal eminence 280
preepiglottic space 172	pseudobulbar paralysis 75, 106	pyriform aperture 519
premature spillage 26	pseudofistula sign 40	pyriform recess 519
preoperative chemotherapy 248	pseudofisutula symptom 40	pyriform sinus 519
preoperative radiation 248	pseudoglottis 63, 76, 277	pyrogenic toxin 255
preoperative radiotherapy 248	pseudomembrane 110	
preseptal cellulitis 90	*Pseudomonas aeruginosa* 522	**Q**
pressure sore 262	PspA 抗原ワクチン 421	
pressure trauma 98	PSSP 466	QT 延長症候群 217
pressure ulcer 262	psychoacoustic voice evaluation	quality of life 98
prestyloid compartment 137	351	
pretracheal node 102	psychogenic aphonia 268	**R**
primary amebic meningoencephalitis 149	psychogenic deafness 268	
	psychogenic hearing loss 268	rabbit syndrome 29
primary case 19, 491	PTA 462	radiation dermatitis 475
primary ciliary dyskinesia	pterygoid canal 513	radiation induced cancer 475
149, 454	pterygoid nerve 435, 513	radiation myelitis 474
primary complex 262	pterygoid plexus 514	radiation related cancer 475
primary laryngeal tone 176, 292	PTH 260, 450	radical neck dissection
primary tuberculosis 262	pTNM 364	139, 204, 359
prion 457	ptosis 75, 89	radical operation 346
probe microphone 459	PTSD 112	radical resection 203
proboscis lateralis 327	PTT 25	radicular cyst 229
processus pterygoideus 513	pull through 法 303, 304	radioallergosorbent test 474
processus styloideus 135	pulling 454	radioimmunosorbent test 474
productive cough 237	pull-through resection 458	radioisotope 474
Pröetz displacement method 458	pulmonary compliance 407	radiotherapy 475
prognostic factor 514	pulmonary edema 407	ragweed pollen 454
programming 486	pulmonary embolism 409	Ramsay Hunt syndrome
progression-free survival 496	pulmonary emphysema 406	236, 332, 418, 517
prolabium 345	pulmonary fibrosis 408	randomized controlled trial 495
prominent ear 337	pulmonary hypertension 407	range of voice 286

RANTES 161, 162, **518**	respiratory alkalosis **190**	rhinolith 431
ranula **80**	respiratory capacity 406	rhinomanometer **425**
rapid eye movement **117**, 259	respiratory center **191**	rhinomanometry 132, **425**
Rathke's pouch **517**	respiratory distress syndrome of newborn 277	rhinophyma 246, **443**
reactivation **204**		rhinorrhea **445**
real-ear aided gain 237	respiratory olfactory disorder **191**	rhinoscleroma **426**
real-ear *in situ* gain 237	respiratory syncytial virus **2**, 190	rhinoscopy 319, **424**
real-ear unaided gain **42**, 516	response duration **323**	*Rhinovirus* **515**
rebound nystagmus **418**	response rate **323**	rickettsial disease **518**
recessus lateralis 324	restricted mouth opening 52, **67**	Ricketts 分析 304
reconstruction of auricle **218**	retarded speech development **149**	Riga-Fede disease **518**
recovery nystagmus **60**	retention cyst **359**	righting reflex **337**
recruitment 518	reticular lamina 333, **505**	rigid esophageal scope **168**
recruitment (phenomenon) **478**	retrobulbar neuritis 114	Rinne 法 48
rectus abdominis musculocutaneous flap **452**	retrobulbar optic neuritis 114	RIST **474**
	retrocochlear hearing loss **186**	Rivini notch 200, **518**
recurrent alternating facial palsy **169**	retrognathia **64**	RMS 法 298
recurrent facial palsy **208**	retrolabyrinthine **186**	RNA 110
recurrent laryngeal nerve 73, **416**	retrolabyrinthine hearing loss 186	RNA ウイルス 28, 414, 515
recurrent parotitis **419**	retrolabyrinthine vestibular disorder **186**	Robert 式 101
recurrent tonsillitis 243, **420**		Robin anomalad 422
re-emerging infectious disease **206**	retromandibular vein **64**	Romberg sign **533**
reference sound pressure **105**	retromolar area 114	Romberg 検査 244
reflex cough **417**	retromolar trigone 114	root mean square 298
reflex glottic closure **418**	retropharyngeal abscess **22**	rose spot **415**
reflux esophagitis **111**	retropharyngeal lymph node **24**	Rose-Bengal test **532**
regional lymph node **266**	retropharyngeal nodes 24	Rosenmüller fossa 23, **532**
regional system **96**	retropharyngeal space **23**	Rosenthal canal **532**
regulated on activation, normal T cell expressed and secreted **518**	retrostyloid compartment **137**	rotatory test **58**
	reverse transcriptase **110**	rotatory vertigo **59**
regulatory T cell **287**	reversed passive latex hemagglutination **110**	Rothenberg's filter **294**
Reichert cartilage 230, **515**		rough **129**
Reinke's edema 481, **515**	revision surgery 338	rough voice **328**
Reinke's space **515**	revision tympanoplasty **194**	round window 69, **286**
relapse-free survival **495**	rhabdomyoma **40**	round window niche 69, **286**
relapse-free survival rate **495**	rhabdomyosarcoma **41**	round window rupture **286**, 386
relapsing polychondritis **208**, 420	rhinitis **422**	Rouviere's node 56, **528**
relative survival rate **323**	rhinitis medicamentosa **507**	Rouvière's node **528**
repetitive saliva swallowing test **420**	rhinitis of pregnancy 397	RS ウイルス **2**, 190
	rhinitis sicca 93	rubella **447**
repetitive swallow **419**	rhinocerebral mucormycosis **438**	*Rubella virus* 333, **447**
resident flora 257, 288	rhinocerebral zygomycosis **438**	rubeola **411**, 485
residual cholesteatoma **17**	rhinogenous optic neuropathy 431	rugose portion 389
resistance test 156, 332	rhinolalia **430**	runny nose **445**
respirable aerosols **191**	rhinolalia aperta 60, **61**	
respiratory acidosis **190**	rhinolalia clausa 464	

S

2nd look operation	338
67-S word list	**532**
S-100 蛋白	82
saccade	127, **211**, **259**
saccharine test	**211**
saccular cyst	177
saccule	234
saddle nose	**15**
sagittal section	**232**
Sakati-Nyhan 症候群	318
Sake index	**210**
saliva swallow	81
salivary colic	337
salivary duct carcinoma	334
salivary fistula	334
salivation	520
salpingitis	221
salpingopharyngeus muscle	221
salvage surgery	114
SAM	287
sandwich 法	199
sanguineous nasal discharge	145
Santorini fissure	213
Santorini 軟骨	253
SAPHO 症候群	122
sarcoidosis	**212**
SARS	273
satyr ear	308
SCA	297
scanning speech	**341**
scaphoid fossa	**244**
scarlet fever	**255**
Scarpa's ganglion	313
Scheibe dysplasia	**240**
Scheibe type deformity	**240**
Schellong test	**217**
Schirmer test	**267**
Schirmer 第1法	520
Schirmer 第2法	520
Schmidt の探膿針	253, 453
Schüller projection	246
Schüller's view	246
Schuller 法	329
Schwabach 法	48
schwannoma	271
Schwann 細胞	95, 270, 271, 486
SCL	**524**
SCL-CHEP	171
screening audiometry	**320**
scute	**256**
scutum	**256**
scutumplasty	54, **256**
seasonal allergic rhinitis	**106**
sebaceous adenoma	**428**
sebaceous carcinoma	**428**
sebaceous gland	225
second look operation	**194**
second primary cancer	**392**
second stage of swallowing	**37**
secondary case	106, **393**
secretion	**108**
secretory immunoglobulin A	**461**
secretory otitis media	276
see-saw nystagmus	**215**
segmental mandibulotomy	**65**
selective neck dissection	139, **310**, 359
self-induced intermittent mandatory ventilation	191, **229**
self-recording audiometer	223, 465
semicanalis tubarius	**223**
semicircular canal	**416**
semicircular canal ampulla	**417**
semicircular duct	416
Semont 法	455
sensation level	**85**
sensation of the throat	**22**
sensitivity test	**156**, 333
sensitization	**90**
sensorineural hearing loss	**83**
sensory aphasia	29
sensory epithelium	**85**
sensory hair	**85**
sentence intelligibility	**461**
sentinel lymph node	**311**
sepsis	**407**
septal branch of posterior nasal artery	**344**
septal cartilage	**433**
septal perforation	**433**
septate hypha	**508**
septic shock	407
septoplasty	**433**
septum petrosquamosum	**147**
Serginger 法	310
serotype	**145**
serous nasal discharge	**250**, 282
serous otitis media	276
Serratia marcescens	**305**, 529
sexually transmitted disease	**287**
Shaker 法	376
shimmer	**278**
shingles	332
short frenulum linguae	**302**
Shrapnell membrane	**223**, **249**
Shy-Drager syndrome	**240**
sialadenoma papilliferum	374
sialodochitis fibrinosa	**305**
sialography	**213**, **334**
sialolithiasis	**336**
sialoscintigraphy	**214**
sigmoid sinus	33
sigmoid sinus thrombosis	33
signal-to-noise ratio	32, **274**
silent aspiration	37, **454**, **495**
simple aphasia	150, **339**
simple mastoidectomy	**341**, **396**
simulated open ear gain	105
simulation(of hearing)	211
SIMV	191, **229**
singular nerve	339, **340**
sinobronchial syndrome	**452**
sinodural cell	**126**
sinonasal cancer	439
sinus cholesteatoma	510
sinusitis	**452**
sinusoidally amplitude modulated tone	**287**
SIRS	**407**
Sistrunk operation	**233**
Sistrunk procedure	233
SIX1	205
SIX5	205
Sjögren syndrome	**216**
SJS	**284**
skew deviation	**241**
skier's nose	98
skin testing	**439**

skull base surgery	283	
SLC26A4 遺伝子産物	33	
SLC26A4 遺伝子変異	314	
SLC26A4（PDS）gene	33	
*SLC26A4（PDS）*遺伝子	33	
SLE	229	
sleep apnea syndrome	281	
SLI	378	
slime layer	398	
slow vertex response	376	
small fenestra stapedectomy	11	
small tympanum	255	
smallpox	372	
Smallpox virus	373	
smell identification test	112, 113	
smog	31	
smooth portion	389	
smooth pursuit	77	
smooth pursuit eye movement	77	
SN 比	32, 274, 462	
sneeze	127	
sneezing	127	
sniff	413	
snoring	20	
SOAE	218, 238	
soft blowing	458	
soft palate	390	
soft palate palsy	391	
SOM	273	
somatic swallow	333	
sone	329	
Sonnenkalb projection	329	
sound analyzer	47	
sound articulation	338	
sound energy flux density level	44, 46	
sound exposure	47	
sound field	48	
sound intelligibility	338	
sound intensity	44	
sound intensity level	44, 46	
sound level	45, 209	
sound level meter	322	
sound pressure level	46	
sound proof room	474	
sound spectrograph	48, 209	
sound spectrum	47	
sound therapy	362	
SP	33, 78, 273, 379	
space motion sickness	29	
spacer	286	
spasmodic croup	141	
spasmodic dysphonia	141	
spastic dysphonia	141	
spatial orientation	126	
speaking fundamental frequency	534	
specific language impairment	378	
SPECT	145	
speech audiogram	286	
speech disorder	148	
speech language pathologist	148	
speech noise	286	
speech recognition threshold level	189	
speech therapist	148	
speed quotient	61, 296	
sphenoethmoidal recess	354	
sphenoethomidal cell	45, 353	
sphenoid concha	352, 466	
sphenoid（al）sinus	333, 352	
sphenoid sinusitis	353	
sphenoidectomy	353	
sphenopalatine artery	353	
sphenopalatine vein	353	
sphincter muscle	78	
spillage	26	
spinal accessory node	451	
spinal accessory-facialnerve anastomosis	451	
spine of Henle	375	
spinocerebellar degeneration	297, 487	
spiral bundle	516	
spiral limbus	516	
spirogram	189, 411	
split-thickness skin graft	461	
spontaneous nystagmus	91, 238	
spontaneous otoacoustic emission	238	
spore	80	
spur of nasal septum	433	
spurameatal spine	375	
SQ	61, 296	
squamous cell carcinoma	472	
squamous papilloma	393, 472	
square wave jerks	127	
SQUID	401	
SRS-A	151	
stabilometer	244	
stable disease	15, 455	
Stacke's operation	247, 346	
stage classification	441	
stage Ⅰ移送	328	
stage Ⅱ移送	328	
Stahl ear	247	
standard language test for aphasia	442	
stapedectomy	11, 12, 226	
stapedial ankylosis	10, 11	
stapedial nerve	11	
stapedial tinnitus	11	
stapedio-vestibular joint	192	
stapedius muscle	10	
stapedotomy	226	
stapes	10	
stapes mobilization	10	
stapes surgery	11	
Staphylococcus aureus	40, 502	
startle reflex	506	
stated reference setting of hearing aid	480	
statoacoustic nerve	311, 463	
STD	287	
steady-state version	354	
stellate ganglion block	288	
stem cell	90	
Stenger 法	374	
Stennert method	285	
Stensen's duct	284	
stent	285	
Stenvers projection	285	
stepping test	5	
stereocilia	85	
sterile meningitis	493	
sternocleidomastoid muscle	120	
sternocostoclavicular hyperostosis	122	
sternohyoid muscle	119	
sternothyroid muscle	119	
steroid	285, 451	

steroid responsive sensorineural hearing loss 229
stertor 20
Stevens-Johnson syndrome 284
Stickler syndrome 284
stops 463
strained 129
strained voice 381
strawberry mark 19
strength-duration curve 361
Streptococcus 530
Streptococcus pneumonide 405
Streptococcus pyogenes 255
Streptococcus viridians 419
striatonigral degeneration 309
stridor 321
STS 134
STS 法 367
stuffy nose 439
stump pressure 110
Sturge-Weber syndrome 283
stuttering 107
styloglossal muscle 137
stylohyoid muscle 137
styloid process 135
stylomastoid foramen 138
stylopharyngeal muscle 137
subacute necrotizing lymphadenitis 3, 104, 327
subacute thyroiditis 3
subarcuate artery 111
subarcuate fossa 115
subclavian steal syndrome 210
subcutaneous mycosis 278
subdigastric node 259
subdural abscess 186
subglottal pressure 293
subglottic region 294
subglottic stenosis 293
subglottis 294
subiculum promontorii 154
subjective tinnitus 219
sublingual administration 134
sublingual gland 299
sublingual immunotherapy 299
submandibular duct 535
submandibular gland 70

submandibular nodes 71
submandibular salivary flow test 71
submandibular space 70
submental nodes 43
submucosal turbinotomy 400
submucous cleft palate 400
submucous turbinotomy 400
suboccipital approach 172
substance P 211, 273
subtotal glossectomy 298
subtotal laryngectomy 171
subtotal mandibulectomy 64
subtotal thyroid lobectomy 165
summating potential 33, 379
super selective intraarterial chemotherapy 356
superantigen 282
superficial carcinoma of esophagus 442
superficial (lateral) cervical node 306
superficial lobe 220
superficial mycosis 269, 308, 442
superficial parotidectomy 220
superficial temporal artery 310
superficial temporary artery catheterization 310
superior canal dehiscence syndrome 377
superior cerebellar artery 258
superior ganglion 136, 258
superior internal jugular nodes 259
superior laryngeal artery 255
superior laryngeal nerve 255
superior mediastinal node 257
superior nasal meatus 261
superior nasal turbinate 260
superior orbital fissure 254
superior pharyngeal constrictor 250
superior pharyngeal constrictor muscle 250
superior pulmonary sulcus syndrome 260, 417
superior vena cava syndrome 258

super-supraglottic swallow 16
supraaural earphone 492
supraclavicular node 210
supracricoid laryngectomy 524
supracricoid laryngectomy with cricohyoidoepiglottopexy 171
supraglottic region 295
supraglottic swallow 16
supraglottis 295
suprahyoid muscle 301
supranuclear facial palsy 71
supranuclear paralysis 106
supraomohyoid neck dissection 148, 311
supraorbital cell 85
suprascapular artery 147
supratubal recess 222
supreme meatus 206
supreme turbinate 206
surfer's ear 53, 204
surgery for improving function of swallowing 36
survival rate 289
susceptibility test 156, 332
SVR 376
swallowing 35
swallowing center 38
swallowing disorder 37
swallowing pressure 35
swallowing reflex 38
swallowing training 36
Sweet disease 279
swelling of buccal region 121
swelling of nasal mucosa 437
switch on 43
syllable articulation 50
syllable intelligibility 50
synchronized intermittent mandatory ventilation 191, 229
synchrony measure 法 18
syndromic hearing loss 255
synkinesia 443
synkinesis 443
syphilis 409
syphilis of the nose 438
syphilitic labyrinthitis 386, 500

外国語索引 T

Tリンパ球	527
Tレベル	365, 486
T細胞	450, 467, 484
T細胞活性化因子	282
T細胞抗原受容体	364
T細胞受容体	364
^{99m}Tcシンチグラム	535
T & T olfactometry	105, 362
T cell receptor	364
T level (in cochlear implant)	365
T/NK細胞リンパ腫	5
T1R遺伝子	489
T2R遺伝子	489
T3	381
T4	381
tailored medicine	198
tandem walk	361
TARC	162
tardive dyskinesia	343
taste pore	490
TBLB	100
TEシャント	102, 363
tear test	520
tectorial membrane	61
tegmen tympani	195
telangiectasia	142
temporal bone	326
temporal bone fracture	326
temporal muscle	326, 328
temporal muscle transfer	326
TEN	284
tensa-retraction cholesteatoma	510
tensor of vocal fold	290
tensor tympani muscle	200
tensor tympanic fold	201
TEOAE	510
teratogenesis	204
teratoma	104
terminal care	246, 330
TGF-α	380
TGF-β	392
Th	467
Th1 cell	363
Th1 lymphocyte	363
Th1リンパ球	363
Th2 cytokine suppressor	363
Th2 cell	363
Th2 lymphocyte	363
thalamic astasia	232
thalidomide embryopathy	212
thalidomide toxicity	212
The Buffalo Voice Profile	351
The Vocal Profile Analysis Scheme	351
therapeutic neck dissection	359
thermal stimulation	404
thermic aerosols generator	51
third stage of swallowing	37
thoracic cavity drainage	119
thoracic compliance	118
thoracic respiration	120
thoracocentesis	119
three-component analysis	213
threeday measles	447
three-dimensional analysis	213
threshold of audibility	206, 350
threshold of hearing	206, 350
thrombosinusitis	145
thromboxane	381
thromboxane A$_2$ receptor antagonists	381
thrush	73, 156
thymoma	120
thyroarytenoid muscle	166, 382
thyroepiglottic ligament	164
thyroepiglottic muscle	164
thyroglossal duct cyst	291
thyrohyoid membrane	165
thyrohyoid muscle	164
thyrohyoidopexy	166
thyroid cartilage	166
thyroid lobectomy	165
thyroid stimulating hormone	165
thyropharyngeal muscle	164
thyroplasty	166
thyrotomy	179
thyrotropin releasing hormone	165
TI	420
TIA	19, 93
tic	342
tick	486
tie over法	484
tight junction	491
tinnitus masking test	241
tinnitus retraining therapy	240, 362
tinnitus without hearing loss	496
tip of nose	432
TNF-α	249, 364
TNM classification	364
tone burst	377
tone pip	377
tongue to lip adhesion	298, 335
tonguetie	299
tonic labyrinthine reflex	125
tonic neck reflex	125
tonsil	470
tonsillar crypts rinsing test	470
tonsillar fossa	470, 471
tonsillar hypertrophy	471
tonsillar sinus	471
tonsillar tissue	471
tonsillectomy	154
tonsillitis index	420
tonsillolith	470
tonsillotomy	154
Tornwaldt nasopharyngeal bursitis	377
Tornwaldt's disease	377
TORP	274
torus mandibularis	67
torus palatinus	154
total aphasias	309
total glossectomy	303
total laryngectomy	179
total laryngopharyngectomy with cervical esophagectomy	21
total laryngopharyngoesophagectomy	21
total maxillectomy	252
total parotidectomy	220
total thyroid lobectomy	165
total thyroidectomy	165
toxic granule	348
toxic shock syndrome	348, 378
toxic shock-like syndrome	141
toxigenicity	378
Toxoplasma gondii	333, 378
toxoplasmosis	378

Toynbee 法 222	treated case **106**, 393	Turner syndrome **329**
TPHA 81, **410**	Treg **287**	tympanic cavity **192**
TPHA test **367**	*Treponema pallidum*	tympanic diaphragm **193**
TPHA 法 **367**	333, 409, **410**	tympanic inflation **222**
tracheal fenestration **99**	Treponema pallidum	tympanic isthmus **193**
tracheobronchial nodes **100**	hemagglutination test 367, **410**	tympanic membrane **198**
tracheobronchoscope **100**	*Treponema vincentii* 116	tympanic membrane atelectasis
tracheoesophageal diversion	TRH 受容体 165	199
174, 525	trichloroacetic acid **380**	tympanic membrane perforation
tracheoesophageal shunt **102**, 363	trigeminal neuralgia **213**	**200**
tracheoesophageal sulcus **102**	trigemo-facial reflex **212**	tympanic membrane puncture 200
tracheomalacia **103**	trigger point **298**	tympanic mucosal fold **196**
tracheopathia osteoplastica	triiodothyronine **381**	tympanic nerve **195**
100, 101	triple combination therapy **213**	tympanic notch **200**, 518
tracheoplasty **100**	trismus **52**, 67	tympanic part **196**
tracheo (s) tomy **102**	Trousseau sign **381**	tympanic sinus **195**, 280
tragus **230**	TRPV1 **79**	tympanic spine **193**
transantral ethmoidectomy **135**	TRT 療法 **362**	tympanic sulcus **200**
transcanal approach **133**	true vocal cord **289**	tympanogram **368**
transcanal atticotomy **395**	TSH 165	tympanomastoid fissure **196**
transcanal labyrinthectomy	TSH レセプター 165, 412	tympanomeningeal hiatus
133, 500	TSH 抑制療法 165	**195**, 404, 444
transcortical aphasia **356**	tubal catheter **221**	tympanoplasty **194**
transcortical labyrinthectomy **138**	tubal function **222**	tympanoplasty with
transcranial magnetic bistimulation	tubal function test **222**	mastoidectomy **394**, 395
136	tubal stenosis **222**	tympanoplasty without
transforming growth factor-α **380**	tubal tonsil **223**	mastoidectomy **395**
transhyoid pharyngotomy **136**	tube placement **349**	tympanosclerosis **194**
transient ischemic attack **19**	tube thoracostomy **119**	tympanosquamous fissure **196**
transient (ly) evoked otoacoustic	tuberculosis **141**	tympanostapedial syndesmosis
emission **510**	tuberculosis of nose **426**	**192**
translabyrinthine approach	tuberculous lymphadenitis **142**	tympanotomy **192**
140, 172	tuberculous otitis media **142**, 346	tympanum **192**
transmastoid approach **138**	tuberculous reaction **361**	type Ⅰ allergy **18**
transmeatal approach **133**	tuberculum of nasal septum **433**	type Ⅱ collagen **392**
transtympanic recording **196**	tubo-tympano-aerodynamic graphy	types of audiogram **357**
transtympanic ventilation tube **199**	**222**	
transverse cordotomy **289**	Tullio phenomenon **377**	**U**
transverse crest **280**	Tullio sign **377**	
transverse crest of internal auditory	tumor necrosis factor-α **249**, 364	ulceration of nasal septum **433**
meatus **41**	tumor suppressor gene **97**	ultra sonic nebulizer **350**
transverse fracture **326**	tumor-associated antigen **86**	umami **30**
transverse laryngeal muscle	tumor-specific antigen **93**	uncinate process **165**
40, 444	tuning fork **48**	uncomfortable loudness test **449**
traveling wave **275**, 401	tunnel of Corti **202**	Underlay 法 **199**
Treacher Collins syndrome	turbinate **426**	undershoot **410**
64, 298, **380**	turbinectomy **79**	undifferentiated carcinoma **491**

unilateral nasal obstruction ······ 469	ventricular band ················· 75	swallow ····························· 37
untreated case ············· 19, **491**	ventricular cavity ··············· 177	vidian canal ···················· 513
unvoiced sound ················· 496	ventricular fold ················ 177	vidian nerve ············ **435**, 513
upbeat nystagmus ·············· 254	ventricular phonation ··········· 76	vidian neurectomy ···· 183, **435**, 513
upper airway resistance syndrome	verotoxin ······················ **468**	Vincent angina ········· 455, **535**
······································ 254	Vero 毒素 ······················ 378	VIP ································ 273
upper esophageal sphincter ······ 261	verrucous carcinoma ············ **509**	Virchow 転移 ··················· 210
upper lateral cartilage ············ **57**	vertebral-basilar artery	virulence ························· **126**
upper pinchcock ················· 261	insufficiency ················· 360	virus ································ 28
UPSIT ··························· 112	vertebrobasilar insufficiency ·· **360**	visceral swallow ················ 333
Usher syndrome ···················· 7	vertical crest ············· **280**, 444	visible speech apparatus ····· **48**, 209
utricle ··························· 234	vertical hemilaryngectomy ······· 180	visual suppression ················ **234**
uveoparotid fever ················ 465	vertical infection ··············· 333	visual-vestibular interaction ······ 219
uvula ···························· **152**	vertical partial laryngectomy	vital capacity ···················· **406**
uvulo-palato-pharyngoplasty ···· 153	····················· **178**, 180, 280	VNO ····························· 449
	vertigo ······················ **503**	vocal abuse ························ **48**
V	vestibular aqueduct ·········· **314**	vocal attack ············· **106**, 188
	vestibular atelectasis ········ 312	vocal cord injection ············· **291**
vaccine ·························· **534**	vestibular compensation ······ 316	vocal cord intracordal injection
vagus nerve ···················· **498**	vestibular evoked myogenic	································ 291
vallecula ························· **172**	potential ············ 314, **316**	vocal cord paralysis ······· 181, **291**
Valsalva 法 ····················· 222	vestibular ganglion ·········· **313**	vocal fold(cord) ················ **289**
Van den Berg ··················· 290	vestibular hair cell ··········· **316**	vocal fold(cord)fixation ·········· 290
van der Hoeve syndrome ······· **447**	vestibular nerve ·············· **313**	vocal fold(cord)nodule ·········· 290
varicella ························· **280**	vestibular nerve section ······ 313	vocal fold(cord)polyp ··········· 291
Varicella-zoster virus ······ **280**, 332	vestibular neuritis ··········· 313	vocal fold(cord)vibration ········ 290
variola ··························· 372	vestibular neuronitis ········ 313	vocal range ······················ 286
vas prominens ···················· **519**	vestibular nucleus ············ 313	vocal register ···················· 287
vas spirale ······················ **516**	vestibular nystagmus ········· 314	vocal rehabilitation ················ **50**
vascular cell adhesion molecule-1	vestibular rehabilitation ······ **463**	vocal tract ······················ 292
······························ **143**	vestibular window ······· **315**, 517	vocalization ····················· 413
vascular compression theory ·· **270**	vestibule of mouth ············ 157	vocoder ·························· **477**
vascular invasion ················ **492**	vestibule of nose ·············· **432**	Vogt-Koyanagi-Harada disease
vascular malformation ·········· **142**	vestibuloautonomic reflex ······ 314	······························ 415, **448**
vascular tinnitus ················· **143**	vestibulocerebellum ······· 149, **312**	Vogt-小柳-原田病 ········· 228, 229
vasoactive intestinal peptide ···· 273	vestibulocochlear anastomosis ·· 42	voice ································ **48**
vasomotor rhinitis ·········· **142**, 482	vestibulocochlear artery ······· 312	voice disorder ············ **49**, 413
vasovagal reflex ················· **144**	vestibulocochlear nerve	voice onset time ················ 509
VCAM-1 ························ **143**	··················· **311**, 385, 463	voice production ················ 413
velocity storage mechanism ····· 327	vestibulocollic reflex ··········· **312**	voice prosthesis ················· **473**
velopharyngeal incompetence 390	vestibuloocular reflex ··· **312**, 316	voice range ······················ 286
velopharyngeal insufficiency ··· 390	vestibuloocular reflex gain ···· 312	voice register ···················· 287
VEMP ·················· 314, **316**	vestibulospinal reflex ············ 315	voice simulator ··········· **104**, 273
venereal disease ················· 287	vestibulo-vegetative reflex ······· 314	voice therapy ······················ 49
vented earmold ·················· **472**	veteran's disease ········· **206**, 529	voice tremor ······················ 49
ventilation tube ·················· 195	vibrissae ······················· **440**	voiced consonant ··············· **509**
ventricle ························· 177	videofluorographic examination of	voiced sound ···················· **509**

voiceless consonant ⋯⋯⋯ **496**
voiceless sound ⋯⋯⋯ **496**
Voit's nerve ⋯⋯⋯ **473**
volume rate ⋯⋯⋯ 191
voluntary cough ⋯⋯⋯ **279**
voluntary nystagmus ⋯⋯⋯ **278**
vomer ⋯⋯⋯ **265**
vomeronasal organ
　⋯⋯⋯ **265**, **266**, 449, 507
von Recklinghausen disease
　⋯⋯⋯ 5, 272, **530**
von Tröltsch AF ⋯⋯⋯ 194
VOT ⋯⋯⋯ 509
vowel ⋯⋯⋯ **473**

W

Waardenburg syndrome ⋯⋯⋯ **533**
WAB ⋯⋯⋯ 442
Waldeyer's ring ⋯⋯⋯ 304, 421, **534**
Wallenberg syndrome ⋯⋯⋯ 39, **535**
Wallerian degeneration ⋯⋯⋯ **533**
Waller 変性 ⋯⋯⋯ 270
warble tone ⋯⋯⋯ **268**
warning stimulus ⋯⋯⋯ 106
Warthin's tumor ⋯⋯⋯ **322**, **535**
water swallow ⋯⋯⋯ **490**
Waters view ⋯⋯⋯ **29**, 171
watery rhinorrhea ⋯⋯⋯ 250, **282**

Weber gland ⋯⋯⋯ **28**
Weber-Fergason の皮膚切開
　⋯⋯⋯ 57, 90
Weber 法 ⋯⋯⋯ 48
Wegener's granulomatosis ⋯⋯⋯ **28**
Wegener 肉芽腫 ⋯⋯⋯ 17, 145,
　153, 162, 185, 209, 433, 436
weighted sound pressure level
　⋯⋯⋯ **45**, 209
Weil disease ⋯⋯⋯ 530, **534**
Weil-Felix reaction ⋯⋯⋯ **534**
Weiss sign ⋯⋯⋯ **28**, 128
Werner syndrome ⋯⋯⋯ **29**
Wernicke aphasia ⋯⋯⋯ **29**
Western Aphasia Battery ⋯⋯⋯ 442
WG ⋯⋯⋯ 209
Wharton's duct ⋯⋯⋯ **535**
white coat ⋯⋯⋯ **411**
white lesion of larynx
　⋯⋯⋯ 173, 175, 177, **180**
white noise ⋯⋯⋯ **411**
whole-nerve action potential
　⋯⋯⋯ 68, **272**
whole-PTH ⋯⋯⋯ 450
whooping cough ⋯⋯⋯ **441**
widening of ostiomeatal complex
　⋯⋯⋯ **235**
Wildervanck syndrome ⋯⋯⋯ **421**
Willis paracusis ⋯⋯⋯ 226

Woodruff 部位 ⋯⋯⋯ 353
word deafness ⋯⋯⋯ **202**
word intelligibility ⋯⋯⋯ **339**
wordsound deafness ⋯⋯⋯ **202**
writing test ⋯⋯⋯ **265**
WSIV ⋯⋯⋯ 533

X

xerostomia ⋯⋯⋯ **182**
XXY syndrome ⋯⋯⋯ 129

Y

YAMIK 療法 ⋯⋯⋯ **508**
Yaroslavl ⋯⋯⋯ **508**
Young 症候群 ⋯⋯⋯ 452

Z

Zaufal's operation ⋯⋯⋯ 247, **360**
Zenker's diverticulum ⋯⋯⋯ 24, **361**
Zollinger-Ellison syndrome ⋯⋯⋯ **329**
zoster sine herpete ⋯⋯⋯ 468, **497**
Zwislocki カプラ ⋯⋯⋯ 275
zygomatic approach ⋯⋯⋯ **119**
zygomycete ⋯⋯⋯ **300**, 301
zygomycosis ⋯⋯⋯ 300, 492
zygospore ⋯⋯⋯ **300**

耳鼻咽喉科学用語解説集

2010 年 5 月 20 日　第 1 版第 1 刷発行　《検印省略》

編　集	日本耳鼻咽喉科学会
発行者	市井輝和
発行所	株式会社金芳堂
	〒606-8425 京都市左京区鹿ヶ谷西寺ノ前町 34 番地
	振替　01030-1-15605
	電話　075-751-1111（代）
	http://www.kinpodo-pub.co.jp
印　刷	共同印刷工業株式会社
製　本	株式会社兼文堂

© 日本耳鼻咽喉科学会，金芳堂，2010
落丁・乱丁本は直接小社へお送りください．お取替え致します．

Printed in Japan
ISBN978-4-7653-1433-6

JCOPY ＜（社）出版者著作権管理機構　委託出版物＞

本書の無断複写は著作権法上での例外を除き禁じられています．複写される場合は，その都度事前に，（社）出版者著作権管理機構（電話 03-3513-6969，FAX 03-3513-6979，e-mail: info@jcopy.or.jp）の許諾を得てください．

姉妹編
耳鼻咽喉科学用語集
日本耳鼻咽喉科学会 編

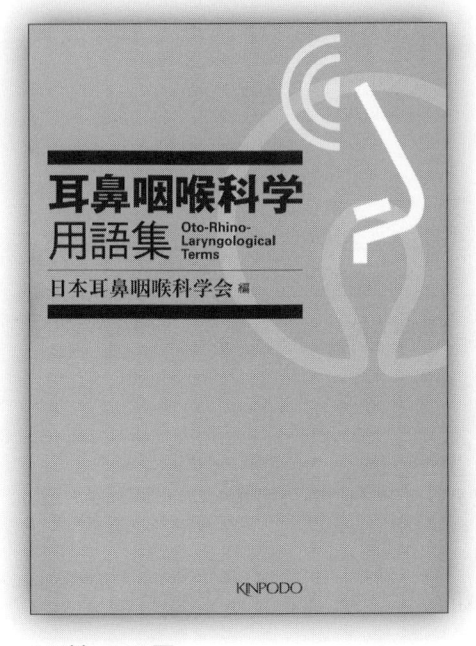

本用語集は，現在，日本の耳鼻咽喉科学で使用（常用）されている同領域の専門用語のうち，各関連学会および日本耳鼻咽喉科学会学術委員会，用語集作成委員会の委員が新しい用語も含め，用語集としての基本的な用語を選定した．

英和篇(4,729語)，和英篇(4,419語)，略語篇(363語) を収録した．

① 英和篇では英語用語をアルファベット順に配列，対応する日本語をあげた．該当する英語用同義語，類義語は記載した．

② 和英篇では日本語用語を五十音順に配列，対応する英語用語をあげた．また日本語の同義語，類語がある場合は記載，（ ）内はそれぞれの英文用語である．

③ 略語篇は略語をアルファベット順に配列，英語の和訳（日本語）を記載した．

耳鼻咽喉科・頭頸部外科，関連領域に対応し，学会発表や論文執筆に役立つ．

A5判・286頁
定価 **3,150** 円（本体3,000円＋税）
ISBN978-4-7653-1345-2

金芳堂